Gerhard Kienle
gewidmet

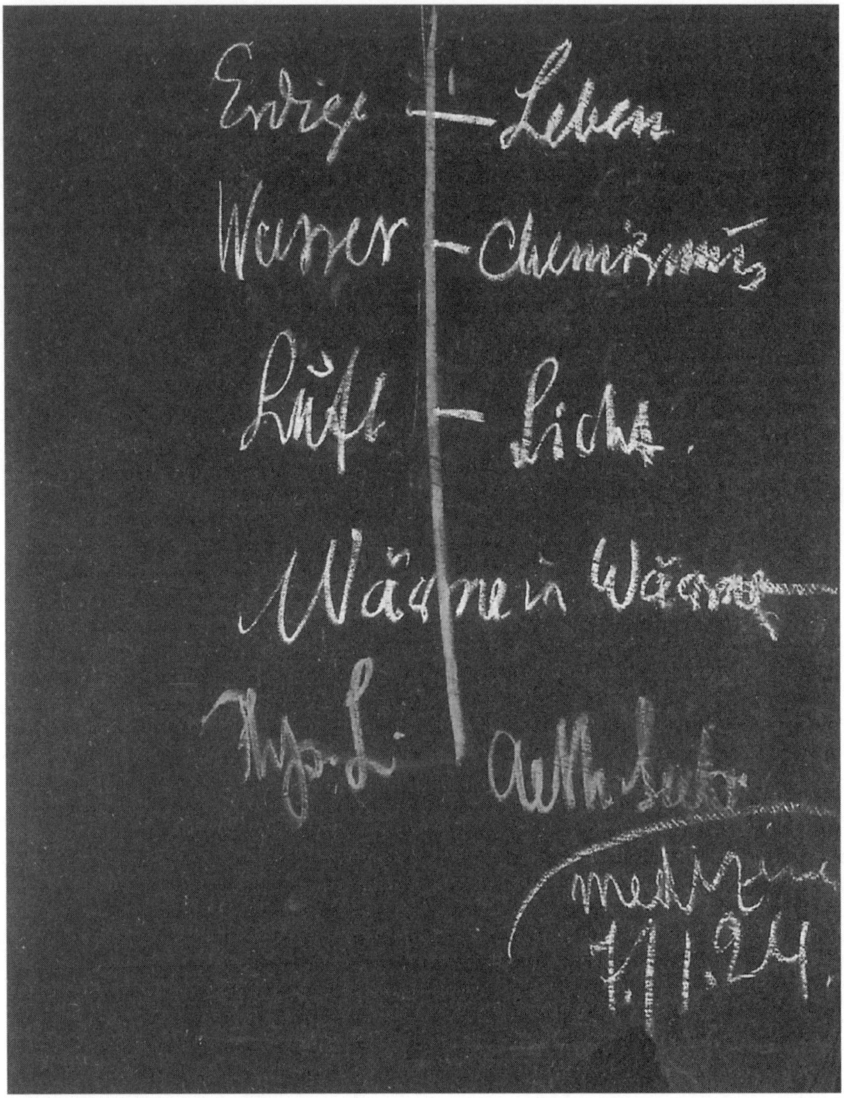

Wandtafelzeichnung Rudolf Steiners aus dem sechsten Vortrag des ersten Kurses für Medizinstudenten und junge Ärzte (Dornach, 7. Januar 1924; GA 316).
(Aus: Rudolf Steiner, Wandtafelzeichnungen zum Vortragswerk, Bd. XXIII.)

PETER SELG

Vom Logos menschlicher Physis

Die Entfaltung einer anthroposophischen Humanphysiologie im Werk Rudolf Steiners

Studienausgabe
Band 1: 1882–1911

VERLAG AM GOETHEANUM

Ita Wegman Archiv
für anthroposophisch-medizinische Grundlagenforschung
Pfeffingerweg 1A, CH-4144 Arlesheim

Zweite, korrigierte und erweiterte Auflage (Studienausgabe)

Einbandgestaltung von Gabriela de Carvalho

Satz: Heiko Hanekop
Druck und Bindung: Freiburger Graphische Betriebe

ISBN 3-7235-1245-3

Anthroposophie ist [...] ausgegangen von den Bedürfnissen der Wissenschaft selber, wie sich diese in unserem Zeitalter herausgebildet hat, nachdem sie ihren großen, gewaltigen Siegeszug durch die letzten drei bis vier Jahrhunderte vollendet hat. Anthroposophie ist aus dieser Wissenschaftlichkeit hervorgegangen, indem gleichzeitig versucht wurde, sorgsam einzugehen auf dasjenige, was befruchtend für den wissenschaftlichen Geist der Gegenwart die Goethesche Weltanschauung liefern kann. So daß man sagen kann – gestatten Sie diese persönliche Bemerkung – : als sich mir die Notwendigkeit einer anthroposophischen Geisteswissenschaft ergab, war es auf der einen Seite die Meinung, daß gerade der gegenwärtige Wissenschaftsgeist sich hineinentwickeln müsse zu einer Erfassung des übersinnlichen Lebens, und es war dann zweitens dasjenige, was zu gewinnen war an einer lebendigen Auffassung der Goetheschen Weltanschauung, das verbunden wurde mit diesem wissenschaftlichen Streben selbst. – Diese Entwicklung habe ich für die Anthroposophie gesucht seit den achtziger Jahren des vorigen Jahrhunderts.

Rudolf Steiner
Eröffnungsvortrag des anthroposophischen Hochschulkurses in Den Haag (7.4.1922)[1]

Inhaltsverzeichnis

Band I
(1882–1919)

KAPITEL II

KAPITEL III

Erhöhung der Anthropologie durch Anthroposophie: Die Dreigliederung des Menschen (1911–1919)

Geleitwort

zur 2. Auflage

„Vom Logos menschlicher Physis“ von Peter Selg ist ein bedeutendes Buch, dem auch in seiner zweiten, korrigierten und ergänzten Auflage eine weite Verbreitung und ein gründliches Studium zu wünschen ist. Diese Arbeit, die ursprünglich als Dissertation verfaßt und 1995 von der Universität Witten/Herdecke als Promotionsarbeit angenommen worden ist, stellt den ersten, groß angelegten Versuch einer *Systematik der humanphysiologischen Vorstellungen Rudolf Steiners* dar. (So lautete auch der Titel der Dissertation.)

Bekanntlich hat Rudolf Steiner im Rahmen seines gewaltigen Lebenswerks mannigfaltige Anregungen zu verschiedenen Lebens- und Kulturgebieten gegeben, so z.B. in den Bereichen von Philosophie, Naturwissenschaften, Kunst, Pädagogik, Landwirtschaft und auch in der Medizin. Diese Anregungen wurden meist im Rahmen von Vorträgen gegeben, die aufgrund von Anfragen für bestimmte Gruppen von Fachleuten gehalten wurden. Inhaltlich umspannten sie weite Themengebiete, und Steiner behandelte diese immer wieder von verschiedenen Gesichtspunkten aus, oft in einer mehr überschauenden, dadurch aber dezidiert skizzenhaften oder aphoristischen Form. Denn diese Ausführungen sollten Anregungen oder Leitideen bieten, aufgrund deren die Fachleute die konkreten Einzelheiten und die ideelle Systematik des Ganzen erst ausarbeiten sollten. Das von Steiner selbst so genannte „System“ der anthroposophisch erweiterten Medizin sollte so durch die Arbeit der anthroposophischen Ärzte und Wissenschaftler allmählich entstehen. Dazu sind nach Steiners eigenen Anregungen auf der einen Seite die in Vortragszyklen und Schriften verstreut festgehaltenen Resultate der anthroposophischen Geistesforschung in ein kohärentes, ideelles Gesamtsystem zu bringen, und andererseits mit Hilfe der naturwissenschaftlichen Forschung auf eine empirisch verifizierbare Weise konkret auszuarbeiten. Erstes Resultat dieser umfänglichen und sich stets weiterentwickelnden Arbeit ergibt im Sinne Steiners das „System“ der anthroposophischen Medizin. Ihr Anliegen ist die konsequente Erweiterung der modernen naturwissenschaftlichen Medizin um die geisteswissenschaftliche Dimension im Sinne der von Rudolf Steiner begründeten Anthroposophie.

Ein solcher Prozeß verläuft naturgemäß nicht linear, sondern je nach Autor und Sachgebiet vielschrittig, mit unterschiedlichen Sichtweisen und Schwerpunkten. Im Verlauf der Zeit sind mannigfaltige Beiträge geleistet worden, die sich wie Teile eines Mosaiks allmählich in ein großes Ganzes fügen lassen, so z. B. in verschiedenen Gebieten der inneren Medizin, der Onkologie, Immunologie, Pädiatrie, Kardiologie, Rhythmologie, Neurologie, künstlerischer Therapien, Heileurythmie, Ernährungslehre und Heilpädagogik, um einiges zu nennen.

Peter Selg hat es nun zum ersten Mal unternommen, im Hinblick auf eine systematische Begründung der anthroposophischen Medizin als solcher einen wesentlichen Teil der Grundlinien dieses Ganzen hervortreten zu lassen, indem er aus dem Gesamtwerk ein differenziertes Gesamtbild der humanphysiologischen Grundvorstellungen der Anthroposophie gibt. Auch die adäquate Begründung dieses Gesamtbildes im erkenntniswissenschaftlichen und methodischen Fundament der Anthroposophie wird deutlich. Dabei bringt Peter Selg an den wesentlichen Stellen großenteils Rudolf Steiners eigenen Wortlaut; und er verknüpft, kommentiert und ergänzt diesen referierend so, daß aus den aus verschiedenen Quellen herangezogenen Textstellen ein authentisches Ganzes im Sinne von Steiners geisteswissenschaftlichen Darstellungen entsteht. Das geschieht sprachlich in einem flüssigen, fast leicht zu nennenden Stil, so daß der Leser auch den komplexen Sachverhalt gut aufnehmen kann. Der Tiefe und Differenziertheit des Inhaltes tut das keinen Abbruch, im Gegenteil: die Sprache widerspiegelt die Fähigkeit des Autors, sich in die verschiedenen Bedeutungsnuancen von Steiners Texten sensibel einleben und diese dann entsprechend zum Ausdruck bringen zu können. Beeindruckend ist dabei auch die enorme Übersicht des Autors über weite Teile von Steiners Gesamtwerk und die Sicherheit, mit der er essentielle Textstellen bei Steiner auswählt und in ein kohärentes Ganzes bringt.

An der Schwelle zum 21. Jahrhundert, an der vieles in der Medizin im Umbruch begriffen ist, ist „Vom Logos menschlicher Physis" als der erstrangige Beitrag eines noch jungen Autors außerordentlich zu begrüßen. Das Werk arbeitet auf eine gediegene, systematische Fundierung der anthroposophischen Medizin hin, die für deren Entwicklung in die Zukunft hin notwendig ist. Es fand rasch eine weite Verbreitung unter verschiedenen Berufsgruppen, so daß die Erstauflage von fast 2000 Exemplaren in kurzer Zeit restlos vergriffen war. Allen interessierten Ärzten, Pflegenden, Therapeuten und vor allem auch allen anthroposophisch orientierten Medizinstudenten sei es auch künftig wärmstens zum gründlichen Studium empfohlen.

Dr. med. Peter Heusser

Wissenschaftlicher Mitarbeiter
der Medizinischen Sektion am Goetheanum,

Dozent für anthroposophische Medizin
an der Universität Bern

Geleitwort
zur 1. Auflage

Dieses Werk entstand als Dissertation parallel zu einem Medizinstudium und einer Weiterbildung zum Facharzt für Kinder- und Jugendpsychiatrie. Die Herausgabe fällt in eine Zeit, in der die Begegnung mit der Anthroposophie nicht mehr über persönliche Bekanntschaft mit Vertretern der ersten Generation stattfindet, die noch lebendig und authentisch von ihren Eindrücken berichten konnten. Andererseits ist das Werk Rudolf Steiners jetzt bis zu den letzten intimen Mitteilungen gedruckt, aber der innere Zugang angesichts der Fülle des Werkes und der veränderten Zeitlage erschwert.

Peter Selg kam ohne soziale oder inhaltliche anthroposophische Vorerfahrungen als Medizinstudent an die Universität Witten/Herdecke. Die am Gemeinschaftskrankenhaus, der Keimzelle dieser Universität, überaus positiv erlebte Medizin ließ ihn intensiv nach deren Grundlagen fragen, insbesondere auch im Hinblick auf die anatomisch-physiologischen Aspekte. Dabei war sein Interesse ganz radikal den Vorträgen und Schriften Steiners zugewandt und fand dort umfassend und detailliert die Antworten. An der Universität und unter der Mentorschaft von Peter Matthiessen war dann der Freiraum gegeben, das umfangreiche Material aufzuarbeiten als „Versuch einer Systematik der humanphysiologischen Vorstellungen Rudolf Steiners, eine ideengeschichtliche Analyse des gesamten Vortrags- und Schriftwerkes".

Neugierige mögen das Buch an irgendeiner Stelle aufschlagen: Sie werden bald ein Gefühl der Dankbarkeit empfinden, denn sie werden liebevoll-fließend und einleuchtend von einer Aussage zur anderen geführt, können sich in die Inhalte hineindenken und in die Zusammenhänge, aus denen sie stammen. Die Hürden der Verstreutheit und des zeitlichen Abstandes werden so beseitigt und dabei wesentliche Hilfeleistungen zum Verständnis gegeben. So wird das Buch zum thematischen Gespräch mit Rudolf Steiner. Ein Buch zum Studium der Anthroposophie ist es gleichermaßen und überdies ein fundamentales Nachschlagewerk. Daß es jetzt in etwas überarbeiteter Form in Dornach erscheinen kann, ist mir eine große Freude. Möge es helfen, daß die Strahlkraft der Anthroposophie mehr und mehr ihre Träger findet.

Herdecke, im Juli 1999 — *Wolfgang Goebel*

Vorwort

zur 2. Auflage

*Es handelt sich um den guten Willen,
auf dem Gebiet der Medizin umzudenken
aus den geisteswissenschaftlichen
Grundlagen heraus.*

Rudolf Steiner, 1923 *(259, 232)*

Die Arbeit an der nachfolgend in zweiter Auflage zum Abdruck kommenden Studie begleitete mich bereits in den ersten Jahren meines Medizinstudiums an der Universität Witten-Herdecke. Sie war von Anfang an von der Frage nach den originären Gesichtspunkten und Intentionen Rudolf Steiners im Bereich der Humanmedizin bestimmt – von daher nicht an den vielfältig erlebbaren Weisen der versuchten praktischen Umsetzung anthroposophischer Heilkunst oder gar an ihrer Sekundärliteratur orientiert, sondern konsequent auf Rudolf Steiner und sein einzigartiges Werk gerichtet. Ich studierte seit Mitte der achtziger Jahre Steiners Vita in allen verfügbaren Zeugnissen und Darstellungen und arbeitete mich systematisch in die Gesamtausgabe seiner Schriften und Vorträge ein – zugleich begann ich in einem ersten Schritt, Rudolf Steiners spezifische Ausführungen zur Physiologie im Sinne des *„Mysterium incarnationis“* zu durchdringen, wobei mir von Anfang an vorschwebte, anschließend die spirituell damit verbundenen und nur künstlich herauszulösenden Gesichtspunkte zur Pathologie und Therapie in ebenfalls größeren Monographien aufzuarbeiten und damit für die Humanmedizin zu erschließen.[1a]

Die insgesamt ausgesprochen positive Aufnahme meiner physiologischen Arbeit im Rahmen der Universität Witten-Herdecke – und damit im Kreis nahezu ausschließlich *nicht*-anthroposophischer Hochschullehrer – bestätigte meinen bereits vorgängig empfundenen Eindruck, daß die mögliche Rezeption Rudolf Steiners in der gegenwärtigen Wissenschafts- und Kulturwelt nicht zuletzt vom Duktus und Niveau der werkorientierten Bemühungen abhängig ist bzw. daß ihr in dem Maße ein – relativer – Erfolg beschieden sein wird, in dem es gelingt, Rudolf Steiners originären und besonderen Beitrag deutlich und qualifiziert zur Darstellung zu bringen. Zwar kann nicht geleugnet werden, daß Steiners ideenrealistischer Ansatz in vollständiger

Opposition zu den paradigmatischen Denkvoraussetzungen und wissenschaftsmethodischen Vorgehensweisen des noch immer herrschenden positivistischen Materialismus (und der ihm nachgeordneten Technologie und Ökonomie) steht – und insofern anthroposophisch fundierte oder orientierte Ärzte sich angesichts der global gegebenen Machtsituation ständig in der Defensivposition einer bedrohten „Eckenstehergruppe der Weltgeschichte" bewegen; dennoch aber ist die Zahl der Menschen – auch unter Wissenschaftlern und Hochschullehrern – weltweit am Wachsen, die die Grenzen der gegenwartsbestimmenden und in weiten Teilen aus dem 19. Jahrhundert tradierten Denkformen zu hinterfragen beginnen, von ihren eigenen Erfahrungen und Forschungsresultaten genötigt – und dies gerade im existentiellen und in sich hochgradig verbindlichen Bereich der Heilkunst. Bei sich allmählich „verbreitendem allgemeinen Licht" (Goethe) und den gesamtzivilisatorisch in fataler Dimension erlebbaren Auswirkungen des praktizierten Materialismus gewinnt das Interesse an Rudolf Steiners offensichtlich epochalem Erkenntnis- und Handlungsansatz an Zahl und Gewicht, einer spirituellen Zugangsweise zur Weltwirklichkeit, die sich seit den ersten Jahrzehnten des 20. Jahrhunderts in vielfältigen Lebensgebieten innovativ-weiterführend erwies und neue Kulturräume eröffnete und bestellte. Obgleich die im engeren Sinne anthroposophischen Kreise bis in die Gegenwart hinein vielen Menschen soziologisch suspekt sind und auf sogenannte „Außenstehende" noch immer mehrheitlich sektiererisch, exklusiv und überheblich wirken, steht die Frage nach Rudolf Steiners methodischem Beitrag zur Wissenschafts- und Kulturentwicklung und damit seine Stellung in der Geistesgeschichte des Abendlandes unüberhörbar im Raum und wird immer wieder mit Nachdruck formuliert – zunehmend auch in den anthroposophischen Institutionen und assoziierten Einrichtungen selbst, die nach einer pionierhaften Aufbau- und traditionalistisch geprägten Konsolidierungsphase wieder ihre eigenen, spezifischen Grundlagen in direkter und freier Weise zu thematisieren beginnen. Auch die anthroposophische Medizin ringt in der Gegenwart – von außen hart bedrängt – um ihre inhaltliche und innere Substanz, nicht weniger die Waldorfschulen, die heilpädagogischen Institute und biologisch-dynamischen Höfe. Insofern ist die Frage nach Rudolf Steiner und seinem Werk in verschiedener Hinsicht ausgesprochen aktuell[2a], einem Werk jedoch, das in fast 400 Bänden einer – überwiegend aus Vortragsmitschriften bestehenden – Gesamtausgabe existiert, deren Aufarbeitung nach wie vor alles andere als einfach ist.

Meine umfangreiche und aufwendig zu edierende Studie zur *„ideengeschichtlichen Entfaltung einer anthroposophischen Humanphysiologie im Werk Rudolf Steiners"*, die ich anfänglich aus alleinigem Erkenntnisinteresse und ohne jede Kenntnis der Situation in den anthroposophischen Arbeitszusammenhängen und Institutionen niedergeschrieben hatte, wurde nach der Erlangung ihrer universitären Anerkennung vom Dornacher Verlag am Goetheanum in Buchform an die Öffentlichkeit gebracht, dank dem initiativen Einsatz einiger weniger Persönlichkeiten, denen im Vorwort zur ersten Auflage besonders gedankt wurde. Sie fand eine ausgesprochen rasche Verbreitung und konnte als Studienhilfe in weiten Kreisen erfahren und bearbeitet werden – sie fand Eingang in den gelebten therapeutischen und pädagogischen Alltag, aber auch in wissenschaftliche Arbeitskreise hinein, wie ich vielen Briefen und Gesprächen entnehmen konnte. Daß sie nun, nach etwas mehr als fünf Jahren, in zweiter Auflage erneut in Dornach erscheinen kann, ist mir eine große Freude und gibt – im Sinne Wolfgang Goebels – Zeugnis von der Wirkungskraft der in ihr dargestellten Inhalte.

Es hätte in mancher Hinsicht nahe gelegen, die Studie vollständig neu zu formulieren, angesichts zusätzlicher Materialien, die ich im Rahmen meiner jetzigen Forschungstätigkeiten bearbeite – darunter sämtliche Notizbucheintragungen Rudolf Steiners –, insbesondere aber in Anbetracht der Tatsache, daß die von Steiner eröffneten Gesichtspunkte zur Physiologie auch mit großem Gewinn in ausschließlich themenzentrierter Weise (und damit unter Abschattung ihres ideen*geschichtlichen* Duktus) dargestellt werden könnten. Gemeinsam mit meinem Verleger habe ich mich jedoch entschlossen, die Dissertation in ihrer ursprünglichen Form neu herauszugeben, einer Form, die sich als solche bewährt hat und ihre eigene „Würde" – zumindest aber ihren eigenen methodischen Duktus – aufweist. Für die Neuherausgabe wurde der Text nicht nur komplett überarbeitet, sondern im Sinne einer Studienausgabe neu gesetzt und durch Wandtafelzeichnungen Rudolf Steiners ergänzt, die einem tieferen – und anderen – Verständnis der dargestellten Inhalte hilfreich entgegenkommen und auf ganz eigene Art zusätzliche Aspekte erschließen.[2b] Des weiteren finden sich im Anhang des Buches nun auch die ursprünglich einleitenden Kapitel der Studie *(„Zur Physiologie des 19. Jahrhunderts"* und *„Die anthropologische Wende und die Anthroposophie"),* die von mir für die Endgestalt der Dissertation gekürzt und in jene Form verwandelt worden waren, die den Text eröffnen.

*

Mein Dank gilt dem Verlag am Goetheanum für die erweiterte Drucklegung des Werkes; sodann all den Menschen und Stiftungen, die in den letzten Jahren meine fortgesetzten Bemühungen um die Freilegung der spirituellen Intentionen Rudolf Steiners in der Medizin unterstützt haben und die laufende Forschungsarbeit an weiteren Monographien mit ermöglichen, darunter insbesondere der *Software AG-Stiftung* (Darmstadt). Ganz besonders danke ich darüber hinaus der *Evidenzgesellschaft*, dem *Damus e.V.,* der *Zukunftsstiftung Gesundheit*, die durch großzügige Druckkostenzuschüsse diese Studienausgabe spezifisch förderten.

Ita Wegman Archiv
für anthroposophisch-medizinische
Grundlagenforschung

Peter Selg

Medizinische Sektion am Goetheanum

November 2005

Vorwort
zur 1. Auflage

Für den Menschen finden Sie fast alles irgendwie in meinen Zyklen zerstreut. Es ist fast alles irgendwo gesagt.
(300a, 106)

Und heute liegt schon die Möglichkeit vor, daß dasjenige, was in einer kurzen Skizze angedeutet ist, durch viele Einzelheiten, die in Zyklen und Schriften von mir vorliegen, ausgebaut werde. Das ist nur zum geringsten Teil bis jetzt geschehen […].
(316, 58)

Die vorgelegte Studie über den „Logos menschlicher Physis" trägt zusammen, was Rudolf Steiner aus seiner geisteswissenschaftlichen Erkenntnisarbeit heraus zu den Lebensprozessen des menschlichen Leibes, zur Physiologie dargestellt hat. Obgleich die Aussage Ludwig Müllners, Rudolf Steiners Lebenswerk sei nach Umfang wie Bedeutung „unübersehbar"[2c], weiterhin volle Gültigkeit beanspruchen darf, wurde doch versucht, für einen Teilaspekt anthroposophischer Anthropologie eine Arbeit des Sammelns und Ordnens zu leisten; eine Arbeit, zu der Rudolf Steiner selbst vor vielen Jahrzehnten nachdrücklich aufgefordert hat. Dabei war von Anfang an ein ideengeschichtlicher Ansatz maßgeblich – es sollten Entwicklung und Entfaltung der von Rudolf Steiner formulierten anthroposophischen Humanphysiologie deutlich werden. Steiners Darstellungen werden nach Ansicht des Verfassers keineswegs relativiert, wenn ihre zeitliche und inhaltliche Einordnung in sein Leben und Werk aufgezeigt wird; vielmehr gewinnen sie zumeist an Gestalt und Differenziertheit, sofern es möglich wird, ihren inhaltlichen Kontext und Gesamtzusammenhang zu beleuchten. Was freilich einen der Mühe der Rezeption nicht enthebt, im Gegenteil. Werden doch gemeinhin schnell einzelne Aussagen Steiners isoliert kolportiert und häufig simplifiziert, ein Vorgehen, welches bei Hinzuziehung weiterer Vortrags- bzw. Textstellen und Berücksichtigung ideengeschichtlicher Aspekte in seiner ganzen Problematik ansichtig wird. Die von Steiner dargestellten Inhalte weisen stattdessen dann eine ausgeprägte Vielschichtigkeit und Komplexität auf und lassen zunehmend ihre je perspektivenbedingte Gestalt erkennen.

Zugleich: Rudolf Steiner hat eben vor konkreten Menschen in bestimmten Situationen immer nur Teilaspekte entwickelt – diese waren für die fragenden Zuhörer oft entscheidend, bestimmten nicht selten den weiteren Lebens-, Arbeits- und Erkenntnisweg. Initiativbildend und handlungsleitend sind zumeist eben konkrete Ideen, deren Darstellung den seelischen Zugang zu ihnen ermöglicht. Der Überblick über die Fülle der Gesichtspunkte zu einer einzelnen Thematik dagegen hat mitunter etwas Lähmendes an sich; er bereichert das Erkenntnisvermögen durch die kritische Differenziertheit, fördert aber nicht unbedingt Spontaneität und Willensentfaltung. Viele Menschen im 20. Jahrhundert, denen Anthroposophie ein Herzensanliegen war und die mit ihr arbeiteten, stellten daher keine „ideengeschichtlichen Studien" an, sondern griffen einzelne Aspekte auf, die sie lebenspraktisch und in meditativer Übung vertieften. Eine sich akademisch gebende Kritik an dieser Form der Aufnahme von Anthroposophie verfehlt die gelebte Wirklichkeit, verbietet sich angesichts vieler fruchtbarer, zivilisationsfördernder Resultate im Grunde von selbst.

Was nun freilich das engere medizinische Feld betrifft, so scheint zumindest hier die höchste Konkretion von Steiners Ausführungen zwingend notwendig zu sein – sofern diese Medizin für sich in Anspruch nimmt, anthroposophische Heilkunst realisieren zu wollen, d.h. aus der differenzierten anthroposophischen Menschen- und Kosmoskunde heraus kranke Menschen verantwortlich zu behandeln intendiert. Der zitierte Hinweis vor Medizinstudenten und ausgewählten Ärzten, das im Vortrag Skizzierte könne – oder müsse – durch die bereits gegebenen Darstellungen notwendigerweise ausgebaut werden, fand bereits zu Steiners Lebzeiten eine allzu geringe Resonanz. Bekanntlich machte sich Rudolf Steiner an seinem Lebensende (zusammen mit Ita Wegman) schließlich selbst an die Arbeit einer zusammenfassenden, mehrbändig konzipierten Darstellung, die von Krankheit und Tod vorzeitig beendet wurde.

Gerade die Medizin benötigt – neben einer spezifischen Schulung seelischer Fähigkeiten – eine detaillierte, handlungsorientierende Menschenkunde, somit auch eine Gesundheits- und Krankheitslehre, die weder ausschließlich naturwissenschaftlich fundiert noch dem persönlichen „Meinen" und „Glauben", der „doxa" des Einzelnen überlassen sein kann. Sie bedarf eines konkreten anthropologischen Fundamentes, das substantielle Aussagen erlaubt und therapeutische Wege aufzuzeigen vermag. Nimmt man ernst, daß Steiner aus übersinnlichen Erkenntniszugängen heraus methodisch forschte und zu realen Ergebnissen kam, so ist jede seiner Darstellungen von größtem Wert, einzig und unersetzbar. Was liegt daher im Grunde näher, als seine schriftlichen und mündlichen Darlegungen zu einzelnen Themenstellungen zusammenzutragen und sie mit eigener gedanklicher Bemühung – auf deren

Bedeutung Rudolf Steiner unermüdlich hinwies – zu durchdringen, nach spezifischen Gesichtspunkten zu ordnen?

Ich habe mich daher in dieser Arbeit bemüht, Motive einer geisteswissenschaftlichen Human-Physiologie – als der *Grundlage der Medizin* (319, 59) – in Steiners Lebenswerk im einzelnen zu verfolgen, bin den Spuren und aufgezeigten Wegen nachgegangen, soweit dies die Gestalt des Vortragswerkes und die eigenen Möglichkeiten zuließen. Zumindest manche der thematischen Motive zeigten sich dabei einer ideengeschichtlichen Aufarbeitung sehr gut zugänglich, ließen ihre Werdegestalt im Werk umrißhaft und in zahlreichen Einzelheiten deutlich werden. Überraschend, erstaunlich und zuweilen auch erschütternd war es, Übergänge zwischen einzelnen Vortragsdarstellungen (sowie Notizbüchern, Schriften, therapeutischen Aufzeichnungen etc.) auffinden, herausarbeiten zu können, oftmals weit Zerstreutes im gemeinsamen Kern zu erblicken. Obgleich man sicher gut daran tut, den Unterschied zwischen Steiners Erkenntnisarbeit und seiner Vortragsexplikation im Auge zu behalten, war die Studienarbeit an den Texten doch häufig eine anfängliche Begegnung mit dem Forscher Steiner selbst, seinen geistigen Aufgaben und Intentionen. Immer deutlicher wurde, daß die aus der Anthroposophie heraus von Rudolf Steiner eröffnete, bis ins Leibliche hinein hochausdifferenzierte Menschenkunde ein in der Geistesgeschichte der Menschheit unvergleichliches Ereignis darstellt; eine Leistung, die in ihrem geistigen Gehalt, ihrer wissenschaftlichen Bedeutung und ihrer humanistischen Relevanz seit 1925 noch nicht einmal ansatzweise wahrgenommen wurde.

Freilich liegen auch zahlreiche methodische Schwierigkeiten meiner Arbeit auf der Hand, von denen einige bereits an dieser Stelle genannt werden sollen. Zum einen handelt es sich keineswegs um eine vollständige anthroposophische Humanphysiologie; dies nicht primär dadurch, daß dem Verfasser – trotz sorgfältiger Bemühtheit – zahlreiche Fundstellen und Übergänge mit Sicherheit entgangen sind, sondern vorrangig aufgrund der getroffenen Auswahl von Themen und Betrachtungsebenen. Rudolf Steiners gesammelte Ausführungen zum Leib des Menschen weisen weitere Hortizonte und spirituellere Schichtungen auf, als sie in dieser Studie aufgearbeitet werden konnten. Es erschien mir notwendig zu sein, eine Mittelebene der Betrachtung – beispielsweise im Sinne der anthropologischen Wesensglieder – aufzusuchen und innerhalb derselben größtmögliche Vollständigkeit anzustreben. Wenn daher der anthroposophisch kundige Leser – neben vielem anderen – auch Darstellungen über das Wirken der geistigen Hierarchien vermißt, so war hier weniger der akademisch-universitäre Rahmen limitierend, als vielmehr die Einsicht leitend, daß es legitim und mit Steiners Intentionen vereinbar erschien, Gesichtspunkte der Darstellung auszuwählen und konsequent durchzuhalten. Ich habe dabei die Hoffnung, daß die Spiritualität des Ganzen dennoch ansichtig wird. Zugleich aber bleibt zu bedauern, daß viele essentielle Inhalte und Bezüge so nicht thematisiert werden konnten. Insbesondere die Herauslösung therapeutisch relevanter Umweltbeziehungen des menschlichen Leibes bzw. von Aspekten der ökologisch/kosmisch orientierten Physiologie des Menschen ist und bleibt problematisch – *[...] denn eigentlich kann der Mensch doch nur ganz verstanden werden aus dem Außermenschlichen, und das wiederum aus dem Menschlichen. Man muß beide Dinge zusammen studieren können.* (312,293). Gleichwohl erschien mir die vorgenommene thematische Engführung aus Gründen einer notwendigen Umfangsbegrenzung unvermeidbar zu sein.

Was weitere prinzipielle Schwierigkeiten der Arbeit betrifft, so muß selbstverständlich eingeräumt werden, daß die zitierende Auswahl von Aussagen aus Vorträgen deren Einheit und didaktische Gesamtgestalt auflöst, d.h. stets mit einem Verlust an Inhalt und Kontext einhergeht. Der aus Zitaten neu entstehende Text hat nicht den Duktus von Rudolf Steiner, ist schwer lesbar und im Grunde in dieser Form nicht von Steiner autorisiert. Rudolf Steiner selbst regte jedoch zeitlebens zu entsprechenden Studien an.

Schließlich soll noch angesprochen werden, daß ich mich nach längerer Überlegung entschieden habe, die 1995 eingereichte und angenommene Dissertationsarbeit in ihrer ursprünglichen und von manchen Unzulänglichkeiten geprägten Gestalt zu belassen – und lediglich um jene Inhalte der Rudolf Steiner-Gesamtausgabe zu erweitern, die in den letzten Jahren erstmals publiziert wurden. Es handelt sich eben um kein abschließendes, in sich vollendetes Werk – sofern dies bei der gestellten Thematik überhaupt möglich sein sollte –, sondern um eine engagiert unternommene Studie, von der ich hoffe, daß sie der Lebensarbeit Rudolf Steiners zugute kommen mag. Möge sie auch eine Anregung und Aufforderung darstellen zum gegenseitigen Austausch – vielleicht wird es möglich sein, zu einem späteren Zeitpunkt eine dialogisch überarbeitete und erweiterte Fassung erscheinen zu lassen.

Dem Leser wünsche ich einen anregenden Umgang mit dem Buch, das sich als Studienhilfe zur anthroposophischen Menschenkunde versteht. Sollte sein Interesse nicht vorrangig werk- und ideengeschichtlich, sondern an den „endgültigen“ physiologischen Ausarbeitungen Rudolf Steiners orientiert sein, so kann die Lektüre auch im vierten Kapitel begonnen werden. Querverweise finden sich zahlreiche, so daß im Bedarfsfall Früheres speziell rekapituliert werden kann. Hinsichtlich des umfangreichen Anmerkungsteiles bleibt zu sagen, daß der Text auch ohne Begleitstudium der Anmerkungen gelesen und als Ganzheit aufgenommen werden kann; die Anmerkungen führen manche Teilaspekte detaillierter aus – ihre Integration in den Text hätte diesen noch komplexer und umfangreicher werden lassen, was nicht sinnvoll erschien.

Mein herzlicher Dank gilt *Peter Matthiessen*, der der Arbeit als medizinische Dissertation an der Universität Witten-Herdecke zur Anerkennung verhalf. Sodann *Wolfgang Goebel*, der sie persönlich nach Dornach und zu *Michaela Glöckler* trug, der ich gleichfalls für ihre initiative Förderung der Drucklegung sehr verbunden bin. Diese wäre ohne die ganz hervorragende Mithilfe von *Dirk Cysarz* (Herdecke) und *Joseph Morel* vom Verlag am Goetheanum in dieser Form nicht zustande gekommen.

Ganz besonders bedanken möchte ich mich weiter bei *Gabriele* und *Anton Gerretsen*, *Gudrune Wolff-Hoffmann* und *Hella Wiesberger* von der Ita Wegman- bzw. Rudolf Steiner-Nachlaßverwaltung für die Genehmigung zum Abdruck von Steiners Fragenbeantwortung im Epilog der Arbeit. Daß dieser so wertvolle Text nach einem dreiviertel Jahrhundert nun erstmals in Faksimile und Transkription hier erscheinen kann, erfüllt mich mit größter Freude. In der Zeit seines Krankenlagers (1924/25) richtete Ita Wegman schriftlich zwei menschenkundlich und menschheitlich zentrale Fragen an Rudolf Steiner, die dieser eigenhändig beantwortete.

Herdecke, 5. August 1999 *Peter Selg*

Einleitung

Die Aufgabenstellung einer geisteswissenschaftlich fundierten Physiologie des Menschen

Richtungsprinzipien der Forschung

Die Bedeutung der anthroposophischen Geisteswissenschaft für die naturwissenschaftlich orientierte Medizin sah der Physiologe Herbert Hensel wesentlich im Aufwerfen neuer Fragestellungen begründet, „die dann von der empirischen Forschung aufgegriffen und selbständig bearbeitet werden können"[3]. Auch Rudolf Steiner selbst formulierte seine Intention 1922 dahingehend, durch geisteswissenschaftlich gewonnene Erkenntnisse *Richtungsprinzipen*, *Richtlinien* oder *Zielgedanken* für die nach naturwissenschaftlicher Methodik arbeitenden medizinischen Hilfwissenschaften wie Anatomie und Physiologie liefern zu wollen (314, 98/105).

humanspezifische Inkarnationsstrukturen

Die Notwendigkeit der Schaffung eines anthropologischen Gesamtrahmens für die empirischen Naturwissenschaften im Bereich der Medizin war für Steiner in der faktischen Existenz einer spezifischen Human-Physiologie, d.h. im Vorhandensein realer Inkarnationsstrukturen begründet, die die menschliche Physis in ihrer Hinorientierung auf seelische-geistige Entfaltungsmöglichkeiten eines sich leiblich verwirklichenden Individuums auszeichnen.[4] Ihm zufolge ist – entgegen entsprechenden Bemühungen der deutschen Physiologie des 19. Jahrhunderts[5] – die Erkenntnisaufgabe einer humanphysiologischen Wissenschaft nicht auf die physikalisch-chemische Analyse des Tierleibes reduzierbar, sondern bedarf eines orientierenden Wissens um die Humanspezifität von Lebensprozessen und morphologischen Gegebenheiten des menschlichen Organismus. Insofern Lebensprozeß und gewordene organische Struktur Werk und Werkzeug eines sich biographisch entfaltenden Ichs sind, benötigt die naturwissenschaftliche Physiologie und Anatomie nach Steiner eine komplementäre Ergänzung durch eine reale Geisteswissenschaft, d.h. ist durch ihren Forschungsgegenstand selbst gezwungen, *an die Stelle eines bloß äußerlichen anthropologischen Herumredens über den Menschen eine wirkliche anthroposophische Einsicht in das Innere der Menschennatur zu setzen, […] den Geist als etwas Lebendiges in den körperlichen Menschen bis in die körperlichen Funktionen hineinzutragen* (307, 92). Von daher war es ein zentrales Anliegen der von Steiner begründeten anthroposophischen Geisteswissenschaft, *dieses Ineinander-*

wirken von Seelisch-Geistigem und Physisch-Leiblichem vor die Aufmerksamkeit hinzustellen (303, 95)[6], einen originären Beitrag zur Aufhellung menschlicher Inkarnationsbedingungen zu formulieren und damit die Humanphysiologie als Konvergenzdisziplin natur- und geisteswissenschaftlicher Erkenntnisbemühungen methodisch neu zu fundieren.[7]

Da sich die menschliche Individualität über den gebildeten Leib in umweltliche Gegebenheiten eingliedert, sich im Lebensvollzug in der Auseinandersetzung mit außerleiblichen Prozessen und Kräfteverhältnissen im Spielraum zwischen Selbstbestimmungsmöglichkeiten und naturgesetzlicher Fremdbestimmung erfährt und erhält, die Humanphysiologie von daher immer auch Lehre von der Stellung des Menschen im Kosmos ist – historisch auch so verstand[8] –, implizierte Steiners geisteswissenschaftliche Bemühung um die Aufhellung der Humanspezifität menschlicher Vitalprozesse auch Aussagen zum Umweltbezug des Menschen. Sie war dabei – werkgeschichtlich spätestens ab 1920 – insofern „therapeutische Physiologie", als das Verständnis der Wirkbeziehungen zwischen menschlichen und außermenschlichen Kräften nach Steiner substantielle Heilverwandtschaften erkennen und medizinisch fruchtbar machen läßt. Die nach geisteswissenschaftlichen Gesichtspunkten methodisch durchgeführte *Erweiterung der ärztlichen Kunst* sollte dezidiert auf einer *erweiterten Welt- und Menschenerkenntnis* beruhen (27, 7) – am Ende seines ersten, vor praktizierenden Ärzten und Medizinstudenten gehaltenen medizinischen Fachkurses über anthroposophische Heilkunst sagte Steiner im Rückblick auf Intention und Inhalt seiner Ausführungen: *Es handelt sich darum, daß, wenn das medizinische Studium in einer der Menschheit heilsamen Weise fortgeführt werden soll, dann wirklich dasjenige Platz greife, was ich versuchte in diesen Vorträgen anzudeuten: das Zusammendenken des ganzen gesunden und kranken menschlichen Organismus mit den außermenschlichen Kräften, Substanzen, Wirkungsweisen überhaupt. Denn dadurch wird die Brücke geschlagen zwischen der naturwissenschaftlichen Richtung, die immer mehr und mehr auf das bloße Erkennen der Krankheiten hinausläuft, und dem Bestreben, Heilmittel und Heilwirkungen zu schaffen. Dazu aber, daß dieser Weg mit Erfolg betreten werden kann, ist es notwendig, eine Gesamtanschauung des Menschen zu gewinnen, ihn gewissermaßen geisteswissenschaftlich zu durchleuchten [...]* (312, 364). *Es handelt sich also nicht darum, weniger Wissenschaft zu haben, sondern mehr Wissenschaft zu haben, um zu einer wirklich rationellen, das heißt, auch durchschaubaren Erkenntnis des Zusammenhanges zwischen Pathologie und Therapie zu kommen* (319, 67). Vor dem Hintergrund dieser Neubegründung einer Therapeutik auf *rationeller Stufe* (314, 50) distanzierte sich Steiner vom, wie er 1920 sagte, *empirisch-statistischen* Denken einer experimentellen Pharmakologie, die lediglich über eine *bloße Probiermethode der Therapie* verfüge

therapeutische Physiologie

rationelles Heilwesen

(312, 78/69), wandte sich jedoch auch bereits frühzeitig (1905) gegen eine erkenntniskritisch unhaltbare *naturärztliche laienhafte Pfuscherei* (262, 61). Durch die Gründung zweier Kliniken, biologischer Forschungslaboratorien und durch die Etablierung der Heilmittelherstellung hatte Steiner ab 1921 Gelegenheit, seine Konzeption einer therapeutischen Physiologie bzw. eines *rationellen Heilwesens* (312, 13) anfänglich zu realisieren (s. Einleitung zu Kap. 4).

Voraussetzung für all dies war jedoch die *Anthroposophie* selbst, die von Rudolf Steiner nach philosophischen Vorarbeiten seit der Jahrhundertwende sukzessive entfaltet worden war.

Der ideenrealistische Ausgangspunkt der anthroposophischen Geisteswissenschaft als Grundlage einer Physiologie des Menschen

Nominalismus und Realismus

Bereits in seinen vor 1900 geschriebenen philosophischen, vornehmlich erkenntnistheoretisch-anthropologischen Schriften („*Grundlinien der Erkenntnistheorie der Goetheschen Weltanschauung*", 1884; „*Wahrheit und Wissenschaft*", 1892; „*Philosophie der Freiheit*", 1894; „*Goethes Weltanschauung*" 1897) betrachtete Rudolf Steiner Fragestellungen und methodisches Vorgehen der kontemporären Naturwissenschaft vor dem geistesgeschichtlichen Hintergrund des sog. Universalienstreites zwischen Nominalismus und Realismus. Denn der im Hochmittelalter erstmals in Reinheit formulierte philosophische Nominalismus ist, so Steiner (26, 247), zur *Denkungsart* der neuzeitlichen Natur-Erkenntnis geworden – jene seit Wilhelm von Ockham sich durchsetzende Erkenntnishaltung, die *im Grunde genommen [...] die Unfähigkeit der sich immer mehr und mehr heraufringenden Individualität des Menschen [ist], das, was er im Geiste als Ideen gegenwärtig hat, zu fassen als eine geistige Realität, es so zu fassen, daß es etwas ist, was lebt in dem Menschen und lebt in einer gewissen Weise auch in den Dingen. Die Ideen werden von Realitäten sogleich wiederum zu Namen, zu bloßen leeren Abstraktionen* (74, 76). In nominalistischer Erfahrung sind Ideen nur die vom *erkennenden* Subjekt gefaßten abstrakten Oberbegriffe (*Namen*), jedoch *keine in den Dingen liegenden Wirklichkeiten* (6, 37) – für den Nominalismus ist die Ideenwelt *nur eine Summe von Formeln in der menschlichen Seele ohne eine Wurzelung in der geistigen Realität* (26, 246). Der in der nominalistischen Philosophie des Mittelalters sich manifestierende Prozeß des *Wortwerdens der Ideen* (74, 77) prägte die erkenntnistheoretische Diskussion der Neuzeit durch das von ihm eröffnete Problem, inwiefern den Abstraktionen des menschlichen Subjektes überhaupt Bedeutung für das Wissen um eine Außenwelt zukommen

Kritik des Kantianismus

kann, die ihrerseits nicht von Ideen im Sinne geistig schaffender Wirklichkeit durchdrungen ist. In Kants erkenntnistheoretischen Reflexionen über die apriorischen Formen des sinnlichen Anschauens und des Denkens sowie über die Nichterkennbarkeit der „Dinge an sich", dem, „was sie an sich sein mögen" (Kant[9]), sah Steiner im wesentlichen die *Erfüllung* des Nominalismus; in seinen Pfingstvorträgen über die Philosophie Thomas von Aquins sagte er 1920 in Dornach: *Der Kantianismus ist [...] in einer gewissen Weise die Vermehrung des Nominalismus, in einer gewissen Weise die äußerste Spitze des Nominalismus, in einer gewissen Weise der äußerste Niedergang der abendländischen Philosophie, der vollständige Bankrott des Menschen in bezug auf sein Wahrheitsstreben, die Verzweiflung daran, daß man irgendwie aus den Dingen heraus die Wahrheit gewinnen könnte. Daher das Diktat: Die Wahrheit kann nur sein, wenn wir sie selber in die Dinge hineintragen. – Kant hat alle Objektivität, alle Möglichkeit des Menschen, in die Realität der Dinge unterzutauchen, zerstört. Kant hat jede mögliche Erkenntnis zerstört, jedes mögliche Wahrheitsstreben zerstört, denn Wahrheit kann nicht bestehen, wenn sie nur im Subjekte gemacht wird. Dies ist eine Konsequenz der Scholastik [...]* (74, 74/89). Steiners philosophischer Ausgangspunkt war eine Kritik an Kants erkenntnistheoretischen Postulaten, seine Intention war es, einen *Beitrag* zur *Überwindung* des Kantianismus, des *ungesunden Kant-Glaubens* (3, 9) leisten zu wollen.[10] Damit aber wurden zugleich die nominalistischen Voraussetzungen zeitgenössischer Naturwissenschaft hinterfragt, nicht zuletzt die *kantianisierende moderne Physiologie* (74, 94) durch eine bewußte Reaktualisierung des Universalienstreites einer kritischen Revision unterzogen. Hierzu einige, an Steiner und später Dietz (1988, 1989/1990) sich orientierende bewußtseinsgeschichtliche Bemerkungen.

Aristotelische Ursachenlehre

Lag noch für Platon die eigentliche und erste Wirklichkeit der Welt in den geistigen „Ideen", an der die nachgeordneten irdischen Dinge in unbestimmter Weise teilhaben (in scholastischer Terminologie: „universale ante rem"), so bemühte sich in der Folge sein Schüler Aristoteles durch Herausarbeitung einer differenzierten Ursachenlehre (Unterscheidung zwischen Stoffursache, Formursache, Wirkursache und Zweckursache[11]) um ein Verständnis des konkreten Wirksamwerdens der Ideenwelt resp. des Geistigen in den natürlichen Geschöpfen („universalia in re"). „Die Kritik des Aristoteles an Platon läuft im wesentlichen darauf hinaus, daß Platon erstens ein von der Naturwelt abgetrenntes geistiges Sein angenommen, also den konkreten Zusammenhang zwischen Sein und Werden, Idee und Natur nicht geklärt habe [...]. Und zweitens, daß er nirgends erklärt habe, wie die Ideenwelt, die doch Ursache der Erscheinungswelt sein soll, tatsächlich in die Erscheinungswelt hineinwirke." (Dietz[12]) Die „Ideen" sind danach in den irdischen Dingen als schaffendes Prinzip wirksam, sie konstituieren deren

Sein, sie sind, scholastisch gesprochen, „in rebus". *Man muß [...] der Lehre des Aristoteles folgend sagen, daß der Gedankeninhalt [...] die Natur oder die Wesenheit des betreffenden Dinges ist.* (Thomas von Aquin[13]) In Aristoteles' Werk wurde der geistesgeschichtliche „Umschwung der Betrachtungsweise vom Sein zur Wirksamkeit des Geistes vollzogen" (Dietz[14]); war für Platon die menschliche Sinneswahrnehmung für den eigentlichen Erkenntnisvorgang von untergeordneter Bedeutung, da die „Ideen" als rein geistige Realitäten nur durch eine „anamnesis" erfahrbar werden, die sich in Unabhängigkeit vom sinnlich erfahrbaren Sosein der irdischen Dinge vollzieht, so betonte Aristoteles die Wirksamkeit des Geistigen in der materiellen Gestaltung, damit aber auch die Bedeutung der Sinneserfahrung für die Erkenntnis des schaffenden Geistes. Die Wertschätzung der Gesamtheit alles Seienden entsprang einem Wissen um den geistigen Ursprung und die fortwirkende Immanenz des Geistigen in allen irdischen Gestaltungen – die sich auf Aristoteles berufende Naturwissenschaft mußte darum zugleich Geisteswissenschaft sein, die ein von der Scheinwelt des natürlichen Seins abgetrenntes geistiges Sein negiert und die geistigen Ideen in den irdischen Gestaltungen aufsucht. 1897 schrieb Steiner in dem Kapitel *„Die Folgen der platonischen Weltanschauung"* seiner Veröffentlichung über *„Goethes Weltanschauung": Vergeblich hat sich Aristoteles gegen die platonische Spaltung der Weltvorstellung aufgelehnt. Er sah in der Natur ein einheitliches Wesen, das die Ideen ebenso enthält, wie die durch die Sinne wahrnehmbaren Dinge und Erscheinungen. Nur im menschlichen Geiste können die Ideen ein selbständiges Sein haben. Aber in dieser Selbständigkeit kommt ihnen keine Wirklichkeit zu. Bloß die Seele kann sie abtrennen von den wahrnehmbaren Dingen, mit denen zusammen sie die Wirklichkeit ausmachen. Hätte die abendländische Philosophie an die richtig verstandene Anschauung des Aristoteles angeknüpft, so wäre sie bewahrt worden vor manchem, was [...] als Verirrung erscheinen muß* (6, 34).

Wirksamkeit des Geistes

Platons „Ideen" waren als „universalia ante res" gedacht, für Aristoteles waren die geistigen Realitäten wesentlich „in rebus", die Philosophen der mittelalterlichen Scholastik aber widmeten sich vornehmlich dem menschlichen Bewußtsein, in dem sich Begriffe und Ideen „nach" der Erkenntnisauseinandersetzung mit den Dingen – „post res" – befinden. „Erst in dieser geistesgeschichtlichen Situation kann sich die Frage stellen, ob Begriffe überhaupt Realitäten sind; ob sie der Welt innewohnen und vom menschlichen Bewußtsein aus ihr herausgelöst werden, oder ob sie nicht im Gegenteil nur notwendige Hilfmaßnahmen des Menschen sind, um sich in der Welt zurechtzufinden. Sind Begriffe real (res) oder sind sie nur Benennungen (nomina, voces) – um diese Frage geht es im Streit zwischen Nominalismus und Realismus, der am Ende des Mittelalters mit dem Sieg des Nominalismus endet.

Scholastische Philosophie des Bewußtseins

Die Natur ist nicht mehr von Göttlich-Geistigem bewirkt, sondern sie ist Werk-Welt geworden: ein fertiges Werk, aus dem sich das Bewirkende zurückgezogen hat. Geist ist nicht in der Natur, sondern nur im menschlichen Bewußtsein. Denken ist subjektiv." (Dietz[15]) Thomas von Aquin jedoch, die große Gestalt des philosophischen Mittelalters, führte den Ideenrealismus aristotelischen Ursprungs fort – für ihn waren Platons Ideen als „universalia post res" zwar einerseits Erkenntnisgrund (principium cognitionis) und damit zum Einsichtwissen führender Begriff (ratio) der seienden Dinge, zugleich aber auch gestaltende, wirksam werdende geistige Realität, die als universalia ante res, als pricipium generationis allem Seienden zugrunde liegt[16]. In seiner Anthropologie verstand Thomas von Aquin – hierin ebenfalls an Aristoteles und dessen Schrift „De anima" anknüpfend – die Geistseele dann auch als das die menschliche Leibesbildung bewirkende und aufrechterhaltende Prinzip. In den Vorträgen über „Die Philosophie des Thomas von Aquin" sagte Steiner am 24.5.1920: *Thomas konnte es nur bis zu einem abstrakten Statuieren dessen bringen, daß das Seelisch-Geistige wirklich bis in die letzten Tätigkeiten der menschlichen Organe hinunter wirkt. In abstrakter Form sprach das Thomas von Aquino aus: Alles das, bis in die vegetativen Tätigkeiten hinein, was im menschlichen Leibe lebt, wird von dem Seelischen aus dirigiert und muß von dem Seelischen aus erkannt werden* (74, 92). Thomas von Aquin, der in der Auseinandersetzung mit der averroistischen Philosophie und ihrer Aristotelesrezeption für ein individuelles Verständnis des menschlichen Geistes eintrat und im Rückgriff auf den neuplatonischen Philosophen Themistios damit begann, „den Ichbegriff in die Lehre vom Menschen einzuführen" (Klünker[17]), versuchte so beispielsweise in seiner Schrift „De motu cordis", die spezifisch anthropologischen Hintergründe der menschlichen Herzbewegung aufzuhellen (s. Kolisko (1926)).

der Ideenrealismus Thomas von Aquins

Den Dornacher Vorträgen über thomistische Philosophie zufolge, sah Rudolf Steiner es als die historische Aufgabenstellung der Anthroposophie[18] an, *die realistischen Elemente der Hochscholastik durch eine Geisteswissenschaft in unser naturwissenschaftliches Zeitalter hereinzustellen* (74, 101). Am 25.5.1920 sagte er: *Suchen Sie die wichtigsten psychologischen Gedanken des Albertus und des Thomas in ihrer Abstraktheit auf. Da wird allerdings nicht so eingedrungen in das Menschlich-Leibliche, daß gesagt wird, wie der Geist oder die Seele arbeiten am Herzen, an der Milz, an der Leber und so weiter, aber es wird schon darauf hingewiesen, daß der ganze menschliche Leib herausentstanden gedacht werden muß aus dem Geistig-Seelischen. Die Fortsetzung dieses Gedankens ist die Arbeit, wirklich zu verfolgen das Geistig-Seelische bis in die Einzelheiten des Leiblichen hinein. Das macht nicht die Philosophie, das macht nicht die Naturwissenschaft, das wird nur eine Geisteswissenschaft machen, die nicht zurückscheut, die Gedanken, die einmal als*

Anthroposophie und Thomismus

große Gedanken in der Menschheitsentwickelung erfaßt worden sind, wie die Gedanken der Hochscholastik, hereinzutragen in unsere Zeit und sie anzuwenden auf all dasjenige, was unsere Zeit an Naturanschauungen gebracht hat (74, 95f.).

Goetheanismus und Thomismus

Werkgeschichtlich betrachtet, begann Steiner mit der eigenständigen Formulierung einer Anthroposophie als Geisteswissenschaft erst, nachdem er die erkenntnistheoretische Auseinandersetzung mit Kant sowie die methodenkritische Darstellung der von Goethe inaugurierten Naturwissenschaft abgeschlossen hatte. Beides, Kant-Kritik und Goetheanismus, stand im engem Zusammenhang mit der beabsichtigten Neufassung des Thomismus als anthroposophische Geisteswissenschaft: *Erst wenn man darauf kommt, was in unserer Zeit der Thomismus sein kann, was der Thomismus für die Gegenwart sein kann, wie er aufsprießt gerade aus dem, was sein Bedeutendstes im Mittelalter ausmacht, dann sieht man ihn aufsprießen in seiner Gestalt für das 20. Jahrhundert in der Geisteswissenschaft, dann ist er als Geisteswissenschaft wieder da* (74, 102f.). Sah Steiner einerseits in Kants Philosophie die historische Erfüllung oder Vollendung der nominalistischen Erkenntnishaltung, die ihn – nach eigener Aussage – zu einer erkenntnistheoretischen Auseinandersetzung mit dem Kantianismus zwang, so wertete er andererseits Goethes naturwissenschaftliche Arbeiten als methodisches Bemühen um eine Fortführung der aristotelisch-thomistischen Naturanschauung. In der von Goethe in jahrzehntelanger Übung ausgebildeten anschauenden Urteilskraft, die ihn befähigte, der Wirksamkeit des schaffenden Geistes in den natürlichen Geschöpfen gewahr zu werden, „Ideen" – wie es in der berühmten Auseinandersetzung mit dem kantianisierenden Schiller hieß – „sogar mit Augen [zu] sehen" (Goethe[19]), wurde nach Steiners Meinung die Überwindung des Kantianismus vollzogen und mit einer Wiedergewinnung „des großen geistigen Natursinns" (Hegel an Goethe, 24.2.1821[20]) die Voraussetzung einer ideengetragenen, empirisch-transzendentalen Naturforschung geschaffen[21]. Von Anfang seiner publizistischen Tätigkeit zu Beginn der 80er Jahre des 19. Jahrhunderts in Wien (vgl. Einleitung zu Kapitel 1) bis in seine letzten Lebensmonate hinein wies Steiner auf die bewußtseinsgeschichtlich entscheidende Bedeutung von Goethes Arbeiten hin – aber auch darauf, wie das Unverständnis des von Goethe in einsamer Arbeit Geleisteten („Seitdem ich mich von der hergebrachten Art der Naturforschung losreißen und, wie eine Monade, auf mich selbst zurückgewiesen, in den geistigen Regionen der Wissenschaft umherschweben mußte […]" – Brief an Schelling, 27.9.1800[22]) und die Fortsetzung „hergebrachter Art der Naturforschung" zu einem progredienten Verlust der Weltwirklichkeit und in der Folge zu einer zunehmenden Zerstörung irdischer Lebenswelt führen wird[23] (vgl. Einleitung zu Kapitel 3). In den bereits wiederholt zitierten Vorträgen zu Thomas von Aquin thematisierte Steiner Entstehung und Auswirkungen des Kantianismus sowie Ablehnung der Naturphilosophie durch den naturwissenschaftlichen Materialismus des 19. Jahrhunderts und sagte dann: *Wir sehen gewissermaßen dieses philosophische Streben [des Vulgärmaterialismus] vollständig in der Nichtigkeit ankommen, und wir sehen dann, wie von allem möglichen, das man anheftet an den Kantianismus und dergleichen, ausging der Versuch, etwas zu begreifen von dem, was eigentlich als Wesenhaftes in der Welt liegt. Was so bedeutend erschienen wäre, wenn man es erfaßt hätte, die Goethesche Weltanschauung, die ging eigentlich, mit Ausnahme der Geister, die sich an Schelling, Hegel und Fichte anlehnten, als Weltanschauung für das 19. Jahrhundert vollständig verloren* (74, 91f.). Unmittelbar im Anschluß an diese Aussage brachte Steiner Thomismus, Goetheanismus und anthroposophische Geisteswissenschaft explizit miteinander in Zusammenhang: *Denn in dieser Goetheschen Weltanschauung liegt der Anfang dessen, was eigentlich, nur mit Frontänderung nach der Naturwissenschaft hin, aus dem Thomismus werden muß, indem er sich heraufhebt zu der Entwickelungshöhe der Gegenwart, indem er eine wirkliche Entwickelungsströmung wird. [...] Goethe macht den Anfang zur Frontänderung in seiner Farbenlehre, die deshalb so ganz und gar nicht verstanden wird; Goethe macht den Anfang mit seiner Morphologie, mit seiner Pflanzen- und Tierlehre. Die völlige Erfüllung dieses Goetheanismus wird aber erst gegeben, wenn man eine Geisteswissenschaft hat, die aus ihrer eigenen Kraft Aufklärung über die naturwissenschaftlichen Tatsachen hervorbringt* (74, 92).

Thomismus, Goetheanismus und Anthroposophie

zur geisteswissenschaftlichen Humanphysiologie

Suchen Sie die wichtigsten psychologischen Gedanken des Albertus und des Thomas in ihrer Abstraktheit auf. Da wird allerdings nicht so eingedrungen in das Menschlich-Leibliche, daß gesagt wird, wie der Geist oder die Seele arbeiten am Herzen, an der Milz, an der Leber und so weiter, aber es wird schon darauf hingewiesen, daß der ganze menschliche Leib herausentstanden gedacht werden muß aus dem Geistig-Seelischen. Die Fortsetzung dieses Gedankens ist die Arbeit, wirklich zu verfolgen das Geistig-Seelische bis in die Einzelheiten des Leiblichen hinein. Das macht nicht die Philosophie, das macht nicht die Naturwissenschaft, das wird nur eine Geisteswissenschaft machen, die nicht zurückscheut, die Gedanken, die einmal als große Gedanken in der Menschheitsentwickelung erfaßt worden sind, wie die Gedanken der Hochscholastik, hereinzutragen in unsere Zeit und sie anzuwenden auf all dasjenige, was unsere Zeit an Naturanschauungen gebracht hat (74, 95f.). In eben diesem Sinne entwickelte Steiner – als Fortsetzung und Weiterführung entsprechender thomistischer Ansätze – ab der Jahrhundertwende eine physiologische Menschenkunde auf der Grundlage anthroposophischer Geisteswissenschaft.

Notwendigkeit von Systematisierungsversuchen und Methodik der Arbeit

das Vortragswerk Rudolf Steiners

Dabei stellte Steiner die Inhalte der Anthroposophie ab 1900 zum allergrößten Teil in Vortragsform, vor wechselndem, überwiegend nicht-akademischem Publikum dar. Von der unzureichenden wissenschaftlich-sozialen Wirksamkeit ausschließlich schriftlich vertretener Ansichten überzeugt, hielt er Vorträge an der Berliner Arbeiterbildungsschule, im Rahmen des „Giordano Bruno-Bundes", im Kreis der Künstlervereinigung der „Kommenden" sowie (ab dem 22.9.1900) vor Mitgliedern der „Theosophischen" und später (ab dem 3.2.1913) der „Anthroposophischen Gesellschaft". Obgleich Steiner die Themenstellung der Vorträge entscheidend mitbestimmte, waren diese stets wesentlich auf die Erkenntnisvoraussetzungem, auf Fragehaltung und Gesamtsituation der Zuhörer abgestimmt und in gewisser Hinsicht dialogisch konzipiert, daher ursprünglich nicht zur schriftlichen Fixierung und Weitergabe vorgesehen. Vor diesem historischen Hintergrund ist auch für die medizinisch/physiologisch relevanten Inhalte der anthroposophischen Menschenkunde zu vergegenwärtigen, daß sie von 1900 bis 1919 ganz überwiegend vor Laien, ab 1920 zwar teilweise vor ärztlichem Publikum entwickelt wurden, jedoch dann größtenteils als Antwort auf gestellte therapeutische Anfragen gedacht waren. Zwar formulierte Steiner in seinen letzten Lebensjahren vor praktizierenden Ärzten eine medizinische Erkenntnismethodik als Voraussetzung einer anthropologisch fundierten Heil-Kunst; dabei beleuchtete er seine geisteswissenschaftliche Organismuslehre jedoch zumeist lediglich dort, wo sie – je konkret benötigte – therapeutische Ausblicke eröffnen konnte. Insofern sind Aussagen zur anthroposophisch-geisteswissenschaftlichen Physiologie im Gesamtwerk an zahlreichen Stellen auffindbar, stehen in höchst unterschiedlichen Zusammenhängen, finden sich nirgendwo in geschlossen-systematischer Form wieder.

System der Medizin

Ganz generell lassen sich – Steiners eigener Aussage von 1910 zufolge – die anthroposophischen Vortragsdarstellungen jedoch *nachträglich zu einer Art von Systematik zusammenschließen* (110, 139). Steiner förderte Systematisierungsbemühungen seiner Schüler[24] und arbeitete in seinen letzten Lebensjahren an der schriftlichen Fassung eines aus der anthroposophischen Anthropologie herausentwickelten *Systems der Medizin* (230, 173)[25], die jedoch unvollendet blieb[26] und von den anthroposophischen Ärzten nach 1925 nicht in der ursprünglich intendierten Form fortgeführt wurde. Die später beispielsweise von Husemann (1940ff.), Bott (1972/76) und Fintelmann (1987) publizierten Einführungen in die anthroposophische Medizin verstanden sich vielmehr als individuelle, thematisch selektierende und auf je eigenen therapeutischen Erfahrungen beruhenden Interpretationen von Aspekten des

Steinerschen Medizinwerkes; in Richtung einer systematischen und ideenzentrierten Analyse medizinischer Grundbegriffe anthroposophischer Anthropologie arbeiteten dagegen Sieweke (1959/1967) und Koob (1978). Eine fundierte werkgeschichtliche Rezeption von Steiners anthroposophischer Heilkunst durch ausgewiesene Medizinhistoriker blieb bis heute aus.[27]

ideengeschichtliche Systematik der anthroposophischen Humanphysiologie

Steiners Ideen zur Physiologie des Menschen werden in der vorliegenden Arbeit unter Abschattung ihrer pathophysiologischen und therapeutischen Implikationen[28] nun erstmals werkgeschichtlich aufgearbeitet. Unter Hinzuziehung aller bisher im Rahmen der Rudolf Steiner Gesamtausgabe[29] publizierten Schriften, Vorträge, Aufzeichnungen[30], Briefe sowie der dokumentierten Krankengeschichten[31] wird versucht, die Entfaltung einer geisteswissenschaftlich fundierten Organismuslehre in Steiners ganzem Lebenswerk zu verfolgen und die im Bereich der Physiologie entwickelten Begriffe in einen ideengeschichtlichen, philosophisches Früh- und anthroposophisches Spätwerk integrierenden Horizont überzuführen.

Daß die von Steiner über einen Werkzeitraum von ungefähr vier Jahrzehnten geäußerten und vordergründig teilweise kontradiktorisch anmutenden Ideen zur Humanphysiologie einen konsistenten, den jeweiligen Vortragskontext übergreifenden, auch mit dem philosophischen Frühwerk in Verbindung stehenden Gesamtzusammenhang aufweisen, wurde bis zur Abfassung dieser Arbeit in der anthroposophischen Sekundärliteratur zwar allgemein vermutet, jedoch nicht im einzelnen untersucht; eine Gesamtsichtung des Schrift- und Vortragswerkes zur Beantwortung dieser Fragestellung wurde nicht unternommen, ein entsprechender Anspruch auch nirgendwo formuliert. Dem mag zwar u. a. auch der nicht unerhebliche Arbeitsumfang angesichts einer über dreihundert Bände umfassenden Gesamtausgabe entgegengestanden haben, bei Kennern des Steinerschen Werkes aber wohl in erster Linie das Wissen darum, daß eine mögliche Systematisierung anthroposophischer Ideen in monoperspektivisch-definitorischer Orientierung Steiners geisteswissenschaftlichen Intentionen konträr gegenübersteht. Denn wie von diesem schon bald nach Anbeginn seiner Lehrtätigkeit formuliert wurde, setzt die wissenschaftliche Annäherung an die anthroposophischen Erkenntnisinhalte – wie jede Erkenntnisleistung, aber wohl in gesteigerter Intensität – Fähigkeit und Bereitschaft zu einem vom Gegenstand je herausgeforderten Perspektivenwechsel, zu einer je differenten, wenn auch letztlich komplementären Gewahrwerdung eines wesenhaft Begegnenden unter einer Vielzahl von Aspekten voraus. *Daß die Dinge so kompliziert sind, daß, wenn wir einen Gesichtspunkt erfaßt zu haben glauben, wir gleich genötigt sind, zu einem anderen überzugehen, der uns die Sache wieder von einer anderen Seite beleuchtet erscheinen läßt* (121, 105), machte Steiner für die anthroposophische Erkenntnisarbeit wiederholt geltend. Methodisch

methodische Anforderungen der Mehrperspektivität

muß sich von daher nach Steiner auch jegliche Systematik anthroposophisch-geisteswissenschaftlicher Forschungsergebnisse definitorischer Bestrebungen enthalten und vielmehr die Relativität der verschiedenen Gesichtspunkte berücksichtigen, d. h. sie muß letztlich von einer systematisierten Perspektivenvielfalt ausgehen und so eine *Art Allseitigkeit* (77a, 67) anstreben. Diese stellt dabei u. a. hohe Anforderungen an die geistige Anstrengung und Beweglichkeit des Rezipienten, da – nach Blankenburg – jeder Perspektivenwechsel auch „Widerlegung und Widerherstellung der Gegebenheit des Gegebenen wie auch ein je neues Auf-den-Weg-Bringen zu ihm [bedeutet], wobei freilich das Gegebene – subtil betrachtet – stets ein Aufgegebenes bleibt (in der dialektischen Bedeutung dieses Wortes)."[32]

Diese methodischen Voraussetzungen und Intentionen von Steiners Darstellungen beachtend, wurde in der vorgelegten Studie angestrebt, die auf geisteswissenschaftlicher Anschauung beruhenden Ausführungen Steiners nicht nur in ideengeschichtlicher Chronologie systematisch zu ordnen, sondern verschiedene Erfahrungen aus einer erkennbar gegebenen Betrachtungsperspektive zu vereinen und den übrigen gegenüberzustellen. Dabei muß jedoch eingeräumt werden, daß Steiner die je gewählten und vermittels ihrer Ergebnisse lediglich indirekt beschriebenen Erfahrungsperspektiven nur in den seltensten Fällen in ihrer Eigenart kenntlich machte[33] – was Systematisierungsbemühungen in dem obengenannten Sinne deutlich erschwert, darüber hinaus inhaltliche Korrekturen bzw. Modifikationen zuvor geäußerter Ideen[34] mitunter nur unzulänglich von perspektivenbedingten Verschiebungen unterscheiden läßt.

Aufbau der Arbeit

Thematisch umfaßt das erste Kapitel die Veröffentlichungen Steiners zwischen 1882 und 1901, in deren Zentrum die philosophische Explikation des wissenschaftlichen Goetheanismus stand – eine Zeitepoche, die biographisch durch Steiners Mitarbeit an zwei Goethe-Editionen (Kürschner und Weimarer Sophien-Ausgabe) geprägt war. Die ab 1901 von Steiner progressiv entwickelte anthroposophisch-geisteswissenschaftliche Vortrags- und Publikationstätigkeit wird dann in den Kapiteln 2 bis 4 aufgearbeitet; in Kapitel 2 werden grundlegende Ausführungen Steiners zur Konstitution des Menschen sowie erste Ansätze zur Entwicklungsphysiologie, Organologie und Sinneslehre thematisiert, sowie ein im März 1911 von Steiner in Prag abgehaltener eigenständiger Vortragskurs zur Humanphysiologie auf seine ideellen Fundamente hin analysiert. Kapitel 3 umfaßt den Zeitraum zwischen den Prager Ausführungen und dem Anbeginn der eigentlichen medizinisch-pädagogischen Vortragstätigkeit Steiners und entfaltet insbesondere die zwischen 1911 und 1919 vertretenen physiologischen Ideen zur menschlichen Sinneswahrnehmung, Gedächtnisleistung und den organischen Grundlagen des Bewußtseinslebens sowie verschiedene Aspekte der von Steiner 1917 publizierten Konzeption des funktionell *dreigegliederten* Organismus. Das abschließende vierte Kapitel endlich thematisiert die physiologischen Motive von Steiners Darstellungen der Jahre 1919 bis 1925 – eine letzte Arbeitsperiode, in der die seit 1901 entwickelten anthroposophischen Ideen in verschiedenen Lebensgebieten (Pädagogik, Medizin, Landwirtschaft, Religion) anfänglich realisiert und in Vortrags- und Aufsatzform wesentlich konkretisiert werden konnten. In den Einleitungen zu allen vier Kapiteln wird dagegen versucht, die von Steiner in den verschiedenen Werkepochen formulierten Grundintentionen seiner Publikations- und Vortragstätigkeit herauszuarbeiten, d.h. auf die zentralen methodischen und inhaltlichen Motive hin zu beleuchten.

ideelle Werkkontinuität

Insgesamt vermag die Arbeit – zumindest nach Ansicht des Verfassers – hinlänglich aufzuzeigen, daß Steiners humanphysiologisch relevante Ausführungen trotz hoher Kontextgebundenheit der jeweils gewählten Darstellungsschwerpunkte in bezug auf Fragestellung, methodische Problemerschließung und tragenden ideellen Gehalt von großer inhaltlicher Kontinuität waren und einer fortwährenden Weiterentwicklung unterlagen.[35] Werden die oben skizzierten werkgeschichtlichen Voraussetzungen der Anthroposophie im einzelnen berücksichtigt, so muß die methodische und ideelle Konsistenz von Steiners Darstellungen zu humanphysiologischen Fragen als ausgesprochen hoch bezeichnet werden. Dies gilt insbesondere auch für den Übergang von Steiners erkenntniskritisch und wissenschaftsmethodisch orientierten Goethe-Publikationen in die vordergründig durch eine tiefe inhaltliche Zäsur geprägte theosophisch-anthroposophische Vortragstätigkeit nach der Jahrhundertwende. Denn die im Anschluß an Goethe bereits in den achtziger Jahren des 19. Jahrhunderts entwickelten Gedanken zur Wesensdifferenz zwischen Anorganik und Organik, zum Organismusbegriff, zur Verwurzelung des wahrnehmenden und handelnden Menschen in der Weltwirklichkeit hatten in der Werkfolge nicht nur Bestand, sondern wurden in ihren humanphysiologischen Implikationen von Steiner schrittweise weiterentfaltet und solchermaßen präzisiert. Wie innerhalb der Arbeit an einer Vielzahl von Themen im einzelnen dargestellt wird, entwickelte Steiner nach der Formulierung einer *„Philosophie der Freiheit“* (1894) schrittweise deren physiologische Aspekte. Dabei kennzeichnete er die Strukturen, Lebens- und Substanzprozesse des menschlichen Organismus in ihrer humanspezifischen Hinorientierung auf die seelischen Entfaltungsmöglichkeiten einer geistigen Individualität sowie in ihrer Einbettung in umweltliche Kräftekonfigurationen.

*

Gerhard Kienle und die Universität Witten-Herdecke

Diese Studie entstand an der von *Gerhard Kienle* (1923–1983) gegründeten Universität Witten-Herdecke. Sie wurde im Andenken an Kienle geschrieben, an seinen unermüdlichen Einsatz für erkenntnistheoretisch fundiertes Denken und Handeln in der Medizin, das den wissenschaftlichen Alleinvertretungsanspruch der sog. Schulmedizin methodenkritisch relativierte und den sozialen Raum anthropologisch-anthroposophischer Heilkunst argumentativ eröffnete. Kienle sah in der Überwindung der mechanistischen Physiologie des 19. Jahrhunderts zugunsten einer Physiologie der Intentionalität bzw. einer wirklichen „Ich-Physiologie" (Schily[36]) eine der vordringlichen Aufgaben humanistischer Medizin[37] – sowohl seine Habilitationsschrift über die optischen Wahrnehmungsstörungen als auch viele spätere Arbeiten und Skizzen bis hin zu der fundierten Abhandlung über den Tierversuch sind vor diesem Hintergrund zu betrachten. Mit der durch Rudolf Steiner eröffneten anthroposophischen Physiologie ging Gerhard Kienle im Sinne einer *medizinischen Meditation* (316, 151) lebenslang um; 1977 schrieb er: „Man kann nicht eine neue Medizin entwickeln, indem man zum Beispiel die Anthroposophie ausplündert, sich ihre Anregungen zunutze macht. Erst wenn man dieses Gedankenleben pflegt – mit ehrlicher und andauernder Hingabe des Willens –, entsteht eine Produktivität, die der Menschheit zugute kommen kann, damit die Bemühung um die persönliche Hilfeleistung zum Erfolg kommt."[38] Die vorgelegte Arbeit ist in aller Dankbarkeit Gerhard Kienle, dem durch ihn ermöglichten Gemeinschaftskrankenhaus Herdecke sowie der von ihm gegründeten Universität Witten-Herdecke gewidmet, für die es nach Konrad Schily eine *Verpflichtung* darstellt, Kienles Gedankengut „zu pflegen und zu verbreiten".[39]

*

KAPITEL I

Goethes Naturwissenschaft als objektiver Idealismus (1882–1901)

„Die Physiologie ist die Wissenschaft von den Eigenschaften und Erscheinungen der organischen Körper, der Thiere und Pflanzen, und von den Gesetzen, nach welchen ihre Wirkungen erfolgen.
Die erste Frage, welche man sich beim Eintritt in diese Wissenschaft zu beantworten hat, ist die nach dem Unterschied der organischen und unorganischen Körper. Sind die Körper, welche die Erscheinungen des Lebens darbieten, in ihrer materiellen Zusammensetzung von den unorganischen Körpern verschieden, deren Eigenschaft die Physik und Chemie untersuchen? und da die Erscheinungen in beiden Bereichen so verschieden sind, sind auch die Grundkräfte, welche sie bewirken, verschieden, oder sind die Grundkräfte des organischen Lebens nur Modificationen der physischen und chemischen Kräfte?"

Johannes Müller
Handbuch der Physiologie des Menschen (1834)[40] (Prolegomena)

3

Bewegung sind. Diese Bewegung ist eine schwingende. Man muss sich denken, dass ein jedes (sowol Körper- wie Aetheratom) sich so hin- und herbewegt wie das Pendel einer Uhr.

Nun stellen wir uns bei A einen Körper vor, dessen Molecüle in unaufhörlicher Bewegung sind. Diese Bewegung überträgt sich auch auf die Aetheratome in den Poren und von da auf den Aether

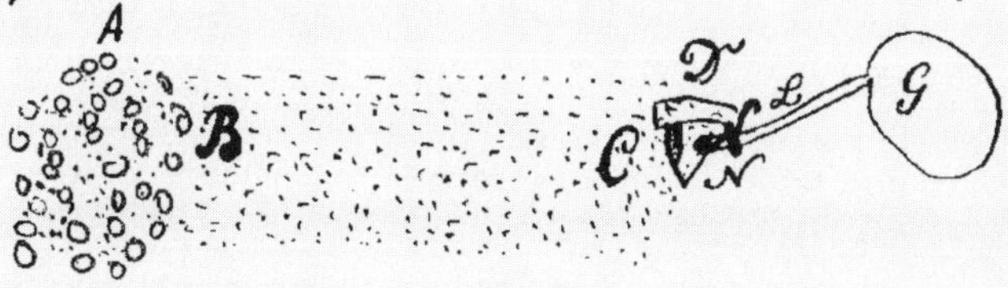

ausserhalb des Körpers von B zum Beispiel bis C. Nehmen wir nun an: in D sei ein Sinnesorgan z. B. das Auge, so werden die Schwingungen des Aethers an das Auge und durch dasselbe hindurch an den Nerv N ~~auf~~ kommen, dort anschlagen und von da durch die Nervenleitung L bis in das Gehirn G geleitet werden. Nehmen wir z. B. an: der Körper A sei in einer solchen Bewegung, dass das Molecül in einer Secunde 461 Billionen mal hin- und herschwingt. Dann schwingt auch jedes Aethermolecül 461 mal hin- und her und stosst 461 Billionen mal an den Sehnerv (in N); die Nervenleitung L überträgt diese 461 Billionen Schwingungen bis zum Gehirn und hier haben wir eine Empfindung; in diesem Falle: hochrot. Der Physiker sagt ~~[illegible]~~ ~~[illegible]~~ also ~~[illegible]~~: während ich mir hochrot vorstelle, geschieht in der Aussenwelt nichts weiter, als dass die Molecüle 461 Billionen Schwingungen in einer Secunde ausführen. Wenn sie statt 461 Billionen Schwingungen 760 Billionen hätten, dann würde ich violett, bei 548 Billionen gelb u. s. w. empfinden. Jeder Farbenempfindung entspricht in der Aussenwelt eine bestimmte Bewegung.

Einfacher ist dies noch bei der Schallempfindung. Hier schwingen

Manuskript Rudolf Steiners vom 23.9.1890:
„Die Atomistik und ihre Widerlegung“ (S.3)
(Aus: Beiträge zur Rudolf Steiner Gesamtausgabe Nr. 63, 1978)

1. Einleitung

Kritik des positivistischen Erfahrungsbegriffes

kritische Untersuchungen zur naturwissenschaftlichen Methodologie

Er sei *vom Studium der Mathematik und Physik*[41] *ausgegangen* und *durch die vielen Widersprüche, die das System unserer modernen Naturanschauung durchsetzen, mit innerer Notwendigkeit zur kritischen Untersuchung über die methodologischen Grundlagen derselben geführt* worden, schrieb Rudolf Steiner 1890 im Rückblick auf seinen wissenschaftlichen Werdegang (1, 252).

Steiner hatte schon während seiner naturwissenschaftlichen Studienjahre an der Wiener Technischen Hochschule (ab 1879) das Fehlen methodenkritischen und wissenschaftstheoretischen Denkens innerhalb der angewandten Naturwissenschaften als grundlegenden Mangel empfunden. Nach vielfältigen Studien in Naturwissenschaft, Philosophie und Literatur vertrat er 1888 die Meinung, daß die Mehrzahl der naturwissenschaftlichen Fortschritte der Gegenwart *in die Breite und nicht in die Tiefe* gingen (*„Die geistige Signatur der Gegenwart“*; 30, 256). Der größte Teil der forschenden Naturwissenschaftler reflektiere, so Steiner, nicht die methodische Basis des eigenen Tuns, habe kein wissenschaftstheoretisches Interesse; die in der zweiten Hälfte des 19. Jahrhunderts dominierende Ablehnung naturphilosophischer Gedankengänge, insbesondere die Mißachtung der Erkenntniswege des deutschen Idealismus, verhindere darüber hinaus die Erfassung der eigentlichen Bedeutung gewonnener Forschungsresultate: *Wir haben es ja gerade an Zeitgenossen erlebt, denen wir Erfindungen verdanken, deren Bedeutung für die Zukunft sich noch lange gar nicht einmal ahnen läßt, daß ihnen ein tieferes wissenschaftliches Bedürfnis abgeht. Es ist etwas ganz anderes, die Vorgänge der Natur zu beobachten, um ihre Kräfte in den Dienst der Technik zu stellen, als mit Hilfe dieser Vorgänge tiefer in das Wesen der Naturwissenschaft hineinzublicken suchen* (1, 260). *Es mag sein, daß die Fülle der Tatsachen, die von allen Seiten auf uns eingedrungen sind, es begreiflich erscheinen läßt, daß wir über dem Blick ins Weite den in die Tiefe augenblicklich verloren haben, wir möchten nur wünschen, daß der abgerissene Faden fortschreitender Entwicklung bald wieder angeknüpft und die neuen Tatsachen von der einmal gewonnenen geistigen Höhe aus erfaßt werden* (30, 256).

Schwäche der Wissenschaftstheorie

Steiners *kritische Untersuchung* der methodischen Grundlagen naturwissenschaftlicher Forschung bildete den Kern seines wissenschaftstheoreti-

Problematik des Erfahrungsbegriffs

schen und philosophischen Frühwerks[42]. Im Zentrum von Steiners Studien stand dabei eine Kritik des *dogmatisch* (1, 176) gefaßten Erfahrungsbegriffes der nominalistisch orientierten empirischen Naturwissenschaften – hier lag der historische Ausgangspunkt seines Eintretens für eine reaktualisierte Diskussion von Goethes ideenrealistisch fundierter Naturforschung. Steiners diesbezügliche Gedanken – in ihren Kernpunkten von ihm bereits fünfundzwanzigjährig in den *„Grundlinien einer Erkenntnistheorie der Goetheschen Weltanschauung, mit besonderer Rücksicht auf Schiller“* (1886) formuliert und argumentativ begründet – können in diesem Zusammenhang nur als Ergebnis thesenhaft dargestellt werden.

die ideellen Elemente der Erfahrungswelt

Das in den Naturwissenschaften zur faktischen Alleinherrschaft gelangte *Erfahrungsprinzip* wird nach Steiner in erkenntnistheoretischer Hinsicht keinesfalls hinreichend reflektiert und beruht in seiner einseitigen Auslegung auf einer *falschen Ansicht über das ideelle Element der Erfahrungswelt* (6, 37). Nur die ideelle, begriffliche Durchdringung der Wahrnehmungselemente ermöglicht den faktischen Aufbau, die Konstitution des gegenständlich-gestalthaft Wahrgenommenen; die erkenntnistheoretische Reflexion ergibt die geistige Teilnahme des (vermeintlich) *passiv* Wahrnehmenden an der Bildung seiner *erfahrenen* Welt. Da die moderne Naturwissenschaft sich nicht um einen *klaren Begriff der Erfahrung* bemühe und diesen unkritisch in einer positivistischen Reduktion handhabe, verkenne sie die realistischen Begriffselemente, ja die *Apriorität des Begriffes* innerhalb der Wahrnehmungstotalität (*„Einzig mögliche Kritik der atomistischen Begriffe“*, 1882; B63, 7[43]). Ein vollständiger Verzicht auf die begriffliche Durchdringung des sinnlich Wahrgenommenen im Sinne einer reinen Sinnesauffassung ereignet sich – Steiner zufolge – jenseits des frühen Kindesalters lediglich in einer künstlich bzw. willkürlich herstellbaren Wahrnehmungsreduktion auf das *unmittelbar Gegebene* bzw. auf unbestimmt-unzusammenhängende, zuständlich erfahrene Elementarqualitäten, die in der naturwissenschaftlichen Forschung jedoch keineswegs vollzogen oder auch nur intendiert wird. Die „empirische“ Naturwissenschaft erzielt ihre Erkenntnisse vielmehr gerade dadurch, daß sie sich von der Sinneswelt in ihrer Unmittelbarkeit entfernt und die der Sinnesbeobachtung zugänglichen Inhalte mit Ideen durchdringt, d.h. die verborgen gebliebenen Bedingungen des Gegegeben aufdeckt und sich also keineswegs in der positiven Sinnesempirie bescheidet. In seinen *„Einleitungen zu Goethes Naturwissenschaftlichen Schriften“* (Kürschner-Ausgabe) hieß es: *Die Notwendigkeit, zur begrifflichen Erkenntnis fortzuschreiten, wäre schlechterdings nicht einsehbar, wenn der Begriff nichts Neues zur sinnenfälligen Anschauung hinzubrächte. Das reine Erfahrungswissen muß konsequenterweise seinen eigenen Inhalt negieren. Denn wozu im Begriffe noch einmal schaffen, was in der Anschauung ja ohnehin vorhanden* *ist? Der konsequente Positivismus müßte nach diesen Erwägungen einfach jede wissenschaftliche Arbeit einstellen und sich auf die bloßen Zufälligkeiten verlassen. Indem er das nicht tut, führt er tatsächlich aus, was er theoretisch verneint* (1, 155). Nach Steiner ist ein *in seiner Tragweite und eigentlichen Bedeutung* (2, 44) verstandenes *Erfahrungsprinzip* keinesfalls die methodologische Grundlage der sich positivistisch legitimierenden Naturwissenschaften.

sinnliche und übersinnliche Erfahrungen

Die phänomenal-exakte Beachtung all jener Elemente, die der Mensch – in lebensmäßiger und in wissenschaftlicher Haltung – unmittelbar *erfährt*, bietet, so Steiner weiter, in sich keine Möglichkeit, den Gegenstandsbereich der *Erfahrungswissenschaften* auf das Feld des sinnlich Wahrgenommenen einzuschränken – *ob der Inhalt sinnlich oder ideell ist, darüber fällt dieses [Erfahrungs-]Prinzip kein Urteil* (2, 44). An Goethes naturwissenschaftlichen Arbeiten versuchte Steiner einen wissenschaftlichen Forschungsweg aufzuzeigen, der sich bemüht, *den konkreten Ideengehalt der Wirklichkeit [...] erfahrungsgemäß* zu ergründen (1, 127). Auch eine ideenzentrierte Geisteswissenschaft kann exakte *Erfahrungswissenschaft* sein oder werden, insofern der in ihr gegebene *übersinnliche* Gehalt in einer Weise erfahrbar wird, *die dem wissenschaftlichen Streben genügt*, d.h. so, daß er nicht weiter begrifflich durchdrungen werden muß (2, 44 – vgl. hierzu insbesondere Steiners Ausführungen in den *„Grundlinien einer Erkenntnistheorie der Goetheschen Weltanschauung, mit besonderer Rücksicht auf Schiller“*).

Das *Erfahrungsprinzip*, so ist zusammenfassend zu sagen, vermag in Steiners Sichtweise weder wissenschaftliche Tätigkeit auf sinnesgestützte Naturforschung zu reduzieren, noch wird es in seiner positivistischen Verkürzung oder Verkennung dem eigentlichen Vollzug wirklicher Naturwissenschaft erkenntnistheoretisch gerecht (s. hierzu v. a. die erkenntnistheoretischen Überlegungen in *„Wahrheit und Wissenschaft“* sowie den ersten Teil der *„Philosophie der Freiheit“*).[44]

Goethes Ideenrealismus und die Notwendigkeit einer wissenschaftstheoretischen Durchdringung der Goetheschen Naturforschung

Goethes Naturwissenschaft

Bereits während seines naturwissenschaftlichen Studiums an der Wiener Technischen Hochschule wurde Steiner auf die naturwissenschaftlichen Arbeiten Goethes aufmerksam. Dabei erkannte er – wie es 1886 in den *„Grundlinien“* hieß – *bald, daß jene Errungenschaften, die Goethe von der heutigen Wissenschaft zugestanden werden, das Unwesentliche sind, während das Bedeutsame gerade übersehen wird. Jene Einzelentdeckungen wären wirklich auch ohne Goethes Forschen gemacht worden; seiner großartigen Naturauf-*

fassung aber wird die Wissenschaft solange entbehren, als sie sie nicht direkt von ihm selbst schöpft (2, 14). Das von einem unverkennbaren Begriffsrealismus getragene Arbeiten Goethes stand für Steiner (den Prof. Schröer 1882 mit der Herausgabe der naturwissenschaftlichen Schriften in Kürschners Edition betraut hatte) auf der geistesgeschichtlichen Höhe der Zeit, war – wie er schrieb – *von der Kulturepoche, die sie geschaffen, gefordert worden* (2, 22). Goethes naturwissenschaftliche Ideen waren nach Steiner keineswegs *Lichtblitze einer genialen Persönlichkeit*, sondern sind vielmehr wissenschaftsgeschichtlich als spezifische *Ergebnisse streng methodischer Arbeit* zu betrachten (30, 581)[45]. Wesentlich ist die von Goethe eingeschlagene *Grundrichtung seines naturwissenschaftlichen Denkens* (B 46, 17).

methodologische Rechtfertigung von Goethes Forschungsweise

Rudolf Steiner sah in Herausarbeitung und philosophischer Klarstellung von Goethes Erkenntnismethodik, um die er sich seit 1882 intensiv bemühte, eine zentrale wissenschaftstheoretische und -praktische Aufgabe. Darin bestärkten ihn die zeitgenössischen Goethe-Arbeiten Du Bois-Reymonds, Haeckels u. a. insofern in negativer Hinsicht, als sie seiner Ansicht nach Goethes Eigenart, seinem spezifisch methodologischen Ausgangspunkt keinesfalls gerecht wurden: *Jeder der genannten Forscher weiß in schier erdrückender Zahl Belege für die Übereinstimmung seiner wissenschaftlichen Richtung mit den „sinnigen Beobachtungen Goethes" zu erbringen. Es müßte denn doch wohl ein bedenkliches Licht auf die Einheitlichkeit Goetheschen Denkens werfen, wenn sich jeder dieser Standpunkte mit Recht auf dasselbe berufen könnte. Der Grund dieser Erscheinung liegt aber eben darinnen, daß doch keine dieser Ansichten wirklich aus der Goetheschen Weltanschauung herausgewachsen ist, sondern daß jede ihre Wurzeln außerhalb derselben hat. Er liegt darinnen, daß man zwar nach äußerer Übereinstimmung mit Einzelheiten, die, aus dem ganzen Goetheschen Denken herausgerissen, ihren Sinn verlieren, sucht, daß man aber diesem Ganzen selbst nicht die innere Gediegenheit zugestehen will, eine wissenschaftliche Richtung zu begründen. Goethes Ansichten waren nie Ausgangspunkt wissenschaftlicher Untersuchungen, sondern stets nur Vergleichsobjekt.* (*„Grundlinien"* 1886; 2, 19). Steiners einleitende und kommentierende Herausgebertätigkeit von Goethes naturwissenschaftlichen Arbeiten im Rahmen von Kürschners „Deutscher National-Literatur" sowie seine spätere Mitarbeit an der Weimarer „Sophien-Ausgabe" hatte darum erklärtermaßen zum Ziel, *Goethes Anschauungen ohne Voraussetzung irgend eines positiven Standpunktes, rein aus Goethes Wesen, aus dem Ganzen seines Geistes zu erklären* (*„Einleitungen zu Goethes naturwissenschaftlichen Schriften"*, Band 1, 1884; 1, 117). Dabei begründete Steiner die prinzipielle Notwendigkeit einer *methodologischen Rechtfertigung von Goethes Forschungsweise* (30, 287) 1887 mit den Worten: *Was in Goethes Geist als das innere, treibende Prinzip in allen seinen Schöpfungen wirkte, sie durch-*

tätiges und reflexives Prinzip

drang und belebte, konnte sich als solches, in seiner Besonderheit nicht in den Vordergrund drängen. Eben weil es bei Goethe alles durchdringt, konnte es nicht als einzelnes zu gleicher Zeit vor sein Bewußtsein treten. Wäre das letztere der Fall gewesen, dann hätte es als Abgeschlossenes, Ruhendes vor seinen Geist treten müssen, anstatt daß es, wie es wirklich der Fall war, stets ein Tätiges, Wirkendes war. Dem Ausleger Goethes obliegt es, den mannigfachen Betätigungen und Offenbarungen dieses Prinzipes, seinem stetigen Flusse, zu folgen, um es dann in ideellen Umrissen auch als abgeschlossenes Ganzes zu zeichnen. Wenn es uns gelingt, den wissenschaftlichen Inhalt dieses Prinzipes klar und bestimmt auszusprechen und allseitig in wissenschaftlicher Folgerichtigkeit zu entwickeln, dann werden uns die exoterischen Ausführungen Goethes erst in ihrer wahren Beleuchtung erscheinen, weil wir sie als in ihrer Entwicklung, von einem gemeinsamen Zentrum aus erblicken werden[46] (1, 141f.). So verfaßte Steiner eine *im Sinne der Goetheschen Denkweise gehaltene Erkenntnistheorie* (1, 165), die die wissenschaftliche Methodik einer goetheanistischen Naturforschung beleuchtete.

objektiver Idealismus und gegenständliches Denken

In ihr charakterisiertete Steiner den Goetheschen Weg als *objektiven Idealismus* (Einleitung zum 2. Band der Kürschnerschen Ausgabe 1887; 1, 129). Durch Verbindung eines tiefen *philosophischen Geistes* mit der Fähigkeit zur *liebevollen Versenkung in das sinnlich-erfahrungsgemäß Gegebene* (1, 56) entwickelte Goethe nach Steiner ein *vorbildliches*, an der ausgebildeten Sinnesanschauung entwickeltes und einen *wissenschaftlichen Prozeß* initiierendes Denken über Naturgegenstände (6, 13 bzw. 1, 131) – Johann Christian Heinroth bezeichnete dies in seinem „Lehrbuch der Anthropologie" 1822 erstmals als „gegenständliches Denken"[47]. In den von Goethe vorliegenden Naturstudien[48] wird nach Steiner die methodische Verfahrensart eines über Kant und die von ihm formulierten diskursiven Verstandesbedingungen hinausgehendes, durch eine Radikalisierung der erkenntnistheoretischen Fragestellung (statt: *Wie ist Erkenntnis möglich? – Was ist das Erkennen?* – vgl. 1, 142ff.) gekennzeichnetes Vorgehen deutlich, das in empirischer Weise die wirksamen ideellen Gehalte der Sinneswelt aufspürt und so – Positivismus und gegenstandsferne Abstraktionsbildung überwindend – von der geschaffenen zur schaffenden Natur vordringt. Für *vorbildlich*, d.h. wissenschaftsgeschichtlich antizipatorisch erachtete Steiner im einzelnen die von Goethe beförderte Erkenntnis des Organismus sowie in prinzipieller Hinsicht dessen Wertschätzung von Sinneswahrnehmung und komplementärer Gedankenbildung in begriffsrealistischer Prägung.

Im November 1886 schrieb der fünfundzwanzigjährige Student Rudolf Steiner in einem Brief an den Philosophen und Ästhetiker Friedrich Theodor Vischer, daß für ihn in dem oben genannten Sinne nicht Goethes *positive Aufstellungen*, sondern die *Tendenz seiner Weltbetrachtungsweise* maßge-

Anfang und Ende des Goetheanismus

bend sei und daß er Goethes wissenschaftliche Arbeiten als eine *Mitte* ansehen würde, *zu der Anfang und Ende zu suchen ist* (38, 141). Steiner hielt die eigenen methodischen Arbeiten zweifellos für diesen *Anfang*, formulierte in ihnen aber auch bereits Ansätze, die erkennen lassen, wie er sich eine Weiterführung von Goethes Intentionen und Ansätzen vorstellte. *Daß in dem Ausbau der naturwissenschaftlichen Grundvorstellungen Goethes die Aufgabe der Naturwissenschaft der Zukunft* liegt (1, 311), stand für ihn jedenfalls in dem Maße fest, wie er ein *Stehenbleibenwollen [dort], wo Goethe stand,* für *unsinnig* hielt (38, 104).

In seiner, in vielen Publikationen artikulierten Bemühung um die Weiterentwicklung der Goetheschen *Keime* (6, 13) stieß Steiner in Wien und Weimar jedoch insgesamt auf wenig Verständnis und Resonanz. Enttäuschend war für ihn die Tätigkeit im Weimarer Goethe-Archiv (1890–1897), wo die anerkanntesten Goethe-Forscher eine ausschließlich werkbewahrende und kulturhistorisch sicherstellende Arbeitshaltung bezogen und die von Steiner für wesentlich erachteten wissenschaftstheoretisch progressiven Elemente der Goetheschen Ansätze verkannten: *Hier stehe ich allein. Niemand ist hier, der auch nur im entferntesten ein Verständnis für das hätte, was mich bewegt und was meinen Geist trägt* (Weimar, 20.10.1890; 38, 21).

*

2. Organik und Anorganik

Ich glaube [...] bewiesen zu haben, daß Goethe mit seinen Schriften über die organische Natur den Weg betreten hat, der zu einer wahren Organik als Wissenschaft führt. Dies deshalb, weil er eine Erklärung des Organischen anstrebt ohne Zuhilfenahme der alten Teleologie, aber auch – und dies ist für unsere Zeit das wichtigere – ohne die Möglichkeit einer solchen Erklärung davon abhängig zu machen, daß die Gesetzlichkeit des Organischen identisch ist mit jener des Unorganischen. Eine wahre Organik ist meiner Ansicht nach nur möglich, wenn es gelingt, das System unserer Begriffe um ein Gebiet zu erweitern, so daß wir zu Gesetzen kommen, die uns das Organische ebenso begreiflich erscheinen lassen wie die unorganischen Gesetze die Erscheinungen der rein physischen und mechanischen Welt. Die Begründung einer selbständigen Organik mit eigenen Axiomen und einer eigenen Methodik halte ich für Goethes Ziel – schrieb Rudolf Steiner zweiundzwanzigjährig an Professor Köstlin nach Stuttgart (39, 43).

die Wissenschaft der Organik

In Goethes naturwissenschaftlichen Arbeiten vermeinte Steiner jene qualitative Bewußtseinsstufe aufgefunden zu haben, auf der eine spezifische, dem Gegenstandsbereich angemessene und darum wissenschaftlich zu nennende Erkenntnis der organischen Welt allererst möglich wird: *Die organische Wissenschaft kann ins Unendliche neue Tatsachen entdecken, selbst ihre wissenschaftliche Grundlage erweitern, der Wendepunkt, an dem sie sich von einer unwissenschaftlichen zu einer wissenschaftlichen Methode erhoben hat, ist bei Goethe zu suchen* („*Goethes Recht in der Naturwissenschaft – eine Rettung*“, 1884; 30, 230). Goethes zu einer *Regeneration* der Organik (1, 100) führendes Auffinden der *Grundprinzipien der organischen Wissenschaft* (1, 107) beruht – so Steiner – auf einem methodisch entwickelten Vermögen, die organische Welt in ihrem wesenseigenen Licht sehen und damit – jenseits von teleologischem und physikalischem Denken – die Grundlage einer wissenschaftlichen Erkenntnisweise ausbilden zu können. In den „*Grundlinien einer Erkenntnistheorie der Goetheschen Weltanschauung*“ schrieb Steiner 1886: *Goethes Weltansicht ist die denkbar vielseitigste. Sie geht von einem Zentrum aus, das in der einheitlichen Natur des Dichters gelegen ist, und kehrt immer jene Seite hervor, die der Natur des betrachteten Gegenstandes entspricht. Die Einheitlichkeit der Betätigung der Geisteskräfte liegt in der Natur Goethes, die jeweilige Art dieser Betätigung wird durch das betreffende Objekt*

die Natur der Gegenstände

bestimmt. Goethe entlehnt die Betrachtungsweise der Außenwelt und zwingt sie ihr nicht auf (2, 21). Der Naturforscher hat – so Goethes Selbstaussage – in „gebändigter Selbstigkeit" (WA 40, 244)[49] und „wachsender Objektivität" (WA 75, 300) die Objekte in ihrer Eigenheit hervortreten zu lassen, er hat

der Maßstab der Erkenntnis

„den Maßstab der Erkenntnis, die Data der Beurteilung nicht aus sich, sondern aus dem Kreise der Dinge [zu] nehmen, die er beobachtet" (WA 75, 22). Damit war in prägnanter Kürze eine Forschungshaltung skizziert, die in Ehrfurcht vor dem Seienden sich lernend den Phänomenen naht und damit zu jener Vorgehensweise diametral in Opposition steht, die meint, *die Methode einer Wissenschaft sei ein den Gegenständen derselben Äußerliches, nicht von diesen, sondern von unserer Natur Bedingtes. Man glaubt, man müsse in einer bestimmten Weise über die Objekte denken, und zwar über alle – über das ganze Universum – in gleicher Weise* (2, 100). Die von Goethe konsequent abgelehnte, mit einem wissenschaftlichen Alleinvertretungsanspruch auftretende physikalische Erklärung aller Phänomene des Lebendigen, die ihrerseits *von der Annahme ausgeht, daß die Gesetze [des Organischen] identisch sind mit denen des Unorganischen* (39, 46), hielt Steiner faktisch für die praktizierte Negation der organischen Welt: *Statt zu untersuchen, worauf denn eigentlich die Wissenschaftlichkeit der unorganischen Wissenschaften beruht, und dann nach einer Methode zu suchen, die sich unter Festhaltung der sich hieraus ergebenden Anforderungen auf die Lebewelt anwenden läßt, erklärt man einfach die auf jener unteren Stufe des Daseins gewonnenen Gesetze für universell* (2, 99). Eine solche Vorgehensweise erschien Steiner wirklichkeitsfern und *unwissenschaftlich*. Indem Goethe sich dagegen um die Erkenntnis des *Verhältnisses zwischen der Wissenschaft des Unorganischen und jener des Organischen* (1, 87) bemühte, schuf er eine *rationale Organik* (1, 107), d. h. bildete die theoretische Grundlage und die spezifische Methode des Studiums organischer Naturen aus (1, 70). Von der „Idee eines lebendigen Wesens" (WA 72, 9) ausgehend, fragte er konsequent nach dessen eigentümlichen Bildungsgesetzen und gelangte so zu morphologisch und physiologisch relevanten Erkenntnissen, die nach Steiner wesentliche Beiträge zu einer *vollständigen Theorie* des Organismus (1, 34) liefern.

Theorie des Organismus

Im folgenden werden anorganische und organische Natur sowie die ihnen gemäßen wissenschaftlichen Erkenntnismethoden in der Form dargestellt, wie sie von Rudolf Steiner aus Goethes naturwissenschaftlichen Schriften herausgearbeitet wurde. Dabei können aus Gründen einer notwendigen Umfangsbeschränkung nur prinzipielle Gesichtspunkte, nicht aber Einzelheiten und detaillierte Explikationen ausgeführt werden.

Die anorganische Welt

Das Wesen der Anorganik

anorganische Wirkungsreihen

Als die einfachste Art von Naturwirksamkeit erscheint uns jene, bei der ein Vorgang ganz das Ergebnis von Faktoren ist, die einander äußerlich gegenüberstehen. Da ist ein Ereignis oder eine Beziehung zwischen zwei Objekten nicht bedingt von einem Wesen, das sich in den Äußeren Erscheinungsformen darlebt, von einer Individualität, die ihre inneren Fähigkeiten und ihren Charakter in einer Wirkung nach außen kundgibt. Sie sind allein dadurch hervorgerufen, daß ein Ding in seinem Geschehen einen gewissen Einfluß auf das andere ausübt, seine eigenen Zustände auf andere überträgt. Es erscheinen die Zustände des einen Dinges als Folge jener des anderen. Das System von Wirksamkeiten, die in dieser Weise erfolgen, daß immer eine Ursache die Folge von anderen ihr gleichartigen ist, nennt man unorganische Natur (2, 86). Rudolf Steiner sah in der *Wechselwirkung der Teile einer Erscheinungsreihe* bzw. in ihrem *gegenseitigen Bedingtsein* (1, 83) das entscheidende Merkmal dieser Form der Naturwirksamkeit: *Das Wesentliche eines Vorganges der unorganischen Natur oder anders gesagt: eines der bloßen Sinnenwelt angehörigen Vorganges besteht darin, daß er durch einen anderen ebenfalls nur der Sinnenwelt angehörigen Prozeß bewirkt und determiniert wird* (1, 81). Die Weise der Abhängigkeit, in der die Elemente der anorganischen Natur durch ihre gegenseitige Wechselwirkung und Fremdbestimmung stehen, ist eine endlose, d. h. nirgends begrenzte, da kein Element in eigenbestimmter Autonomie sich zu entziehen und abzugrenzen vermag. *Die anorganischen Wirkungsreihen haben nirgends Anfang und Ende,* schrieb Steiner (1, 88) – und: *Die Sinneswelt als unorganische bringt es nicht zur Individualität. Nur in ihrer Allheit ist sie abgeschlossen. Wir müssen daher streben, um ein Ganzes zu haben, die Gesamtheit des Unorganischen als <u>ein</u> System zu begreifen. Ein solches System ist der <u>Kosmos</u>* (2, 95).[50]

Die methodische Herausarbeitung urphänomenaler Gegebenheiten

Wirkkonstellationen und Phänomene

Die gegenseitige Abhängigkeit aller Elemente der anorganischen Natur bedingt die Gestalt der Phänomene, die in ihr aufgrund wechselseitiger Wirkungen anzutreffen sind und denen Goethes Erkenntnisinteresse galt: *Ändert sich die Art, in der diese äußeren Faktoren zusammentreten, so ändert sich natürlich auch die Folge ihres Zusammenbestehens; es ändert sich das herbeigeführte Phänomen* (2, 86). Diesen Phänomenen eignet der Charakter eines notwendigen In-Erscheinung-Tretens – sofern die ihnen zugrunde liegenden

Naturgesetze und Urphänomene

und sie darum gemeinsam bedingenden Faktoren vorhanden sind. Unter den als Entstehungsbedingungen wirksam werdenden Faktoren kommt dabei – so Steiner nach Goethe – nicht einem jeden dieselbe Wertigkeit für das Zustandekommen des phänomenalen Geschehens zu; neben den allein notwendigen und darum ursprünglichen finden sich alle Arten der bloß modifizierenden oder gar nur anwesenden, die es in dem wissenschaftlich zu nennenden Erkenntnisprozeß, der der Aufklärung des Phänomens dient, herauszufinden bzw. zu eliminieren gilt: *Sie [die Wissenschaft] hat durch die phänomenale Welt so weit durchzudringen, daß sie Erscheinungen aufsucht, die nur von notwendigen Bedingungen abhängig sind. Und der sprachlich-begriffliche Ausdruck für solche notwendigen Zusammenhänge sind die Naturgesetze* (1, 276). Ein solchermaßen gewonnenes Naturgesetz oder *Urphänomen* stellt dann *einen notwendigen Zusammenhang von Elementen der Wahrnehmungswelt dar* (1, 313), ist das – so Goethe – „letzte Erkennbare" (WA 75, 161); als „Grundphänomen" ist es „reines" Phänomen, das im wissenschaftlichen Erkenntnisprozeß, d. h. als „Resultat aller Erfahrungen und Versuche" aus dem „empirischen Phänomen" (WA 75, 40) durch Aufhellung aller modifizierenden Bedingungen herausgearbeitet und auf seine phänomenale Einstelligkeit zurückgeführt wurde – die als solche nicht weiter erklärungsbedürftig ist. In Anlehnung an Goethe[51] schrieb Steiner: *Die Erklärung eines Erfahrbaren kann nur darin bestehen, daß man es auf ein anderes Erfahrbares zurückführt. Zuletzt gelangt man zu Elementen innerhalb der Erfahrung, die nicht mehr auf andere zurückgeführt werden können. Diese sind nicht weiter zu erklären, weil sie keiner Erklärung bedürftig sind. Sie enthalten ihre Erklärung in sich selbst* (6, 180). „Sie selbst sind die Lehre", so hatte der Naturwissenschaftler Goethe notiert (WA 75, 131), dessen Intention es innerhalb des anorganischen Wirklichkeitsbereiches gewesen war, die Urphänomene in ihrer Reinheit aufzufinden, ohne Aufgabe des qualitativen Elementes derselben – eine Vorgehensweise, die sich ihrer Konfrontation mit den Forschungszielen der kontemporären anorganischen Naturwissenschaft bewußt war[52].

die Realität des Qualitativen

Steiner schrieb: *Goethe fragt: Welcher Zusammenhang besteht zwischen Rot und Violett, wenn man vom Räumlichen und Zeitlichen absieht und bloß das Qualitative der Farben betrachtet. Die Goethesche Betrachtungsweise hat zur Voraussetzung, daß das Qualitative wirklich auch in der Außenwelt vorhanden ist und mit dem Zeitlichen und Räumlichen ein untrennbares Ganzes ist* (6, 170). Von den solchermaßen hergeleiteten Kennzeichen der anorganischen Welt und den formulierten Erkenntnisaufgaben ausgehend, vertrat Rudolf Steiner die Auffassung, daß die den Goetheschen Bestrebungen diametral gegenüberstehende, die *Hintergründe* der Phänomene erforschende physikalische Wissenschaft des 19. Jahrhunderts in vielen Bereichen ihre eigene Bedeutung verkenne und die ihr objektiv vorgegebene Aufgabenstellung verfehle; in dem 1897 innerhalb der Einleitung des vierten Bandes von Goethes naturwissenschaftlichen Schriften publizierten Aufsatz *„Goethe und der Atomismus“* schrieb er: *Die Aufgabe des Physikers ist, komplizierte Vorgänge auf dem Gebiet der Farben-, Ton-, Wärmeerscheinungen, der Elektrizität, des Magnetismus usw. auf einfache Geschehnisse innerhalb der gleichen Sphäre zurückzuführen. […] Nicht die Zurückführung der Farben-, Ton- usw. -vorgänge auf Bewegungserscheinungen und Kräfteverhältnisse innerhalb einer farb- und tonlosen Materie, sondern die Aufsuchung der Zusammenhänge innerhalb der Farben-, Ton- usw. Erscheinungen entspricht auf physikalischem Gebiete der mathematischen Methode. Die moderne Physik überspringt die Ton-, Farben- usw. Erscheinungen als solche und betrachtet nur unveränderliche, anziehende und abstoßende Kräfte und Bewegungen im Raume. Unter dem Einflusse dieser Vorstellungsart ist die Physik heute bereits angewandte Mathematik und Mechanik geworden, und die übrigen Gebiete der Naturwissenschaft sind auf dem Wege, das Gleiche zu werden* (1, 320f.).

methodische Abwege der reduktionistischen Physik

Vom reinen Phänomen geht [Goethe] nicht mehr weiter. In denselben offenbart sich ein ideeller Zusammenhang sinnlicher Wahrnehmungen, der sich durch sich selbst erklärt – schrieb Steiner in *„Goethes Weltanschauung“* (6, 168). Goethe erkannte, so Steiners Darstellung, die Eigenart der anorganischen Natur in einer Art und Weise, die das geistige Wirklichkeitselement, die *Idee* oder den *Begriff* eines Phänomens in der Dimension des *Ideellen Zusammenhangs* (s. o.) zutage treten läßt. Dieser ideelle Zusammenhang ist – als das *urphänomenale* Naturgesetz der Erscheinung – die *über* dieser Erscheinung stehende Wirklichkeit, die geistige Fügungsgewalt, die im Erkenntnisprozeß zur Darstellung gelangt. Die wirksame Idee ist der begrifflich zu fassende Zusammenhang, der in der anorganischen Welt die Phänomene ordnet und fügt, sie umspannt und bestimmt – ohne aber in den Dingen von innen her wirksam zu werden: *[Das Ideelle] dringt nicht ein in das Sinnliche; es durchgeistigt dieses nicht. Die Vorgänge der unorganischen Natur verlaufen gesetzmäßig, und diese Gesetzmäßigkeit stellt sich dem Beobachter als Idee dar* (6, 167).

der ideelle Zusammenhang sinnlicher Wahrnehmungen

Die organische Welt

Der Organismus als ideell gestaltete, autonome Ganzheit

Goethe aber war es zugleich möglich, *die höhere Art der Naturwirksamkeit, welche das Wesen des Organischen begründet*, zu erkennen (1, 88) – und aus dieser Erkenntnis heraus wissenschaftlich tätig zu werden.

der Organismus als ganzheitliche Individualität

Diese *höhere Art der Naturwirksamkeit* innerhalb der organischen Welt äußert sich nach Steiner in der differenten Genese der Erscheinungen: *Alle sinnlichen Qualitäten erscheinen [...] als Folge eines solchen, welches nicht mehr sinnlich wahrnehmbar ist. Sie erscheinen als Folge einer über den sinnlichen Vorgängen schwebenden höheren Einheit. Nicht die Gestalt der Wurzel bedingt jene des Stammes und wiederum die Gestalt von diesem jene des Blattes usw., sondern alle diese Formen sind bedingt durch ein über ihnen Stehendes, welches selbst nicht wieder sinnlich-anschaulicher Form ist; sie sind wohl füreinander da, nicht aber durcheinander. Sie bedingen sich nicht untereinander, sondern sind alle bedingt von einem anderen* (1, 73). *Die äußere Erscheinung [wird] von einem inneren Prinzipe beherrscht [...], das in jedem Organ das Ganze wirkt,* schrieb Steiner in der Einleitung zum ersten Band von Goethes naturwissenschaftlichen Schriften (1, 16). Dieses in sich beschlossene Ganze (1, 34) ist eine *sich aus eigener Kraft offenbarende Entität* (1, 82), eine *sich aus sich selbst in das Dasein rufende Kraft* (1, 83) – jene *Entelechie*, von der Goethe in Anknüpfung an und Weiterführung von Aristoteles gesprochen hatte und die zugleich nach Steiner das den Organismus tragende und formende Prinzip ist; ein Prinzip, *durch welches ein Organismus das ist, als das er sich darstellt, die Ursache, als deren Folge uns die Äußerungen des Lebens erscheinen* (1, 9). *[Der Organismus] ist eine Individualität, die sich aus einem Zentrum heraus selbst regelt und bestimmt. Er ist eine in sich geschlossene Ganzheit, was in der unorganischen Natur erst der Kosmos ist* (2, 113).[53]

Das wirksame Prinzip der Ganzheit ist ideell-geistiger Art, ist als *Entelechie* sich selbst gestaltendes Werden, *von Innen heraus Wirkendes* (B 55, 7); der Organismus ist autonom, von einer Eigengesetzlichkeit bestimmt, die als solche erkannt werden muß, da sichtbare Gestaltung und Lebensgeschehen, Morphologie und Physiologie lediglich Äußerungen dieses Inneren sind: *Das erkennen wir eben erst, wenn wir den Organismus verstehen, da die Einzelheiten für sich, abgesondert betrachtet, das Prinzip ihrer Erklärung nicht in sich tragen. Sie sind nur durch die Natur des Ganzen zu erklären, weil es das Ganze ist, das ihnen Wesen und Bedeutung gibt* (1, 10).

zum Typus-Begriff

Goethe hatte als Voraussetzung einer „rationellen" (WA 72, 267) Betrachtung der organischen Naturen die Einsichtnahme in den „Zusammenhang ihres Wesens und Wirkens" (WA 70, 8) genannt und der „Idee wornach alles gebildet ist" (WA 72, 308)[54] nachgeforscht. Seine Bemühung galt der Erkenntnis der Gesetze eines „organischen Typus" im Pflanzen- und Tierreich – so sprach er von der „Urpflanze" oder dem „Urtier" als dem „Begriff, der Idee des Thiers" (bzw. der Pflanze) (WA 70, 20). Er fragte nach Bildung und Umbildung der organischen Lebewesen, der werdenden, sich autonom organisierenden Natur, suchte mit „Augen des Geistes" (WA 72, 37) und durch Sinne „verbürgter Erfahrung" (WA 72, 69) die Entwicklungsgesetzmäßigkeiten als solche auf: „Die Vernunft ist auf das Werdende, der Verstand auf das Gewordene angewiesen; jene bekümmert sich nicht: wozu? dieser fragt nicht: woher? – Sie erfreut sich am Entwickeln; er wünscht alles festzuhalten, damit er es nutzen könne" (WA 75, 126). Konsequent lehnte er, wie von Steiner wiederholt hervorgehoben, teleologische Denkweisen im Rahmen der Biologie ab und bestimmte die wissenschaftliche Erkenntnisaufgabe als ein Erforschen der Bildekräfte und -voraussetzungen: „Man wird also künftig von solchen Gliedern, wie z. B. von den Eckzähnen des Sus babirussa, nicht fragen, wozu dienen sie? sondern, woher entspringen sie? Man wird nicht behaupten, einem Stier seien die Hörner gegeben, daß er stoße, sondern man wird untersuchen, wie er Hörner haben könne, um zu stoßen" (WA 72, 17).

Entwicklungsdenken und Teleologie

Den Typus als die der Bildung zugrunde liegende „allgemeine Norm" (WA 72, 32), als „Vorbild" (WA 72, 24), „Urbild" (WA 72, 71), als „Modell" (WA 35, 240) und „allgemeines Schema" (WA 72, 73) verstehend – Steiner sprach interpretierend von einer *Essenz* des Organismus, einem *gestaltenden, entelechischen Prinzip* (1, 100), an zwei Textstellen konkret von einem *lebendigen Ganzen durcheinander wirkender Bildungsgesetze* (1, 12 und 6, 103) – untersuchte Goethe u. a. wie der nach dem „Gesetz der innern Natur" konstituierte Organismus in seiner Bildung durch das „Gesetz der äußern Umstände" modifiziert (WA 70, 286), „durch Umstände zu Umständen" gebildet wird (WA 72, 18). Der Organismus unterliegt im evolutionären Prozeß demnach keiner heteronomen, mechanisch-zwingenden Fremdbestimmung[55], vielmehr sind die äußeren Verhältnisse – wie Steiner im Anschluß an Goethe akzentuierte – *bloß die Veranlassung, daß die inneren Gestaltungskräfte in einer besonderen Weise zur Erscheinung kommen* (1, 34). In *„Goethes Weltanschauung"* schrieb Steiner 1897: *Veränderte Lebensbedingungen reizen die organische Form, sich nach inneren Gesetzen in einer gewissen Weise umzubilden. Die äußeren Einflüsse wirken mittelbar, nicht unmittelbar auf das Lebewesen. Unzählige Lebensformen sind in Urpflanze und Urtier der Idee nach enthalten; diejenigen kommen zur tatsächlichen Existenz, auf welche äußere Einflüsse als Reize wirken* (6, 142).[56]

der Organismus der Bildungsgesetze

Tierischer und menschlicher Organismus

Goethe, der von einem der tierischen und menschlichen Organisation zugrunde liegenden gemeinsamen urbildlichen Gestaltungstypus ausging und daher seit 1782 intensiv nach der humanspezifischen Existenz des Zwischenkieferknochens forschte[57], sprach von einer „hohen organischen Vollkommenheit" des Menschen, in dessen Bau „das Thierische zu höhern Zwecken gesteigert sei" (WA 72, 10/8) und betrachtete die Eigentümlichkeit seiner

Gesamtorganisation: „Die Übereinstimmung des Ganzen macht ein jedes Geschöpf zu dem was es ist, und der Mensch ist Mensch sogut durch die Gestalt und Natur seiner obern Kinnlade, als durch Gestalt und Natur des letzten Gliedes seiner kleinen Zehe Mensch" (WA 99, 390). Steiner formulierte diesbezüglich: *Er [Goethe] ist zur Ansicht gekommen, daß das Ganze des menschlichen Baues die Grundlage bildet zu seinen höheren Lebensäußerungen, daß in der Eigentümlichkeit dieses Ganzen die Bedingung liegt, welche den Menschen an die Spitze der Schöpfung stellt* (1, 41).

die Summe der Bildekräfte

Dabei erkannte Goethe bezüglich der allgemeinen Bildungsgesetzmäßigkeiten der Organismen ein, wie Steiner sagte, *in seinen Konsequenzen wichtiges Gesetz* (1, 42), demzufolge die Summe der Bildekräfte jeweils identisch ist. Goethe formulierte: „Der Typus hat einen gewissen Umfang von Kräften, der von der Größe unabhängig ist. Diese Masse von Kräften muß die Natur verwenden; sie kann nicht darüber hinaus, sie kann aber auch nicht darunter bleiben; sie ist daher genöthigt, wenn sie etwas außerordentliches giebt, an einem Orte zu entziehen, sodaß die Summe der Kräfte eines Thieres der Summe der Kräfte des anderen gleich ist. Wir reden hier blos von Mammalien, denn weiter hinab modificiren sich diese Gesetze wieder anders" (WA 72, 316). Es existiert, so Goethe, ein Prinzip des „Gebens und Nehmens" (WA 72, 309) bzw. „Gebens und Entziehens", demzufolge die Bildung „nur einen Theil auf Unkosten des andern begünstigen" kann und im Sinne einer „beweglichen Ordnung" (WA 72, 60) in einem „gewissen Maße" bleiben muß (WA 72, 349). Demzufolge sind anatomisch-physiologische Eigenheiten einer spezifischen Bildung niemals „regellos" (WA 72, 247), sondern wahren Bildungstypus und physiologische Vollkommenheit des Gesamtorganismus.

das Prinzip der Metamorphose

Im einzelnen führte Goethe weiter aus, daß die „bildende Kraft" (WA 72, 88) die jeweiligen Organgestaltungen durch ein Metamorphoseprinzip verwirkliche, was er für den tierischen Organismus am Aufbau des Schädelgerüstes aus verwandelten Wirbelknochen exemplifizierte; Goethe selbst hielt dies für eine bedeutende wissenschaftliche Leistung, da durch sie „die Identität aller noch so entschieden geformten Einzelheiten des Typus [...] gesichert" sei – nachdem zuvor durch die Anerkennung des humanen Zwischenkieferknochens die „Consequenz des osteologischen Typus durch alle Gestalten hindurch" bereits aufgezeigt worden war („Das Schädelgerüst aus Knochen auferbaut", 1824[58]).

In seinem ersten Vortrag über den „Entwurf einer allgemeinen Einleitung in die vergleichende Anatomie, ausgehend von der Osteologie" schrieb Goethe 1795: „Die Kenntniß der organischen Naturen überhaupt, die Kenntniß der vollkommneren, welche wir, im eigentlichen Sinn, Thiere und besonders Säugethiere nennen; der Einblick, wie die allgemeinen Gesetze bei verschiedenen beschränkten Naturen wirksam sind; die Einsicht zuletzt, wie der Mensch dergestalt gebaut sei, daß er so viele Eigenschaften und Naturen in sich vereinige und dadurch schon physisch als eine kleine Welt, als ein Repräsentant der übrigen Thiergattungen existiere, alles dieses kann nur dann am deutlichsten und schönsten eingesehen werden, wenn wir, nicht wie bisher leider nur zu oft geschehen, unsere Betrachtungen von oben herab anstellen und den Menschen im Thiere suchen, sondern wenn wir von unten herauf anfangen und das einfachere Thier im zusammengesetzten Menschen endlich wieder entdecken."[59] Wie Steiner hervorhob, bestimmte Goethe in enger Zusammenarbeit mit Herder (der seit 1793 unter reger Anteilnahme von Goethe an seinen „Ideen zur Philosophie der Geschichte der Menschheit" arbeitete) die Stellung des Menschen zum Tierreich dahingehend, daß in der Bildung des menschlichen Leibes die spezifischen und darum vereinseitigten Bildetendenzen der Tierarten zugunsten einer größeren Einheit aufgehoben werden; Steiner schrieb 1884: *In der menschlichen Bildung [...] bilden sich alle Organe und Organsysteme so aus, daß eines dem andern Raum genug zur freien Entwicklung läßt, daß jedes einzelne in jene Schranken zurücktritt, welche nötig erscheinen, um alle andern in gleicher Weise zur Geltung kommen zu lassen. So entsteht ein harmonisches Ineinanderwirken der einzelnen Organe und Systeme zu einer Harmonie, welche den Menschen zum vollkommensten, die Vollkommenheiten aller übrigen Geschöpfe in sich vereinigenden Wesen macht* (1, 48).[60]

Bildetendenzen einzelner Tierarten und Gestaltung des Menschen

Die Erkenntnis organischer Naturen – die Notwendigkeit des intuitiven Begriffs

1884 schrieb Rudolf Steiner in seiner Einleitung zum ersten Band von Goethes naturwissenschaftlichen Schriften (Kürschner): *Wir können hier [im Bereich der organischen Wissenschaft] das, was wir sinnlich wahrnehmen, nicht wieder aus sinnlich wahrnehmbaren Verhältnissen ableiten, wir müssen in den Begriff der Vorgänge Elemente aufnehmen, welche nicht der Welt der Sinne angehören, wir müssen über die Sinnenwelt hinausgehen. Es genügt die Anschauung nicht mehr, wir müssen die Einheit begrifflich erfassen, wenn wir die Erscheinungen erklären wollen. Dadurch aber tritt eine Entfernung von Anschauung und Begriff ein [...]. Weil das Objekt nicht von Gesetzen der Sinnenwelt beherrscht erscheint, doch aber für die Sinne da ist, ihnen erscheint, so ist es, wie wenn man hier vor einem unlösbaren Widerspruche in der Natur stünde, als wenn eine Kluft bestünde zwischen anorganischen Erscheinungen, welche aus sich selbst zu begreifen sind, und organischen Wesen, bei denen ein Eingriff in die Gesetze der Natur geschieht, bei denen allgemeingültige Gesetze auf einmal durchbrochen würden* (1, 74).

sinnliche Anschauung und begriffliche Einheit

der Stellenwert des Begriffs in Anorganik und Organik

Nach Steiner beruht Erkenntnis in der Sphäre der anorganischen Wirksamkeit auf der Erfassung des Begriffes, der den Zusammenhang der Erscheinungen darstellt, d.h. als geistige Entität nicht in den Einzelelementen gestaltend wirksam und erkennbar wird, sondern vielmehr erst im menschlichen Verstand gewissermaßen als „Summe der Erfahrung“ (WA 75, 158) in Erscheinung tritt: *Beim Unorganischen ist es als wesentlich zu betrachten, daß die Erscheinung in ihrer Mannigfaltigkeit mit der sie erklärenden Gesetzlichkeit nicht identisch ist, sondern auf letztere, als auf ein ihr Äußeres, bloß hinweist. Die Anschauung – das materielle Element der Erkenntnis – die uns durch die Äußeren Sinne gegeben ist, und der Begriff – das formelle durch den wir die Anschauung als notwendig erkennen –, stehen einander gegenüber als zwei einander zwar objektiv fordernde Elemente, aber so daß der Begriff nicht in den einzelnen Gliedern einer Erscheinungsreihe selbst liegt, sondern in einem Verhältnisse derselben zueinander. Dieses Verhältnis, welches die Mannigfaltigkeit in ein einheitliches Ganzes zusammenfaßt, ist in den einzelnen Teilen des Gegebenen begründet, aber als Ganzes (als Einheit) kommt es nicht zur realen, konkreten Erscheinung. Die Einheit, der Begriff kommt als solcher erst in unserem Verstande zur Erscheinung. […] Wir haben es hier mit einer Zweiheit zu tun, mit der mannigfaltigen Sache, die wir anschauen, und mit der Einheit, die wir denken* (1, 85f.).

Dagegen stehen, so Steiner weiter, die *Teile des Mannigfaltigen* im organischen, einem Organismus angehörigen Bereich nicht in einem solch äußerlichen Verhältnisse zueinander; vielmehr komme hier die Einheit *mit der Mannigfaltigkeit zugleich, als mit ihr identisch in dem Angeschauten zur Realität: Das Verhältnis der einzelnen Glieder eines Erscheinungsganzen (Organismus) ist ein reales geworden. Es kommt nicht mehr bloß in unserem Verstande zur konkreten Erscheinung, sondern im Objekte selbst, in welch letzterem es die Mannigfaltigkeit aus sich hervorbringt. Der Begriff hat nicht bloß die Rolle einer Summe, eines Zusammenfassenden, welches sein Objekt außer sich hat; er ist mit demselben vollkommen* eins *geworden. Was wir anschauen, ist nicht mehr verschieden von dem, wodurch wir das Angeschaute denken; wir schauen den Begriff als Idee selbst an* (1, 86).[61] Die naturwissenschaftliche Aufgabe besteht demzufolge im organischen Bereich darin, in intuitiver Erkenntnis[62] das *Ideelle als solches* zu erkennen (1, 82).

anschauende Urteilskraft und intuitiver Begriff

Wiederholt wies Steiner in diesem Zusammenhang auf Goethes Auseinandersetzung mit Kant in dem Aufsatz: „Anschauende Urtheilskraft“ hin (vgl. z.B. 1, 75f. und 6, 146f.); in diesem hatte Goethe unter Bezugnahme auf Kants Ausführungen in § 77 der „Kritik der Urteilskraft“, denen zufolge dem Menschen nur ein diskursives Verstandesvermögen, nicht aber ein „intellectus archetypus“ eigne, der intuitiv „vom synthetisch Allgemeinen (der Anschauung eines Ganzen als eines solchen) zum Besonderen geht, d. i. vom

Ganzen zu den Teilen"[63], geltend gemacht, daß es dem Menschen durchaus möglich sei, „durch das Anschauen einer immer schaffenden Natur, zur geistigen Theilnahme an ihren Productionen" zu gelangen und die eigene Bemühung um den organischen Typus explizit als ein solches Vorgehen angesprochen.[64]

geistige Erfassung des Typus

Von Rudolf Steiner wurde Goethes Weg zum *intuitiv* erreichten Begriff als eigenständige Erkenntnismethodik beschrieben, als die Ausbildung einer geistig anschauenden Tätigkeit, die in Urteilskraft mündet – letztlich als ein seelischer Entwicklungsweg. Goethes Typusforschung im Tierreich faßte Steiner als die methodisch begründete Bemühung um die Idee eines *Urorganismus* auf, der – von den Einflüssen der Außenwelt befreit – vollständig im eigenen Wesen beruht, zugleich *rein* und doch eminent *wirklich* ist, da er sich *in jedem Organismus offenbart* und somit *reeller als jeder einzelne wirkliche Organismus* ist (2, 84/110). Erkenntnis der organischen Gestalten gelangt nach Steiner in den Bereich des geistig Erreichbaren, wo es gelingt, aus der real gefaßten Idee des *Typus* oder *urbildlichen Organismus* heraus die einzelnen Gestaltungen im Organischen lebendig zu entwickeln – in innerer, anschauender Tätigkeit: *Unser Geist muß [...] in dem Erfassen des Typus viel intensiver wirken als beim Erfassen des Naturgesetzes. Er muß mit der Form den Inhalt erzeugen. Er muß eine Tätigkeit auf sich nehmen, die in der unorganischen Naturwissenschaft die Sinne besorgen und die wir Anschauung nennen. Auf dieser höheren Stufe muß also der Geist selbst anschauend sein* (2, 110). Rudolf Steiner leitete aus den geschilderten Gedankengängen heraus ab, daß ein solcher Erkenntnisweg als Bemühung um den intuitiv zu fassenden Begriff innerhalb der Organik das eigentliche *Prinzip der Wissenschaft* sei (2, 111); er machte zugleich deutlich, daß die Organik *als sinnlich-übersinnliches Element zwischen dem rein Sinnlichen und rein Geistigen in der Mitte* liege (6, 156) und damit vorbereitende Bedeutung für eine reine Geisteswissenschaft habe. In dieser stehe sich der Geist schließlich selbst *betrachtend* gegenüber, habe sich mit wissenschaftlicher Methodik in seine eigene Tätigkeit zu *vertiefen* (1886; 2, 119).

Neovitalismus und mechanistische Lebensforschung

Problematik vitalistischer Postulate

Mit dem 1897 in Weimar erschienenen Buch *„Goethes Weltanschauung"* brachte Rudolf Steiner seine Arbeiten für eine *methodologische Rechtfertigung* des Naturwissenschaftlers Goethe zu einem vorläufigen Abschluß, wobei er wiederum eigenständige, von Goethe lediglich angeregte Positionen vertrat. So negierte er in der genannten Studie u.a. die Notwendigkeit, im Bereich der organischen Wissenschaften Zuflucht zur „Lebenskraft" nehmen zu müssen und griff damit in die kontemporäre Neovitalismusdiskussion ein. Steiner betrachtete die vitalistischen Postulate im wesentlichen als Manifestation der Ohnmacht einer ausschließlich positivistisch-empirischen Forschung, die – in ihrem Feld an eine methodisch nicht transzendierbare Grenze gelangt – zur hypothetischen Postulierung eines Prinzipes greife, zu dem sie keinerlei erkenntnismethodischen Zugang habe: *Wer zur Annahme einer Lebenskraft sich entschließt, der sieht zwar ein, daß die organischen Wirkungen nicht mechanisch sind, aber es fehlt ihm zugleich die Fähigkeit, jene andere Art der Anschauung auszubilden, durch die ihm das Organische erkennbar werden könnte* (6, 122). Um der Dimension des organischen Lebens erkennend gerecht zu werden, bedürfe es der Ausbildung einer geistig anschauenden Kraft, einer Fähigkeit zum intuitiven Begriff, ohne die jeder vermeintliche Fortschritt innerhalb der Wissenschaft vom Lebendigen unbegründet und darum letztlich *unwissenschaftlich* bleiben müsse: *Dasjenige Anschauungsvermögen, welches nur das Wesen der unorganischen Erscheinungen erkennt, ist mit seinen Hilfsmitteln an der Grenze angelangt, die überschritten werden muß, um das Lebendige zu erfassen. Dieses Anschauungsvermögen wird aber nie innerhalb seines Bereiches Mittel finden, die zur Erklärung des Lebens auch nur der kleinsten Zelle geeignet sein können. Wie zur Wahrnehmung der Farbenerscheinungen das Auge gehört, so gehört zur Auffassung des Lebens die Fähigkeit, in dem Sinnlichen ein Übersinnliches unmittelbar anzuschauen* (6, 122).

die notwendige Anschauung des Übersinnlichen

Bei seiner kategorischen Ablehnung einer hypothetischen „Vis vitalis" war sich Rudolf Steiner gegen Ende des 19. Jahrhunderts indessen sehr bewußt, daß die „Vitalisten" und „Neovitalisten" eine ausgesprochene wissenschaftliche Minorität darstellten – und daß die große Mehrheit der dem herrschenden Paradigma verpflichteten Naturwissenschaftlicher eine mögliche Differenz zwischen Anorganik und Organik weiterhin ignorierte und damit jeglicher Notwendigkeit zur begrifflichen Fassung des Wesensunterschiedes enthoben war. 1897 schrieb er in einem Zeitungsbeitrag, daß die kontemporäre Naturforschung in Fortsetzung Brückescher Intentionen immer noch mehrheitlich danach strebe, *das Leben der Organismen nach denselben Gesetzen zu erklären, nach denen auch die Erscheinungen der leblosen Natur erklärt werden müssen. Mechanische, physikalische, chemische Gesetzmäßigkeit wird im tierischen und pflanzlichen Körper gesucht. Dieselbe Art von Gesetzen, die eine Maschine beherrschen, sollen, nur in unendlich komplizierter und schwer zu erkennender Form, auch im Organismus tätig sein. Nichts soll zu diesen Gesetzen hinzutreten, um das Phänomen, das wir Leben nennen, möglich zu machen. Sie sollen es in vielfältiger Verkettung allein imstande sein. Die mechanistische Auffassung der Lebenserscheinungen gewinnt immer mehr an Boden […]* (30, 549f.). Dagegen machte Steiner – ohne dies im ein-

zur mechanistischen Auffassung der Lebenserscheinungen

zelnen näher auszuführen – geltend, *daß schon in der kleinsten Zelle Gesetze höherer Art wirksam sind als in der Maschine* (30, 550). Ebenfalls 1897 bezeichnete Steiner in einem Artikel über den Physiologen Wilhelm Preyer den *Ursprung des Lebendigen* als *die Grundfrage aller Physiologie* (30, 350) und schrieb: *Die unorganischen Vorgänge sind im organischen Körper in gesteigerter Form vorhanden, in einer Form, die ihnen innerhalb der unorganischen Natur nicht zukommt. Sie können sich nicht selbst zu organischer Tätigkeit steigern, sondern müssen, um dem Leben zu dienen, erst von einem Organismus eingefangen, angeeignet werden* (30, 355). Steiner äußerte sich zustimmend zu Preyer, der in seinem Buch „Biologische Zeitfragen“ 1889 geschrieben hatte: „Es gibt im gesunden Organismus so viele Vorgänge, welche, dem Physiker und Chemiker unverständlich bleibend, gar nicht in den Bereich ihrer Untersuchung kommen, daß man die Ausdehnung physikalisch-chemischer Erklärungsversuche auf dieselben ebenfalls unzulässig, unwissenschaftlich, willkürlich nennen muß.“[65] Rudolf Steiner glaubte in Preyers Schriften die grundlegende Vorstellung vertreten zu sehen, *daß es der Geist ist, der den Organismus gestaltet* (30, 358), und fuhr fort: *In welcher Wechselwirkung stehen Geist und Körper? Wie wirken die Sinne, um dem Geiste das zu vermitteln, was er zu seiner Erhaltung braucht? Das sind Fragen, die derjenige stellt, der meint, der Geist schaffe sich eine solche organische Gestalt, daß er in einer seinen Bedürfnissen angemessenen Weise zur Erscheinung kommen kann* (ebd.).

die Grundfrage aller Physiologie

*

3. Mensch und Umwelt

Perzeption und Kognition

Die Konstitution des Selbst-Welt- bzw. Mensch-Umwelt-Verhältnisses war in vielfältiger Weise Thema von Steiners philosophisch-anthropologischen Frühschriften; zwei zentrale und physiologisch bedeutsame Aspekte dieser Arbeiten – Perzeptions- und Kognitionsfähigkeit als herausragende Weisen des menschlichen In-der-Welt-Seins bzw. als Elemente der geistigen-physischen Organisation des Menschen – werden nachfolgend zusammenfassend referiert. Steiners Ansichten nahmen dabei wiederum ihren Ausgangspunkt von Goethes Naturforschung, die einerseits auf einer unbedingten Wertschätzung und sukzessiven Ausbildung der Sinneswahrnehmung als einer durch nichts ersetzbaren Erkenntnisquelle beruhte,[66] andererseits durch ein intuitives, der schaffende Natur verpflichtetes, sich nicht in abstrakten Modellbildungen erschöpfendes Begriffsvermögen gekennzeichnet war. Steiner zufolge fühlte Goethe in sich *die Wirksamkeit der Ideenwirklichkeit, indem er ihr in seiner Art der Natur betrachtend und forschend gegenübertrat* (6, 33).

Die Wirklichkeit der Sinnesempfindung

Goetheanistische Kritik der Unterscheidung zwischen „primären" und „sekundären" Sinnesqualitäten

Descartes' Wahrnehmungsparadigma

Rudolf Steiner war der Ansicht, daß die paradigmatische Grundhaltung, *nach der die moderne Naturwissenschaft die Welt der Wahrnehmungen beurteilt* (1,305), in den folgenden Sätzen Rene Descartes' zum Ausdruck komme: „Ich finde, wenn ich die körperlichen Dinge näher prüfe, daß darin sehr wenig enthalten ist, was ich klar und deutlich einsehe, nämlich die Größe, oder die Ausdehnung in Länge, Tiefe, Breite, die Gestalt, die von der Endigung dieser Ausdehnung herrührt, die Lage, welche die verschieden gestalteten Körper unter sich haben, und die Bewegung oder Änderung dieser Lage, welchen man die Substanz, die Dauer und Zahl hinzufügen kann. Was die übrigen Sachen betrifft, wie das Licht, die Farben, die Töne, Gerüche, Geschmacksempfindungen, Wärme, Kälte und die sonstigen, dem Tastsinn spürbaren Qualitäten (Glätte, Rauheit), so treten sie in meinem Geist mit solcher Dunkelheit und Verworrenheit auf, daß ich nicht weiß, ob sie wahr oder falsch sind, d. h. ob die

Ideen, die ich von diesen Gegenständen fasse, in der Tat die Ideen von irgendwelchen reellen Dingen sind, oder ob sie nur chimärische Wesen vorstellen, die nicht existieren" (1, 305; Hervorhebungen von Rudolf Steiner).[67] Eine im Sinne der Descartesschen Vorstellungen gehaltene Denkweise ist, so Steiner, den Vertretern der neuzeitlich-modernen Naturwissenschaft zu einer alle wesentlichen gedanklichen Alternativen ausschließenden Denk-*Gewohnheit* (1, 305), d.h. zu einem Paradigma der Wahrnehmungsinterpretation geworden. Aus dem formulierten Pardigma resultiere das erklärte Ziel aller sinnesphysikalischen und sinnesphysiologischen Forschung, Descartes in „Dunkelheit" und „Verworrenheit" auftretende „übrige Sachen" (Licht, Farben, Töne, Gerüche, Geschmacksempfindungen, Wärme, Kälte usw.) in „klar" und „deutlich" wahrnehmbare Qualitäten (Größe, Lage, Bewegung, Substanz, Dauer und Zahl) aufzulösen. *Der Descartessche Wahn von deutlichen und verworrenen Vorstellungen ist zur grundlegenden Vorstellungsart der Physik geworden* – schrieb Rudolf Steiner 1897 in der Einleitung zum vierten Band von Goethes naturwissenschaftlichen Schriften (4, 317).

differentielle Qualitäten und reale Erfahrungswelt

Steiner selbst hielt Descartes' Aussage in ihrem phänomenalen Kern für oberflächlich bzw. die von diesem vorgenommene Unterscheidung innerhalb der Sinnesqualitäten für willkürlich. Nach Steiner sind in Wirklichkeit die mathematischen und mechanischen Qualitäten (Größe, Lage, Bewegung usw.) mit den übrigen Inhalten der Erfahrungswelt untrennbar verbunden – die vollzogene Abtrennung der Raum-, Zahl- und Bewegungsverhältnisse sowie der Kraftäußerungen von den Wärme-, Ton-, Farben- und den anderen Sinnesqualitäten lediglich ein Kunstprodukt *abstrahierenden Denkens* (1, 317). Den Descartesschen Zweifel an der Realität der „dunkel" und „verworren" auftretenden Qualitäten („ob sie nur chimärische Wesen vorstellen, die nicht existieren?"), der ihre Verlegung in das wahrnehmende Subjekt zur Folge hatte (s.u.), hielt Steiner für grundsätzlich ungerechtfertigt und in seiner gedanklichen Konsequenz für einen die Naturwissenschaft *verheerenden* Ausgangspunkt. Er schrieb: *Es ist das Widersinnigste, das sich denken läßt, einem von der sinnlichen Wahrnehmung abgezogenen Abstraktum einen andern Grad von Realität zuzuschreiben als einem Dinge der sinnlichen Wahrnehmung selbst. Die Raum- und Zahlverhältnisse haben von den übrigen Sinneswahrnehmungen nichts voraus als ihre größere Einfachheit und leichtere Überschaubarkeit. Auf dieser Einfachheit und Überschaubarkeit beruht die Sicherheit der mathematischen Wissenschaften. Wenn die moderne Naturanschauung alle Vorgänge auf mathematisch und mechanisch Ausdrückbares zurückführt, so beruht dies darauf, daß das Mathematische und Mechanische für unser Denken leicht und bequem zu handhaben ist* (1, 308) – niemals aber auf einem Übermaß an Realität oder einer objektiven Dominanz an Sein. *Mathematik und Mechanik entstehen dadurch, daß von dem Inhalte der Wahr-*

atomistisches Kausalitätsbedürfnis

nehmungswelt ein Teil ausgesondert und für sich betrachtet wird (6, 172). Steiner sah in Rene Descartes' Gedanken ein zur *Denkgewohnheit* bzw. zum aggressiv verkündeten Dogma erhobenes Prinzip einer dem Materialismus verpflichteten Naturwissenschaft, *welche die Wahrnehmungen nur als letztes Mittel benutzt, um Aufschluß über die hinter denselben stehenden und allein wahrhaft seienden Vorgänge des Stoffes zu gewinnen* (4, 65). Das erklärte Ziel der Forschung sei es geworden, in der *objektiven* Realität einer *aller sinnenfälligen Eigenschaften entkleideten Materie* (1, 323) atomarer Natur jene Dimension der *Wirklichkeit* aufzufinden, die das *Kausalitätsbedürfnis* des Menschen zu befriedigen vermöge, ohne diesen selbst in seiner *Subjektivität* berücksichtigen zu müssen – ein explizit antigoetheanistisches Vorgehen.

Problematik des Materie- und Zeitbegriffs

Im einzelnen problematisierte Steiner den von Descartes angewandten Materie- und Zeitbegriff; er schrieb dazu im dritten Band seiner *„Einleitungen zu Goethes naturwissenschaftlichen Schriften"*: *[...] Nur einer ganz verfehlten Auffassung des Zeitbegriffes verdankt der Begriff der Materie seine Entstehung. Man glaubt die Welt zum wesenlosen Schein zu verflüchtigen, wenn man der veränderlichen Summe der Geschehnisse nicht ein in der Zeit Beharrendes, ein Unveränderliches untergelegt dächte, das bleibt, während seine Bestimmungen wechseln. Aber die Zeit ist ja nicht ein Gefäß, in dem die Veränderungen sich abspielen; sie ist nicht vor den Dingen und außerhalb derselben da* (1, 272). Steiner hob hervor, *daß die Zeit erst da auftritt, wo das Wesen einer Sache in die Erscheinung tritt* – und formulierte weiter: *[...] Nur wer diesen Rückgang von der Erscheinung zum Wesen in seinen Gedankengängen nicht vollziehen kann, der hypostasiert die Zeit als ein den Tatsachen Vorhergehendes.* (1, 273)[68] Des weiteren hielt Steiner die Suche nach sinnlich unwahrnehmbaren Schwingungen einer *objektiven* Materie für eine exemplarische Bemühung um ein *hypothetisches Weltprinzip*, für das sich ein *Inhalt* nur gewinnen lasse, *wenn man ihn aus der Erfahrungswelt entlehnt und sich über diese Tatsache hinwegtäuscht* (4, 90). Die Vorstellung einer – notwendigerweise mit Sinnesqualitäten (Größe, Bewegung etc.) beschriebenen – Atomwelt ist nach Steiner nur dann gerechtfertigt, wenn in ihr ein Element der Wahrnehmungswelt gesehen wird, dessen Nichtwahrnehmbarkeit ausschließlich auf den gegebenen Größenverhältnissen beruht. Als quantitative Eigenschaft begründen diese dann jedoch keine qualitativ andere Ebene, die als vermeintlich *objektive* über oder vor den übrigen Sinnesqualitäten steht: *Wenn der Physik nötig ist, anzunehmen, daß der Wahrnehmung einer Farbe Schwingungen im Raume entsprechen, denen eine sehr kleine Ausdehnung und eine sehr große Geschwindigkeit eigen ist, so können diese Bewegungen nur analog den Bewegungen gedacht werden, die sichtbar im Raume vorgehen. Das heißt, wenn die Körperlichkeit bis in ihre kleinsten Elemente bewegt gedacht wird, so muß sie auch bis in ihre kleinsten Elemente hinein mit Farbe,*

Qualität, Zeit und Raum

Wärme und andern Eigenschaften ausgestattet vorgestellt werden […]. Die Schwingungen im Raume, die der Qualität Rot entsprechen, würde ich als Bewegung sehen, wenn meine Auge dazu organisiert wäre. Aber ich würde verbunden mit der Bewegung den Eindruck der roten Farbe haben (6, 172). *Daß das Qualitative wirklich auch in der Außenwelt vorhanden ist und mit dem Zeitlichen und Räumlichen ein untrennbares Ganzes ist* (6, 170), hatte Steiner als den Ausgangspunkt der Goetheschen Naturforschung beschrieben; er hob dabei wiederholt hervor, daß es einem konsequent goetheanistischen Vorgehen keineswegs widerspreche, sich vorzustellen, daß eine bestimmte Farbe mit einem bestimmten Bewegungsvorgang im Raume verknüpft sei. Keinesfalls rechtfertige dies aber die Behauptung, daß ein solcher Bewegungsvorgang einem außerhalb der Erfahrung gelegenen Wirklichkeitsgebiete angehöre – einer Welt des Stoffes, *die zwar in ihren Wirkungen, nicht aber ihrer eigenen Wesenheit nach beobachtet werden kann* (6, 177). *Die Qualität Rot und ein bestimmter Bewegungsvorgang sind in Wirklichkeit eine untrennbare Einheit*, schrieb Steiner an anderer Stelle (1, 322); die Trennung beider Phänomene sei lediglich begrifflich durch die reduktionistische Untersuchung jeweils einer ausgewählten Wirklichkeitsebene möglich: *Wenn man untersucht, was in dem Räumlich-Ausgedehnten vorgeht, während die in Rede stehenden Entitäten vermittelt werden, dann muß man auf eine einheitliche Bewegung kommen. Denn ein Medium, in dem* nur *Bewegung möglich ist, muß auf alles durch Bewegung reagieren. Es wird auch alle Vermittlungen, die es übernehmen muß, durch Bewegung vollbringen. Wenn ich dann die Formen dieser Bewegung untersuche, dann erfahre ich nicht: was das Vermittelte ist, sondern auf welche Weise es an mich gebracht wird. Es ist einfach ein Unding, zu sagen: Wärme oder Licht seien Bewegung. Bewegung ist nur die Reaktion der bewegungsfähigen Materie auf das Licht* (1, 299). *Der Inhalt der wellenförmigen Bewegungen, die den Tonvorkommnissen entsprechen, sind die Tonqualitäten selbst. Das gleiche gilt für die übrigen Sinnesqualitäten* (1, 324).

Die Subjektivität der Sinnesempfindung als Postulat der klassischen Sinnesphysiologie und die Kritik Rudolf Steiners

Sinnesqualitäten und Kantianismus

Alle Sinnesqualitäten, die über die als „primär" eingestuften, mathematisch beschreibbaren, „klar" und „deutlich" wahrnehmbaren Dimensionen der Größe, Bewegung etc. hinausreichen, wurden von Descartes und seinen Schülern als Kreationen der menschlichen Subjektivität bezeichnet. Die in Descartesscher Tradition arbeitende Physik des 19. Jahrhunderts ging nach Steiner davon aus, *daß in der Außenwelt nur Quantitatives, licht- und farblose Bewegungsvorgänge vorhanden seien, und daß alles Qualitative erst als Wir-*

Subjektivität der Sinnesempfindungen?

kung des Quantitativen auf den sinn- und geistbegabten Organismus entstehe. Die gesetzmäßigen Zusammenhänge des Qualitativen können im Sinne dieser Voraussetzung nicht innerhalb der Außenwelt aufgesucht, sondern müssen vielmehr aus dem Wesen der menschlichen Perzeptions- und Kognitionsorganisation abgeleitet werden, sind nicht Gegenstand der physikalischen, sondern vielmehr der physiologischen und psychologischen Wissenschaft (6, 170). Die Forschungen der sog. klassischen Sinnesphysiologie des 19. Jahrhunderts waren dabei sowohl mit Descartes' paradigmatischen Gedanken als auch mit der Erkenntnistheorie Immanuel Kants vereinbar und führten übereinstimmend zu der Auffassung von der radikalen Subjektivität menschlicher Sinnes- und Geistestätigkeit. Die Möglichkeit einer wesentlichen Welterkenntnis wurde zugunsten eines selbstreflektierenden Vermögens verneint, die Vorstellungswelt in ihrer kategorial bedingten Eigendynamik betont, die Sinneswahrnehmung aber auf die Fähigkeit reduziert, die durch einen unspezifischen Reiz veränderte elektrische Nerventätigkeit des Eigenorganismus registrieren zu können.[69]

[...] Daß wir folglich von nichts wissen können, als von dem, was unsere Organisation uns von den Dingen überliefert, daß darum die menschlichen Wahrnehmungen *Modifikationen unserer Organisation, nicht Dinge an sich* seien (4, 56), schien das unausweichbare Resultat jeder naturwissenschaftlichen Analyse der menschlichen Sinnestätigkeit zu sein; einer physikalisch-physiologischen Analyse, die dem Erregungsvorgang vom peripheren Sinnesorgan über die neuronale Vermittlung bis hin zur Registrierung im zentralnervösen System zu folgen versucht. *Es wird schwer sein, ein zweites Gedankengebäude in der Geschichte des menschlichen Geisteslebens zu finden, das mit größerem Scharfsinn zusammengetragen ist, und das bei genauerer Prüfung doch in nichts zerfällt*, schrieb Rudolf Steiner 1894 in seiner *„Philosophie der Freiheit"* (4, 59).

Subjektivität und Objektivität im Erregungsprozeß

Steiners Kritik der sinnesphysiologischen Analyse verstand sich indes nicht als eine Ablehnung der Untersuchungsergebnisse von Johannes Müller u. a., vielmehr hielt Steiner lediglich die auf den erzielten Forschungsresultaten beruhende Interpretation des Wahrnehmungsvorganges erkenntniskritisch für völlig unhaltbar und begründete dies mit der Inkohärenz des skizzierten Gedankenganges. Denn die Interpretation der realen Wahrnehmung als *subjektiver Vorstellung* stützt sich – Steiner zufolge – auf Untersuchungen an *objektiv* vorhandenen Sinnesorganen und Nervenbahnen, ohne sich Rechenschaft darüber abzulegen, daß die – wahrnehmend – an diesen Organen festgestellten elektrischen, chemischen und physikalischen Vorgänge bzw. die Organe selbst im Sinne der später gefolgerten *Welt als (illusionistischer) Vorstellung* konsequenterweise gleichfalls dem Diktum der *Subjektivität* anheimfallen müßten. Das *objektive* Sinnesorgan bzw. der *objektive*

Nervenweg ist – im Sinne der gemachten Voraussetzungen – seinerseits *subjektiver* Natur, die Abhängigkeit der Wahrnehmung von dem notwendigen Sinnesorgan nur vermittels eines Sinnesorganes zu beweisen, das selbst wahrgenommen wird. Verbleibt man, so Steiner, vorurteilslos bei einer naturwissenschaftlichen Analyse des Erregungsprozesses, so ergibt sich kein realer Ausgangspunkt für die vorgenommene Sujekt-Objekt-Spaltung. (*Wir können, wenn wir eine Wahrnehmung haben, die Vorgänge von dem Erreger an bis zu unserem Zentralorgan verfolgen: nirgends wird hier ein Punkt zu finden sein, wo der Sprung von der Objektivität des Nicht-Wahrgenommenen zur Subjektivität der Wahrnehmung nachzuweisen wäre.* 1, 274) Vielmehr impliziert die Verfolgung des *Reizweges* die Vergegenwärtigung einer Vielzahl sich ineinander verwandelnder *Wahrnehmungen*, die zwischen *Objekt* und vorstellendem *Subjekt* aufgefunden werden können: *Der Satz „Keine Farbe ohne farbenempfindendes Auge" kann daher nicht die Bedeutung haben, daß das Auge die Farbe hervorbringt, sondern nur die, daß ein durch das Denken erkennbarer ideeller Zusammenhang besteht zwischen der Wahrnehmung Farbe und der Wahrnehmung Auge* (4, 78). Die Subjekt-Objekt-Beziehung wird als solche also gerade nicht wahrgenommen, sondern beruht auf einer gedanklichen Bemühung, die einzelnen Wahrnehmungen miteinander in Beziehung zu setzen.

Reiz und Empfindung

Darüberhinaus bleibt die sinnesphysiologische Erregungsanalyse als Deskription des Wahrnehmungsprozesses nach Rudolf Steiner notwendig unvollständig, da sie keinesfalls den Weg vom physikalisch/chemisch/elektrischen Reizprozeß zur wirklichen *Empfindung* zu finden bzw. die Übergänge zu beobachten vermag – und darum auch nicht in der Lage ist, ein Urteil über Wirklichkeit, Abhängigkeit und Subjektivität der Sinnesempfindung sprechen zu können. Steiner schrieb 1890: *Könnten wir die ganze Reihe von Vorgängen verfolgen, welche sich bei irgendeiner Sinneswahrnehmung vollziehen, von der peripherischen Erregung des Nerven bis in das Gehirn, so würden wir doch nirgends bis zu jenem Punkte gelangen, an dem die mechanischen, chemischen und organischen, kurz die raumzeitlichen Prozesse aufhören, und* das *auftritt, was wir eigentlich Sinneswahrnehmung nennen, z. B. die Empfindung der Wärme, des Lichtes, des Tones usw. Es ist die Stelle nicht zu finden, wo die verursachende Bewegung in ihre Wirkung, die Wahrnehmung überginge. Können wir dann aber überhaupt davon sprechen, daß die beiden Dinge in dem Verhältnisse von Ursache und Wirkung stehen?* (1, 266)

Insgesamt bleibt festzuhalten, daß Rudolf Steiner in der Formulierung und gedanklich-konsequenten Fortführung einer *Erkenntnistheorie der Goetheschen Weltanschauung* den physikalischen und physiologischen Implikationen der klassischen Sinnesphysiologie (und damit den grundlegenden Prämissen von „primären" und „sekundären" Sinnesqualitäten sowie der Erkenntnistheorie Immanuel Kants) entgegentrat. (*Wer den menschlichen Organismus zum Erzeuger der Ton-, Wärme-, Farben- usw. -Geschehnisse macht, der muß ihn auch zum Hervorbringer der Ausdehnung, Größe, Lage, Bewegung, der Kräfte usw. machen. Denn diese mathematischen und mechanischen Qualitäten sind in Wirklichkeit mit dem übrigen Inhalte der Erfahrungswelt untrennbar verbunden.* 1, 317) Steiner machte auf physikalischem und physiologischem Gebiet wiederholt darauf aufmerksam, daß eine jede Analyse menschlicher Sinnestätigkeit sich den Manifestationsmöglichkeiten einer seienden Qualität oder Entität (gewissermaßen einer „objektiven Empfindung") auf der untersuchten Ebene zuzuwenden habe – daß sie sich mit den vielfältigen Erscheinungs- oder Verwirklichungsformen eines Wesenhaften auseinandersetzen müsse. Ignoriert sie dagegen mit Hilfe eines defizienten Zeit- und Materiebegriffes den fundamentalen Unterschied zwischen Wesen und Erscheinung, so resultieren formal korrekte und doch zugleich unwahre Antworten auf falsche Fragestellungen. In Steiners Formulierung aus der Einleitung zum dritten Band von Goethes naturwissenschaftlichen Schriften: *Was erfahre ich aus der Untersuchung eines Dinges, das von einem Prozesse, der in meinem Bewußtsein als Empfindung auftritt, ergriffen wird? Ich erfahre nicht mehr als die Art und Weise, wie jedes Ding auf die Aktion, die von der Empfindung ausgeht, antwortet, oder mit anderen Worten: wie sich eine Empfindung in irgendeinem Gegenstand der räumlich-zeitlichen Welt auslebt. Weit entfernt, daß ein solcher räumlich-zeitlicher Vorgang die Ursache ist, der in mir die Empfindung auslöst, ist vielmehr das ganz andere richtig: der räumlich zeitliche Vorgang ist die Wirkung der Empfindung in einem räumlich-zeitlich ausgedehnten Dinge. Ich könnte noch beliebig viele Dinge einschalten auf dem Wege von dem Erreger bis zu dem Wahrnehmungsorgane: in jedem wird hierbei nur dasjenige vorgehen, was in ihm vermöge seiner Natur vorgehen kann. Deshalb bleibt aber doch die Empfindung dasjenige, was sich in allen diesen Vorgängen auslebt* (1, 268). Die goetheanistische Naturwissenschaft, Goethes ganzes Natur- und Weltverständnis setzt demnach voraus, was dem Paradigma der positivistischen Natur- und Geisteswissenschaft des 19. Jahrhunderts diametral entgegensteht: *Daß das Qualitative wirklich auch in der Außenwelt vorhanden ist und mit dem Zeitlichen und Räumlichen ein untrennbares Ganzes ist* (s. o.). Die Trennung von Subjekt

die „objektive Empfindung"

die qualitative Einheit

und Objekt, von subjektiver Innenwelt und objektiver Außenwelt wird in der Konsequenz des Goetheschen Ansatzes fragwürdig – bzw. hat eine nur eingeschränkte und keineswegs leichtfertig zu verallgemeinernde Gültigkeit (s.u.). Die seienden, wesenhaften Empfindungsqualitäten sind, so Rudolf Steiner 1901 in der Schrift *„Die Mystik im Aufgange des neuzeitlichen Geisteslebens“*, als solche, *in ihrer Unmittelbarkeit, weder innerhalb noch außerhalb* des Menschen – sie sind vielmehr Teil einer *gemeinschaftlichen Welt*, die *Außenwelt* und *Innenwelt* in sich birgt: *Um diese gemeinschaftliche Welt erfassen zu können, muß ich mich allerdings zu der höheren Stufe des Erkennens erheben, für die es ein <u>Innen</u> und <u>Außen</u> nicht mehr gibt* (7, 96).

Überwindung von Innen- und Außenwelt

Die Erkenntnisfähigkeit des Geistes

„Niemand wollte gestehen, daß eine Idee, ein Begriff der Beobachtung zugrunde liegen, die Erfahrung befördern, ja das Finden und Erfinden begünstigen könne“ (WA 70, 167).

Das Denken als ideelle Wahrnehmung

Schon in den *„Grundlinien einer Erkenntnistheorie der Goetheschen Weltanschauung“* (1886) verteidigte Rudolf Steiner die geistige *Intuition* in ihrer klaren begrifflichen Fassung und nannte sie ein *unmittelbares Innesein, ein Eindringen in die Wahrheit* (2, 113). Er wies dabei auf eine von ihm in der Nachfolge Goethes als notwendig erkannte Neufassung des Verhältnisses des Menschen zur Welt hin, die den vermeintlichen Gegensatz eines denkenden Subjektes und seiner objektiven Umwelt, den Sprung von Innen nach Außen – kurz: die Subjekt-Objekt-Spaltung durch eine Besinnung auf die erkenntnistheoretische Grund-Frage nach dem Wesen des menschlichen Erkenntnisprozesses aufhebt und neue Horizonte eröffnet.

der Begriff der geistigen Intuition

Dabei war Steiner der Überzeugung, in der menschlichen Gedankenfähigkeit ein *Wirklichkeitselement* aufgefunden zu haben, innerhalb dessen der Mensch *den Kern der Welt wesenhaft* zu erfassen vermag (2, 112); er hob hervor, *daß wir nicht nur* über *das Wesen der Welt denken, sondern daß das Denken ein Zusammengehen mit dem Wesen der Wirklichkeit ist* (2, 113). In seinen erkenntnistheoretischen Ausführungen charakterisierte er die phänomenale Eigenart eines Denkens, dessen der Mensch ursprünglich gewahr wird, das darum als Wahr-Nehmung im Bewußtsein auftritt – und Steiner zufolge auch dann als gewissermaßen transsubjektiv zu bezeichnen ist, wenn

Denken und Weltwesen

der denkende Mensch sich in seiner Denkaktivität als innerlich handelnd erlebt. Er beschrieb eindringlich die grundlegende Gewahrwerdung einer geistigen Wirklichkeitsdimension – eben des Denkens –, die in der Totalität ihrer Ursprünglichkeit schon darum nicht ausschließlich als subjektive Tätigkeit erfaßt werden kann, weil sie auch dieser begrifflichen Festlegung weit vorausgeht, ja diese allererst begründet und ermöglicht: *Das Denken ist jenseits von Subjekt und Objekt. Es bildet diese beiden Begriffe ebenso wie alle anderen* (4,48). Die ausschließliche Bewertung des Denkens als willkürliche Tätigkeit eines Subjektes ist nach Steiner Resultat einer in sich unvollständigen Beobachtung, bei der das Bewußtsein der geistigen Eigenbewegung die Wahrnehmungsfunktion des Denkens in den Hintergrund treten läßt. *Das eine Mal erscheint er [der Gedankengehalt der Welt] als Tätigkeit unseres Bewußtseins, das andere Mal als unmittelbare Erscheinung einer in sich vollendeten Gesetzmäßigkeit, [als] ein in sich bestimmter ideeller Inhalt,* schrieb Steiner (2,48). *Wir müssen uns zweierlei vorstellen: einmal, daß wir die ideelle Welt tätig zur Erscheinung bringen, und zugleich, daß das, was wir tätig ins Dasein rufen, auf seinen eigenen Gesetzen beruht* (2,52). Er kennzeichnete die Gedankenwelt als eine *völlig auf sich selbst gebaute Wesenheit, eine in sich selbst geschlossene, in sich vollkommene und vollendete Ganzheit*, die – inhaltlich *objektiv*, d.h. überpersönlich – im *subjektiven* Bewußtsein des Menschen zur Erscheinung komme (2, 50). Der menschliche Geist, das geistige Vermögen, ist Organ der Wahrnehmung, des Auffassens, des Gewahrwerdens einer in sich bestehenden Geisteswelt: *Unser Bewußtsein ist nicht die Fähigkeit, Gedanken zu erzeugen und aufzubewahren, wie man so vielfach glaubt, sondern die Gedanken (Ideen) wahrzunehmen* (2,78). Diese menschliche Fähigkeit ermöglicht die Bewegung zur Wahrheit und zur wahren Wirklichkeit: *Das Gewahrwerden der Idee in der Wirklichkeit ist die wahre Kommunion des Menschen* (1, 126). Das denkende Erkennen des Menschen als *Hineinarbeiten* einer *individuellen Persönlichkeit in das Gedankenzentrum der Welt* (2, 52) ist *stetiges Hineinleben in den Weltengrund* (3, 90) – letzteres, weil die Natur nach Ideen *verfährt* (6,54), die Idee demnach *objektives Weltprinzip* ist (1, 232); sie ist keinesfalls nur dort vorhanden, wo sie *bewußt* wird (1, 232), sondern wirkt als tätiger, bildender Geist (*Weltengrund*). Man muß – wie Steiner bereits 1882 in dem Aufsatz *„Einzig mögliche Kritik der atomistischen Begriffe“* schrieb – *dem Begriffe seine Ursprünglichkeit, seine eigene auf sich selbst gebaute Daseinsform lassen und ihn in dem sinnenfälligen Gegenstande nur in anderer Form wiedererkennen* (B 63,6). Die wahrgenommenen Ideen oder Begriffe sind das, *was allem Wirklichen zugrunde liegt, die Tendenz des Weltprozesses, die Intention der Schöpfung* (1, 196). Die *objektive Ideenwelt* lebt im Subjekt (6,55) bzw. in dessen *entwickeltem Innenleben* auf (6,71)[70]; in *„Wahrheit und Wissenschaft“* schrieb Steiner 1892: *Die gesetzmäßige Harmo-*

Denken, Subjekt und Objekt

Denken als Kommunion

nie, von der das Weltall beherrscht wird, kommt in der menschlichen Erkenntnis zu Erscheinung. Es gehört somit zum Berufe des Menschen, die Grundgesetze der Welt, die sonst zwar alles Dasein beherrschen, aber nie selbst zum Dasein kommen würden, in das Gebiet der erscheinenden Wirklichkeit zu versetzen (3, 90). Steiner sah in der menschlichen Geistes- und Wissenschaftstätigkeit eine *Auseinandersetzung der Natur mit sich selbst* und damit eine faktische Vollendung des *Weltprozesses* (2, 115); das menschliche Denken ist das *letzte Glied in der Reihenfolge der Prozesse, die die Natur bilden* (2, 115).

Begriffliche Erkenntnis als Wiedervereinigung mit der Wirklichkeit

Wirklichkeit als Vereinigung von Wahrnehmung und Begriff

Zugleich charakterisierte Rudolf Steiner den Menschen als ein zur begrifflichen Erkenntnis der Welt *genötigtes* Wesen. Er ist infolge seiner geistig-physischen Konstitution gezwungen, wahrzunehmen und zu denken – und erreicht die Wirklichkeit nur dann, wenn er im Sinne Goethes „mit Augen des Geistes" (WA 72, 37) zu sehen vermag, d.h. beide Bewegungen lebendig zusammenklingen (6, 75), die auf den Menschen von zwei Seiten wirkenden *Kräfte* einen Ausgleich erfahren (6, 68): *Das Erkennen beruht also darauf, daß uns der Weltinhalt ursprünglich in einer Form gegeben ist, die unvollständig ist, die ihn nicht ganz enthält, sondern die außer dem, was sie unmittelbar darbietet, noch eine zweite wesentliche Seite hat. Diese zweite, ursprünglich nicht gegebene Seite des Weltinhaltes wird durch die Erkenntnis enthüllt […]. Erst die durch die Erkenntnis gewonnene Gestalt des Weltinhaltes, in der beide […] Seiten desselben vereinigt sind, kann Wirklichkeit genannt werden* (3, 70). Dieser Vorgang einer Erkenntnis des Ideellen im Reellen (6, 54) ist dem Menschen eigen, nur ihm notwendig: *Nicht an den Gegenständen liegt es, daß sie uns zunächst ohne die entsprechenden Begriffe gegeben werden, sondern an unserer geistigen Organisation* (4, 70). Steiner beschrieb in dieser Hinsicht den Menschen als ein in Zeit und Raum *eingeschränktes Wesen* (4, 71), dessen sinnlich-wahrnehmende Tätigkeit die Phänomene des Wirklichen sondert, ohne sie in ihrer realen Einheit und geistigen Vollständigkeit auffassen, wahr-nehmen zu können. *Die Erfahrung (sinnliche Wahrnehmung) kann […] nur eine durch die Beschränktheit unserer Individualität bedingte Gestalt der Wirklichkeit liefern* (30, 410) – eine Gestalt, die gegebene Ganzheiten trennt und entstellt, in Einzelheiten sondert, die als solche vollständig unverständlich erscheinen müssen. *Wäre unser Dasein so mit den Dingen verknüpft, daß jedes Weltgeschehen zugleich unser Geschehen wäre, dann gäbe es den Unterschied zwischen uns und den Dingen nicht. Dann aber gäbe es für uns auch keine Einzeldinge. Der Kosmos wäre eine Einheit und eine in sich beschlos-*

sene Ganzheit. Der Strom des Geschehens hätte nirgends eine Unterbrechung. Wegen unserer Beschränkung erscheint uns als Einzelheit, was in Wahrheit nicht Einzelheit ist (4, 71). *Wären wir anders organisiert, dann würden wir etwa den ganzen [physischen und geistigen] Kosmos mit einem einzigen Blicke überschauen* (30, 338), schrieb Steiner 1893 in einem Zeitungsbeitrag. Aufgabe der erkennenden Geistestätigkeit des Menschen sei, die *halbe Wirklichkeit* der Sinneswahrnehmung komplementär zu ergänzen (1, 150), die Einheit von neuem zu erreichen, sie begrifflich und wahrnehmend wiederzuerschaffen und in sich zu vollenden: *Ein Ding erklären, verständlich machen heißt nichts anderes, als es in den Zusammenhang hinein versetzen, aus dem es durch die [...] Einrichtung unserer Organisation herausgerissen ist. [...] Die Rätselhaftigkeit eines Gegenstandes liegt in seinem Sonderdasein. Diese ist aber von uns hervorgerufen und kann, innerhalb der Begriffswelt, auch wieder aufgehoben werden* (4, 76).

„Realerklärung des Erkennens"

Die *aus dem Weltganzen abgesonderten Einzelheiten* müssen *gemäß ihrer eigenen Natur* begrifflich (ideell) ihrer ursprünglichen Ganzheit zugeführt werden (30, 410). Die Erkenntnistätigkeit überwindet die nur in der Sphäre der Wahrnehmungen gültige Unterscheidung zwischen Subjekt (dem zeitlich und räumlich eingeschränkten Sinneswesen) und Objekt (der in Einzelwahrnehmungen aufgelösten Ganzheit der Welt) – *Subjekt* und *Objekt* sind *Durchgangspunkt* des menschlichen Erkennens (1, 221) und haben nur so lange Bestand, als der in der Wahrnehmung unterbrochene *Zusammenhang der Dinge* (4, 99) noch nicht in die höhere Einheit (wahrnehmend und denkend) *erkannter* Wirklichkeit übergeleitet ist. *[...] Die Dinge sind nur so lange äußere Dinge, so lange man sie bloß beobachtet. Wenn man über sie nachdenkt, hören sie auf, außer uns zu sein. Man verschmilzt mit ihrem inneren Wesen. Für den Menschen besteht nur so lange der Gegensatz von objektiver äußerer Wahrnehmung und subjektiver innerer Gedankenwelt, als er die Zusammengehörigkeit dieser Welten nicht erkennt. Die menschliche Innenwelt ist das Innere der Natur* (1, 333). Diese *Realerklärung des Erkennens* (1882 – B 63, 6) eröffnet die anthropologisch-kosmologische Dimension einer erkenntnistheoretischen Fragestellung, deren zentrale bewußtseinsgeschichtliche Bedeutung in Steiners Frühwerk wiederholt thematisiert wurde.

Begriffliche Erkenntnis als Ich-Tätigkeit und die Phänomene von Hypnose und Suggestion

Steiner betonte zwar, daß die einzelnen oder vereinzelten Wahrnehmungen ideell *gemäß ihrer eigenen Natur* (s. o.) im Erkenntnisvorgang zur Einheit gelangen – doch akzentuierte er zugleich, daß die begrifflich zu leistende Vereinigung eine Tat des menschlich-selbstbewußten *Ichs*, des geistig individuellen und damit den Bereich allgemeiner Begriffe übersteigenden menschlichen Wesenskernes sei – oder vielmehr sein sollte. So schrieb er bezüglich der pathologischen Variante dieses Erkenntnisvorganges in einem Zeitungsaufsatz: *Es ist […] ohne Frage, daß dieselbe Verbindung von Vorstellungen, die durch unser Ich bewirkt wird, auch sich unabhängig von demselben bloß durch die Anziehungskraft der Vorstellungen selbst vollziehen kann. Dies wird geschehen, wenn das Ich auf irgendeine Weise ausgeschaltet, in Untätigkeit versetzt wird. Die menschliche Psyche vereinigt ja zwei Momente: sie nimmt die Welt als Mannigfaltigkeit auf, als eine Summe von Einzelheiten, und sie verbindet dieselben auf höherer Stufe wieder zu jener Einheit, der sie entstammen. Weil sie einer solchen Einheit angehören, so werden sie nach Vereinigung auch dann streben, wenn sie im Bewußtsein anwesend sind und ihnen das Ich nicht als regelnder Faktor entgegentritt. Ist das der Fall, so haben wir es hier mit der Suggestion im weitesten Sinne zu tun* (30, 338). Nach Steiner ist es indirekt das durch die menschliche Gesamtkonstitution ermöglichte *Ich-Bewußtsein*, das den sinnlich-wahrnehmenden Menschen aus der Totalität und Verbindlichkeit der Naturvorgänge heraushebt – dem aber auch die Aufgabe zukommt, mit Hilfe deutlich gefaßter und verbundener Ideen die Wirklichkeit wiederum im erkennenden Menschen herzustellen. Aufgrund dieser anthropologischen Voraussetzungen forderte Steiner dazu auf, den im letzten Drittel des 19. Jahrhunderts vieldiskutierten Phänomenen von Hypnose und Suggestion eine *Wendung in die universelle Naturphilosophie zu geben* (30, 335), d. h. sie vor dem Hintergrund des Mensch-Umwelt-Verhältnisses zu betrachten und nicht lediglich als „subjektive" psychopathologische Erscheinungen zu interpretieren; er sah in ihnen letztlich aufschlußreiche Grenzerlebnisse, die den Zusammenhang des Menschen mit seiner kosmischen Umwelt, Verbundenheit, Entfremdung, Isolation und Erkenntnisaufgabe eines selbstbewußten Wesens in pathologischer Weise zu beleuchten vermögen. Hypnose und Suggestion (im *weitesten Sinne*) wurden von ihm als Phänomene interpretiert, die die fundamentale Zugehörigkeit des Menschen zur Natursphäre in ihrer materiell-geistigen Totalität offenbaren: *Die Wechselbeziehung wird durch unser höheres Geistesleben verdeckt wie ein schwächeres Licht durch ein stärkeres; sie macht sich aber geltend, wenn das normale Bewußtsein verdunkelt wird. Wir steigen im letzteren Falle auf der Leiter der Wechselwirkungen um eine Stufe herab; wir stehen mit der rein physischen Natur in einem innigen Kontakt. Die Vorgänge der letzteren wirken, ohne durch unser höheres Bewußtsein hindurchzugehen, auf uns ein* (30, 335).

Ich-Tätigkeit und suggestive Vorstellungsbildung

Weltimmanenz des Menschen

Von dieser natürlichen Immanenz des Menschen sprach Rudolf Steiner dann auch noch 1901, als er in dem – den Übergang zu seiner theosophisch-anthroposophischen Vortragstätigkeit markierenden – Buch *„Die Mystik im*

Paracelsus und der „astralische Leib"

Aufgange des neuzeitlichen Geisteslebens und ihr Verhältnis zur modernen Weltanschauung" den paracelsischen Begriff des *astralischen Leibes* erläuterte. In dem Kapitel über Agrippa von Nettesheim und Theophrastus Paracelsus schrieb Steiner, daß in den parapsychologischen Erscheinungen, insbesondere aber auch in den nächtlichen Traumbildern *Naturwirkungen* zum Vorschein kommen, *sinnvoll und bedeutsam, die ein Leben enthüllen, das zwischen den rein organischen Funktionen und dem im hellen Bewußtsein des Geistes vollzogenen Vorstellen liegt. Wir können in der Suggestion eine Einwirkung von Mensch zu Mensch sehen, die auf einen durch die höhere Geistestätigkeit verhüllten Zusammenhang der Wesen in der Natur deutet. Von hier aus eröffnet sich die Möglichkeit das zu verstehen, was Paracelsus als astralischen Leib deutet. Er ist die Summe von Naturwirkungen, unter deren Einfluß wir stehen oder durch besondere Umstände stehen können; die von uns ausgehen, ohne daß unsere Seele dabei in Betracht kommt; und die doch nicht unter den Begriff rein physikalischer Erscheinungen fallen* (7, 110f.).

KAPITEL II

Die Konstitution des Menschen (1901–1911)

Der ganze menschliche physische Leib mit allen seinen Organen kann [...] geisteswissenschaftlich betrachtet werden. [...] Es besteht eine geisteswissenschaftliche Anatomie und Physiologie. Und die gegenwärtige wird sich in einer gar nicht zu fernen Zukunft von dieser müssen befruchten lassen, ja, völlig sich in sie umwandeln.

Rudolf Steiner (1908 – 11, 178)

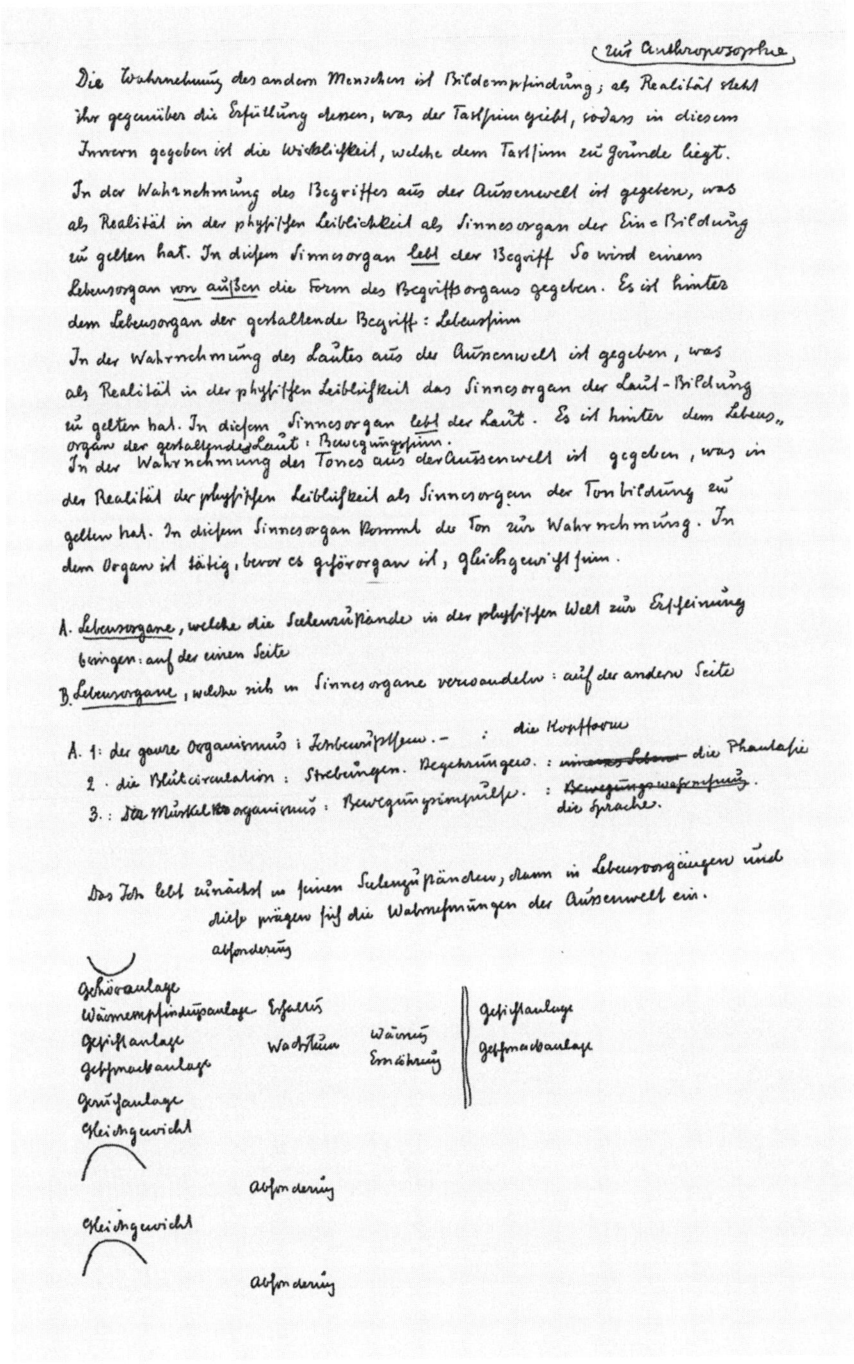
(zur Anthroposophie)
Die Wahrnehmung des andern Menschen ist Bildempfindung; als Realität steht ihr gegenüber die Erfüllung dessen, was der Tastsinn giebt, sodass in diesem Innern gegeben ist die Wirklichkeit, welche dem Tastsinn zu Grunde liegt.
In der Wahrnehmung des Begriffes aus der Aussenwelt ist gegeben, was als Realität in der physischen Leiblichkeit als Sinnesorgan der Ein-Bildung zu gelten hat. In diesem Sinnesorgan lebt der Begriff. So wird einem Lebensorgan von außen die Form des Begriffsorgans gegeben. Es ist hinter dem Lebensorgan der gestaltende Begriff: Lebenssinn
In der Wahrnehmung des Lautes aus der Aussenwelt ist gegeben, was als Realität in der physischen Leiblichkeit das Sinnesorgan der Laut-Bildung zu gelten hat. In diesem Sinnesorgan lebt der Laut. Es ist hinter dem Lebensorgan der gestaltende Laut: Bewegungssinn.
In der Wahrnehmung des Tones aus der Aussenwelt ist gegeben, was in der Realität der physischen Leiblichkeit als Sinnesorgan der Tonbildung zu gelten hat. In diesem Sinnesorgan kommt der Ton zur Wahrnehmung. In dem Organ ist tätig, bevor es Gehörorgan ist, Gleichgewichtssinn.

A. Lebensorgane, welche die Seelenzustände in der physischen Welt zur Erscheinung bringen: auf der einen Seite
B. Lebensorgane, welche sich in Sinnesorgane verwandeln: auf der andern Seite

A. 1: der ganze Organismus: Lebensprozesse. – : die Kopfform
2. die Blutcirculation: Strebungen. Begehrungen. : ~~inneres Leben~~ die Phantasie
3.: ~~der~~ Muskelorganismus: Bewegungsimpulse. : ~~Bewegungswahrnehmung~~. die Sprache.

Das Ich lebt zunächst in seinen Seelenzuständen, dann in Lebensvorgängen und diese prägen sich die Wahrnehmungen der Aussenwelt ein.

Manuskript Rudolf Steiners:
„Anthroposophie. Ein Fragment aus dem Jahre 1910“ (GA 45, Anhang 4).

1. Einleitung

Die Erkenntnis- und Wissenschaftstheorie Rudolf Steiners, die dieser erstmals 1886 in den *„Grundlinien einer Erkenntnistheorie der Goetheschen Weltanschauung“* ausführlich formuliert hatte, war ihrem Wesen nach vorbereitender Natur, wollte zu einer Ausarbeitung zentraler Forschungsprinzipien in den Einzelwissenschaften hinführen. Steiners Kritik verstand sich als eine methodische Besinnung, die in der geistigen Kontinuität Goetheschen Denkens intendierte, eine den jeweiligen Wirklichkeitsbereichen dieser Einzelwissenschaften angemessene Denk- und Vorgehensweise auszubilden. „Grundlinien“

Steiner betonte hierbei von Anfang an die Notwendigkeit, eine solche Eigenbestimmung auch der Geisteswissenschaften – und insbesondere der Psychologie – zu erreichen – dieser *ersten Wissenschaft, in der es der Geist mit sich selbst zu tun hat [...]. Der Geist steht sich betrachtend selbst gegenüber* (1886; 2, 119). Eine sich selbst verstehende Vorgehensweise, die sich der Dimension ihres Wirklichkeitsbereiches bewußt bleibt, kann, so Steiner, im Bereich der Psychologie nur das – von Goethe selbst nur unzulänglich geleistete (6, 85ff.) – *Vertiefen des Geistes in seine eigene Tätigkeit* sein (2, 119). 1886 schrieb Steiner in den *„Grundlinien einer Erkenntnistheorie der Goetheschen Weltanschauung“* in dem Kapitel *„Psychologisches Erkennen“*: *Man hat in unserer Zeit an die Stelle dieser Methode eine andere setzen wollen, welche die Erscheinungen, in denen sich der Geist darlebt, nicht diesen selbst, zum Gegenstande der Psychologie macht. Man glaubt die einzelnen Äußerungen desselben ebenso in einen äußerlichen Zusammenhang bringen zu können, wie das bei den unorganischen Naturtatsachen geschieht. So will man eine „Seelenlehre ohne Seele“ begründen* (2, 121). Eine solche pseudowissenschaftliche Vorgehensweise zeige indes an, daß die Psychologie die eigentliche Wesenheit der Seele völlig aus dem Gesichtskreise verloren habe und als Seelenlehre faktisch nicht mehr existiere (52, 222/226): *Nicht einmal ein Bewußtsein hat man heute von dem, was Seelenforscher durch Jahrhunderte hindurch angestrebt haben* (52, 148). Hatte Rudolf Steiner schon in Zeitungsbeiträgen der 80er Jahre des 19. Jahrhunderts psycho-physiologische Experimente von Wundt u.a. als eine unwissenschaftliche Vorgehensweise innerhalb der Psychologie kritisiert, so nahm seine methodische Kritik an einer geisteswissenschaftlichen Psychologie ohne realen Seelenbegriff nach der Jahrhundertwende an Intensität zu; über Friedrich Albert Langes Begriff

Realität der Geisteswissenschaft

„Seelenlehre ohne Seele“

einer „Seelenkunde ohne Seele" sagte er in einem Berliner Vortrag vom 1.2.1904: *Dieses Schlagwort bezeichnet so recht den Standpunkt der Psychologie in der zweiten Hälfte des 19. Jahrhunderts, und drückt ungefähr aus, daß die menschliche Seele und ihre Eigenschaften nichts anderes sind als der äußere Ausdruck des mechanischen Betriebes der sinnlichen Naturkräfte in unserem Organismus. So wie die Uhr aus Rädern besteht und mit Hilfe der Räder die Zeiger vorwärtsbewegt, wie das Vorwärtsbewegen der Zeiger nichts anderes ist als das Ergebnis rein mechanischer Vorgänge, so soll auch unser Seelenleben mit seinen Wünschen, Begierden, Vorstellungen, Begriffen und Ideen nichts anderes sein als das Resultat physischer Vorgänge, vergleichbar dem Weiterbewegen der Zeiger an der Uhr; es soll den Grund in nichts anderem haben als in dem Räderwerke, das sich in unserem Gehirne bewegt und das uns von der Wissenschaft in so epochemachender Weise klargelegt worden ist* (52, 220).

der geistige Mensch als wesenhafte Wirklichkeit

Man hat nun zwei Möglichkeiten: Entweder man gibt sich der Täuschung hin, daß man mit dem Ausdruck „das Gehirn denkt" wirklich etwas Ernstliches gesagt hat, und daß der „geistige Mensch" nur die Oberflächen-Äußerung des Materiellen ist; oder man erkennt in diesem „geistigen Menschen" eine in sich selbständig wesenhafte Wirklichkeit, dann wird man mit der Erkenntnis des Menschen aus der Naturwissenschaft herausgetrieben (18, 557f.).

Rudolf Steiners Tätigkeit galt ab 1901 explizit dieser – den eigentlichen Goetheanismus übersteigenden – Erkenntnis der seelisch-geistigen Dimension des Menschen als einer *in sich selbständig wesenhaften Wirklichkeit.*

War bereits 1887 in der Einleitung zum 2. Band von Goethes naturwissenschaftlichen Schriften der ideelle Gehalt der Wirklichkeit als *objektives Weltprinzip*, die geistig erfaßte *Idee* als *tätiges Dasein* und organismusbildende *Entelechie* verstanden worden (s. o.), so implizierte die nunmehr als Aufgabe formulierte *Erkenntnis des geistigen Menschen als eine in sich selbständig wesenhafte Wirklichkeit* auch die Herausarbeitung der seelisch-geistigen Wirksamkeit für das Sein des Leibes. Der *geistige Mensch* ist selbständige wesenhafte Wirklichkeit – gleichzeitig aber auch *etwas, das in uns tätig ist und lebt und alle Verrichtungen des Körpers durchdringt* (52, 34). Das Studium der Psychologie und das der Physiologie verweisen aufeinander, sind in gewisser Hinsicht *ein und dasselbe* (53, 486).

Psychologie und Physiologie

Geist und Materie, Organbildung und Organfunktion

Einleitend zu dieser zentralen Problematik einer anthroposophisch-geisteswissenschaftlich fundierten Humanphysiologie wird nachfolgend Steiners Fassung des Verhältnisses zwischen Materie und Geist verdeutlicht – insoweit er dieses im betrachteten Zeitraum sprachlich zu konkretisieren beabsichtigte resp. vermochte.

Geist und Leibessubstanz

Das Verständnis der *Idee* als eines geistig-tätigen Weltprinzipes impliziert, so Steiner 1905, daß *dem Materiellen das Geistige vorangegangen ist, daß in dem Geistigen der Urgrund des Äußeren, des Materiellen liegt* (54, 141): *Das Körperlich-Physische stammt aus dem Geistig-Seelischen* (54, 288). Dies bedeute aber auch, daß der sinnlich wahrnehmbaren Materie keine sich selbst bestimmende Autonomie zukomme, da sie nur in ihrer Abhängigkeit von der sie schaffenden und instrumentalisierenden (s. u.) geistigen Wirklichkeit *sinnvoll* zu bestehen vermöge: *Wir erforschen die Ursachen, die aus dem Geistigen kommen, um das Sinnliche, das die Wirkung des Geistigen ist, vollkommen zu verstehen. Das Sinnliche verstehen wir nicht, wenn wir innerhalb des Sinnlichen stehenbleiben, denn die Ursachen zum sinnlichen Leben kommen aus dem Geistigen* (53, 87). *Alles, was Materie ist, ist Geist, ist die äußere Erscheinungsform des Geistes* (56, 59). Die Materie ist *Substanz*, unterliegt und untersteht ihren spirituell bestimmten Werdebedingungen, ist *verdichteter, gestalteter Geist* (56, 87) – *Es gibt keinen [geistunabhängigen, autonomen] Stoff* (54, 223).

In bezug auf die physische und geistige Organisation des Menschen sprach Steiner 1906 von einem *Doppelsein des Geistes* (96, 98): Die materielle Organbildung ist als physische Grundlage für die seelisch-geistige Tätigkeit des Menschen zugleich ausdruckshaftes Ergebnis einer schöpferischen, gestaltenden Geistigkeit – gewissermaßen Ende und Anfang des *geistigen Menschen*. In einem Berliner Vortrag vom November 1906 sagte Steiner: *Was sich uns im Sinne der Erscheinung als das Letzte darstellt, das Bewußtsein, das sich heraushebt aus dem physischen Leib, das erscheint uns als das ursprünglich Schöpferische. Auf dem Grunde von allem erblicken wir den bewußten Geist, und deshalb erkennt der Geistesforscher, wie unsinnig die Frage ist: Woher kommt der Geist? Das kann nie die Frage sein; es kann lediglich gefragt werden: Woher kommt die Materie? Die Materie aber ist für die Geistesforschung aus dem Geiste entsprungen, ist nichts als verdichteter Geist* (55, 74). Eine sich ausschließlich für das sinnlich-materiell Wahrnehmbare interessierende physiologische Forschung bewege sich, so Rudolf Steiner, immer nur an der *Peripherie* des Organismus entlang; sie orientiere sich lediglich an dem Punkt, wo das aus dem schöpferisch *Seelisch-Geistigen* herausgebildete Physische *aufblitze* (52, 394). Damit aber verkenne sie, daß dem organischen Lebensprozeß eine spirituelle Werdegesetzmäßigkeit zugrunde liege, die ihrerseits in einer immanenten Beziehung mit der Lebensfunktion stehe – *Tatsächlich ist ursprünglich das Organ des Menschen, das seine Tätigkeit ausführt, von dieser Tätigkeit selbst auferbaut* (96, 97). So ist nach Steiner beispielsweise jene Kraft, die sich äußerlich in der menschlichen Intelligenz zu erkennen gibt, in

Organbildung und Organfunktion

metamorphosierter Weise mit der *gehirnbildenden Kraft* (119, 170) wesensidentisch; Nervensystem und Gehirn sind *herausgebaut [...] aus einem Geistigen* und damit *Werkzeug eines Wesenhaften*, das sich in der Sinneswelt nicht aufzeigen läßt. Der bewußten Geistestätigkeit des Menschen liegt ein unbewußtes, organbildendes geistiges Wirken zugrunde, dem seelischen Erleben ein (weiterwirkendes[71]) organgestaltendes Leben: *Die Geisteswissenschaft muß also zurückgehen von dem, was die äußere, auf die sinnenfällige Erscheinungen sich stützende Wissenschaft über Gehirn und Nervensystem zu sagen weiß, auf etwas, was im Menschen als Seelisch-Geistiges selbst arbeitet, was nicht mehr mit den Sinnen erforscht werden kann, was nur auf den inneren Wegen der Seele erforscht werden kann* (20.10.1910; 60, 22).

Aufgabenstellung und Erkenntnisweg der Geisteswissenschaft

Geisteswissenschaft als Erfahrungswissenschaft

Die *Erforschung des Seelisch-Geistigen auf den inneren Wegen der Seele* bzw. die *Selbsterfassung* des Geistes *als eines Tätigen* („*Grundlinien einer Erkenntnistheorie der Goetheschen Weltanschauung*", 1886; 2, 119/121) verfolgte Steiner als erkenntnismethodisches Prinzip, verwahrte sich zugleich gegen das hypothetische Postulat einer *geistigen Welt* als Urgrund der Materie.[72] Sein wissenschaftliches Anliegen war spätestens nach der Jahrhundertwende die *Erfahrung des Geistigen* (53, 443); die von ihm angestrebte Geisteswissenschaft sollte *Erfahrungswissenschaft* sein – empirische Wissenschaft, die auf unmittelbarer geistiger Erfahrung, auf *wirklicher*, *konkreter*, *realer* Erkenntnis des Geistigen beruht (110, 175) und sich in dieser *bescheidet* (11, 101). Rudolf Steiner gebrauchte daher das Wort *Geisteswissenschaft* niemals für die wissenschaftliche Durchdringung verschiedener kulturgeschichtlicher Gebiete, sondern vertrat stets eine zu entwickelnde *Wissenschaft, für die der Geist etwas Wirkliches, etwas Reales ist* (58, 9): *[...] Von einer geistigen Welt mit realem Dasein wird hier gesprochen* (60, 11). *Geisteswissenschaft* sollte dem bisher Gesagten zufolge das in aller Konkretheit zu erfahrene innere Wissen *des Geistigen*, zugleich aber eben *Wissenschaft* sein. Dies gerade angesichts der Tatsache, daß innerhalb des herrschenden Wissenschaftsverständnisses *wirklich innere Beobachtungen [...] gar nicht als wissenschaftliches Gebiet angesehen* werden (52, 149).[73]

Im Rahmen seines eigenen, an Goethes naturwissenschaftlichen Studien entwickelten Wissenschaftsverständnisses trat Steiner dagegen für eine spezifisch ausgebildete seelische Haltung als Grundbedingung jeglicher wissenschaftlicher Betätigung ein; er sprach von einer *Strenge der Vorstellungsart* (13, 30), einer *denkerische Eigenart* (13, 29) – oder, allgemeiner, einer eigentümlichen *seelischen Verfassung* des Forschenden (13, 29) in seiner *seelischen*

Betätigungsart (13, 29): *Wie sich die Seele verhält, indem sie Wissenschaft sich erarbeitet, darauf hat man zu sehen* (13, 29).

die Erkenntnisstufen des sinnlichkeitsfreien Denkens

Dabei lehnte Rudolf Steiner in werkgeschichtlicher Kontinuität eine thematische Einengung der potentiell zur methodischen Erschließung und wissenschaftlichen Durchdringung befähigten Gegenstands- oder Erfahrungsbereiche auf die Sinneswelt weiterhin ab und sagte u.a.: *Eignet man sich die Gewohnheit an, diese [seelische] Betätigungsart nur dann ins Werk zu setzen, wenn die Offenbarungen der Sinne in Betracht kommen, dann gerät man leicht auf die Meinung, diese Sinnesoffenbarung sei das Wesentliche* (13, 29). Seit dem Anbeginn der naturwissenschaftlichen Epoche im 16. Jahrhundert werde gemeinhin die Sinneserfahrung als das *Ausschlaggebende für die Wahrheit* (52, 286) angesehen, wobei der naturwissenschaftlich ermöglichte technologische *Fortschritt* im 19. Jahrhundert mit seiner *suggestiven Wirkung* (60, 12) oder *suggestiven Gewalt* (60, 23) einer bereits zur *Denkgewohnheit* (53, 436) gewordenen positivistisch-reduktionistischen Wirklichkeits- und damit Wissenschaftsauffassung weiteren Vorschub geleistet habe. In Übereinstimmung mit zahlreichen kultur- und philosophiegeschichtlichen Hinweisen seiner Frühschriften betonte Steiner auch nach 1900, daß der ausgebliebenen Rezeption des Goetheanismus bzw. der eigentlichen Intentionen der deutschen idealistischen Philosophie wesentliche Bedeutung für die Gegenstandseinengung wissenschaftlicher Tätigkeiten zuzusprechen sei; in der methodisch konsequenten *Geist-Erkenntnis* Fichtes, Schellings, Hegels und Goethes sah Rudolf Steiner Keimphänomene wirklicher Geisteswissenschaft und damit das historische Korrektiv eines einseitig positivistisch verengten Wissenschaftsverständnisses. Die von ihm für die Etablierung einer wirklichen Geisteswissenschaft für unabdingbar gehaltene *Selbsterfahrung des Geistes als eines Tätigen* betrachtete Steiner in der Philosophie des deutschen Idealismus (insbesondere bei Hegel) in gewisser Hinsicht als anfänglich verwirklicht – damit aber auch den Anbruch der Bewußtseinsepoche des *sinnlichkeitsfreien Denkens* für gekommen: *Wenn auch die heutige Wissenschaft, aus einer gewissen inneren Schwäche heraus, ein anderes Denken vielfach nicht gelten lassen will, so gibt es doch ein anderes Denken, das seinen Quell einzig und allein im menschlichen Innern, in des Menschen Seele hat* (56, 114). Die durch ein *sinnlichkeitsfreies Denken* erreichte Erkenntnisform setzte Steiner der üblichen *Erkenntnisstufe der Wissenschaft* entgegen, bei der er von einer *materiellen Erkenntnisart* bzw. von der *sinnlich-wissenschaftlichen Erkenntnis* (12, 15) sprach: *Denn diese Wissenschaft arbeitet ja nur das gewöhnliche Erkennen feiner aus, macht es disziplinierter. Sie bewaffnet die Sinne durch Instrumente – Mikroskop, Fernrohr usw. – um genauer zu sehen, was die unbewaffneten Sinne nicht sehen. Aber die Erkenntnisstufe bleibt doch dieselbe, ob man normal große Dinge mit dem gewöhnlichen Auge sieht, oder ob man sehr kleine Gegenstände und Vorgänge mit dem Vergrößerungsglas verfolgt. Auch in der Anwendung des Denkens auf die Dinge und Tatsachen bleibt diese Wissenschaft bei dem stehen, was schon im alltäglichen Leben getrieben wird. Man ordnet die Gegenstände, beschreibt und vergleicht sie, man sucht sich ein Bild von ihren Veränderungen zu machen usw. Der strengste Naturforscher tut im Grunde in dieser Beziehung nichts anderes, als daß er das Beobachtungsverfahren des alltäglichen Lebens in einer kunstgemäßen Art ausbildet. Seine Erkenntnis wird umfangreicher, komplizierter, logischer; aber er schreitet nicht zu einer anderen Erkenntnisart vor* (12, 15). Rudolf Steiner strebte dagegen für die Erkenntnis *des geistigen Menschen als einer in sich selbständig wesenhaften Wirklichkeit* eine grundsätzlich andere Erkenntnisart an, eine *nur mit dem mathematischen Denken* in seiner Klarheit und Konsequenz *vergleichbare innere Sinnesfähigkeit* (34, 397), die er – im Sinne des oben Gesagten – als *wissenschaftlich* zu bezeichnen pflegte. Im Vollzug dieser geisteswissenschaftlichen Erkenntnisart ergeben sich, so Steiner, selbstevidente, klare, keines äußeren *Beweises* bedürftige Resultate.[74]

Methodische Seelenschulung

Sprach Steiner in dieser Weise von den Kräften des menschlichen Innenlebens als von einer *unabhängigen freien Quelle des geistigen Wissens* (104, 13), so war dies stets als Andeutung einer seelisch-geistigen Entwicklungsstufe gemeint – im Sinne einer dem Menschen erreichbaren Möglichkeit. *Die Anerkennung des entwickelten Menschen als des höchsten, vollkommensten Instrumentes zur Erforschung der Welt* (52, 383) wurde von ihm eben an die Vorbedingung einer solchen Entwicklung geknüpft. Diese methodische Schulung menschlicher Erfahrungsfähigkeit[75] nannte Steiner auch eine *Bloßlegung von in der Menschenseele schlummernden Kräften* (60, 17) – gewissermaßen die Aktualisierung einer latenten, überpersönlichen, die Subjektivität überwindenden Qualität im Seelisch-Geistigen, die Organon erweiterter Erfahrungsmöglichkeiten wird. In deutlicher Anknüpfung an Goethes naturforscherische Bestrebungen nach einem objektiven, gegenständlichen Denken formulierte Rudolf Steiner 1910 bezüglich der seelischen Entwicklungsvoraussetzungen für die Schaffung einer realen Geisteswissenschaft: *[...] Das innere Erleben führt zu einem gewissen Punkt, wo gerade eine methodisch getriebene Selbsterkenntnis, ein reines, von Persönlichem unbeeinflußtes Selbsterkennen sich sagen muß: das Persönliche ist eben abgestreift, bildet ein besonderes Gebiet, aber man kommt dann an einen bestimmten Punkt, wo für das innere Leben, für das übersinnliche Leben geradeso die Willkür aufhört, wie sie aufhört, wenn man diesen oder jenen sinnenfälligen Erscheinungen gegenübertritt, und wo man auch nicht denken kann, wie man will, sondern in Gemäßheit des Gegenstandes denken muß. So kommt der Mensch auch innerlich, seelisch in eine gewisse Sphäre, auf ein gewisses Gebiet, wo er sich deutlich bewußt wird, daß nicht mehr seine persönliche Subjektivität spricht, sondern daß jetzt nicht sinnlich anschaubare, aber übersinnliche Wesenheiten und Kräfte sprechen, für die seine Individualität ebensowenig Bedeutung hat, wie sie Bedeutung hat für das, was die äußeren Sinnesgegenstände sagen. Diese Erkenntnis muß allerdings gewonnen werden, wenn von dem Rechte gesprochen werden soll, daß dasjenige, was über die geistige Welt gesagt wird, überhaupt den Namen Wissenschaft trägt* (60, 16; vgl. a. 45, 21).

Umgang mit geisteswissenschaftlichen Forschungsergebnissen

Indem nach Steiner der Vollzug der geisteswissenschaftlichen Erkenntnisart an methodische Voraussetzungen i.S. einer Ausbildung seelischen Vermögens gebunden ist, können die gewonnenen Erkenntnisse nicht *von jedem Menschen zu jeder Zeit* nachgeprüft, d.h. eigenständig entwickelt werden (60, 14); andererseits sind sie als faktische Ergebnisse intersubjektiv kommunizierbar und zumindest partiell an dem durch sie eröffneten Verstehenshorizont mit konsekutiven Anwendungsmöglichkeiten kritisch überprüfbar. Diese von Steiner mehrfach geltend gemachten essentiellen Rezeptionsvoraussetzungen waren Hintergrund seiner weitgespannten geisteswissenschaftlichen Vortragstätigkeit.

Die öffentliche Vertretung der Geisteswissenschaft

zur begrifflichen Darstellung geisteswissenschaftlicher Forschungsergebnisse

Steiner verstand sich ab 1902 als Lehrer der (theosophischen, später anthroposophischen) Geisteswissenschaft, deren Erkenntnismethodik er in zahlreichen Vorträgen und Schriften zu charakterisieren versuchte. Ohne von den von ihm formulierten Grundsätzen dieser Geisteswissenschaft als einer Erfahrungswissenschaft von immanenter Evidenz und Beweiskraft abzurükken, teilte Steiner seinem Publikum zunehmend Ergebnisse seiner geistigen Forschung mit, *Einzelheiten aus dem Gebiete der Geisteswissenschaft* (13, 310), von deren Nachvollziehbarkeit er überzeugt war. Seine Vortragstätigkeit gestaltete sich dabei zu einem intensiven Ringen um die Mitteilbarkeit des geistig Erfahrenen, zu einer Suche nach einer verständlichen und dennoch präzisen Sprache, einer begrifflichen Fassung und damit Übersetzung von genuin geistigen Wahrnehmungen. *Steht man der äußeren sinnlichen Wahrnehmungswelt gegenüber, so hat man es leicht, den Begriffen scharfe Konturen zu geben. Da haben die Dinge selbst scharfe Konturen, scharfe Grenzen, da ist man leicht imstande, auch den Begriffen scharfe Konturen zu geben. Steht man dagegen der in sich beweglichen und variablen geistigen Welt gegenüber, so muß oft vieles erst zusammengetragen und in den Begriffen Einschränkungen oder Erweiterungen gemacht werden, um einigermaßen charakterisieren zu können, was eigentlich gesagt werden soll* (127, 143). *Man muß alles Mögliche zu Hilfe nehmen, um die feinen, subtilen Begriffe und die*

Anschauungen, die aus rein geistigen Welten genommen sind, in eine anschauliche Sprache zu kleiden (53, 234). Steiner intendierte *möglichste Genauigkeit, höchste Präzision* (127, 137) in der begrifflichen Darstellung: *Ich bitte diejenigen, die sich seit längerer Zeit mit Geisteswissenschaft befassen, jedes Wort, das gesagt wird, recht auf die Waagschale zu legen und zu berücksichtigen, daß die Worte gebraucht werden nicht annähernd, sondern ganz genau.* (113, 49); er betonte die Notwendigkeit einer *Summe feiner und intimer Begriffe* (57, 10), die der *in sich beweglichen und variablen geistigen Welt* angemessen sind. Angesichts des schematisierenden Sprachgebrauchs der psychologischen Wissenschaft in ihrem *todesstarren Zustand* (124, 62) sah Steiner eine Hauptaufgabe darin, diese *Begriffe wieder von innen heraus mit Spiritualität zu durchdringen* (124, 61), sich *solche Begriffe wieder an[zu]eignen, die aus der Spiritualität herauskommen* (124, 62). Sein geisteswissenschaftliches Anliegen war daher auch eine spirituelle Wiederbelebung der Sprache, eine Wiedergeburt des Wortes aus dem sprachschaffenden Geist. Die Bewegtheit einer in sich lebendigen Sprache, deren Begriffe zu Einschränkungen und Erweiterungen fähig sind, sollte auch Zeugnis davon sein, *daß hier nicht aus irgendwelcher Spekulation, aus einem Schema heraus charakterisiert wird, sondern aus den wirklichen Tatsachen* (110, 139) – den *Tatsachen des hellseherischen Bewußtseins* (110, 123).

Spiritualität der Sprache

Doch die in sich *bewegliche und variable* spirituelle Welt, deren genaue Erkenntnis Ziel bzw. Inhalt der anthroposophischen Geisteswissenschaft war, setzte dem Wunsch nach *präziser* und *definitiver* Darstellbarkeit in nicht nur sprachlicher Hinsicht Grenzen – so betonte Steiner selbst wiederholt, *daß die Erkenntnisse immer weiter zu gehen haben, daß sie keine Grenze haben, daß die Dinge so kompliziert sind, daß, wenn wir einen Gesichtspunkt erfaßt zu haben glauben, wir gleich genötigt sind, zu einem anderen überzugehen, der uns die Sache wieder von einer anderen Seite beleuchtet erscheinen läßt* (121, 105). Er verneinte in diesem Sinne denn auch die Möglichkeit einer formal widerspruchsfreien Darstellung des in geistiger Anschauung Gewonnenen und sah sich genötigt, die beschreibende Charakterisierung anstelle der gültigen Definition zu setzen, die Annäherung aus verschiedenen Bedeutungsrichtungen einer monoperspektivischen Orientierung vorzuziehen, die – als eine bestimmte und damit festgelegte – immer nur in einer von der Totalität des geistig Wirklichen reduzierenden Abstraktion erreicht werden kann. Dennoch blieb die *möglichste Genauigkeit*, die *höchste Präzision* Ziel einer Geisteswissenschaft, die sich selbst als eine zu entwickelnde verstand – Entwicklung und Ausbildung einer spirituellen Forschungsart, die zu immer konkreteren Ergebnissen zu kommen suchte: *Geisteswissenschaft gleicht dem, was wächst und sich entwickelt* (109, 125). *Man muß geduldig Stück für Stück verfolgen* (98, 138).

beschreibende Charakteristik

Geisteswissenschaft und Naturwissenschaften

Naturwissenschaft als elementare Geisteswissenschaft

1903 schrieb Rudolf Steiner in einem Aufsatz: *Die Naturwissenschaft der Gegenwart wiederspricht nicht der Geisteswissenschaft, sondern sie ist selbst elementare Geisteswissenschaft* (34, 70). In vielen grundlegenden Schriften und Vorträgen thematisierte Steiner diesen *elementaren* Charakter naturwissenschaftlicher Forschung; dabei wies er zumeist auf eine durch die praktizierte Naturwissenschaft ermöglichte Ausbildung seelischer Fähigkeiten sowie auf die Interpretationsbedürftigkeit naturwissenschaftlicher Forschungsresultate hin. Beide Aspekte gestatten nach Steiner, den Weg der Naturwissenschaft im Hinblick auf eine zu entwickelnde Geisteswissenschaft als *elementar* zu bezeichnen.

Selbsterziehung der Seele

In bezug auf die erstgenannte Schulungspotenz hob Steiner wiederholt die methodische Konsequenz der naturwissenschaftlichen *Forschungs- und Denkungsart* hervor und bezeichnete jegliche ernsthafte *seelische Arbeit an der Natur* als eine *Art Selbsterziehung der Seele* (13, 29). Diese *Selbsterziehung* aber sei die notwendige Bedingung für die *Vertiefung des Spiritualismus* (105, 247), die diesen erst zur Wissenschaft werden lasse.

Interpretation naturwissenschaftlicher Forschungsergebnisse

Darüber hinaus betrachtete Steiner die kontemporäre Naturwissenschaft auch hinsichtlich ihrer positiven Forschungsresultate als *elementare Geisteswissenschaft.* Auch nach 1900 hielt er die empirische Naturforschung nicht für befähigt, ihren eigenen Ergebnissen in umfassender Weise gerecht werden, d. h. sie ihrer eigentlichen Gesamtbedeutung nach erfassen zu können. Es sei, so Steiner, eine der wichtigsten Aufgaben der anthroposophischen Geisteswissenschaft, *das Gold* aus den naturwissenschaftlich erforschten *Tatsachen* zu gewinnen (34, 189): *Rund um uns herum sind durch die Tatsachenforschung die schönsten Ergebnisse. Wer sich mit diesen Tatsachen bekanntmacht, erblickt einen wunderbaren Werdegang. Woran es fehlt ist die scharfe Eindringlichkeit, die Energie des philosophischen Denkens, das doch erst, wenn es angewendet wird – aber mutvoll angewendet wird auf die Tatsachen –, dann diese Tatsachen in ihrem richtigen Licht darstellen kann* (125, 90).

Dieses *richtige Licht* realer Geisteswissenschaft ermöglicht nach Steiner dabei auch, den schöpferischen Werdeprozessen bzw. der spirituellen Genese und Prozeßhaftigkeit des vermeintlich naturwissenschaftlich *Tatsächlichen* gewahr zu werden – und damit der Dimension einer ideell-gestaltenden Wirklichkeit. *Wer die naturwissenschaftlichen Tatsachen, die heute jedem zugänglich sind, in richtiger Weise aufnimmt und weiterverfolgt, der kommt direkt in die Sphäre des Übersinnlichen*, sagte Steiner in einem Vortrag des Jahres 1907 (56, 23) – und bereits 1902 hieß es in einem Brief: *Wer […] den Fortgang der Naturwissenschaft in der Gegenwart verfolgt, sieht, daß diese durch ihre eigenen Tatsachen gerade jetzt in – fast rasender – Eile zu dem vollständigen Auflösungsprozesse ihrer materialistischen Interpretation kommen muß* (39, 264).[76]

In diesem Sinne sind die geisteswissenschaftlich durchdrungenen Forschungsresultate der empirischen Naturwissenschaft nach Steiner auch dazu befähigt, das Verhältnis des Menschen zu allem Mit-Seiendem auf der Basis einer wirklichen Erkenntnis der schaffenden Natur und damit einer zu achtenden Zusammengehörigkeit, eines Zusammenwirkens alles Geschaffenen neu zu begründen.[77]

Geisteswissenschaftliche Durchdringung der Humanphysiologie

Dabei waren es nicht zuletzt die auf naturwissenschaftlichem Forschungsweg gewonnenen Ergebnisse der Physiologie, denen Steiner zutraute, nach *produktiver Aneignung* durch die Geisteswissenschaft (125, 89) einen Schlüssel für das Verständnis des Menschen bieten und die Basis für eine neue Anthropologie bilden zu können; 1910 sagte er: *Es wäre im Sinne dessen, was ich selbst als geisteswissenschaftliche Bewegung ansehen muß, mein dringendster Wunsch, daß diejenigen, welche eine physiologisch-ärztliche Vorbildung haben, sich soweit mit den Tatsachen der Geisteswissenschaft bekanntmachen, daß sie in bezug auf ihren Tatsachencharakter die Ergebnisse der Physiologie einmal durcharbeiten können. [...] In unserer physiologischen Literatur liegt das wunderbarste Material vor, das man nur kennen muß, aber man muß daneben auch die Grenzgebiete kennen, und man muß wiederum kennen, wie die Physiologie beeinflußt wird von einer wahren Psychologie, die heute sehr im Schutt begraben liegt* (125, 89). Steiner erwartete die *Durcharbeitung*, die *richtige Aufnahme* und *Weiterverfolgung* der naturwissenschaftlichen Forschungsresultate (und das heißt zugleich: die Vereinigung von Natur- und Geisteswissenschaft auf der Basis sich gegenseitig erhellender und befruchtender Ergebnisse zweier wesensverschiedener Vorgehensweisen) von den Ärzten und Naturforschern innerhalb der Anthroposophischen (bzw. Theosophischen) Gesellschaft; dies sei, so Steiner, das eigentliche *Gebot der Zeit* und ein Erfordernis der bewußtseinsgeschichtlichen Entwicklung der Menschheit: *Wenn wir aus den Anfängen, die sich aus unserer geisteswissenschaftlichen Bewegung herausentwickeln sollten auf diesem Gebiete, auf allen Gebieten der Wissenschaft in der richtigen Weise mit Ernst und Würde arbeiten, wenn wir nicht bei einem gewissen theosophischen Dilettantismus bleiben, sondern uns streng hineinversenken in das, was auch wissenschaftlich gegeben ist, werden wir dazu kommen – statt, wie es wirklich heute der Fall ist, eine Metaphysik ohne transzendentale Überzeugung zu haben –, eine Metaphysik zu haben, welche durch die Waffen, die ihr geprägt werden von einer produktiven Erkenntnistheorie, eindringt durch das äußere Feld der Sinnlichkeit in das Übersinnliche* (125, 90). Steiner plädierte verschiedene Male mit jener Intensität für die Überwindung des *theosophischen Dilettantismus*, für die Öffnung theosophischer Kreise in Richtung auf eine Wertschätzung und Aneignung

produktive Erkenntnistheorie und -praxis

des naturwissenschaftlich Möglichen, mit der er andererseits auf ein Gehörtwerden bei den die Geisteswissenschaft ignorierenden Naturwissenschaftlern drang; er war dabei nach eigenen Aussagen stets um ein Publikum bemüht, das *mit aller Vorsicht, aus tiefster Prüfung heraus sich ein Urteil bildet – die Aufforderung zur Vorsicht ist etwas, was mir tiefste Sympathie einflößt* (53, 377). Die Schwierigkeiten, auf die er damit auf beiden Seiten stieß, erläuterte Steiner exemplarisch anhand seiner jahrzehntelangen Bemühungen um eine Aktualisierung der wissenschaftlichen Diskussion um Goethes Farbenlehre, deren *tiefe Bedeutung* und *inneren Wert* er 1910 erneut betonte – und sagte: *[...] Wer sich heute für die Goethesche Farbenlehre einsetzt, der muß sich ganz klar darüber sein, daß er das Ohr seiner Zeitgenossen nicht haben kann. Denn diejenigen, welche durch physikalische Erkenntnisse fähig wären, einzusehen, was eigentlich damit gesagt wird, wenn man von der Goetheschen Farbenlehre spricht, die sind heute ganz und gar unreif, überhaupt das Wesen der Goetheschen Farbenlehre zu verstehen [...]. Und die anderen wiederum [...], die vielleicht vom Okkultismus her oder sonstwie anthroposophisch schon reif wären, das Wesenhafte der Goetheschen Farbenlehre einzusehen, die wissen viel zu wenig von Physik, als daß man sachgemäß über diese Dinge sprechen könnte. So ist also heute ein rechter Boden für die Sache nicht vorhanden* (122, 96).

die Problematik der inhaltlichen Rezeption

Die Beziehung der Geisteswissenschaft zu Physiologie und Medizin

Es ist unbedingt notwendig, daß gerade solche Studien wie die medizinischen von theosophischem Geiste durchdrängt werden. Denn darauf kommt es an, daß mit der Wissenschaft sich die theosophische Auffassung verbinde. Die naturärztliche laienhafte Pfuscherei kann und darf nicht von uns in Schutz genommen werden (Brief vom 28.4.1905 – 262, 61).

keine Opposition zur Schulmedizin

Rudolf Steiners Überzeugung von der essentiellen Bedeutung der Physiologie für eine neue Anthropologie – eine Überzeugung, die sich bereits in seinen Goethe-Schriften und Zeitungsbeiträgen zumindest angedeutet fand (vgl. u. a. auch Steiners Rezension von Richard Wahles Schrift: „Gehirn und Bewußtsein" in der „Deutschen Wochenschrift" (1885) sowie seine zuvor zitierten Anmerkungen zu den physiologischen Schriften Wilhelm Preyers, S. 63f.) – führte ihn notwendig in näheren Zusammenhang mit medizinischen Fragestellungen, die für die zu entwickelnde Geisteswissenschaft zunehmend an Bedeutung gewannen. Steiner betonte dabei von Anfang an, daß es ihm nirgendwo darum gehe, *einzustimmen in den Chor, der heute das, was man als Schulmedizin bezeichnet, diskreditieren will. Von einem Einstimmen in diese oder jene Parteirichtung kann bei der Geisteswissenschaft auch nicht im entferntesten die Rede sein* (120, 55). Insbesondere distanzierte sich Steiner von jeder – wie er sagte – *dilettantischen* Opposition, die in Unkenntnis der naturwissenschaftlichen Methoden und Erkenntnisse ihre grundsätzliche, a priori gefaßte Ablehnung artikuliere; im August 1910 sagte er in einem Vortrag in München: *Sie dürfen alle überzeugt davon sein, daß es mich stets eine harte Überwindung kostet, mich in Gegensatz zu stellen zu dem, was man heute wissenschaftliche Behauptung nennt, und daß ich es an keinem anderen Punkte jemals tun würde als da, wo es mir genau möglich ist, selbst wirklich zu entwickeln, was Wissenschaft heute zu sagen hat in bezug auf das jeweilig in Rede Stehende* (122, 44).

paradigmatische Festlegungen und „medizinisches Papsttum"

Steiner sprach erneut von den ausgezeichneten Forschungsergebnissen der naturwissenschaftlich orientierten Physiologie und Medizin – und wiederum davon, daß diese recht wenig richtige und befriedigende Interpretationen und Erklärungen durch die herrschenden Anschauungen fänden. Es seien auch in den Bereichen der Medizin und der medizinischen Anthropologie die materialistisch gefärbten Meinungen und Theorien, die verhinderten, daß die Tatsachenergebnisse im eigentlichen Sinne fruchtbar würden (120, 56). Steiner sah in den von einem materialistischen Welt- und Menschenbild getragenen Interpretationen der reinen Forschungsergebnisse das eigentlich Problematische der naturwissenschaftlichen Medizin – namentlich dort, wo die Paradigmen in aggressiver, autoritativer und diskursverweigernder Weise vorgetragen werden: *Auf diesem Gebiet herrscht ein viel ärgerer Autoritätsglaube innerhalb unserer Zeitströmung, als er eigentlich auf religiösem Gebiete je geherrscht hat. Das medizinische Papsttum, gleichgültig, wie es sich da oder dort gestaltet, ist ein solches, welches sich bis heute schon in der intensivsten Weise geltend macht und das sich in Zukunft noch viel mehr geltend machen wird* (107, 99).

Doch wenn Rudolf Steiner auch einerseits – dem Vorwurf des Dilettantismus und der Ignoranz begegnend und gleichzeitig die Grenzen der Geisteswissenschaft zur damaligen Alternativmedizin ziehend – die naturwissenschaftlichen Forschungsresultate innerhalb von Physiologie/Medizin anerkannte und lediglich ihre weltanschaulich bestimmte Interpretation verwarf, so kann doch zugleich nicht übersehen werden, daß das Menschen- und Weltverständnis der von ihm vertretenen Geisteswissenschaft eine *völlige Neuschöpfung alles medizinischen Wissens* (109, 160) erforderte bzw. daß die von Steiner inaugurierte Geisteswissenschaft eine Vielzahl paradigmatisch vorgegebener Methoden medizinischer Forschung grundsätzlich ablehnen mußte – ein Tatbestand, den Steiner zuweilen auch explizit zum Ausdruck brachte. So kritisierte er 25.5.1905 beispielsweise die medizinische Arzneimittelforschung als ein wissenschaftsmethodisch unverantwortliches und letztlich inhumanes *Probieren* und *zufälliges Experimentieren* (53, 474) und

„Neuschöpfung alles medizinischen Wissens"

sagte drei Jahre später: *Ich habe das Martyrium des Intellektes und der Empfindung durchgemacht, als das Phenazetin ausprobiert wurde. Diese Art des Ausprobierens, ohne auch nur einen Leitfaden zu haben, zeigt, daß der Wissenschaft mit dem Geist auch der Ernst verlorengegangen ist* (107, 159; vgl. a. 109, 160). Vorgehensweisen dieser Art wurden von Steiner konsequent als unwissenschaftlich abgelehnt – er sprach von *Zerrbildern einer Wissenschaft* (107, 159). Gefordert wurde von ihm dagegen die Wiedererringung einer *ernsthaften* Wissenschaft *durch geistige Erkenntnis* (107, 159), die den Zusammenhang des Menschen mit der Ganzheit der Schöpfung konkret zu erkennen vermag – und nicht zuletzt in ein erneutes Wissen davon mündet, *welches Verhältnis ein bestimmtes Ding zum Menschen hat*, was in medizinischer Hinsicht den Weg zu einer *Erkenntnis der Wirkung der Heilkräfte* allererst eröffnet (Berlin, 22.10.1906 – 96, 168). Verkenne die Medizin dagegen durch eine einseitige, paradigmatisch-dogmatische Festlegung ihrer experimentell orientierten, der Physik der beginnenden Neuzeit verpflichteten Forschungsrichtung weiterhin die gegebenen Möglichkeiten, durch eine umfassende Anthropologie und ein wiedergewonnenes Natur- und Kosmosbewußtsein die existenten Heilbeziehungen von Mensch und außermenschlicher Umwelt zu erschließen, so würde dies weitreichende Konsequenzen für die von ihr *kurierten* Patienten haben: *Lassen Sie* – so Steiner am 3.6.1909 in Budapest – *nur die Medizin sich so materialistisch weiterentwickeln; wenn Sie vierzig Jahre voraussehen könnten, Sie würden erschrecken, in welch brutaler Weise diese Medizin vorgehen wird, bis zu welchen Formen des Todes die Menschen von dieser Medizin da kuriert würden* (109, 160).

Phenazetin und Pharmaforschung

Zukunft der materialistischen Medizin

Gerade deshalb leugnet die offizielle Wissenschaft das Leben, weil sie noch in dieser Endphase ist, daß sie nur das Tote, das Mineralische begreift. Sie ist dabei, dieses in der feinsten Weise zu begreifen. Daher begreift sie auch den menschlichen Körper nur insofern, als er ein Totes, ein Mineralisches ist. Sie behandelt ihn im Grunde wie ein totes Produkt, mit dem man arbeitet wie mit einem Stoff im chemischen Laboratorium. Man führt andere Stoffe in ihn ein, wie man in eine Retorte Stoffe einführt (Berlin, 29.5.1905 – 93, 159). Steiner hielt die Erkenntnis des Phänomens des Lebendigen in seiner ganzen Wirklichkeit und Vernetzung für die zentrale Aufgabe einer künftigen Naturwissenschaft als Lebenswissenschaft. Ein diesbezüglicher Erkenntnisfortschritt der Wissenschaft aber könne – so Steiner weiter – niemals Ergebnis der sich ständig verbessernden (physisch verfeinernden) Methoden der Forschung sein. Von seinem goetheanistischen oder auch geisteswissenschaftlichen Ausgangspunkt wies Steiner vielmehr unermüdlich darauf hin, daß die Schaffung neuer Wege des Forschens von der seelisch-geistigen Entwicklungshöhe des Wissenschaftlers selbst abhängig sein würden; daß dessen Ernst und Ehrfurcht vor der schaffenden und geschaffenen Natur darüber mitentschei-

Laboratoriumstisch und Altar

den, ob diese Wege realiter aufgefunden und begangen werden können. *Daß der Laboratoriumstisch zum Altar wird* (98, 139) bezeichnete Steiner als fundamentale Voraussetzung einer naturwissenschaftlich-medizinischen Erkenntnisgewinnung im Angesicht des „Mysteriums der Erde", das es zu bewahren gilt.[78]

*

2. Die Konstitution des Menschen

begriffliche Fassung einer geisteswissenschaftlichen Anthropologie

Will man über den Geist etwas erkennen, so ist eine solche Summe feiner und intimer Begriffe notwendig, da hier eine Begriffsverwirrung höchst bedeutsam ist und zum Schaden gereicht – so Rudolf Steiner am 15.8.1908 in Berlin (57, 10). In seinen grundlegenden, die anthroposophische Geisteswissenschaft begründenden Vorträgen und Schriften versuchte Steiner seit dem Jahre 1901, diese *feinen und intimen* Begriffe zu entwickeln, plastisch auszugestalten. Steiner variierte, differenzierte und konkretisierte in fortwährender Bemühung, die übersinnlichen Wahrnehmungen in ihren verschiedenen Aspekten begrifflich fassen und in mehrschichtiger Perspektive vermitteln zu können. Seiner Intention gemäß war dies der Versuch, die *Begriffe wieder von innen heraus mit Spiritualität zu durchdringen* (vgl. Einleitung). In bezug auf den menschlichen Organismus und die in ihm wirksamen Gesetze (oder gesetzgebenden Entitäten) unterschied Steiner dabei zwischen vier Wirklichkeitsebenen, die er als *physischen*, *ätherischen*, *astralischen Leib* und *Ich* bezeichnete; lediglich die physiologisch relevanten Aspekte dieser vier Entitäten kommen nachfolgend zur Darstellung.[79]

Der physische Leib

Der physische Leib als sinnlich wahrnehmbarer Raumesleib

Sinnesqualität des physischen Leibes

Alles, was unmittelbar raumerfüllend ist, was wir mit den bloßen Sinnen oder mit den bewaffneten Sinnen, mit dem bloßen Auge oder mit dem Mikroskop sehen können, kurz, alles dasjenige, was für den Naturforscher noch aus Atomen zusammengesetzt ist, das bezeichnet […] [die Geisteswissenschaft] als physischen Leib. Das ist der unterste Teil der menschlichen Wesenheit. […] Die heutige Naturwissenschaft studiert am Menschen nichts anderes als diesen physischen Leib (53, 52). *Diesen physischen Leib betrachten viele materialistisch denkende Menschen als das einzige, was überhaupt von der menschlichen Wesenheit existiert […] – [diesen] physischen Leib, den man mit Augen sehen und mit Händen greifen kann, den die physische Wissenschaft durchforscht und durchsucht, den die Anatomie zergliedert, den man im gewöhnlichen Leben kennt* (96, 106). Rudolf Steiner kennzeichnete mit diesen Worten den *physischen Leib* in erster und vorläufiger Bestimmung als jene Dimension des menschlichen Wesens, der menschlichen Gesamtkonstitution, die sich einer sinnlichen Wahrnehmung unmittelbar erschließt, die darum *im gewöhnlichen Leben* gekannt wird; ihr wenden sich die anthropologischen Disziplinen der empirischen, auf Sinnesbeobachtung beruhenden Naturwissenschaften zu. Steiner sprach vom *physischen Leib* als von dem *untersten Teil*, dem *untersten Glied* der menschlichen Gesamtwesenheit, wies jedoch zugleich darauf hin, daß in ihm *gewissermaßen die vollkommenste Form des Menschen* (55, 94) gegeben sei (s. u.).

die „vollkommenste Form des Menschen"

Der physische Leib als irdische Entität und kosmischer Kräftezusammenhang

Durch den *physischen Leib* ist der Mensch Teil der sinnlich wahrnehmbaren Welt, hat er Anteil an der Umgebung: *Dieser physische Leib ist etwas, was der Mensch mit der gesamten Umwelt gemeinsam hat* (95, 13). *[Der physische Leib] ist ein Ganzes mit der übrigen physischen Natur* (97, 102). Dies nach Steiner insofern, als er diese Umwelt substantiell in sich trägt: *Der Mensch besteht zunächst aus den Teilen, die wir auch draußen in der Welt sehen, aus dem Erdigen oder Festen, aus Wasser oder Flüssigem und aus Luft oder Gasförmigem. Das sind die Elemente, die den physischen Menschenleib bilden, wie sie auch alles Physische bilden* (114, 147).

„eine Art von kosmischer Konsequenz"

Zugleich wies Steiner aber bereits 1905 darauf hin, daß bezüglich der im *physischen Leib* wirksamen Kräfte die eigentlich terrestrische Sphäre überschritten wird. Die *physische Natur* ist eine nicht nur irdische Dimension, sie reicht darüber hinaus, verbindet in räumlicher Hinsicht weit Entferntes – die *äußere Physis* des Menschen, so Rudolf Steiner, *beherbergt* auch *Kräfte, die in Sonne und Mond tätig* sind (54, 237). *Die Kräfte, die im physischen Leib wirken, wirken vom Kosmos herein*, sagte Steiner, und machte geltend, daß *dieses Glied der menschlichen Wesenheit am allerwenigsten von dem übrigen Kosmos abgesondert betrachtet werden kann* (99, 23). Der *physische Leib* des Menschen ist demnach in kräftemäßiger Hinsicht einer Umwelt immanent, die die Erde mitumfaßt – und auf dieser gewissermaßen zur sicht- und greifbaren Offenbarung gelangt. Die sich daraus ergebenden Schwierigkeiten einer begrifflichen Fassung der *physischen* Seinsqualität des Menschen deutete Steiner in diesem Zusammenhang damit an, daß er den *physischen Leib* 1907 *als eine Art von Konsequenz* bezeichnete, als *eine Art von bloßem Phänomen*, das durch eine den Kosmos einende *physische* Gesetzmäßigkeit bedingt werde: *Die Kräfte, die den physischen Leib zusammenhalten, müssen Sie in der ganzen übrigen Sie umgebenden Welt suchen* (99, 24).

Damit wird deutlich, daß die erste Umschreibung des *physischen Leibes* als des *sinnlich wahrnehmbaren Teils* des Menschen nur einen Aspekt einer komplizierten Kräftekonfiguration thematisierte, daß sie darum nicht Definition, sondern Hinführung war und sein sollte. Der eigentliche *physische Leib* ist als wirkende *Kraftnatur* ein geradezu kosmisches Phänomen und in seiner Eigenart und Wesenhaftigkeit als solcher keineswegs sinnlich wahrnehmbar (129, 125) – er existiert in keiner umschriebenen Weise, ist räumlich nirgendwo abgrenzbar; die wirkenden Kräfte *strömen* in die materiell-irdische Substanz aus dem Kosmos ein, gestalten die Leibessubstanz. Der sinnlich wahrnehmbare *physische Leib* ist in geisteswissenschaftlicher Anschauung eine resultierende Kraft- und Stoffesentität irdisch-außerirdischer Genese. Rudolf Steiner versuchte diesen Sachverhalt zu verdeutlichen, indem er gelegentlich den Begriff des *physischen Leibes* in eigentlichem und uneigentlichem Sinne verwandte und solchermaßen die konstituierenden Kräfte in ihrer irdischen Wirksamkeit von ihrem Werk, ihrer sinnlich faßbaren Wirkung zu differenzieren bemüht war. In der Formulierung eines Berliner Vortrages vom 25.10.1906: *Wenn wir geisteswissenschaftlich sprechen von diesem physischen Leib, dann sprechen wir gar nicht einmal von dem, was das Auge sieht, sondern von dem Zusammenhang von Kräften, die den physischen Leib konstruiert haben, von dem, was als Kraftnatur hinter dem physischen Leibe steht* (55, 50). Der eigentliche *physische Leib* ist demnach die primäre *Kraftnatur*, ein aus dem Kosmos *einströmender* Kräftezusammenhang, der als schöpferisches, konstruktives Prinzip der sinnlich wahrnehmbaren, aus *physischen Elementen* (Erde, Wasser und Luft) bestehenden Leiblichkeit des Menschen zugrunde liegt. 1909 konkretisierte dies Steiner dann erstmals dahingehend, daß die menschliche Individualität sich präkonzeptionell ein *Urbild* ihres künftigen Organismus schaffe (111, 195), eben jenen *Zusammenhang von Kräften*, der als *geistleibliche [...] Urgestalt* (1911 – 131, 185/187) der im Physischen sich ausprägenden menschlichen Leiblichkeit vorausgeht. 1911 sprach dann Steiner auch von einem *Formleib* (131, 163), einem *Kraftleib* (131, 152) bzw. einer *Formgestalt, welche als ein Geistgewebe die physischen Stoffe und Kräfte verarbeitet* (131, 150). Dieses *Geistgewebe* ist demnach der eigentliche *physische Leib*.

die wirkende „Kraftnatur"

ein geistleibliches Urbild

Physischer Leib und irdische Substanzkräfte

Dieser [physische Leib] ist dasjenige, was dieselben Stoffe und Kräfte hat wie die äußere physische Natur, aber auch dieselben Stoffe und Kräfte fortwährend umsetzt. Diese ziehen ein und aus im menschlichen physischen Leib, und nur dadurch ist er da, daß diese Stoffe und Kräfte fortwährend ein- und ausziehen.

Er kann nur dadurch bestehen, daß er sich fortwährend erneuert und umsetzt durch die äußeren physischen Stoffe (97, 102). Der *physische Leib* ist demgemäß nicht nur bezüglich seiner stofflichen (und kräftemäßigen) Natur in gewisser Weise (s.o.) mit der elementaren Beschaffenheit seiner irdischen Umwelt und ihren physikalisch-chemischen Gesetzmäßigkeiten identisch – sein tätiges, wirksames Sein beruht auf einer Weise der Kommunion (oder Kommunikation) mit dieser Umgebung, auf dialogischem Aus-Tausch und Substanzverwandlung. Er setzt die irdischen Stoffe (und deren Kräfte) ununterbrochen um: *Aus und ein fließen die Stoffe, die eigentlich ebenso das äußere Universum ausmachen, wie sie zeitweise in uns sind. [...] Das Leben des Körpers bedingt ein fortwährendes Ein- und Austreten des Stoffes* (96, 212). Die durch den Prozeß des *Austauschs* verinnerlichten *Elemente* der *äußeren Welt* existieren dabei – wie Rudolf Steiner an vielen Stellen explizit hervorhob – innerhalb des *physischen Leibes* stofflich und kräftemäßig in unveränderter Weise weiter: *Als physischer Körper ist der Mensch aus den Stoffen zusammengesetzt, die sich auch in der mineralischen Welt finden. Und es sind in ihm die Kräfte tätig, die auch in dieser Welt tätig sind. Der Sauerstoff, welcher der Mensch durch den Atmungsprozeß sich aneignet, ist derselbe, der sich in der Luft, der sich in den flüssigen und festen Bestandteilen der Erde findet. Und so ist es auch mit den Stoffen, die der Mensch in seinen Nahrungsmitteln aufnimmt. Man kann diese Stoffe und ihre Kräfte im Menschen studieren, wie man sie an anderen Naturkörpern studiert* (34, 126f.). Der *physische Leib* setzt sich *aus denselben Stoffen und Kräften zusammen wie die ganze übrige sogenannte leblose Welt* (34, 312; ebenso in 58, 48). *Der Menschenleib ist beherrscht von denselben Gesetzen, von denen rings um uns herum die anderen Dinge beherrscht sind. Im Menschenleib haben wir dasselbe, was wir in der physischen Welt haben; dieselben chemischen und physikalischen Gesetze finden wir auch im Menschenleib* (13.10.1904 – 53, 50) – und gleichlautend: *Dasjenige, was sich in uns in chemischen und physikalischen Prozessen abspielt, ist nichts anderes, als was sich auch außerhalb unseres Körpers in der physischen Welt, in den chemischen Vorgängen abspielt* (7.3.1904 – 52, 254).

Stoff- und Kraftwechsel

wirksame physikalisch-chemische Kräfte

Die letztzitierten Vortragsstellen, an denen Steiner von der Weiterwirksamkeit der physikalischen und chemischen Gesetze innerhalb des menschlich-*physischen Leibes* sprach, verdienen nicht zuletzt auch deswegen besondere Beachtung, weil in ihnen jener Standpunkt vertreten zu sein scheint, gegen den Steiner selbst im Rahmen seiner Goethe-Forschung eindringlich Stellung bezogen hatte. Es sei an die im ersten Kapitel zitierten Passagen erinnert, innerhalb derer Steiner betont hatte, daß die *unorganischen Vorgänge [...] im organischen Körper in gesteigerter Form vorhanden* seien, *in einer Form, die ihnen innerhalb der unorganischen Natur nicht zukommt* (30, 355); *daß schon in der kleinsten Zelle Gesetze höherer Art wirksam sind als in der Maschine* (30, 550), hatte Steiner 1897 postuliert – wobei *Maschine* für die Gesamtheit einer (nur) mechanisch-physikalisch-chemischen Gesetzmäßigkeit stand. Die weitere Untersuchung wird zu zeigen haben, inwieweit Steiner sich gegenseitig ausschließende Positionen vertrat. Hingewiesen aber sei schon an dieser Stelle auf zwei Gesichtspunkte: zum einen impliziert der Satz von den im organischen Körper in *gesteigerter Form* wirksamen unorganischen Vorgängen ebenfalls eine (wie auch immer geartete) Weise der Weiterwirksamkeit einer physikalisch-chemischen Gesetzmäßigkeit – und kann wohl kaum als deren vollständige Negation bzw. Aufhebung gelesen werden. Unklar muß vorläufig bleiben, was unter einer *gesteigerten Form* konkret zu verstehen ist. Des weiteren sollte beachtet werden, daß Steiner die Kontinuität dieser wirksamen physikalisch-chemischen Naturgesetzlichkeit für den *physischen Leib* hervorhob, welcher mit dem menschlichen Organismus keinesfalls vorschnell identifiziert werden kann. Vielmehr entsteht die Frage, welche Bedeutung dem *physischen Leib* innerhalb des menschlichen Gesamtorganismus zukommt (s. u.). Festzuhalten aber bleibt, daß Steiner mit dem Begriff des *physischen Leibes* auf eine konstitutive Seinsqualität des Menschen hinwies, innerhalb derer der menschliche Leib an den physikalisch-chemischen Gesetzmäßigkeiten seiner (nichtmenschlichen) Umwelt (im weitesten Sinne gefaßt) teilnimmt – die physikalischen und chemischen Prozesse innerhalb des *physischen Leibes* sind, so Steiner in mehreren Vorträgen, mit den Außenprozessen identisch.

gesteigerte Form der Wirksamkeit

Wenn Steiner dabei in einer weiter oben zitierten Passage aus dem Jahre 1903 davon sprach, daß sich der *physische Leib* aus den Stoffen und Kräften der unbelebten Natur *zusammensetze* (34, 10), so muß erneut berücksichtigt werden, daß er sich in späteren Vorträgen um eine Differenzierung der damit angedeuteten Zusammenhänge bemühte (s. o.) Denn die innerhalb des *physischen Leibes* tätigen Substanzkräfte sind nicht mit jenen *Kräften* identisch, die aus dem *Kosmos* in den *physischen Leib* hereinwirken, ihm schaffend zugrunde liegen. Am 29.12.1910 sagte Steiner in Berlin: *[...] Was wir in der Geisteswissenschaft bezeichnen als den physischen Leib, das ist jene Gesetzmäßigkeit, jener Gesetze-Organismus, der innerhalb unserer mineralischen Welt den physischen Leib des Menschen schafft, wie das Kristallisationsgesetz des Quarzes oder das des Smaragds den Quarz oder Smaragd schafft. Diese in der mineralisch-physischen Welt wirksame Menschenorganisation, das ist eigentlich der physische Leib des Menschen* (Berlin, 19.12.1910 – 124, 92). Der eigentliche *physische Leib* kann demzufolge als ein *Gesetze-Organismus* verstanden werden, der in der *mineralisch-physischen Welt* wirksam wird; er bedient sich dabei der terrestrischen Stoffes- und Kraftstrukturen, ohne selbst durch diese konstituiert zu werden – die *Kraftnatur*, der *Gesetze-Organismus* des *eigentlichen* (wesenhaften, urbildlichen) *physischen Leibes* hat seine *ur-*

ein irdisch wirksamer Gesetze-Organismus

eigenen Gesetze, die keinesfalls *der äußeren Welt angehören* (ebd.). Als *Geistgewebe verarbeitet* der konstitutive *physische Leib* die irdischen Stoffe und Kräfte (131, 150), ist aber selbst in keiner Weise mit ihnen gleichzusetzen.

Zusammenfassung

Zusammenfassend scheint sich aus dem bisher Gesagten zu ergeben, daß von Steiner in nicht völlig einheitlicher bzw. lediglich in der ideellen Chronologie seiner Vortragstätigkeit verständlichen Weise versucht wurde, auf eine Seinsebene menschlicher Konstitution hinzuweisen, die funktionell durch den Umsatz, durch Aufnahme und Verwandlung von Erdenstoffen und -kräften wirksam wird, in ihrem eigentlichen Sein den irdischen Bereich aber transzendiert. Spielen sich innerhalb des *physischen Leibes* des Menschen physikalisch-chemische Außenprozesse ab, so ist die eigentliche *physische* Leiblichkeit doch als eine bildende, formative Qualität, als ein den sinnlich-wahrnehmbaren Menschen organisierendes, vorgeburtlich geschaffenes *Kraftgefüge* interpretierbar, das mit kosmischen Kräften in der *mineralisch-physischen Welt* wirksam wird.[80]

Der physische Leib im Gesamtorganismus

in „höherem Dienst"

Berechtigt ist aber auch, zu sagen: gewiß, es sind im physischen Menschenleibe dieselben Stoffe und Kräfte wirksam wie im Mineral; aber ihre Wirksamkeit ist während des Lebens in einen höheren Dienst gestellt. Sie wirken erst der mineralischen Welt gleich, wenn der Tod eingetreten ist (13, 41f.). Mit dieser Aussage von 1910 wurde von Steiner auf die Qualität des Lebendigen hingewiesen, die es vermag, physikalisch-chemische Prozesse, Stoffe und Kräfte der *physisch-mineralischen Welt* zu beeinflussen, zu modifizieren, sie *in einen höheren Dienst* zu stellen. Der *physische Leib* (hier im uneigentlichen Sinne als die Gesamtheit physikalisch-chemischer Gesetzmäßigkeit innerhalb des menschlichen Gesamtorganismus und zugleich als sinnlich wahrnehmbarer Menschenleib verstanden) wird, so Steiner an anderer Stelle, für den Organismus erst im Moment des Todes bestimmend, gelangt erst dann zur autonomen Wirksamkeit im Organismus, wird sich erst dann *selbst überlassen* (56, 299). Erst im Leichnam bzw. im devitalisierten Organismus sind dieselben Stoffe und Kräfte wirksam wie in der *physisch-mineralischen Welt*, existiert realiter eine *mineralische Wirksamkeit* (13, 42), bedingt dann aber den Untergang der *physischen* Leiblichkeit: *Er [der physische Leib] zerfällt, er ist eine unmögliche Mischung* (56, 299). Mit Eintritt des Todes treten die physikalisch-chemischen Gesetzmäßigkeiten in der Weise auf, *wie sie ihrer eigenen Wesenheit gemäß auftreten müssen, nämlich als Auflösung der physischen Leibesgestaltung* (13, 42; ebenso 58, 48).

Eintritt des Todes

Die zitierten Aussagen verdeutlichen, daß den physikalisch-chemischen

Gesetzmäßigkeiten innerhalb des menschlichen Organismus in Steiners geisteswissenschaftlicher Menschenkunde eine schwer zu fassende Bedeutung zugemessen wird. Diese Prozesse werden im belebten Organismus auf (vorläufig) nicht näher bestimmte Weise aufgehalten, gehemmt oder gar aufgehoben; sie wirken – doch werden nicht *sich selbst überlassen*, sind vielmehr in einen *höheren Dienst* gestellt. Erlischt jene wirksame Qualität des Lebens, die sich in dieser übergeordneten Orientierung offenbart, dann wird von der menschlichen Wesenheit dasjenige *bloßgelegt, was, wenn der Tod eingetreten ist, mit der mineralischen Welt gleicher Art ist* (13, 41). Die dann wirksamen physikalisch-chemischen Gesetzmäßigkeiten zerstören die menschliche Leibesgestalt, zugleich aber auch den *physischen Leib*. Steiner sagte: *[…] Was beim Tode eines Menschen zurückbleibt, ist nicht der physische Leib des Menschen, sondern das ist der Leichnam. Mit den Gesetzen, die dann im physischen Leib tätig sind, wenn der Tod eingetreten ist, könnte der physische Leib nicht leben. Das sind nicht seine ureigenen Gesetze, sondern das sind Gesetze, die der äußeren Welt angehören* (124, 92). Es verdeutlicht sich erneut, daß in Steiners Sicht die Kräftekonstitution des (eigentlichen) *physischen Leibes* explizit nicht mit jener der Außenwelt identisch ist – die *ureigenen Gesetze* dieses *physischen Leibes* sind von den physikalisch-chemischen Gesetzmäßigkeiten wesensverschieden. Deutlich wird nach dem bisher Gesagten aber auch, daß von einem *Zerfall* des urbildlichen *physischen Leibes* als einer wesenhaften *Kraftnatur*, einem (kosmischen) *Gesetze-Organismus* wohl nur sehr bedingt gesprochen werden kann.

physischer Leib und Leichnam

Der Ätherleib

Der Ätherleib als Gegenstand übersinnlicher Wahrnehmung

[Der] physische Körper enthält Stoffe und Kräfte, die der Mensch gemeinschaftlich hat mit der ganzen übrigen physischen Welt. Dasjenige, was sich in uns in chemischen und physikalischen Prozessen abspielt, ist nichts anderes, als was sich auch außerhalb unseres Körpers in der physischen Welt, in den chemischen Vorgängen abspielt. Aber wir müssen uns fragen: Warum spielen sich diese physikalischen und chemischen Prozesse innerhalb unseres Körpers so ab, daß sie vereinigt sind zu einem physischen Organismus? Darüber kann uns keine physische Wissenschaft einen Aufschluß geben. […] Es muß etwas da sein, was die chemischen und physikalischen Prozesse zusammenhält, sie gleichsam gruppiert in der Form, wie sie sich innerhalb des menschlichen Körpers abspielen (52, 254). Rudolf Steiner beschrieb den *Ätherleib* des Menschen und sprach von einer übersinnlichen, geistigen Wirklichkeit, die sich –

Organisation der physikalisch-chemischen Prozesse

im Sinne der vorherigen Aussage – *für die Sinnesbeobachtung nur in [ihren] Wirkungen zu erkennen gibt, nämlich dadurch, daß [sie] den im physischen Leibe vorhandenen mineralischen Stoffen und Kräften eine bestimmte Form oder Gestalt zu geben vermag* (13,43). Der *Ätherleib* ist für die sich an der Sinneswahrnehmung orientierende Naturwissenschaft nur indirekt erschließbar, gibt sich ihr nur durch seine Wirksamkeit zu erkennen, *gehört schon zu dem für die physischen Sinne Verborgenen, zu dem sogenannten Okkulten* (101, 144). Zugleich: *Dieser Äther- oder Lebensleib ist ein Prinzip, das für den geisteswissenschaftlich Forschenden nicht bloß etwas Erdachtes, nicht bloß etwas Ausspekuliertes ist, sondern etwas, das für seine geöffneten geistigen Sinne ebenso wirklich vorhanden ist wie die äußeren sinnlichen Farben für das sinnliche Auge* (55,46). *Die übersinnliche Anschauung [...] kann dasjenige als selbständiges Glied der menschlichen Wesenheit beobachten, was die physischen Stoffe und Kräfte während des Lebens hindert, ihre eigenen Wege zu gehen, welche zur Auflösung des physischen Leibes führen* (13, 42). Für die anthroposophische Geisteswissenschaft ist der *Ätherleib* ein *Gegenstand der Beobachtung, nicht der Verstandestätigkeit und Schlußfolgerung* (34, 314); er ist keine vitalistische Denkhypothese[81], vielmehr kommt ihm für das übersinnliche Erkennen *ein höherer Grad von Wirklichkeit zu als dem physischen Leibe* (13,45) – *Der Ätherleib ist eine sicherere Realität als der bloße physische Leib* (57, 262).

„ein höherer Grad von Wirklichkeit"

Der Ätherleib als leibesbildende Kraftorganisation

Rudolf Steiner charakterisierte den *Äther- oder Lebensleib* als einen *geistigen Organismus* (55, 119), als einen *in sich differenzierten übersinnlichen Organismus* (35, 130), als eine *selbständige, wirkliche Wesenheit* (9, 31). Er betonte wiederholt, daß der von ihm gebrauchte Begriff des *Äthers* in keiner Beziehung zum Ätherbegriff der Physik stehe – mit *Leib* dagegen sollte allgemein bezeichnet werden, *was einem Wesen von irgendeiner Art Gestalt, Form gibt*. Man darf, so Steiner in einer Publikation, *den Ausdruck „Leib" nicht mit sinnlicher Körperform verwechseln*, vielmehr werde mit diesem Begriff auf eine einheitliche, gestaltgebende Kräfteorganisation hingewiesen (9,31). Den *Ätherleib* nannte Steiner daher auch eine aus *wirkenden Kräften* bestehende *Kraftgestalt* (34, 316), *eine Summe von Kräften, [...] von Strömungen*[82], *von Kraftwirkungen* (55, 119), einen *durch und durch organisierten geistigen Organismus* (53, 258).

eine „selbständige wirkliche Wesenheit"

Bezüglich des Verhältnisses zwischen *physischem Leib* und *Ätherleib* sprach Steiner davon, daß der Ätherleib *wie ein Abbild des physischen Leibes* zu verstehen sei – *oder besser umgekehrt, der physische Leib ist ein Abbild des*

Ätherleibes (54, 295). An anderer Stelle bemerkte er in diesem Sinne, daß der *Ätherleib* dem *physischen Leibe [...] wie ein Urbilde [...] zugrunde* liege (96, 177), der *physische Leib* als *Ausdruck* des *Lebensleibes* betrachtet werden könne (34, 315). Die solchermaßen als *Abbild-Urbild-* oder als *Ausdrucks-*Verhältnis gekennzeichnete Beziehung zwischen den genannten menschlichen *Wesensgliedern* charakterisierte Steiner in der Folge näher mit dem Hinweis, daß alle Kräfte zur Organisation des physischen Leibes, zur Zusammenfügung und Harmonisierung der Glieder des physischen Leibes im *Ätherleib* liegen würden (113, 130). Der *Ätherleib* sei wesenhaft *schaffendes Leben, [...] schaffender Leib, der dem physischen, im Raume tastbaren Leib zugrunde liegt* (96, 106). *[Der Ätherleib] ist [...] der Architekt des aus ihm herauskristallisierten physischen Leibes, welcher sich aus ihm herausentwickelt wie etwa das Eis aus dem Wasser. So müssen wir uns vorstellen, daß alles, was am Menschen physischer Leib, physischer Organismus ist, herausgebildet ist aus dem Ätherleib* (55, 119). *Eis: Wasser, Physischer Leib: Ätherleib; das heißt, die Kräfte des Ätherleibes sind greifbar, physisch wahrnehmbar geworden im physischen Leibe. Geradeso wie im Wasser auch schon die Kräfte lagen, welche sich dann in dem festen Eise äußern, so liegen im Ätherleib alle die Kräfte zum Aufbau des physischen Leibes schon darinnen. So liegt also schon im Ätherleib zum Beispiel eine Kraft, aus der sich das Herz, der Magen, das Gehirn und so weiter herausgliedern. So ist für jedes Organ unseres physischen Leibes im Ätherleib eine Anlage vorhanden; aber diese Anlagen sind keine Stoffe, sondern Kräfteströmungen* (100, 34). Und 1910 schrieb Steiner: *Alle Organe werden in ihrer Form und Gestalt durch die Strömungen und Bewegungen des Ätherleibes gehalten. Dem physischen Herzen liegt ein Ätherherz zugrunde, dem physischen Gehirn ein Äthergehirn usw. Es ist eben der Ätherleib in sich gegliedert wie der physische, nur komplizierter, und es ist in ihm alles in lebendigem Durcheinanderfließen, wo im physischen Leibe abgesonderte Teile vorhanden sind* (13, 45).

urbildliche Wirksamkeit

Ätherorgane als Kraftströmungen

Der Ätherleib im kosmischen Bezug

Dabei gelte es jedoch, so Steiner weiter, im Auge zu behalten, daß dem belebten Organismus zwar ein *Ätherleib* eigen sei, dieser jedoch niemals autark und von seiner kosmischen Umwelt isoliert gedacht werden könne. Hatte Steiner schon bei der Charakterisierung des *physischen Leibes* darauf hingewiesen, daß dieser im Grunde als *eine Art von Konsequenz* kosmischer Wirksamkeit zu betrachten sei, so gilt Vergleichbares auch für den *Ätherleib*; der *Ätherleib* eines jeden Lebewesens ist Teil des *Weltäthers* (100, 33), beruht auf einer *kosmischen Gesetzmäßigkeit* (35, 131).

Ätherleib und Weltäther

der physische Leib als Bild ätherischer Einheitstendenz

Steiner bezeichnet den *Ätherleib* näher als einen *Zusammenfluß der allumfassenden Gesetzmäßigkeit des Makrokosmos* (35, 126), als ein *zusammengedrängtes, die Weltgesetzlichkeit in sich spiegelndes Bild der kosmischen Gesetzmäßigkeit* (35, 127). Der *Vereinheitlichung* allen *ätherischen* Wirkens liegt nach seinen Ausführungen dabei die Tendenz zugrunde, *sich auf etwas wie auf einen Mittelpunkt zu beziehen. Und das Bild dieser Einheitstendenz ist der physische Leib* (35, 131).[83] So wird beispielsweise die Gestalt des Herzorganes nach Steiner durch die kosmisch-*ätherischen* Kräfte bewirkt; am 6.12.1910 sagte er in Berlin: *[...] In Wahrheit ist im Menschen da nichts vorhanden, wo er sein Herz glaubt, als Kräfte, die vom Himmel hereinströmen und sich schneiden. [...] So ist es mit den übrigen Organen auch: es sind Schnittkräfte, die entstehen durch das Sichschneiden der betreffenden Weltenkräfte* (124, 87).

Der Ätherleib, die physikalisch-chemischen Gesetzmässigkeiten und der Lebensprozess

Als diejenige geistige Wirklichkeit, die dem *physischen Körper zugrunde liegt*, die einzelnen Organbildungen ermöglich und erhält, indem sie *kosmische* Bildekräfte individualisiert und durch ihre *Einheitstendenz* das Bild (oder Urbild) des *physischen Leibes* schafft – als diese übersinnliche Realität aber ist dieser *ätherische Leib* nach Steiner zugleich und zuinnerst *Träger des Lebensprinzips* (54, 362). *Alles Lebendige hat seinen Ätherleib* (13, 45), und: *Er ist das, was der Mensch mit der gesamten Pflanzen- und Tierwelt gemeinschaftlich hat* (54, 122). Der *Träger des Lebensprinzipes* ist in geisteswissenschaftlicher Anschauung eine *Kraftgestalt*, die *die unorganischen Stoffe zu lebendigem Dasein aufruft, sie heraufholt aus der Leblosigkeit, um sie aufzufädeln an dem Faden des Lebens* (55, 46) – der *Ätherleib [...] ruft dasjenige, was bloß sinnlich ist, zu lebendiger Konfiguration, zu lebendiger Gestaltung auf* (55, 51). In Übereinstimmung mit der in diesem Text erstzitierten Charakteristik des *Ätherleibes*, die diesen als diejenige geistige Entität bestimmte, die *die chemischen und physikalischen Prozesse zusammenhält, sie gleichsam gruppiert in der Form, wie sie sich innerhalb des menschlichen Körpers abspielen* (s. o.), sprach Steiner auch davon, daß der *Ätherleib* jene wirksame Qualität sei, die *die chemischen und physischen Stoffe so formt, daß sie Lebensprozesse werden. Dadurch lebt der Ätherleib in dem physischen Leibe darinnen, faßt in sich, umspannt die chemischen und physischen Prozesse* (60, 89). Das heißt aber auch, daß die *ätherische* Wirksamkeit direkt die physikalisch-chemische Gesetzmäßigkeit im Organismus zu beeinflussen bzw. zu verändern vermag: *Er [der Ätherleib] gibt den Stoffen und Kräften andere Richtungen, andere Zusammenhänge als sie haben würden, wenn sie nur sich selber folgten* (57, 172).

der „Träger des Lebensprinzips"

Der Lebensleib ist eine Wesenheit, durch welche in jedem Augenblick während des Lebens der physische Leib vor dem Zerfalle bewahrt wird (9, 31), schrieb Steiner 1904. Das im Rahmen der Darstellung des *physischen Leibes* umschriebene übergeordnete Prinzip, das die Wirksamkeit physikalisch-chemischer Gesetzmäßigkeit – und damit den eigentlichen organischen Zerstörungs- oder Todesprozeß – innerhalb des menschlichen Organismus begrenzt resp. verhindert, ist nach Rudolf Steiner in der wirkenden Kraft des *Ätherleibes* zu erkennen.

Erhalt des physischen Leibes

Bereits 1897 hatte Steiner das Problem des *Ursprungs des Lebendigen* als *Grundfrage aller Physiologie* definiert (vgl. Seite 65) – neun Jahre später sagte er am 8.11.1906 in Berlin: *Seit jeher und auch besonders in unserer Zeit hat man viel darüber nachgedacht, was das Leben eigentlich bedeutet, was der Ursprung und der Sinn des Lebens sei. Wenige Anhaltspunkte hat die heutige Naturwissenschaft über die Bedeutung des Lebens und über sein Wesen erkunden können. Aber eines hat sich diese neue Naturwissenschaft schon seit längerer Zeit zu eigen gemacht, was auch die Geistesforschung immer wieder als ihre Überzeugung und ihre Erkenntnis ausgesprochen hat, nämlich: Leben innerhalb der physischen Welt unterscheidet sich stofflich von dem sogenannten Nichtleben, dem Leblosen, im Grunde nur durch die Mannigfaltigkeit und Kompliziertheit der Gestaltung. Nur da kann das Leben wohnen, wo eine viel kompliziertere Gestaltung der Stoffe eintritt, als sie im Gebiet des Leblosen vorhanden ist. […] Wenn wir uns auch heute nicht weiter auf das Wesen des Lebens einlassen können, so kann uns doch schon eine Erscheinung hinweisen auf etwas, was tief mit dem Leben zusammenhängt und es charakterisiert. […] Es ist eben diese Eigenschaft der lebendigen Substanz, daß sie zerfällt, wenn das Leben aus ihr gewichen ist. Denken Sie sich eine Substanz vom Leben entblößt: sie zerfällt; denken Sie sich eine stoffliche Mannigfaltigkeit, die nicht vom Leben durchdrungen ist: sie hat die Eigenschaft, zu zerfallen. Was tut nun das Leben? Es stellt sich immer und immer wieder dem Zerfall entgegen; also das Leben erhält. Das ist das Verjüngende des Lebens, daß es sich dem, was in seiner Materie vorgehen würde, immer wieder widersetzt. Leben in der Substanz heißt: Widerstand gegen den Zerfall. Vergleichen Sie den äußeren Vorgang des Todes mit dem Leben, und es wird Ihnen klar sein, daß das Leben alles das nicht zeigt, was den Vorgang des Todes, das In-sich-selbst-Zerfallen, charakterisiert, sondern daß es vielmehr die Substanz immer wieder vor dem Zerfall errettet, sich ihrem Zerfall entgegenstellt* (55, 46). Der *Ätherleib* ist als der *Träger des Lebensprinzips* jene *selbständige, wirkliche Wesenheit*, durch die die stoffliche Mannigfaltigkeit, die Kompliziertheit der Gestaltung der physischen Substanz fortwährend *vor dem Zerfalle bewahrt wird*. Der *Ätherleib* ist hierzu in der Lage, weil er Teil jenes *Weltenäthers* ist, der – so Steiner 1907 in Kassel (100, 33) – die *umgekehrten* Eigenschaften des physischen

Widerstand gegen den Substanzzerfall

Stoffes hat: *Wie der feste Stoff das Bestreben hat, auseinanderzufallen, so ist der Ätherleib bestrebt, alles zusammenzuhalten und den physischen Körper, den er durchdrungen hat, am Zerfall zu verhindern. Dieser Zerfall in die einzelnen Grundstoffe tritt bei jedem Lebewesen sofort ein, sobald der Ätherleib aus dem physischen Leibe heraustritt, oder mit anderen Worten, wenn der physische Tod des Lebewesens eintritt* (ebd.).

Wirkungsqualitäten des Ätherleibes: Wachstum, Rhythmus, Regeneration und Reproduktion

Als *Träger des Lebensprinzips* bzw. der einzelnen *Lebenserscheinungen* (128, 38) bewirkt der *Ätherleib, daß die Stoffe und Kräfte des physischen Leibes sich zu den Erscheinungen des Wachstums, der Fortpflanzung, der inneren Bewegung der Säfte usw. gestalten* (34, 315). Das *Wesen des Ätherleibes* ist *das des Tätigseins, des Hervorbringens, des Wachstumförderns* (120, 65) – für die Pflanze wie für den Menschen ist er *die Wachstumskraft, die Kraft des Rhythmus und der Reproduktion* (94, 38). 1910 beschrieb Steiner das tätige Vermögen des *Ätherleibes* – als einer *selbständigen, wirklichen Wesenheit* – speziell am Beispiel des Regenerations- oder *Selbstheilungs*-Vermögens der Pflanze. Er sprach von einem *Prinzip der inneren Heilkraft* (120, 62), das durch den *Äther-* oder *Bildekräfteleib* gegeben sei, hob hervor, daß die Pflanze imstande ist, sich reaktiv auf äußerliche Schädigungen durch Wachstum und Entwicklung zu *wehren* und sagte: *Beobachten Sie einmal, wenn Sie eine Pflanze anschneiden, wie sie versucht, die beschädigte Stelle zu umwachsen, zu umgehen, was ihr da im Wege liegt und sie schädigt. Und wir können es fast mit Händen greifen, wie in der Pflanze eine innere Abwehr, eine Heilkraft vorhanden ist, wenn eine äußere Schädigung eintritt. [...] Denn um die Wunde einer Pflanze herum beginnt der Ätherleib der Pflanze ein viel regeres Leben, als er vorher dort entfaltete. Er bringt ganz andere Formen aus sich heraus, entwickelt ganz andere Strömungen. Das ist das außerordentlich Interessante, daß wir geradezu den Ätherleib der Pflanze herausfordern zu einer erhöhten Tätigkeit, wenn wir der Pflanze in bezug auf den physischen Leib eine Schädigung beibringen* (ebd.). Ist der *Ätherleib* – in seinen offenbaren Wirksamkeiten betrachtet – zugleich *Wachstumskraft, Kraft des Rhythmus* und *Kraft der Reproduktion*, so hat all dies seinen Ursprung in jener Wiederholungstendenz, die Steiner als das *elementarste Prinzip des Ätherleibes* (107, 28) bezeichnete: *Daß sich in einem Lebewesen Glieder immer von neuem wiederholen, daran ist der Ätherleib schuld, denn er will immer wieder dasselbe hervorbringen. Deshalb gibt es ja auch so etwas im Leben, was wir Fortpflanzung nennen, die Hervorbringung seinesgleichen. Sie beruht im wesentlichen auf einer Tätigkeit des Ätherleibes. Alles, was beim Menschen und auch beim Tier auf Wiederholung beruht, ist auf das ätherische Prinzip zurückzuführen* (107, 83).

Die Betrachtung des *ätherischen Leibes* führte auf eine qualitative Dimension des Lebens, die nach Steiner allem Lebendigen gemeinschaftlich eignet. Der *Ätherleib* ist verbindendes Prinzip von Pflanze, Tier und Mensch – doch das in solcher Art Gemeinsame ist nicht zugleich ein durchweg Identisches. Denn der menschlich-*ätherische* Leib ist von den *höheren Wesensgliedern* durchdrungen (s. u.); er gestaltet sich humanspezifisch und unterscheidet sich nicht zuletzt durch seine *Hinordnung auf den denkenden Geist* (9, 31) von demjenigen der Pflanzen und Tiere.

Hinordnung auf den denkenden Geist

1908 sprach Rudolf Steiner in einem Vortragszyklus mit dem Titel *„Geisteswissenschaftliche Menschenkunde“* u.a. über Eigenarten dieses humanspezifischen *Ätherleibes* und sagte dabei am 2.11.: *[Beim Menschen] ist es so, daß außer demjenigen Teil des Ätherleibes, der verwendet wird auf das Wachstum, auf dieselbe Entwickelung, die der Mensch auch in gewissen Grenzen eingeschlossen hat wie die Pflanze, daß außer diesem Teil sozusagen noch ein anderer Teil im Ätherleibe ist, der frei auftritt, der von vornherein keine Verwendung hat, wenn wir nicht dem Menschen in der Erziehung allerlei beibringen, der menschlichen Seele allerlei einfügen, was dann dieser freie Teil des Ätherleibes verarbeitet. So also ist wirklich ein durch die Natur selbst nicht verbrauchter Teil des Ätherleibes im Menschen vorhanden. Diesen Teil des Ätherleibes bewahrt sich der Mensch; er verwendet ihn nicht zum Wachstum, nicht zu seiner natürlichen organischen Entwickelung, sondern behält ihn als etwas Freies in sich, durch das er die Vorstellungen, die durch die Erziehung in ihn hineinkommen, aufnehmen kann* (107, 86). Steiner beschrieb, daß es das Vermögen des von der organischen Entwicklung sich *frei* haltenden Teiles des menschlichen *Ätherleibes* sei, der seelischen Entfaltung dienen zu können; die organisch ungebundenen, vom Bios befreiten *ätherischen* Kräfte ermöglichen die Aufnahme und Bearbeitung von Vorstellungen, wobei diese auch bildlich (55, 144) oder unbewußt (60, 148) sein können. Darüber hinaus ermöglichen sie ihre seelische Bewahrung – der *Ätherleib* ist nach Steiner *Träger dessen, was von seelischer Dauer ist* (55, 123) bzw. *Träger alles Zeitlichen im Menschen* (109, 205). Neben den eigentlichen Gedächtnisfunktionen gründen auch alle Gewohnheiten sowie das menschliche Gewissen und die bleibende Temperamentsanlage in der Sphäre des *Ätherleibes* (55, 123), der als *Träger des Zeitlichen* darüber hinaus auch das Vermögen der Zukunftsbezogenheit im Sinne der *Voraussicht* ermöglicht (109, 205).

Vorstellungsbildung

Träger des Zeitlichen

Der *Äther-* oder *Bildekräfteleib* ist *Träger des Gedächtnisses als Eigenschaft, nicht der Erinnerung* (97, 103), d. h. er ermöglicht, daß überhaupt etwas (u. a. eine Vorstellung, ein Bild) von *seelischer Dauer* sein kann (in welchem Sinne er auch die Seinsmöglichkeit von Gewohnheit, Charakter, Temperament und Gewissen begründet). Der *Ätherleib* vermittelt dagegen nach Steiner nicht den seelischen Akt des Sich-Erinnerns, ist nicht *Träger* aktueller Vergegenwärtigung. Ermöglicht er aber überhaupt Gedächtnis im Sinne des seelisch Bewahrten, so bestimmt er auch im einzelnen die Intensität des Bewahrens: *Wenn das Gedächtnis z. B. schärfer werden soll, so ist damit eine Umänderung des Ätherleibes verknüpft, oder schwindet es, so ist das im Ätherleib eine Änderung, eine Änderung der Gedächtniskraft* (97, 103).

Gedächtnisfähigkeit

In bezug auf das *physisch-ätherische* Zusammenspiel innerhalb des menschlichen Organismus machte Rudolf Steiner geltend, daß lediglich der *Ätherleib* als *ungetrübter* und *reiner* Träger des Gedächtnisses anzusehen sei (56, 300), die *physische Materie* bzw. der *physische Leib* dagegen als ein *Hindernis der ungehemmten Erinnerung* (108, 44). Dies verdeutlichend, wies er darauf hin, daß die enge Durchdringung (oder Verbindung) von *physischem Leib* und *Ätherleib* zur Folge habe, daß die *Vibrationen [des Ätherleibes] nicht genügend auf das Gehirn wirken und dem Menschen zum Bewußtsein kommen [können], weil der physische Leib mit seinen gröberen Schwingungen sie gleichsam zudeckt* (Stuttgart, 24.8. 1906 – 95, 29). Demnach ist die Bewahrung von Seeleninhalten an Bewegungen des *ätherischen Leibes* gebunden (die Erinnerungen sind in ihn *eingeschrieben* – ebd.); die aktuelle Vergegenwärtigung derselben vollzieht sich auf über eine Bewußtwerdung der *ätherischen Vibrationen* innerhalb des Gehirnes – ein Vorgang, in den störend der gleichfalls (und an dieser Stelle erstmals) als *schwingend* beschriebene *physische Leib* eingreift. Steiner führte hieran anknüpfend aus, daß reine, ungehemmte und vollständige Erinnerung nur dann möglich sei, wenn es aufgrund einer *Lockerung* des *Ätherleibes* vom *physischen Leibe* (ebd.) zu einer Aufhebung der Interferenzerscheinungen komme, d.h. das Gedächtnis nicht länger an die Kräfte des physischen Leibes bzw. das *physisch-ätherische* Zusammenspiel gebunden ist (96, 177). Er wies wiederholt darauf hin, daß es in Situationen akuter Todesgefahr oder auch bei Eintritt des Todes zu seiner solchen *spontanen Lockerung* oder *Lösung* des *Ätherleibes* vom *physischen Leib* kommen kann, was dann zur Folge habe, *daß der Gedächtnisinhalt des ganzen Lebens für eine ganz kurze Spanne Zeit vor der menschlichen Seele steht* (56, 300). *Im Moment also, wo der Ätherleib sich lockert, tritt alles hervor, was jemals in den Ätherleib hineingeschrieben worden ist* (95, 29).

Todesgefahr und Todesmoment

Sie wissen ja, daß der Ätherleib die beiden Hauptaufgaben hat, einmal alle Lebensfunktionen des physischen Körpers anzuregen, das heißt, die Substanz des physischen Körpers dauernd vor dem Zerfall zu schützen und den Aufbau dieser Substanz zu regeln; dann aber bildet der Ätherleib den Sitz des Gedächtnisses (100, 99). Als ein in sich differenzierter und organisierter übersinnlicher Kräftezusammenhang liegt der *Ätherleib* nach Steiner nicht nur der Lebensentwicklung in vielfältiger Weise zugrunde, sondern ermöglicht in funktioneller Metamorphose auch die Entfaltung seelischen Daseins – das sich als solches zeitlich konfiguriert, zwischen Vergangenheit und Zukunft ausgespannt ist (vgl. S. 159ff.).

Der Astralleib

Der Astralleib als Empfindungsleib

Empfindung und Bewußtsein

Leben ist […] noch nicht Empfindung und noch nicht Bewußtsein. Es ist eine kindliche Vorstellungsart mancher Wissenschaftler, die sie den Begriff der Empfindung so wenig richtig fassen läßt, daß sie der Pflanze, der wir Leben zuschreiben müssen, auch Empfindung beimessen. Wenn man das sagt, weil manche Pflanzen Blätter und Blüten auf einen äußeren Reiz hin schließen, wie wenn sie diesen Reiz empfinden würden, so könnte man auch sagen, das blaue Lackmuspapier, das durch äußeren Reiz gerötet wird, habe Empfindung. Auch chemischen Substanzen könnten wir dann Empfindung zuschreiben, weil sie auf gewisse Einflüsse reagieren. Das genügt aber nicht. Soll Empfindung konstatiert werden, so muß sich der Reiz im Innern spiegeln (Berlin, 8.11.1906 – 55, 78). Steiner stellte in den Vordergrund, daß von Empfindung – als dem *ersten Element des Bewußtseins* (ebd.) – erst dann zu sprechen sei, *wenn der äußere Reiz sich im Innern spiegelt, wenn er da ist als inneres Erlebnis* (54, 122). Notwendige Bedingung für das wirkliche Vorhandensein der Empfindung sei die *Abspiegelung* eines äußeren Reizes *durch einen inneren Vorgang, wie Lust, oder Schmerz, Trieb, Begierde usw.* (34, 315).

innere Spiegelung

Das Auftreten des Bewußtseinsphänomen Empfindung weist auf ein seelisches Element spezifisch menschlicher und tierischer Daseinsform hin, das durch Existenz und Wirksamkeit von *physischem* und *ätherischem Leib* nicht hinreichend begründet werden kann; die in den elementaren Bewußtseinsphänomenen der Empfindung auftretende Verinnerlichung des Lebendigen führt über die belebte Physis hinaus, verweist auf den Einfluß eines übergeordneten Prinzips, das Steiner als den *astralischen Leib* beschrieb: *Wenn das Leben anfängt, innerlich zu werden, dann fangen wir in der Geisteswissenschaft an, von einem sogenannten Astralleib zu sprechen. Das ist das dritte Glied der menschlichen und das dritte Glied der tierischen Wesenheit* (56, 73). Von *Seele oder Astralleib* (56, 74) könne erst dort gesprochen werden, *wo das Leben sich innerlich umwandelt in Lust und Leid, wo irgendein Gegenstand draußen nicht bloß eine Anziehung ausübt auf irgendein Wesen, sondern wo im Inneren des Wesens ein Erlebnis gegenüber dem äußeren Gegenstand auftritt* – ein innerliches Erlebnis, das letztlich in einem *Sich-Erleben des Geistes in seiner Tätigkeit* begründet ist (60, 77). Der *Astral-* oder *Bewußtseinsleib* (58, 12), den der Mensch lediglich mit der Tierwelt gemeinsam hat und der innerhalb der vegetativen Welt nicht wirksam wird, ist als geistige Entität *Träger des Empfindungslebens* (34, 315) und kann darum vereinfachend auch als *Empfindungsleib* bezeichnet werden (34, 13). Der geisteswissenschaftlichen Forschung ebenso wie der *ätherische Leib* als unmittelbare geistige Wahrnehmung vorliegend, ist der *Astralleib* das zweite *unsichtbare, übersinnliche Glied der menschlichen Wesenheit* (60, 71). Als *Träger der Empfindung* obliegt es ihm, im tierischen und menschlichen Organismus *das Lebendige zur Empfindungssubstanz aufzurufen* (55, 47): *Der Ätherleib wandelt unorganische Substanz in Lebenssäfte um, der Astralleib wandelt diese lebendige Substanz in empfindende Substanz um* (55, 51).

lebendige und empfindende Substanz

Das Bewusstsein als Grenzphänomen des Lebendigen und die empfindungsfähige Substanz

Die Empfindung bezeichnete Steiner als das *erste Element des Bewußtseins* (s. o.). In einem am 8.11.1906 im Berliner Architektenhaus gehaltenen Vortrag sprach er in grundlegender Weise über geisteswissenschaftliche Aspekte des Bewußtseinsproblems und sagte dort u. a.: *Wo Leben ist, kann allein Bewußtsein entstehen, nur aus dem Leben heraus kann Bewußtsein entspringen. Entspringt das Leben aus der scheinbar leblosen Materie, indem die Zusammensetzung der Materie so kompliziert wird, daß sie sich selbst nicht erhalten kann und vom Leben ergriffen werden muß, um ihren Zerfall fortwährend zu verhindern, so erscheint uns das Bewußtsein innerhalb des Lebens als etwas Höheres. Da, wo das Leben fortwährend als Leben vernichtet wird, wo fortwährend ein Wesen hart an der Grenze zwischen Leben und Tod steht, wo fortwährend das Leben wieder aus der lebendigen Substanz zu verschwinden droht, da entsteht das Bewußtsein. Und wie zuerst die Substanz zerfallen ist, wenn das Leben sie nicht bewohnte, so scheint uns jetzt das Leben zu zerfallen, wenn nicht als neues Prinzip das Bewußtsein hinzuträte. Das Bewußtsein kann nicht anders begriffen werden als indem wir sagen: so wie das Leben dazu da ist, gewisse Vorgänge zu erneuern, deren Fehlen den Zerfall der Materie herbeiführen würde, so ist das Bewußtsein dazu da, das Leben, das sich sonst auflösen würde, immer wieder zu erneuern* (55, 78f.). Dem Bewußtsein kommt demnach wesentlich die Aufgabe zu, das Leben zu bewahren, durch immerwährende Erneuerung zu erhalten, seinem Zerfall zuvorzukommen. Die Genese des Bewußtseins ereignet sich dort, *wo das Leben fortwährend als Leben vernichtet wird*, wo seine Auflösung droht. Hier tritt evolutiv das Bewußtsein als neues Prinzip hinzu und wird wirksam.

Bewahrung des Lebens

Doch nicht alles Lebendige gelangt zu Bewußtsein, obgleich die Qualität des Lebens eine immerzu gefährdete, labile ist. Das auftretende Bewußtsein als wirksame Kraft ist an Bedingungen gebunden, die nicht allem Lebendigen eignen – Steiner sagte hierzu: *Nicht jedes Leben kann sich auf diese Weise [durch Entstehung des Bewußtseins] innerlich immerfort erneuern. Es muß auf einer höheren Stufe angekommen sein, wenn es sich aus sich selbst erneuern will. Nur dasjenige Leben kann zum Bewußtsein erwachen, welches in sich selbst so stark ist, daß es fortwährend den Tod in sich verträgt. [...] Wenn ein Wesen dem Zerfall entgegenarbeitet, dann ist es ein lebendiges Wesen. Ist es imstande, in sich selbst den Tod erstehen zu lassen und diesen Tod fortwährend zum Leben umzuwandeln, dann entsteht Bewußtsein. Das Bewußtsein ist die stärkste von allen Kräften, die uns entgegentreten. Bewußtsein oder bewußter Geist ist diejenige Kraft, welche ewig aus dem Tode, der inmitten des Lebens erzeugt werden muß, das Leben wieder erstehen läßt. [...] Bewußt kann nur eine solche Substanz sein, die in ihrem eigenen Mittelpunkt den Tod erzeugt und überwindet* (55, 79f.). Bewußtsein setzt Devitalisierungs- und Revitalisierungsprozesse voraus – das von Steiner beschriebene Werdephänomen erscheint in der von ihm gegebenen Darstellung jedoch nicht nur äußerst komplex, sondern auch inhaltlich keinesfalls eindeutig bestimmt zu sein. Denn bewußtes Sein entsteht den Vortragsaussagen vom 8.11.1906 zufolge dort, wo die Substanz *stark* genug ist, den ihr immanenten Tod eigens zu überwinden – gleichzeitig aber ist es, so Steiner weiter, eben jenes entstandene und zur Wirksamkeit gelangte Bewußtsein, das das Leben erneuert, dem Tod entkommt. Die Entstehungsbedingung des Bewußtseins scheint so das tätig-wirksame Bewußtsein bereits vorauszusetzen.

Umwandlung des Todes

Der Todesprozeß ersteht im *eigenen Mittelpunkt* der Substanz – jener Substanz, die – *stark genug* – potentiell empfindungs- oder bewußtseinsfähig ist: *Wenn das Leben sich nach außen öffnet, wenn einer lebendigen Wesenheit Licht, Luft, Hitze, Kälte entgegentreten, dann wirken diese äußeren Elemente zunächst auf das lebendige Wesen. Solange diese Elemente aber nur auf dieses lebendige Wesen wirken, solange sie von diesem lebendigen Wesen aufgenommen werden, wie sie von der Pflanze als Träger von inneren Lebensvorgängen aufgenommen werden, solange entsteht kein Bewußtsein. Bewußtsein entsteht erst dann, wenn diese äußeren Elemente in Widerspruch treten mit dem inneren Leben, wenn eine Zerstörung stattfindet. Aus der Zerstörung des Lebens muß das Bewußtsein erfließen. Ohne teilweisen Tod wird ein Lichtstrahl in ein lebendiges Wesen nicht eindringen können, wird in dem lebendigen Wesen nie der Vorgang angeregt werden können, aus dem das Bewußtsein entspringt. Wenn aber das Licht in die Oberfläche des Lebens eindringt, dann eine teilweise Verwüstung anrichtet, die inneren Stoffe und Kräfte niederreißt, dann entsteht jener geheimnisvolle Vorgang, der sich überall in der Außenwelt in*

Innenwelt und Außenwelt

ganz bestimmter Weise abspielt. [...] Könnten Sie mit den Augen des Geistes diesen Vorgang verfolgen, so könnten Sie sehen, wie da, wo sich in einfache Wesen ein Lichtstrahl eindrängt, die Haut etwas umgestaltet wird und ein winziges Auge entsteht. Was ist es nun, was da in der Materie zuerst aufdämmert? In was drückt sich diese feine Zerstörung aus, denn eine Zerstörung ist es, was dabei vor sich geht? Es ist der Schmerz, der nichts als ein Ausdruck für diese Zerstörung ist. Überall, wo das Leben der äußeren Natur entgegentritt, findet Zerstörung statt, die, wenn sie größer wird, selbst den Tod hervorbringt. Aus dem Schmerz wird das Bewußtsein geboren. Derselbe Prozeß, der Ihr Auge geschaffen hat, wäre ein Zerstörungsprozeß geworden, wenn er an dem Wesen, das sich in dem menschlichen Wesen heraufentwickelt hat, überhand genommen hätte. So hat er aber nur einen kleinen Teil ergriffen, wodurch er aus der Zerstörung, aus dem partiellen Tod heraus jene Spiegelung der Außenwelt schaffen konnte, die man das Bewußtsein nennt (55, 80/81). Das Bewußtsein entsteht demnach wesentlich *aus dem Schmerz*. Dieser ist Ausdruck einer (aus dem Widerspruch von Innen- und Außenwelt sich ergebenden) *Zerstörung*, einer *teilweisen Verwüstung*, eines *partiellen Todes*. Die Verwüstung wird nicht vollständig, der Tod nicht total – denn der aus der Begegnung von Innen- und Außenwelt erschaffene Prozeß läßt seinerseits jenes Bewußtseinsorgan entstehen, das die Zerstörung augenscheinlich zu begrenzen, den möglichen Tod zu überwinden vermag. Bewußtsein – explizit als *Spiegelung der Außenwelt* charakterisiert –, das sich seiner Organe bedient, ist jenes *Höhere*, das das innere Leben zu schonen, zu erhalten oder gar wiederzuerschaffen befähigt ist: *Immer weiter und weiter sehen wir [...] die verschiedenen Schmerzerlebnisse zu den Organen des Bewußtseins sich entwickeln. Man sieht es schon bei den Tieren, die zur Abwehr nach außen nur ein Reflexbewußtsein haben, ähnlich wie der Mensch, wenn Gefahr für das Auge besteht, dasselbe schließt. Wenn die Reflexbewegung nicht mehr genügt, das innere Leben zu schonen, wenn der Reiz zu stark wird, so erhebt sich die innere Widerstandskraft und gebiert die Sinne, die Empfindung, Auge und Ohr* (55, 82/83).[84]

Zerstörung, Schmerz und Bewußtsein

Reflexbewußtsein und Empfindungsbewußtsein

Zusammenfassung

Wesentliche Aussagen Rudolf Steiners vom 8.11.1906 zusammenfassend, bleibt festzuhalten: Bewußtsein entsteht dort, wo das Leben selbst (und nicht nur dessen materielle Basis) vom Zerfall bedroht ist, wo der Tod allgegenwärtig und immanent ist, so auch wesentlich dort, wo sich durch das Aufeinandertreffen von Innen- und Außenwelt Zerstörungsprozesse, Devitalisierungsvorgänge entwickeln. Unabdingbare Voraussetzung für das Auftreten von Bewußtsein ist dabei das *Wesen* der Substanz, die *stark genug* sein muß, den eigenen Tod in ihrem Zentrum zu erzeugen und zu überwinden. Jedoch blieb ungekärt, ob damit die *empfindende Substanz*, die durch den *Astralleib* aus der *nur lebendigen* Substanz geschaffen wurde, gemeint war – oder ob vielmehr die *Stärke* der (*lebendigen*) Substanz notwendige Bedingung dafür ist, daß der *Astralleib* sie verändernd ergreift. Letzteres scheint durch die Ausführungen Steiners naheliegender zu sein – nicht zuletzt deshalb, weil *an* dieser Substanz Bewußtsein allererst entsteht, wonach – so Steiner (56, 74) – erst von *Seele oder Astralleib* gesprochen werden kann. Dennoch bleibt zu bedenken, daß Steiner deutlich von einer *Verwandlung* der Substanz durch die übersinnliche Realität des *Astralleibes* gesprochen hatte, was wohl keinesfalls ein (eher passiv zu verstehendes) *Auftauchen* des Bewußtseinsphänomens *an* einer so und so bestimmten Substanz bedeuten kann.

Der Astralleib als devitalisierendes Prinzip

ein „geistiger Lichtleib"

Wie also wirkt der *Astralleib*? In einem am 17.12.1908 im Berliner Architektenhaus gehaltenen Vortrag sprach Steiner von dem *Astralleib* als einem *geistigen Lichtleib*, einem *inneren Licht, das geistiger Art ist* – und sagte: *Er ist der Gegensatz zu dem äußeren, äußerlich leuchtenden Licht* (57, 176). Weiter hieß es: *Und dieses innere Licht hat die entgegengesetzte Aufgabe als das äußere Licht, das aus anorganischen Stoffen den pflanzlichen Leib aufbauen soll. Das innere Licht, das die partielle Zerstörung einleitet, durch die allein Bewußtsein möglich ist, bringt den Menschen zu einer höheren Stufe, als die Pflanze sie einnimmt dadurch, daß der Prozeß der Pflanzen in einen entgegengesetzten verwandelt wird* (ebd.). Der *Astralleib* leitet, diesen Aussagen Steiners zufolge, *selbst* den Zerstörungsprozeß ein, der der Bewußtseinsentfaltung zugrunde liegt.[85].

Antagonismus zum Lebensleib

Ein solches Verständnis des wirkenden *Astralleibes* stützen auch Erläuterungen Steiners vom 21.10.1907 (Berlin): *Der astralische Leib ist in gewisser Beziehung während des bewußten Lebens – nicht während des Schlafes – damit beschäftigt, den Ätherleib fortwährend zu töten, fortwährend die Kräfte, die der Ätherleib entwickelt, herabzusetzen, abzudämpfen. Daher ist der Ausdruck für das Leben des Astralleibes die Ermüdung, die Abmüdung des Körpers während des Tages. Der astralische Leib zerstört fortwährend den Ätherleib; würde er das nicht tun, dann entstünde kein Bewußtsein, denn Bewußtsein ist nicht möglich, ohne daß das Leben fortwährend wieder stufenweise zerstört wird. Das ist außerordentlich wichtig zu beachten. Diese geistige Tätigkeit – das Leben in der Ätherwelt, das wunderbare Aufflackern des Lebens in der Ätherwelt, das sich in den herrlichsten Bewegungen und Rhythmen auslebt, und die fortwährende Dämpfung dieses Rhythmus des Ätherleibes durch den astralischen Leib – das ist dasjenige, was das Bewußtsein hervorbringt, auch schon das einfachste tierische Bewußtsein* (101, 53). Notwendige Bedingung für die Genese des Bewußtseins bildet die kontinuierliche Zerstörung des *Äther-*

Zerstörung und Ermüdung

oder *Lebensleibes* durch den *Astral-*, *Empfindungs-* oder *Bewußtseinsleib*. Der das Bewußtsein ermöglichende *Zerstörungsprozeß* drückt sich in der *Abmüdung des Körpers während des Tages* aus; der Ermüdungsvorgang *ist im wesentlichen eigentlich eine Art Zerstörungsprozeß im Organismus* (9.2.1911 – 60, 331). Im einzelnen sagte Steiner: *[...] Wenn ein Lebewesen Arbeit auf Grundlage seines Bewußtseins ausführt, ermüdet das betreffende Organ. An sich liegt im Lebensprozeß nichts, was zu einer Ermüdung Veranlassung geben könnte. So muß also der Lebensprozeß, müssen die sämtlichen Lebensorgane mit etwas zusammengeführt werden, was gar nicht zu ihnen gehört, wenn sie ermüden sollen. [...] Nur das, was auf dem Umwege durch einen Bewußtseinsprozeß, was durch eine Bewußtseinsveranlassung einem Lebewesen zugeführt wird, kann Veranlassung zur Ermüdung sein. Es wäre daher ganz unsinnig, bei den Pflanzen von Ermüdung zu sprechen. Daher kann man sagen: In alledem, was ein Lebewesen ermüden soll, muß ihm tatsächlich etwas Fremdes gegenüberstehen, muß ihm etwas eingefügt werden, was nicht in seiner eigenen Natur liegt. [...] Der Widerspruch zwischen den Gesetzen des Bewußtseinslebens und den Gesetzen des Lebens und der Lebensprozesse allein erklärt, was in der Ermüdung gegeben ist* (27.10.1910 – 60, 52; vgl. a. S. 146ff.).

Der Astralleib als leibesbildendes Prinzip

Von wesentlicher Bedeutung für ein Gesamtverständnis dessen, was Rudolf Steiner die geistige Wirklichkeit und Wirksamkeit des menschlichen *Astralleibes* nannte, scheint neben dem zuletzt Genannten aber auch zu sein, daß die Beziehung von *Astralleib* zu *Ätherleib* und *Physischem Leib* keineswegs ausschließlich negativ – im Sinne einer (für das Bewußtseinsleben notwendigen) *Zerstörung* des *Lebensleibes* – charakterisiert wurde. Denn Steiner bezeichnete die geistige Entität des *Astralleibes* in anderer Perspektive auch als den *eigentlichen Aufbauer vom Äther- und vom physischen Leibe* (99, 35) und schrieb 1910: *Es kann dem physischen Leib die ihm für den Menschen zukommende Form und Gestalt nur durch den menschlichen Ätherleib erhalten werden. Aber diese menschliche Form des physischen Leibes kann nur durch einen solchen Ätherleib erhalten werden, dem seinerseits wieder von dem Astralleibe die entsprechenden Kräfte zugeführt werden. Der Ätherleib ist der Bildner, der Architekt des physischen Leibes. Er kann aber nur im richtigen Sinne bilden, wenn er die Anregung zu der Art, wie er zu bilden hat, von dem Astralleibe erhält. In diesem sind die Vorbilder, nach denen der Ätherleib dem physischen Leibe seine Gestalt gibt* (13, 64 – vgl. a. S. 148ff.).

anregende „Vorbilder" der Leibesgestaltung

Bewusstsein und Schmerz in ihrer konstitutiven Wesensglieder-Dynamik

[…] Der physische Leib ist bei den Menschen und Tieren zunächst das unterste Glied ihrer Wesenheit. Der Ätherleib ist der, welcher die chemischen und physischen Stoffe so formt, daß sie Lebensprozesse werden. Dadurch lebt der Ätherleib in dem physischen Leibe darinnen, faßt in sich, umspannt die chemischen und physischen Prozesse. In alledem lebt wieder der Astralleib und erlebt im Ätherleib als seelisches Erleben alles, was im Ätherleib vorgeht. So ist also der Ätherleib der Tätige, der Schaffende am physischen Leib, und der Astralleib ist der die Taten des Ätherleibes seelisch erlebende Teil einer tierischen oder menschlichen Wesenheit. So ist der physische Leib mit dem Ätherleibe in dem Aufbauen der Organe verbunden – und der Ätherleib ist verbunden mit dem Astralleib in dem innerlichen Erleben dieses Aufbauens und dieser Tätigkeit der Organe. So haben wir alles, was im physischen Leib, Ätherleib und Astralleib sich darstellt, in gegenseitigen Bezug zueinander zu stellen (60, 89f.). Der *Astralleib* nimmt – Steiners Darstellungen über das Beziehungsgefüge der *Wesensglieder* zufolge – *als seelisches Erleben* all dasjenige wahr, *was im Ätherleib vorgeht*, all die *Taten* des *Ätherleibes*.

physischer Leib, Ätherleib und Astralleib – Leben und Erleben

Dieses Verhältnis wirkender *Wesensglieder* wurde von Steiner anhand der Schmerzwahrnehmung des Menschen weiter beschrieben, einem Vorgang, der sich unter entscheidender Mitbeteiligung des *astralischen Leibes* vollzieht. (*Wenn ein Schmerz entstehen soll, so muß das Bewußtsein wenigstens den Grad des Bewußtseins des astralischen Leibes haben. Ein Schmerz muß im astralischen Leibe leben. Wo also irgendeinmal in der Menschenseele Schmerz entsteht, ist eine Tatsache des astralischen Leibes vorhanden* – 120, 127). In einem in Berlin gehaltenen Vortrag vom 27.10.1908 besprach Steiner die Entstehungsbedingungen des Schmerzphänomens und exemplifizierte dieselben an einer banalen Schnittverletzung der Fingerkuppe. Dabei sagte er u.a.: *Der Finger ist ein Teil des physischen Leibes. In diesem sind die Stoffe der äußeren physischen Welt vorhanden. Der Finger ist durchsetzt von dem ätherischen und astralischen Teil des Leibes, der zum Finger gehört. Was haben diese höheren Teile, das Ätherische und das Astralische, für eine Aufgabe? Dieser physische Aufbau des Fingers, der aus Kohlenstoff, Wasserstoff, Sauerstoff, Stickstoff und so weiter besteht, diese Zellen, die in ihm angeordnet sind, könnten nicht so sein, wenn nicht hinter ihnen der tätige Akteur, der Bildner und Aufbauer, der Ätherleib wäre, der sowohl in der Entwickelung des Fingers gewirkt hat, so daß die Zellen sich zum Finger zusammengefügt haben, als auch diese Zellen in ihrer jetzigen Zusammenfügung erhält, denn er verhindert, daß der Finger abfällt und verwest. Dieser Ätherleib durchsetzt, durchätherisiert den ganzen Finger, er ist in demselben Raum wie der physische Fin-*

die Genese des Schmerz-Phänomens

ger. Aber auch der Astralfinger ist da. Wenn wir im Finger irgendeine Empfindung haben, einen Druck oder eine sonstige Wahrnehmung, so ist natürlich der Astralleib des Fingers der Vermittler desselben, denn die Empfindung ist im Astralleibe. Es ist aber keineswegs ein bloß mechanischer Zusammenhang zwischen dem physischen, ätherischen und astralischen Finger, sondern dieser Zusammenhang ist ein fortwährend lebendiger. Der ätherische Finger durchglüht und durchkraftet immer den physischen Finger, er arbeitet fortwährend an der Gestaltung der inneren Teile desselben. Was hat denn der ätherische Finger für ein eigentliches Interesse an dem physischen Finger? Er hat das Interesse, überall diese Teile, mit denen er bis in die kleinsten Teile verbunden ist, an die richtige Stelle, in das richtige Verhältnis zu bringen. Denken wir nun, wir machten uns ein Ritzchen in die Haut und verletzten sie dadurch: da verhindern wir durch diesen Einschnitt den Ätherfinger daran, daß er die Teile in der richtigen Weise anordnet. Er ist im Finger und sollte die Teile zusammenhalten. Dieser mechanische Einschnitt hält sie auseinander, da kann der Ätherfinger nicht tun, was er tun soll. […] Dieses Nichtkönnen bezeichnet man am besten mit Entbehrung. Diese Unmöglichkeit, einzugreifen, empfindet der astralische Teil des Fingers als Schmerz. […] So haben wir durch Zusammenwirken des Ätherischen und Astralischen das Wesen des primitivsten, elementarsten Schmerzes kennengelernt. So entsteht in der Tat der Schmerz, und er dauert so lange, bis nunmehr das Astralische in diesem einzelnen Teil sich daran gewöhnt hat, daß diese Tätigkeit nicht mehr ausgeführt wird (107, 66).

im Astralleib wahrgenommene ätherische „Entbehrung"

Steiner charakterisierte damit den Schmerz *als den Ausdruck für eine Ohnmacht des Ätherleibes gegenüber dem physischen Leib* (60, 91), die vermittels des wirkenden *Astralleibes* zur bewußten Wahrnehmung wird: *Ein Ätherleib, der mit seinem physischen Leib zurechtkommt, wirkt auf seinen Astralleib so zurück, daß in diesem Behagen gesundes inneres Erleben auftritt. Ein Ätherleib, der dagegen nicht mit seinem physischen Leib zurechtkommt, wirkt so auf den Astralleib zurück, daß in demselben Schmerz und Unbehagen auftreten muß* (ebd.). Und in einem anderen Vortragszusammenhang formulierte er später: *Das Bewußtsein, was da auftaucht, drückt sich aus in dem, was wir den Krankheitsschmerz nennen, den wir nicht haben im normalen Wohlbefinden des Wachzustandes, weil da unser astralischer Leib gerade schläft. Schlafen des astralischen Leibes heißt, daß er sich in regelmäßigem Zusammenhang befindet mit physischem Leib und Ätherleib, bedeutet Schmerzlosigkeit. Der Schmerz ist der Ausdruck dafür, daß der astralische Leib sich so hineinpreßt in den physischen Leib und Ätherleib, wie er nicht drinnen sein soll – und zum Bewußtsein kommt* (120, 125). Das Schmerzphänomen deutet darauf hin, daß der *Empfindungsleib […] nach einem Bewußtsein im physischen Leib und Ätherleib strebt – Krankheit ist ein abnormes Aufwachen des astralischen Leibes im Menschen* (120, 124).

Steiner erläuterte in der dargestellten Weise am Beispiel der Schmerzgenese das physiologische Wirkungsgefüge aus *physischem*, *ätherischem* und *astralischem Leib* – und deutete auf eine der möglichen Abweichungen i.S. einer pathophysiologischen *Wesensglieder*-Verlagerung hin. Hinsichtlich Steiners grundsätzlicher Ausführungen über das tätige Sein der menschlichen *Wesensglieder* scheint für die *astralische* Funktion dabei von Bedeutung zu sein, daß der *Schlaf des astralischen Leibes* nicht zu passiv interpretiert wird. Denn die Aktivität des menschliche *Astralleibs* realisiert sich wesentlich durch ein *innerliches Erleben ätherischer Tätigkeit* – auch das physiologische (Körper-)Gefühl des Behagens beruht auf einem derartigen *inneren Erlebnis*, das Bewußtseinskorrelat einer geistigen Wirksamkeit ist.

Aktivität des Astralleibes

Bewusstsein als Phänomen der Spiegelung

Steiners Ausführungen über die geistigen Entstehungsbedingungen des Schmerzphänomens umkreisten jenen Begriff des Bewußtseins, der bereits in der Bezeichnung des *Astralleibes* als eines *Bewußtseinsleibes* thematisiert worden war. Explizit wies Steiner auf das von ihm sog. *Schmerzbewußtsein* hin und erläuterte dessen Genese durch eine pathologisch verstärkte Verbindung von *Astralleib* und *Ätherleib*.

Eine prinzipielle Reflexion Steiners über Bewußtseinsphänomene in ihrem Verhältnis zur seelischen Gesamtwirklichkeit des Menschen und in ihrer leiblichen Grundlegung findet sich in einem Berliner Architektenhaus Vortrag vom 24.11.1910. Dort hieß es u.a.: *Dürfen wir den Begriff des Bewußtseins, wie wir ihn für das normale Bewußtsein des Menschen in der Gegenwart kennen, ohne weiteres mit dem Begriff des Seelischen oder des Geistigen im Menschen zusammenwerfen? Um mich über diese Begriffe zunächst klarer auszusprechen, möchte ich zu einem Vergleich greifen. Ein Mensch kann in einem Zimmer herumgehen und kann nirgends an den verschiedenen Orten, wo er sich im Zimmer befindet, etwas sehen von seinem eigenen Antlitz. Nur an einem einzigen Orte, wo er in den Spiegel hineinschauen kann, kann er etwas von seinem eigenen Antlitz sehen. Da tritt ihm die Gestalt seines Antlitzes im Bilde entgegen. Ist es nun nicht für den Menschen doch ein gewaltiger Unterschied, ob er nur im Zimmer herumgeht und in sich lebt, oder ob er das, was er so darlebt, auch im Spiegelbilde sieht? So könnte es vielleicht mit dem menschlichen Bewußtsein in einer etwas erweiterten Art sein. Der Mensch könnte sozusagen sein Seelenleben leben, und dieses Seelenleben selber – wie er es darlebt – müßte ihm erst dadurch, daß es sich in einer Art Spiegel ihm entgegenstellt, zum Wissen, zum Bewußtsein kommen. Das könnte sehr wohl sein. Wir könnten also zum Beispiel sagen: Es ist durchaus denkbar, daß das*

gespiegeltes Seelenleben

menschliche Seelenleben fortdauert, gleichgültig ob der Mensch wacht oder schläft, daß aber der Wachzustand darin besteht, daß der Mensch durch eine Spiegelung – sagen wir zunächst durch eine Spiegelung innerhalb seiner Leiblichkeit – sein Seelenleben wahrnimmt, und daß er es im Schlafzustand deshalb nicht wahrnehmen kann, weil es sich nicht in seiner Leiblichkeit spiegelt. Damit hätten wir zwar zunächst nichts bewiesen, zum mindesten aber hätten wir zwei Begriffe gewonnen. Wir könnten unterscheiden zwischen dem Seelenleben als solchem und zwischen dem Bewußtwerden des Seelenlebens. Und wir könnten uns denken, daß für unser Bewußtsein, für unser Wissen um das Seelenleben, wie wir im normalen Menschenleben gegenwärtig stehen, alles davon abhängt, daß wir das Seelenleben durch unsere Leiblichkeit gespiegelt erhalten, weil wir, wenn wir es nicht gespiegelt erhalten, nichts von ihm wissen könnten. Wir wären dann ganz in einem Zustande wie im Schlafe (60, 127).

der Spiegel der Leiblichkeit

Menschliches Sein als Bewußt-Sein – im Sinne eines taghellen Wissens um den Inhalt eigenen seelischen Lebens – bedarf demnach der Leiblichkeit, in (oder an) der sich Seelenleben *spiegelt*, um sich selber gewahr, sich gegenwärtig zu werden. Die *seelische Tätigkeit wird begrenzt, gleichsam in sich selber zurück reflektiert, indem sie sich im Leibesleben spiegelt* (60, 144) – und wird wahrgenommen, für wahr genommen und solchermaßen bewußt. Bewußtsein setzt *Spiegelung* und zugleich *Begrenzung* voraus: *Die seelische Tätigkeit wird begrenzt*, sagte Steiner, und weiter: *Unsere Leibesvorgänge sind in Wahrheit das, was unserem Seelenleben hemmend entgegentritt, und diese Hemmungsvorgänge sind zu gleicher Zeit die Spiegelungsvorgänge* (60, 151).

Spiegelung und Hemmung

Die Leiblichkeit des Menschen ist in diesem Sinne tätiger, wirkender *Spiegel* der seelischen Aktivität eines inkarnierten *Ichs: [...] Die Spiegelung in unserer Leiblichkeit, welche die Tätigkeit unserer Seele erlebt, ist verbunden damit, daß, während wir uns in unserer Leiblichkeit spiegeln, die Spiegelung selbst eine Tätigkeit, ein Vorgang ist in unserer Leiblichkeit, und daß wir das, was da als Spiegelung auftritt, als eine Tätigkeit vor uns selber hinstellen* (60, 144). Der Vorgang des *Spiegelns* impliziert demnach verändernde Vorgänge innerhalb der Leiblichkeit – diese Veränderungen stellt die Seele *als eine Tätigkeit* spiegelbildlich vor sich hin, wird sich an ihnen indirekt und mittelbar ihrer selbst gewahr.

Unbestimmt mußte bisher bleiben, welche Bedeutung dem *Astralleib* (den Steiner an einer bereits zitierten Vortragsstelle (56, 74) mit der menschlichen Seele gleichzusetzen schien) bei der *Spiegelung* und damit Bewußtwerdung seelischer Inhalte zugesprochen wurde. In dem letztgenannten Berliner Vortrag vom 24.11.1910 sprach Steiner vom *Astralleib* als dem *Träger alles dessen, was der Mensch mit Bewußtsein aufnimmt, was er wirklich während des Tageslebens so erlebt, daß er es aus dem Leib gespiegelt erhalten kann* (60, 148). Weiter hieß es dort: *Wenn der Mensch im wachen Tagesleben ist, steckt der Astralleib mit dem Ich im physischen Leib und Ätherleib drinnen, und die Vorgänge des physischen Leibes wirken wie Spiegelungsvorgänge, durch die alles, was im Astralleib vorgeht, zum Bewußtsein kommt. Bewußtsein ist die Spiegelung der Erlebnisse durch den physischen Leib, und wir dürfen daher Bewußtsein nicht verwechseln mit den Erlebnissen selbst* (ebd.). Der *Astralleib* ist demnach *Träger* – oder ermöglichendes Prinzip – von Erlebnisweisen, die eine (anschließende oder gleichzeitige) *Spiegelung* durch den *physischen Leib* und damit die Bewußtwerdung (Vergegenwärtigung) des Erlebens (oder Erlebten) gestatten (der *Astralleib* ist Träger all dessen, was der Mensch *so erlebt, daß er es aus dem Leib gespiegelt erhalten kann*). Das aber heißt: All das, *was im Astralleib vorgeht*, kommt erst durch Vorgänge des *physischen Leibes*, die *wie Spiegelungsvorgänge wirken*, zu Bewußtsein. Der *Empfindungsleib* ist nur in seinem Angewiesensein auf den *physischen Leib* bzw. in seinem Zusammenhang mit diesem zugleich *Bewußtseinsleib*. *Alles, was im Astralleib vorgeht* – dies meint im genannten Zusammenhang das Seelenleben als solches, jenseits von Un- oder Bewußtsein, meint (im Sinne von Steiners hinführendem Beispiel) die Realität des im Zimmer umhergehenden Menschen (unabhängig von Existenz und Bedeutung des Spiegels): *Unser Seelenleben ist ein Leben in Selbständigkeit, ein Leben, von dem wir im wachen Tagesleben durch unser Bewußtsein etwas haben, was eine Spiegelung ist. Bewußtsein ist Spiegelung des Verkehrs der Seele mit der Umgebung. Da sind wir im wachen Tagesleben verloren an unsere Umgebung, an ein Fremdes, sind hingegeben an etwas, was wir nicht selber sind* (60, 154). Steiner hob damit nochmals in ausdrücklicher Weise die Orientierung des *astralischen Leibes* an der Außenwelt hervor[86] und machte die belebte Physis als Organ der Bewußtwerdung von innerweltlichen Erlebnissen kenntlich.

Spiegelung und Bewußtsein

In dem ausführlich zitierten Vortrag vom 24.11.1910 sprach Steiner nicht nur über eine *Spiegelung* der *astralischen* Vorgänge durch den *physischen Leib* (von Steiner lediglich an einer Stelle – 60, 144 – im Sinne von *Gehirn* und *Sinnesorgane* konkretisiert), sondern auch über eine mögliche *Spiegelung* durch die *ätherische Leiblichkeit*. Dabei sagte er: *Denn in der Tat müssen wir nicht nur den physischen Leib als einen Spiegelungsapparat betrachten, sondern auch den Ätherleib, denn solange die äußere Welt auf uns Eindruck macht, ist es in der Tat der physische Leib, der wie ein Spiegelungsapparat wirkt. Wenn wir aber still in uns selber werden und das, was die äußere Welt an Eindrücken auf uns gemacht hat, verarbeiten, dann arbeiten wir in uns selber, unsere Gedanken aber sind trotzdem real. Wir leben unsere Gedanken, und wir fühlen auch, daß wir von etwas Feinerem abhängig sind, als unser physischer Leib ist, nämlich von dem Ätherleib. Dann ist der Ätherleib dasjenige, was im einsamen Sinnen, dem keine äußeren Eindrücke zunächst zugrunde liegen, in uns sich abspiegelt* (60, 149). Die in der Folge gemachter Sinnesein-

Spiegelung astralischer Vorgänge an physischem Leib und Ätherleib

drücke vollzogene innere Vorstellungstätigkeit stützt sich auf die Lebensvorgänge des *Bildekräfteleibes*; dabei wurde der *Ätherleib* von Steiner einerseits explizit als *Spiegelungsapparat* bezeichnet, andererseits wurde geltend gemacht, daß sich dieser *Ätherleib* selbst in der menschlichen Seele *abspiegele*. Demzufolge verstand Steiner den *Spiegelungsvorgang* erneut (s. o.) in dem Sinne, daß sich die Seele ihrer eigenen Tätigkeitsvollzüge aufgrund jener Veränderungen bewußt wird, die dieselben im Spiegelungsleib induzieren – diese Veränderungen spiegeln sich vice versa selbst in der Seele ab.[87]

Zusammenfassung

Im folgenden werden nochmals wesentliche Aussagen Steiners zum Bewußtseinsbegriff zusammengefaßt – soweit sie von ihm im Kontext seiner geisteswissenschaftlichen Erläuterungen zum *Astralleib* angeführt wurden. Dabei muß beachtet werden, daß Steiners Charakteristik der Geisteswissenschaft als einer *wachsenden und sich entwickelnden* (s. Einleitung Kap. 2) in nicht zu unterschätzender Weise ernst zu nehmen ist – daß, anders gesagt, vier Jahre geisteswissenschaftlicher Erkenntnisarbeit beispielsweise zwischen den beiden in Ausführlichkeit zitierten Berliner Vorträgen (November 1906: Über die Entstehung des Bewußtseins an der vom Tode bedrohten Substanz – November 1910: Über die Bedeutung des Spiegelungsphänomens für das Bewußtwerden des Seelenlebens) liegen. Manche geistigen Sachverhalte, Zusammenhänge, Beziehungen werden sich im Laufe der Jahre Steiner vertiefter dargestellt haben – und er hat sie gleichfalls in veränderter und vielfach erweiterter Weise begrifflich faßbar gemacht. Ob Steiner dabei der eigenen Intention, *möglichste Genauigkeit und höchste Präzision* in der sprachlichen Darstellung zu erreichen, stets gerecht werden konnte, muß dahingestellt bleiben.

inneres Erlebnis und empfindende Substanz

Rudolf Steiner sprach 1906 von der Empfindung als dem *ersten Element des Bewußtseins*, nannte dabei *das innere Erlebnis* gegenüber einem *Reiz* das entscheidende Kriterium für die wirkliche Existenz einer derartigen seelischen Qualität (und bezeichnete diese in zumindest teilweise mißverständlicher Weise als *Abspiegelung* des Reizes in der Seele). Als notwendige Voraussetzung für die Möglichkeit einer wirklichen Empfindung führte Steiner sodann die *empfindende* (empfindungsfähige?) Substanz an, die durch die geistige Entität des *Astralleibes* aus der lediglich *lebendigen* Substanz gestaltet wird. Vieles spricht dafür, daß von Steiner diese *empfindende Substanz* mit jener gleichsetzt wurde, an der *Bewußtsein* entstehen kann – und die er ausführlich in ihren Voraussetzungen beschrieb. Dabei maß er dem Bewußtsein eine das Leben der Substanz erhaltende Bedeutung zu. Des weiteren charakterisierte er in diesem Zusammenhang Bewußtsein als *Spiegelung der Außenwelt*. *Reflexbewußtsein* nannte er eine (Vor-)Bewußtseinsform, die auch den Tieren im Sinne einer *Außenabwehr* zur Verfügung stehe – und bei der noch nicht von Empfindung (als dem *ersten Element des Bewußtseins*) gesprochen werden könne. Ein *uneigentliches* Bewußtsein schien gemeint zu sein. In einem Vortrag aus dem Jahre 1910 äußerte sich Steiner wiederum zu diesem *Reflexbewußtsein*, nannte dabei auch den geisteswissenschaftlich zugrunde liegenden Sachverhalt; immer, wenn sich der *Ätherleib* zu tief in den *physischen Leib* hineinversenke, tauche *ein Bewußtsein auf ähnlich wie des Menschen Schlafbewußtsein, wie das Pflanzenbewußtsein* (120, 127). Dieses Bewußtsein aber liege *um einen Grad tiefer* als das *normale* Bewußtsein, habe darum auch eine *eigentümliche Tendenz* (ebd.). Steiner deutete darauf hin, daß auf der Ebene des *Reflexbewußtseins* sinnvolles, wenngleich eben nicht wirklich bewußtes Handeln möglich sei. Bewußtsein scheint hier (wie auch beim *traumlosen Schlafbewußtsein* der Pflanzen, das die Lebensvorgänge zu regeln und in Harmonie mit den äußeren Weltvorgängen zu bringen vermag) die Bedeutung eines sinnvollen Wissens zu haben, eines weltimmanenten Wissens, das als eine Weise der unbewußten Vernunft nicht zur Wahrnehmung gelangt, nicht geistes-gegenwärtig, nicht bewußt gewußt wird. Hatte Steiner in einem Vortrag des Jahres 1908 das Phänomen des Schmerzes aus geisteswissenschaftlicher Sicht auf eine Disharmonie im *Wesensglieder*gefüge zurückgeführt und den Schmerz als eine *Empfindung* des *astralischen Leibes* charakterisiert, so nannte er im Mai 1910 (im gleichen Zusammenhang waren die Ausführungen zum *Reflex*- und zum *Pflanzenbewußtsein* erfolgt) für die *Entstehung* von Schmerz die notwendige (evolutive) Bedingung, daß das zugehörige *Bewußtsein wenigstens den Grad des Bewußtseins des astralischen Leibes* haben müsse (120, 127).[88] Ein Schmerz muß im *astralischen Leibe leben*, so Steiner, der das Schmerzphänomen ein abnormes *Aufwachen* des *Astralleibes* nannte und gleichfalls auf eine Verschiebung der *Wesensglieder* und eine damit verbundene Bewußtseinsaufhellung zurückführte (der *Astralleib* wache auf, wenn er zu tief hinuntertauche in den *Ätherleib* und den *Physischen Leib*). Von der Notwendigkeit einer *Spiegelung* der *astralischen Vorgänge* an anderen *Wesensgliedern* sprach Steiner im genannten Vortrag (Mai 1910) nicht (gesagt wurde lediglich, daß die Tätigkeit des *Astralleibes* mit einer *Spiegelung* äußerer Eindrücke in inneren Vorgängen verbunden sei. Dies führte Steiner ohne ausdrücklichen Bezug auf das Phänomen der Bewußtwerdung als Vergegenwärtigung an – und vieles deutet darauf hin, daß *Spiegelung* und *innerer Vorgang* dem Sprachgebrauch von 1906 entsprachen). Festzuhalten bleibt, daß Steiner bei der Analyse des Schmerzphänomens 1908 und 1910 (Mai) dem *astralischen Leib* eine Wahrnehmungsfähigkeit für den eigenen Organismus zuschrieb. Explizit nannte er dann in November 1910 den *Astralleib* den *die Taten des Ätherleibes seelisch Erlebenden*. Ende November 1910 erläuterte Steiner das Phänomen der Bewußtwerdung erstmals anhand des innerorganischen *Spiegelungs*-Phänomens, wobei er das Schwergewicht eindeutig auf solche seelischen Erlebnisse

Stufen des Bewußtseins

Wesensglieder und Spiegelungs-Prozesse

legte, die in umweltlicher Begegnung gewonnen werden – und durch die *Spiegelung* zu *Bewußtsein* kommen. Dies legt freilich nahe, daß eine *unbewußte* Empfindung als Teil der selbständigen, d. h. nicht auf *Spiegelung* angewiesenen Totalität seelisch-*astralischen* Lebens (dem *Seelenleben als solchem*) jeglicher *Spiegelung* und damit Bewußtwerdung vorausgegangen ist. Auf eine weiterführende Besprechung der eröffneten Bewußtseinsproblematik[89] soll an dieser Stelle verzichtet werden, da im Sinne Steiners das menschliche *Ich* als viertes *Wesensglied* jeder ausführlicheren Diskussion zugrundegelegt werden muß.

Der Astralleib als universaler Seelenleib

Dagegen scheint sinnvoll, zur *astralischen* Entität als solcher (im Sinne einer *wesenhaften Wirklichkeit*) zurückzukommen. In vielen Vorträgen der betrachteten Werkperiode deutete Steiner deren *Wesen* nur aphoristisch an, sprach meist von seiner seelischen *Wirksamkeit* und nannte den *Astralleib* in vielen Darstellungen den *Träger von allen niedern und höheren seelischen Eigenschaften des Menschen, den Träger von Lust und Leid, Freude und Schmerz und allen Willensimpulsen* (97, 289 – dort auch die Andeutung, daß *am Astralleib* des weiteren *die Urteilsfähigkeit, das vernunftgemäße Urteil über die Umgebung [...] hafte*): *Das Leben der Seele kommt in diesem astralischen Körper zum Ausdruck* (1904 – 52, 256). Er ist *der eigentlich empfindende und denkende Teil des Menschen* (99, 35), der *Träger auch der gewöhnlichen Gedankenwelt, der Willensimpulse* (97, 80). Der *astralische Leib* aber ist zugleich diejenige Geistleiblichkeit, die *die Außenwelt wahrnimmt* (97, 80) – *er ist auch der Vermittler der eigentlichen sinnlichen Wahrnehmungen* (52, 256).

Träger seelischer Eigenschaften und Aktivitäten

Steiners Hinweise lassen die seelische Universalität eines geistigen *Wesensgliedes* erkennen, dessen konkrete Seinsbestimmung aus den Vortragsaussagen nur schwer erschließbar ist; denn diesen zufolge ist der *Astralleib* einerseits die empfindende und denkende Wesenheit des Menschen (s. o.), andererseits wirkt er *nur* als *Träger* oder *Vermittler* des eigentlich seelischen Lebens, bringt er Seele *zum Ausdruck* – ohne wohl selbst Seele zu sein[90]. So betonte Rudolf Steiner auch einmal, daß sich innerhalb des *astralischen Leibes [...] alles abspiegeln* würde, *was an Gemütsbewegungen sich vollzieht* (55, 119) – diesen scheint demnach noch eine eigene, unabhängige Seinsweise zuzukommen (gleichwohl sprach Steiner in scheinbarer Gleichsetzung auch von *Seele oder Astralleib* – 56, 74). Während Steiners (in von ihm nicht durchgesehenen oder gar überarbeiteten Nachschriften und Stenogrammen überliefertes) Vortragswerk in synoptischer Lesart demnach lediglich ein uneinheitliches Verständnis des *astralischen Leibes* erlaubt, zeigen die Schriften

Organon oder Wesenheit?

„Theosophie“ (1904) und der *„Geheimwissenschaft im Umriß“* (1910) eine grundlegende Bemühung um systematische Aufhellung der Beziehung von Leib, Seele und Geist. Nach Charakterisierung der vier *Wesensglieder* – die auch Rudolf Steiner zumeist an den Anfang seiner Ausführungen stellte – wird hierauf zurückzukommen sein (vgl. S. 136ff.).

Astralleib und Kosmos

Den *Seelenleib* als *Astralleib* bezeichnend, wies Steiner auf die kosmologische, im weitesten Sinn auch umweltlich zu nennende Dimension der menschlichen Geistseele hin. Anknüpfend an eigene Ausführungen zu den Phänomenen von Hypnose und Suggestion (1897) sowie an die 1901 formulierten Erläuterungen zu dem Begriff des *astralischen Leibes* in der paracelsistischen Naturphilosophie (vgl. S. 77), betonte Steiner in einem Vortrag aus dem Jahre 1904 erneut die durch das *Ich-Bewußtsein* überblendete Weltimmanenz des Menschen in leiblich-geistiger Hinsicht und sagte: *[...] Schalten Sie aber das Bewußtsein aus, dann tritt der Kontakt ein, dann leben Sie tatsächlich wiederum in dieser Außenwelt; denn der Astralleib ist nicht so wie Ihr Ich, Ihr unmittelbares Bewußtsein von der ganzen übrigen Welt getrennt. Nein, da gehen überall astrale Fäden nach allen Seiten aus, so daß Sie das Leben der ganzen Außenwelt mitleben und nicht nur der physischen Natur, sondern auch jene astralen Vorgänge, die fortwährend um uns sind, der geistigen Vorgänge, die um uns sind. Die nehmen wir dann wahr, wenn unser Bewußtsein ausgeschaltet ist. Was wir erinnern, erdenken und kombinieren, tritt im somnambulen Zustande unmittelbar auf als eine Erscheinung, welche hergeleitet wird von der äußeren Natur, von dem, was außer uns lebt* (52, 264). Der *astralische Leib* des Menschen ist in geisteswissenschaftlicher Anschauung eine wesenhafte, schaffende geistige Wirklichkeit, die – obgleich in sich individualisiert und als *Leib* dem Menschen eigen zugehörig, ihm *Gestalt* und *Form* gebend (9, 31) – ebenso wie *physischer* und *ätherischer Leib [...] in einer gewissen Beziehung zum ganzen Kosmos* steht (108, 222).

Das Ich

Tierischer und menschlicher Geist

In einem im Berliner Architektenhaus am 10.11.1910 gehaltenen Vortrag beschrieb Rudolf Steiner einen möglichen Verständnis- oder Erkenntnisweg zu jenem vierten menschlichen *Wesensglied*, das von ihm als das *Ich* bezeichnet, als wirksame geistige Entität beschrieben und von den anderen *Wesensgliedern* des Menschen abgegrenzt wurde. Steiners Vortragsdarstellung zentrierte sich um eine Differenzierung von tierischer (*astralischer*) und menschlicher (*Ich*-)Konstitution und kann als anthroposophische Explikationen jener Goetheschen Gedanken verstanden werden, die – aphoristisch verkürzt – im letzten Brief an Humboldt (17.3.1832, d.h. fünf Tage vor Goethes Tod) formuliert worden waren: „Die Tiere werden durch ihre Organe belehrt, sagten die Alten; ich setze hinzu: die Menschen gleichfalls, sie haben jedoch den Vorzug, ihre Organe dagegen wieder zu belehren" (WA 142, 281).

„Belehrung" der Organe

Auf die eigene Bestimmung des *astralischen Leibes* als auf das schöpferische Prinzip, den *eigentlichen Aufbauer vom Äther- und vom physischen Leibe* zurückkommend, beschrieb Steiner in dem Berliner Vortrag den *Astralleib* in seiner *innerlichen* und *äußerlichen* Wirksamkeit in der Konstitution des Tieres – in welchem, wie Steiner sagte, *die Intelligenz in dem Organismus selbst schöpferisch ist und aus ihm heraus schafft* (60, 76). Diese *Intelligenz* ist *astralische* Weisheit – der *Bewußtseinsleib* offenbart sich in seiner Wirksamkeit dadurch, daß Leibesorgane veranlagt werden, *durch deren Tätigkeit etwas zustande kommt, was der Mensch nur durch seine Intelligenz vollbringen kann.* Im Vortrag hieß es weiter: *Und wir sehen auf die verschiedenen Tiere verteilt sozusagen dieses innerliche geistige Wirken, sehen es in den Geschicklichkeiten der einzelnen Arten hervortreten. Die eine Tierart kann dieses, die andere jenes, was wir dann als eine Verschiedenartigkeit des Astralleibes bei den verschiedenen Tierarten ansehen* (60, 76). Durch den *Astralleib* des Tieres bzw. der Tier-Art (die, wie Steiner 1904 schrieb, gewissermaßen als Individualprinzip innerhalb des Tierreiches zu betrachten ist; vgl. 9, 57) vollzieht sich die *individuelle Wirksamkeit des Geistes in dem tierischen Organismus* (60, 76). Die schöpferische Wirkung des *Astralleibes* ist *innerliches geistiges Wirken* und manifestiert sich in spezifischen Organbildungen, die zur Grundlage der artspezifischen Erlebnis- und Verhaltensweisen werden: *Und wenn wir sehen, daß in einem tierischen Wesen aus der innerlichen Organisation heraus sich die Sinnesorgane, die Funktionen der tierischen Seele aufbauen, so sagen wir: Während beim Mineral sich der Geist erschöpft in der Ausgestaltung der Form, ist er innerlich lebendig im Tier. Dieses Innerlich-lebendig-Sein, dieses Dasein des Geistes innerhalb der tierischen Organisation selber bezeichnen wir als eine Tätigkeit des Astralleibes* (60, 73).

organische Intelligenz des Tieres

Das solchermaßen verinnerlichte Wirken des astralischen Prinzipes wird dabei von der tierischen Organisation in gewissen Grenzen *erlebt*, mit Bewußtsein begleitet – das Tier ist beseeltes Wesen: *In diesem [organbildenden] Ausgestalten erkennen wir die Wirksamkeit des Geistes an, und in diesem Dabeisein des Tieres in diesem Ausgestalten erkennen wir das seelische Leben des Tieres* (60, 79). *Wir sprechen einem Wesen Seele zu, das den Geist nicht nur in sich aufnimmt, sondern das den Geist in sich erlebt und aus dem Geist heraus in sich selber schaffend ist* (60, 70). Das Tier begleitet das innerliche Wirken des Geistes in seelischer Aufmerksamkeit, es erlebt – in einer ihm eigenen und begrifflich schwer faßbaren Weise – die schaffende, bildende Tätigkeit. Dies aber heißt zugleich, daß sich auf einer seelischen Erlebnisebene Geistiges seiner selbst gegenwärtig und darum anfänglich *bewußt* wird: *Dieses innerliche Wirken des Geistes in einem Organismus, dieses Sich-Erleben des Geistes in seiner Tätigkeit, das ist es, was wir als seelisches Erleben bezeichnen* (60, 77).

organische Gebundenheit und Begrenzung

Aber wir sehen, daß das geistige Schaffen, also das, was wir im Astralleib verankert finden, sich erschöpft in Organbildungen, in dem, was die Tiere unmittelbar auf die Welt bringen. In dem Artgemäßen hat es sich erschöpft. Das Tier bringt, was es kann und was es das Dasein erleben läßt, mit auf die Welt. Es kann wenig darüber hinausgehen. Damit zeigt es zugleich, daß sich der Geist in der Organbildung des Tieres erschöpft, sich ausgegossen hat (60, 81). *Das Tier hat, indem der Geist eine gewisse Summe von Organen aufgebaut hat, diesen Geist zur Darstellung zu bringen, wie er in den Organen gewirkt hat, wie er sich in den Organen darlebt; es hat keine Möglichkeit, hinauszugehen über das Maß dieses Geistes, wie er sich in den Organen darlebt* (60, 80). Durch seine Organe und das in ihnen wirksame geistige Prinzip wird das Tier *belehrt*, sein seelisches Leben vollzieht sich in organischer Gebundenheit, *liegt in dem Haben seiner Organe, in dem Begehren seiner Organe, namentlich in der Tätigkeit dieser Organe, die auf das innere Leben gerichtet sind* (60, 79). *Ein Tier, das verdaut, also die innere Tätigkeit des Geistes in sich erlebt, fühlt darin sein besonderes Wohlbehagen. Das ist seelisches Erleben der inneren Leiblichkeit, in der der Geist unmittelbar wirkt* (ebd.). Steiner sprach von einem *innerlich-leiblich erlebten Geist* (60, 89), von einem organbezogenen Sich-Erleben und *Genießen*, von einer *leiblichen Innerlichkeit der tierischen Seele* (60, 88).

Für den Anthropos, den über die eigene Leibeswirklichkeit Hinaus- und Hinaufschauenden, dagegen gilt, daß bei ihm sich das Seelische emanzipiert vom innerlich-organischen Geschehen bzw. *von dem, was innerlich-leiblich erlebter Geist ist* (60, 89). Gegen die *leibliche Innerlichkeit* der tierischen Seele setzte Steiner die *leibliche Äußerlichkeit* und *geistige Innerlichkeit* der menschlichen Seele und sagte: *Daß sie sich freuen kann an den Dingen der Außenwelt, daß sie dringen kann zu dem, was äußerlich erscheint, was als Geist zu der Seele spricht, das verdankt der Mensch allerdings dem Umstande, daß sich seine Seele von der Leiblichkeit emanzipiert hat, sich von dem innerlichen Erleben des Geistes getrennt hat – und die Sicherheit, den Geist selbst zu erleben, sich mit einer Unsicherheit und Ungeschicklichkeit, ja Unvollendetheit in den Instinkten erkauft hat* (60, 88). Die seelische Loslösung des Menschen von seinen Organen bedeutet den Verlust jener Instinktsicherheit, die jeglichem Tier in artindividueller Weise eigen ist. Erreicht wird dagegen die Fähigkeit, *den Geist selbst zu erleben*, geistunmittelbar und leibtranszendent zu sein: *[Der*

seelische Emanzipation vom Leib

Mensch] ist fähig, Geist aufzunehmen, ohne daß dieser sich erst durch die Organe, durch die Leiblichkeit ergießen muß, während das Tier darauf angewiesen ist, wie sich der Geist in die Organe ergießt. Das Tier erlebt in sich den Geist, wie er in die Organe einfließt. Der Mensch dagegen reißt seine Organe von dem Seelischen los und erlebt unmittelbar das Einfließen des Geistes in der Seele (60, 87). Die unmittelbare Aufnahme rein geistiger Inhalte ermöglicht dem Menschen innerhalb seines anthropologischen Horizontes ein Lernen an demjenigen, *was ihm im Leben entgegentritt, was von außen an ihn herantritt, was unmittelbar als Geist sich ihm darstellt* (60, 85). Der Mensch erlangt so die Fähigkeit, in Selbständigkeit weiter an seinen Organen arbeiten, diese willentlich ausbilden, ja „belehren" zu können (Goethe, 17.3.1832).

das differente Geist-Verhältnis

In dem zitierten Berliner Vortrag vom 10.11.1910 verdeutlichte Steiner den differenten Leibbezug von Menschen- und Tierseele auch in pathophysiologischer Hinsicht; er wies darauf hin, daß das beim Tier so innig an die Leiblichkeit gebundene seelische Erleben sich auch in eine veränderte Leiblichkeit viel tiefer hineinleben kann (resp. muß), als dies beim Menschen der Fall ist (60, 92). Er erläuterte diese konstitutionelle Gegebenheit anhand der unterschiedlichen Schmerzwahrnehmung bzw. -erlebnisweise von Mensch und Tier und sagte dabei u. a.: *Weil sich das seelische Leben des Menschen von dem inneren leiblichen Erleben so emanzipiert, deshalb ist beim Menschen ganz gewiß gegenüber dem höheren Tier der Schmerz, der durch die bloßen leiblichen Verhältnisse herbeigeführt wird, kein so peinigender und in der Seele fressender als beim Tier. Wir können das noch bei Kindern beobachten, wie leiblicher Schmerz noch ein viel größerer seelischer Schmerz ist als in den späteren Jahren, weil der Mensch in dem Maße, als er von der leiblichen Organisation unabhängig wird, in den Eigenschaften seiner Seele, die ihm unmittelbar aus der Seele kommen müssen, auch die Mittel findet gegen den leiblichen Schmerz* (ebd.).

die Ich-Dimension des Menschen

Der von seiner leiblichen Organisation in gewisser Weise unabhängig werdende, sich über dieselbe *erhebende* Mensch verdankt nach Steiner sein So-Sein einer überleiblichen, geistig wirksamen Wesenheit, die ihm im Unterschied zur tierischen Organisation immanent ist. Das ihn durchwirkende geistige Prinzip dringt dabei partiell auch in sein Bewußtseinsleben vor – in den *Eigenschaften seiner Seele, die ihm unmittelbar aus der Seele kommen,* holt sich der Mensch *in bezug auf das Tiefste seines Wesens aus seiner Innerlichkeit selbst* sein *Ich* hervor. Es ist das *in der Seele befindliche lebendige Ich*, das sich beim Menschen *zwischen Geist und Leibesorganisation* wirksam hineinstellt und die Vermittlung zwischen beiden stiftet (60, 116). Das als wirkende Einheit verstandene *Ich* ist eine die angedeutete anthropologische Dimension eröffnende, menschheitsgeschichtlich und biographisch evolutiv hervortretende *Kraftwesenheit*, die aufgrund ihres *von der physischen Orga-*

nisation freien Daseins (35, 142) dem Menschen ermöglicht, sich konstitutionell (leiblich, seelisch und geistig) über das Tier erheben zu können.

Das menschliche *Ich* wirkt, so Steiner, *in der Seele*, ja es ist selbst das *innerste Seelenzentrum* (128, 39), der *Mittelpunkt* der Seele (9, 39). Es offenbart *den eigentlichen Geist des Menschen, den innersten Wesenskern, das Unsterbliche innerhalb der menschlichen Natur* (54, 363). Dieses vierte *Wesensglied* lebt *innerhalb* der drei anderen *Wesensglieder* (58, 115) und zentriert in überräumlichem Sinne die *Hüllen* aus *physischem, ätherischem* und *astralischem Leib, die es aber nicht wie Zwiebelschalen umgeben, sondern die gesetzmäßig ineinander wirken, kraftvoll sich durchdringen und sich gestalten* (54, 363).

Ehe gegen Ende dieser Darstellung erneut auf die eigentliche Wesenheit des *Ichs* und seine Verwurzelung in der Weltwirklichkeit eingegangen wird, seien nachfolgend vornehmlich die von Steiner skizzierten Implikationen dieses *Ichs* für das Bewußtseinsleben des Menschen referiert.

Die Voraussetzungen des menschlichen Ich-Bewusstseins

Vergessenheit, Bewußtsein und Erinnerung

Wäre der Astralleib sich selbst überlassen, es würden sich Lust und Schmerz, Hunger- und Durstgefühle in ihm abspielen; was aber dann nicht zustandekäme, ist die Empfindung: es sei ein Bleibendes in alle dem. Nicht das Bleibende als solches wird hier als „Ich" bezeichnet, sondern dasjenige, welches dieses Bleibende erlebt. […] Mit dem Gewahrwerden eines Dauernden, Bleibenden im Wechsel der inneren Erlebnisse beginnt das Aufdämmern des „Ichgefühles". Nicht daß ein Wesen zum Beispiel Hunger empfindet, kann ihm ein Ichgefühl geben. Der Hunger stellt sich ein, wenn die erneuerten Veranlassungen zu ihm sich bei dem betreffenden Wesen geltend machen. […] Das Ichgefühl tritt erst ein, wenn nicht nur diese erneuerten Veranlassungen zu der Nahrung hintreiben, sondern wenn bei einer vorhergehenden Sättigung eine Lust entstanden ist und das Bewußtsein dieser Lust geblieben ist, so daß nicht nur das gegenwärtige Erlebnis des Hungers, sondern das vergangene der Lust zu dem Nahrungsmittel treibt. Wie der physische Leib zerfällt, wenn ihn nicht der Ätherleib zusammenhält, wie der Ätherleib in die Bewußtlosigkeit versinkt, wenn ihn nicht der Astralleib durchleuchtet, so müßte der Astralleib das Vergangene immer wieder in die Vergessenheit sinken lassen, wenn dieses nicht vom Ich in die Gegenwart herübergerettet würde. Was für den physischen Leib der Tod, für den Ätherleib der Schlaf, das ist für den Astralleib das Vergessen. Man kann auch sagen: dem Ätherleib sei das Leben eigen, dem Astralleib das Bewußtsein und dem Ich die Erinnerung (1910 – 13, 47/48). Indem das *Ich* die Erinnerung ermöglicht, gründet in ihm eine sich zur Biographie oder individuellen Lebensgeschichte sich gestaltende Kontinuität vielfältiger Einzelerlebnisse – diese bewußt erlebbare Kontinuität aber ist die notwendige Voraussetzung für die Genese des *Ichgefühls* bzw. des Selbstbewußtseins. Das *Ich* ist als solchermaßen wirksam werdende geistige Kraft daher *Träger des Selbstbewußtseins* (56, 298).

Rudolf Steiner führte den damit angedeuteten Zusammenhang zwischen Erinnerungsfähigkeit und Selbstbewußtsein oder *Ichgefühl* (scheinbar synonym wurde auch von einem *Ich-Begriff* oder einer *Vorstellung von dem eigenen Ich* gesprochen – 60, 57) in einem öffentlichen Berliner Vortrag vom 27.10.1910 weiter aus, wobei auch entwicklungsphysiologisch relevante Zusammenhänge der frühkindlichen Lebensjahre thematisiert wurden; u. a. hieß es dort: *Der Mensch erinnert sich im heutigen normalen Leben bis zu einem gewissen Punkt seiner Kindheit, dann schwindet ihm die Erinnerung. Obwohl er sich ganz klar ist, daß er früher schon dabei war, erinnert er sich daran doch nicht. Er weiß, daß es sein gleiches geistig-seelisches Ich ist, das ihm das Leben aufgebaut hat, aber es fehlt ihm die Möglichkeit, sein Gedächtnis über diese Stufe auszudehnen. [...] Aus der Beobachtung der kindlichen Seele wird man das Resultat gewinnen können, daß die Erinnerung genau so weit zurückgeht, bis sie den Zeitpunkt trifft, wo der Ich-Begriff, die Vorstellung von dem eigenen Ich in dem betreffenden Menschenwesen entstanden ist. Das ist eine außerordentlich wichtige Tatsache* (60, 57). Mit dem *Anheben* der bewußten *Ich-Vorstellung* des Kindes fängt auch die *Rückerinnerung* an (ebd.). *Woher kommt diese merkwürdige Tatsache? Sie kommt daher, weil zur Erinnerung noch etwas anderes notwendig ist, als daß man sozusagen einmal oder überhaupt mit einem Gegenstande in Berührung gekommen ist. Man kann noch so oft mit einem Gegenstande in Berührung kommen, eine Erinnerung muß deshalb nicht hervorgerufen werden. Die Erinnerung beruht nämlich auf einem ganz bestimmten seelischen Prozeß, auf einem ganz bestimmten geistig-seelischen, inneren Lebensprozeß* (60, 57/58). Die Erinnerungsbewegung des Menschen hat die am Erlebnis zu bildende *Vorstellung* zum obligaten Ausgangspunkt – *das äußere Erlebnis kann noch so oft auftreten: wenn es nicht den inneren Siegelabdruck der Vorstellung erfährt, kann es nicht dem Gedächtnis einverleibt werden* (60, 58). Die *Vorstellung* ist als *innerer Siegelabdruck* des Erlebten ein *nach innen gewendetes Sinneserlebnis* (60, 58). Die Erinnerungsfähigkeit beruht auf der Bewahrung dieser Innenwendung, d. h. auf deren Begegnung mit dem wirksamen *Ich*. Im einzelnen sagte Steiner: *Was da nach innen in unserm Sinnesleben erlebt wird, das wird bei jedem äußeren Sinneseindruck, bei allem, was wir an der äußeren Welt aufnehmen können, einverleibt unserem Ich. Eine Sinneswahrnehmung kann auch da sein, ohne daß sie dem Ich einverleibt wird. Für die äußere Welt ist es unmöglich, daß eine Vorstellung im Gedächtnis behalten wird, wenn sie nicht nach innen, in den Bereich des Ich aufgenommen wird. So steht bei jeder Vorstellung, die wir uns aus einem*

Rückerinnerung und Ich-Vorstellung

Bildung der Erinnerungsvorstellung

Sinneserlebnis bilden und die im Gedächtnis behalten werden kann, das Ich am Ausgangspunkt. Eine Vorstellung, die von außen herein in unser Seelenleben kommt, ist gar nicht zu trennen von dem Ich (60, 59). Durch die *Aufnahme in den Bereich des Ichs* kann die gebildete Vorstellung *Erinnerungsvorstellung*, erinnerbare, erneut zu vergegenwärtigende Vorstellung des Erlebten werden.

Die angedeuteten Vorgänge entwickeln sich innerhalb einer seelisch-geistigen Dynamik, deren Wirkbeziehungen weder im strengen Sinne isoliert noch konsequent chronologisiert zur Darstellung gebracht werden können. So wird die Vorstellung nicht am Sinneserlebnis gebildet und anschließend in die Sphäre der *Ich*-Wirksamkeit aufgenommen – vielmehr ist das menschliche *Ich* (als *innerstes Seelenzentrum*) bereits am Prozeß der Vorstellungsbildung in gewisser Weise beteiligt: *Wir können uns vorstellen, daß das Ich-Erlebnis etwas darstellt wie eine innere Kugelfläche, von außen gesehen, daß dann die Sinneserlebnisse herankommen und daß das Sich-Spiegeln der Erlebnisse im Innern die Vorstellung ergibt. […] So ist tatsächlich das Ich-Erlebnis bei allem, was der Erinnerung einverleibt werden kann, wie ein Spiegel, der nach innen uns die Erlebnisse zurückstrahlt* (60, 60). Hatte Steiner einführend dargestellt, daß das menschliche Gedächtnisvermögen (und damit verbunden auch die biographische Rückerinnerung) auf einem *ganz bestimmten seelischen Prozeß, auf einem ganz bestimmten geistig-seelischen, inneren Lebensprozeß* beruht, so konkretisierte sich dies in den anschließenden Vortragsaussagen demnach dahingehend, daß die Erinnerungsfähigkeit entwicklungspsychologisch das ausgebildete und zur Wirksamkeit gelangende *Ich-Erlebnis* voraussetzt. Das Gewahrwerden der eigenen *Ich*-Wirklichkeit, das *Ich-Erlebnis* oder die *Ich-Wahrnehmung* ist mit anderen Worten die Manifestation einer – die Gesamtkonstitution des Kindes betreffenden – Entwicklungshöhe, die individuell erreicht werden muß. Erst da, *wo die Ich-Wahrnehmung aufgetreten ist, stellt sich das Ich vor die Vorstellungen wie ein Spiegel* – und ermöglicht die Gedächtnisleistung (60, 60).

das spiegelnde Ich-Erlebnis

Am 4.11.1910, eine Woche nach der öffentlichen Darstellung im Berliner Architektenhaus, thematisierte Steiner diese Zusammenhänge vor der Generalversammlung der Theosophischen Gesellschaft erneut. Dabei sagte er: *[…] Ungefähr so weit zurück, als die Erinnerung an die früheren Ereignisse zurückreicht, liegt auch der Moment, wo das Kind überhaupt fähig geworden ist, die Ich-Vorstellung, das Ich-Bewußtsein zu entwickeln. Nur diejenigen Vorstellungen, die so aufgenommen worden sind, daß das Ich tätig dabei war, daß eine aktive Kraft dabei war, indem das Ich sich als bewußtes Ich gefühlt hat, nur diese Vorstellungen werden im gewöhnlichen Menschenleben überhaupt erinnert, können nur erinnert werden. Was macht denn also dieses Ich, indem es sozusagen geboren wird, sagen wir im zweiten oder dritten Jahre des kindlichen Lebens? Früher hat es sozusagen unbewußt die Eindrücke aufgenom-*

men, war nicht selbst dabei. Dann fängt es an, als Ich-Bewußtsein sich wirklich zu entwickeln, und mit diesem Ich-Bewußtsein beginnt dann das Kind alle Vorstellungen zu verknüpfen, sich vor seine Vorstellungen zu stellen und diese hinter sich zu setzen. Sie können das fast handgreiflich erfassen: Vorher war das Ich sozusagen in seinem ganzen Vorstellungsleben darinnen; dann tritt es heraus und stellt sich so, daß es nunmehr frei der Zukunft entgegengeht und sozusagen gewappnet ist, alles das, was aus der Zukunft herankommt, aufzunehmen, aber hinter sich stellt die vergangenen Vorstellungen (115, 195).

Spiegelung des Ichs am Ätherleib

Im Vortrag vom 4.11.1910 versuchte Steiner sodann, in einer Erweiterung des bereits Dargestellten die geisteswissenschaftlichen Hintergründe der gebildeten *Ich-Vorstellung* aufzuhellen. Dabei ging er von der phänomenalen Charakteristik der *Ich-Vorstellung* aus und sagte: *Denn bedenken Sie einmal, daß die Ich-Vorstellung Ihnen niemals von außen gegeben werden kann. Alle andern Vorstellungen, die sich auf die physische Welt beziehen, sind Ihnen von außen gegeben. Die Ich-Vorstellung, schon die Ich-Wahrnehmung kann Ihnen niemals von außen zufließen. Das wird Ihnen erst erklärlich, wenn Sie sich jetzt vorstellen, daß das Kind, bevor es die Ich-Vorstellung hat, unfähig ist, den eigenen Ätherleib zu verspüren; in dem Augenblick, wo es anfängt, das Ich-Bewußtsein zu entwickeln, verspürt es seinen Ätherleib, und es spiegelt zurück in das Ich das Wesen des eigenen Ätherleibes. Da hat es den Spiegel. Während also alle andern Vorstellungen, die sich auf den physischen Raum und auf das Leben im physischen Raum beziehen, durch den physischen Leib des Menschen aufgenommen werden, nämlich durch die Sinnesorgane, entsteht überhaupt das Ich-Bewußtsein dadurch, daß das Ich den Ätherleib ausfüllt und sich gleichsam an seinen Innenwänden spiegelt. Das ist das Wesentliche des Ich-Bewußtseins, daß es der nach innen sich spiegelnde Ätherleib ist* (115, 196). Der *Ätherleib* spiegelt sich *nach innen, in das Ich.* Das *Ich füllt* den *Ätherleib* aus, spiegelt sich selbst an diesem – wodurch ihm der *Ätherleib* bewußt wird; das Bewußtsein, das Wissen um den *ätherischen Leib* ermöglicht dem *Ich* Selbstbewußtsein, bildet die Grundlage der *Ich-Vorstellung*: *Es ist also sozusagen das Ich, welches den Ätherleib ausfüllt und sich dieses Ätherleibes als solchem, wie durch innere Spiegelung, bewußt wird* (115, 197).

Das Ich-Bewusstsein und andere Bewusstseinsformen des Menschen

Ein solches Bewußtsein wie das, was wir heute haben zwischen Geburt und Tod, setzt voraus, daß das Ich genau so, wie es heute der Fall ist, mit den andern drei Gliedern zusammenwirkt und das höchste ist unter den vier Gliedern der menschlichen Wesenheit (120, 121). Das Wachbewußtsein des Menschen, sein normales Tagesbewußtsein wurde von Rudolf Steiner wiederholt als ein *Ich-Bewußtsein* und damit als die Bewußtseinsstufe des vorstellend-erinnernden Weltbezuges gekennzeichnet. Das menschliche *Ich* ist als wirksame geistige Kraft an Vorstellungsbildung und -bewahrung ursächlich beteiligt (s.o.); es zentriert darüberhinaus alle menschliche Vorstellungstätigkeit (vgl. a. S.76ff.): *Beim normalen Menschen ist es das Wesentliche, daß alle Vorstellungen wie auf einen Punkt perspektivisch bezogen sind: auf das selbstbewußte Ich. Im Moment des Einschlafens fühlen wir deutlich, wie sozusagen das Ich zunächst von den Vorstellungen überwältigt wird, trotzdem sie dunkler werden. Die Vorstellungen machen ihre Selbständigkeit geltend, leben ein Eigenleben, gleichsam einzelne Vorstellungswolken bilden sich innerhalb des Horizontes des Bewußtseins, und das Ich verliert sich an die Vorstellungen* (60,129).

Einschlafmoment und Ich-Wirksamkeit

Das *Ich-Bewußtsein* ist als eigentliches Tagesbewußtsein die gegenwärtig entwickeltste Bewußtseinsform des Menschen.[91] Es *überleuchtet* und *übertönt*, wie Steiner (120, 122) sagte, im wachen Zustand andere Bewußtseinsarten – ohne dieselben jedoch vollständig aufzuheben. Dies erläuternd, führte er am 7.3.1904 im Berliner Architektenhaus aus: *[...] Während unseres gewöhnlichen Tageslebens ist unser Ich, unser Bewußtsein immer dabei, wenn wir die Eindrücke von der Außenwelt empfangen; wir leben nicht mit der Außenwelt, ohne daß dieses Tages-Ich diese Eindrücke der Außenwelt kontrolliert. [...] Es ist nötig, daß der Mensch von innen heraus seine Wahrnehmungsorgane in einer bestimmten Weise durchdringt, sie sozusagen durchsetzt, damit die äußeren Sinneswahrnehmungen eintreten können. Es ist nicht nur nötig, daß wir Augen und Ohren haben, sondern es ist nötig, daß wir von innen heraus dasjenige, was uns Auge und Ohr überliefern, beleben, daß wir von innen heraus dem etwas entgegenstellen, was es uns in Bilder, in Vorstellungen verwandelt, was dann bewirkt, daß es für uns da ist. [...] Im gewöhnlichen Leben ist es unser Ich, unser helles, waches Tagesbewußtsein, welches von sich aus, gleichsam von innen der Außenwelt das entgegenstellt, was wir brauchen, um die Eindrücke herauszuheben und zu unseren Bewußtseinseindrükken zu machen. Denken Sie sich nun einmal dieses Bewußtsein ausgelöscht. [...] [Der] Astralleib kann nun zwar immer dasjenige, was er von außen empfängt, in Bilder umwandeln, nur wird es nicht in Vorstellungen umgewandelt, nur wird es nicht in das bewußte helle Tagesbewußtsein aufgenommen. So wandelt – das ist die eine Möglichkeit – der Astralleib des Menschen solche Eindrücke in Bilder um, die ihn umgeben, entweder in wirrer, unregelmäßiger Weise oder aber in regelmäßiger Weise, wenn das Ich sozusagen bei diesem ganzen Vorgange dabei ist. In einem solchen Kontakt mit der Außenwelt ist der Astralleib, die Seele des Menschen, welche in einem somnambulen Zustande ist; ja, in einer ähnlichen Verbindung ist schon die Seele des Träumers* (52,258). Das *astralische Bewußtsein* wird, so Steiner (120, 122), beim wachenden Men-

Tagesbewußtsein und Ich-Wirksamkeit

das astralische Bewußtsein

schen *von dem Lichte des Ich* überlagert. Nicht nur das Phänomen der Traumbilderfolgen weist auf die untergründige Weiterexistenz des *astralischen Bewußtseins* hin; die zuvor (vgl. S. 117ff.) zitierten Ausführungen zum Ursprung der Schmerzempfindung machten deutlich, daß ein *Aufwachen* des *astralischen Leibes* (einer Intensivierung des *astralischen Bewußtseins* gleichkommend) in geisteswissenschaftlicher Sicht auch während des Tages möglich ist – daß, anders gesagt, die fortwährende Latenz des *astralischen Bewußtseins* durch eine Veränderung im Gefüge der vier *Wesensglieder* aktualisiert werden kann. Dies gilt in vergleichbarer Weise auch für die noch tiefer gelegenen Bewußtseinsebenen bzw. -arten: *[...] Wir dürfen nicht glauben, weil wir bei Tage im Ich-Bewußtsein und astralischen Bewußtsein leben, daß nicht mit uns leben die anderen Bewußtseinsarten. Wir wissen nur von ihnen nichts. [...] Wir können nicht in diejenigen Gebiete hinunter, die wir bezeichnen können als Bewußtsein unseres Ätherleibes und unseres physischen Leibes. Wir haben zwar auch im traumlosen Schlaf ein Bewußtsein, aber ein Bewußtsein von so niederem Grade, daß der Mensch im gewöhnlichen Leben nicht in der Lage ist, von diesem Bewußtsein überhaupt etwas zu wissen. Aber das ist durchaus kein Anlaß, daß wir in diesem Bewußtsein nichts tun. Dieses Bewußtsein hat zum Beispiel normalerweise die Pflanze, die ja nur aus physischem Leib und Ätherleib besteht. Die Pflanze lebt fortwährend in einem traumlosen Schlafbewußtsein. Unser Bewußtsein des Ätherleibes und des physischen Leibes ist auch im Tagwachen vorhanden; aber wir können nicht bis zu ihm hinuntersteigen. Daß aber dieses Bewußtsein handeln kann, das zeigt sich uns zum Beispiel, wenn wir im Schlafe somnambule Handlungen, nachtwandlerische Handlungen ausführen, von denen wir nichts wissen. Das ist das traumlose Schlafbewußtsein, das diese Handlungen vollführt. Das gewöhnliche Ich-Bewußtsein und das astralische Bewußtsein reichen nicht hinunter bis dahin, wo zum Beispiel die Handlungen des Nachtwandlers ausgeführt werden* (120, 160).

Bewußtsein des Ätherleibes und des physischen Leibes

Bewußtseinsformen und Spiegelungsprozesse

Steiners Darstellung verschiedener, hierarchisch geordneter Bewußtseinsarten des Menschen muß im Zusammenhang seiner Aussagen über das vielfältige und komplexe Problem der wechselseitigen *Spiegelung*, der dynamischen Wechselwirkungen der vier *Wesensglieder*, gesehen werden. Wie weiter oben (vgl. S. 119ff.) angeführt, wurde in dem Berliner Vortrag vom 24.11.1910 offensichtlich erstmals darauf hingewiesen, daß die Bewußtwerdung seelischer Tätigkeit eine Spiegelung durch die Leibesvorgänge voraussetzt (*Unsere Leibesvorgänge sind in Wahrheit das, was unserem Seelenleben hemmend entgegentritt, und diese Hemmungsvorgänge sind zu gleicher Zeit die Spiegelungsvorgänge*). Hatte Steiner bei den *Leibesvorgängen* auch vornehmlich die Phänomene des *physischen Leibes* vor Augen (*Bewußtsein ist die Spiegelung der Erlebnisse durch den physischen Leib*), so wurde der *Ätherleib* doch ebenfalls explizit als *Spiegelungsapparat* bezeichnet. Dieser spiegele, so Steiner in dem genannten Zusammenhang, die innere gedankliche Tätigkeit – bzw. sei selbst dasjenige, *was im einsamen Sinnen, dem keine äußeren Eindrücke zunächst zugrunde liegen, in uns sich abspiegelt.* Wird unter der umschreibenden Bezeichnung *in uns* der menschliche *Ich*-Bereich verstanden, so sprach Steiner am 24.11.1910 über *Ich*-Bewußtseinserlebnisse, die durch eine spezifische Gedankentätigkeit erzielbar sind und auf einem Zusammenwirken mit der Lebenssphäre des Organismus beruhen. Der drei Wochen zuvor (am 4.11.1910) thematisierte entwicklungsphysiologische Hintergrund der *Ich-Vorstellung* bzw. des *Ich-Bewußtseins* – die Spiegelung des *Ichs* an den Innenwänden des Ätherleibes – wäre demnach mit der am 24.11. skizzierten Prozeßdynamik identisch. Zu beachten ist diesbezüglich auch, daß Steiner bereits am 4.11. davon sprach, daß das die *Ich*-Vorstellung entwickelnde Kind das Wesen des eigenen Ätherleibes in das Ich zurückzuspiegeln beginne – im Sinne des zuvor (vgl. S. 89ff.) über die wechselseitige Spiegelung Dargestellten also bereits hier darauf hingewiesen wurde, daß die sich im Ätherleib spiegelnde und denselben ausfüllende *Ich*-Wirklichkeit augenscheinlich innerhalb des Bildekräfteleibes Veränderungen hervorruft, an denen sich das Ich indirekt selbst gewahr zu werden vermag (*Ich weiß wohl, daß ich bildlich spreche. Aber diese Dinge bedeuten trotzdem eine Wirklichkeit.* 60, 59).

Das Ich als innerweltliches Erkenntnisorgan

Ich-Transzendenz des Leibes

In einem Vortrag im Rahmen des „4. Internationalen Philosophenkongresses" (Bologna, 6.–11.4.1911) wies Rudolf Steiner am 8.4.1911 darauf hin, daß *die Meinung des gewöhnlichen Bewußtseins, das Ich sei als absolut innerhalb des Leibes gelegene Wesenheit zu betrachten, als eine notwendige Illusion des unmittelbaren Seelenlebens zu gelten habe* (35, 142). Schon ein Jahr zuvor hatte Steiner am 28.3.1910 in Wien geltend gemacht, daß das menschliche Ich *auch durchaus nicht während des Tagesbewußtseins ganz im Menschen* vorfindlich, vielmehr *in einer gewissen Weise in der Umgebung des Menschen vorhanden* sei: *Das menschliche Ich deckt sich nur teilweise mit dem, was wir als physischen Leib wahrnehmen.* Steiner betonte bereits in Wien, daß das *Ich [...] eigentlich immer auch in bezug auf seine substantielle Wesenheit in unserer Umgebung ist* (119, 196).

In dem in Bologna mit dem Titel *„Die psychologischen Grundlagen und die erkenntnistheoretische Stellung der Theosophie"* gehaltenen Vortrag erläuterte Steiner dann die erkenntnistheoretischen Implikationen des in Wien beschriebenen geisteswissenschaftlichen Sachverhaltes. Dabei hieß es u.a.: *Das Ich – mit dem ganzen menschlichen Wesenskern – kann angesehen werden als eine Wesenheit, welche ihre Beziehungen zu der objektiven Welt innerhalb dieser selbst erlebt, und die ihre Erlebnisse als Spiegelbilder des Vorstel-*

„Dynamisches Losgelöstsein" und Spiegelung

lungslebens aus der Leibesorganisation empfängt. Die Absonderung des menschlichen Wesenskernes von der Leibesorganisation darf naturgemäß nicht räumlich gedacht werden, sondern muß als relativ dynamisches Losgelöstsein gelten. [...] In wachem Zustande ist der menschliche Wesenskern der physischen Organisation so eingefügt, daß er durch sein dynamisches Verhältnis zu dieser sich in ihr spiegelt; im Schlafzustande ist die Spiegelung aufgehoben (35, 142f.).

Steiners Äußerungen in Wien und Bologna über das menschliche *Ich*, das *immer auch in bezug auf seine substantielle Wesenheit* in der Umgebung des Menschen vorhanden ist, erweitern und komplizieren das Verständnis des vierten Gliedes der menschlichen Wesenheit. Das menschliche *Ich* ist als erkennendes Prinzip innerhalb der sog. *Außenwelt* anwesend, verbindet als geistige Kraft die abgesonderte menschliche Leiblichkeit mit der Totalität der Schöpfung. Die Weltoffenheit des Menschen gründet wesentlich in einer Weltimmanenz seines *Ichs*, die ihm ermöglicht, geistige Erlebnisse außerhalb des eigenen Leibes gewissermaßen objektiv zu realisieren (vgl. S. 73ff. – die *Ideen* oder Gestaltungskräfte der Dinge, die zusammen mit der Sinnesoffenbarung die Wirklichkeitserkenntnis ermöglichen, werden vom *Ich* innerhalb der *objekiven Außenwelt* seelisch-geistig erlebt, wodurch der Mensch wiederum Teil des Weltganzen wird). Diese Erlebnisse vermag der Mensch mit jenem Bewußtsein zu begleiten, das durch den dynamischen Bezug von *Ich* und *physischer Leibesorganisation* ermöglicht wird (*Das Ich – mit dem ganzen menschlichen Wesenskern – kann angesehen werden als eine Wesenheit, welche ihre Beziehungen zu der objektiven Welt innerhalb dieser selbst erlebt, und die ihre Erlebnisse als Spiegelbilder des Vorstellungslebens aus der Leibesorganisation empfängt*).

das „zur Erscheinung kommende" Ich

In Bologna sprach Steiner zudem auch von einem im menschlichen *Bewußtseinsleib* sich ausbildenden und durch die *Beziehung des Wesenskernes auf die physische Organisation zur Erscheinung kommenden „Ich"* (35, 134). Damit differenzierte er erstmals explizit zwischen dem *wesenhaften Ich* und seiner seelisch-geistigen *Erscheinung*, wie sie durch eine dynamische Beziehung zur menschlichen Leiblichkeit zustande kommt.[92]

Leib und Seele

Insbesondere in seinen Buchveröffentlichungen *„Theosophie"* (1904) und *„Geheimwissenschaft im Umriß"* (1910) bestimmte Steiner die eigentliche Leiblichkeit des Menschen auf der Grundlage von *Physischem Leib*, *Ätherleib* und *Astralleib*. Es wird im folgenden versucht, das Verhältnis dieser *Leiblichkeit* zur menschlichen *Seele*[93] näher zu bestimmen.

Ausgehend von der menschlichen Wahrnehmungs- und Vorstellungstätigkeit und im Hinblick auf die entfaltete Wirkbeziehung der *Wesensglieder,* schrieb Steiner: *Es hat sich da ein Vorgang abgespielt zwischen seinem astralischen Leibe und seinem Ich. Der Astralleib hat den äußeren Eindruck von dem Gegenstand bewußt gemacht. Doch würde das Wissen von dem Gegenstande nur so lange dauern, als dieser gegenwärtig ist, wenn das Ich nicht das Wissen in sich aufnehmen und zu seinem Besitztume machen würde* (13,50). Der *Astralleib* vermittelt die Bewußtwerdung der Sinneswahrnehmung bzw. -empfindung; das *Ich* nimmt teil an der Vorstellungsbildung, nimmt sie in *seinen Bereich* auf, läßt sie zur *Erinnerungsvorstellung* werden. *An diesem Punkte* – d.h. dort, wo der gegenwärtig bewußte Wahrnehmungseindruck zur *Ich*-getragenen Vorstellung umgebildet wird – scheidet *die übersinnliche Anschauung das Leibliche von dem Seelischen: Man spricht vom Astralleibe, solange man die Entstehung des Wissens von einem gegenwärtigen Gegenstande im Auge hat. Dasjenige aber, was dem Wissen Dauer gibt, bezeichnet man als Seele. Man sieht aber zugleich aus dem Gesagten, wie eng verbunden im Menschen der Astralleib mit dem Teile der Seele ist, welcher dem Wissen Dauer verleiht. Beide sind gewissermaßen zu einem Gliede der menschlichen Wesenheit vereinigt. Deshalb kann man auch diese Vereinigung als Astralleib bezeichnen. Auch kann man, wenn man eine genaue Bezeichnung will, von dem Astralleib des Menschen als dem Seelenleib sprechen, und von der Seele, insofern sie mit diesem vereinigt ist, als der Empfindungsseele* (13,50f.). Es ist die menschliche Seele, die dem gegenwärtigen Wissen Dauer verleiht – bzw. die den momentanen (Sinnes-)Eindruck zum vorgestellten, erinnerbaren Wissen werden läßt. Genauer: es ist *ein Teil der Seele*, der – mit dem *Astralleib* verbunden – dieses vermag. Diesen Teil der Seele nannte Steiner die *Empfindungsseele.* Dabei ist zu berücksichtigen, daß der beschriebene Vorgang wesentlich vom *Ich* getragen und bestimmt wird (s.o. – die Beziehung zwischen *Ich* und *Empfindungsseele* wurde an der zitierten Textstelle nicht weiter thematisiert).

Bildung von Erinnerungsvorstellungen

In einem Vortrag vom 5.12.1909 beschrieb Steiner dagegen die Beziehung zwischen *Empfindungsseele* und *Astralleib* (oder *Empfindungsleib*) mit den Worten: *Für die Wahrnehmung müssen wir mit der Außenwelt in Korrespondenz treten; die Vorstellung ist Besitztum der Seele. Wir können genau die Grenze ziehen zwischen demjenigen, was wir innerlich erleben, und der Außenwelt. In dem Augenblick, wo wir anfangen, innerlich zu erleben, da beginnt dasjenige, was wir Empfindungsseele gegenüber demjenigen, was Empfindungsleib ist, der uns zum Beispiel Wahrnehmung vermittelt, der es möglich macht, daß wir empfinden können die Farbe der Rose. In der Empfindungsseele liegen also die Vorstellungen, liegt aber auch dasjenige, was wir nennen*

inneres Erlebnis

können unsere Sympathien und Antipathien, unsere Gefühle, unsere Empfindungen, die wir erleben den Dingen gegenüber. Wenn wir die Rose schön nennen, so ist dieses innere Erlebnis ein Gut der Empfindungsseele. […] Genau da, wo das innere Erlebnis beginnt, da beginnt die Empfindungsseele gegenüber dem Empfindungsleib (58, 57f.). Den Punkt, an dem *die übersinnliche Anschauung das Leibliche von dem Seelischen scheidet*, schien Rudolf Steiner hier anders zu bestimmen. Nicht die Fortdauer des gegenwärtigen Eindrukkes in Form der bleibenden Vorstellung wurde in dem 1909 gehaltenen Vortrag betont (wenngleich auch hier gesagt wurde, daß die erinnerbaren Vorstellungen *in der Empfindungsseele liegen*, daß das *innere Besitztum der Vorstellung in der Empfindungsseele wurzelt* – 58, 58); Steiner hob vielmehr hervor, daß der Übergang zwischen *Empfindungsseele* und *Empfindungsleib* wesentlich dort zu suchen sei, *wo das innere Erlebnis beginnt* – wo die Vorstellung zum *inneren Besitztum* wird, wo sich an diese Sympathien, Antipathien, Gefühle bzw. *Empfindungen* knüpfen (die *Empfindungen* sollten terminologisch vereinfachend [vgl. 9, 34] für die Gesamtheit dessen stehen, *was unter unmittelbarer Anregung in der Wahrnehmungswelt erwacht in der Seele* – 58, 63). Der *Astralleib* vermittelt nach Steiner die Sinneswahrnehmung, ermöglicht darum jene *Empfindungen*, die als solche eine Tätigkeit der *Empfindungsseele* voraussetzen (hatte Steiner in den zuvor [vgl. S. 109ff.] zitierten Vortragsstellen von der Wirksamkeit des *Astralleibes* dort gesprochen, wo *die Empfindung anfängt, wo im Inneren des Wesens ein Erlebnis gegenüber dem äußeren Gegenstand auftritt*, so implizierte dies einen Sprachgebrauch, der die wirkende Verbindung von *Empfindungsseele* und *eigentlichem Astralleib* in der erweiternden Weise, die Steiner 1910 für möglich erklärte [s. o.], gleichfalls als *Astralleib* bezeichnete).

Empfindungsseele und Astralleib

In Übereinstimmung mit dem im Berliner Vortrag vom 5.12.1909 Ausgeführten schrieb Steiner schon 1904 über die Beziehung zwischen *Empfindungsleib* (oder *Astralleib*) und *Empfindungsseele*: *Innerhalb dieses Empfindungsleibes erscheint […] das Eigenleben eines Menschen. Es drückt sich aus in Lust und Unlust, Freude und Schmerz, in Neigungen und Abneigungen usw. Mit einem gewissen Recht bezeichnet man alles, was dazu gehört, als Innenleben eines Wesens. […] Was ich da als mich selbst der Außenwelt gegenüberstelle, was ein Leben in sich führt, ist die Seele. Und insofern diese Seele die Empfindungen sich aneignet, insofern sie Vorgänge, die ihr von außen gegeben werden, sich aneignet und sie zum Eigenleben umgestaltet, sei sie Empfindungsseele genannt. Diese Empfindungsseele füllt gleichsam den Empfindungsleib aus; alles, was er von außen aufnimmt, verwandelt sie in ein inneres Erlebnis. So bildet sie mit dem Empfindungsleib ein Ganzes* (34, 129). In der gleichfalls im Jahre 1904 erschienenen *„Theosophie“* hieß es: *Man stelle sich den Menschen vor, wie er von allen Seiten Eindrücke empfängt. Man muß sich* *ihn zugleich nach allen Richtungen hin, woher er diese Eindrücke empfängt, als Quell der bezeichneten Tätigkeit [durch die die Empfindung zur Tatsache wird] denken. Nach allen Seiten hin antworten die Empfindungen auf die Eindrücke. Dieser Tätigkeitsquell soll Empfindungsseele heißen* (9, 32). In diesen inhaltlichen Zusammenhang gehören schließlich noch Steiners Aussagen aus einem in Frankfurt am 8.1.1911 gehaltenen Vortrag. Dort sagte er: *Am zweckmäßigsten ist es sogar, will man sich eine Vorstellung verschaffen von dem, was eigentlich innerhalb unseres seelischen Lebens die Empfindungsseele ist, daß man sich vorstellt, wie alles Willensartige, alles, was uns von innen heraus Anstöße gibt, ein Verhältnis zur Außenwelt zu suchen, das Wesentliche in der Empfindungsseele ist, und wie es an der Empfindungsseele hängt, daß sie die wichtigste Vermittlerin ist auch des Empfangens von äußeren Eindrücken des Wahrnehmens* (127, 42).

Willensqualität der Empfindungsseele

Steiners Aussagen zufolge ist die menschliche *Empfindungsseele* demnach ein innerseelischer *Tätigkeitsquell*, der aktiv im Sinne einer inneren Erlebnis- bzw. Empfindungsbildung auf die im Wahrnehmungsprozeß empfangenen Sinneseindrücke zu reagieren vermag; die *Empfindungsseele* ist damit wesentlich selbsttätiges Prinzip, das von sich aus *ein Verhältnis zur Außenwelt* sucht, geradezu willentlich herstellt. In diesem Sinne aber kann der *Empfindungsleib* – einer Formulierung Steiners vom 9.12.1909 zufolge – im wesentlichen als *Träger* und *Werkzeug*, als Organ der *Empfindungsseele* verstanden werden, die sich seiner bedient (58, 310). Von ihrem leiblichen Organon, d. h. von dem durch diesen Leib verwirklichten Zugang zur *physischen Welt*, bleibt die *Empfindungsseele* abhängig. Dies gilt, wie von Steiner 1904 beschrieben, nicht nur bezüglich des menschlichen *Astralleibes*, sondern auch für den *physischen* und *ätherischen* Leib und damit (s. o.) für die gesamte Leiblichkeit des Menschen: *Die Empfindungsseele hängt in bezug auf ihre Wirkung vom Ätherleib ab. Denn aus ihm holt sie ja das hervor, was sie als Empfindung aufglänzen lassen soll. Und da der Ätherleib das Leben innerhalb des physischen Leibes ist, so ist die Empfindungsseele auch von diesem mittelbar abhängig. Nur bei richtig lebendem, wohlgebautem Auge sind entsprechende Farbempfindungen möglich. Dadurch wirkt die Leiblichkeit auf die Empfindungsseele. Diese ist also durch den Leib in ihrer Wirksamkeit bestimmt und begrenzt. Sie lebt innerhalb der ihr durch die Leiblichkeit gezogenen Grenzen. – Der Leib wird also aus den mineralischen Stoffen auferbaut, durch den Ätherleib belebt, und er begrenzt selbst die Empfindungsseele* (9, 33f.).

Empfindungsseele, Ätherleib und physischer Leib

1904 nannte Steiner die Sinnesempfindung eine *Offenbarung der physischen Welt innerhalb des Ich* (9, 41). Damit war gemeint, daß die an der Sinneswahrnehmung gebildeten Empfindungen in wesentlichem Bezug zu dem menschlichen *Ich* als *Seelenzentrum* stehen – zugleich aber auch, daß dieses *Ich* an der Genese der thematisierten Innenwelt beteiligt ist (s. o.). Den Charakter der damit angesprochenen *Ich*-Wirksamkeit umschrieb Steiner im Juni 1910 mit den Worten: *In der Empfindungsseele ist dieses Ich so tätig, daß der Mensch dieses sein Ich kaum erst ahnt. Er ist insofern in der Empfindungsseele allen Trieben und Leidenschaften hingegeben. Das Ich brütet dumpf in dem, was wir Empfindungsseele nennen* (121, 50). Das wesenhafte *Ich* ist als wirksames *Seelenzentrum*, als schaffender Mittelpunkt des seelischen Lebens, auch in jenen seelischen Regionen tätig, die Steiner als die Sphäre der *Empfindungsseele* beschrieb. In dieser Tätigkeit aber ist der Mensch sich seines *Ichs* kaum bewußt; er erkennt die Manifestationen der *Empfindungsseele* nicht als *Ich*-Tätigkeiten an, gelangt als nur empfindender Mensch nicht zu realem Selbst- oder *Ich-Bewußtsein*. Das *Ich* ist im Bereich der *Empfindungsseele* noch nicht *zum vollen Dasein erwacht* (58, 63).

Empfindungsseele und Ich-Tätigkeit

In dem zitierten Vortrag vom 9.6.1910 sagte Steiner weiter: *Das Ich arbeitet sich dann erst heraus, kommt erst zum Vorschein in der Verstandes- oder Gemütsseele* (121, 50; vgl. auch die Aussagen vom 5.12.1909: *Eigentlich ist das Ich, sofern die Empfindungsseele erwacht, etwas, was dumpf brütet. Immer klarer und klarer wird sich das Ich erst, indem der Mensch sich heraufentwickelt zu einem reicheren Leben in der Verstandesseele* – 58, 63). In der *„Geheimwissenschaft im Umriß"* schrieb Steiner hierüber: *Das Ich steigt zu einer höheren Stufe seiner Wesenheit, wenn es seine Tätigkeit auf das richtet, was es aus dem Wissen der Gegenstände zu seinem Besitztum gemacht hat. Dies ist die Tätigkeit, durch welche sich das Ich von den Gegenständen der Wahrnehmung immer mehr loslöst, um in seinem eigenen Bereich zu arbeiten. Den Teil der Seele, dem dies zukommt, kann man als Verstandes- oder Gemütsseele bezeichnen* (13, 51). In Frankfurt hieß es am 8.1.1911: *Was wir Verstandes- oder Gemütsseele nennen, bildet sich erst heraus aus der Empfindungsseele, ist schon in gewisser Beziehung etwas Abgeklärteres als die Empfindungsseele. In der Verstandesseele sitzen schon die Fähigkeiten, dasjenige in Vorstellungen zu kleiden, was in der Empfindungsseele empfunden wird, dasjenige, was als Instinkte, Affekte erlebt wird, zu einer menschlicheren Form des Seelenlebens abzuklären. Wenn z. B. Affekte, die sonst nur auf Selbsterhaltung gehen, abgeklärt werden zum Wohlwollen, ja sogar zum liebenden Verhalten zur Umwelt, haben wir es schon zu tun mit der Verstandes- oder Gemütsseele. In der Verstandesseele geht uns das Ich auf, der eigentliche Mittelpunkt unseres*

Vorstellungsbildung

Seelenlebens (127, 43). In der Sphäre der *Verstandes- oder Gemütsseele* werden die Inhalte der *Empfindungsseele* zu Vorstellungen weitergebildet, zu einer *menschlicheren Form des Seelenlebens abgeklärt.* Es verwirklicht sich eine zunehmend innerseelische Tätigkeit, die sich von den Gegenständen der Wahrnehmung ablöst und sich des seelisch an ihnen Gewonnenen ansatzweise bewußt wird: *Wenn wir nicht nur äußere Wahrnehmungen machen und sie in unserer Empfindungsseele wieder aufleben lassen, sondern wenn wir nachdenken darüber, wenn wir uns ihnen hingeben, wenn wir weiteres erleben, dann bauen sie sich auf, dann gestalten sie sich uns zu Gedanken, zu Urteilen, zum ganzen Inhalt unseres Gemüts. Was wir da innerlich erleben nur dadurch, daß unsere Seele weiterlebt die Anregungen der Außenwelt, das nennen wir Verstandes- oder Gemütsseele* (5.12.1909 – 58, 59). Das *Weiterleben* der wahrgenommenen und empfundenen Eindrücke in der *Verstandes- oder Gemütsseele* – die Steiner auch als *Träger des Gedächtnisses* bezeichnete (59, 16) – führt zu Gedanken und Urteilen, *zum ganzen Inhalt unseres Gemüts* (wozu Steiner auch inbesondere die *Gefühlswelt* des Menschen rechnete, vgl. Berlin 12.1.1911: *Wenn wir uns aber zurückziehen und das, was wir durch die Wahrnehmungen und so weiter aufgenommen haben, in uns verarbeiten, so daß das durch die Außenwelt in uns Angeregte sich zu Gefühlen umformt, dann leben wir in dem zweiten Seelengliede, in der Verstandes- oder Gemütsseele* – 60, 238). In der *„Theosophie“* hob Steiner dagegen besonders hervor, daß unter dem *Weiterleben* der Empfindungen in der *Verstandes- oder Gemütsseele* im wesentlichen eine *gedankliche* Verarbeitung derselben zu verstehen sei – und schrieb: *Auch beim Tiere bemerken wir das Vorhandensein von Empfindungen, Trieben, Instinkten und Leidenschaften. Aber das Tier folgt diesem unmittelbar. Sie werden bei ihm nicht mit selbständigen, über das unmittelbare Erleben hinausgehenden <u>Gedanken</u> durchwoben. [...] Die bloße Empfindungsseele ist daher verschieden von dem entwickelten höheren Seelengliede, welches das Denken in seinen Dienst stellt. Als <u>Verstandesseele</u> sei diese vom Denken bediente Seele bezeichnet. Man könnte sie auch die Gemütsseele oder das Gemüt nennen. Die Verstandesseele durchdringt die Empfindungsseele* (9, 35). Ebenso: *Innerhalb der Empfindungsseele lebt die denkende, die <u>Verstandesseele</u> auf* (34, 130). Es ist dabei zu berücksichtigen, daß dies *Weiterleben und -gestalten* der Eindrücke bzw. der Empfindungen in der *Verstandes- oder Gemütsseele* von Steiner wiederum als originäre *Ich-Tätigkeit* interpretiert wurde – es ist, so Steiner, das *Ich*, das in der menschlichen Seele *die äußeren Eindrücke verarbeitet* (10.2.1910 – 59, 75). Innerhalb der *Verstandesseele* wird durch das tätige *Ich* eine *innere Wahrheit* errungen (ebd.); das *Ich* erfährt in Begriffs- und Urteilsbildung (vgl. 58, 63) seine gestaltende Eigenaktivität, wird sich seiner selbst als einer tätigen *Kraft* in gesteigertem Maße bewußt; das *Ich* erkennt sich ansatzweise selbst, es wird sich durch die eigene Wirk-

Gedankentätigkeit

Ich-Aktivität

samkeit in der Sphäre der *Verstandes- oder Gemütsseele [...] immer klarer und klarer* (ebd.) . Es arbeitet zunehmend *in seinem eigenen Bereich, steigt zu einer höheren Stufe seiner Wesenheit* (13, 51).

Die Bewusstseinsseele

Sowohl der Empfindungsseele wie der Verstandesseele ist es eigen, daß sie mit dem arbeiten, was sie durch die Eindrücke der von den Sinnen wahrgenommenen Gegenstände erhalten und davon in Erinnerung bewahren. Die Seele ist da ganz hingegeben an das, was für sie ein Äußeres ist. Auch dies hat sie ja von außen empfangen, was sie durch die Erinnerung zu ihrem eigenen Besitz macht. Sie kann aber über all das hinausgehen. Sie ist nicht allein Empfindungs- und Verstandesseele (13, 51).

Wahrheit und Moralität

Der Mensch lebt durch *Empfindungs- und Verstandesseele* wesentlich *in der äußeren Welt* (13, 52), der er wahrnehmend, empfindend, begreifend gegenübertritt; zur seelischen Ganzheit des Menschen aber gehört auch die Fähigkeit, *sinnlichkeitsfrei* die Wahrheit als *selbständige Wesenheit* sowie moralische Qualitäten erleben zu können. Der Mensch bewegt sich innerlich in der Sphäre der *Bewußtseinsseele* beispielsweise dadurch, daß er *das selbständige Wahre und Gute in seinem Innern aufleben läßt* (9, 37). Damit naht er sich zugleich seinem eigenen Wesenszentrum, dringt zu seinem *Wesenskern* vor: *Der Kern des menschlichen Bewußtseins, also die Seele in der Seele, ist hier mit Bewußtseinsseele gemeint* (9, 37). Der Mensch erlangt in der Sphäre der *Bewußtseinsseele [...] ein inneres Wissen von sich selbst, wie er durch den Astralleib ein Wissen von der Außenwelt erhält* (13, 52). Die *Bewußtseinsseele* begründet das menschliche Selbstbewußtsein (59, 226), sie ist die *eigentliche Ich-Seele* (101, 210), in ihr *enthüllt sich erst die wirkliche Natur des „Ich"* (13, 53): *In der Empfindungsseele und in der Verstandes- oder Gemütsseele dämmert erst das selbständige Ich auf, und erst in der Bewußtseinsseele haben wir die erste Ankündigung des selbstbewußten Ich* (101, 210).

„Seele in der Seele"

[...] Am klarsten erscheint sich das Ich, wenn es sich in der Bewußtseinsseele unterscheidet von der Außenwelt, indem der Mensch ein wissendes Wesen wird und sich als eine Ichheit unterscheidet von der Außenwelt. Das kann er nur in der Bewußtseinsseele. (58, 63) Markiert das sich selbst wissende Ich in der *Bewußtseinsseele* den denkbar größten Abstand zur sinnlich erfahrbaren Außenwelt, so bezeichnete Steiner diese *Bewußtseinsseele* – in der erst *eine klare Ich-Erkenntnis möglich ist* (59, 75) – zugleich als jene reale, geistige Qualität der menschlichen Seele, von der aus sich ein *wirkliches Wissen über die Welt*, das über ein *bloßes Innenleben* hinausführt, eröffnet (10.2.1910 – 59, 75).

In der Bewußtseinsseele ist eigentlich so recht erst das vorhanden, was man das menschliche Selbstbewußtsein nennt. Trotzdem ist das Ich des Menschen in allen drei Teilen seines inneren Lebens – sowohl in der Empfindungsseele als auch in der Verstandes- oder Gemütsseele oder in der Bewußtseinsseele – tätig (121, 50). Das *Ich* ist als *innerstes Seelenzentrum* einer jeden seelischen Aktivität des Menschen immanent. Es durchdringt dabei die einzelnen seelischen Akte mit unterschiedlicher Intensität; das menschliche *Ich* wird sich selbst gegenwärtig – erlangt Selbst-Bewußtsein –, sofern es sich in aller Deutlichkeit als tätig zu erleben vermag. Dies realisiert sich innerhalb der *Bewußtseinsseele*, die darum nach Steiner als *Ich-Seele* anzusprechen ist (*Die Vorstellungen von äußeren Gegenständen werden gebildet, so wie diese Gegenstände kommen und gehen; und diese Vorstellungen arbeiten im Verstande weiter durch ihre eigene Kraft. Soll aber das Ich sich selbst wahrnehmen, so kann es nicht bloß sich hingeben; es muß durch innere Tätigkeit seine Wesenheit aus den eigenen Tiefen erst heraufholen, um ein Bewußtsein davon zu haben. Mit der Wahrnehmung des „Ich" – mit der Selbstbesinnung – beginnt eine innere Tätigkeit des „Ich"*; 13, 53f.).

Selbstbewußtsein

Rudolf Steiner legte großen Wert auf die skizzierte Differenzierung der drei Seelenschichten, er beschrieb sie in zahllosen Vorträgen und Veröffentlichungen. Am 8.1.1911 sagte er: *Es sind nicht Scheidewände zwischen den einzelnen Seelengliedern, aber es ist notwendig, daß diese drei Glieder unterschieden werden, weil ein jedes auf eine andere Art zur Außenwelt in Beziehung steht* (127, 43). Vier Tage darauf deutete er an, daß *Empfindungs-*, *Verstandes-* und *Bewußtseinsseele* in je eigener Weise dem Kosmos *zugeordnet* seien, worauf an dieser Stelle nicht näher eingegangen werden kann (vgl. 60, 238ff.).

Das Ich und die drei Seelenglieder

Das *Ich* des Menschen, seine wirksame geistige Individualität, ist als *innerstes Seelenzentrum* eine die Ganzheit und Einheitlichkeit der menschlichen Seele ermöglichende Kraft. Das *Ich [...] verbindet*, so Steiner am 14.3.1910, die *drei Seelenglieder* zu einer Einheit: *So erscheint uns denn dieses menschliche Seelenwesen so, daß wir es zerspalten müssen in seine drei Glieder – das unterste Seelenglied: die Empfindungsseele, das mittlere Seelenglied: die Verstandesseele oder Gemütsseele, und das höchste Seelenglied: die Bewußtseinsseele, und es erscheint uns das Ich gleichsam als das Tätige, als der Akteur, der innerhalb unseres Seelenwesens auf den drei Seelengliedern spielt, wie ein Mensch spielt auf den Saiten seines Instruments. Und jene Harmonie oder Disharmonie, welche das Ich hervorbringt aus dem Zusammenspiel der drei Seelenglieder, ist das, was dem menschlichen Charakter zugrunde liegt* (58, 146).

die „Saiten seines Instruments"

Rudolf Steiner beschrieb nicht nur die dreigliedrige Konstitution der menschlichen Seele aus *Empfindungs-, Verstandes- oder Gemüts-* sowie *Bewußtseinsseele* – die er als *Modifikationen* des *astralischen Leibes* verstand (59, 216) –, sondern machte wiederholt darauf aufmerksam, daß sich jedes der drei Glieder in (je eigener) Entwicklung befindet. Dabei ist gemäß Steiners diesbezüglichen Aussagen das menschliche *Ich* nicht nur *innerstes Seelenzentrum*, tätige und einende Instanz für alle drei Glieder – es ist zugleich deren schöpferisches Prinzip, ist die in phylo- wie ontogenetischer Hinsicht treibende Kraft zur ihrer Entwicklung und Ausbildung. Denn die drei Seelenglieder sind evolutiv im Verlauf der kultur-, d.h. bewußtseinsgeschichtlichen Entwicklung nicht als emergente Phänomene unbekannter Herkunft entstanden, sondern als Ergebnisse einer Seelenarbeit, die das *Ich* als geistige Entität am Wesensgefüge der menschlichen Leiblichkeit vollbrachte und vollbringt: *[Es] lebt das Ich im Innern des Menschen, und es hat sich, bevor der Mensch so weit zum Bewußtsein gekommen ist, daß er bewußt umarbeiten kann seine Triebe, Begierden und so weiter, in dem astralischen Leibe die Empfindungsseele geschaffen. In dem Äther- oder Lebensleibe hat das Ich geschaffen, ohne daß es bewußt arbeiten konnte, im vorbewußten Zustande dasjenige, was wir bezeichnen als die Verstandes- oder Gemütsseele. Wiederum in dem physischen Leib hat das Ich sich geschaffen das Organ eines inneren Seelengliedes, das wir bezeichnen als die Bewußtseinsseele* (58, 56). Einen *Teil* der dreifach gegliederten Leiblichkeit verwandelte das *Ich* und ermöglichte so die differenten seelischen Sphären (59, 17f.). Diese (*vorbereitende* – 59, 17) geistige Arbeit des *Ich* vollzog und vollzieht sich jenseits der Bewußtseinsschwelle, d.h. sie wird nicht durch einen bewußten Willen intendiert und mit keinem (bzw. nur einem *ganzen dumpfen*) Bewußtsein begleitet (104, 177). Erst mit der teilweisen Ausbildung der *Bewußtseinsseele* wird sie bewußt wahrnehmbar (34, 320), damit auch leitbar.

Evolution der drei Seelenglieder

Inkarnation und Evolution

Mit der Inkarnation eines *Ichs* in den Seelen- und Lebensleib beginnt nach Steiner die Verwandlung der menschlichen Leiblichkeit; sie erfolgte und erfolgt progressiv, jedoch bezüglich der drei *Seelenglieder* nicht chronologisch-stufenförmig, sondern als Parallelprozeß: *Sie geschieht an allen drei Leibern vom Aufblitzen des Ich an gleichzeitig* (34, 320). *Fertig durchgebildet* ist zum gegenwärtigen Zeitpunkt der kulturgeschichtlichen Entwicklung nur die menschliche *Empfindungsseele* (109, 181); *Verstandes-/Gemütsseele* und *Bewußtseinsseele* sind noch in Entwicklung bzw. potentiell weiterentwicklungsfähig.

Rudolf Steiner beschrieb die durch das Ich vollbrachte Seelenarbeit, die zur Entstehung der drei *Seelenglieder* führte und führt, nicht im einzelnen, thematisierte jedoch in vielen Vorträgen zur Kulturentwicklung die bewußtseinsgeschichtlichen Aspekte dieser leib-seelischen Metamorphosen (worauf hier nicht näher eingegangen wird). In einem Berliner Vortrag vom 25.11.1909 deutete er beispielhaft die Entstehung der *Empfindungsseele* aus dem *Empfindungsleib* (oder *Astralleib*) unter ontogenetischen Gesichtspunkten an und sagte: *Wenn wir einen Menschen heranwachsen sehen von der Geburtsstunde an und betrachten, wie immer mehr und mehr seine Fähigkeiten sich wie aus dunklen Untergründen seiner Leiblichkeit herausentwickeln, so können wir sagen: Da arbeitet sich an das Tageslicht herauf des Menschen Empfindungsseele. Denn der Empfindungsleib hat der Mensch auferbaut erhalten aus der ganzen Umgebung seines Seins heraus. […] Das Auge ist durch das Licht am Lichte für das Licht gebildet. Wenn wir auf unsere Umwelt schauen, können wir darin die Kräfte sehen, die am Menschen die Fähigkeiten herausgearbeitet haben, dieser Umwelt sich bewußt zu werden. So ist der ganze Empfindungsleib, das ganze Gefüge, wodurch wir in ein Verhältnis kommen zur Umwelt, herausgearbeitet aus den lebendigen Kräften der Umwelt. Daran haben wir als Menschen keinen Anteil. Ein Produkt, eine Blüte der Umwelt ist der astralische Leib. Darinnen erscheint nun im Empfindungsleib die Empfindungsseele. Diese Empfindungsseele ist dadurch entstanden, daß das Ich gewissermaßen herausgliederte, plastisch herausgestaltete aus der Substanz des Empfindungsleibes die Empfindungsseele. So lebt das Ich im Empfindungsleib und saugt gleichsam die Substanz heraus für die Empfindungsseele* (58, 226f.). Als *inneres Spiegelbild des Empfindungsleibes* entsteht so durch die Wirksamkeit des *Ich* die menschliche Empfindungsseele (59, 16). Leiblichkeit ist demnach in all ihren Formen ein Geschöpf umweltlich wirksamer Kräfte – seelische Wirklichkeit aber bedarf einer eigenständigen geistigen Umwandlungs- und Schöpferkraft. Am 9.12. 1909 sagte Steiner: *In bezug auf seine Seele, in bezug auf Empfindungsseele, Verstandesseele und Bewußtseinsseele ist der Mensch ein innerlich selbständiges Wesen; nicht aber in bezug auf die Träger derselben, in bezug auf physischen Leib, Ätherleib und Empfindungsleib. Diese Hüllen, diese Träger und Werkzeuge der drei Seelenglieder sind ja aufgebaut aus dem äußeren Weltenall* (58, 312f.).

die Bildung der Empfindungsseele aus dem Empfindungsleib

ein „inneres Spiegelbild"

Die *dreigliedrige Seele* des Menschen *wurzelt* als *Innerlichkeit der menschlichen Natur* nicht nur in der *dreigliedrigen* Leiblichkeit, aus der sie durch (*Ich*-gewirkte) Umwandlung hervorging (58, 226); *Empfindungsseele*, *Verstandes- oder Gemütsseele* und *Bewußtseinsseele* bleiben mit dieser Leiblichkeit darüber hinaus in tätiger Verbindung: *Durch die äußere Leiblichkeit des Menschen können diese drei Seelenglieder auf unserer Erde einzig und allein wirken; und zwar wirken sie so, daß die Empfindungsseele zunächst zu ihrem Träger und zu ihrem Werkzeug den Empfindungsleib hat, daß die Verstandesseele zu ihrem Träger dasjenige Glied des Menschen hat, das wir als den Ätherleib oder Lebensleib […] bezeichneten; und erst die Bewußtseinsseele hat zu ihrem Träger das, was wir nennen konnten den physischen Leib des Menschen.*

Seelenglieder und Leiblichkeit

[...] Was in der Pflanze die Wachstums-, Fortpflanzungs- und Ernährungsfunktionen bewirkt, das wirkt auch im Menschen; aber das verbindet sich im Menschen mit der Verstandes- oder Gemütsseele. Während die Pflanze einen Ätherleib hat, der nicht durchdrungen ist von einer Verstandesseele, wird der Ätherleib im Menschen zugleich der Träger und das Werkzeug der Verstandes- oder Gemütsseele, wie der physische Leib der Träger der Bewußtseinsseele ist. Was außen im Mineral den Kristall bewirkt, das ist im Menschen von der Bewußtseinsseele durchdrungen. Was im Tier als astralischer Leib existiert und die tierischen Triebe und Leidenschaften vermittelt, das ist im Menschen noch innerlich vertieft, und das ist der Träger dessen, was wir die Empfindungsseele nennen (55, 310f.).

Die menschliche Leiblichkeit, *physischer Leib*, *Ätherleib* und *astralischer Leib* ermöglichen nach Steiner die individuelle, d.h. *Ich*-gewirkte Eröffnung seelischer Erlebnissphären durch die partielle Metamorphose ihrer Substantialität; *physischer Leib*, *Ätherleib* und *astralischer Leib* sind darum Instrumente der geschaffenen Seelenbezirke, evtl. auch differente *Spiegelungsapparate* für die *Ich*-Erlebnisse in ihrem Bereich. Sie stehen in dauernder, inniger Wechselwirkung mit *Bewußtseinsseele*, *Verstandes-/Gemütsseele* und *Empfindungssele* (59, 216) und sind in ihrer physiologischen Zuständlichkeit die Grundlage für deren ungestörte Entfaltung (über die Verzerrungen des Seelenlebens bei *Widerständen* oder *Hemmnissen* durch die pathologisch veränderte Leiblichkeit s. 59, 217ff.). Auf eine weiterführende Diskussion der damit skizzierten Thematik muß an dieser Stelle verzichtet werden.

Wechselwirkung in Physiologie und Pathologie

Wachen und Schlafen

Rudolf Steiner sprach von der *Vierheit* des Menschen (bestehend aus *physischem*, *ätherischem*, *astralischem Leib* und *Ich* bzw. *Ich-Leib*) als von einer *ineinandergefügten Notwendigkeit* (25.6.1909 – 112, 47). Dem Modus dieser *Ineinanderfügung* soll an dieser Stelle weiter nachgegangen werden, da Steiner selbst wiederholt darauf hinwies, daß es nicht lediglich auf die Benennung der vier *Wesensglieder* ankomme, sondern vielmehr darauf, *zu wissen, wie diese vier Glieder im Menschen verbunden sind* (127, 72). Man muß sich, so Steiner (127, 55), *klarmachen, daß man [...] im Grunde genommen nur etwas sehr Vorläufiges getan hat, wenn man sich [...] [mit den Wesensgliedern des Menschen] bekanntgemacht hat. Denn es kommt durchaus nicht bloß darauf an, daß der Mensch nun aus diesen [...] Gliedern besteht, sondern es kommt auf das Verhältnis dieser verschiedenen Wesensglieder des Menschen an, wie das eine oder andere wiederum zu dem einen oder anderen steht.* Die menschlichen *Wesensglieder* bilden eine Hierarchie – ihre Ineinanderfügung

die funktionelle „Ineinanderfügung" der Wesensglieder

aber muß als dynamischer Werdens- und Bedingungszusammenhang verstanden werden: *Jedes Glied ist Grundwesenheit und Ursache in seinem ganzen Wesen für den nächst niederen Leib; der Ich-Träger für den Astralleib, der Astralleib für den Ätherleib, der Ätherleib für den physischen Leib* (57, 265). An dem jeweiligen *äußeren* Leib arbeitet der nächstentsprechend *innere* (vgl. 119, 82); für den *physischen Leib* aber bedeutet dies, daß an ihm alle *höheren Glieder* des Menschen arbeiten. (*Daß der physische Leib so ist, das hängt davon ab, daß Ätherleib, Astralleib und Ich an ihm arbeiten* – 124, 92.)

Wesensglieder als Grundwesenheit und Ursache

Nachfolgend soll die von Steiner beschriebene innere Konstitution des Menschen als Zusammenwirken der vier *Wesensglieder* anhand des menschlichen Schlaf-Wach-Rhythmus, im anschließenden Kapitel anhand der Entwicklungsphysiologie exemplarisch aufgezeigt werden.

Die Spaltung der menschlichen Wesenheit im Schlaf

[Die] vier Glieder der menschlichen Wesenheit sind [...] in derjenigen Verbindung, die wir ihnen normalerweise für den Wachzustand zuschreiben, wirklich nur so da während dieses Wachzustandes. Inbesondere ist notwendig, daß wir uns vor die Seele rücken, daß während des Schlafzustandes in der Nacht der Mensch im Grunde genommen eine ganz andere Wesenheit ist; denn seine vier Glieder sind dann in einer ganz anderen Art zusammengefügt als während des Tagwachens (Hamburg, 10.5.1908 – 103, 26).

Diese *ganz andere Art* der Zusammenfügung der *Wesensglieder* bezeichnete Steiner auch als *eine Art von Spaltung* der menschlichen Wesenheit (119, 49): *Wenn der Mensch schläft, liegen der physische Leib und der Ätherleib im Bette; der Astralleib und das Ich sind in einer gewissen Weise losgelöst aus dem Zusammenhang mit dem physischen Leibe und dem Ätherleibe, sind also – wenn wir das Wort nicht im rein räumlichen, sondern im geistigen Sinne verstehen – außerhalb des physischen Leibes und des Ätherleibes* (13, 62). Im Schlafzustand des Menschen dauern *die Lebenswirkungen fort* (13, 62/63), da der *Ätherleib* als belebendes und lebenserhaltendes Prinzip mit dem *physischen Leib* in enger Verbindung bleibt: *Was aber im Schlafe ausgelöscht ist, das sind die Vorstellungen, das ist Leid und Lust, Freude und Kummer, das ist die Fähigkeit, einen bewußten Willen zu äußern, und ähnliche Tatsachen des Daseins. Von alledem ist aber der Astralleib der Träger. [...] Daß das menschliche Ich und der Astralleib nicht nur mit Lust und Leid und all dem andern Genannten erfüllt sei, sondern davon auch eine bewußte Wahrnehmung habe, dazu ist notwendig, daß der Astralleib mit dem physischen Leib und Ätherleib verbunden sei. Im Wachen ist er dieses, im Schlafen ist er es nicht. Er hat sich aus ihm herausgezogen. Er hat eine andere Art des Daseins angenommen als*

Loslösung von Astralleib und Ich

diejenige ist, die ihm während seiner Verbindung mit physischem Leibe und Ätherleibe zukommt (ebd.).

Exkarnation des Astralleibes

Der *Astralleib* ist – wie zuvor (vgl. S. 119ff.) ausgeführt – *Träger alles dessen, was der Mensch mit Bewußtsein aufnimmt, was er wirklich während des Tageslebens so erlebt, daß er es aus dem Leib gespiegelt erhalten kann* (60, 148). Steiner hatte die Leiblichkeit als einen *lebendigen Spiegel* und die bewußten Seelenvorgänge als *gespiegelte* gekennzeichnet; seinen Ausführungen zufolge beruht auch das Verständnis des physiologischen Schlafzustandes auf der Anerkenntnis der Tatsache, *daß in der Tat unsere Leibesvorgänge – alles, was die Anatomie, die Physiologie, erforschen kann – nichts anderes bewirken als die Spiegelung der Seelenvorgänge, und daß diese Seelenvorgänge immer vom Einschlafen bis zum Aufwachen in einem geistigen Dasein leben* (60, 147). Die *andere Art des Daseins*, die *Astralleib* und *Ich* im Schlafzustand zukommt, ist als eine rein geistige Existenzform ohne unmittelbare Beziehung zur organischen Leiblichkeit des Menschen. Es ergibt sich damit auch keine Möglichkeit, Seelenvorgänge an dieser Leiblichkeit zu *spiegeln*. Das veränderte Wesensgefüge des Menschen ermöglicht von daher kein Bewußtsein.

Wesensglieder-Situation des Traumschlafes

Soll [der] traumlose Schlaf eintreten, so muß der Astralleib vom Ätherleib und vom physischen Leibe herausgezogen sein. Er ist während des Träumens vom physischen Leibe insofern getrennt, als er keinen Zusammenhang mehr hat mit dessen Sinnesorganen; er hält aber mit dem Ätherleibe noch einen gewissen Zusammenhang aufrecht. Daß die Vorgänge des Astralleibes in Bildern wahrgenommen werden können, das kommt von diesem seinem Zusammenhang mit dem Ätherleibe. In dem Augenblicke, in dem auch dieser Zusammenhang aufhört, versinken die Bilder in das Dunkel der Bewußtlosigkeit, und der traumlose Schlaf ist da (13, 69). Das Traumleben beruht demgemäß nach Steiner auf einem noch bestehenden *gewissen Zusammenhang* zwischen *Astralleib* und *Ätherleib*; er sprach in anderen Vorträgen davon, daß es sich um einen *Zwischenzustand* im Sinne einer noch unvollständigen seelisch-geistigen Lösung handeln würde (99, 35): *Beim Traumschlaf stecken noch Fühlfäden des Astralleibes im Ätherleib drinnen* (100, 49). Steiner charakterisierte die Träume als eine bildliche Wahrnehmung der Vorgänge des Astralleibes – eine bildliche Wahrnehmung, der eine Art *Spiegelung* der *astralen* Vorgänge durch den menschlichen *Ätherleib* zugrunde liegt.[94]

Notwendigkeit des nächtlichen Konstitutionswandels

Wenn auch der Astralleib während des Schlafes keine Vorstellungen erlebt, wenn er auch nicht Lust und Leid und ähnliches erfährt: er bleibt nicht untätig. Ihm obliegt vielmehr gerade im Schlafzustande eine rege Tätigkeit. Es ist eine

Tätigkeit, in welche er in rhythmischer Folge immer wieder eintreten muß, wenn er eine Zeitlang in Gemeinschaft mit dem physischen und dem Ätherleib tätig war. Wie ein Uhrpendel, nachdem es nach links ausgeschlagen hat und wieder in die Mittellage zurückgekommen ist, durch die bei diesem Ausschlag gesammelte Kraft nach rechts ausschlagen muß: so müssen der Astralleib und das in seinem Schoße befindliche Ich, nachdem sie einige Zeit in dem physischen und dem Ätherleib tätig waren, durch die Ergebnisse dieser Tätigkeit eine folgende Zeit leibfrei in einer seelisch-geistigen Umwelt ihre Regsamkeit entfalten. […] Die Notwendigkeit, in diese Bewußtlosigkeit einzutreten, wird von dem Geistig-Seelischen des Menschen als Ermüdung empfunden (13, 64). Durch die Ergebnisse ihrer organischen Tätigkeit werden die beiden höchsten *Wesensglieder, Ich* und *Astralleib,* veranlaßt, vorübergehend eine leibfreie Aktivität zu entfalten; subjektiv tritt Ermüdung oder Erschöpfung auf. Am 14.3.1910 sagte Steiner in Berlin: *In dieser Wechselwirkung des menschlichen Innern mit dem Äußern des Menschen werden fortwährend Seelenkräfte verbraucht. Das drückt sich dadurch aus, daß der Mensch am Abend sich ermüdet fühlt, das heißt, nicht imstande ist, aus dem Innern heraus jene Kräfte zu finden, die ihm möglich machen, in das Getriebe von Äther- und physischem Leibe einzugreifen. Wenn des Abends der Mensch in der Ermüdung fühlt, wie dasjenige zuerst erlahmt, was am meisten von seinem Geist in die Materie hineinspielt, wenn er sich ohnmächtig des Sprechens fühlt, wenn Gesicht, Geruch, Geschmack und zuletzt das Gehör, der geistigste der Sinne, nach und nach dahinschwinden, weil der Mensch nicht aus dem Innern heraus die Kräfte entfalten kann, dann zeigt uns das, wie die Kräfte während des Tageslebens verbraucht sind* (58, 150).

Hintergrund der Ermüdung

Steiner wies zu verschiedenen Anlässen darauf hin, daß ein organischer Abbauprozeß den Eintritt des Schlafes als Konstitutionswandel unmittelbar erfordere bzw. daß *ein Punkt* existiere, *wo wir das Leibesleben, wie es in den Sinnen, im Gehirn begrenzt wird, so abgenutzt haben, daß wir es zunächst erschöpft haben. Dann müssen wir die andere Tätigkeit beginnen, den umgekehrten Prozeß einleiten und das Abgebaute wieder aufbauen. Das ist das Schlafesleben […]* (60, 145). Das *fortwährende Verbrauchen* des *physischen Leibes* während des Tageslebens (122, 100) mündet in einen *Zerstörungsprozeß des Organismus* (60, 331), der als Ermüdung subjektiv wahrnehmbar wird. Die *Ergebnisse* der seelisch-geistigen Tätigkeit des *Tageslebens*, die den Darstellungen der Steinerschen Publikation von 1910 zufolge nach einem Daseinswechsel von *Astralleib* und *Ich* verlangen, sind demnach mit organischen Zerstörungsprozessen gleichzusetzen (vgl. die diesbezüglichen Hinweise auf S. 115ff., u. a.: *[…] Nur das, was auf dem Umwege durch einen Bewußtseinsprozeß, was durch eine Bewußtseinsveranlassung einem Lebewesen zugeführt wird, kann Veranlassung zur Ermüdung sein. […] Der Widerspruch zwischen*

Zerstörung und Regeneration

den Gesetzen des Bewußtseinslebens und den Gesetzen des Lebens und der Lebensprozesse allein erklärt, was in der Ermüdung gegeben ist – 60, 52).

Zusammenfassend muß festgehalten werden, daß sowohl der *Verbrauch* seelischer Kräfte als auch die Kulmination organischer Abbauprozesse dem Eintritt des Schlafes (und den damit einhergehenden Veränderungen) vorausgehen. Einen inneren Zusammenhang beider Entwicklungen thematisierte Steiner in seinen schriftlichen Darstellungen des Jahres 1910; dort hieß es u. a.: *Es kann dem physischen Leib die ihm für den Menschen zukommende Form und Gestalt nur durch den menschlichen Ätherleib erhalten werden. Aber diese menschliche Form des physischen Leibes kann nur durch einen solchen Ätherleib erhalten werden, dem seinerseits wieder von dem Astralleibe die entsprechenden Kräfte zugeführt werden. Der Ätherleib ist der Bildner, der Architekt des physischen Leibes. Er kann aber nur im richtigen Sinne bilden, wenn er die Anregung zu der Art, wie er zu bilden hat, von dem Astralleibe erhält. In diesem sind die Vorbilder, nach denen der Ätherleib dem physischen Leibe seine Gestalt gibt. Während des Wachens ist nun der Astralleib nicht mit diesen Vorbildern für den physischen Leib erfüllt oder wenigstens nur bis zu einem bestimmten Grade. Denn während des Wachens setzt die Seele ihre eigenen Bilder an die Stelle dieser Vorbilder. Wenn der Mensch die Sinne auf seine Umgebung richtet, so bildet er sich eben durch die Wahrnehmung in seinen Vorstellungen Bilder, welche die Abbilder der ihn umgebenden Welt sind. Diese Abbilder sind zunächst Störenfriede für diejenigen Bilder, welche den Ätherleib anregen zur Erhaltung des physischen Leibes. Nur dann, wenn der Mensch aus eigener Tätigkeit seinem Astralleibe diejenigen Bilder zuführen könnte, welche dem Ätherleibe die richtige Anregung geben können, dann wäre eine solche Störung nicht vorhanden. Im Menschendasein spielt aber gerade diese Störung eine wichtige Rolle. Und sie drückt sich dadurch aus, daß während des Wachens die Vorbilder für den Ätherleib nicht in ihrer vollen Kraft wirken* (13, 64f.). Das *Bauen des Astralleibes am Äther- und physischen Leib* ist, so Steiner an anderer Stelle (99, 36), *ursprünglich gesund, harmonisch* – die Einflüsse der physischen Außenwelt aber beeinträchtigen die dem *Astralleib* eigene *Harmonie*, es resultieren *Störungen des physischen Leibes*. Das Leben in der Außenwelt schwächt das schöpferische, gestaltbildende Vermögen des *Astralleibes*, vermindert dessen Fähigkeit, dem *ätherischen Leib* anregende Kräfte zur Erhaltung der physischen Leiblichkeit zukommen zu lassen (vgl. S. 116ff.). Schwächung, Verminderung der *Seelenkräfte* bedeutet demnach Aufzehren eigener Bildekräfte, führt zu Gestaltlosigkeit und Zerstörung.

ätherische Leibesbildung und astralische Vorbilder

Wie ein Uhrpendel, nachdem es nach links ausgeschlagen hat und wieder in die Mittelstellung zurückgekommen ist, durch die bei diesem Ausschlag gesammelte Kraft nach rechts ausschlagen muß: so müssen der Astralleib und das in seinem Schoße befindliche Ich, nachdem sie einige Zeit in dem physischen und dem Ätherleib tätig waren, durch die Ergebnisse dieser Tätigkeit eine folgende Zeit leibfrei in einer seelisch-geistigen Umwelt ihre Regsamkeit entfalten. In dem 1908/1909 in Berlin gehaltenen Vortragszyklus *„Geisteswissenschaftliche Menschenkunde"* sprach Steiner von einem rhythmisch sich ereignenden *Untertauchen* des menschlichen *Ich* in *das große Welten-Ich* (107, 151), das *allgemeine Ich* (107, 152), einem *Eintauchen* des menschlichen *Astralleibs* in den *allgemeinen Welten-Astralleib*. *Welten-Ich* und *Welten-Astralleib* sind die *seelisch-geistige Umwelt*: *Was der Mensch in Wirklichkeit während des Schlafes ist, das ist weit ausgedehnt. In der Tat beginnen die Innenkräfte im astralischen Leibe und im Ich im Augenblicke des Einschlafens sich auszudehnen über das ganze Sonnensystem, sie werden ein Teil des ganzen Sonnensystems* (123, 58). 1910 betonte Steiner, daß der Mensch nur als physisches Wesen ein Glied der Erde sei – dagegen sein *Astralleib* Welten angehöre, *in welche noch andere Weltkörper eingebettet sind als unsere Erde*. Der Mensch trete während des Schlafes in eine *Welt* ein, *zu der andere Welten als die Erde gehören* (13, 67). *Von überall her saugt der Mensch in seinen astralischen Leib und in sein Ich die Kräfte zur Stärkung [des] Lebens ein, wenn er im Schlafzustande ist, um sich dann beim Aufwachen wieder zusammenzuziehen in die engeren Grenzen seiner Haut und in diese das hineinzufügen, was er in der Nacht herausgesogen hat aus dem Gesamtumfange des Sonnensystems. Deshalb nannten auch die mittelalterlichen Okkultisten diesen geistigen Leib des Menschen den astralischen Leib, weil er verbunden ist mit den Sternenwelten und aus ihnen seine Kräfte saugt. […] Das ist […] das Geheimnis unseres Schlafes, daß wir uns aus der Sternenwelt […] herausholen die reinsten Kräfte aus dem ganzen Kosmos, die wir dann beim Aufwachen, wenn wir wieder untertauchen müssen in den physischen Leib und Ätherleib, uns mitbringen. Da dringen wir aus dem Schlaf heraus, gestärkt und gekräftigt durch alles, was wir einsaugen können aus dem ganzen Kosmos* (123, 58/103). Im unmittelbaren Bezug zum Kosmos erwirbt sich der Mensch jene *Vorbilder*, die in der Verinnerlichung des *Astralleibes* für die menschliche Gestaltbildung und -erhaltung von entscheidender Bedeutung sind: *In diesem Weltall ist die Quelle der Bilder, durch die der Mensch seine Gestalt erhält* (13, 66). Schlafend kehrt der Mensch durch *Astralleib* und *Ich* in die *umfassende Harmonie* des Weltalls zurück – eines Weltalls, *aus dem heraus der ganze Mensch geboren ist* (ebd.). *Er führt beim Erwachen aus dieser [Harmonie des Weltalls] so viel Kraft in seine Leiber ein, daß er das Verweilen*

Mikrokosmos und Makrokosmos: Welten-Ich und Welten-Astralleib

Regeneration aus dem Kosmos

in der Harmonie wieder für einige Zeit entbehren kann (ebd.). Die *andere Daseinsart*, die dem *Astralleib* und *Ich* während des menschlichen Schlafes eignet, ist demnach Rückkehr, Rückbezug zur geistigen *Heimat*, ist Er-innerung an den Kosmos und damit auch Ver-innerlichung der eigenen Kraft, deren Herkunft kosmischer Natur ist. Die *verbrauchten* Kräfte der Seele werden ursprungsnah *gestärkt*, ermöglichen die Erhaltung der lebenerfüllten Menschengestalt.

Wirksamkeit von geistigen Mächten des Makrokosmos

Sind menschlicher *Astralleib* und *Ich* geistig *außerhalb* des belebten Organismus, sind sie Teil der *seelisch-geistigen Umwelt*, des *Weltalls*, so wirken übergeordnete Kräfte in *physischem Leib* und *Ätherleib*. Am 13.3.1910 sagte Steiner in München: *Wir haben [...] erfahren, daß der physische und ätherische Leib nicht bestehen könnten in der jetzigen Form, wenn sie vom astralischen Leib und Ich völlig verlassen sein würden, ohne daß diese durch etwas anderes ersetzt werden könnten. Ohne diese Möglichkeit wäre der schlafende Mensch nur vom Werte einer Pflanze. Diese ist zwar lebensfähig als ein in sich geschlossener Organismus, aber nicht der schlafende Mensch, da dieser seinen physischen und ätherischen Leib so eingerichtet hat, daß sie durchzogen sein müssen von seinem astralischen Leibe und seinem Ich. Während also das menschliche Ich und der Astralleib den Menschen verlassen, ist er in dieser Zeit von einer andern Wesenheit von gleichem Wert, von einem aber göttlich-geistigen Astralleib und einem dazu passenden Ich nachts in seinem physischen und ätherischen Leib durchzogen. Das, was vom Menschen schlafend zurückbleibt, das überlassen wir den äußeren geistigen Mächten der Welt. Was in der physischen Welt ist, wird also eingegliedert in die großen geistigen Mächte des Makrokosmos, und alle demselben angehörigen geistigen Wesenheiten wirken unbeeinträchtigt vom menschlichen Ich und Astralleib* (118, 132). *In Wahrheit [...] beginnen im Augenblick, wo der Mensch einschläft, aus dem Weltenraum, aus dem Kosmos heraus die Kräfte und Wesenheiten zu wirken und das zu durchdringen, was der Mensch verlassen hat, so daß wir es in der Tat zu tun haben mit einem fortgehenden Einfluß vom Kosmos auf den physischen Leib und Ätherleib des Menschen* (123, 100). Die *geistigen Mächte* des Kosmos, die *physischen Leib* und *Ätherleib* in jeder Nacht *in ihrem Leben aufrecht* halten, sind identisch mit jenen *Wesenheiten*, die in urfernen Zeiten der Kosmogonie *physischen Leib* und *Ätherleib* des Menschen gebildet haben (104, 63; vgl. GA 13). Während der *seelisch-geistige Teil* des Menschen, während *Astralleib* und *Ich* in ihrer makrokosmischen *Heimat* neue Kräfte erwerben, wird der *physisch-ätherische* Organismus von einem *göttlich-geistigen [...] Astralleib* und *Ich* durchdrungen, von seinen Schöpfungsmächten und -kräften erfüllt.

Die Bewußtseinstätigkeiten der menschlichen Seele hatten im tagwachen Erleben der Außenwelt die Substanz des *physisch-ätherischen* Organismus bis an eine kritische Grenze heran abgebaut, hatten das Leibesleben, *wie es in den Sinnen, im Gehirn begrenzt wird, abgenutzt* und *erschöpft* – woraus die *Ermüdung* folgte. *Dann müssen wir die andere Tätigkeit beginnen, den umgekehrten Prozeß einleiten und das Abgebaute wieder aufbauen. Das ist das Schlafesleben, so daß wir von der Seele aus zwei entgegengesetzte Tätigkeiten an unserm Leib verrichten. [...] Während wir schlafen, sind wir die Architekten, wo wir wieder aufbauen, was wir während des wachen Lebens zerstört haben* (60, 145). Diese Aussagen des Berliner Architektenhausvortrags von 1910 betonten, daß es eine Kraft der *Seele* ist, die dem (wieder)aufbauenden Prozeß zugrunde liegt (*so daß wir von der Seele aus zwei entgegengesetzte Tätigkeiten an unserem Leib verrichten*). In Einklang damit stehen Ausführungen Steiners aus dem Jahre 1906, wo er in Stuttgart darauf hingewiesen hatte, daß der *Astralleib* im Nachtschlaf den *physischen Leib* wieder ausbessere und die verbrauchten Kräfte ersetze (95, 28) – *durch seine Regelmäßigkeit kann [der Astralleib] im Schlafe Unregelmäßigkeiten des physischen und ätherischen Leibes ausgleichen* (95, 112). Von einem *von außen* Arbeiten des *Astralleibes* am *physischen Leib* sprach Steiner darüber hinaus auch in seiner *„Geheimwissenschaft“* (13, 65). Die lebensgestaltende Tätigkeit des *Ätherleibes* bedarf der wirksamen *Astralität* in ihrer Begegnung mit den kosmischen Schöpfungsvorbildern. Während die menschliche Seele – hier abkürzend mit dem *Astralleib* gleichgesetzt – die Leiblichkeit des Menschen im Schlaf verläßt und sich ihrem geistigen Kosmos eingliedert, ist sie zugleich am solchermaßen verlassenen Organismus *von außen* tätig – sie bessert den abgearbeiteten und ermüdeten Körper aus und harmonisiert ihn (95, 41), durchdringt ihn damit in je eigener Weise bei Tag und Nacht. Das Sein des *Astralleibes* im *allgemeinen Welten-Astralleib* impliziert eine *äußere* Tätigkeit an der belebten Physis des Menschen – eine Wirksamkeit, die sich wohl erst durch ein Zusammenwirken mit den *von innen* agierenden Kräften der Schöpfungsmächte vollständig realisiert. Daß es sich dabei tatsächlich um zwei differente Kräftedynamiken handelt, legt die zitierte Aussage Rudolf Steiners nahe, wonach die *innere* Wirkung der *geistigen Wesenheiten* (im Sinne einer *rein organischen – unbewußten – Bildetätigkeit* – 13, 64) sich *unbeeinträchtigt* von menschlichem *Astralleib* und *Ich* vollzieht (vgl. 118, 132).

Außenwendung und Innenwendung des Astralleibes

Zusammenfassung

Die wesentlichsten Aussagen Steiners zum Phänomen des menschlichen Schlafes seien noch einmal kurz zusammengefaßt: Die menschlichen *Wesensglieder*, *Physischer Leib*, *Ätherleib*, *Astralleib* und *Ich*, sind im Schlafzustand in anderer Art zusammengefügt als während des Tagwachens, es findet, bildlich gesprochen, eine *Spaltung* des Wesensgefüges statt. *Astralleib* und *Ich* lösen sich aus dem Zusammenhang mit *physischem Leib* und *Ätherleib*, nehmen eine andere *Daseinsart* an, dehnen sich in ihren *Innenkräften* über das Sonnensystem aus, gliedern sich diesem geistig ein; sie verinnerlichen dabei kosmische Kräfte und bringen diese beim Aufwachen in das neuerlich wiederhergestellte Konstitutionsgefüge ein. Sind *Astralleib* und *Ich* solchermaßen während des Schlafzustandes des Menschen von dessen *physisch-ätherischer* Leiblichkeit losgelöst, befinden sich *geistig außerhalb* des Körpers in *rein geistiger Daseinsart*, so wirken *Schöpfungsmächte des Makrokosmos* in der Leiblichkeit des Menschen, durchdringen diese, erhalten sie. Das Aufwachen des Menschen besteht in einem *Hinübertreten* seiner *ganzen seelischen Wesenheit* aus dem Makrokosmos *in den Mikrokosmos hinein* (119, 195).

Der Schlafzustand ist für den Menschen eine Lebensnotwendigkeit, da dem tagwachen Erleben der irdischen Außenwelt in bewußter Sinneswahrnehmung ein organischer Substanzabbau der menschlichen Leiblichkeit entspricht, eine fortwährende Zerstörung der menschlichen Gestalt; diese wird durch ein abnehmendes Vermögen des *Astralleibes* hervorgerufen, den eigenen Ätherleib mit kosmischen *Gestaltungsvorbildern* zur aufbauend-plastizierenden Tätigkeit anregen zu können. Der Aufbau der Leibessubstanz wird im Schlafzustand möglich, in dem der menschliche *Astralleib* sich von der *physisch-ätherischen* Körperlichkeit löst, sich der kosmischen *Quelle* der Gestaltbildung wiederum eingliedert – und sich solchermaßen befähigt, an der menschlichen Leiblichkeit *von außen* formend und harmonisierend bilden zu können.

Lebensgeschichtliche Entwicklungsstufen

Wenn wir [...] in echt geisteswissenschaftlichem Sinne einen menschlichen Organismus vor uns haben, so sind wir uns klar, daß diese vier [Wesens-]Glieder – auch im äußerlich wahrnehmbaren Organismus – eigentlich wie vier ganz voneinander verschiedene Wesenheiten im Menschen verschmelzen und miteinander wirksam gemacht worden sind. Diese Glieder, die den menschlichen Organismus zusammensetzen, sind von ganz verschiedenem Werte, und wir werden ihre Bedeutung für den Menschen begreifen, wenn wir erforschen, wie die Entwickelung des Menschen mit diesen einzelnen Gliedern zusammenhängt (Berlin, 13.12.1906 – 55, 106). Steiner betonte, daß die Entwicklung der vier *Wesensglieder ganz voneinander verschieden* (55, 121) und die *Art der Zusammenfügung, das Verhältnis der Wesensglieder* im Laufe der biographischen Werdezeit gesetzmäßigen Veränderungen unterworfen sei (127, 55).

differente Entwicklung und Beziehung der Wesensglieder

Leibesbildung an der Umwelt

Rudolf Steiner bezeichnete die ersten sieben Lebensjahre des Kindes als die *Entwickelungsepoche des physischen Leibes* (34, 328), sprach von einer Zeit, die der *Arbeit des physischen Prinzips im menschlichen Organismus* gewidmet sei: *Da arbeitet das physische Prinzip am physischen Leibe so, wie die Kräfte und Stoffe des mütterlichen Organismus am Kindeskeim arbeiten, bevor das Kind geboren ist* (55, 106). Erst nach dem Übergang vom vor- ins nachgeburtliche Dasein wirken die Kräfte der *physischen Welt* unmittelbar auf den kindlichen Organismus ein. In dem im April 1907 veröffentlichten Aufsatz *„Die Erziehung des Kindes vom Gesichtspunkte der Geisteswissenschaft"* schrieb Steiner hierzu: *Vor der physischen Geburt ist der werdende Mensch allseitig von einem fremden physischen Leib umschlossen. Er tritt nicht selbständig mit der physischen Außenwelt in Berührung. Der physische Leib der Mutter ist seine Umgebung. Nur dieser Leib kann auf den reifenden Menschen wirken. Die physische Geburt besteht eben darinnen, daß die physische Mutterhülle den Menschen entläßt, und daß dadurch die Umgebung der physischen Welt unmittelbar auf ihn wirken kann. Die Sinne öffnen sich der Außenwelt. Diese erhält damit den Einfluß auf den Menschen, den vorher die physische Mutterhülle gehabt hat* (34, 320f.). Mit der Geburt wird der *physische Leib […] frei*[95], er tritt nun unmittelbar und selbständig mit der Umgebung, der *physischen Außenwelt*, in Berührung, die an ihm fortschreitend zu arbeiten beginnt.

Wirksamkeit des „physischen Prinzips" im ersten Lebensjahrsiebt

Freiwerdung des physischen Leibes

Bis zum Zahnwechsel im siebenten Jahre hat der Menschenleib eine Aufgabe an sich zu verrichten, die wesentlich verschieden von den Aufgaben aller anderen Lebensepochen ist. Die physischen Organe müssen in dieser Zeit sich in gewisse Formen bringen; ihre Strukturverhältnisse müssen bestimmte Richtungen und Tendenzen erhalten. Später findet Wachstum statt, aber dieses Wachstum geschieht in aller Folgezeit auf Grund der Formen, die sich bis zu der angegebenen Zeit herausgebildet haben (34, 323). Hinsichtlich dieser Formungsprozesse, denen die kindlichen Leibesorgane ihre *Richtungen* und *Tendenzen* verdanken, hob Steiner hervor, daß die Elemente der Außenwelt die *eigentlichen Bildner und Öffner der physischen Organe sind* – und sagte: *Der Mensch ist ein physisches Wesen, und die äußeren Dinge sind dasjenige,*

Organbildung im Vollzug der Nachahmung

woraus in Einklang mit den inneren Bildnern der ganze Mensch aufgebaut wird (13.12.1906 – 55, 111/112). *Organbildend, für die physischen Organe von Bedeutung ist alles das, was in der Umgebung des Kindes vor sich geht [...] und von dem Kinde wahrgenommen wird* (55, 124). An der wahrgenommenen Außenwelt *entzünden und gestalten* sich die physischen Formen (100, 62), aktualisieren sich die leibimmanenten Gestalttendenzen – das Kind der ersten sieben Jahre ist als Ganzes *Sinnesorgan: Alles, was es mit seinen Sinnen aufnimmt, verarbeitet es, und so auch vor allen Dingen alles, was es in seiner allernächsten Umgebung sieht und hört. Das Kind ist daher bis zum Zahnwechsel ein nachahmendes Wesen, und das geht bis in seine physische Organisation hinein* (ebd.).

Im Vollzug dieser *Nachahmung* ereignet sich die Organbildung – die *Nachahmung*, das Zusammenspiel innerer Bildekräfte (oder *Bildner*) und wahrgenommener äußerer Gestaltung *lockt die inneren Organe zu ihrer Form* (55, 164). Steiner betonte die Bedeutung einer geeigneten Umwelt, die die Kräfte der leibschaffenden *Phantasie* im Kind anzuregen vermag (34, 325) und zugleich *Freiraum* für die innere Organentwicklung schafft – *aus dieser Regsamkeit baut sich die richtige Form der Organe auf.* (34, 326)[96] Das die Umwelt nachahmende, d.h. sie wahr- bzw. aufnehmende und schöpferisch nachbildende Vermögen des Kindes bezieht sich dabei auf die gesamte, atmosphärisch erfahrene Umgebung in der Totalität ihrer Farben, Töne, Bewegungsgestalten (*man sollte nicht unterschätzen, was zum Beispiel tanzende Bewegungen nach musikalischem Rhythmus für eine organbildende Kraft haben* – 34, 328), bis hin zu ihrer *moralischen Struktur* (55, 124).

Milchzähne und bleibende Zähne

Das in den ersten sieben Lebensjahren dominierende *physische Prinzip* kulminiert in der Bildung der bleibenden Zähne, es setzt sich, so Steiner (55, 108), *im siebten Jahre durch die Zähne den Schlußpunkt [...], indem es die letzten harten Organe schafft*. Die Milchzähne dagegen sind Werk der Vererbung – *erst die Zähne, die nach dem Zahnwechsel kommen, sind im Kinde die eigene Schöpfung des Prinzips, das als physisches dazu veranlagt ist, die feste Stütze zu bilden. Was in den Zähnen zum Ausdruck kommt, schafft bis zum Zahnwechsel im Innern, und es bildet am Ende seiner Wirksamkeit gleichsam den Schlußpunkt und bringt den härtesten Teil des Stützorganes in den Zähnen hervor [...]* (55, 108). Die Bildung der Zähne zeigt die *Konsolidation der Glieder* und die abgeschlossene Formbestimmtheit der *weicheren Organe* an (55, 164).[97]

Rudolf Steiner stellte in seinen entwicklungsphysiologischen Vorträgen der betrachteten Werkperiode dar, daß die Ausbildung des Gehirnes eine der wichtigsten Aufgaben der ersten sieben Lebensjahre sei – den Jahren der Formbildung aller inneren Organe. Diese *plastische* Arbeit wird durch ein *physisches Prinzip* der Außenwelt getragen, das in Einklang mit den *inneren Bildnern des Menschen* zur Wirksamkeit gelangt. Dabei kommt der Phantasiekraft des Kindes, die an den Formen der Organe arbeitet und insbesondere bildend auf die Gestalt des Gehirns wirkt, eine besondere Bedeutung zu (34, 325).

In einem Münchner Vortrag vom 11.2.1911 besprach Steiner das Problem der Gehirnbildung unter dem Aspekt des sich entwickelnden kindlichen *Ich-Bewußtseins* (vgl. hierzu S. 129ff.) und sagte in diesem Zusammenhang u.a.: *Wir wissen, daß die [drei] ersten Jahre und die spätere Zeit scharf voneinander abgegrenzt sind durch zwei Tatsachen. Die eine ist diese, daß der Mensch erst nach dieser Zeit lernt, das Ich zu erfassen, zu sich Ich zu sagen, seine Ichheit zu verstehen. Das andere ist, daß der Mensch, wenn er sich später zurückerinnert, sich nur bis an diesen Zeitpunkt höchstens zurückerinnert, der diesen Zeitraum von dem späteren Leben trennt. […] Diese Tatsache gehört zu den wichtigsten, daß wir die Scheidung dieser ersten Lebensjahre von den späteren ins Auge fassen und sozusagen die ersten Lebensjahre hindurch den Menschen als ein ganz anderes Wesen ansehen als später. Später erst tritt das Ich des Menschen, dasjenige, woran alles gebunden ist, auf. Aber kein Mensch sollte behaupten, daß dieses Ich vorher untätig war. […] Es wird nicht erst geboren im dritten Jahre; es war da, es hatte nur eine andere Aufgabe als in die Tätigkeit des Bewußtseins einzugreifen. Was hatte es für eine Aufgabe? Es ist der wichtigste spirituelle Faktor bei der Bildung der drei Hüllen des Kindes, des Astralleibes, Ätherleibes und physischen Leibes. Die physische Hülle des Gehirnes wird fortwährend umgebildet. Da haben wir fortwährend das Ich an der Arbeit. Es kann nicht bewußt werden, weil es eine ganz andere Aufgabe hat: es muß erst das Werkzeug des Bewußtseins formen. Das selbe, was uns später bewußt wird, arbeitet erst an unserem physischen Gehirn in den ersten Lebensjahren! Es ist sozusagen nur eine Änderung der Aufgabe des Ich. Erst arbeitet es an uns, dann in uns. Es ist wirklich ein Plastiker zuerst, dieses Ich, und es ist unsagbar, was dieses Ich an der Formung selbst dieses physischen Gehirns leistet* (127, 61). Vergleichbar äußerte sich Rudolf Steiner auch vierzehn Tage später in Zürich, wo es hieß: *Wenn Sie das menschliche Gehirn rein physisch untersuchen würden, so würden Sie sehen, daß das Gehirn nach der Geburt im Verhältnis zur späteren Gestalt ziemlich unvollkommen aussieht. Manche von den feinen Windungen müssen erst später ausgestaltet, müssen erst in den näch-*

organbildende Ich-Wirksamkeit und nachfolgendes Ich-Bewußtsein *sten Jahren plastisch ausziseliert werden. Das macht das Ich beim Menschen, und weil es das zu tun hat, deshalb kann es nicht zum Bewußtsein kommen. Es hat das Gehirn auszubilden als etwas anderes, in feinerer Gestalt so, daß es später denken kann* (127, 88). Das *Ich*, der individuelle menschliche Wesenskern, arbeitet in den ersten Jahren der frühkindlichen Leibesentwicklung plastisch an der Formung des Gehirnes, an der Ausbildung der Feinstrukturen, der *feinen Windungen* – erst durch diese Arbeit wird dieses Leibesorgan befähigt, *Werkzeug des Bewußtseins*, ja des *Ich*-Bewußtseins zu sein.

In einem öffentlichen Vortrag im Berliner Architektenhaus thematisierte Steiner am 12.1.1911 ebenfalls die Ausbildung des Gehirnes unter dem Gesichtspunkt der Wirksamkeit des *geistig-seelischen Wesenskerns des Menschen* (60, 222) und hob dabei neuerlich hervor, daß die Organbildung nur im Zusammenspiel innerer Bildekräfte mit dem umwelthaft Begegnenden realisiert werden kann: *Wenn wir die Voraussetzung machen [...], daß der Mensch, wenn er nach der Geburt hilflos auf eine einsame Insel hinausversetzt würde, die Fähigkeit der Sprache nicht erringen kann, so müssen wir sagen: Der geistig-seelische Inhalt, der in die Sprache gekleidet an uns von der Geburt an herantritt, ist nicht etwas, was aus dem Inneren des Menschen herausdringt, was bloß in seiner Anlage haftet, was der Mensch sozusagen ohne die Einflüsse seiner geistig-seelischen Umgebung erhält, wie er etwa seine zweiten Zähne um das siebente Jahr herum durch die innere Veranlagung erhält, sondern die Sprache ist etwas, was an dem Menschen arbeitet. Sie ist wirklich wie ein Plastiker, der gleichsam das Gehirn formt. Wir können diese Formung des Gehirns in den ersten Zeiten, ja Jahre hindurch, auch äußerlich wissenschaftlich wohl verfolgen. Wenn dann anatomisch, physiologisch nachgewiesen wird: die Sprachfähigkeit des Menschen, das Gedächtnis für gewisse Sprachvorstellungen sei an dieses oder jenes Organ gebunden, jedes Wort sei gleichsam aufgehoben wie ein Buch in der Bibliothek, so dürfen wir auf der anderen Seite fragen: Was hat das Gehirn erst dazu geformt? Dasjenige, was als Geistig-Seelisches in dem Sprachschatz der Umgebung des Menschen da war* (ebd.).

Gehirnbildung und Sprachfähigkeit, Ich und Umwelt

Findet zusätzlich Berücksichtigung, daß Steiner im April 1911 in Bologna hervorhob, daß das menschliche Ich – *mit dem ganzen menschlichen Wesenskern* – als eine Wesenheit angesehen werden könne, *welche ihre Beziehungen zu der objektiven Welt innerhalb dieser selbst erlebt* bzw. daß dieses menschliche Ich *immer auch in bezug auf seine substantielle Wesenheit in unserer Umgebung ist* (vgl. S. 135ff.) – einer Umgebung, die von Steiner eben auch als eine *seelisch-geistige* verstanden wurde –, so wird deutlich, daß die Aussagen des Berliner Vortrages vom Januar 1911 über die organbildende Kraft der Sprache (bzw. dessen, was *als Seelisch-Geistiges* ihr Fundament bildet) die wenige Wochen darauf erfolgten Ausführungen von München und Zürich (Februar 1911) komplementär ergänzen. Die Kräfteorganisation des menschlichen *Ichs* ist demnach das grundlegende Gestaltungsprinzip der Gehirnbildung, ist *der wichtigste spirituelle Faktor* einer Entwicklung, die zur Voraussetzung hat, daß der Wesenskern des Menschen umweltlich der Sprache zu begegnen vermag und mit ihr schöpferisch tätig wird. In der Ausbildung des Gehirnes schafft sich das noch unbewußte *Ich* ein Organ für *zukünftige Geistesfähigkeiten*, für ein *zukünftiges geistig-seelisches Leben* (60, 223).

Metamorphose der Bildekräfte in der Zeit des Zahnwechsels

die „Geburt" des Ätherleibes

Wenn ein gewisser Zeitpunkt in der Altersentwickelung erreicht ist, die Zeit des Zahnwechsels, dann löst sich um den Ätherleib herum ebenso eine Ätherhülle los wie bei der physischen Geburt die physische Hülle. Da wird dann der Ätherleib nach allen Richtungen frei, da wird er erst geboren. Vorher hatte sich an ihn eine Wesenheit derselben Art angeschlossen, so daß Strömungen hinaus- und hineingingen wie die Gefäße der physischen Mutter in den physischen Leib des Kindes. So wird nach und nach das Kind zum zweiten Mal, ätherisch geboren (1.12.1906 – 55, 121). Um das siebte Jahr herum wird der *ätherische* Leib des Menschen *zur freien Tätigkeit geboren, befreit sich von einer Wesenheit derselben Art*, mit der er vor dem Zahnwechsel verbunden war. Diese individualisierende *Befreiung* oder *Loslösung* bezeichnete Steiner auch als eine *Zurückdrängung* von *geistigen Kräften des Weltenäthers*, die zuvor am menschlichen *Ätherleib* gearbeitet hatten (55, 107), als ein *Entlassen* des menschlichen *Ätherleibes* aus der ihn bis dahin umgebenden *Ätherhülle* (34, 321).

Bis zum siebenten Jahr liegt der Ätherleib wie latent im physischen Leibe. Wie bei einem in Brand gesetzten Zündholz ist es mit dem Ätherleib um die Zeit des Zahnwechsels herum. Er ist im physischen Leibe darinnen gebunden und kommt nun heraus zur eigenen, freien, selbständigen Tätigkeit. Und das Zeichen, wodurch sich diese freie Tätigkeit des Ätherleibes ankündigt, ist gerade der Zahnwechsel (55, 107). Der Zahnwechsel, das eigene Hervorbringen des *härtesten Teiles des Stützorganes*, ist Schlußpunkt der Wirksamkeit des *physischen Prinzips* (55, 108) – doch ist das *physische Prinzip* zu dieser Organbildung nur befähigt, weil es zugleich *den Äther- oder Lebensleib als Wachstumsträger in sich gebunden hält* (ebd.). Der Zahnwechsel ist Zeichen der sich verwirklichenden Freiheit des *Ätherleibes* – ist damit einerseits ebenso *Zurückdrängen des Weltenäthers*, wie er andererseits die *Abstoßung des physischen Prinzips* ankündigt (ebd.).

selbständige ätherische Tätigkeit

Vor Eintritt des Zahnwechsels *arbeitet am Menschen nicht der freie Lebensleib*, schrieb Rudolf Steiner in seiner Abhandlung über *„Die Erziehung des Kindes vom Gesichtspunkte der Geisteswissenschaft“* (1907). *Wie im*

Leibe der Mutter der physische Leib die Kräfte empfängt, die nicht seine eigenen sind, und innerhalb der schützenden Hülle allmählich die eigenen entwickelt, so ist es mit den Kräften des Wachstums der Fall bis zum Zahnwechsel. Der Ätherleib arbeitet da erst die eigenen Kräfte aus im Verein mit den ererbten fremden (34, 321). Nach dieser Zeit jedoch wird das Wachstum durch den *eigenen Lebensleib allein* vollbracht (34, 322). Das aber besagt zugleich: während sich in den ersten sieben Lebensjahren körperlich-seelisch-geistig ausprägt, was den Menschen in übergreifende Zusammenhänge, mithin auch in die Familie hineinstellt (55, 167), ist die *Befreiung des Ätherleibes* ein essentieller Schritt der menschlichen Individualentwicklung. Obgleich von Rudolf Steiner nicht weiter ausgeführt, kann doch angenommen werden, daß das *Zurückdrängen der geistigen Kräfte des Weltenäthers* auch ein Erstarken der Fähigkeit zur individuellen Leibesbildung und -gestaltung gegenüber jenen Kräften impliziert, die formativ der evolutionären Entwicklung der Menschheit zugrunde liegen und in ihr wirksam bleiben.

ätherische Freiwerdung und Individualisierungsprozeß

Der *Ätherleib* ist das Wachstumsprinzip des Menschen – durch seine *Freiwerdung* erstarken und vergrößern sich die Organe *nach allen Seiten* (55, 167) und entwickeln sich seelische Entfaltungsmöglichkeiten, denen metamorphosierte, leibbefreite *ätherische* Kräfte zugrunde liegen. Dabei ist der *freiwerdende* oder *sich befreiende […] Ätherleib* des Kindes keine vollständig autonom wirkende Bildekraftentität, die aus ihren abgeschlossenen, selbsteigenen Kräften unbeeinflußt Organwachstum und Seelenentfaltung dirigiert. Vielmehr ermöglicht gerade die *Loslösung vom Weltenäther*, daß der *Lebensleib* sich seiner seelisch-geistigen Umwelt aufzuschließen vermag – ein Vorgang von größter pädagogischer Relevanz: *Bis zum Zahnwechsel können Eindrücke, die an den Ätherleib kommen sollen, diesen ebenso wenig erreichen, wie das Licht und die Luft der physischen Welt den physischen Leib erreichen können, solange dieser im Schoße der Mutter ruht. […] Mit dem Zahnwechsel streift der Ätherleib die äußere Ätherhülle ab, und damit beginnt die Zeit, in der von außen erziehend auf den Ätherleib eingewirkt werden kann. Man muß sich klarmachen, was von außen auf den Ätherleib wirken kann. Die Umbildung und das Wachstum des Ätherleibes bedeutet Umbildung beziehungsweise Entwickelung der Neigungen, Gewohnheiten, des Gewissens, des Charakters, des Gedächtnisses, der Temperamente* (34, 321/328f.). Rudolf Steiner akzentuierte, daß die Wirkung auf den *ätherischen Leib* durch Bilder und Beispiele, durch *geregeltes Lenken der Phantasie*, durch *das Sinnvolle, das durch das Bild und Gleichnis wirkt,* erreicht werde: *Der Ätherleib entwickelt seine Kraft, wenn eine geregelte Phantasie sich richten kann nach dem, was sie sich an den lebenden oder dem Geiste vermittelten Bildern und Gleichnissen enträtseln und zu seiner Richtschnur nehmen kann. Nicht abstrakte Begriffe wirken in der richtigen Weise auf den wachsenden Ätherleib, sondern*

erzieherische Weiterbildung des Ätherleibes

das Anschauliche, nicht das Sinnlich-, sondern das Geistig-Anschauliche (34, 329). Steiner sprach am 28.2.1907 in Berlin davon, daß es in der Zeit nach dem Zahnwechsel darum gehe, die *ätherischen Eigenschaften* – er nannte dabei Gewissen, Moral und Tatkraft – in die sich vergrößernden Organe *hineinzuarbeiten: Alles, was bildhaft ist, was mit der reineren geistigen Freude an der Natur zusammenhängt, müssen wir hineinprägen, denn das muß so fest im Menschen sitzen, daß es im Ätherleib haftet: Einen festen Charakter kann der Mensch nur haben, wenn er so seinen Ätherleib frei entwickeln kann* (55, 167). Es bedürfe auch *physischer Übungen*, deren Folge sei, daß *in dem Kinde das Gefühl des Erstarkens, des Vermehrtwerdens* lebendig werde: *„Ich werde größer", „Ich wachse", muß eine moralische, nicht bloß physische Empfindung im Kinde sein* (55, 168). Zur Entwicklung solcher *physischer Übungen* gehöre dabei *eine intime, intuitive, ganz gefühlsmäßige Erkenntnis von dem Zusammenwirken von Lust und Behagen mit den Stellungen und Bewegungen des menschlichen Leibes* (34, 341). Das Gefühl des eigenen moralischen Wachstums arbeite *ebenso plastisch am Ätherleib wie das physische Prinzip am physischen Leibe* (55, 168).

Einarbeitung ätherischer Eigenschaften in die Organe

Das Freiwerden des Astralleibes mit Eintritt der Geschlechtsreife

Nachdem dieses [physische] Prinzip [mit dem Zahnwechsel] abgestoßen ist, wird der Ätherleib frei und schafft jetzt an den physischen Organen bis zur Geschlechtsreife, und dann wird ebenso eine Hülle, die äußere astrale Hülle, weggedrängt wie bei der Geburt die Mutterhülle. Astralisch wird der Mensch bei der Geschlechtsreife zum dritten Male geboren. Und die wirkenden Kräfte, die im Ätherleib gebunden waren, machen jetzt für ihre Schöpfungsart den Schlußpunkt, indem sie die Fähigkeit der Geschlechtsreife, der Fortpflanzung, und ihre Organe erzeugen. […] Wie Sie das physische Prinzip wie konzentriert in den Zähnen haben, so das Wachstumsprinzip in der Geschlechtsreife (Berlin, 13.12.1906 – 55, 108). In diesem Sinne wird der *Astralleib* mit dem Eintritt der Geschlechtsreife *nach allen Seiten frei, wie es der physische Leib bei der physischen Geburt, der Ätherleib beim Zahnwechsel geworden ist* (34, 321); der *Astral- oder Empfindungsleib* wird, wie Steiner an anderer Stelle sagte, mit der Geschlechtsreife *der äußeren Welt vollständig ausgesetzt* (55, 164).

die Freiwerdung des Astralleibes

Dabei ist bezüglich der Geschlechtsreife jedoch insgesamt zu beachten, daß es die Wachstumskräfte des *ätherischen Leibes* sind, die der Bildung der Geschlechtsorgane ebenso zugrunde liegen, wie sie auch deren physiologisches Wirksamwerden – im Sinne der erlangten Fortpflanzungsfähigkeit – bestimmen. Die Geschlechtsreife impliziert eine Konzentration oder Kulmination *ätherischer* Bildungskraft; mit der Bildung der Geschlechtsorgane schließt *der Ätherleib* ebenso *eine Periode ab,* wie der *physische Leib* zuvor durch den Zahnwechsel. Dieser *ätherische* Abschluß aber vollzieht sich in genau *dem Augenblick, wo auch der Astralleib frei wird* (34, 322). Die Fortpflanzungsorgane vermögen letztlich nur darum selbständig zu werden, *weil nunmehr der freie Astralleib nicht mehr nach innen wirkt, sondern hüllenlos der Außenwelt unmittelbar entgegentritt* (ebd.). Der *Astralleib* wird mit dem Eintritt der Geschlechtsreife *frei* – oder: die Fortpflanzungsfähigkeit entsteht mit dem Freiwerden des *Astralleibes.*

die Ausbildung der Urteilskraft im Jugendalter

So wie bis zum siebten Jahre die äußeren Sinne des Kindes freigegeben werden, so werden bis zum vierzehnten Jahre die Gewohnheiten, das Gedächtnis, das Temperament und so weiter frei, und dann bis zum zwanzigsten, zweiundzwanzigsten Jahre der kritische Verstand, das selbständige Verhältnis zur Umwelt (55, 123). In jener Entwicklungszeit, die durch das *Freiwerden des Astralleibes* geschaffen wird, hat *langsam und allmählich […] vom vierzehnten Jahre ab das Urteil heranzureifen* (55, 169). *Das Denken in seiner eigenen Gestalt als inneres Leben in abgezogenen Begriffen* (34, 340) soll sich bis zur Entwicklungsstufe der Geschlechtsreife *unbeeinflußt* und *gleichsam von selbst* ausbilden und entwickeln, es muß *inmitten der anderen Seelenerlebnisse* heranwachsen und *reifen*: *Je weniger man vorher unmittelbar auf die Entwickelung der Urteilskraft einwirkt und je besser man es unmittelbar durch die Entwickelung der anderen Seelenkräfte tut, um so besser ist es für das ganze spätere Leben des betreffenden Menschen* (ebd.). Erst mit der *nach außen freien Entwickelung* des *Astralleibes* vermag *von außen an den Menschen alles das heran[zu]treten […], was die abgezogene Vorstellungswelt, die Urteilskraft, den freien Verstand entfaltet* (34, 342). Dem selbstverantwortlich-urteilenden Denken muß ein seelisches *Empfinden für die Wahrheit* vorangegangen sein (ebd.) – *das, was der Verstand über eine Sache zu sagen hat, sollte erst gesagt werden, wenn alle andren Seelenkräfte gesprochen haben; vorher sollte der Verstand nur eine vermittelnde Rolle spielen. Er sollte nur dazu dienen, das Gesehene und Gefühlte zu erfassen, es so in sich aufzunehmen, wie es sich gibt, ohne daß das unreife Urteil sich gleich der Sache bemächtigt* (34, 343). Dem *Freiwerden der Urteilskraft* durch die *Geburt des astralischen Leibes* gehen innerhalb der Lebensgeschichte Jahre voraus, in denen die Weltbegegnung des Kindes von unmittelbar-geistiger Anschauungskraft bestimmt werden sollte. Erst in der Zeit der sich vollendenden Geschlechtsreife treten *eigenes Urteil und eigene Verhältnisse zur Umwelt* auf, entwickeln sich eingreifende *Kritik und Begriffsbildung* (55, 168) gemäß den *Gesetzen der Menschenerziehung* (55, 123).

In den 1909 in Basel gehaltenen Vorträgen über das Lukasevangelium bemerkte Steiner am 21.9., daß *eigentlich [...] bis zum einundzwanzigsten Jahre, genau gesprochen, gegenüber der äußeren Welt erst der Empfindungsleib vollständig frei* geworden sei (114, 132). Ab dem einundzwanzigsten Jahre werde dann *allmählich im Menschen dasjenige frei, was man die Empfindungsseele nennt* (114, 133). In Berlin hatte er am 28.2.1907 darauf hingewiesen, daß das menschliche *Ich* erst mit dem dreiundzwanzigsten Jahre *geboren* werde und der Mensch erst dann der Welt *als eine freie Persönlichkeit* gegenübertrete: *Jetzt ist das, was sein Ich, seine vier Glieder sich zusammengearbeitet haben, in unmittelbarem Umgang mit der Welt. Jetzt wirkt ganz frei, ohne daß er ein Inneres erst noch ausgebildet braucht, die innere Lebenserfahrung des Menschen; jetzt erst wird er reif, der unmittelbaren Wirklichkeit gegenüberzutreten* (55, 170). Doch erfolgt auch die weitere Entwicklung in geistiger Gesetzmäßigkeit – Steiner sprach in Basel über die Freiwerdung von *Verstandes- oder Gemütsseele* mit dem achtundzwanzigsten Jahr und über die nachfolgende Befreiung der *Bewußtseinsseele* (114, 133). Und wiederum in Berlin hieß es dann: *Um das fünfunddreißigste Jahr herum, da liegt des Menschen Lebensmitte, was alle Zeiten, die etwas gewußt haben von der Geisteswissenschaft, als etwas ungeheuer Wichtiges angesehen haben. Denn während bis zum einundzwanzigsten Jahre der Mensch aus seinen drei Leibern herausgeholt hat, was in ihm veranlagt ist, und bis zum achtundzwanzigsten Jahre aus der Umgebung herausgeholt hat, was sie ihm frei bieten konnte, beginnt er jetzt frei an seinen Leibern zu arbeiten, zuerst seinen astralen Teil zu festigen. Vorher hat er zu lernen gehabt aus der Umgebung und von der Umgebung; jetzt wird sein Urteil so, daß es eine gewisse Tragkraft bekommt für die Umgebung, und der Mensch tut wohl, wenn er vorher mit seinem Urteil über die Welt nicht zu stark abschließt. Erst gegen das fünfunddreißigste Jahr zu sollten wir unser Urteil verfestigen. Dann wird der Astralleib immer dichter und dichter. Haben wir bis dahin geübt, so dürfen wir jetzt ausübend werden* (55, 170).

Freiwerdung des Ichs und der drei Seelenglieder

Die *Lebensmitte um das fünfunddreißigste Jahr* trennt auf- und absteigende Lebenshälfte; in Pforzheim sprach Steiner am 30.1.1910 davon, daß die *Einteilung des Menschenlebens* in *Perioden*, *welche von sieben zu sieben Jahren ungefähr verlaufen*, nur in der *ersten Hälfte eines normalen Lebens* in ziemlicher Regelmäßigkeit möglich sei – und sagte: *Unregelmäßig wird diese Einteilung, diese Gliederung in siebenjährige Perioden in der zweiten, in der absteigenden Lebenshälfte* (118, 55). Auch in Berlin hatte Rudolf Steiner 1907 darauf hingewiesen, daß sich in der ersten Hälfte des Lebens *alles schon zu einem rhythmischen Gang entwickelt*, während in der zweiten Lebenshälfte die Grenzen *nicht mehr so bestimmt* seien, *obwohl in der Geisteswissenschaft*

aufsteigende und absteigende Lebenshälfte

Grenzen immer angegeben worden sind, aber diese sind ungenau. Wir arbeiten da der Zukunft erst entgegen (55, 173).[98]

Kulmination und sukzessive Exkarnation

Steiner sah den Zeitpunkt um das fünfunddreißigste Lebensjahr herum als einen *Kulminationspunkt* der menschlichen Entwicklung innerhalb der jeweiligen Biographie an (ebd.). Danach beginnen *Astralleib* und *Ätherleib*, sich von der physischen Leiblichkeit allmählich zurückzuziehen (55, 171). Bis zum einundzwanzigsten Lebensjahr und darüber hinaus hat der *Astralleib im Ich, im Blut und Nervensystem [...] wachsend, verfestigend, konsolidierend* gewirkt, dem Menschen *eine gewisse Festigkeit* gegeben. – *Daher können wir diese Zeit auch die Zeit der Ausbildung des Blut- und Nervensystems nennen.* Diese Entwicklungsperiode aber ist gegen das fünfunddreißigste Jahr zu *abgeschlossen*, der menschliche *Lebensleib* separierert sich nunmehr zunehmend von der eigentlichen Physis: *Daher die Eigenart, daß von dieser Mitte an der Mensch allmählich aufhört, sich zu vergrößern; er konsolidiert sich, das Fett fängt an sich abzulagern, und die Muskeln gewinnen an Stärke. [...] Nun sehen wir auch, wie diejenigen Kräfte und Fähigkeiten, die an dem Ätherleib hängen, wie das Gedächtnis, abzunehmen beginnen* (55, 171/172). Der *Äther- oder Lebensleib* löst sich *von dem Wirken im äußeren physischen Leib*, er zieht sich *immer mehr und mehr ins Innere zurück*, der Mensch wird geistiger, ja *weise* (55, 172). Um das fünfzigste Lebensjahr ist dann, so Steiner weiter, die Zeit gekommen, *wo auch das physische Prinzip sich zurückzieht von dem Menschen, immer mehr und mehr Knochenerde absetzt, wo die Gewebe locker werden. Das physische Prinzip verbindet sich immer mehr mit dem Ätherprinzip, und das, was in Knochen, Muskeln, Blut und Nerven gegangen ist, fängt an, ein eigenes Leben zu entwickeln* (ebd.).

Charakterisierte Steiner demnach in dem zitierten Architektenhausvortrag vom 28. Februar 1907 den Alterungsvorgang innerhalb der *absteigenden Lebenshälfte* durch den Rückzug des *ätherischen und physischen Prinzipes* von ihrer vollen Wirksamkeit im *äußeren physischen Leib*, so hatte er wenige Monate zuvor (Dezember 1906) diesen Prozeß erstmals unter übergreifenden Gesichtspunkten als ein durch den individuellen menschlichen Wesenskern impulsiertes Geschehen beschrieben; das *Ich* hat, wie Steiner sagte, in der *aufsteigenden Lebenshälfte* nach der Befreiung des *Astralleibes* – der seinerseits die *Umhüllung* des *Ichs* bildete – seine *Arbeit* an diesem aufgenommen, entwickelt eigenständig *moralische Empfindungen* und *ethische Ideale*: *Wenn man hellsehend untersuchen kann, wie das Ich beginnt, an dem Astralleib frei zu arbeiten, die Begierden, Triebe und Leidenschaften vom Ich aus zu beherrschen, dann könnte man, wenn man das Maß von Energie, das das Ich sich mitgebracht hat, anzugeben vermag, sagen: dieses Maß ist so groß, daß das Ich so und so lange an seiner Umgestaltung an sich arbeiten wird und nicht mehr. Und nach der Zeit der Geschlechtsreife gibt es für jeden Menschen ein*

Ich-Tätigkeit am Astralleib

solches Maß, durch das man messen kann und angeben könnte, bis wann er alles aus seinem Astralkörper herausgearbeitet hat nach den ihm in diesem Leben zugeteilten Pfrunden. Was der Mensch so in seinem Gemüt an Lebenskräften umzugestalten und zu läutern vermag, erhält sich selbst. Solange dieses Maß ausreicht, lebt er auf Kosten des sich selbst erhaltenden Astralleibes (55, 109). Der *Lebensfaden* aber – so Steiner weiter – reiße ab, der Mensch erschöpfe sich, wenn er keine Energie mehr finde, an sich zu arbeiten: *Dann ist die Zeit gekommen, wo der Astralleib seine Kräfte von dem Prinzip des menschlichen Lebens nehmen muß, das ihm zunächst liegt, vom Ätherleib. Und jetzt kommt die Zeit, wo der Astralleib auf Kosten der im Ätherleib aufgespeicherten Kraft lebt; der Ausdruck dafür ist für den Menschen da, wenn sein Gedächtnis, seine produktive Einbildungskraft allmählich schwindet; [...] und nachdem der Astralleib so auf Kosten des Ätherleibes gelebt und alles, was dieser herzugeben hatte, ausgesogen hat, beginnt die Zeit, wo die schöpferischen Kräfte des physischen Leibes vom Astralleib aufgezehrt werden. Und sind diese herausgezehrt, dann schwindet die Lebenskraft des physischen Leibes, der Körper verhärtet sich, der Puls wird langsamer. Da zehrt der Astralleib zuletzt auch noch am physischen Leibe und nimmt ihm die Kraft weg. Und hat er die aufgezehrt, dann ist keine Möglichkeit mehr, daß aus dem physischen Prinzip heraus der physische Leib erhalten werden kann. Soll der Astralleib es dahin bringen, daß er frei werden und zu dem Leben und der Arbeit des Ich geboren werden soll, dann ist es notwendig, daß in der zweiten Hälfte des Lebens der freigewordene Astralleib, wenn das Maß der Arbeit erschöpft ist, seine Hüllen geradeso wie sie gebildet worden sind, selber wieder aufzehrt* (55, 110). Der *Astralleib* erschöpft die Kräfte des *Lebensleibes* wie diejenigen des *physischen Leibes*, er zehrt seine Hüllen auf, entzieht ihnen die *schöpferischen Kräfte*. Doch ist es nach Steiner das *Ich* als *Zentralprinzip* der Seele und als geistiger Kern der menschlichen Existenz, dessen *Energie* das entscheidende Lebensmaß zu setzen vermag, die Intensität und Dauer der *Entwicklungsarbeit* bestimmt, und damit letztlich den Zeitpunkt vorgibt, an dem die Fähigkeit des *astralischen Leibes* erlischt, sich selbst zu erhalten. – *So ist das individuelle Leben vom Ich heraus geschaffen* (55, 111).

Leben des Astralleibes an Ätherleib und physischem Leib

Aufzehrung der Leibeshüllen

*

3. Organlehre und Sinnesphysiologie

Der Wissenschaftler, der mit dem äußeren Blick den Menschen betrachtet, im Seziersaal oder sonst, nach den physiologischen und biologischen Bestandteilen, der hat das Gefühl, daß er an jedes der Organe mit der gleichen Stimmung herangeht; er legt in derselben Weise die Instrumente an, wenn er das Herz, das Hirn, die Leber, den Magen zerfasert. Er meint, es komme einzig darauf an, zu begreifen, aus welchen chemischen Bestandteilen diese Organe bestehen und geformt seien. Er ahnt nichts davon, daß diese Organe grundverschieden sind, je nachdem, woraus sie gebildet sind. […] Es müssen alle Organe beim Menschen aus ihren geistigen Ursprüngen heraus von uns betrachtet werden, wenn wir deren Bedeutung richtig verstehen wollen. Da sehen wir hin auf eine zukünftige Behandlungsweise des menschlichen Leibes, wo man sich dieses geistigen Ursprunges der Organe bewußt sein wird und diese Erkenntnisse anwenden wird in der alltäglichen Medizin. Das ist ein Prozeß, der langsam und geduldig durchgemacht werden muß. Das kann nicht von heute auf morgen geschehen, aber es bereitet sich vor und wird in der Zukunft geschehen (Berlin, 21.10.1907 – 101, 48f.).

geistige Ursprünge der Leibesorgane

Wesensglieder und Organsysteme

Organsysteme als Ausdruck differenzierter Wesensglieder-Wirksamkeit

Organbeziehung der Wesensglieder

Jedes Organ des menschlichen Leibes, *auch das kleinste*, steht in enger Beziehung zu einem der vier *Wesensglieder* des Menschen (4.9.1906; 95, 143). Oder umgekehrt: *Gewisse Glieder der höheren Menschennatur hängen mit gewissen physischen Organen zusammen* (95, 77). Sie *projizieren* sich oder *bilden sich ab* in den jeweiligen *Teilen des physischen Leibes* (121, 106) – die Organe des menschlichen Leibes sind *Ausdruck* oder *physisches Gegenspiel* der wirkenden *Wesensglieder*, sie sind deren *Ergebnis* (107, 102/203).

Die *Wesensglieder* ermöglichen Bildung, Gestaltung und physiologischen Fortbestand der einzelnen Organsysteme – am Beispiel des Nervensystems: *Die Nerven würden nicht da sein, wenn nicht dem Menschen ein astralischer*

Leib eingegliedert wäre, und diese innere Wesenheit ist es, die heraussondert das Nervensystem und dadurch die Nervensubstanz zu etwas von den anderen Substanzen Wesensverschiedenem macht (101, 48). *Kein Nervensystem kann da sein, ohne daß der astralische Leib dieses Nervensystem gliedert und schafft* (98, 103; vgl. a. 99, 907107). *Daher haben wir nur dort ein Recht von einem Nervensystem zu sprechen, wo ein astralischer Leib in einem Wesen vorhanden ist* (59, 21). Das menschliche Nervensystem ist – so Steiner (98, 237) – so gestaltet, daß es nur aufgrund der *Einwirkung* bzw. *Durchdringung* durch den *astralischen Leib* bestehen kann – *denn es ist von ihm organisiert, hängt von ihm ab, dieser Astralleib ist sein Schöpfer und Erhalter.* Zugleich aber gilt nach Steiner auch, daß die Wirksamkeit des *astralischen Leibes* innerhalb der menschlichen Organisation notwendig an ein Nervensystem *gebunden* ist (95, 77).

Nervensystem und Astralleib

Nach geisteswissenschaftlicher Erkenntnis kann der Mensch im evolutionären Prozeß nur dann zum *Träger* seiner *höheren Wesensglieder* werden, wenn in ihm die entsprechende *innere Organisation* – im Sinne einer physiologischen Inkarnationsstruktur – vorgebildet ist (120, 41). Am Beispiel des *Ichs*: *Soll [...] der Ich-Leib nach und nach Platz greifen, dann muß innerhalb des physischen Körpers warmes rotes Blut vorhanden sein* (95, 77). *Äußerlich physisch schlug das Ich in die Menschheit dadurch ein, daß die Menschen physisch immer mehr und mehr mit dem Blute begabt wurden* (105, 176). Demnach initiieren die wirkenden *Wesensglieder* jene speziellen Organbildungen, derer sie für ihre leibliche Verwirklichung, für ihre irdische Aktualisation – im Dienste einer individuellen Daseinsintention – bedürfen.

Blutorgan und Ich-Organisation

In vielen Vorträgen beschrieb Rudolf Steiner eine *im physischen Leib selber* auffindbare Vierheit der Organsysteme (112, 48), die in unmittelbarer Weise die *materielle Offenbarung* (98, 237) der *Wesensglieder* sind: Blut-, Nerven-, Drüsen- und Sinnessystem (*Das Ich hat seinen Ausdruck im Blut, der Astralleib hat seinen Ausdruck im Nervensystem, der Ätherleib [...] im Drüsensystem, und das Sinnessystem steht für den physischen Leib als Ausdruck da.* 98, 103). Das Sinnessystem wurde von Steiner dabei als *der physische Ausdruck des physischen Leibes selber* bezeichnet (102, 202) – *wir finden das physische Prinzip im physischen Leibe ausgedrückt, wenn wir die Sinnesapparate betrachten* (101, 216). Ergänzend hob Steiner 1910 in Oslo hervor, daß nur der *physische Leib* ein wirkliches *Abbild seines eigenen Wesens* habe – ein *Abbild, das für den heutigen Menschen in sich selbst seine geschlossenen Gesetze hat* (121, 112). Diese aber bestehen, Aussagen von 1907 zufolge, in der Gesetzmäßigkeit der mineralischen Welt: *Alle Sinneswerkzeuge, alle physikalischen Apparate am Menschen haben nur die Stufe eines Minerals erreicht. Sie folgen ganz denselben Gesetzen wie die Mineralien. Auge und Ohr gehören zu den mineralischen Einschlüssen [...]* (98, 137; vgl. S. 99ff.).

Sinnessystem und physischer Leib

Die Vierheit der Organsysteme (Blut, Nervensystem, Drüsensystem, Sinnessystem) ist in organologischer Hinsicht der spezifische Ausdruck der geistigen Gesamtkonstitution des Menschen – doch hob Steiner wiederholt hervor, daß einzelne *Wesensglieder*beziehungen auch zu den anderen Organsystemen des Menschen bestehen (*Der Mensch ist eben kompliziert und die Entwickelungen gehen immer parallel.* 107, 189). So bemerkte er beispielsweise am 12.1.1909 in Berlin, daß entwicklungsgeschichtlich mit der Ausbildung des *astralischen Leibes* und mit der *Eingliederung des heutigen Nervensystems* auch die *Anlage der Lunge* gebildet worden sei – auch die Lunge ist demnach *ein Ausdruck des astralischen Leibes* (ebd.). An anderer Stelle sprach Steiner über die Beziehung des *astralischen Leibes* zur menschlichen Leber und sagte: *Bei einem Wesen, das nur einen Ätherleib hat, gibt es keine Leber, auch nicht in der Anlage. Zwar ist die Leber nicht ohne den Ätherkörper möglich, sie wird aber erst vom Astralleib geschaffen* (95, 138). Dagegen wies Steiner 1906 in Stuttgart ganz generell auf den engen Zusammenhang zwischen der Zellstruktur des Lebendigen und der Wirksamkeit des *ätherischen Leibes* hin – *kein Wesen [...] kann ohne Zellen einen Ätherleib haben* (95, 77) bzw. in Umkehrung: der *Ätherleib* liegt der Zellbildung zugrunde. Die Zelle bildet sich am *Ätherleib*, gestaltet sich *aus dem Lebendigen*, als eine *späte Bildung*: *Niemals ist es so gewesen, daß sich Organismen aus Zellen gebildet haben, sondern die Zelle hat sich erst aus Lebendigem gebildet* (102, 90). Für die drüsigen Organe schließlich machte Steiner neben der genannten Bestimmtheit durch den *Ätherleib* 1907 differenzierend geltend, daß sie auch vom *physischem Leib* durchwirkt seien (*Überall, wo Drüsen sind, da sind physischer Leib und Ätherleib hineingearbeitet* – 98), andererseits hinsichtlich ihrer Organbildungsprozesse eine *astralische* Konfiguration vorweisen (101).

Astralleib, Lunge und Leberorgan

Ätherleib, Zellstruktur und Drüsenorgane

Am 6.1.1908 sprach Rudolf Steiner schließlich in Berlin über Körperflüssigkeiten bzw. *Körpersäfte* im Hinblick auf die menschlichen *Wesensglieder*, unterschied dabei zwischen drei *Säftestufen*: Chylus, Lymphe und Blut. Die Lymphflüssigkeit ist nach Steiner eine Körperflüssigkeit, die *dem Seelischen viel näher steht, als dies bei dem Chylus, dem Magen- und Darmsaft des Speisebreis, der Fall ist* (102, 20). Doch erst das Blut hängt *intim* mit der *geistigen Wesenheit* des Menschen zusammen (Stuttgart, 11.2.1908 – 98, 204). Chylus, Lymphe und Blut unterscheiden sich demnach in geisteswissenschaftlicher Sicht durch ihre unterschiedliche Beziehung zum geistig-seelischen Wesenskern, sie stehen in je eigener Verbindung zu dessen leibesbildenden Kräfteorganisationen, d.h. zu den *Wesensgliedern*: *Der menschliche Ätherleib ist ebenso der Aufbauer und Bildner für das ganze Drüsensystem, wie auch in einer anderen Weise der Aufbauer, der Organisator, der Bildner und Regierer des Umlaufs des Chylus, des Speisebreis* (102, 21). Für Blut und Lymphflüs-

Säftestufen und Wesensglieder

sigkeit aber gilt: *Ebenso wie unser Blut die Offenbarung, der Ausdruck ist unseres Ichs, so ist die Lymphe in einer gewissen Richtung der Ausdruck, die Offenbarung des menschlichen Astralleibes. Solche Dinge äußern sich da nicht bloß nach einer Richtung. Nach einer anderen Richtung ist der Ausdruck des astralischen Leibes das Nervensystem. […] Auf der einen Seite ist [der Astralleib] der Aufbauer des Nervensystemes, auf der anderen Seite der Aufbauer, der Bildner für die Lymphe* (ebd.). Neun Monate später, im September 1908, erwähnte Steiner in einem ergänzenden Vortrag schließlich eine weitere Körperflüssigkeit in ihrer Beziehung zu den *höheren Wesensgliedern*: die Galle. Auch von ihr sprach er als von einem *physischen Ausdruck des astralischen Leibes*, betonte jedoch zugleich die *Ich-Nähe* ihres Bildungsvorganges: *Sie [die Galle] ist nicht mit dem Ich verknüpft, aber das Ich wirkt auf den Astralleib, und aus dem Astralleib wirken die Kräfte auf die Galle* (106, 142; vgl. hierzu S. 215ff.).

Gedankentätigkeit im Zusammenspiel von Blut und Nerv

Der physische Ausdruck für unser Ich ist das Blut, der physische Ausdruck für unseren Astralleib ist unser Nervensystem, das, was wir Leben nennen in unserem Nervensystem. Und niemals würden unsere Gedanken unsere Seele durchzucken, wenn nicht ein Zusammenwirken wäre zwischen Ich und Astralleib, welches seinen Ausdruck findet im Zusammenwirken zwischen Blut und Nervensystem. Sonderbar wird es einmal einer menschlichen Zukunftswissenschaft vorkommen, wenn die heutige Wissenschaft allein im Nervensystem die Entstehung des Gedankens sucht. Nicht in den Nerven allein ist der Ursprung des Gedankens. Nur in dem lebendigen Zusammenspiel zwischen Blut und Nervensystem haben wir den Vorgang zu erblicken, der den Gedanken entstehen läßt (10.4.1909 – 109, 111). Im Mittelpunkt der nachfolgenden Betrachtungen stehen menschliches Nerven- und Blutsystem, damit die zwei funktionell zusammenwirkenden Organsysteme, die, so Steiner, auf der höchsten Stufe der organischen Bildung stehen.[99] Zentrale Aussagen Rudolf Steiners zur Genese und Wirksamkeit der beiden Organsysteme im tierischen und menschlichen Organismus finden sich in einem am 25.10.1906 im Berliner Architektenhaus gehaltenen Vortrag, der den Titel *„Blut ist ein ganz besonderer Saft“* trug und den Mitgliedern der Anthroposophischen Gesellschaft schon bald in schriftlicher Fassung zugänglich wurde.

Autonomes und zentrales Nervensystem

Steiner wies in dem genannten Vortrag auf das evolutive Auftreten des *ersten Nervensystemes*, des *sympathischen Nervensystemes*[100] hin, der *Anlage zu dem […], was später im ausgebildeten Nervensystem erscheint* (55, 52). Im seelischen Erleben des mit einer von *empfindungsbegabten Nerven durchsetzten*

Substanz ausgestatteten Tieres werden die *kosmischen Gesetze gespiegelt – so daß das einzelne lebendige Wesen mikrokosmisch in sich den ganzen Makrokosmos empfindet* (ebd). Das Empfindungsleben ist auf dieser Stufe der organischen Entwicklung *ein Abdruck des Kosmos: [...] Was dieses Bewußtsein an größerer Dumpfheit hat, das ist auf der anderen Seite ausgeglichen durch den größeren Umfang. Der ganze Kosmos leuchtet in dem dumpfen Bewußtsein, im Innern des Lebewesens auf* (55, 53).

autonomes Nervensystem und kosmisch-spiegelndes Bewußtsein

Dieses autonome Nervensystem findet sich auch im gegenwärtigen humanen Leibesorganismus, übt jedoch nach Steiner keinen bestimmenden Einfluß auf die Konstitution des menschlichen Bewußtseins aus (vgl. a. S. 132ff.). Denn in seinem normalen Tages- oder *Ich*-Bewußtsein vermag der Mensch keineswegs, *hinunterzureichen zu dem, was durch diese [sympathischen] Nerven von den Weltvorgängen abgespiegelt wird;* lediglich latent eignen ihm die Wahrnehmungs- und Empfindungsmöglichkeiten einer elementaren Stufe des Bewußtseinslebens: *[...] Könnte der Mensch untertauchen in dieses sympathische Nervensystem, so würde er, wenn er sein oberes Nervensystem einschläferte, wie in einem Lichtleben die großen Gesetze des Kosmos walten und wirken sehen* (ebd.).[101]

Das entwicklungsgeschichtlich durch die Ausbildung des sympathischen Nervensystems ermöglichte organismuseigene *Welterleben* geschieht in einem ebenso umfassenden wie dumpfen und dämmerhaften Bewußtsein, das sich *gewisse niedere Tiere* erhalten haben (55, 54). *Für den Menschen tritt aber etwas anderes ein. Hat im Laufe der Entwicklung bis zum sympathischen Nervensystem der Kosmos ein Spiegelbild gefunden, so öffnet sich auf dieser Stufe der Entwicklung das Wesen wieder nach außen* (ebd.). Das durch ein *sympathisches* Nervensystem erreichbare *kosmische* Bewußtsein beinhaltet nach Steiner ein Empfindungsleben, das nur die eigenen Vitalvorgänge wahrzunehmen vermag, ein in sich abgeschlossenes Dasein führt, die gespiegelte kosmische *Gesetzmäßigkeit* lediglich im innerorganismischen Lebensprozeß erfährt. Gliedert sich dann aber in die Leibesorganisation ein Zentralnervensystem ein, so bildet dies die Grundlage der eigentlichen Sinnesorganbildung und damit Umwelt-Wahrnehmung: *Das Rückenmark- und Gehirnsystem führt dann hin zu den Organen, die mit der Außenwelt die Verbindung herstellen. Wenn im Menschen die Bildung so weit ist, dann ist er nicht mehr berufen, bloß die ursprünglichen Bildungsgesetze des Kosmos in sich spiegeln zu lassen, sondern es tritt das Spiegelbild selbst in ein Verhältnis zur Umgebung. Wenn das sympathische Nervensystem sich zusammengegliedert hat mit den höheren Teilen des Nervensystems, so ist dies ein Ausdruck der vor sich gegangenen Umwandlung des Astralleibes. Dieser lebt dann nicht mehr bloß das kosmische Leben im dumpfen Bewußtsein mit, sondern er fügt sein besonderes Innenleben zu diesem hinzu. Durch das sympathische Nervensystem*

zentrales Nervensystem und Umweltbezug

empfindet ein Wesen, was außer ihm vorgeht, durch das höhere Nervensystem dasjenige, was in ihm vorgeht. Und durch die höchste Form des Nervensystems, die gegenwärtig in der allgemeinen Menschheitsentwicklung zum Vorschein kommt, wird aus dem höher gegliederten Astralleib wieder das Material entnommen, um Bilder der Außenwelt, Vorstellungen, zu schaffen. Der Mensch hat also die Fähigkeit verloren, die ursprünglichen dumpfen Bilder der Außenwelt zu erleben; er empfindet sein Innenleben und baut sich aus diesem seinen Innenleben auf höherer Stufe eine neue Bilderwelt auf, die ihm zwar ein kleineres Stück der Außenwelt spiegelt, aber in hellerer, vollkommenerer Art (55, 54f.). Der Mensch vermag dank eines hochentwickelten (Zentral-)Nervensystems sein eigenes, seelisch-geistiges Innenleben wahrzunehmen; dies ermöglicht ihm, Bilder und Vorstellungen zu entwickeln, die nicht lediglich Reflex kosmischer Außenwelt sind, sondern vielmehr individuelle Antwort auf die Inhalte der Wahrnehmung. Das *Spiegelbild* wird zur Kreation, es tritt *selbst in ein Verhältnis zur Umgebung*. Dies alles aber ist nach Steiner Ausdruck einer evolutiven Wesensveränderung, die den *Astralleib* ergriffen und verwandelt hat – die Ausbildung von Gehirn und Rückenmark bzw. die Entstehung des Zentralnervensystems verweist entwicklungsgeschichtlich auf einen nunmehr *individualisierten Astralleib* (55, 55).

Innenleben und aktive „Bilderwelt"

Das Blutsystem

Mit dieser evolutiven Umwandlung und Weiterbildung des *Astralleibes* aber geht, so Steiner, *auf höherer Stufe der Entwicklung* notwendig eine weitere einher. Die in Richtung Individualität zielende *Umgestaltung* ergreift den *ätherischen Leib* und bewirkt die *Umsetzung der niederen Säfte in das, was wir Blut nennen – das Blut*[102] *ist ebenso ein Ausdruck des individualisierten Ätherleibes wie das Gehirn und Rückenmark ein Ausdruck des individualisierten Astralleibes* (ebd.). *Wie durch das Gehirn die Außenwelt verinnerlicht wird, so wird durch das Blut diese Innenwelt in dem Leib des Menschen zu einem äußeren Ausdruck umgeschaffen. […] Das Blut nimmt die durch das Gehirn verinnerlichten Bilder der Außenwelt auf, gestaltet sie zu lebendigen Bildungskräften um und bildet durch sie den jetzigen Menschenleib aus. Das Blut ist so der Stoff, der den menschlichen Leib auferbaut* (55, 56). Mit der Wirksamkeit des Blutes erzeugt das Lebewesen nicht nur Bilder und Vorstellungen der Außenwelt eigentätig in sich und erlebt diese, sondern es vermag nun, aus der innerlichen, durch das Zentralnervensystem ermöglichten *Wiederholung* der Umwelt eine *neue Gestalt* aufzubauen und so innerhalb der Leiblichkeit bildend zu werden: *Ein Wesen mit bloßem sympathischen Nervensystem spiegelt*

das Blut als leibesbildendes Prinzip

die Außenwelt, es empfindet also die Außenwelt noch nicht als in sich, noch nicht als Innenleben. Ein Wesen mit Rückenmark und Gehirn empfindet die Spiegelung als Innenleben. Ein Wesen aber mit Blut erlebt als seine eigene Gestalt sein Innenleben (55, 57). Diese Gestalt ist die eigene, an der Umweltbegegnung individualisierte Leibesgestalt, *sie ist Ich* (ebd.): *Im Blut liegt das Prinzip der Ich-Werdung* (ebd.). Die gebildete Gestalt kommt, so Steiner verdeutlichend, in der *Ich-Wahrnehmung zum Ausdruck* – das aber heißt: in der eigenen Gestaltbildung und -wahrnehmung erfährt sich das menschliche *Ich.* In dem im Jahre 1908 gehaltenen Vortragszyklus über Grundlagen einer geisteswissenschaftlich fundierten Anthropologie hieß es dann auch: *Das Blut ist der Ausdruck der Ich-Natur des Menschen* (107, 102). Und in einem anderen Kontext: *Indem das Blut durch den Körper pulst, strömt das menschliche Ich durch den Leib* (198, 168).[103]

Prinzip der Ich-Werdung

Steiner zufolge bildet der Mensch seine Sinneswahrnehmungen zu Vorstellungen und Bildern der Außenwelt um – diese aber wirken auf sein Blut, das sie zu Leibesbildekräften metamorphosiert. (*Es lebt daher und arbeitet in seinem Blut alles das, was er durch die äußeren Erlebnisse der Sinne empfangen hat.* 55, 59) Zugleich entnimmt das Blut kontinuierlich der Umgebungsluft den Sauerstoff, versorgt sich und den Gesamtorganismus durch diesen *mit neuem Leben*; so schließt sich über das wirksame Blutsystem ein physiologischer Kräftekreislauf *von der Außenwelt zur Innenwelt und wieder zurück vom Innern zum Außen* (55, 57).

Leibbildung und Selbstwahrnehmung

Rudolf Steiners im Oktober 1906 in Berlin gehaltener Vortrag über die Wirksamkeit des Blutes (bzw. des *Blutgefäßsystemes mitsamt dem Herzen* – 55, 56) scheint nahezulegen, daß die leibgestaltende Aufgabe des Blutes eine fortdauernde, neuschaffende und leiberhaltende Tat ist, an der sich die *Ich-Wahrnehmung* des Menschen vollzieht – daß, anders gesagt, das Blut nicht nur evolutiv verstandenes *Prinzip der Ich-Werdung* ist, sondern ein stets erneuertes *Ich-* oder im Leibesaufbau aktualisiert. Doch kann andererseits nicht übersehen werden, daß Rudolf Steiner in weiteren Vorträgen der betrachteten Werkperiode die eigentlich formende oder *plastizierende* Leibesarbeit des Blutes (als einem zentralen *Ich-Organ*) im wesentlichen der Vergangenheit der Evolutionsentwicklung zurechnete: *Als der Mensch [in den Frühstadien der evolutiven Entwicklung] noch weich war […], da formte das Ich von innen heraus durch das Blut die Form* (25.3.1907 – 96, 262). *Ein Rest der Wirkung des Ichs auf das Blut ist heute noch vorhanden, wenn wir in Angst erblassen oder in Scham erröten. Darin zeigt sich noch die unmittelbare Tätigkeit des Ich. Dies ist zurückgeblieben aus einer Zeit, in der das Ich auf das Blut mächtig wirkte. […] Heute können die Menschen im Enthusiasmus mit den Händen gestikulieren, damals konnte das Blut durch den Impuls des Ich Organe aus dem Leibe herausgestalten […]* (8.3.1907 – 97, 127).

Demnach mußte an dieser Stelle noch offenbleiben, welche aktuell-konkrete Bedeutung dem Blutorgan für die menschliche Leibesbildung und -erhaltung in geisteswissenschaftlicher Anschauung zukommt – zumal berücksichtigt werden muß, daß der zitierte Architektenhausvortrag vom 25.10.1906 die *komplizierten Vorgänge* dezidiert unter evolutiven Gesichtspunkten thematisierte und *in Gleichnissen* (55, 56) zu verdeutlichen suchte. Daß Steiner aber prinzipiell von einer – freilich evolutiv abgeschwächten – Wirksamkeit des *Ich*-tragenden Blutes auf die Leibesgestaltung ausging, zeigt ein Berliner Vortrag vom 20.1.1910, in dem es u.a. hieß, daß das *Ich* die Fähigkeit habe, *auf dem Umwege durch das Blut in den physischen Leib arbeitend einzugreifen,* daß es ihn *ein klein wenig formen* kann (59, 21).[104]

evolutive Veränderungen

Zur Herzphysiologie

Wie zuvor zitiert, sprach Steiner in seinen humanphysiologischen Betrachtungen vom Oktober 1906 über das *Blutgefäßsystem mitsamt dem Herzen* (55, 56) – und schrieb erläuternd: *Die geisteswissenschaftliche Auffassung sieht nämlich in dem Herzen und in seiner Beziehung zu dem sogenannten Blutkreislauf etwas ganz anderes als die gegenwärtige Physiologie, die in dieser Beziehung ganz von mechanistisch-materialistischen Vorstellungen abhängig ist* (11, 176). In der zitierten Schrift hieß es weiter: *Die mechanistisch-materialistische Lebenslehre sieht in dem Herzen eine Art Pumpvorrichtung, welche das Blut in regelmäßiger Art durch den Leib treibt. Da ist das Herz die Ursache der Blutbewegung. Die geisteswissenschaftliche Erkenntnis zeigt etwas ganz anderes. Ihr ist das Pulsieren des Blutes, seine ganze innere Beweglichkeit, Ausdruck und Wirkung der Seelenvorgänge. Seelisches ist die Ursache davon, wie sich das Blut verhält. Das Erbleichen durch Angstgefühle, das Erröten unter dem Einfluß von Schamempfindungen sind grobe Wirkungen von Seelenvorgängen im Blute. Aber alles, was im Blute vorgeht, ist nur der Ausdruck dessen, was im Seelenleben vor sich geht. Der Zusammenhang zwischen Blutpulsation und Seelenimpulsen ist nur ein sehr geheimnistiefer. Und nicht die Ursache, sondern die Folgen der Blutpulsation sind die Bewegungen des Herzens* (11, 177). Die Blutbewegungen sind die *materielle Offenbarung des Ich*, sagte Steiner am 14.6.1908 (98, 237); die *Eigenart der menschlichen Blutzirkulation* bzw. *der Bluttätigkeit* ist ihm zufolge nur adäquat beschrieben, wenn in ihr der *äußere, physische Ausdruck des Ich-Trägers, des Trägers des Selbstbewußtseins* gesehen wird (17.12.1908 – 57, 174). Die Herzaktion dagegen ist sekundäre, abgeleitete, nachgeordnete Bewegung[105] – nicht das Herz „pumpt“ das Blut durch das Gefäßsystem, vielmehr ist die Herzdynamik in geisteswissenschaftlicher Anschauung Ergebnis der seelisch durchdrungenen, seelisch bewirkten Blutpulsation des Menschen.

Blutbewegung als Ausdruck von Seelenvorgängen

Motorische und sensible Nerven

Stellte Steiner die Bewegungen des menschlichen Herzens in ihrer Abhängigkeit von *Blutpulsationen* und *Seelenimpulsen* mehrmals in den Vordergrund seiner menschenkundlichen Vorträge und negierte er entschieden die mechanistische *Pumpvorstellung* der Herztätigkeit, um einer völlig differenten Ansicht über das Zusammenspiel seelisch-geistiger Vorgänge und organischer Lebensprozesse an zentraler Stelle Ausdruck zu verleihen, so gilt Vergleichbares für seine – ebenfalls bereits im Frühwerk (spätestens ab 1910) formulierte – Kritik an der physiologischen Unterscheidung zwischen sensiblen und motorischen Nerven. Steiner trat auch dieser Vorstellung als einem, wie er sagte, wissenschaftlichen *Kapitalfehler* vehement entgegen, der – so der Vortrag vom 1.11.1910 in Berlin – nicht nur zu einem grundsätzlichen Fehlverständnis von Funktion und Bedeutung des Nervensystems führe, sondern darüber hinaus *die ganze Physiologie, wie sie heute getrieben wird, und auch die ganze Psychologie verdorben* habe: *Sie können in vielen physiologischen Büchern nachlesen: Wenn wir irgendwie die Hand oder das Bein bewegen, so komme das daher, weil wir innerhalb unseres Organismus nicht nur solche Nerven haben, die zum Beispiel von den Sinnesorganen zum Gehirn hingehen und gleichsam die Botschaften der Sinnesorgane von den Sinnesorganen zum Gehirn oder auch zum Rückenmark hinleiten; sondern überall wird die Sache so dargestellt, als ob diesen Nerven andere gegenüberstünden – selbstverständlich stehen sie ihnen auf dem physischen Plan gegenüber –, die man, im Gegensatz zu den Empfindungs- oder Wahrnehmungsnerven, die Bewegungsnerven nennt. Und man sagt nun: Wenn ich einen Gegenstand sehe, so wird die Botschaft dieses Gegenstandes durch den Nerv, der von dem Sinnesorgan zum Gehirn führt, also zunächst zu diesem Zentralorgan geführt, und dann wird der Reiz, der dort ausgeübt wird, gleichsam übertragen auf einen andern Nerv, der wiederum vom Gehirn zum Muskel geht, und dieser Nerv spornt dann den Muskel an, in Bewegung zu geraten. So unterscheidet man Empfindungsnerven und Bewegungsnerven. Nun ist vor der Geisteswissenschaft diese Sache gar nicht so. Was da Bewegungsnerv genannt wird, ist als physisches Gebilde wirklich vorhanden, aber nicht um die Bewegung zu erregen, sondern um die Bewegung selber wahrzunehmen, um die Bewegung zu kontrollieren, um ein Bewußtsein von der eigenen Bewegung zu haben* (115, 119/118). Demnach sind auch die sogenannten motorischen Nerven wesentlich *Empfindungsnerven*, die im Dienste einer übergeordneten Bewegungskontrolle stehen; sie sind Wahrnehmungsorgane menschlicher Muskelbewegung, sind *dazu da, die entsprechenden Bewegungen in den Muskeln selbst zur Empfindung zu bringen* (7.3. 1911 – 124, 162). Jeder Nerv ist nach Steiners Erkenntnissen substantiell *empfindungsbegabt* und Ausdruck der

ein wissenschaftlicher „Kapitalfehler"

motorische Nerven als Wahrnehmungsstrukturen von Bewegungsgestalten

astralischen Wesenheit, des *Empfindungsleibes* innerhalb des Physischen; diese *astralische Wesenheit*, nicht aber die elektrische Entladung des *motorischen Nerven* steht als wirksame Entität am Ausgangspunkt einer jeden menschlichen Bewegung. In dem letztzitierten Vortrag sagte Steiner weiter: *Was die Muskulatur in Bewegung bringt, was irgendeine Bewegung des Muskels hervorruft, das hängt zusammen mit dem Astralleib, und zwar so, daß im Astralleib selber zur Bewegung des Muskels eine Art Tonentwicklung, eine Art Schallentwicklung stattfindet. Etwas wie eine Art Musikalisches durchdringt unseren Astralleib, und der Ausdruck dieser Tonentwicklung ist die Muskelbewegung* (ebd.). Die Muskeln werden, wie es im selben Vortrag an späterer Stelle hieß, aus der *persönlich gewordenen Sphärenharmonie* bzw. vom kosmosverbundenen menschlichen *Astralleib* bewegt (124, 163).

Muskelbewegung und astralische Tonentwicklung

Menschliche Wesensglieder und Gestaltprinzipien der Leibesbildung

Rudolf Steiner wies, wie oben ausgeführt, auf die konkrete Bedeutung der übersinnlichen *Wesensglieder* des Menschen für die Entwicklung einzelner Organsysteme hin. Darüber hinaus erwähnte er in verschiedenen Vorträgen Prinzipien der Leibesgestaltung, die – in gewisser Hinsicht den einzelnen Organsystemen übergeordnet – gleichfalls Ausdruck eines *ineinandergefügten* Wirkens der vier *Wesensglieder* sind.

Hatte Steiner den *Ätherleib* als das *Prinzip des Lebens im engeren Sinne* bezeichnet (107, 83), so spezifizierte er dessen Bedeutung für die Bildung des Organismus wiederholt mit dem Hinweis, daß der *ätherische Leib* ein *Prinzip der Wiederholung* zum Tragen bringe. Am 2.11.1908 sagte er in Berlin: *Daß sich in einem Lebewesen Glieder immer von neuem wiederholen, daran ist der Ätherleib schuld, denn er will immer wieder dasselbe hervorbringen. Deshalb gibt es ja auch so etwas im Leben, was wir Fortpflanzung nennen, die Hervorbringung seinesgleichen. Sie beruht im wesentlichen auf einer Tätigkeit des Ätherleibes. Alles, was beim Menschen und auch beim Tier auf Wiederholung beruht, ist auf das ätherische Prinzip zurückzuführen* (107, 83f.). Zwei Wochen später (Berlin, 21.10.1908) erläuterte Steiner die Bedeutung des ätherischen Gestaltungsprinzipes im Bereich der Pflanzenbildung und versuchte dabei, die Begrenzung des *Ätherischen* durch die Mitwirkung einer *astralischen* Leiblichkeit darzustellen. Unter Anlehnung an Goethes Metamorphosestudien hieß es dort: *Ein Wesen, das nur unter dem Prinzip des Ätherleibes und des physischen Leibes stünde, würde in sich selbst das Prinzip der Wiederholung zum Ausdruck bringen. Das sehen wir an der Pflanze in ausge-*

das ätherische Prinzip der Wiederholung

ätherische Gestaltbildung bei der Pflanze (Blattwiederholung)

sprochenstem Maße heraustreten. Wir sehen, wie sich an der Pflanze Blatt für Blatt entwickelt. Das rührt davon her, daß der pflanzliche physische Leib von einem Ätherleib durchzogen ist, und der hat das Prinzip der Wiederholung. Er bildet ein Blatt, dann ein zweites, ein drittes und fügt so in steter Wiederholung Blatt an Blatt. Aber auch wenn das Pflanzenwachstum oben zum Abschluß kommt, herrscht auch da noch die Wiederholung. Sie sehen an der Pflanze oben ebenso sozusagen einen Kranz von Blättern, die den Kelch der Blüte bilden. Diese Kelchblätter haben eine andere Form als die andern Blätter. Aber sie können auch da noch das Bewußtsein entwickeln, daß das nur eine etwas umgeänderte Form der Wiederholung derselben Blätter ist, die in einer gleichen Wiederholung über den ganzen Stengel sich hinaufentfaltet. So daß wir sagen können: Auch da oben, wo sich die Pflanze zum Abschluß bringt, sind die grünen Kelchblätter eine Art Wiederholung. Und selbst die Blütenblätter sind eine Wiederholung. Freilich haben sie eine andere Farbe. Sie sind zwar im wesentlichen noch Blätter, aber schon stark umgewandelte Blätter. Nun war es Goethes große Arbeit auf dem pflanzlichen Gebiet, daß er zeigte, wie nicht nur die Kelchblätter und Blütenblätter umgeänderte Blätter sind, sondern wie man auch Stempel und Staubgefäße nur als eine solche umgewandelte Wiederholung der Blätter anzusehen hat. Es ist aber nicht nur eine bloße Wiederholung, die uns bei der Pflanze entgegentritt. Wäre nur das bloße elementare Prinzip des Ätherleibes allein tätig, so würde es geschehen, daß von unten bis oben der Ätherleib die Pflanze durchdringt. Da würde sich Blatt an Blatt entwickeln, und das würde kein Ende finden, nirgends würde ein Abschluß eintreten. Wodurch tritt denn dieser Abschluß in der Blüte ein, so daß die Pflanze ihr Dasein abschließt und neuerdings fruchtbar wird, um eine neue Pflanze hervorzubringen? Dadurch, daß in demselben Maße, in dem die Pflanze nach oben wächst, von oben ihr entgegenkommt, sie äußerlich in sich schließend, der astralische Leib der Pflanze. Die Pflanze hat in sich keinen eigenen astralischen Leib, aber indem sie nach oben wächst, begegnet ihr von oben der pflanzliche Astralleib. Er bringt das zum Abschluß, was der Ätherleib in ewiger Wiederholung tun würde, er bewirkt die Umwandlung der grünen Blätter in Kelchblätter, in Blütenblätter, Staubgefäße und Stempel. Wir können daher sagen: Für den okkulten Blick wächst die Pflanze ihrem seelenhaften Teil, ihrem astralischen Teil entgegen; der bewirkt die Umwandlung. Daß nun die Pflanze eben Pflanze bleibt, daß sie nicht übergeht zur willkürlichen Bewegung oder Empfindung, das rührt davon her, daß dieser astralische Leib, welcher der Pflanze da oben begegnet, nicht innerlich Besitz ergreift von ihren Organen, sondern sie nur äußerlich umfaßt, von oben hereinwirkt. In dem Maße, als der astralische Leib die Organe innen anfaßt, in demselben Maße geht die Pflanze in das Tier über. Das ist der ganze Unterschied. […] Aber es ist ein wichtiger Unterschied zwischen der wirkenden Seelenhaftigkeit in

astralische Einwirkung (Blüten- und Fortpflanzungsorgane)

der Astralität der Pflanzenwelt und in der Astralität des tierischen Lebens (107, 29f.).

Demnach bleibt hinsichtlich der Beziehung zwischen wirksamen *Wesensgliedern* und organischer Gestaltbildung vornehmlich festzuhalten: Die eintretende *astralische* Wirkung setzt der *ätherischen* Gestaltbildung, die in endlos sich wiederholenden Formationen zum Ausdruck kommt, ein Ende, *bringt das zum Abschluß, was der Ätherleib in ewiger Wiederholung tun würde.* Die *Astralität der Erde* senkt sich von außen in das Wachstum der Pflanze hinein, ermöglicht die Steigerung der Blattbildung zur Blütenbildung sowie die Gestaltung der Fortpflanzungsorgane und damit die Zusammenfassung und den Abschluß der Pflanzenbildung (107, 84). Im Rekurs auf Goethes Ideen zur Wirbelkörpermetamorphose bedeutet dies für Humananatomie und -morphologie: *Daß sich beim Menschen die Ringknochen des Rückgrates nach oben erweitern zur Gehirnkapsel und da Hohlknochen werden, das hat seinen Ursprung in der Tätigkeit des Astralleibes im Menschen. So konnen wir sagen, daß alles, was Abschlüsse hervorbringt, dem Astralischen unterliegt, und alle Wiederholung vom Ätherprinzip herrührt* (2.11.1908 – ebd.). Bezüglich dieser Metamorphose der Wirbelkörper wies Steiner in einem anderen Vortrag darauf hin, daß die Aufeinanderfolge der Rückenmarkswirbel dadurch zum Abschluß gebracht werde, daß die menschliche Wirbelsäule von dem *mächtig eingreifenden Astralischen* umgeben sei. Durch diese Entfaltung des Astralleibes schließen sich die Rückenmarkswirbel zum *Gehirnknochen* ab (8.2.1908 – 98, 187): *Da greift am Ende der Astralleib ein und treibt die Wirbel auf zum Hohlraum des Kopfes* (98, 179).[106] Die stete Wiederkehr gleicher Bildungen in umschriebenen Arealen des menschlichen Leibes impliziert demnach, daß dort der *astralische Leib* nicht – bzw. nicht mehr – zur Wirksamkeit gelangt: *Es gibt Teile, von denen sich der Astralleib wieder zurückgezogen hat. An manchen Organen greift er nicht mehr ein, er hat da keine Kraft mehr. [...] Wo der Astralleib sich zurückzieht, tritt mit Selbstverständlichkeit wieder das Prinzip der Wiederholung auf. So wachsen [...] Haare und Nägel, weil sich der Astralleib dort zurückgezogen hat* (29.12. 1907 – 101, 254).

astralisches „Abschluß"-Prinzip im Tierreich (Kopfmetamorphose der Wirbelkörper)

Im Unterschied zur Pflanze ist das *astralische* Bildungsprinzip dem Menschen immanent, die Seelenhaftigkeit ergreift ihn (wie auch das Tier) innerlich, durchdringt demnach ursprünglich auch jede organische Bildung. Der *Astralleib* bringt ein abschlußbildendes Prinzip zur gestaltenden Wirksamkeit, hält eine sich selbst endlos regenerierende Lebendigkeit in Grenzen. Im Februar 1908 sagte Steiner diesbezüglich: *Es liegt dem ein Mysterium zugrunde, das Geheimnis, daß alles Lebendige durch das Astralische gedämpft, gleichsam getötet werden muß. Diese Tötung im Astralischen ist so, daß das Ätherische einen Abschluß findet* (98, 187; zur *astralischen* Hemmung der

Lebensprozesse vgl. S. 115ff.). Erst aus dem Zusammenwirken des *immer und immer sich entwickelnden Ätherischen und dem Astralischen, das das Ätherische aufhält* (ebd.) ergibt sich die Gesamtkonstitution, ergeben sich Physiologie und Morphologie des empfindenden Lebewesens.

astralische Knochenbildung und Bewußtseinsentwicklung

Am 21.10.1907 sprach Steiner davon, daß *in dem Augenblick, wo in das bloße Leben Bewußtsein einschießt,* Verhärtungs- und Verknöcherungsprozesse innerhalb des *physischen Leibes* auftreten (101, 53). Er wies darauf hin, daß das Bewußtsein in dem Maße *ein eigenes* werde und sich dem Selbstbewußtsein annähere, in dem sich die *weichen, organischen Lebensmassen* mit harten, knöchernen Einschlüssen *innerlich durchsetzen*. Im Hinblick auf evolutionäre Gesichtspunkte sagte er: *Es ist [...] der astralische Leib in seiner Wirkung auf den Ätherleib, der – wie bei den Weichtieren, Schnecken, Muscheln und so weiter – nach außen die harten Schalenteile absondert, um in ihnen jenes dumpfe Bewußtsein zu erzeugen, das in diesen Tieren lebt. Bei den höheren Tieren, bei denen das Selbstbewußtsein stärker wird, ist als eine Nebenwirkung des astralischen Leibes neben der Bildung des Nervensystems, alles Knöcherige, Verhärtende abzusondern [...]. Bei den höchsten Tieren ist diese Bildung ungefähr fertig; der astralische Leib hat da ein Knochensystem herausgebildet, das in seiner Art beinah abgeschlossen ist* (101, 54).

Der *Astralleib* begrenzt die in sich unendliche Lebenstätigkeit des *ätherischen Leibes*, er bringt dessen organische Bildungen zum Abschluß und ermöglicht die Genese des Bewußtseins; dieses aber geht mit einer Verhärtung der ehemals weichen organischen Substanz einher. Der *Astralleib* als der *Träger des Bewußtseinslebens* ist nicht nur formatives Prinzip für die Entstehung des eigentlichen Nervensystemes – er leitet zugleich *in seiner Wirkung auf den Ätherleib* die notwendigen Verhärtungsprozesse ein.

humanspezifische „Heraussonderung" des Astralischen

Im Unterschied zum tierischen Organismus ist die menschliche Organisation des weiteren *ichbegabt*, *Träger* eines *Ichs*, dessen Wirksamkeit von Steiner in dem betrachteten Zusammenhang als *neuer Einschlag* in die *astralische* Gestaltung beschrieben wurde: *Aller Fortschritt in der menschlichen Entwicklung ist dadurch bedingt, daß Teile des menschlichen Astralleibes herausgesondert und dem Ich unterworfen werden. Dieser abgesonderte Teil des Astralleibes hat eine besondere Aufgabe, er bewirkt eine neue Tendenz; dadurch kommt die Skelettbildung, die Verknöcherung unter die Herrschaft des abgesonderten Teiles des astralischen Leibes. [...] Während früher die Tendenz des astralischen Leibes dahin gegangen war, das Wesen mehr und mehr zu verhärten, gleichsam einen Schlußpunkt in der Entwicklung des Knochensystems zu setzen, behält der Astralleib des Menschen eine Kraft zurück, eine Tendenz, wiederum zu erweichen, so daß ein Fortschritt der Entwickelung wiederum möglich ist. [...] Der Mensch kann mit dem abgesonderten Teil des Astralleibes wiederum das zurücknehmen, was sich verhärtet hat. Neben der*

Tendenz der Verhärtung, der Knochenbildung, ist im menschlichen Leibe immer die Tendenz vorhanden, etwas zurückzubehalten, so daß neue Organe gebildet werden konnen, die weich sind (101, 54). Beide Tendenzen müssen organ- und wachstumsspezifisch zum Ausgleich kommen: *Jedes Organ muß die Ausbildung seiner bestimmten Form auf einer bestimmten Stufe des Lebens erreichen* (101, 57).

Zur menschlichen Organentwicklung

Eine geisteswissenschaftliche Betrachtung der menschlichen Organe ergibt, daß diese auf sehr verschiedenen Stufen ihrer Entwickelung stehen. Es gibt am Menschenkörper solche Organe, welche in ihrer gegenwärtigen Gestalt in einer absteigenden, andere, welche in einer aufsteigenden Entwickelung sind. Die ersteren werden in der Zukunft ihre Bedeutung für den Menschen immer mehr verlieren. Sie haben die Blütezeit ihrer Aufgaben hinter sich, werden verkümmern und zuletzt vom Menschenleibe sich verlieren. Andere Organe sind in aufsteigender Entwickelung; sie haben vieles in sich, was jetzt erst als wie im Keime vorhanden ist; sie werden sich in Zukunft zu vollkommeneren Gestalten mit einer höheren Aufgabe entwickeln (11, 175).

evolutive Werdegestalt der Leibesorgane

Ein adäquates Verständnis des menschlichen Organismus beinhaltet nach Rudolf Steiners ein Wissen um die Entwicklungsgestalt des Leibes, eine Erkenntnis des *absterbenden Teiles*, des in seiner Entwicklung *fortschreitenden Teiles*, auch des gegenseitigen Verhältnisses beider Bereiche (101, 50). Am 30.3.1910 sagte Steiner in Wien: *[...] Solange nicht eine solche Anatomie kommen wird, die die verschiedenen Organe nicht einfach als im Raum nebeneinanderstehend betrachtet, sondern sie betrachtet in ihrer Wertigkeit als jüngere oder als ältere Bildung, so lange wird man von der wahren Wesenheit des Menschen überhaupt nicht viel verstehen* (119, 252). Unter Berücksichtigung der organspezifischen Entwicklungspotenzen sind den Organen des menschlichen Leibes unterschiedliche *Wertigkeiten* zuzusprechen – *da handelt es sich darum, daß man zu dem, was der rein äußere Sinnesbestand gibt, einen gewissen Faktor hinzufügt, den ich nicht anders bezeichnen kann als eine gewisse objektive Wertigkeit des betreffenden Organes* (125, 89).

„Wertigkeit" der Organe

Zahlreichen Vortragsäußerungen Steiners zufolge ist die zunehmende *Spiritualisierung* der organischen Substanz des menschlichen Leibes das zentrale Kennzeichen der *aufsteigenden*, prospektiven Entwicklung; die treibenden Kräfte hierzu liegen in der Geistseele des Menschen, die die *zukünftige Gestalt* des Leibes selbstverantwortlich herbeizuführen hat (99, 146), den Körper *selbst bilden* wird (100, 146): *Das Innere, das Seelisch-Geistige des Menschen in materieller Form zu gestalten, das ist die Zukunft des Menschen*

(109, 262). Die (wieder-)errungene Fähigkeit einer in ihren Kräften erstarkten Geistseele, leibgestaltend wirken zu können, wird sich zukünftig einer veränderten organischen Substanz bedienen – *der Körper wird sich immer weicher und weicher gestalten* (100, 146). Der evolutionäre Prozeß progredienter Verfestigung und Verknöcherung wird aufgehalten, von der *Ich*-durchwirkten Seele des Menschen wird die Leibessubstanz zunehmend entmineralisiert (s.o.). Entsprechend sagte Steiner am 5.6.1907 in München: *Indem der Mensch immer weicher und weicher wird, d.h. indem er sich absondern wird von den harten Teilen, geht er seiner Zukunft entgegen. [...] Der Mensch wird dann seinen Leib nicht mehr aus mineralischen Substanzen aufbauen wie heute; der künftige Menschenleib wird sich zunächst nur das eingliedern, was pflanzlicher Substanz ist. Alles, was heute im Menschen mineralisch wirkt, wird verschwinden. [...] Dadurch wird das mineralische Reich überwunden, daß der Mensch sich wieder zum pflanzlichen Dasein entwickelt* (99, 146/148).

zunehmende Entmineralisierung der Leibessubstanz

Dem Menschen in seiner gegenwärtigen Konstitution sind nach geisteswissenschaftlicher Erkenntnis besondere, wenn auch erst keimhaft ausgebildete Leibesorgane eigen, die in aufsteigender Entwicklung sind: Organe, *die dazu bestimmt sind, zu höherer Vollkommenheit heranzuwachsen und in der Zukunft eine weit bedeutendere Rolle zu spielen* (119, 278). Die meisten diesbezüglichen Hinweise Steiners bezogen sich auf das menschliche Herzorgan, von dem er sagte, daß es *für die Zukunft organisiert sei* (94, 250), eine Zukunft, in der es *eine ganz andere Form und eine veränderte Aufgabe haben wird* (11, 177).

Zur Herzentwicklung

Für die gewöhnliche Anatomie und Physik ist das Herz eine Crux. Es hat die Konfiguration wie ein willkürlicher Muskel, während es heute noch kein willkürlicher Muskel ist. Ein willkürlicher Muskel hat quergestreifte Muskelfasern. Das Herz hat quergestreifte Fasern, obwohl es heute noch nicht willkürlich ist (56, 127). Bereits die anatomische Feinstruktur des Herzmuskelgewebes gibt einen Hinweis auf das, *was die Zukunft des Menschen äußerlich-physisch geradezu ausprägen wird* (ebd.). Das Herz wird *willkürlicher Muskel* werden, d.h. es wird in seiner Bewegungsgestalt vollständig Organ des menschlichen Willens und nicht lediglich Folge der Blutpulsationen sein: *Es wird in der Zukunft Bewegungen ausführen, welche Wirkungen sein werden der inneren Seelenimpulse des Menschen. [...] In der Zukunft wird das Herz die Wirkung dessen, was in der Menschenseele gewoben wird, durch willkürliche Bewegungen in die äußere Welt tragen* (11, 177).

ein Zukunftsorgan willkürlicher Bewegung

Das menschliche Herz weist nach Steiner auf eine Zukunft hin, in der die Geistseele in ein neuerlich anderes Verhältnis zur Physis treten kann – zu einer Physis, deren Stoffwechselaspekt, deren substantielles Sein gerade durch das Herzorgan (als *Geistorgan* – 96, 294) eine entscheidende Verwandlung erfahren wird: *In fernen Zeiten wird der Mensch in sich selbst ein Organ ausbilden, welches das besorgen kann, was heute die Pflanze besorgt. Er wird imstande sein, die Kohlensäure in sich selbst zu verarbeiten. Dies wird durch ein Organ ermöglicht werden, durch das der Mensch den Kohlenstoff loslöst vom Sauerstoff und ihn mit sich selbst vereint. Was wir heute zum Aufbau des Leibes mit der Nahrung aufnehmen, werden wir dann bewußt in uns selbst vollziehen. Dadurch werden wir die Kohlensäure wieder zu Sauerstoff verwandeln* (97, 187). Der Mensch wird in seinem *Zukunftszustand* (100, 181) organisch dazu befähigt sein, *an seinem körperlichen Gerüst selbst fort[zu]-bauen* (95, 124); *er wird sich einen Leib aufbauen können, der auf höherer Stufe pflanzenartig sein wird* (100, 181), indem er durch die *Umwandlung seiner Wesenheit* das Vermögen erlangt, *aus eigener Kraft in sich selbst den Kohlenstoff zu erzeugen*, sich die *Alchimie der Pflanze* zu eigen zu machen (100, 185). Den Aussagen Steiners zufolge findet sich im heutigen Herzorgan der Keim zu jenem Zukunftsorgan, das den Photosyntheseprozeß der Pflanze innerhalb des menschlichen Organismus ausüben wird: *[...] Was heute die Pflanze außerhalb von uns macht, das wird in Zukunft jenes Organ tun, zu dem sich das Herz herausgestalten wird in uns, wenn es ein willkürlicher Muskel sein wird* (29.6.1907 – 100, 181). Durch die damit ermöglichte Verwandlung der menschlichen Leibessubstanz im Sinne einer fortschreitenden Entmineralisierung kommt dem Herzorgan eine zentrale Bedeutung für die Umgestaltung der menschlichen Gesamtkonstitution, für die Schaffung des neuen Leibes zu.

Zukunftsorgan der Photosynthese

der neue Leib

Zur Entwicklung des Kehlkopfs

Wiederholt sprach Rudolf Steiner auch über die organische Weiterentwicklung der dem Herzen benachbarten Organe, insbesondere über den menschlichen Kehlkopf, den er in engen Zusammenhang mit dem Herzorgan brachte (der Kehkopf ist, so Steiner am 28.6.1907, eines jener Organe, die der Mensch sich zwar *zu seinem Atmungssystem auf der Erde angeeignet* habe, die aber wesentlich *zum System des Herzens* gehören – 100, 169). In einem Wiener Vortrag vom 31.3.1910 ging Steiner auf die *aufsteigende* Entwicklung des sich *spiritualisierenden* Kehlkopforganes ein und sagte u. a.: *Die Sprache ist weit weniger innig mit dem Ich verbunden als das Denken. Wir haben die Sprache gemeinsam mit anderen Menschen. Wir werden durch die Geburt in eine*

Atmungs- und Herzbezug

Sprachform hineingeboren. Der Mensch ist in bezug auf die Sprache noch ganz gruppenseelenhaft. Dennoch ist die Sprache etwas, in dem sich unser Inneres, in dem sich der Geist ausdrückt. Sie ist die Fähigkeit des Menschen, durch die Konfiguration der Worte in den Laut, in den Ton hinein die Seelenempfindungen und die Gedanken zu tragen. So daß uns in unserem Kehlkopf ein Organ gegeben ist, durch das wir mit unserer Individualität eingereiht sind in ein Geistgewirktes, aber nicht in etwas, was wir selber gemacht haben. [...] Der Kehlkopf ist ein Organ, welches Geistwirkungen zum Ausdruck bringt, aber nicht individuelle Geistwirkungen. Dem Geistesforscher zeigt sich der Kehlkopf als ein Organ, durch das der Mensch sich einer Gruppenseele einordnet, das sich noch nicht zur Individualität erheben kann, das aber auf dem Wege ist, individuelle Wirkungen des Menschen aufzunehmen. Der Mensch wird seinen Kehlkopf in der Zukunft so umarbeiten, daß er ganz Individuelles auch durch den Kehlkopf zum Ausdruck bringen kann. Das ist gleichsam eine prophetische Vordeutung (119, 279f.). Durch den individualisierten Kehlkopf wird es dem Menschen in seinem *Zukunftszustand* gelingen, eine individuelle Sprache zu offenbaren, *immer mehr und mehr von seinem innersten Wesen aus sich heraus zu gestalten* (11, 178).

Zukunftsorgan individueller Geistwirkungen

Zur Entwicklung von Hypophyse und Epiphyse

Jetzt denkt der Mensch, und der Gedanke geht durch den Kehlkopf nach außen. Die nächste Stufe ist, daß das Gefühl nach außen geht, die Wärme. Dann wird das Wort der Ausdruck der inneren Körperwärme sein. Dies kann geschehen, wenn der Schleimkörper im Gehirn entwickelt sein wird (30.9.1905 – 93a, 60). Diese Aussagen Rudolf Steiners beziehen sich nicht auf die Entwicklungsmöglichkeiten des Kehlkopforganes selbst, sondern stehen im Zusammenhang mit einer Schilderung der Hypophyse, deren funktionelle Bedeutsamkeit Steiner eng mit dem Herzorgan in Beziehung setzte – er nannte sie in dem zitierten Vortrag vom September 1905 das *Parallelorgan zu der Wärme des Herzens*, und sagte: *Das Herz nimmt von außen die Wärme auf, wie das Ohr den Ton. Dadurch nimmt es die Wärme der Welt wahr. Das entsprechende Organ, das wir haben müssen, damit wir bewußt die Wärme hervorbringen können, ist der Schleimkörper im Kopf, der jetzt nur im Anfange seiner Entwicklung steht. So wie man mit dem Ohr wahrnimmt und mit dem Kehlkopf hervorbringt, nimmt man die Wärme der Welt auf im Herzen und strömt sie wieder aus durch den Schleimkörper im Gehirn. Ist diese Fähigkeit erworben, dann ist das Herz zu dem Organ geworden, wozu es eigentlich werden soll* (93a, 45). Die Hypophyse wird in der zukünftigen organischen Entwicklung[107] in bezug auf den Wärmeorganismus des Menschen das *aktive Organ* zum Herzen werden (ebd.); das Herzorgan seinerseits wird Sinnesorgan sein, wahrnehmen-

Herzwärme und Hypophyse

des Organ für die Wärme der Außenwelt. Das zu entwickelnde *Geistorgan* Herz, das – von *ganz anderer Form* – künftig Bewegungen ausführen wird, *welche die Wirkungen sein werden der inneren Seelenimpulse des Menschen*, ist damit nicht nur jener zentrale *Stoffwechselbereich* des Organismus, in dem der zum Aufbau der neuen Leibessubstanz notwendige Kohlenstoff aus der Kohlensäure gewonnen und neuerlich mit dem Leibe vereint wird – es wird nach Steiner im funktionellen Zusammenhang mit weiteren Strukturen wesentlich Wahrnehmungs- oder Aufnahmeorgan für die Wärme sein.[108]

Auch für die menschliche Epiphyse skizzierte Steiner eine organische Weiterentwicklung. In ihrem gegenwärtigen Zustand nur Relikt eines einst essentiellen Leibesorganes, des *ersten allgemeinen Sinnesorganes* (105, 115) – eines mit den *Lymphorganen* (101, 112) in Beziehung stehenden *Orientierungsorganes* (100, 136), eines fein empfindenden *Gefühlsorgans* (101, 73), durch das der Mensch insbesondere die ihm zuträgliche Wärme wahrnehmen konnte (100, 136; vgl. a. 101, 87) und das zugleich eine Bedeutung für seine reproduktiven Vorgänge hatte (105, 116)[109] – wird die organische Zukunft der Epiphyse darin bestehen, daß sie sich als *aktives Organ* des Auges entwickeln wird, als ein Organ, das den optischen Bildern, *die das Auge heute erzeugt, Wirklichkeit verleihen wird* (93a, 48). Rezeptiv dagegen wird ihre Bedeutung darin bestehen, geradezu ein Sinnesorgan *für das Feste* zu werden.

die Epiphyse und die „Wirklichkeit" der Bilder

Eine geisteswissenschaftliche Betrachtung der menschlichen Organe ergibt, daß diese auf sehr verschiedenen Stufen ihrer Entwickelung stehen – Rudolf Steiner erläuterte dies exemplarisch anhand einiger weniger Organskizzen. In schriftlicher Form hielt er fest: *Der ganze menschliche physische Leib mit allen seinen Organen kann in solcher Art geisteswissenschaftlich betrachtet werden. Es sollten hier vorläufig nur einige Proben gegeben werden. Es besteht eine geisteswissenschaftliche Anatomie und Physiologie. Und die gegenwärtige wird sich in einer gar nicht zu fernen Zukunft von dieser müssen befruchten lassen, ja, völlig sich in sie umwandeln* (11, 178).

Zur Sinnesphysiologie

Am 23. Oktober 1909 hielt Steiner auf der Generalversammlung der deutschen Sektion der Theosophischen Gesellschaft den ersten von vier Vorträgen, denen er den Gesamttitel „*Anthroposophie*" gab – und die eine erste, grundlegende Darstellung der menschlichen Sinnesorganisation aus geisteswissenschaftlicher Sicht beinhalteten. Im Folgejahr führte Steiner die Thematik in seinen „*Psychosophie*"-Vorträgen nicht nur weiter aus, sondern begann eine schriftliche Ausarbeitung, die jedoch trotz intensiver, mehrjähriger Bemühungen nicht zum Abschluß kam.

Werkkontinuität

Die Thematik der sinnlichen Wahrnehmungsmöglichkeiten des Menschen hatte Steiner selbst bereits seit drei Jahrzehnten intensiv beschäftigt, gehörte doch innerhalb seines goetheanistisch-philosophischen Frühwerks die erkenntnistheoretische Auseinandersetzung mit den Postulaten und methodischen Konsequenzen der sog. klassischen Sinnesphysiologie (vgl. S. 66ff.) ebenso zu den zentralen Problemstellungen wie die philosophisch-hermeneutische Ausarbeitung der Goetheschen Erkenntnispraxis als einer sinnlich-übersinnlichen Anschauungsweise. Diesen Weg waren freilich seine Hörer innerhalb der Theosophischen Gesellschaft keineswegs gegangen – und wohl nicht einmal rezipierend nachgegangen. War Steiner vor der Jahrhundertwende gegenüber den positivistischen Reduktionisten naturwissenschaftlicher Provenienz für die qualitative Objektivität der Sinneswelt eingetreten, so mußte er nun vor einem Auditorium mit primär über-sinnlichem Interesse erneut – und aus gewissermaßen entgegengekehrter Perspektive – die Eigenart und Bedeutsamkeit der Sinneswelt zur Darstellung bringen.

Das Wesen der Sinnesempfindung

die Verkennung des Wesens der Sinne

Steiner beschrieb dann auch bereits im ersten *„Anthroposophie“*-Vortrag seine Intention dahingehend, die *wirkliche Natur und Wesenheit* der menschlichen Sinnestätigkeit aufhellen und einer *Verkennung des Wesens der Sinne* entgegenwirken zu wollen (115, 34). In vorläufiger Abgrenzung von anderen Leistungen des Menschen charakterisierte er die Sinnestätigkeit dabei als eine Erkenntnisgewinnung *ohne Mitwirkung des Verstandes, des Gedächtnisses usw.* (45, 35) und sagte: *Wo wir uns durch das Urteil eine Erkenntnis verschaffen, da sprechen wir nicht von Sinn, sondern nur da, wo unsere Urteilsfähigkeit noch nicht in Kraft getreten ist* (115, 30).

urteilsfreie Exposition der Seele

Auch ein Jahr später betonte Steiner – im Rahmen der Folgevorträge über *„Psychosophie“* – die spezifische Abwesenheit bzw. *Ausschaltung* menschlicher Urteilskraft in der Sphäre der Sinne: *Da macht sich das Begehren, das Hingebende und Exponierende der Seele gegenüber den äußeren Eindrücken allein geltend. Ein Sinneseindruck ist gerade dadurch charakterisiert, daß die Aufmerksamkeit bei ihm so hingeordnet ist, daß die Urteilsfällung als solche ausgeschaltet wird* (115, 160).

Das Eigentliche der Sinnestätigkeit vollziehe sich im Unbewußten oder Unterbewußten – *würde das, was bei der Sinneswahrnehmung unbewußt vorliegt, bewußt gemacht werden, so würde es kein Sinn mehr sein, keine Sinneswahrnehmung, sondern man müßte sprechen von einem Urteil, einer Begriffsbildung und dergleichen* (115, 50). Die menschliche Seele setze sich in der Erkenntnisgewinnung durch Sinnesaktivität in intentionaler Hinwendung einer *Außenwelt* aus, die *unmittelbar*, ohne Betätigung der Urteilskraft, zur Wahrnehmung gelange. Hierauf aufbauend, wies Steiner erneut auf die Differenz zwischen eigentlicher Sinneswahrnehmung und Sinnesempfindung hin (vgl. S. 109ff. und S. 137ff.). Dabei nannte er die Sinneswahrnehmung nun jenes Erlebnis, das *beim Exponieren den äußeren Eindrücken gegenüber durchgemacht wird, was erlebt wird während des Eindrucks* und differenzierte dies von einer Sinnesempfindung, dem, *was da bleibt, was die Seele mitträgt* (115, 160). Dieses Mitgetragene aber ist das in der Seele *als Erinnerungsvorstellung fortdauernde Erleben* (115, 158). Im Vortrag vom 1.11.1910 hieß es: *Das eine ist […] das, was wir erleben müssen an der Außenwelt: das ist die Wahrnehmung. Einen Farbeindruck, einen Toneindruck können Sie nur haben, wenn Sie die entsprechenden Sinnesorgane der Außenwelt aussetzen, wenn Sie der Außenwelt gegenüberstehen. Und Sie haben der Farb- oder Toneindruck so lange, als Sie mit dem äußeren Gegenstande in Zusammenhang sind. Der Eindruck von außen, die Wechselwirkung zwischen außen und innen hört sofort auf, wenn Sie sich mit dem Auge von dem Gegenstand abwenden, oder wenn Sie mit dem Ohr so weit weggehen, daß Sie den Gegenstand nicht mehr hören können. […] Wenn Sie diese Tatsache zusammenhalten mit der andern, daß Sie etwas mitgenommen haben von diesen Erlebnissen der Außenwelt, was Sie weitertragen, was Sie nachher wissen […], was ist dann damit eigentlich gegeben? Etwas ist gegeben, was sich ganz in Ihrem Inneren abspielt, was ganz zu Ihrem Seelenleben gehört, was durchaus innerlich sich abspielen muß; denn wenn es zur Außenwelt gehörte, könnten Sie es nicht mittragen. Sie können die Empfindung eines Farbeindruckes, den Sie empfangen haben, indem Sie das Auge auf die Farbe gerichtet haben, nur dann in Ihrer Seele weitertragen, wenn sie drinnen ist in der Seele, wenn sie inneres Erlebnis der Seele ist, so daß es in der Seele bleibt. Also Sie müssen unterscheiden, was sich abgespielt hat zwischen der Seele und der Außenwelt als die Sinneswahrnehmung, und das, was Sie loslösen von der Wechselwirkung mit der Außenwelt und in der Seele weitertragen* (115, 120). In seinen schriftlichen Ausführungen grenzte Steiner ein in der Seele verbleibendes *Bild* von dem temporären Sinneseindruck ab und brachte es mit dem wirkenden *Astralleib* in Verbindung: *Das „Bild" bleibt; aber dieses „Bild" ist noch nicht etwas, das zum Urteil, zur Ich-Tätigkeit selbst gehört. Denn man kann erst auf Grund des „Bildes" urteilen. Im Bilde ist ein Erlebnis des „astralischen Menschen" enthalten, nicht des „Ich-Menschen". Man kann das „Bild" auch die Empfindung nennen, wenn man dieses Wort nicht auf das Sinneserlebnis selbst, sondern auf dessen Inhalt bezieht* (45, 65). An anderer Stelle notierte Steiner noch einmal explizit, daß sich das durch eine Sinneswahrnehmung jeglicher Modalität gewonnene *Bild* von dem Wahrnehmungserlebnis löse und als *Inhalt des astralischen Menschen* bewahrt werde (45, 67).

Sinneswahrnehmung und Sinnesempfindung

astralischer „Bild"-Charakter der Sinnesempfindung

Sinnesempfindung, Begehrens- und Urteilskraft

In den Berliner Vorträgen vom 1. und 2. November 1910 versuchte Steiner dann, *in exakter Weise die inneren Phänomene, die inneren Erscheinungen des Seelenlebens genau bis an die Grenze, bis wohin dieses seelische Leben reicht, wie es im Innern wogt, zu charakterisieren* (115, 113). In diesem Zusammenhang beschrieb er den Ursprung der Sinnesempfindung aus dem *inneren Seelenleben* als schöpferische Tätigkeit, die sich in einer *Zusammenfügung* der seelischen *Grundelemente* des *Begehrens* und des *Urteilens* vollziehe (115, 122). So hieß es am 1.11.1910: *Taucht ein Sinneserlebnis auf, so müssen wir bis an die Grenze der Seele gehen, müssen an die Außenwelt herantreten. Da ist es so, wie wenn die Ströme unseres Seelenlebens hinfließen würden und unmittelbar aufgehalten werden durch die Außenwelt. Was wird da aufgehalten? Das Begehren, oder Liebe und Haß können wir auch sagen, fließen hin bis zur Grenze, und die Urteilsfähigkeit fließt auch hin. Beide werden an der Grenze gehemmt, und die Folge davon ist, daß das Begehren stillestehen muß. Urteilen ist schon da und ebenso das Begehren, aber die Seele nimmt sie nicht wahr. Aber indem Begehren und Urteilen hinfließen bis an die Grenze des Seelenlebens und da gehemmt werden, bildet sich die Sinnesempfindung. Die Sinnesempfindung ist nichts anderes als auch etwas, was zusammengeflossen ist aus einem inneren unbewußt bleibenden Urteilen und einem unbewußt bleibenden Phänomen von Liebe und Haß, die hinausstreben, die aber nach außen hin gehemmt, festgehalten werden. Das, was wirklich in der Seele als eine Sinnesempfindung weitergetragen wird, entsteht auf diese Weise* (115, 125). Die *Urteilsfällung als solche* ist in der menschlichen Sinnestätigkeit *ausgeschaltet*; im aufmerksamen Exponieren der Seele aber vereinigt sich ein begehrendes Moment mit unbewußtem Urteilen und konstituiert die Empfindung. *Begehren* und *Urteilen* vollenden sich nicht in Liebe/Haß und Urteil, sondern bilden nach Steiner gemeinsam dasjenige, was an der Sinneswahrnehmung zum *inneren Erlebnis* der Seele wird – eben die Sinnesempfindung.[110]

Sinnesempfindung und Ich-Tätigkeit

In den Sinneswahrnehmungen ist die Grundlage des weiteren Seelenlebens gegeben. Auf Grund der Empfindungen [...] entstehen aus dem Zusammenleben des Menschen mit der Außenwelt die Vorstellungen, durch die sich in der Seele wiederspiegelt, was von außen gegeben ist. Es entstehen die Urteile, durch die sich der Mensch innerhalb dieser Außenwelt orientiert. Es bilden sich die Erlebnisse von Sympathie oder Antipathie, in denen sich das Gefühlsleben gestaltet, es entwickeln sich die Wünsche, Begierden, das Wollen. Will man ein Kennzeichen für dieses Innenleben der menschlichen Seele haben, so muß man die Aufmerksamkeit darauf richten, wie es zusammengehalten und gleichsam durchdrungen wird von dem, was man sein eigenes „Ich" nennt. Eine Sinneswahrnehmung wird zum Seelenerlebnis, wenn sie aus dem Gebiete des Sinnes aufgenommen wird in den Bereich des Ich (45, 41). Die innerseelisch weiterwirkende Sinneswahrnehmung wird *Seelenerlebnis* oder *Ich-Erlebnis* (45, 45), im menschlichen *Ich* baut sich auf Grund der Sinneserlebnisse die *Seelenwelt* auf (ebd.). Die Ausbildung dieses *inneren Gefüges* (45, 70) beruht dabei auf einem *Eigenerlebnis* des *Ichs*, das Sinneswahrnehmungen der verschiedenen Sinnesgebiete *in sich*, d.h. in dieses Eigenerleben aufzunehmen vermag (vgl. S. 129ff.): *Das Ich lebt seine Wesenheit gewissermassen allseitig aus; von den verschiedenen Seite[n] her begegnen seinem Eigenerlebnis Kräfte, die […] sich von den verschiedenen Richtungen her verschieden je nach der Eigenart der Sinneserlebnisse zeigen* (45, 131). *Alle Sinneserlebnisse sind nur […] verschieden modifizierte oder abgestufte Ich-Erlebnisse* (45, 75), bestehen wesenhaft in einem in der Auseinandersetzung mit der einzelnen Sinneswahrnehmung jeweils spezifisch veränderten *Selbst-* oder *Eigen-Erlebnis* des Menschen.

Sinneswahrnehmung und ichhaftes Seelenerlebnis

Lebenssinn, Gleichgewichtssinn und Eigenbewegungssinn

Es ist notwendig, den Unterschied der einzelnen Sinnesgebiete genau festzuhalten. Bei jedem Sinn ist das Verhältnis, in das der Mensch zu einem äußeren Gegenstande tritt, ein anderes als bei den übrigen Sinnen – so Steiner in seinen Aufzeichnungen (45, 39). Vordringliche Aufgabe einer geisteswissenschaftlichen Sinneslehre müsse es daher sein, die einzelnen Sinne und die übergeordneten *Sinnesgebiete* vollständig[III] und in präziser Form kenntlich zu machen, das je eigene Weltverhältnis der Einzelsinne herauszuarbeiten.

spezifisches Weltverhältnis der Sinnesgebiete

Das erste Sinnesgebiet, auf das Steiner in mündlicher wie schriftlicher Form hinwies, schließt drei Einzelsinne in sich – *Lebens-* oder *Vitalsinn, Eigenbewegungs*sinn sowie *Gleichgewichtssinn* (auch *statischer Sinn* genannt). *Mit diesen Sinnen […] nimmt der Mensch etwas in sich selber wahr, fühlt etwas in sich selber* (115, 28); die drei Sinne des ersten Sinnesgebietes unterrichten *über das eigene menschliche Innere* (115, 32). *Man kann sagen, die Seele öffnet durch Lebenssinn, Eigenbewegungssinn und Gleichgewichtssinn ihre Tore gegenüber der eigenen Leiblichkeit und empfindet diese als die ihr zunächst stehende physische Außenwelt* (45, 33). Der Mensch erlangt durch diese drei Sinne eine Sinneswahrnehmung von innen (45, 72), gelangt zu der *Empfindung der eigenen Leiblichkeit als eines Ganzen* (45, 33); das menschliche *Ich* erlebt seine *innere physische Erfüllung* (45, 72). Diese *Empfindung der eigenen Leiblichkeit als eines Ganzen* bildet die Grundlage des menschlichen Selbstbewußtseins *als physisches Wesen* (45, 33).

Empfindung der eigenen Leiblichkeit als eines Ganzen

der Lebenssinn

Die erste menschliche Eigenwahrnehmung wird durch den Lebenssinn gegeben, durch den der Mensch als ein Ganzes sich seiner Körperlichkeit nach bewußt wird. Das ist der erste wirkliche Sinn, und er muß ebenso berücksichtigt werden wie der Gesichts- oder Gehörsinn oder der Geruchssinn. Niemand kann die Sinne verstehen, der nicht weiß, daß es eine Möglichkeit gibt, sich als ein Ganzes innerlich zu fühlen, sich als einer innerlich geschlossenen, körperlichen Gesamtheit bewußt zu werden (115, 27). Diese Kennzeichnung des *Lebens-* oder *Vitalsinnes*, die Steiner in seinem Berliner Vortrag vom 23.10.1909 entwickelte, charakterisierte die erste menschliche Sinnestätigkeit, indem ihr die Wesensmerkmale des gesamten Sinnesgebietes (Eigenwahrnehmung in der Bedeutung einer *Empfindung der Eigenleiblichkeit als eines Ganzen)* vorrangig zugesprochen wurden – der Mensch empfindet sich durch die *Offenbarungen des Lebenssinnes als ein den Raum erfüllendes, leibliches Selbst* (45, 31). Die Eigenart dieses ersten Sinnes innerhalb des ganzen Sinnesgebietes, die Art und Weise, in der durch ihn spezifisch Erkenntnisse in der Bedeutung einer Sinneswahrnehmung von innen ermöglicht werden, beschrieb Steiner dagegen mit den Worten: *Der Mensch bemerkt das Dasein dieses Sinnes eigentlich nur dann recht, wenn durch ihn etwas wahrgenommen wird, was in der Leiblichkeit die Ordnung durchbricht. Der Mensch fühlt Mattigkeit, Ermüdung in sich. Er hört nicht die Ermüdung, die Mattigkeit; er riecht sie nicht; aber er nimmt sie in demselben Sinne wahr, wie er einen Geruch, einen Ton wahrnimmt. Solche Wahrnehmung, die sich auf die eigene Leiblichkeit bezieht, soll dem Lebenssinn zugeschrieben werden. Sie ist im Grunde beim wachenden Menschen immer vorhanden, wenn sie auch nur bei einer Störung recht bemerkbar wird* (45, 31).

Der *Lebens-* oder *Vitalsinn* gibt demnach Aufschluß über den Gesamtzustand des *inneren Gefüges* (45, 79), er ermöglicht ein Wissen über die jeweils gegebene Ordnung innerhalb des körperlichen Gesamtgeschehens; er ist damit zugleich der *unbestimmteste, allgemeinste Sinn* innerhalb eines Sinnesgebietes, in dem die leibliche Eigenwahrnehmung im Vordergrund steht (45, 31).

der Eigenbewegungssinn

Von diesem *Lebens-* oder *Vitalsinn* grenzte Rudolf Steiner sodann jenen Sinn ab, *durch welchen der Mensch zum Beispiel eine von ihm ausgeführte Bewegung wahrnimmt* – er sprach vom *Eigenbewegungssinn* (45, 31/32): *Der Sinn dafür, was wir in uns selber bewegen, vom Augenzwinkern bis zur Bewegung der Beine, ist ein wirklicher, zweiter Sinn, der Eigenbewegungssinn* (115, 28).

Dabei nimmt der Mensch durch den *Eigenbewegungssinn* gleichfalls den Zustand des leiblichen Geschehens wahr – insoweit, als dieses Leibesgeschehen durch *eine Tätigkeit, eine Regsamkeit verändert wird* (45, 32). Der *Eigenbewegungssinn* trägt damit wesentlich zur *Empfindung der eigenen Leiblich-*

keit als eines Ganzen und zur Genese des menschlichen Selbstbewußtseins *als physischen Wesen* bei – am 23.9.1909 sagte Steiner in Berlin: *Sie würden kein menschliches Wesen sein, wenn Sie nicht Ihre eigenen Bewegungen wahrnehmen könnten* (115, 28).

der Gleichgewichtssinn

Erlangt der Mensch durch den *Lebens-* oder *Vitalsinn allgemeine Empfindungen über seine Leiblichkeit,* nimmt er durch den *Eigenbewegungssinn* Veränderungen an der eigenen Leiblichkeit wahr (45, 33), so gilt nach Steiner für den das erste Sinnesgebiet komplettierenden *Gleichgewichtssinn*: *Seine Eigentümlichkeit ergibt sich, wenn man bedenkt, daß man eine Wahrnehmung der Lage haben muß, wenn man sich als bewußtes Wesen in ihr erhalten soll* (45, 32). Durch diesen Sinn nimmt der Mensch zwar *sein Verhältnis zur räumlichen Außenwelt* wahr – doch so, daß diese Wahrnehmung sich ihm *als ein Zustand der eigenen Leiblichkeit, als seine eigene Lageempfindung* ergibt (45, 33). Demnach wird auch das je eigene Verhältnis zur räumlichen Außenwelt durch eine innere Sinneswahrnehmung erfahren.

Die Wirksamkeit der Wesensglieder im ersten Sinnesgebiet

Durch *Lebens-, Eigenbewegungs-* und *Gleichgewichtssinn* erlebt das menschliche *Ich* seine *innere physische Erfüllung* (45, 72). In Berlin wurde von Steiner am 17.11.1910 die Ausbildung der ersten drei Sinnestätigkeiten oder -fähigkeiten des Menschen als aktive Leistung des individuellen menschlichen Wesenskernes beschrieben; bezüglich des *Gleichgewichtssinnes* hieß es dort: *Der Mensch muß im Laufe seines Lebens etwas herstellen, was dem Tier herzustellen erspart bleibt. Dieses stellt der Mensch her, während er gehen lernt, oder, noch besser gesagt, während er stehen lernt. Hinter dem Stehenlernen verbirgt sich sehr viel im menschlichen Leben: nämlich die Überwindung dessen, was man das Gleichgewicht der Leiblichkeit nennen kann. Wenn man genau auf den Organisationsplan eingeht, auf die Organisation des Baues der Tiere, so findet man, daß in der Tat das Tier so organisiert ist, daß ihm ein gewisses Gleichgewicht eingeprägt ist, durch das es sich in die Lage zu bringen vermag, in der es sein Leben fortbringen kann. Es ist so gebaut, daß ein festes Gleichgewicht seiner Körperlichkeit mitgegeben ist. Das ist auf der einen Seite die Hilflosigkeit, auf der andern Seite der Vorzug des Menschen gegenüber dem Tier, daß er darauf angewiesen ist, mit Hilfe seines Ichs sich dieses Gleichgewicht erst zu erringen. […] Beim Menschen liegt die Möglichkeit offen, nach der Geburt dieses Gleichgewicht erst herzustellen* (60, 100). Und bezüglich *Eigenbewegungssinn* und *Lebenssinn* sagte Steiner: *Beim Tier ist durch die eingeprägte […], vorbestimmte Organisation die Richtung der Eigenbewegung angegeben. Beim Menschen bleibt wieder die Möglichkeit offen, sozusagen innerhalb eines gewissen Spielraumes seinen Eigenbewegungssinn zu*

aktiv erworbenes Gleichgewicht

Eigenbewegung und Leben

entwickeln. Noch mehr bleibt beim Menschen offen [...] eine gewisse Möglichkeit, in die Organisation das Leben selbst hineinzuprägen (60, 101). Aus seinem individuellen Wesenskern heraus gestaltet der Mensch das Leben seines Organismus, seine Bewegungsfähigkeit, seinen Raumbezug – die entsprechenden Sinnesfähigkeiten der leiblichen Eigenwahrnehmung werden aktiv erworben, prägen sich in den ersten Lebensjahren aus, worin ein *freier Spielraum* (60, 102) besteht.

zur Frage der Sinnesorgane

Für die ersten drei Sinne sind deutlich ausgesprochene Sinnesorgane im wesentlichen nicht zu beschreiben. Erst beim Gleichgewichtssinn tritt in den halbzirkelförmigen Ohrkanälen die Andeutung eines solchen Organs auf. Der Grund liegt darinnen, daß die entsprechenden Sinnesformkräfte dem allgemeinen Aufbau des physischen Menschen dienen, und dieser auch in den entsprechenden Sinnesgebieten empfunden wird (45, 126). Die *Sinnesformkräfte* für *Lebens-, Eigenbewegungs-* und *Gleichgewichtssinn* wirken in der Ausbildung und Ausgestaltung des belebten, bewegten und sich im Gleichgewicht haltenden Organismus, dem *allgemeinen Aufbau des physischen Menschen* – die entsprechenden Sinnesfähigkeiten ermöglichen die *Empfindung der eigenen Leiblichkeit als eines Ganzen*. In seinen schriftlichen Aufzeichnungen notierte Steiner, daß die übersinnliche Tätigkeit der *Sinnesformkräfte* den ganzen Organismus in einer vom Zentrum zur Peripherie sich erstreckenden Tätigkeit erfassen: *In den drei Gebieten des Lebenssinnes, des Eigenbewegungssinnes, des Gleichgewichtssinnes geht die Wirkung von dem Innern der menschlichen Leiblichkeit aus und offenbart sich bis zu den Grenzen der Haut. [...] Die [...] von innen nach außen wirkenden Kräfte gestalten [...] den Menschen als allgemeinen, sich selbst erlebenden und sich haltenden Sinnesorganismus. Es breiten sich gewissermaßen die Organe dieser drei Sinnesgebiete in der allgemeinen Leiblichkeit aus* (45, 45/46). Es sind Gestaltungskräfte des *ätherischen Menschen*, die die Physis organisieren und in den Feldern der drei ersten Sinne zur Offenbarung kommen (45, 128). Der *Ätherleib* des Menschen ist damit auch jene geistige Entität, die *zu Grunde liegt als Sinnlich-Unwahrnehmbares, wenn der Mensch den Zustand der eigenen Leiblichkeit durch die drei ersten Sinne wahrnimmt* (45, 119).

wirkender Ätherleib und astralisch-ätherisches Wechselverhältnis

In Übereinstimmung mit den weiter oben (vgl. S. 117ff.) angeführten Aussagen über die Wirksamkeit des *Astralleibes* machte Steiner sodann deutlich, daß die inneren Sinnesfähigkeiten, die der *Empfindung der eigenen Leiblichkeit als eines Ganzen* zugrunde liegen, von einem notwendigen *Wechselspiel* (45, 119/120) zwischen den übersinnlichen Realitäten von *Äther-* und *Astralleib* abhängig sind: *Nach innen steht der astralische Mensch mit einem ätherischen Menschen im Wechselverhältnis, und in diesem Wechselverhältnis ergeben sich die Wahrnehmungen des Lebens-, des Eigenbewegungs-, des Gleichgewichtssinnes* (45, 121).[112]

Innerhalb des ersten Sinnesgebietes soll noch einmal die Tätigkeit des *Lebenssinnes* in ihrer Eigenart betrachtet und von anderen Leibeserlebnissen des Menschen differenziert werden. Die Grundlage hierfür bilden Ausführungen Steiners in dem posthum herausgegebenen Manuskript *„Anthroposophie"*. In dessen 8. Kapitel notierte er, daß durch den *Lebenssinn* die menschlichen *Lebensorgane* empfunden würden (45, 88); das 4. Kapitel trug dagegen die Überschrift: *Die Lebensvorgänge*. Es wird nachfolgend erläutert, wie Steiner die Beziehungen zwischen *Lebensorganen*, *Lebensvorgängen* und der eigentlichen Tätigkeit des *Lebenssinn*es zu charakterisieren versuchte.

Lebensvorgänge des Menschen

Als eigentliche *Lebensvorgänge* des Menschen bezeichnete Steiner 1910 *das Atmen*, *die Wärmung* (verstanden als aktive Hervorbringung einer konstanten und damit umgebungsunabhängigen Eigenwärme), *die Ernährung*, *die Absonderung*, *den Erhaltungsprozeß* (dieser schließt sich an die Sekretabsonderung an und besteht wesentlich in einer spezifischen *Umformung* der Nahrungsstoffe, so daß diese in der Folge *zum Aufbau [des Leibes] dienen können* – 45, 51), *den Wachstumsprozeß* und *die Hervorbringung* (*Die Gestaltung des Menschen von innen heraus zu einem ganz bestimmten Formgebilde sei die Hervorbringung genannt. Die Fortpflanzung stellt sich dann dar als eine Wiederholung dieser Hervorbringung. Was zum eigenen Leib gehört, wird so hervorgebracht, daß es mit dem Menschen vereinigt bleibt; bei der Fortpflanzung tritt das Hervorgebrachte nach außen* – 45, 51). Steiner betonte, daß sich an die genannten sieben Lebensvorgänge *in ähnlicher Art innere Erlebnisse* anfügen, *wie sich im Ich innere Erlebnisse an die Vorgänge der sinnenfälligen Wahrnehmung schließen* (45, 52). Diese *inneren Erlebnisse* wurden dabei von ihm als *Gefühlserlebnisse* beschrieben, *welche in ihren mittleren Zuständen weniger beachtet werden, die aber sofort hervortreten, wenn dieser Zustand nach der einen oder anderen Seite gestört wird* (ebd.).

Lebensvorgänge und Gefühlserlebnisse

Die inneren *Gefühlserlebnisse*, die mit den Lebensvorgängen verbunden sind, d.h. sich ihnen *anschließen*, stehen in ähnlicher Beziehung zu den Lebensvorgängen selbst, wie die inneren *Ich-Erlebnisse* zu den eigentlichen Sinneswahrnehmungen: *Es ist daher möglich, davon zu sprechen, daß zum Beispiel die Atmung mit einem Erlebnis im Menschen ähnlich zusammenhängt, wie das Hören zusammenhängt mit dem Erlebnis, das als Ton bezeichnet wird. Nur ist der Grad von Deutlichkeit, mit welcher die äußeren Sinneswahrnehmungen innerlich nacherlebt werden, ein viel höherer als derjenige, welcher den hier gekennzeichneten inneren Erlebnissen zukommt. Gewissermaßen unter oder in dem „Ich-Menschen" verbirgt sich ein anderer, der sich aus inneren Erlebnissen aufbaut, wie sich der Ich-Mensch aus den Erlebnissen der äußeren Sinneswahrnehmungen aufbaut* (45, 53). Steiner sprach dann auch vom *astralen Menschen* im Zusammenhang mit dem *Gefüge der inneren Erlebnisse*, die in Verbindung mit den Lebensvorgängen stehen: *Wie […] der „Ich-Mensch“ durch die Sinneswerkzeuge seine Erlebnisse aus der „Sinnenwelt“ entnimmt, so der „astrale Mensch“ aus der Welt, welche ihm durch die Vorgänge des Atmens, Wachsens usw. gegeben ist* (45, 55). Die sich an die Lebensvorgänge anschließenden *Gefühlserlebnisse* sind *instinktive Innenerlebnisse* des *astralischen Menschen* (45, 58), bestehen in einem gefühlsmäßigen Erleben des *ätherischen Leibes* (als dem Gesamt der die Lebensorgane aufbauenden Kräfte) durch den *astralischen Menschen* (45, 60).

instinktive Innenerlebnisse des astralischen Menschen

Rudolf Steiner thematisierte in diesem Zusammenhang die Eigenart der *instinktiven Innenerlebnisse* des *astralischen Menschen* – die er auch *Lebensinstinkte* nannte (45, 62) –, indem er sie von den Wahrnehmungen des *Lebenssinnes* und den sich an diese anschließenden inneren Erlebnissen abgrenzte. Man könnte, so Steiner (45, 54), leicht versucht sein, diese *Lebensinstinkte […] in ihrer Eigenart ganz zu verkennen und zu sagen, es gebe überhaupt keinen wesentlichen Unterschied zwischen ihnen und denjenigen, welche sich unter dem Einfluß der Sinneswahrnehmungen entwickeln.* Dabei müsse, so Steiner weiter, zugestanden werden, *daß der Unterschied zwischen den beiden Arten von inneren Erlebnissen, zum Beispiel für den Lebenssinn und dem inneren gefühlsartigen Erlebnis beim Atmungs- oder Wärmungsvorgang* keine besondere Deutlichkeit aufweise – *er ist aber durch genauere Beobachtung leicht herauszufinden, wenn man das folgende festhält. Zu einem Sinneserlebnis gehört, daß sich ihm ein Urteil erst anschließen kann durch das „Ich“. Alles, was der Mensch vollbringt unter dem Einflusse eines Urteiles, muß, wenn es sich auf Sinneswahrnehmungen bezieht, so sein, daß das Urteil innerhalb des „Ich“ gefällt wird. Man nimmt zum Beispiel eine Blume wahr, man fällt das Urteil: diese Blume ist schön; dann schiebt sich das Ich zwischen die Sinneswahrnehmung und das Urteil hinein. Was nun mit den Vorgängen der Atmung, Wärmung, Ernährung usw. an inneren Erlebnissen hervorgerufen wird, das weist durch sich selbst, ohne Dazwischentreten des „Ich“, auf etwas dem Urteil Ähnliches hin. In dem Erlebnis des Hungers liegt unmittelbar der Hinweis auf etwas, was dem Hunger entspricht, und was mit ihm so verknüpft ist wie dasjenige, was der Mensch nach einer Urteilsfällung auf eine Sinneswahrnehmung hin mit dieser verknüpft. Wie beim Urteilen die Tätigkeit des „Ich“ mit der Sinneswahrnehmung etwas zusammenschließt, so erweist sich mit dem Hunger ein Äußeres zusammengeschlossen, ohne daß ein „Ich“ diesen Zusammenschluß herstellt. Dieser Zusammenschluß darf deshalb ein instinktiv sich offenbarender genannt werden. Und solches gilt für alle inneren Erlebnisse, welche mit Atmungs-, Ernährungs-, Wachstumsvorgängen zusammenhängen. Man muß deshalb unterscheiden zwischen Atmungsbehagen, Wärmewohlbefinden, insofern sie instinktive innere Erlebnisse sind, und zwi-*

schen den ihnen entsprechenden Wahrnehmungen des Lebenssinnes. Die Welle des Instinktiven muß gewissermaßen erst an den „Ich-Menschen" heranschlagen, um zum Gebiet des Lebenssinnes zu gelangen (45, 54f.).

Abschließend sei noch auf jene Stellen in den fragmentarisch gebliebenen Aufzeichnungen zur Sinneslehre *(„Anthroposophie – ein Fragment aus dem Jahre 1910")* eingegangen, an denen Rudolf Steiner auf weitere Unterschiede zwischen Lebensorganen, Lebensvorgängen und dazugehörigen Innenerlebnissen auf der einen Seite – sowie Sinnesorganen, Wahrnehmungsvorgängen und *Ich-Erlebnissen* auf der anderen Seite hinwies.

Beziehung zwischen einzelnen Lebensvorgängen, -organen und Gefühlserlebnissen

Steiner hob hervor, daß die Gebiete der Lebensvorgänge nicht in dem gleichen Maße wie die Felder der einzelnen Sinnesleistungen voneinander zu trennen seien: *Das Gebiet des Geschmackssinnes ist zum Beispiel streng gesondert vom Gesichtssinn, die Gebiete der Lebensvorgänge liegen sich näher; sie gehen mehr ineinander über. Die Atmung geht in die Wärmung, diese in die Ernährung über* (54, 56). Dies gelte ebenfalls für der Sphäre der *Lebensorgane*; Steiner zufolge hängt die Lunge als das *vorzüglichste Atmungsorgan* mit den Organen des Blutlaufes zusammen, die ihrerseits der *Wärmung* des Organismus dienen; die Blutzirkulationsorgane wiederum fließen zusammen mit den im Dienste der Ernährung stehenden Verdauungsorganen etc. (45, 56). Vergleichbares ergebe sich auch für die inneren Erlebnisse, die sich an Wahrnehmungsvorgänge bzw. Lebensvorgänge anschließen: *Die Erlebnisse des Geschmackssinnes zum Beispiel können mit denen des Gehörsinnes sich nur in dem gemeinsamen „Ich" begegnen, dem sie angehören. Das Wachstumsgefühl dagegen trifft durch sich selbst mit demjenigen zusammen, welches sich an dem Atmungsvorgang zeigt. Das Kraftgefühl des Wachsens zeigt sich in der Atembehaglichkeit, in der Wärmung usw. durch gesteigertes Innenleben. Jedes gefühlsartige Erlebnis dieser Art kann mit einem anderen derselben Art zusammenfallen* (ebd.). Während die verschiedenen Sinneswahrnehmungen sich erst im individuellen Wesenskern, im *Ich*, zu einer Einheit zusammenfügen, sich erst dort als *zusammengehörig* darstellen (45, 44)[113], so gilt demgegenüber für die Lebensvorgänge: *Man kann sie so vorstellen, daß sie alle beweglich sind und jedes über jedes hinlaufen kann* (45, 57). *Man muß sagen „übereinander hinlaufen"; denn die einzelnen Vorgänge durchdringen sich nicht. Die Atmung kommt zum Beispiel dem Erhaltungsprozeß nahe, weil durch den letzteren fortwährend das Organ der Atmung neu aufgebaut werden muß. Aber indem das Atmungsorgan so den Einfluß von dem Erhaltungsprozeß erfährt, wird der Atmungsvorgang selbst nicht verändert. Die beiden Vorgänge: Atmung und Erhaltungsprozeß wirken also aneinander vorbei* (45, 68). Zusammengenommen: während die Sinnesorgane im wesentlichen voneinander getrennt sind, hängen die Lebensorgane in enger Weise zusammen, ja fließen gar ineinander; sind die Wahrnehmungsvorgänge in den einzelnen

Sinnesorganen voneinander geschieden und treten die anschließenden Sinnes-Erlebnisse nur im Bereich des *Ich* zu einer gewissen Einheit zusammen, so kommen sich die Lebensvorgänge gegenseitig nahe (ohne sich allerdings zu durchdringen und wechselseitig zu verändern). Die anschließenden *instinktiven Innenerlebnisse* begegnen sich vermöge ihrer Eigennatur – und damit unabhängig von der eigentlichen *Ich-Tätigkeit.*

Geruchs- und Geschmackssinn

Der Mensch erlangt durch diese drei Sinne [Lebenssinn, Eigenbewegungssinn und Gleichgewichtssinn] die Empfindung der eigenen Leiblichkeit als eines Ganzen, welche die Grundlage ist für sein Selbstbewußtsein als physisches Wesen. Man kann sagen, die Seele öffnet durch Lebenssinn, Eigenbewegungssinn und Gleichgewichtssinn ihre Tore gegenüber der eigenen Leiblichkeit und empfindet diese als die ihr zunächst stehende physische Außenwelt. Mit den folgenden Sinnen tritt der Mensch der nicht in dieser Art zu ihm selbst gehörigen Außenwelt gegenüber (45, 33); vielmehr beginnt er, so Steiner im mündlichen Vortrag (115, 28), mit der *äußeren Welt [...] in Wechselwirkung* zu treten. Die Sinnestätigkeiten des zweiten Bereiches stellte Rudolf Steiner wiederum in einer expliziten hierarchischen Gliederung dar, formulierte eine *Stufenfolge der Sinne*, die so angeordnet ist, *daß der Mensch mit jedem folgenden [Sinn] tiefer untertaucht in das Innere der Körper der Außenwelt* (45, 35). Steiner sprach in diesem Zusammenhang auch von einem (sich steigernden) *Einströmen der Außenwelt in die Ich-Erlebnisse* (45, 72).

zunehmende Wechselwirkung mit der Außenwelt

der Geruchssinn

Das erste Wechselverhältnis mit der Welt ist dasjenige, wo der Mensch den Stoff mit sich vereinigt und diesen Stoff wahrnimmt. Dies kann man nur dann, wenn sich wirklich dieser Stoff mit dem menschlichen Leibe vereinigen läßt. Dies trifft nur für gasförmige Stoffe zu. Durch die Organe des Geruchssinnes werden solche aufgenommen. Da beginnt zuerst der Verkehr mit der Außenwelt (115, 28). Der *Geruchssinn* ist innerhalb der entwickelten *Stufenfolge* der Sinnestätigkeiten der vierte Sinn, der erste der *Außensinne.* Bereits im Oktober 1905 hatte Steiner formuliert: *Ein Körper kann nur dann gerochen werden, wenn er bis an das Geruchsorgan herantritt, mit ihm in Berührung kommt. Das Geruchsorgan muß sich mit dem Stoffe selbst vereinigen. Riechen heißt, mit einem Sinn wahrnehmen, der mit dem Stoffe selbst eine Verwandtschaft eingeht* (93a, 69). Im 8. Kapitel des Fragmentes „*Anthroposophie*" notierte Steiner dann: *Im Geruchssinn strebt Stoff-Inneres dem Stoff-Inneren entgegen* (45, 87). Im Bereich des *Geruchssinne*s verwirklicht sich die *nächste Berührung* des wahrnehmenden Menschen mit der Substanz der *Außenwelt*; der *Stoff* selbst tritt bei der Geruchswahrnehmung an den Menschen heran und gibt sich *in seiner Eigenart* kund (45, 34).

Die nächste Stufe der Sinnesempfindung ist dann diejenige, durch welche nicht mehr bloß der Stoff als solcher, sondern Wirkungen (Taten) des Stofflichen wahrgenommen werden. Es geschieht dies durch den Geschmackssinn. Durch diesen Sinn kann nur ein wässeriger Körper wahrgenommen werden, oder ein solcher, welcher, um geschmeckt zu werden, in der Flüssigkeit des Mundes aufgelöst wird. Es dringt durch den Geschmackssinn der Mensch um einen Grad tiefer in die äußere Stofflichkeit ein als durch den Geruchssinn. Bei dem letzteren ist es der Stoff selbst, der an den Menschen herantritt und sich in seiner Eigenart kundgibt; beim Geschmackssinn ist das, was empfunden wird, die Wirkung des Stoffes auf den Menschen. Man kann diesen Unterschied am besten dadurch empfinden, daß man sich vor Augen hält, wie beim Geruchssinn die gasförmige Art des Stoffes fertig an den Menschen herantreten muß, damit er sie, so wie sie ist, wahrnehmen kann; beim Geschmackssinn nimmt der Mensch durch seine eigene Flüssigkeit die Auflösung des Stoffes, also eine Veränderung mit diesem vor, um in jene Eigentümlichkeiten dieses Stoffes einzudringen, welche ihm dieser nicht von selbst offenbart. So ist der Geruchssinn geeignet, die Außenseite des Stofflichen zu empfinden; der Geschmackssinn dringt schon mehr in das Innere der stofflichen Dinge. Und dieses Innere muß der Mensch erst dadurch zur Offenbarung veranlassen, daß er die Außenseite verändert (45, 33). Indem der Mensch die Außenwelt schmeckend wahrnimmt, macht er schon *den ersten Schritt [...] in die Stofflichkeit hinein*, tritt er *in ein tieferes Verhältnis* zum Stoff – *das Wechselverhältnis zwischen Mensch und Natur ist ein intimeres geworden* (115, 29). 1905 hatte Steiner die aktive *Veränderung* der Stoffaußenseite durch den menschlichen Organismus bereits als einen *chemisch-physischen Prozeß* charakterisiert, durch den die Wirkungen der Substanz aufgeschlossen würden (93a, 69). Wird durch den *Geschmackssinn* auf diese Weise weiter in das *Innere* der substantiellen Außenwelt eingedrungen, so ist auch die zugrunde liegende Sinnestätigkeit eine physiologisch weiter *verinnerlichte* – was Steiner im 8. Kapitel seiner Aufzeichnungen hervorhob; der *Geschmackssinn* ist insofern *umgewendeter Geruchssinn,* als das Geschmacksorgan *das Erlebnis, welches durch den Geruchssinn am äußeren Stoff empfunden wird, nach innen kehrt, so daß der Geruch des schon im Leibesinnern befindlichen Stoffes geschmeckt wird. Der Geschmackssinn setzt also einen Stoff voraus, welcher schon im Organismus sich befindet. Das Geruchsorgan setzt aber den Stoff der Außenwelt voraus* (45, 92).

der Geschmackssinn

Außenseite und Innenwirkung des Stoffes

der Geschmackssinn als umgewendeter Geruchssinn

An einer anderen Stelle (im 6. Kapitel) seiner Aufzeichnungen charakterisierte Steiner *Geruchs-* und *Geschmackssinn* in bezug auf die differente Weise, wie die entsprechenden Sinneserfahrungen in *Ich-Erlebnisse* umgewandelt werden bzw. wie sich Wahrnehmungen des *Geruchs-* und *Geschmackssinns* als *verschieden modifizierte oder abgestufte Ich-Erlebnisse* ergeben.[114] Steiner versuchte den Unterschied in geisteswissenschaftlich fundierter Phänomenologie aufzuzeigen, indem er beide Sinnestätigkeiten beschrieb und die sich ergebenden Empfindungen von den *Erlebnissen* des – wie er formulierte – *sogenannten Tastsinnes* abhob (45, 70 – bzgl. dessen nähere Diskussion s. u.). Er unterstrich, daß bei den Tasterlebnissen sich das Verhältnis zwischen den getasteten *Dingen* und dem eigentlichen *Ich-Erlebnis* so verhalte, daß von diesen äußeren Gegenständen nichts *in die Ich-Erlebnisse* hineinkomme: *Das Ich strahlt gewissermaßen seine eigene Wesenheit bis zu der Berührungsstelle mit dem äusseren Gegenstande und läßt nach Maßgabe der Berührung dann diese eigene Wesenheit in sich zurückkehren. Die zurückstrahlende eigene Wesenheit bildet den Inhalt der Tastwahrnehmung. Warum erkennt nicht sofort das Ich die Tastwahrnehmung als den eigenen Inhalt? Weil dieser Inhalt von der anderen Seite, von außen her, einen Gegenstoß erhalten hat und nun so zurückkehrt, wie ihn dieser Anstoß der Außenwelt geprägt hat. Der Ich-Inhalt kehrt also zurück mit dem Gepräge, das er von außen erhalten hat. Das Ich empfängt somit in der Beschaffenheit seines eigenen Inhaltes eine gewisse Eigenheit der Außenwelt. Daß es wirklich innerliche Ich-Erlebnisse sind, welche nur in ihre Prägung die Eigenheit der Aussenwelt aufgenommen haben, kann nur durch ein Urteil gewonnen werden. – Man nehme nun an, das Erleben des Ich könne nicht bis zur Berührung mit dem äußeren Gegenstande kommen. Derselbe strahle seine Wesenheit aus; und das Ich-Erleben müsse vor der Berührung zurückprallen. Dann entstände innerhalb des Ich ein ähnliches Erlebnis, wie das Tasterlebnis ist; nur wird durch den schwächeren Widerstand des Ich in seinem Erleben etwas auftreten wie ein Einströmen des Äußeren. Als ein solcher Vorgang kann in der Tat das Geruchserlebnis gekennzeichnet werden. – Ist der Anprall von außen so stark, daß sich die äußere Strahlung in das Ich-Erleben hineingräbt, dann kann die Einströmung von außen geschehen, und erst, wenn sich das innere Erleben gewissermaßen zur Wehr setzt, kann es sich wie verschließen gegen die Eigenheit der Außenwelt. Es hat aber dann in sich die Strömung von außen aufgenommen und trägt sie nun in sich als eigene innere Wesenheit. In dieser Art kann man den Geschmackssinn kennzeichnen* (45, 70). Das *tiefere Eindringen* in die substantielle Außenwelt, das Steiner beim Übergang vom *Geruchssinn* zum *Geschmackssinn* konstatierte, wird solchermaßen zugleich als vermehrtes *Einströmen* einer Außenwelt in ein ursprüngliches *Ich-Erlebnis* beschreibbar, wobei im Bereich des *Geschmackssinnes* die wahrzunehmende Außenwelt geradezu verinnerlicht wird. Auch in dieser Weise kehrt sich die spezifische Sinneserfahrung *nach innen*.

Ich-Qualität des Tast-, Geruchs- und Geschmackserlebnisses

Der sechste Sinn ist der, wo das, was der Mensch an den Dingen wahrnimmt, noch intimer das Wesen der Dinge kundgibt. Die Dinge sagen hier dem Menschen mehr, als sie ihm bloß durch den Geschmackssinn sagen. Das geschieht nun so, daß besondere Vorkehrungen getroffen sind, damit die Dinge sich dem Menschen in ganz bestimmter Weise ankündigen können. Beim Geruch nimmt der menschliche Leib die Dinge so, wie sie sind. Der Geschmackssinn ist schon komplizierter, dafür geben die Dinge hier schon etwas mehr von ihrer Innerlichkeit kund. Beim sechsten Sinn aber können wir unterscheiden, ob etwas Licht durchläßt oder nicht. Daß es in einer bestimmten Weise Licht durchläßt, zeigt sich darin, ob und wie es gefärbt ist. Ein Ding, welches das grüne Licht durchstrahlen läßt, zeigt damit, daß es eben gerade innerlich so ist, daß es dieses Licht durchstrahlen lassen kann. Während die äußerste Oberfläche im Geruchssinne sich offenbart, wird schon etwas von der innern Natur eines Dinges uns durch den Geschmackssinn bekannt; im Gesichtssinn hingegen wird etwas offenbar von dem Durch und Durch der Dinge. Dies ist das Wesen des sechsten Sinnes, des Gesichtssinnes (23.10.1909 – 115, 29). Steiner charakterisierte den *Gesichtssinn* innerhalb der Stufenfolge der Sinne wesentlich als *Farbensinn*, als ein Wahrnehmungsvermögen für das *Durch und Durch der Dinge*, das sich seinerseits durch ein je eigenes Verhältnis zum Licht ergibt. (*Also man kann sagen, wie da der Körper in seiner [farbigen] Oberfläche sich offenbart, das ist ein Zutagetreten seiner inneren Wesenheit durch das Mittel des Lichtes* – 45, 34.) Hatte der *Geruchssinn* eine reale Substanzbegegnung mit der Außenwelt vermittelt – wobei sich diese *Begegnung* gemäß den Steinerschen Ausführungen lediglich an der Substanz-*Oberfläche* vollzieht –, war es im Bereich des *Geschmackssinn*es zu einem aktiven *Aufschließen* dieser Substanz durch den Wahrnehmenden und damit zu einer *erzwungenen* Selbstoffenbarung der Materie gekommen, so tritt in der Sphäre des *Gesichtssinnes* die *innere Wesenheit* der materiellen Außenwelt vermittels des Lichtes zutage. Wie bei *Geruchs-* und *Geschmackssinn*, so kann nach Steiner auch im Bereich des *Gesichtssinnes* von einem *Einströmen der Außenwelt in die Ich-Erlebnisse* gesprochen werden (45, 72), wobei sich die Verinnerlichung der Außenwelt weiter intensiviert: *Wenn [...] das Ich nicht sein eigenes ursprüngliches Erleben, sondern solche Wesenheit, die es selbst von außen aufgenommen hat, dem äußeren Dasein entgegenbringt, so kann von außen her eine Eigenheit einem Innenerlebnis eingeprägt werden, die selbst ursprünglich von außen in das Innere hereingenommen ist. Die Außenwelt prägt sich dann einem Innenerlebnis ein, das selbst erst von einem Äußeren verinnerlicht ist. In solcher Art stellt sich der Gesichtssinn dar. Es ist bei ihm so, wie wenn innerhalb der Ich-Erlebnisse die Außenwelt es mit sich selbst zu tun hätte. Wie wenn*

Umwelt-Beziehung des Gesichtssinnes

Ich-Erlebnis im Bereich des Gesichtssinnes

sie erst ein Glied ihrer Wesenheit in den Menschen hineingeschickt hätte, um dann ihre Eigenheit diesem Gliede einzuprägen (45, 71).

Umwelt-Beziehung des Wärmesinnes

Als den siebten Sinn in der Stufenfolge der Sinne beschrieb Steiner den *Wärmesinn*, durch den der wahrnehmende Mensch wiederum *noch tiefer* als innerhalb der ersten sechs Sinne in die *Untergründe der Dinge* eingreift, *noch intimere Bekanntschaft mit der Natur der Dinge* macht (115, 30), gewissermaßen *unter die Oberfläche der Körper* eindringt: *Befühlt man ein Stück Eis oder einen warmen Gegenstand, dann ist man sich darüber klar, daß die Kälte oder die Wärme etwas sind, was nicht nur an der Oberfläche nach außen erscheint wie die Farbe, sondern was den Körper ganz durchdringt* (45, 35). Die Wärme dringt in das Selbsterlebnis des Menschen ein, füllt dieses gewissermaßen aus: *Dann wird das Innere die Eigenheit eines Äußeren in der Sinneswahrnehmung nacherleben, obgleich inneres Erlebnis und Außenwelt einander gegenüberstehen. Und ein Einstrahlen von seiten der Außenwelt wird dann als etwas sich offenbaren, was mit einem Inneren gleichartig ist. Das Ich wird Äußeres und Inneres als gleichartig erleben. So ist es beim Wärmesinn. […] Ein Wärmeeindruck muß als etwas anerkannt werden, was gleichartig ist der im Innern selbst erlebten und dieses Innere erfüllenden Wärme* (45, 72). Die Wärme der Außenwelt dringt in das menschliche *Innere* als in ein *Sinnesorgan* ein, verleiht diesem *Inneren* dadurch die *Eigenheit eines Äußeren* (45, 73/74). Das menschliche *Innere* oder Innerste aber ist das *Ich*, der individuelle Wesenskern. Dieser erlebt in der Wärmewahrnehmung die *verinnerlichte Wärme* als gleichartig mit *der im Innern selbst erlebten* (bzw. in einer Textvariante: *erzeugten* – 45, 73/74) *und dieses Innere erfüllenden Wärme*. Hatte Steiner bei *Geruchssinn*, *Geschmackssinn* und *Gesichtssinn* noch von einem sich intensivierenden *Einströmen der Außenwelt in die Ich-Erlebnisse* gesprochen, so schilderte er damit im Bereich des *Wärmesinnes* eine wirkliche *Erfüllung* des menschlichen Innenlebens – genauer: des menschlichen *Ich-Erlebens* – durch diese Außenwelt: *Denkt man sich das den Leib erfüllende Erzeugnis der äußeren Wärmevorgänge, so stellt es sich dar wie eine zweite Art von inneren Erlebnissen, wie etwas, was das Ich erfüllt und im Ich selbst Ich-Natur annimmt. Es schiebt sich also in die Ich-Erlebnisse etwas ein, was wie ein zweites Ich das erste erfüllt. Dieses zweite Ich ist in der Tat ein dem ersten entgegenstehendes Ich-Erlebnis. Sofern sich aber das erste Ich nur wirklich als sich selbst fühlt, muß es dieses zweite als eine Bildempfindung seiner selbst vorstellen. Und diejenige Außenwelt, in welcher das zweite Ich wurzelt, ist völlig zur Innenwelt geworden* (ebd.).

Ich-Erlebnis im Bereich des Wärmesinnes

Kann der Mensch vermittels seiner Sinne noch tiefer in die Untergründe der Dinge gelangen? Kann er das intime Innere der Dinge noch genauer kennenlernen als durch den Wärmesinn? Ja, das kann er, indem die Dinge ihm zeigen, wie sie in ihrer Innerlichkeit sind, wenn sie zu tönen anfangen. Die Wärme ist in den Dingen ganz gleichmäßig verteilt. Was Ton in den Dingen ist, ist nicht gleichmäßig verteilt. Der Ton bringt die Innerlichkeit der Dinge zum Erzittern. Dadurch zeigt sich eine gewisse innere Beschaffenheit. Wie das Ding im Innern beweglich ist, nehmen Sie wahr durch den intimeren Gehörsinn. Er liefert uns eine intimere Kenntnis der Außenwelt als der Wärmesinn. Das ist der achte Sinn, der Gehörsinn (23.10. 1909 – 115, 30). Dieser führt *in weit höherem Grade in das Innere der Körper* als dies der *Wärmesinn* vermag: *Es ist mehr als ein bloßes Bild, wenn man davon spricht, daß die Seele eines Körpers durch den Ton zur Offenbarung gebracht wird. Durch die Wärme, die ein Körper in sich trägt, erfährt man etwas über seinen Unterschied gegenüber der Umgebung; durch den Ton tritt die Eigennatur, das Individuelle des Körpers nach außen und teilt sich der Empfindung mit* (45,35). Schon 1905 hatte Steiner das Hören als ein *Sich-Verbinden mit dem, was sich als das Geistige im Stofflichen ankündigt,* bezeichnet (93a,70). Dieses *Verbinden* vollzieht sich bei den Dingen der Außenwelt, hat ein sich ausweitendes Selbsterlebnis des Menschen zur Voraussetzung: *Da läßt die äußere Wesenheit nicht nur wie beim Tastsinn die Ich-Erlebnisse an sich herankommen; sie bohrt sich auch nicht in sie hinein, wie beim Geruchs-, Geschmacks- und Gesichtssinn, sondern sie läßt sich gleichsam von den Ich-Erlebnissen bestrahlen; sie läßt sie an sich herankommen. Und erst dann setzt sie die eigenen Kräfte entgegen. Das Ich muß dadurch etwas erleben, das wie ein Sichausbreiten in die Außenwelt ist, wie ein Verlegen dieser Ich-Erlebnisse nach außen* (45,72).

der Gehörsinn und die „Innerlichkeit der Dinge"

zur Ich-Qualität des Gehörsinnes

Das Wesen der drei höchsten Sinne

Steiner bezeichnete den *Geruchssinn*, den *Geschmackssinn*, den *Gesichtssinn*, den *Wärmesinn* und den *Gehörsinn* als *die fünf mittleren Sinne* des Menschen (45,48). Zusammen mit den ersten drei Sinnestätigkeiten, die der leiblichen Eigenwahrnehmung dienen, sind sie Mensch und Tier gemeinsam: *Das Tier geht, wenn wir die Sinne durchgehen, bis zum Tonsinn hinauf. Das liegt für die äußere Wahrnehmung dem Tier als eine Art Höchstes zugrunde* (17.11.1910 – 60, 107). Dem Menschen dagegen eignen Steiner zufolge drei weitere Sinnesfähigkeiten – *Laut-, Wort- oder Sprachsinn, Vorstellungs- oder Begriffssinn* sowie ein *Ich-Sinn*, den Steiner im Vortrag vom 17.11.1910 beschrieb, in den grundlegenden Berliner Vorträgen von 1909/1910 und auch in deren schriftlicher Ausarbeitung jedoch nicht ausdrücklich erwähnte. *Sprachsinn*, *Begriffssinn* und *Ich-Sinn* sind humanspezifisch – die entsprechenden Sinnestätigkeiten kann das Tier aufgrund seiner Gesamtkonstitution nicht ausüben: *Bis zum Ton geht es mit seiner Sinnesfähigkeit, dann aber lösen sich aus seiner allgemeinen Organisation nicht die Möglichkeiten heraus,*

Innerlichkeit des Lautes, des Begriffs und des Ich-Wesens

ein Verständnis zu haben für Laut, Begriff und für die Ich-Wesenheit, die in einem anderen Wesen ist (ebd.). Der Mensch dagegen hat *Entwicklungsmöglichkeiten […] offen für die Wahrnehmung der Innerlichkeit des Lautes, für die Innerlichkeit von Begriff und Vorstellung und für die Innerlichkeit des Ich-Wesens selbst. […] In alledem, was der Mensch in seinem Hinausgehen über das Tier darlebt, zeigt sich der Abdruck dessen, was in seinem Innern ist, als Möglichkeit des Ausdruckes der Lautauffassung, der Begriffsauffassung und der Ich-Auffassung, des Ich-Bewußtseins […]* (60, 107/108). Die Erkenntnis der drei *höchsten* Sinne bezeichnete Steiner als *schwierig* – ihr *Sinnescharakter* verberge sich zunehmend (45, 37).

Der Sprachsinn

die elementare Laut-Empfindung

Es ist gewiß selbstverständlich, daß in der Auffassung eines Gesprochenen eine komplizierte Urteilstätigkeit, daß dabei umfassende Seelenverrichtungen in Betracht kommen, welche durchaus nicht mit dem Worte „Sinn" belegt werden können. Aber es gibt auf diesem Gebiete auch ein Einfaches, Unmittelbares, das genau so vor *allem Urteilen eine Empfindung darstellt, wie eine Farbe, ein Wärmegrad eine solche ist. Ein Laut wird nicht bloß seinem Tonwert nach empfunden, sondern es wird mit ihm etwas viel Innerlicheres aufgefaßt, als es der Ton ist. Wenn man sagt, im Tone lebt die Seele des Körpers, so kann man auch sagen, im Laut offenbart sich dieses Seelische so, daß es losgelöst, befreit vom Körperlichen, mit einer gewissen Selbständigkeit in die Erscheinung tritt. Weil die Lautempfindung vor dem Urteilen liegt, darum lernt das Kind früher die Lautbedeutungen der Worte empfinden, als es zum Gebrauche des Urteils kommt. An der Sprache lernt das Kind urteilen. Es ist durchaus gerechtfertigt, von einem besonderen Lautsinn oder Sprachsinn zu reden. Die Anerkennung dieses Sinnes macht nur aus dem Grunde Schwierigkeiten, weil zu der unmittelbaren Empfindung dessen, was im Laute sich offenbart, in der Regel die mannigfaltigste Urteilsbetätigung hinzutritt. Doch zeigt eine genaue Selbstbesinnung, daß allem Hören des in Lauten Gegebenen doch zum Grunde liegt ein ebensolch unmittelbares, urteilsfreies Verhältnis zu dem Wesen, von dem der Laut ausgeht, wie es der Fall ist, wenn ein Farbeneindruck wahrgenommen wird. Man erleichtert sich die Einsicht in diese Tatsache, wenn man sich vergegenwärtigt, wie ein Schmerzenslaut uns unmittelbar mitleben läßt den Schmerz eines Wesens, ohne daß sich erst irgendeine Überlegung oder dergleichen in die Wahrnehmung einmischt. – In Betracht kommt, daß der hörbare Laut nicht das einzige ist, wodurch sich dem Menschen eine solche Innerlichkeit offenbart, wie es beim Sprechlaut der Fall ist. Auch die Geste, Mimik, das Physiognomische führt zuletzt auf ein Einfaches, Unmittelbares, das ebenso in das*

Gebiet des Sprachsinnes gerechnet werden muß wie der Inhalt des hörbaren Lautes (45, 36). *Die Wahrnehmung, daß ein Laut dieses oder jenes bedeutet, ist nicht bloßes Hören. Der Sinn, der sich darin als Sinn der Sprache ausdrückt, gibt sich […] einem andern Sinne kund, dem Sprachsinn* (23.10.1909 – 115, 31). Als *Sinn der Sprache* wollte Steiner demnach nicht ihren begrifflichen *Gehalt*, nicht den eigentlichen *Wortinhalt*, sondern vielmehr die *Innigkeit des Wie im Wortinhalt*, die *Innigkeit des Lautcharakters*, kurz: die *Seele der Sprache* verstanden wissen. In einem anderen Kontext sagte er: *Die Sprache hat nicht nur den Geist, der sich äußert im Inhalt der Worte, die Sprache hat auch eine Seele. Und vielmehr als wir denken, wirkt gerade in dem Lautcharakter eine Sprache auf uns. Ganz anders wirkt in unserer Seele eine Sprache, welche viel „a" hat, ganz anders eine solche, die im Wortcharakter mehr „i" oder „u" hat. Denn in dem, was im Timbre des Lautcharakters liegt, ergießt sich wie im Unbewußten die Seele, die über die ganze Menschheit ausgegossen ist, über uns herüber. Das baut und wirkt an uns, und das kommt im Leben wieder als eine besondere Art von Gebärde zum Ausdruck. Denn eine besondere Art von Gebärde ist auch die Sprache des Menschen, aber nicht insofern sie Ausdruck der Worte ist, sondern insofern sie Seele hat, wie der Mensch mit seiner Seele in der Sprache lebt und sich ausdrückt* (60, 109). Demnach impliziert der *Laut-, Wort- oder Sprachsinn*, daß der Mensch der beseelten Geste, der Sprachgebärde sowie allem Physiognomischen gewahr zu werden vermag, es als wirkend in der Außenwelt erleben kann.

Lautcharakter und „Seele der Sprache"

In seinem Berliner Vortrag vom 26.10.1909 ging Rudolf Steiner noch einmal ausführlich auf den neunten Sinn des Menschen ein, stellte dabei selbst einleitend die Fragen: *Was heißt denn das überhaupt, Sprachsinn haben, Lautsinn haben? Wie kommt denn die Wahrnehmung des Lautes […] eigentlich zustande?* – und charakterisierte sodann, *was da Besonderes geschieht, wenn der Mensch einen Laut wahrnimmt, „a" oder „i" oder einen anderen Laut*, versuchte, *sozusagen den Apparat des Laut-Wahrnehmens klar[zu]machen* (115, 49). Dabei wies Steiner darauf hin, daß der *Mechanismus des Laut-Wahrnehmens* nur begriffen werden könne, wenn die *Beziehung des Tönenden, was im Laute ist, zu diesem Laute selbst* aufgeklärt werde: *Nehmen wir einmal dasjenige, was eine Harmonie ist: wir haben ein gleichzeitiges Zusammenwirken von Tönen; und nehmen wir das, was eine Melodie ist: wir haben ein aufeinanderfolgendes Zusammenwirken von Tönen. Denken Sie sich nun, Sie könnten dasjenige bewußt machen, was Sie unbewußt im Laut-Wahrnehmen tun, so würde folgendes geschehen. Sie müssen sich klar sein darüber, daß im Sinn etwas Unbewußtes – Unterbewußtes wenigstens – liegt. Würde das, was bei der Sinneswahrnehmung unbewußt vorliegt, bewußt gemacht werden, so würde es kein Sinn mehr sein, keine Sinneswahrnehmung, sondern man müßte sprechen von einem Urteil, einer Begriffsbildung und dergleichen. Sie müssen sich also*

Harmonie und Melodie

denken, wie dasjenige vor sich ginge, was da im Unbewußten sich vollzieht bei der Lautwahrnehmung, wenn Sie es bewußt ausführen könnten. Denken Sie einmal, Sie nehmen eine Melodie wahr. Wenn Sie diese Melodie wahrnehmen, nehmen Sie die Töne hintereinander wahr. Denken Sie nun, Sie könnten ohne weiteres die Töne einer Melodie so in der Zeitlinie zusammenschieben, daß Sie dieselben gleichzeitig wahrnehmen könnten. Dazu hätten Sie freilich nötig, Vergangenheit und Zukunft ineinanderzuschieben. Sie müßten vorzugsweise in der Mitte einer Melodie schon das Folgende wissen, um es aus der Zukunft in die Gegenwart hineinschieben zu können. Was so der Mensch bewußt nicht ausführen kann, das geschieht tatsächlich im Lautsinn unbewußt. Es wird, wenn wir „a" oder „i" oder einen andern Laut hören, immer durch eine unterbewußte Tätigkeit eine Melodie momentan in eine Harmonie verwandelt. Das ist das Geheimnis des Lautes. Diese wunderbare unterbewußte Tätigkeit wird etwa so ausgeführt auf einer geistigeren Stufe, wie innen im Auge die verschiedenen Strahlenbrechungen nach den regelrechten physikalischen Gesetzen ausgeführt werden, die Sie sich auch erst hinterher ins Bewußtsein bringen. […] Also eine Melodie wird momentan zur Harmonie gemacht. Das ist aber noch nicht genug. Wenn nur das geschähe, dann käme noch nicht der Laut heraus, sondern dazu muß noch etwas anderes hinzukommen. Sie müssen sich bewußt werden, daß jeder musikalische Ton kein einfacher Ton ist, sondern wenn irgendein Ton ein musikalischer Ton ist, so ist er das dadurch, daß, wenn auch in einer noch so schwachen Weise, immer die Obertöne mitklingen. Das ist das Besondere des musikalischen Tons gegenüber den andern Geräuschen […]. Wenn Sie eine Melodie haben, haben Sie nicht nur die einzelnen Töne, sondern Sie haben auch bei einem jeden Ton die Obertöne. Wenn Sie eine Melodie momentan in eine Harmonie zusammendrängen, so haben Sie nicht nur zusammengedrängt die einzelnen Grundtöne, sondern auch hineingedrängt von einem jeglichen Ton den Oberton. Nun muß aber die unterbewußte Tätigkeit noch etwas ausführen: sie muß die Aufmerksamkeit abwenden von den Grundtönen, sie muß sie in gewisser Weise überhören. Das tut tatsächlich die Seele, wenn sie den Laut „a" oder „i" wahrnimmt. Nicht als ob die andern Töne nicht da wären, sondern es wird nur die Aufmerksamkeit von ihnen abgelenkt, und es wird nur jene Harmonie von Obertönen aufgefaßt. Das ist erst der Laut. Dadurch entsteht der Laut, daß eine Melodie momentan in eine Harmonie umgewandelt wird, dann von den Grundtönen abgesehen wird und nur das System der Obertöne aufgefaßt wird. Was diese Obertöne dann geben, das ist der Sinn des Lautes „a" oder „i" (115, 49f.).

das Lautgeheimnis als Umwandlung von Melodien in Harmonien

Der Begriffssinn

Den zweiten der *höheren Sinne*, der *Sinne des Begreifens* (115, 32), bezeichnete Steiner als den *Vorstellungs- oder Begriffssinn*. In den schriftlichen Aufzeichnungen zur Sinneslehre formulierte er: *Wenn man einen Menschen, der sich durch Lautsprache, Gestus usw. mitteilt, versteht, so wirkt in diesem Verständnis zwar vorwiegend das Urteil, Gedächtnis usw. Doch führt auch hier eine rechte Selbstbesinnung dazu, anzuerkennen, daß es ein unmittelbares Erfassen, Verstehen gibt, das allem Überlegen, Urteilen vorangehen kann. Ein Gefühl für diese Tatsache erlangt man am besten dadurch, daß man sich klarmacht, wie man auch das verstehen kann, wofür man es noch gar nicht zu einer Urteilsfähigkeit gebracht hat. Es gibt nämlich eine ganz unmittelbare Wahrnehmung auch für das, was sich im Begriffe offenbart, so daß man von einem Begriffssinn sprechen muß. Der Mensch kann das, was er in eigener Seele als Begriff erleben kann, auch von einem fremden Wesen offenbarend empfangen. Durch die Wahrnehmung des Begriffes taucht man noch tiefer in das Innere eines Wesens als durch die Lautwahrnehmung. [...] Der Mensch nimmt mit dem Begriffe, der in einem anderen Menschen lebt, dasjenige wahr, was in ihm selbst seelenhaft lebt* (45, 37). Der *Begriffssinn* beruht auf der Möglichkeit einer innerlichen *Begriffsauffassung*, einer dem Menschen (und nur diesem) eigenen Wahrnehmungsfähigkeit für die *Innerlichkeit von Begriff und Vorstellung* (60, 107/108). Dabei kann nicht übersehen werden, daß Steiner in der obigen Darstellung des Sinnes diesen primär als den Vorgang eines geistigen *Untertauchens* weniger in den *Begriff selbst*, als vielmehr in jenes *andere Wesen* beschrieb, in dem der in Rede stehende Begriff innerlich *lebt*. (Wie ja auch die qualitative Erkenntnis in den bisher beschriebenen Sinnesgebieten in Steiners Darstellung letztlich immer Aufschluß zu geben vermochte über den Träger, das Subjekt dieser Eigenschaften, kurz: über das „Ding der Außenwelt". Träger der Begriffe aber ist, so Steiner, allein der Mensch.) Der *Begriffssinn* vermittelt jedoch zugleich die seelische Wahrnehmung der dem eigenen *Ich* immanenten Begrifflichkeit – *der Mensch nimmt mit dem Begriffe, der in einem anderen Menschen lebt, dasjenige wahr, was in ihm selbst seelenhaft lebt* –, dient so nicht nur der Erkenntnis des Anderen: *Das Ich erlebt in den Begriffswahrnehmungen die Begriffe* (45, 100).

die Innerlichkeit von Begriff und Vorstellung

Beziehungen zwischen Sprach- und Begriffssinn

Was ist nun [...] die Wahrnehmung der Vorstellung, das Wahrnehmen des Sinnes allein, so daß Sie also das Wort hören und durch das Wort hindurch den Sinn vernehmen, begreifen? Wie kommt das zustande? [...] Während man

[…] den Laut bei jedem Volke, in jeder Sprache anders hört, hört man durch den Laut hindurch überall dieselbe Vorstellung, dasjenige, was eigentlich dahintersteckt und was trotz aller Verschiedenheit der Lautbilder das gleiche ist. Das muß auch wahrgenommen werden. Und wie wird das wahrgenommen? fragte Steiner am 26.10.1909 im Anschluß an seine, den *Laut-, Wort- oder Sprachsinn* betreffenden Ausführungen (115, 51/52). Und sagte dann: *Wir wollen, um uns das klarzumachen, den Prozeß des Vorstellungswahrnehmens betrachten, und zwar […] unter der Voraussetzung, daß die Vorstellung uns auf dem Wege des Lautes zukommt. Wenn wir nun in dem Lautwahrnehmen eine Melodie haben, die in eine Harmonie verwandelt ist, wobei abgesehen wird von den Grundtönen – was uns den Lautsinn oder Wortsinn gibt –, so ist es notwendig, damit der Vorstellungssinn herauskommt, daß nun auch von dem ganzen System der Obertöne die Aufmerksamkeit abgelenkt wird. Wenn Sie auch das noch seelisch ausführen, dann blicken Sie zurück zu dem, was sich in den Obertönen verkörpert hat, zu demjenigen, was Ihnen als Vorstellung zukommt. Damit ist aber zu gleicher Zeit nun auch das gegeben, daß der Mensch, wenn er die Laute und Worte seiner Sprache hört, dasjenige sozusagen etwas nuanciert, abgetönt erhält, was allgemein menschlich ist: die Vorstellung, welche durch alle Laute und alle Sprachen hindurchgeht* (ebd.).

Auf gemeinsame Wesensmerkmale von *Laut-* und *Begriffssinn* wies Steiner in seinen schriftlichen Aufzeichnungen hin. Dort hieß es im dritten Kapitel, daß äußere Sinnesorgane für beide Sinne aus dem Grunde nicht in der gleichen Art wie für die ersten acht Sinne beschrieben werden könnten, *weil diese Organe bereits da liegen, wo das leibliche Leben sich in das seelische verinnerlicht* (45, 48). Die entsprechenden Sinneserlebnisse realisierten sich dergestalt, *daß in ihnen der eigene Leib sich ausschaltet. Es ist das Charakteristische dieser Erlebnisse, daß sie unabhängig sind von der eigenen Leiblichkeit. In ihnen muß also das Ich etwas erleben, was es sich einfügen kann, ohne es seiner Leiblichkeit zu entnehmen* (wie dies für die ersten drei Sinne der Fall ist*). Zugleich muß dieses „Etwas" unabhängig sein von den Organen, welche diese Erlebnisse vermitteln. Und zwar in demselben Sinne unabhängig, wie das Ich selbst. In Begriff, Laut und Ton ist somit etwas, was zur eigenen Leiblichkeit in der physischen Welt so hinzukommt, wie das Ich selbst zu dieser Leiblichkeit hinzukommt* (44, 136f.). Die Sinneserlebnisse, die durch *Laut-, Wort- oder Sprachsinn* sowie vermittels des *Begriffssinnes* erworben werden, sind demnach unabhängig von der *physischen Organisation* des Wahrnehmenden.

die Ausschaltung des eigenen Leibes

Wie aber *fügt* sich das *Ich* die Sinneserlebnisse des neunten und zehnten Sinnes *ein*? Steiner bezeichnete die Erlebnisse *des Begriffes, des Lautes, des Tones* als *unmittelbar mit der Wesensart des Ich verwandt* (45, 137/138) – der Wahrnehmende steht diesen Erlebnissen *in der physischen Welt mit seinem Ich am nächsten* (45, 98). Dabei beschrieb Steiner – wie schon für den *Gehör-*

sinn, jedoch *in noch höherem Maße* ausgeprägt (45, 73) – die *Einfügung* der Sinneserlebnisse in das *Gefüge des Ich-Menschen* als ein *Ausbreiten*, ein *Ausstrahlen* des eigentlichen *Ich-Erlebnisses [...] in die Umwelt* (ebd.).

Zum Ich-Sinn

Es wurde schon darauf hingewiesen, daß Rudolf Steiner weder in den zum Zyklus *„Anthroposophie – Psychosophie – Pneumatosophie"* gehörenden Berliner Vorträgen vom Oktober 1909 und November 1910 noch in den dazugehörigen schriftlichen Ausarbeitungen des Jahres 1910 einen elften Sinn des Menschen erwähnte. Formulierte er in seinen Aufzeichnungen explizit, daß *ein noch weiter gehendes Untertauchen in ein anderes Wesen als bis zur Empfindung dessen, was in ihm als Begriff lebt [...] nicht auf sinnenfällige Art möglich* sei (45, 37), so bezeichnete er auch im mündlichen Vortrag den *Begriffssinn* als jenen Sinn, *der für das gewöhnliche Menschenleben der höchste ist* (115, 31).[115] Dagegen betonte Steiner in dem bereits zitierten öffentlichen Vortrag vom 17.11.1910 im Berliner Architektenhaus die existente Sinnesfähigkeit des Menschen *für die Ich-Wesenheit, die in einem anderen Wesen ist* (60, 107), d.h. *für die Innerlichkeit des Ich-Wesens selbst* (60, 107/108) und damit das *auf sinnenfällige Art* mögliche *Untertauchen* des Wahrnehmenden in die konkrete *Ich*-Wirklichkeit des anderen Menschen in einer Weise, die über die *Empfindung dessen, was in ihm als Begriff lebt*, hinausgeht (inhaltlich dort nicht weiter ausgeführt).

der Sinn für die Innerlichkeit des Ich-Wesens

Bezüglich der Gesamtsinnesorganisation des Menschen hieß es zusammenfassend in dem genannten Vortrag: *So sehen wir im Menschen ein Wesen, das seine Sinnenwelt in der Mitte hat zwischen zwei Polen. Er hat seine Sinnenwelt: die Wahrnehmungswelt, die Tonwelt, die Geschmackswelt, die Geruchswelt und so weiter. Diese liegen zwischen dem, wie er sich selber wahrnimmt, sich Beziehungen gibt in den verschiedenen Richtungen des Raumes im Gleichgewichtssinn, wie er sich im eigenen Leib befindlich fühlt, und zwischen dem Lautsinn, dem Begriffsverständnis und der Ich-Vorstellung auf der anderen Seite* (Berlin, 17.11.1910 – 60, 112f.).

Zum Problem des Tastsinns

Es wurde des weiteren bereits darauf aufmerksam gemacht, daß Rudolf Steiner in den Vorträgen und Aufzeichnungen der Jahre 1909/1910 im Gegensatz zu Aussagen des Jahres 1905[116] die Existenz eines spezifischen *Tastsinnes* negierte. In seinem Vortrag vom 23.10.1909 sprach Steiner vom *Tasten* als einer *gemeinschaftlichen Eigenschaft der Sinne vier bis sieben*, nannte diese vier Sinne auch die Sinne *des Tastens* – und sagte: *Nur unsere grobklotzige Betrachtungsweise der Physiologie kann einem Sinn etwas zuschreiben, was einer ganzen Reihe von Sinnen zukommt, dem Geruchssinn, Geschmackssinn, Gesichtssinn und Wärmesinn. Beim Gehörsinn hört die Möglichkeit auf, ihn als Tastsinn zu bezeichnen; noch weniger ist das beim Sprachsinn und wiederum weniger beim Begriffssinn möglich. [...] Während wir beim Tastsinn etwas haben, was an der Oberfläche bleibt, was nicht in die Dinge hineindringen kann, so dringen wir beim Wärmesinn zunächst in die Dinge ein und dann immer tiefer und tiefer. Diese oberen Sinne liefern uns das Verstehen und Begreifen der Dinge in ihrem Innern, und sie werden daher als Sinne des Begreifens bezeichnet* (115,32). Zwei Tage später, am 25.10.1909, kam Rudolf Steiner wiederum auf das Problem des *Tastsinnes* zu sprechen, nannte ihn ein *Phantasiegebilde der Physiologie* (115, 40) – und erläuterte nun wie folgt: *Angenommen, man fasse einen Gegenstand an. Was da vorgeht, erschöpft sich eigentlich ganz im Gleichgewichtssinn. Wenn man einen Körperteil drückt, wird nämlich das Gleichgewicht in dem Körperteil gestört, und es geht nichts anderes vor, als was innerhalb des Gleichgewichtssinnes geschieht. Dasselbe ist der Fall, wenn man auf einen Tisch drückt, über eine Sammetfläche hinstreicht, an einem Stricke zieht. Es sind nur Veränderungen im Gleichgewicht in uns selber, wenn Druck, Zug oder Streichen und so weiter als Tastvorgänge sich vollziehen. Der Tastsinn muß immer dort gesucht werden, wo der Gleichgewichtssinn tätig ist* (ebd.). In seinen schriftlichen Ausführungen erweiterte Steiner dies schließlich dahingehend, daß nun das sogenannte *Tasterlebnis* mit allen drei Sinnen der *leiblichen Eigenwahrnehmung* sowie einer unbemerkten Urteilsbildung in Zusammenhang gebracht wurde: *Dem Tastsinn bleiben die Gegenstände ganz äußerlich. Was durch ihn an ihnen erlebt wird, sind im Grunde Innenerlebnisse, welche durch ein verborgenes Urteil auf das Äußere der Welt bezogen werden. Und diese Innenerlebnisse gehören den Gebieten des Lebens-, Eigenbewegungs- und Gleichgewichtssinnes an* (45,127). *Was unmittelbar beim Tastsinn empfunden wird, das kann immer innerhalb der Gebiete der drei zuerst [...] aufgezählten Sinne gefunden werden. Ein Körper, der auf mich drückt, verursacht zum Beispiel eine Lageverschiebung innerhalb meiner Leiblichkeit; diese wird durch den Lebens- oder den Eigenbewegungs- oder den Gleichgewichtssinn wahrgenommen* (45, 39). Demnach existiert kein spezifischer *Tastsinn*.

ein „Phantasiegebilde der Physiologie"

das Tasterlebnis als Element der unteren drei Sinne

4. Die okkulte Physiologie

Voraussetzungen und werkgeschichtlicher Kontext der Prager Vorträge

Nach längerer Zeit und reiflicher Überlegung (128, 11) hielt Rudolf Steiner vom 20. bis 28. März 1911 in Prag acht Vorträge, die *skizzenhaft* einige *Grundlinien* einer geisteswissenschaftlich fundierten Physiologie aufzeigen sollten (128, 170). *[...] Daß der menschliche Organismus in seiner ungeheuren Kompliziertheit der bedeutsamste Ausdruck, die größte und bedeutsamste Offenbarung der Kräfte* ist, *die als geistige [...] die Welt durchweben und durchleben* (128, 28), stand dabei als geisteswissenschaftliche Erkenntnis und Erkenntnishaltung hinter allen Einzelausführungen. Steiner hielt die *Ehrfurcht [...] vor dem, was die menschliche Wesenheit in Wahrheit bedeutet* (128, 12) für die notwendigste Voraussetzung *einer wahren, wahrhaften Betrachtung* physiologischer Fragestellungen (128, 11).

In diesem, von therapeutischen Fachbesprechungen begleiteten Vortragszyklus, den zahlreiche Ärzte der Theosophischen Bewegung und viele in Prag tätige Mediziner hörten, wurde deutlich, was Steiner vor qualifiziertem Publikum über diese Thematik bereits alles auszuführen hatte. Viele physiologischen Motive, die im bisherigen Vortragswerk lediglich vereinzelt und eher andeutungshaft erklungen waren, wurden erstmals ausführlich entwickelt. Von Interesse ist hierbei auch, daß nach Einschätzung der Herausgeber des entsprechenden Bandes der Rudolf Steiner Gesamtausgabe die Themenstellung des Prager Kurses auf Rudolf Steiner selbst zurückging (128, 201). Steiner intendierte offensichtlich spätestens seit Mai 1910, in einer fachlichen Darstellung einen impulsierenden Überblick über physiologische Aspekte der geisteswissenschaftlichen Menschenkunde zu vermitteln, der die Ärzte zur empirischen Weiterarbeit motivieren und auffordern sollte. Bereits sieben Monate vor dem Prager Kursbeginn hatte Steiner in München gesagt:

„mein dringendster Wunsch"

Es wäre im Sinne dessen, was ich selbst als geisteswissenschaftliche Bewegung ansehen muß, mein dringendster Wunsch, daß diejenigen, welche eine physiologisch-ärztliche Vorbildung haben, sich soweit mit den Tatsachen der Geisteswissenschaft bekanntmachen, daß sie in bezug auf ihren Tatsachencharakter die Ergebnisse der Physiologie einmal durcharbeiten können. Ich werde selbst im nächsten Frühjahr höchstens die Grundlinien dieser geisteswissenschaftlichen Physiologie ziehen können [...] (125, 89).

Prinzipielle Gesichtspunkte: Organ- und Organismusbegriff/ Autonomie und Heteronomie/Psychophysiologie

Inhalt und Forschungsmethode einer geisteswissenschaftlichen Physiologie

Die Physiologie als *Lehre von den Lebensvorgängen des Menschen* (128, 13) verstehend, wollte Steiner sie in den Prager Vorträgen methodisch dahingehend durchdringen, *daß wir von den äußeren Gestaltungen des Menschen, von der Form und den Lebensvorgängen seiner Organe immer hinblicken auf die geistige, übersinnliche Grundlage der Organe, der Lebensformen, der Lebensprozesse* (128, 13).[117] Ziel einer wissenschaftlichen *Lehre von den Lebensvorgängen des Menschen* sei es, *die innere Natur der menschlichen Organe physiologisch [zu] ergründe[n]* (128, 67). Dies impliziere nicht zuletzt eine Revision oder Erweiterung des naturwissenschaftlichen Organbegriffs; in Prag versuchte Steiner darzustellen, *was wir im geisteswissenschaftlichen, anthroposophischen Sinne ein physisches Organ nennen oder vielmehr den physischen Ausdruck eines Organs* (128, 89). Seine Intention war es, ein an der makroskopischen und mikroskopischen Anatomie gewonnenes Verständnis der Organe durch eine Betrachtung der prozessualen Vorgänge und der in ihnen wirkenden geistigen Kräfte zu ersetzen, das sinnlich wahrnehmbare Leibesorgan als Ausdruck, Endgestalt und Organon, d.h. Instrument dieser Kräfte zu begreifen: *Wir müssen hinauskommen über das Phantasiebild, das sich die äußere Anatomie von unseren Organen macht, indem wir aufsteigen zur Betrachtung der wirklichen Gestalt, die diese Organe haben, wenn wir berücksichtigen, daß diese Organe ja Kraftsysteme sind* (128, 164). *Wir haben uns zu denken, daß ein übersinnliches Kraftsystem zu dem, was wir als physisch-sinnliches Organ sehen, in einem solchen Verhältnis steht, daß physische Materie sich in dieses Kraftsystem einlagert, angezogen von den Kraftpunkten und Kraftlinien, und dadurch zu einem physischen Organ wird* (128, 91). In diesem Zusammenhang sprach Steiner in Prag wiederum über die Wesensverschiedenheit der unterschiedlichen Organsysteme durch deren je eigenen Bezug zu den übersinnlichen *Wesensgliedern* bzw. *Kraftsystemen*: *Es gibt solche Organe, von denen man sagen muß, daß sie hauptsächlich bestimmt sind durch Kraftsysteme des Ätherleibes, andere, die mehr bestimmt sind durch Strömungen oder Kräfte des Astralleibes, während noch andere mehr bestimmt sind durch Strömungen des Ich* (128, 93). Steiners Äußerungen standen damit in der inhaltlichen Kontinuität der eigenen Vortragstätigkeit – namentlich der vorausgehenden Jahre 1907–1910, innerhalb deren er verschiedene Male (vgl. S. 166ff.) auf den Bezug der *physischen* Organe zu den übersinnlichen *Wesensgliedern* des Menschen aufmerksam gemacht hatte. In Prag erweiterte und präzisierte Steiner das bereits Ausgeführte und wies erstmals auf konkrete medizinische Implikationen des geisteswissenschaftlichen Organbegriffes hin.[118] Er unterstrich noch einmal die Wichtigkeit der

Organe als Kraftsysteme

Organe und Wesensglieder

Ausbildung einer aus der Anthroposophie gewonnenen Humanphysiologie und sagte, daß der *in der äußeren Wissenschaft gang und gäbe* gewordene komparative Organvergleich *zu gewissen Ungenauigkeiten* geführt habe (128, 17): *Es muß darauf aufmerksam gemacht werden, daß alles, was wir auf dem Boden einer Betrachtung über den Menschen sagen, sich zunächst nur auf den Menschen bezieht. Denn in dem Augenblick, wo man in die tieferen Gründe der einzelnen Organe eindringt, wird man gewahr [...], daß ein Organ eine ganz andere Aufgabe haben kann in seiner tieferen Bedeutung beim Menschen als ein ähnliches oder gleichartiges Organ in der tierischen Welt* (128, 16).

humanspezifische Leibesorgane

Mit der Herausarbeitung eines anthroposophisch-geisteswissenschaftlichen Organbegriffes stand die zweite von Steiner skizzierte humanphysiologische *Grundlinie* in enger Verbindung: die differenzierte Betrachtung des menschlichen Organismus in seinen Bezügen zur *Außenwelt*, d.h. in seiner Tendenz, sich als ein *begrenztes Wesenhaftes* abzuschließen *gegenüber dem Makrokosmos* und *seine eigenen Regsamkeiten* zu entwickeln (128, 130), zugleich aber *in einer fortwährenden Korrespondenz, in einem fortwährenden lebendigen Wechselwirken mit der Außenwelt* zu stehen (128, 73). Dabei ist es dem Menschen in seiner Gesamtorganisation nach Steiner aufgegeben, Autonomie und Partizipation selbsttätig zu harmonisieren: *Wir werden es immer mehr und mehr als das Wesentliche erkennen lernen, daß dem Menschen zuletzt immer ein Rest bleibt für seine innere Tätigkeit, daß es ihm – bis in seine Organe hinein – überlassen ist, den Ausgleich, das innere Gleichgewicht selber zu schaffen* (128, 76). Damit aber thematisierte Rudolf Steiner unter physiologischen Gesichtspunkten zugleich die Frage, inwiefern der Mensch in Anbetracht seines kosmischen Eingebundenseins zugleich als freies oder zur Freiheit befähigtes Wesen anzusehen ist.

der aktive Ausgleich zwischen Innenwelt und Außenwelt

[...] [Sie werden] unter denjenigen, die auf dem Boden des wahren Okkultismus stehen, niemals einen Widerspruch finden, wenn gesagt wird, daß durch alle solche Prozesse, die sich in unserem Seelenleben im wachen Tagesbewußtsein abspielen und die unter die Kategorien des Denkerischen, des Gefühlsmäßigen oder des Willensimpulsmäßigen fallen, im Organismus wirklich materielle – sei es belebte oder andere – Vorgänge bewirkt werden, so daß wir überall für ein jegliches, was in unserer Seele vorgeht, die entsprechenden materiellen Prozesse in unserem Organismus finden können. Das ist von allerhöchstem Interesse. Denn erst in unserer Zeit wird es aus gewissen Tendenzen, die erst heute in der Wissenschaft vorhanden sind, in den nächsten Jahrzehnten möglich sein, diese Entsprechungen von Seelenvorgängen und physiologischen Vorgängen im Organismus wirklich herauszufinden und das aus dem Okkultismus Gewonnene zu bestätigen (128, 131f.). Steiners dritte *Grundlinie* anthroposophischer Physiologie war schließlich die mit Nachdruck formulierte und in ihrer Aktualität akzentuierte Fragestellung des Zusammenspiels von

Entsprechungen zwischen Seelenvorgängen und physiologischen Prozessen

Seele und Leib, d. h. die Psychophysiologie im engeren Sinne: *Da gibt es Weltanschauungen, welche eine unmittelbare Einwirkung des Seelischen, des Gedanklichen, des Gefühlsmäßigen auf die physische Substanz annehmen, wie wenn der Gedanke unmittelbar auf die physische Substanz wirken könnte. Denen stehen andere gegenüber, die materialistischen, die annehmen, daß Gedanken, Gefühle und so weiter einfach produziert werden aus den Vorgängen des Physisch-Substantiellen heraus. […] Und als man endlich gar nicht mehr zurechtgekommen ist, da ist in der neueren Zeit noch etwas anderes aufgetreten, was den sonderbaren Namen „psychophysischer Parallelismus" führt. Weil man sich gar nicht mehr zu helfen wußte, welcher nun von den beiden Gedanken der richtige ist – entweder wirkt der Geist auf die leiblichen Prozesse, oder es wirken die leiblichen Prozesse auf den Geist –, so sagte man eben einfach, das seien zwei Vorgänge, die parallel ablaufen. […] Diese Theorie hebt in der Tat die ganzen Schwierigkeiten auf, indem sie diese einfach wegexpliziert* (128, 82). Wenn Steiner dann selbst formulierte: *Jedem denkerischen Vorgange entspricht ein Vorgang in unserem Organismus, ebenso jedem Gefühlsvorgange und ebenso jedem Vorgange, der mit dem Ausdruck Willensimpuls bezeichnet werden muß* (128, 132), so schien die prinzipielle Differenz zu der von Gustav Theodor Fechner 1860 begründeten Lehre vom „Psychophysischen Parallelismus" nicht allzu groß zu sein; gleichwohl kann nicht übersehen werden, daß es Steiners Anliegen war, nicht bei dem Postulat einer bloßen *Entsprechung* leiblicher und seelischer Realität stehenzubleiben, sondern vielmehr durch die geisteswissenschaftliche Forschung konkret aufzuzeigen, wie durch die seelische Aktivität des Menschen *gleichsam […] eine Welle angeschlagen [wird], die sich bis hinunter in den physischen Organismus fortpflanzt* (ebd.).

Ablehnung des „psychophysischen Parallelismus"

Der Ernährungsvorgang

Zum Begriff der Ernährung

Einlagerung von Substanzen in Kraftsysteme

Der umfassendste Begriff der Ernährung ist […] der, daß durch übersinnliche Kraftsysteme, durch einen übersinnlichen Organismus die einzelnen Nahrungsstoffe eingesogen und in der verschiedensten Weise dem physischen Organismus eingegliedert werden (128, 92). Erst durch *Einlagerung* der Nahrungsstoffe in die *übersinnlichen Kraftsysteme* der Organe (angezogen von den *Kraftpunkten* und *Kraftlinien*) werden diese zu physischen *Gebilden – erst dadurch, daß sich dieser übersinnlichen Form eingliedert das assimilierte Ernährungsmaterial, wird der sonst rein übersinnliche menschliche Organismus zu einem physisch-sinnlichen Organismus, den man mit Augen sehen und mit Händen greifen kann* (128, 152). Der Gesamtorganismus des Menschen kann selbst als ein differenziertes *übersinnliches Kraftsystem* verstanden werden, *das die Verteilung der assimilierten Nahrungsstoffe nach allen Richtungen hin bewirkt* (ebd.). Im Vollzug dieser Verteilung wird *eine Anziehungskraft der verschiedenen Organsysteme für die Nahrungsstoffe* offenbar (128, 92).

Anziehungskraft der Organsysteme

Überwindung von Fremdprozessen

Steiner thematisierte im Verlauf der acht Prager Vorträge weniger die *Verteilung* der Nahrungsstoffe auf die einzelnen Organsysteme, er ging auch nicht im einzelnen auf die genannte *Anziehungskraft* der *übersinnlichen Kraftsysteme* und die daraus folgende *Einlagerung* der aufgenommenen und assimilierten Substanz ein. Vielmehr war es der Vorgang der Assimilation selbst, den er in den Mittelpunkt seiner Ausführungen stellte; wenn die Ernährung des Gesamtorganismus *in nichts anderem als darin* besteht, *daß die aufgenommenen Nahrungsstoffe so vorbereitet werden, daß es möglich ist, sie hinzuleiten nach den verschiedenen Organen* (128, 92) – so war es jener Vorgang der vorbereitenden Umwandlung, den Rudolf Steiner zum Thema erhob. Hierzu sagte er: *[…] Ein jedes Substantielle, das wir in unserer Umgebung haben, hat gewisse innere Kräfte, hat eine innere Gesetzmäßigkeit. Und das ist das Wesentliche eines Stoffes, daß er innere Gesetzmäßigkeiten, innere Regsamkeiten hat. Wenn wir also die äußeren Nahrungsstoffe in unseren Organismus hineinbringen, sie sozusagen unserer eigenen inneren Regsamkeit einfügen wollen, so lassen sie sich das nicht ohne weiteres gefallen, sondern legen es zunächst darauf an, ihre eigenen Gesetze, ihre eigenen Rhythmen und ihre eigenen inneren Bewegungsformen zu behalten. Und will der menschliche Organismus sie für seine Zwecke gebrauchen, so muß er zunächst die eigene Regsamkeit dieser Stoffe vernichten, er muß sie aufheben. Er muß nicht bloß ein gleichgültiges Material verarbeiten, sondern er muß der eigenen Gesetzmäßigkeit der Stoffe entgegenarbeiten* (128, 72). *Wenn wir den Verdauungsprozeß betrachten, so haben wir zuerst das Aufnehmen der äußeren Nahrungsstoffe, dann das Zurückstauen der Eigenregsamkeit der Nahrungsstoffe und dann die Umwandlung dieser Regsamkeiten […]* (128, 107). Steiner unterschied an dieser Stelle deutlich zwischen einem eigentlichen *Zurückstauen* der fremden Stoffesgesetzmäßigkeit, einem *Zurückhalten* der *äußeren Gesetze*, einer *Befreiung* von diesen Gesetzen (128, 130), einer *Vernichtung* oder *Aufhebung* der fremden *Regsamkeit* (128, 72) – und einer anschließenden *Umwandlung* dieser *Regsamkeit* der Substanzen, *so daß sie in die Lage kommen, lebendige Organe zu bilden* (128, 153). Als den *Erreger der ersten Umwandlung der Nahrungsstoffe* bezeichnete Steiner in diesem Zusammenhang den *Ätherleib* des

die Überwindung der Außenkräfte

Wirksamkeit des ätherischen Leibes

Menschen – dieser *sorge* für die Umwandlung der Stoffprozesse, *für ihre Eingliederung in die inneren Gesetzmäßigkeiten des menschlichen Organismus*, für ihre Aufnahme *in den Lebensprozeß* (128, 154).

Wir haben es im menschlichen Organismus nicht bloß zu tun mit einer bloßen Transportierung der Stoffe. Allerdings findet überall ein Hinleiten der Stoffe, der Ernährungsprodukte, zu den einzelnen Organen statt. Aber in dem Augenblick, wo die Nahrungsstoffe aufgenommen werden, haben wir es mit einem Lebensprozesse zu tun, mit Absonderungsprozessen [...] (126, 112). Diese *Absonderungsprozesse*, zu denen die Sekrektionsvorgänge des gastrointestinalen Systems gehören, sollen im folgenden genauer betrachtet werden.

Die Absonderungsprozesse des Organismus

das Gewahrwerden des Selbstes

Das Verständnis der *wesentlichen Natur eines Absonderungsprozesses* (128, 96) setzt nach Steiner den Begriff eines organischen (bzw. organisch fundierten) *Gewahrwerdens des Selbstes*, des *Erlebens des Inneren*, des *Ausgefülltseins mit realen Erlebnissen im Inneren durch das Finden eines Widerstandes* voraus (128, 97). Am 24.3.1911, im fünften Vortrag des Prager Zyklus, sagte er: *Denken wir uns einmal, der menschliche Organismus nehme in sich selber in irgendein Organsystem, meinetwegen in den Magen, eine gewisse Stofflichkeit auf und das Organsystem sei so eingerichtet, daß es durch seine Tätigkeit aus diesem Stoffe, der da aufgenommen ist, etwas aussondert, etwas gleichsam separiert, wegnimmt von dem Gesamtstoff, so daß durch diese Tätigkeit des Organs der Gesamtstoff zerfällt in einen feineren, gleichsam filtrierten Teil und in einen gröberen Teil, der ausgesondert wird. [...] Hier an dieser Stelle, wo die unbrauchbaren Teile der Stofflichkeit abgestoßen werden gegenüber den brauchbaren Stoffen, hier haben Sie in modifizierter Form etwas wie ein Sichanstoßen an einen äußeren Gegenstand. [...] Es stößt der aufgenommene Saftstrom, indem er an ein Organ herankommt, sozusagen auf einen Widerstand; er kann nicht so bleiben, wie er ist, er muß sich ändern. [...] In unserem Innern stellt sich das Organ dem Stofflauf so entgegen, wie sich der äußere Gegenstand uns entgegenstellt, an dem wir uns stoßen. Solche Widerstände finden sich innerhalb des Gesamtorganismus in den mannigfachsten Organen. Und erst dadurch, daß überhaupt in unserem Organismus abgesondert wird, erst dadurch, daß wir Absonderungsorgane haben, dadurch ist die Möglichkeit gegeben, daß unser Organismus eine in sich abgeschlossene, sich selbst erlebende Wesenheit ist. Denn Erleben kann sich eine Wesenheit nur dadurch, daß sie auf Widerstand stößt. So haben wir in den Absonderungsprozessen wichtige Prozesse des menschlichen Lebens, nämlich diejenigen Prozesse, wodurch sich der*

der Widerstand der Organe

lebendige Organismus in sich selber abschließt (128. 97f.). *Was den menschlichen Organismus in sich selbst erlebbar macht, das sind die Absonderungen* (128, 100).

Wesen der Absonderung

In dem Augenblick, wo die Nahrungsstoffe aufgenommen werden, haben wir es mit Absonderungsprozessen zu tun – mit Absonderungsprozessen, die *innere Hemmnisse* schaffen und ein *Sichgewahrwerden des Organismus in seinem eigenen Innern* ermöglichen (128, 113). *Absonderung* meint demnach im Ernährungsgeschehen den Prozeß Substanzseparation, die durch das Aufeinandertreffen des Nahrungsstromes mit den Organprozessen des Verdauungssystemes realisiert wird und ein Selbsterlebnis im organischen Bereich ermöglicht. Dem *Stofflauf* stellen sich die Kräfte des Organismus entgegen, zwingen ihn zur Änderung, zur Scheidung, d. h. zur Auftrennung in Assimilierbares und Auszuscheidendes. *Absonderung* impliziert in diesem Sinne nicht nur die Sekretion von Verdauungsenzymen, sondern vielmehr jenen übergreifenden Wandlungsvorgang der Nahrungssubstanz, zu dem die Sekretionsprozesse einen notwendigen Beitrag leisten. Daß Rudolf Steiner dieses übergreifende Gesamtgeschehen implizit meinte, wurde auch dort deutlich, wo er von *Absonderungen in die Lymphbahnen* sprach (128, 158) und hervorhob, daß in das menschliche Lymphgefäßsystem *von allen Bereichen des menschlichen Organismus diejenigen Absonderungsprozesse, welche das dumpfe innere Erleben vermitteln*, einmünden (128, 157). Die inneren Organe, die für die Umwandlung der Nahrungsstoffe im engeren Sinn zuständig sind, verwirklichen demnach auch die *Absonderungen in die Lymphbahnen* (128, 158).

Magen-, Leber-, Galle- und Milzprozesse

Abwehr der Fremdnatur

Alle Tätigkeit, welche im Magen entfaltet wird, oder auch schon, bevor die Speise in den Magen gelangt, ferner das, was dann bewirkt wird durch die Absonderung der Galle, was dann durch die Tätigkeit von Leber und Milz geschieht, das alles gibt eben diese Abwehr der Eigennatur der äußeren Nahrungsstoffe. Daher sind also unsere Nahrungsmittel erst dann dem inneren Rhythmus des menschlichen Organismus angepaßt, wenn ihnen die Wirksamkeiten dieser Organe entgegengetreten sind. Und erst dann, wenn wir die in uns aufgenommenen Nahrungsmittel den Wirksamkeiten dieser Organe ausgesetzt und sie umgewandelt haben, haben wir dasjenige in uns, was fähig ist, in jenes Organsystem aufgenommen zu werden, das der Träger, das Werkzeug unseres Ich ist, in das Blut. Bevor irgendein äußerer Nahrungsstoff in unser Blut aufgenommen werden kann, so daß dieses unser Blut die Fähigkeit erhält, Werkzeug zu sein für unser Ich, müssen all die Eigengesetzlichkeiten der

Außenwelt abgestreift sein, und das Blut muß die Nahrungsstoffe in einer solchen Gestalt empfangen, die der eigenen Natur des menschlichen Organismus entspricht. Daher können wir sagen: In Milz, Leber und Galle und in ihrem Zurückwirken auf den Magen haben wir diejenigen Organe, welche die Gesetze der äußeren Welt, aus der wir unsere Nahrung entnehmen, anpassen der inneren Organisation, dem inneren Rhythmus des Menschen (128, 73). Milz, Leber und Galle wurden von Rudolf Steiner als ein *zusammenwirkendes Organsystem* beschrieben, *welches im wesentlichen dazu bestimmt ist, bei der Aufnahme der Nahrungsmittel in den Organismus dasjenige zurückzuschieben, was Eigennatur dieser Nahrungsmittel ist* (128, 73). Milz, Leber und Galle setzen jene Wirkung fort, *welche im Magen entfaltet wird, oder auch schon, bevor die Speise in den Magen gelangt.* Steiner rechnete die Wirksamkeit dieses übergreifenden Organsystemes an späterer Stelle ausdrücklich nicht zu den eigentlichen Absonderungsprozessen, wie sie zuvor betrachtet worden waren (*Leber, Galle und Milz haben im Sinne jener Vorgänge in der Gesamtorganisation zunächst nichts unmittelbar mit Absonderungsprozessen zu tun, sie sondern zwar Stoffe ab, aber das hat mit der Ernährung zu tun*); auch brachte er ihre Tätigkeit nicht mit dem eigentlichen *ätherischen Leib*, dem *Anreger der ersten Umwandlung* der Nahrungsstoffe in direkten Zusammenhang; vielmehr beschrieb er ihre Wirksamkeit dahingehend, daß es ihnen aufgegeben sei, den *Ernährungsstrom [...] [...] so um[zu]wandeln, daß er fähig wird, zu höheren Stufen der menschlichen Organisation aufzusteigen* (128, 162): *Wenn nun diese Nahrungsstoffe soweit umgewandelt sind, daß sie in den Lebensprozeß aufgenommen sind, dann müssen sie [...] weiter verarbeitet und dem menschlichen Organismus angepaßt werden. Sie müssen so verarbeitet werden, daß sie nach und nach denjenigen Organen im menschlichen Organismus dienen können, die ein Ausdruck der höheren übersinnlichen Prinzipien sind, des Astralleibes und des Ich* (128, 154). Letztendlich ist die komplementäre Organwirksamkeit von Milz, Leber und Galle unmittelbar *vorbereitende Tätigkeit* (128, 77) für die Aufnahme der Fremdsubstanzen in das *Blutsystem*; die drei Organsysteme stellen sich den Gesetzen der Außenwelt *entgegen* – durch sie *wird die äußere Gesetzmäßigkeit weggenommen von innen her* (128, 74). Steiner deutete damit eine *Stufenfolge der Durchsiebung der Nahrungsstoffe durch die inneren Organsysteme* an, die dahin zielt, daß *das feinste System, das Blutsystem, sozusagen die durchgesiebtesten Nahrungsregsamkeiten in sich aufnehmen muß und daß das, was an das Blut herantritt, schon am allerwenigsten von demjenigen enthält, was die Nahrungsstoffe an eigener Regsamkeit in sich hatten, als sie aufgenommen wurden* (128, 143). Die Nahrungsstoffe sind, sofern sie sich im Blut befinden, *zu etwas vollständig Neuem geworden* (ebd.). Durch die vorausgehende Tätigkeit von Leber, Galle und Milz (s. u.) sowie durch die Mitwirkung der *ätherischen*

Anpassung an die innere Organisation

eine „Stufenfolge der Durchsiebung"

Magenprozesse wurden von den – über die Lymphprozesse in das Blut gelangenden – Substanzen der Außenwelt *alle Eigengesetzmäßigkeit abgestreift*, wurde diese substantielle Außenwelt *so umgestaltet, daß sie [...] [der menschlichen] Innenwelt gemäß wird* – das Blut aber wird dadurch *in die Fähigkeit versetzt, ganz und gar ein Ausdruck der inneren Organisation des Menschen zu werden, des inneren Rhythmus des Menschen* (128, 74).

Wirksamkeit der Wesensglieder im Ernährungsgeschehen

Ätherleib-, Astralleib- und Ich-Wirksamkeit

Zunächst begegnet dem Nahrungsstrom, also der aufgenommenen Außenwelt, der Ätherleib, der die Nahrungsstoffe umwandelt im Verdauungssystem; dann tritt ihm entgegen der Astralleib des Menschen, wandelt die Nahrungsstoffe weiter um und gliedert sie so ein, daß sie immer mehr und mehr der inneren Regsamkeit des Organismus angepaßt werden. In seinem weiteren Verlauf muß der Nahrungsstrom auch erfaßt werden von den Kräften des Ich, des Blutes selber. Das heißt, es muß das Werkzeug des Ich mit seinem Wirken herunterreichen bis dahin, wo der Ernährungsstrom aufgenommen wird (128, 160). Steiner führte näher aus, daß die umgewandelte Fremdsubstanz nach der *Filtrierung* durch jene Organsysteme, deren wirksames Prinzip *Äther-* und *Astralleib* des Menschen sind, keinesfalls in passiver Weise in *das feinste System, das Blutsystem* – als dem Werkzeug des *Ich* –, aufgenommen werde; er betonte vielmehr, daß das Blut selbst wirksam wird *bis dahin, wo der Ernährungsstrom aufgenommen wird*, daß es *heruntergetrieben [wird] in die Ernährungsorgane ebenso wie in alle anderen Organe*, daß es wirkt *bis herunter zu den Anfängen der Verdauungs- und Ernährungsprozesse* (128, 160). Dies aber geschieht, indem das menschliche *Ich [...] am Ende des Blutprozesses auf dem Umweg über die Leber die Galle bereitet* (128, 161) – die Gallenflüssigkeit ist *umgewandeltes, verändertes Blut*. In ihr *stemmt* sich das *Ich* dem Nahrungsstrom entgegen, *der im Verdauungsprozeß schon ein Lebendiges geworden ist* (ebd.). Die Galle ist damit aber dasjenige Organ, *welches vermittelt die Verbindung von dem Ich mit dem dichtesten Materiellen, das dem Menschen eingelagert wird, dem Nahrungsstrom* (128, 165).

Ich-Beziehung der Gallentätigkeit

Rudolf Steiner brachte an verschiedenen Stellen im Verlauf der acht Prager Vorträge den *Astralleib* des Menschen mit dem Organsystem von *Milz, Leber und Galle* in Zusammenhang. Andererseits wies er mit großem Nachdruck darauf hin, daß das *Ich* wirksames geistiges Prinzip der Gallenbildung sei, die sich *auf dem Umweg über die Leber* realisiere. Diese vordergründig konträren Aussagen Steiners erfahren eine Vermittlung, wenn die zuvor (vgl. S. 169) angeführte Bemerkung Rudolf Steiners vom 12.9.1908 hinzugezogen wird. Dort hatte Steiner die Gallenflüssigkeit zwar als einen *physischen Aus-*

druck des astralischen Leibes bezeichnet, doch zugleich die *Ich-Verbundenheit* ihres Bildungsvorganges betont: *[Die Galle] ist nicht mit dem Ich verknüpft, aber das Ich wirkt auf den Astralleib, und aus dem Astralleib wirken die Kräfte auf die Galle* (106, 142).

Ging Steiner in den Prager Vorträgen nicht spezifisch auf das menschliche Leberorgan ein, so stand dagegen die Milz verschiedene Male im Mittelpunkt seiner Darstellungen. Auf die dabei besprochenen Aspekte sei nachfolgend hingewiesen.

Zur Milzphysiologie

ein „sehr geistiges Organ"

Nach Steiners Worten ist die rhythmusbezogene Mitwirkung der Milz am menschlichen Ernährungsvorgang nur Teilaspekt ihrer physiologischen Gesamtbedeutung – es handele sich hierbei lediglich um den *am leichtesten verständlichen* Teil ihrer Gesamtfunktion, keinesfalls aber um deren *Hauptsache* (128, 71). Prinzipiell gelte, daß die menschliche Milz ein *sehr geistiges Organ* sei, dessen *physischer Teil* nur den *geringsten Teil* ihrer Bedeutung ausmache (128, 95).[119]

„Umrhythmisierung" der Nahrungsprozesse

In bezug auf den menschlichen Ernährungsvorgang stellte Steiner in Prag die Milz in ihrer zwischen Ernährung und Blutzirkulation vermittelnden Tätigkeit dar – eine *Vermittlung* kennzeichnend, die darin besteht, zwischen den *Unregelmäßigkeiten der Nahrungsaufnahme* (128, 60) und dem *ungeheuer regelmäßig[en] [...] Rhythmus des Blutes* (128, 59) einen gewissen Ausgleich herzustellen: *Es muß [...] das, was wir in einer mangelhaften rhythmischen Art unserem Organismus zuführen, allmählich so umrhythmisiert werden, daß es sich in den regelmäßigen Rhythmus des Organismus einfügt [...]. Es muß [...] etwas da sein im Organismus, das in entsprechender Weise dasjenige stärker macht, was regelmäßig im Rhythmus ist und was die Wirkung dessen abschwächen muß, was unregelmäßig ist. Es müssen die gröbsten Unregelmäßigkeiten ausgeglichen werden, so daß beim Übergehen der Nahrungsmittel auf das Blutsystem ein Organ eingeschaltet sein muß, das die Unregelmäßigkeit des Ernährungsrhythmus ausgleicht gegenüber der notwendigen Regelmäßigkeit des Blutrhythmus. Und dieses Organ ist die Milz* (128, 60). Das Milzorgan ist *Umschalter*, gleicht Unregelmäßigkeiten im Verdauungskanal so aus, *daß sie zu Regelmäßigkeiten werden in der Blutzirkulation* (128, 61). In Prag aber deutete Steiner allenfalls an, wie *das in die Blutbahn eingeschaltete Milzorgan* (ebd.) diese *Umrhythmisierung [...] gegenüber dem äußeren rhythmuslosen Ernähren des Menschen* im einzelnen realiter vollzieht – so im Vortrag vom 22.3, in dem Steiner eine *Umschaltung* der Unregelmäßigkeit in der Nahrungsaufnahme auf den Rhythmus des Blutes *durch eine gewisse Ausdehnung und Zusammenziehung* des Milzorganes, durch eine eigene *rhythmische Tätigkeit der Milz* beschrieb: *Es ist außerordentlich schwierig, durch die äußeren physiologischen Untersuchungen allein diese Aufgabe der Milz herauszufinden, man kann aber durch äußerliche Beobachtung feststellen, daß die Milz gewisse Stunden hindurch nach einer reichlich genossenen Mahlzeit angeschwollen ist und daß sie, wenn nicht wieder nachgeschoben wird, sich wieder zusammenzieht, wenn eine angemessene Zeit vergangen ist. [...] Und wenn Sie sich dessen bewußt sind, daß der menschliche Organismus nicht bloß das ist, als was man ihn oft beschreibt, nämlich eine Summe seiner Organe, sondern daß alle Organe ihre geheimen Wirkungen nach allen Teilen des Organismus hinschicken, so werden Sie sich auch vorstellen können, daß die rhythmische Tätigkeit der Milz von der Außenwelt, nämlich von der Zuführung der Nahrungsmittel abhängt, und daß diese rhythmischen Bewegungen der Milz ausstrahlen in den ganzen Organismus und über den ganzen Organismus hin ausgleichend wirken können* (128, 61).

rhythmische Milzbewegungen

So haben wir in der Milz ein Organ gefunden, das nach der einen Seite hin von menschlicher Willkür abhängig ist, auf der anderen Seite, nach der Blutseite hin, die Unregelmäßigkeiten der menschlichen Willkür beseitigt, sie ablähmt, das heißt sie umschaltet auf den Rhythmus des Blutes, und dadurch das Physische des Menschen sozusagen erst seiner Wesenheit gemäß gestaltet werden kann (128, 62). Das Blut ist *das Mittelpunktswerkzeug* der menschlichen Wesenheit, der *Mittelpunkt des Menschen* (128, 47); soll der menschliche Organismus *seiner Wesenheit gemäß* gestaltet sein, so muß dieses Blut seinen eigenen Rhythmus ausüben können: *Es muß der Mensch, insofern er Träger seines Blutkreislaufes ist, in sich abgesondert, isoliert sein von dem, was auf den Menschen dadurch einwirkt, daß er völlig unrhythmisch sich seine Nahrung einverleibt* (128, 62). Dieses aber leistet nach Steiner die Milz durch eine ihrer Partialfunktionen: *Was durch die Milz geschieht, das isoliert unseren Blutkreislauf von allen äußeren Wirkungen, das macht ihn zu einem in sich selber regelmäßigen System, das seinen eigenen Rhythmus haben kann* (128, 64).

Isolation des Blutkreislaufs

Leber, Galle und Milz als inneres Weltsystem und in Polarität zu zentralnervösen Prozessen

Hauptesorganisation und innere Organe in ihrer Wirkung auf das Blut

In Milz, Leber und Galle und in ihrem Zurückwirken auf den Magen haben wir diejenigen Organe, welche die Gesetze der äußeren Welt, aus der wir unsere Nahrung entnehmen, anpassen der inneren Organisation, dem inneren Rhythmus des Menschen (s. o.). Steiner fragte in Prag – den eigentlichen Ernährungsvorgang übergreifend – danach, wie sich Milz, Leber und Galle *an der Gesamttätigkeit des menschlichen Organismus beteiligen* (128, 33). Dabei ging er von einer Polarität des menschlichen Gesamtorganismus aus, beschrieb einen *oberen Teil*, bestehend aus dem menschlichen Haupt mit den dort lokalisierten Sinnesorganen und einen *unteren Teil*, konstituiert durch die *inneren Organe*[120], als deren *Repräsentanten* (128, 52) Leber, Galle und Milz thematisiert wurden. Für die Hauptesorganisation machte Steiner dabei geltend, daß sie sich vermittels der Sinnestätigkeit *nach außen* aufschließe, *von außen* durch die Welt *berührt* werde – die Außenwelt demnach realiter *durch das Tor der Sinnesorgane* in den oberen Teil des menschlichen Organismus *hereinwirke*, die *äußeren Eindrücke ihre Wirkungen hineinsenden in die oberen Organe des menschlichen Organismus* (ebd.). Dadurch aber wird das Blut in seinem oberen Kreislauf durch das Geschehen der Sinneswahrnehmung spezifisch verändert.[121]

obere und untere Organisation des Menschen

Das *Zusammenwirken und das Einander-Entgegenwirken von Blut und Nerven* (128, 41) innerhalb der Hauptesorganisation sollte in Prag erhellt werden – und damit zugleich die entgegengesetzte Wirkbeziehung von *Astralleib* (als *Schöpfer, Erhalter* und damit auch als *Urbild* des Nervensystemes – 128, 40) und menschlichem *Ich* (als *Urbild* des Blutsystems). Denn: *Solange wir die Augen auf die Außenwelt richten, solange können wir auch davon sprechen, daß die Eindrücke der Außenwelt auf unsere Sehnerven, also das Werkzeug des Astralleibes, eine Wirkung haben. In dem Augenblick, wo ein Verhältnis eintritt zwischen Nerven und Blut, können wir davon sprechen, daß der parallele Seelenvorgang der ist, daß die mannigfaltigen Vorstellungen des Seelenlebens zu dem Ich in Beziehung treten* (128, 41). Steiner sprach von einer *engen Verbindung* zwischen Nerven und Blut (128, 48), die er auch als ein *Abbildungsverhältnis* (128, 44) charakterisierte. Im Vortrag vom 21.3. hieß es: *Beim gewöhnlichen Leben, wie es im allgemeinen verfließt, geschieht der Vorgang so, daß eine Wirkung, die durch den Nerv sich fortpflanzt, in das Blut sich einschreibt wie in eine Tafel und dadurch in das Werkzeug des Ich sich eingeschrieben hat* (128, 42).

Blut- und Nerventätigkeit in der oberen Organisation

Die Nerven-Sinnestätigkeit des *oberen Organismus* wirkt umwandelnd auf das menschliche Blut; in der Sphäre der *unteren Organisation* untersteht das Blut dagegen den Wirkkräften der inneren Organe: *Leber, Galle und Milz bekommen nicht wie das Auge oder das Ohr äußere Eindrücke, können also auch nicht an das Blut Wirkungen weitergeben, welche von außen angeregt sind, sondern sie können in der Wirkung, welche sie auf das Blut haben, nur ihre eigene Natur zum Ausdruck bringen* (128, 50). In der Absicht, die Wesensnatur der inneren Organe darzustellen und sie von der polar entgegengesetzten Hauptesorganisation abzuheben, sagte Steiner: *Denken Sie sich die verschiedenen Sinneseindrücke der Außenwelt wie zusammengezogen, gleich-*

Organologische Blutwirksamkeit in der unteren Organisation

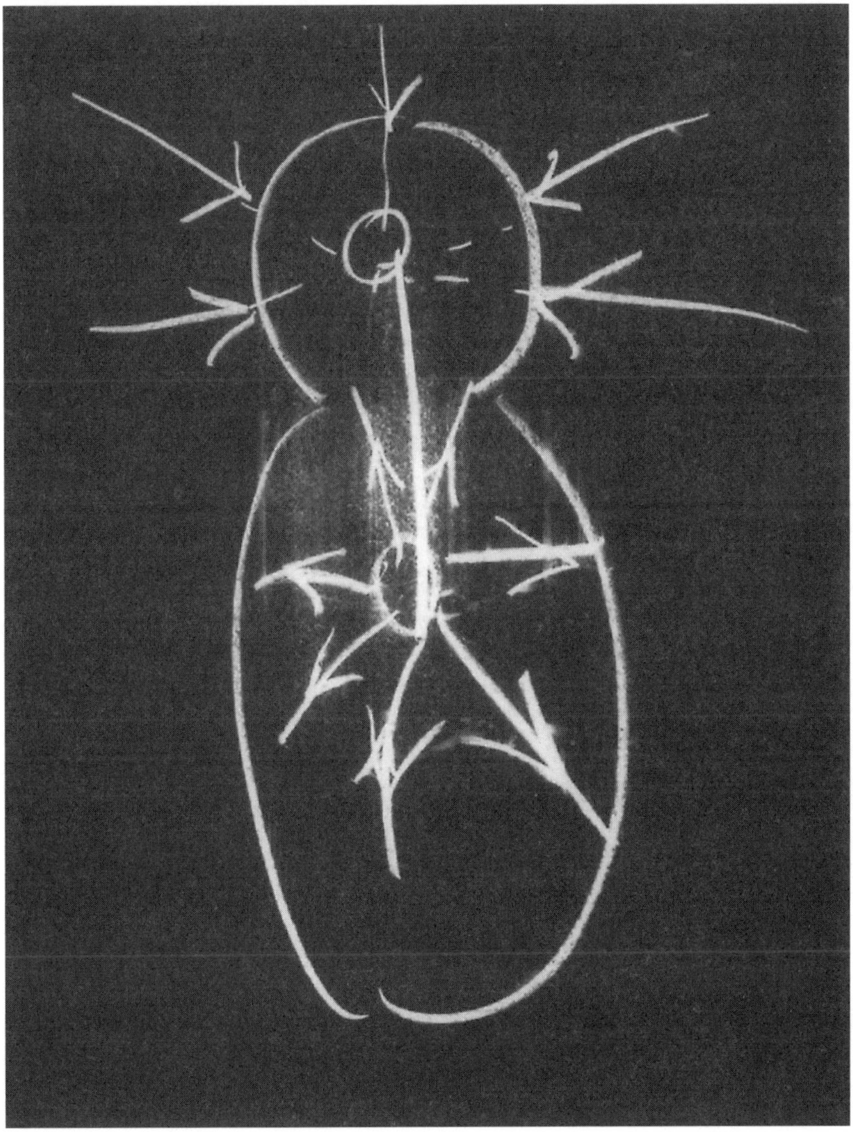

Außenwelt- und Innenweltkräfte im oberen und unteren Organismus
(23.4.1920; GA 201, Bd. V, Tafel 14, Ausschnitt)

sam zu Organen verdichtet, ins Innere des Menschen verlegt und eingeschaltet in das Blut, so bietet sich der obere Teil des menschlichen Organismus dem Blute ebenso dar, wie sich von innen die Organe Leber, Galle, Milz darbieten. Also wir haben die Außenwelt, die oben unsere Sinne umgibt, gleichsam in Organe zusammengedrängt und ins Innere des Menschen verlegt, so daß wir sagen können: Einmal berührt uns die Welt von außen, sie strömt durch die Sinnesorgane in unseren oberen Organismus ein und wirkt auf unser Blut, und einmal wirkt auf geheimnisvolle Weise die Welt von innen in Organen, in die sich erst zusammengezogen hat, was draußen im Makrokosmos vorgeht, und wirkt da entgegen unserem Blut, das sich ihm ebenso darbietet (128, 34). In der Organisation der inneren Organe – *die hauptsächlich der Fortführung des Ernährungsprozesses dient* (128, 35) – liegt *etwas so Geheimnisvolles wie eine Zusammenfügung der ganzen Außenwelt in eine Summe [...] von inneren Werkzeugen* vor (128, 35). Diese inneren Organe nannte Rudolf Steiner auch die *Glieder des inneren Weltsystems* (128, 161) – und sprach von dem *rein organischen physischen Innenleben des Menschen* (128, 50) als von einer *inneren Welt* (128, 40), *herausgeboren wie ein Mikrokosmos aus dem Makrokosmos* (128, 67).

die polare Umweltbeziehung der oberen und unteren Organisation

Die differente Bedeutung des Nervenprozesses

Wir werden nun allerdings einen bedeutungsvollen Unterschied finden zwischen dem, was wir [...] besprochen haben als Eigentümlichkeiten des menschlichen Gehirns, und dem, was wie eine Art inneres Weltensystem auf unser Blut wirkt. Dieser Unterschied liegt einfach darin, daß der Mensch zunächst nichts von dem weiß, was sich innerhalb seines unteren Organismus abspielt; das heißt, er weiß nichts von den Eindrücken, welche die innere Welt [...] auf ihn mach[t], wogegen es ja gerade charakteristisch ist, daß die äußeren Welten auf sein Bewußtsein ihre Eindrücke machen. In einer gewissen Beziehung dürfen wir also diese innere Welt als die Welt des Unbewußten bezeichnen gegenüber der bewußten Welt, welche wir im Gehirnleben kennengelernt haben (128, 37). In der Folge thematisierte Steiner die Beziehung der inneren Organsysteme zum Nervensystem (als einer *Art von Grundlage des Bewußtseins* – 128, 30) – hatte er doch zuvor im dritten Prager Vortrag jegliche Einwirkung auf das Blut von einer *Wechselwirkung von Nerv und Blutumlauf* abhängig gemacht. Im Hinblick darauf hieß es nun am 22.3.: *Wenn von der Seite der inneren Organe her Wirkungen auf das Blut ausgeübt werden sollen, wenn gleichsam das innere Weltsystem des Menschen auf das Blut wirken soll, so muß zwischen diesen Organen und dem Blut etwas eingeschaltet sein wie ein Nervensystem. Es muß die innere Welt zuerst auf ein Nervensystem wirken können, um dann ihre Wir-*

Bewußtheit und Unbewußtheit in der oberen und unteren Organisation *kungen auf das Blut übertragen zu können* (128, 52). Das zwischen den inneren Organen und dem Blut *eingeschaltete* Nervensystem ist nach Steiner mit dem sympathischen (autonom-vegetativen) Nervensystem identisch – einem Nervensystem, *welches in einem analogen Verhältnisse zu der menschlichen Innenwelt und dem Blutkreislauf steht, wie andererseits das Rückenmark-Nervensystem zwischen der äußeren großen Welt und dem Blutumlauf des Menschen steht* (ebd.). Steiner sprach davon, daß *sich das innere Leben unseres Organismus, das in der Durchnährung und Durchwärmung des Organismus zum Ausdruck kommt, gleichsam in dieses sympathische Nervensystem hineinergieß[t]* (128, 129) und von diesem sodann auf das Blut *übertragen* wird: *So bekommen wir in das individuelle Ich hinein, durch das Instrument des Ich, das Blut – auf dem Umwege durch das sympathische Nervensystem – die Eindrücke unseres eigenen körperlichen Inneren* (128, 54).

Wirksamkeit des vegetativen Nervensystems in der unteren Organisation

Hob Steiner an den bisher zitierten Stellen die Analogie zwischen sympathischem Nervensystem und Zentralnervensystem in funktioneller Hinsicht hervor, indem er für beide Systeme die *Wechselwirkung von Nerv und Blutumlauf* und damit die unmittelbar vermittelnde Tätigkeit der nervösen Substanz in den Vordergrund stellte, so betonte er in einem späteren Prager Vortrag, daß das sympathische Nervensystem *in gewisser Weise eine entgegengesetzte Aufgabe* habe als das Zentralnervensystem – eine Aufgabe, *welche darin besteht, alles, was in den Tiefen des Organismus des Menschen sich abspielt, was hervorgerufen wird durch die Tätigkeit des inneren Weltsystems, sozusagen zurückzuhalten, so daß es bei normaler körperlicher Verfassung nicht bis zum Horizont des Ich, also bis ins Tagesbewußtsein heraufdringt* (128, 129). Die *innere Welt* wird, so Steiner, als eine *Welt des Unbewußten* erst dadurch möglich, daß das sympathische Nervensystem wirksam in Erscheinung tritt; es bildet mit den inneren Organen eine zusammenwirkende Einheit und konfiguriert *dasjenige, was sich dem Nahrungsstrom entgegenstellt* (128, 155).

vegetative „Zurückhaltung" organologischer Tätigkeit

Insgesamt blieben Steiners Prager Ausführungen zu Wesenheit und physiologischer Gesamtbedeutung des sympathischen bzw. vegetativen Nervensystems aphoristisch und vordergründig widersprüchlich. Denn im fünften Vortrag sprach er am 24.3. davon, daß seine wesentliche Funktion darin bestehe, *die Vorgänge, die sich im Innern des Organismus abspielen, nicht an das Blut, das Werkzeug des Ich, heranzulassen, sondern sie vom Blut zurückzuhalten* (128, 106). Dagegen hatte er zwei Tage zuvor dargelegt, daß die Wirkung der inneren Organsysteme auf das Blut notwendig durch die nervöse Struktur des sympathischen Nervensystems vermittelt werden muß (*Erinnern wir uns daran, daß wir sagten, daß in der Wechselwirkung von Nerv und Blutlauf überhaupt erst die Möglichkeit liegt, daß auf das Blut eine Wirkung ausgeübt, daß in das Blut sozusagen etwas eingeschrieben werden kann* 128,

52). Nun aber führte er die Unbewußtheit des inneren Körpergeschehens auf eine *Zurückhaltung*, eine betonte Nicht-Vermittlung durch eben jenes sympathische Nervensystem zurück: *Da haben Sie die Aufgabe des sympathischen Nervensystems, unsere inneren Vorgänge in uns zu halten, sie nicht bis zum Blut, dem Werkzeug des Ich, hinaufdringen zu lassen, um das Eintreten dieser inneren Vorgänge in das Ichbewußtsein zu verhindern* (128, 107).

Aspekte der vegetativen Tätigkeit in der unteren Organisation

Die scheinbar evidente Widersprüchlichkeit des Vortragstextes bzw. der Vortragsnachschrift[122] verliert indes an Eindeutigkeit, wenn Berücksichtigung findet, daß Steiner die blutverändernde Wirksamkeit der inneren Organe als organspezifisch faßte; demzufolge wirken die Organe auf das Blut *wie sie selbst ihrer Eigenart nach sind*, d.h. geben auf das Blutsystem keinerlei Wirkungen weiter, *welche von außen angeregt sind*, sondern bringen vielmehr *nur ihre eigene Natur* zum Ausdruck (128, 50). Wenn Steiner diese *Eigenwirkung* der inneren Organsysteme auf das Blut durch das sympathische Nervensystem vermittelt beschrieb, so widersprach dies nicht seiner weiteren Aussage, wonach durch das sympathische Nervensystem *vom Blut […] fortwährend zurückgestaut werden die Eigenregsamkeit der aufgenommenen Stoffe* (128, 107). Es bleibt jedoch dann zu fragen, worin denn konkret die inneren Organwirkungen bestehen – ob in einer (wie auch immer verwandelnden) *Fortführung des Ernährungsprozesses* (der die inneren Organsysteme, Steiners Worten zufolge, ja *hauptsächlich* dienen), oder in anderem. In beiden Fällen aber gilt, daß Steiners Aussage über das sympathische Nervensystem als einer organischen Struktur, deren physiologische Bedeutsamkeit auch darin besteht, *die Vorgänge, die sich im Innern des Organismus abspielen, nicht an das Blut […] heranzulassen* (128, 106) in dieser Form wohl undeutlich formuliert war und den Sinnzusammenhang der Ausführungen aufzulösen drohte.

1905/1906 (vgl. S. 169ff.) war von Steiner das sympathische Nervensystem in seinem engen Zusammenhang mit der kosmischen Außenwelt geschildert (*Könnte der Mensch untertauchen in dieses sympathische Nervensystem, so würde er, wenn er sein oberes Nervensystem einschläferte, wie in einem Lichtleben die großen Gesetze des Kosmos walten und wirken sehen* – 55, 53) und zugleich darauf hingewiesen worden, welch entscheidende Bedeutung dieser Struktur für die Entstehung eines Leibesbewußtseins im Sinne einzelner *Organbewußtseine* zuzumessen sei (s. dort). Wenn nun Steiner in den Prager Vorträgen die jeweiligen *Eigenwirkungen* der inneren Organe auf das Blut – als das Werkzeug des *Ich* – durch das sympathische Nervensystem beschrieb, so wurde damit die Thematik der *Organbewußtseine* gleichfalls berührt – wird doch durch die Vorgänge des autonomen Nervensystems ein unbewußtes Wissen des Menschen bzw. des Blutes über Wesenheit und Eigenart der inneren Organe ermöglicht (insofern diese Organsysteme als eine *Zusammenziehung des Makrokosmos* oder als eine *in Organe zusammengedrängte Außenwelt* zu verstehen sind, war damit zugleich die *enge Beziehung* des sympathischen Nervensystems zum *Kosmos* mitthematisiert).

Dabei bleibt zu berücksichtigen, daß Steiner in Prag das körperliche *Gewahrwerden* als *Erleben des Inneren* durch den Menschen unmittelbar an das Vorhandensein von Absonderungsprozessen knüpfte – und das menschliche Lymphsystem in seiner diesbezüglichen Bedeutung betonte (*In das Lymphgefäßsystem münden sozusagen von allen Bereichen des menschlichen Organismus diejenigen Absonderungsprozesse, welche das dumpfe innere Erleben vermitteln*, s.o.). In den in das Lymphsystem *mündenden* Absonderungsprozessen *durchspiegele* der Mensch seine innere Organisation (128, 158), was mit der Gesamttätigkeit des sympathischen Nervensystems in Beziehung stehe: *[...] Ebenso wie auf der einen Seite durch das sympathische Nervensystem von dem Bewußtsein alles abgehalten wird, was vom Verdauungs- und Ernährungsprozeß und den [...] [inneren] Organen heraufdringen will, so wird auf der anderen Seite gleichsam durch Rückstrahlung der Tätigkeit des sympathischen Nervensystems, durch Verbindung und Wechselwirkung mit den Lymphbahnen, ein für den heutigen Menschen allerdings vom hellen Tagesbewußtsein überstrahltes dumpfes Bewußtsein ausgebildet* (ebd.). Hier scheinen sich die vermeintlichen Widersprüche von Steiners skizzierten Darstellungen aufzulösen: das sympathische Nervensystem hält vom menschlichen Blutsystem und damit von seinem *Ich-Bewußtsein* all das ab, *was vom Verdauungs- und Ernährungsprozeß und den inneren Organen heraufdringen will* – und es verbindet sich in gegenseitiger Wechselwirkung mit dem Lymphsystem, indem es die beschriebene Tätigkeit *gleichsam rückstrahlt*, wodurch ein leiblich-organisches *Wissen* im Sinne eines *dumpfen* inneren Bewußtseins ermöglicht wird. Diese *Rückstrahlung* konkretisierte Steiner in Prag jedoch nicht im einzelnen (bzgl. ihrer Bedeutung für die Gedächtnisfähigkeit vgl. S. 238ff.).

vegetative Nerventätigkeit und Lymphsystem

Leber-, Galle- und Milztätigkeiten in Beziehung zum Lungen- und Nierensystem

Leber, Galle und Milz, deren Bedeutung für den Ernährungsvorgang von Steiner zuvor betont worden war, bezeichnete Steiner im Prager Vortrag vom 22.3. als *Repräsentanten* jener inneren Organe (128, 52), die in ihrer Ganzheit als *hauptsächlich der Fortführung des Ernährungsprozesses dienend* beschrieben wurden (s.o.).

In dem, was uns gegeben ist auf der einen Seite in dem Milz-Leber-Galle-System und auf der anderen Seite in dem Lungensystem, haben wir zwei einander entgegenwirkende Systeme, die sich gleichsam berühren in dem Blut.

„entgegenwirkende Systeme"

Außenwelt und Innenwelt berühren sich durch das Blut ganz unmittelbar im menschlichen Organismus, indem das Blut von der einen Seite her mit der äußeren Luft in Berührung kommt und von der anderen Seite her mit den Nahrungsmitteln, denen ihre eigene Natur genommen ist. Es stoßen also, möchte man sagen, wie positive und negative Elektrizität, hier zwei Weltenwirkungen im Menschen zusammen (128, 75). Die Lungen oder vielmehr *das Lungensystem* wurde von Steiner den *inneren Organen*, den *Innenwelten* zugeordnet; er beschrieb es zugleich als eine dem *Milz-Leber-Galle-System* notwendig entgegenwirkende Entität, der es aufgegeben sei, eine substantiell-unmittelbare Beziehung zur menschlichen Außenwelt herzustellen – trete doch der Luftsauerstoff in der Lunge dem menschlichen Blut in der Weise entgegen, wie es seiner *eigensten Natur und Wesenheit* entspreche (128, 74).[123] Es ereignet sich damit in der Lungensphäre ein *lebendiges Wechselwirken* des Menschen mit der *Außenwelt* entgegen jener, durch das *Milz-Leber-Galle-System* zum Ausdruck kommenden Tendenz, den menschlichen Organismus zu einem *vollkommen in sich isolierten Wesen* zu machen (ebd.).

Bedeutung der Kohlensäure-Absonderung im Lungensystem

Gleichbedeutend mit der Aufnahme des Sauerstoffs ist indessen die Abgabe des Kohlendioxids durch das Lungensystem; hierbei handelt es sich nach Steiner wiederum um einen *Absonderungsprozeß* und damit einen Vorgang der organischen Selbstvergegenwärtigung: *Zunächst erlebt der Mensch durch die Absonderung der Lymphe sein Innenleben nur in dumpfem Bewußtsein. Dann aber muß auch aus dem Blut abgesondert werden können, und in dieser Absonderung wird der Mensch gewahr, daß er als Eigenwesenheit der Außenwelt gegenübersteht, als inneres Ich. Der Mensch würde […] in seinem Erleben der Außenwelt so gegenüberstehen, daß er sich selbst innerlich verlöre, würde er nicht wissen, daß dasjenige, was da die Luft atmet und die Ernährungsstoffe von außen aufnimmt und verarbeitet, dasselbe Wesen ist wie das, welches er im Innern erlebt. Daß der Mensch sich nicht verliert, daß er mit seinem Eigenwesen der Außenwelt gegenübersteht, das ist dadurch möglich, daß er durch die Lungen aus dem umgewandelten Blut absondert die Kohlensäure […]* (128, 162). Die Abgabe des Kohlendioxids durch das Lungensystem muß demnach als Absonderungsprozeß verstanden werden, der (im Gegensatz zu den *Absonderungsprozessen des inneren Organismus*) ein Erleben des menschlichen Innern *vermittelt mit dem Ich, das im Blut sein Werkzeug hat* (128, 163).

Solchermaßen Sauerstoffaufnahme und Kohlendioxidabgabe im menschenkundlichen Sinne qualitativ bewertend, hielt Steiner zugleich daran fest, daß die Gesamttätigkeit des Lungensystemes (als einem *Teilorgan* der physischen *Innenwelten*) als *Fortführung des Ernährungsprozesses* zu interpretieren sei, als ein physiologisches Verwandeln der *Eigenregsamkeit der Nahrungsstoffe in innere Regsamkeit des Organismus* (ebd.). Innerhalb des

Lungensystems komme es dabei speziell darauf an, vermittels des durchgeführten Absonderungsprozesses eine *zu starke innere Regsamkeit* des menschlichen Organismus auszugleichen und dadurch eine *regelmäßige Regulierung der Regsamkeit der menschlichen Organsysteme* zu erzielen, was Steiner jedoch nicht im einzelnen ausführte (ebd.).

pulmonale Regulierung organologischer „Regsamkeit"

Das menschliche Lungensystem, so ist demnach in erster Zusammenfassung zu sagen, ermöglicht die direkte Begegnung des menschlichen Blutes mit dem unveränderten Luftsauerstoff und somit eine organische *Aufschließung* des Menschen in umweltlicher Begegnung. Weiterhin eignet ihm eine wesentliche Aufgabe im Ernährungsvorgang, indem es ein *Übergreifen* der Eigendynamik menschlicher Innenorgane durch die Absonderung von Kohlendioxid auszugleichen vermag – dies zugleich ein Prozeß, der einen Beitrag zur organischen Fundierung der *Ich-Wahrnehmung* leistet.

Hinsichtlich ihrer absondernden Tätigkeit verglich Steiner organische Lungen- und Nierentätigkeit – indem das Nierensystem *umgewandelte Stoffe* absondert, *die aus dem Blut heraus kommen*, trägt seine Arbeit zu einer ausgeglichenen, regulierten *Regsamkeit der menschlichen Organsysteme* bei (128, 163). Auch in dieser Substanzabsonderung aus dem Blut wird der Mensch gewahr, *daß er als Eigenwesenheit der Außenwelt gegenübersteht, als inneres Ich*. Darüberhinaus aber setzte Steiner das Nierensystem in Beziehung zu den polaren Wirksamkeiten des *Milz-Leber-Galle-Systems* und des *Lungensystems* – durch seine Tätigkeit vermittele es zwischen Autonomie- und Heteronomietendenzen des Organismus. Steiner sagte: *Im Nierensystem haben wir dasjenige, was sozusagen harmonisiert jene äußeren Wirkungen, die von dem unmittelbaren Berühren des Blutes mit der Luft herrühren, mit den Wirkungen, die von denjenigen inneren Organen des Menschen ausgehen, durch die die Naturstoffe erst zubereitet werden müssen, damit ihre Eigennatur abgestreift wird. In dem Nierensystem haben wir [...] ein solches ausgleichendes System, durch das der Organismus in die Lage kommt, den Überschuß abzugeben, der sich ergeben würde durch ein unharmonisches Zusammenwirken der beiden anderen Systeme* (128,77). Dies führte Steiner in Prag indes nicht näher aus.

harmonisierende Aufgabe des Nierensystems

Der aktive Ausgleich autonomer und heteronomer Organprozesse durch die Herztätigkeit

Menschliche Lunge und menschliche Niere vollziehen *Absonderungsprozesse* aus dem menschlichen Blut, modifizieren es dadurch und ermöglichen die leibgestützte Eigenwahrnehmung des *Ichs*: *Wenn Sie dasjenige Organ betrachten, welches wir als das Mittelpunktsorgan für den menschlichen Organis-*

mus ansehen müssen, das Blutsystem, wenn Sie sehen, wie auf der einen Seite das Blut immerfort durch Aufnehmen von Sauerstoff sich auffrischt, und wenn Sie auf der anderen Seite das Blutsystem als das Werkzeug des menschlichen Ich betrachten, so können wir sagen: Wenn das Blut unverändert durch den menschlichen Organismus hindurchgehen würde, so könnte es nicht das Organ des menschlichen Ich sein, das im eminentesten Sinne das Organ ist, welches den Menschen sich innerlich erlebbar macht. Nur dadurch, daß das Blut in sich selber Veränderungen durchmacht und als ein anderes wieder zurückkehrt, daß also Absonderungen geschehen von verändertem Blut, nur dadurch ist es möglich, daß der Mensch das Ich nicht nur hat, sondern es auch erleben kann mit Hilfe seines sinnlich-physischen Werkzeuges, des Blutes (128, 100).

Absonderungsprozesse und Selbstwahrnehmung durch das Blut

Hatte Steiner an der zitierten Vortragsstelle das *Blutsystem* als *Mittelpunktsorgan für den menschlichen Organismus* bezeichnet, so machte er dies an anderer Stelle für das *Blut-Herz-System* geltend (128, 31); er sprach davon, daß das *Blutgefäßsystem* den *Mittelpunkt seines ganzen Wirkens* im Herzen habe (128, 30)[124] – und nannte schließlich das Herz *eine Art Mittelpunkt der ganzen menschlichen Organisation* (128, 29). Diese zentrale Stellung des Herzens – als eines der von Steiner gemeinten *inneren Organe* – wurde im Prager Vortrag vom 23.3. näher beschrieben; Steiner machte dort das Herz als ein Organsystem kenntlich, in dem sich ebenfalls *Milz-Leber-Galle-System* und *Lungensystem* in ihren antagonistischen Tendenzen gegenüberstehen, und kennzeichnete es als ein *übersinnliches Kraftsystem, welches bestimmt und geeignet ist, das Aufeinanderprallen dieser beiden Weltenkraftsysteme auf sich wirken zu lassen* (128, 75). Er verdeutlichte dies anhand der Anatomie des Zirkulationssystems mit dem Hinweis, daß das Herz sowohl venöses Blut aus dem Pulmonalkreislauf – und das heißt: mit Luftsauerstoff angereichertes Blut – als auch Blut aus der Vena cava inferior – und damit substantiell durch den Ernährungsprozeß verändertes Blut aus dem Körperkreislauf – empfange, *so daß wir im Herzen dasjenige Organ haben, in dem sich diese zwei Systeme begegnen, in die der Mensch hineinverwoben ist, an denen er nach zwei Seiten hängt. Es ist mit diesem menschlichen Herzen so, daß wir sagen können: An ihm hängt auf der einen Seite der ganze menschliche innere Organismus, und auf der anderen Seite ist der Mensch durch das Herz unmittelbar angeknüpft an den Rhythmus, an die Regsamkeit der äußeren Welt* (ebd.). Steiner charakterisierte damit das Herzsystem als den (funktionell verstandenen) *Begegnungs-* oder (verdeutlichend) *Aufeinanderprallungsort* zweier Kräfte oder *Kraftsysteme* (*das System der großen Welt, das durch den aufgenommenen Sauerstoff oder die Luft überhaupt in uns hineinwirkt, und das System der kleinen Welt, unseres eigenen inneren Organismus, das uns die Nahrungsmittel umwandelt* – 128, 76), die sich dort jedoch nicht selbständig zum Ausgleich bringen, sich nicht allein durch ihre Begegnung harmonisieren. Vielmehr: *Wir*

zentrierendes Herzorgan und „aufeinanderprallende" Kräfte

werden es immer mehr und mehr als das Wesentliche erkennen lernen, daß dem Menschen zuletzt immer ein Rest bleibt für seine innere Tätigkeit, daß es ihm – bis in seine Organe hinein – überlassen ist, den Ausgleich, das innere Gleichgewicht selbst zu schaffen. Das *innere Gleichgewicht* von *Lungen-* und *Milz-Leber-Galle-System* aber ist, wie oben ausgeführt wurde, eine Leistung der menschlichen Niere, die ihrerseits *in inniger Verbindung steht mit dem Blutkreislauf* (128, 77).

der aktive Ausgleich

Die Entfaltung des Selbstbewusstseins im Ausgleich autonomer und heteronomer Bildeprozesse

Steiners Ausführungen zufolge schließt sich der menschliche Organismus in seiner Hauptes-/Sinnesorganisation der Außenwelt unmittelbar auf, empfängt deren Wirkungen durch das *Tor der Sinnesorgane* – während es für die *inneren Organe* des *unteren Poles* charakteristisch ist, daß sie in der Fortführung des Ernährungsprozesses die Dynamik der Außenwelt zugunsten der Eigenregsamkeit des Organismus von einer direkten Wirkung auf diesen Organismus zurückzuhalten suchen (dies gilt nach Steiner prinzipiell für alle der genannten sieben Organsysteme – vgl. z.B. 128, 154: *Die Nahrungsstoffe werden [...] aufgenommen und zunächst in der mannigfaltigsten Weise umgearbeitet im Verdauungskanal, dann stellen sich ihnen entgegen Leber, Galle, Milz, Herz, Lunge, Nieren und so weiter*). Von diesem im Inneren des menschlichen Leibes sich ereignenden Wandlungsgeschehen sagte Steiner, daß es nirgendwo auf der Erde außerhalb des menschlichen Organismus *so vorgehen könnte wie da drinnen. – Es kann nur dadurch so vorgehen, daß dieses Innere von der Außenwelt völlig abgeschlossen ist [...]* (128, 155). Dabei ergab aber die bisherige Darstellung, daß der sich von der Außenwelt *abschließende* Tätigkeitscharakter der *Innenwelten* von Steiner im engeren Sinne nur für das *Leber-Galle-Milz*-System in Anspruch genommen worden war – hatte Steiner doch selbst eine Polarität innerhalb des *unteren Pols* menschlicher Organisation postuliert, indem er dem *Leber-Galle-Milz-System* die Tätigkeit des *Lungensystems* als eine solche entgegenstellte, die der Aufnahme des unveränderten Luftsauerstoffes diene. In seinem abschließenden Prager Vortrag vom 28.3. relativierte Steiner darüber hinaus die organische Autonomietendenz auch des *Leber-Galle-Milz-Systems* und sagte: *Insofern Ausläufer der Organe des inneren Weltsystems bis zum Verdauungskanal sich hinwenden, haben wir in diesem Anstoßen des inneren Weltsystems an den Verdauungskanal schon ein Sichaufschließen nach außen zu sehen, denn der Mensch ist gleichsam bereit, Nahrungsstoffe von außen aufzunehmen. Indem er mit aus der Umwelt entnommenen Nahrungsstoffen in enge Berührung tritt,*

Innenweltlichkeit und Außenorientierung

ist er eigentlich schon nicht mehr nur innerlich (128, 158).[125] Schließt sich *schon der Verdauungskanal selber* (128, 162) nach außen auf, so gilt dies in steigendem Maß für *das Herz, die Lungen, vor allen Dingen aber [für] die Organe des Kopfes, die Sinnesorgane* (ebd.). Zusammenfassend bemerkte Steiner: *So [...] sehen wir, wie dem bewußten Leben des Menschen zugrunde liegt einerseits ein dumpfes Innenleben, andererseits die Fähigkeit, sich der Außenwelt aufzuschließen, mit der Außenwelt Verbindung zu haben. Dadurch erst kann der Mensch ein Ich-Wesen sein. Nur dadurch, daß er nicht nur die Widerstände in seinem eigenen Innern in seinen Absonderungsprozessen spürt, sondern auch die Widerstände, die die Außenwelt ihm entgegensetzt, kann der Mensch sein Ich-Bewußtsein entwickeln. So ist in der Tatsache, daß sich der Mensch auch wieder nach außen aufschließen kann, die Grundlage gegeben für die physische Ichheit des Menschen* (128, 159). Damit aber in Zusammenhang steht, daß Steiner das Blutsystem, das *Organ der Ichheit* (ebd.), als entscheidende Kraft all dieser organischen Prozesse des menschlichen *Sichaufschließens zur Umwelt* beschrieb (von der Galleproduktion im unmittelbaren Ernährungsprozeß bis hin zur *Wechselwirkung* mit den Sinnesnerven) und dabei den in Lunge und Niere sich ereignenden *Absonderungsprozessen aus dem Blut* eine zentrale Funktion zuerkannte; diese vermitteln die ganzheitliche Wahrnehmbarkeit des *Ich-Organes* in seiner Berührung mit der außermenschlichen Welt – in ihnen wird sich der Mensch gewahr, *daß er als Eigenwesenheit der Außenwelt gegenübersteht, als inneres Ich* (ebd.).

organologische Voraussetzungen des Ich-Bewußtseins

Entsprechungen von Seelenvorgängen und physiologischen Vorgängen im Organismus

Wie in der Einleitung bereits hervorgehoben wurde, strebte Steiner in Prag unter anderem an, in konkreter Weise die *physischen Korrelate* aufzuzeigen, *die sich abspielen bei inneren, seelischen Vorgängen* (128, 134). Die den *bewußten Seelenvorgängen* von Denken, Fühlen und Wollen *entsprechenden* physiologischen Vorgänge bezeichnete Steiner als *außerordentlich feine, minuziöse Prozesse, Prozesse von einer Feinheit, von welcher man sich allerdings gewöhnlich gar keine Vorstellung machen kann* (ebd.). Dabei handele es sich durchweg um Prozesse, *die der Organismus durch seine gesamten Kräfte ausführt, wenn das Ich in Tätigkeit ist, mit Hilfe des Blutes* (ebd.) – an einer späteren Vortragsstelle nannte Steiner das Blut auch den *Erreger* der in Rede stehenden Vorgänge (128, 142). Vom Blut als dem *Ich-Organ* angestoßen, bedürfe es der *gesamten Kräfte des Organismus*, um jene Prozesse zu realisieren, die ihrerseits wiederum den ganzen Organismus des Menschen durchdringen oder *ergreifen*, wenn auch mit funktionellen Präferenzen: *In der*

physische Korrelate seelischer Vorgänge

Ich-impulsierte Bluttätigkeit

mannigfaltigsten Weise im menschlichen Organismus verteilt sind diese Prozesse, welche Folgen der Einwirkungen der seelischen Prozesse sind (128, 134). Steiner verlieh in Prag, wie einleitend betont worden war, bezüglich der hier thematisierten *Entsprechungen von Seelenvorgängen und physiologischen Vorgängen* seiner Überzeugung Ausdruck, daß die in Rede stehenden physischen Prozesse naturwissenschaftlich nachweisbar seien und in absehbarer Zeit *wirklich herauszufinden* sein würden: *Es werden sich diese realen Wirkungen [der Seele] auf den menschlichen Organismus nach und nach in den folgenden Jahrzehnten der Wissenschaft [...] enthüllen. Diese feinen Prozesse im Organismus werden den sorgfältigeren und subtileren Untersuchungsmethoden der Wissenschaft schon zugänglich werden* (128, 135). Und: *Wenn man diese Dinge allmählich als Tatsachen kennenlernt, kommt man dahin, allerdings zugeben zu müssen, daß das, was man Gedanken oder Gefühle oder Willensimpulse nennt, reale Kräfte sind, die reale Wirkungen haben innerhalb des physischen Organismus und sich in realen Wirkungen aussprechen* (128, 134).

Wissenschaft der Zukunft

Physiologische Korrelate seelischer Denktätigkeit

Nehmen wir zunächst den Vorgang des Denkens. [...] Was geht in unserem Organismus vor, wenn sich [...] Gedankenprozesse in unserem Seelenleben abspielen? Jedesmal, wenn wir denken, wenn wir Gedanken fassen, findet in unserem Organismus ein Prozeß statt, den wir vergleichen können – ich sage das nicht als Analogie, sondern als eine Tatsache, der Vergleich soll uns auf Tatsachen führen –, den wir vergleichen können mit dem Prozeß einer Kristallisation (128, 132). Steiner bezeichnete das *physische Korrelat* einer *bewußten Denktätigkeit, die vom Ich bewirkt wird* (128, 139) als eine Art *Kristallisationsprozeß*, einen Vorgang von der Art einer *feinsten Salzablagerung im Blut* (ebd.), eine *Art von regsamem, beweglichem Salzablagerungsprozeß* (128, 140), der von der *Wirkung* des menschlichen Blutes ausgehe und *irritierend zurückwirkt auf unser Nervensystem*, sich also an der *Grenze von Blut- und Nervensystem* vollzieht (128, 133).[126]

Kristallisationsvorgänge zwischen Blut- und Nervensystem

Diese *Salzablagerungs-* oder *Salzeinlagerungsprozesse* sind als Vorgänge der *inneren Regsamkeit* (128, 140) nach Steiners Worten auch als *umgekehrte Auflösungsprozesse* (128, 133) zu beschreiben, die zu einer substantiellen Veränderung des Blutsystemes führen und nur durch den rhythmisch eintretenden Schlafzustand wieder rückgeführt, *normalisiert* werden können: *Die beim Denken gebildeten Salze müssen [...] durch den Schlaf wieder aufgelöst, fortgeräumt werden, sonst würden sie etwas wie Zersetzungsprozesse, Auflösungsprozesse im Organismus herbeiführen. Wir haben also im Denken einen*

Regeneration des Blutes im Schlaf (Salzauflösung)

wirklichen Zerstörungsprozeß zu sehen. Und durch den […] Schlaf wird ein Rückbildungsprozeß ausgeübt, der bewirkt, daß das Blut wieder frei wird von Salzablagerungen […] (128, 140).[127] Die angesprochene *Irritation* des Nervensystemes durch den *Kristallisationsprozeß* des Blutes wurde von Steiner in Prag nicht weiter ausgeführt. Er fügte lediglich hinzu, daß die kognitionsbedingte organische Veränderung des Blutes *hauptsächlich* Gehirn und Rückenmarksystem ergreife (128, 134).

Physiologische Korrelate seelischer Gefühlsprozesse

„eine Art Gerinnung" von Blutbestandteilen

Fragen wir uns jetzt: Wie nimmt sich das Entsprechende beim Fühlen aus? – Beim Fühlen haben wir es nicht mit einer Einlagerung von festwerdenden Salzen, also nicht mit einem umgekehrten Auflösungsprozeß zu tun, sondern es finden in unserem Organismus feine Prozesse statt, die sich etwa so abspielen, wie wenn ein Flüssiges halbfest wird. […] Während wir es beim Denkprozeß zu tun haben mit einem Herausholen eines Festen, Salzartigen aus einem Flüssigen, das sich ablagert, haben wir es beim Gefühlsmäßigen zu tun mit einem Übergehen gewisser Teilchen im Blut aus einem mehr flüssigen Zustand in einen dichteren Zustand. Die Substanz selber wird durch eine Art Gerinnung in einen dichteren Zustand gebracht (128, 133). Steiner bezeichnete diesen organischen Vorgang in der Folge als einen *innerlichen Quellungsprozeß*, als Koagulation oder *Flockenbildungsprozeß* (128, 141); eine nähere Bestimmung der Natur jener *Teilchen*, deren Zustand sich im Blut verändere, erfolgte nicht. Auch ging Steiner nicht weiter darauf ein, ob der sich ereignende Koagulationsprozeß als *physisches Korrelat* des (*bewußten*!) Fühlens gleichfalls als ein Zerstörungsvorgang im Organischen anzusehen ist, dessen *Rückführung* oder *Korrektur* erst im nächtlichen Schlaf erreicht wird.

Physiologische Korrelate seelischer Willensaktivität

Temperatursteigerung des Blutes

Wenn wir jetzt übergehen zu dem, was wir unsere Willensimpulse nennen können, so ist das physische Korrelat dafür wiederum anders. Das ist nun sogar leichter zu fassen, denn da kommen wir nach der Seite, wo die Sache schon etwas offenbarer wird. Der unseren Willensimpulsen entsprechende physische Prozeß ist eine Art Erwärmungsprozeß, der Temperaturerhöhungen im Organismus hervorruft, eine Art Heißwerden des Organismus in gewisser Beziehung. Da nun diese Erwärmung eng mit der ganzen Pulsation des Blutes zusammenhängt, so können wir sagen, daß die Willensimpulse mit einer Temperatursteigerung des Blutes verbunden sind (128, 134). Menschliche Willensimpulse haben *in der Erwärmung des Blutes* ihr *physisches Korrelat* (ebd.), im Willensvollzug ereignen sich *Verbrennungs-* bzw. *Oxidationsprozesse* (128, 141).

Im abschließenden Vortrag des Prager Zyklus kam Steiner noch einmal auf die willensäquivalenten *Erwärmungsvorgänge* des menschlichen Blutes zu sprechen; dort beschrieb er sie nun dezidiert als *Ich*-Aktivitäten und sagte: *Wir haben in diesen Erwärmungsvorgängen des Blutes den unmittelbaren Ausdruck des Ich und damit das oberste Niveau zu sehen, und darunter sich abspielend die anderen Prozesse des menschlichen Organismus. Der Erwärmungsprozeß ist [...] das Höchste, in diesen greift unsere Ich-Seelentätigkeit unmittelbar ein. Deshalb fühlen wir auch etwas wie eine Verwandlung unserer Ich-Seelentätigkeit in ein inneres Warmwerden, das bis zum physischen Warmwerden im Blutprozeß gehen kann. Wir sehen also, wie das Geistig-Seelische von oben nach unten gehend durch den Erwärmungsprozeß eingreift in das Organische, das Physiologische, und wir könnten noch an vielen anderen Tatsachen zeigen, wie das Geistig-Seelische sich in Erwärmungsprozessen berührt mit dem Organischen* (128, 176). Der Erwärmungsvorgang des Blutes als *unmittelbarer Ausdruck des Ich*, der *Ich-Seelentätigkeit* ist *physisches Korrelat* menschlicher Willensimpulse – die damit aufgeworfenen Fragen nach einer möglichen Dominanz des Willens innerhalb der drei Seelentätigkeiten bzw. nach den Beziehungen zwischen Seelentätigkeiten und *Wesensgliedern* wurden in Prag jedoch nicht weiter thematisiert.

prioritäre Bedeutung der Blut-Wärmeprozesse

Wenn Steiners Ausführungen nur *skizzenhafte Andeutungen* einzelner *Hauptmotive* einer anthroposophisch-geisteswissenschaftlichen Humanphysiologie sein wollten (und konnten), so galt dies wohl in ausgesprochener Weise für die dargestellte Thematik der *physischen Bewußtseinskorrelate*. Steiners Beschreibung der organischen Prozesse, *die der Organismus durch seine gesamten Kräfte ausführt, wenn das Ich in Tätigkeit ist, mit Hilfe des Blutes*, blieb insgesamt eher andeutend, darüber hinaus mit allen Schwierigkeiten einer analogisierenden Darstellung behaftet.

„skizzenhafte Andeutungen"

Zur Polarität von Blut- und Knochensystem

Der differente Ich-Bezug

Indem das Blut durch den Körper pulst, strömt das menschliche Ich durch den Leib – so war Rudolf Steiner unter Bezugnahme auf einen Berliner Vortrag vom 15.1.1908 zuvor (vgl. S. 172) zitiert worden (198, 168). Dem Blutsystem, dem *feinsten* der menschlichen Organsysteme, und seiner immanenten Beziehung zum *innersten Seelenzentrum des Menschen*, dem menschlichen *Ich*, wandte Steiner in den acht Prager Vorträgen wiederholt seine Aufmerksamkeit zu. Er nannte das Blut *das bestimmbarste Element im menschlichen Leibe*, jenes *Element, das die wenigste innere Stetigkeit hat: Das Blut als solches stellt sich uns [...] dar als das beweglichste, als das regsamste aller unserer Systeme* (128, 116). Das Blut folgt *fortwährend allen Regungen des Ich* (128, 122), wird bestimmt *durch die Erlebnisse des bewußten Ich* (128, 116) – *alle seelischen, alle Ich-Prozesse* wirken *in unmittelbarer Weise auf das Blut zurück* (128, 124), das Blutsystem fügt sich *am allermeisten den Vorgängen unseres Ich* (ebd.), ist *mehr als alles andere abhängig [...] von den Prozessen unseres inneren Erlebens* (128, 123). So begründet sich seine Sonderstellung im Gesamtzusammenhang der menschlichen Organisation. – *Je weiter wir hinunterrücken in unseren Organsystemen, desto weniger folgen die Anordnungen der Systeme unserem Ich, desto weniger sind sie geneigt, sich den Erlebnissen des Ich anzupassen. Was das Nervensystem anbelangt, so wissen wir, daß es angeordnet ist in bestimmten Nervenbahnen und daß diese in ihrem Verlauf etwas verhältnismäßig Festes darstellen. Während das Blut regsam ist und je nach den inneren Erlebnissen des Ich von einem Körperteil zum anderen bis in die Peripherie geführt werden kann, ist es bei den Nerven so, daß den Nervenbahnen entlang diejenigen Kräfte verlaufen, welche wir als Bewußtseinskräfte zusammenfassen können, und daß diese nicht die Nervenmaterie von einem Orte zum anderen tragen können, wie das mit dem Blut in seinen Bahnen möglich ist. Das Nervensystem ist also schon weniger bestimmbar als das Blut; und noch weniger bestimmbar ist das Drüsensystem, das uns die Drüsen zeigt für ganz bestimmte Verrichtungen an ganz bestimmten Orten des Organismus [...]. Während wir die Nerventätigkeit den Nervensträngen entlang leiten können – wir haben da noch Verbindungsfasern, welche die einzelnen Nervenknoten miteinander verbinden –, kann die Drüse nur an dem Ort zu einer Tätigkeit erregt werden, wo sie ist. Noch mehr aber ist dieser [...] Verfestigungsprozeß, dieser Prozeß des inneren Bestimmtseins, des Nicht-Bestimmbarseins ausgesprochen in alle dem, was zum Ernährungssystem gehört, durch das der Mensch sich direkt die Stoffe eingliedert, um ein physisch-sinnliches Wesen zu sein* (128, 117).

das „regsamste" Organsystem

differente Anpassung an innere Ich-Erlebnisse: Blutsystem, Nervensystem und Drüsensystem

Polarität zwischen Blut- und Knochensystem

In der Knochenbildung des Menschen, die Steiner im Rahmen des sich fortsetzend-metamorphosierenden Ernährungsprozesses betrachtete (128, 119), kulminiert der beschriebene Vorgang des *Verfestigens*, des *inneren Bestimmtseins*: *Während wir auf der einen Seite im Blut die bestimmbarste, wandlungsfähigste Substanz im Menschen haben, können wir andererseits in der Knochensubstanz dasjenige erblicken, was völlig unbestimmbar ist, was bis zu einem letzten Punkte sich verhärtet, verfestigt hat, über den hinaus es keine weitere Umwandlung mehr gibt; sie hat es bis zur starrsten Form gebracht* (128, 120). Das Knochensystem entzieht sich unter allen Organsystemen des Menschen *am meisten den Vorgängen unseres Ich*, es ist *am allerwenigsten veranlagt, dem Ich zu folgen* (128, 124). Separiert sich das Knochensystem aber von der *Regsamkeit des Ich*, so bedeutet dies nach Steiner auch, daß jenes *Ich [...] von allem, was im Knochensystem geschieht, [...] kein Bewußtsein hat, alle im Knochensystem vorgehenden Prozesse vollständig unter der Oberfläche der eigentlichen bewußten Ich-Geschehnisse ablaufen* (128, 136); das Knochensystem ist demnach der unbewußteste Teil der menschlichen Organisation. Findet weiter Berücksichtigung, daß das Knochensystem sich *dem unmittelbaren Leben schon entzogen* hat (128, 122) und den Tod *eigentlich* in sich trägt (128, 123), wogegen *wir in unserem Blute am meisten organisch leben* (128, 122), so werden nach Steiner Blut- und Knochensystem als die *zwei Pole des physischen Daseins* ansichtig (128, 121).

polare Bewußtheits- und Vitalitätsgrade

Die Ich-Tendenz des menschlichen Knochensystems als formgebendes Prinzip

Nun ist aber das Blutsystem nur möglich, wenn ihm die anderen Systeme in ihrer Bildung vorangehen. Das Blut ist nicht nur [...] „ein ganz besonderer Saft", sondern es ist leicht einzusehen, daß es so, wie es ist, überhaupt nicht existieren kann, ohne daß es sich einlagert dem ganzen übrigen Organismus des Menschen; es ist nötig, daß es in seiner Existenz vorbereitet ist durch den ganzen übrigen menschlichen Organismus. [...] Ist einmal der ganze übrige Organismus des Menschen aufgebaut, so ist er erst fähig, Blut zu tragen, den Blutkreislauf in sich aufzunehmen, erst dann kann er in sich das Instrument haben, welches als Werkzeug unserem Ich dient. Dazu muß aber der Gesamtorganismus des Menschen erst aufgebaut sein (128, 114). Steiner sah in dem menschlichen Blutsystem *etwas, das erst anfangen konnte, nachdem alle anderen Systeme vorangegangen sind* (ebd.).

vorbereitende organologische Leistungen der organismischen Blutintegration

Er thematisierte in den Prager Vorträgen den evolutionären, phylo- und ontogenetischen Hintergrund dieser Aussagen nicht im einzelnen (vgl. *„Die Geheimwissenschaft im Umriß"*, 1910) – sein Anliegen war es vielmehr, konkrete Hinweise für das Gesamtverständnis der menschlichen Organsysteme zu formulieren. Dabei wies Steiner darauf hin, daß sich in den das Blutsystem vorbereitenden und ermöglichenden organischen Gegebenheiten bereits *die Tendenz des Ich* (128, 121) ausdrücke: *In allen diesen [Organ-]Systemen, die dem Blutsystem vorausgehen, muß schon die Möglichkeit veranlagt sein, das Blut aufnehmen zu können. Das heißt, wir müssen erst ein solches Nervensystem haben, welches ein Blutsystem im Sinne des menschlichen Blutsystems aufnehmen kann; wir müssen ein solches Drüsensystem haben und ebenso ein solches Ernährungssystem, die vorgebildet sein müssen für die Aufnahme*

der Beitrag der Organsysteme

eines menschlichen Blutsystems. Das bedeutet, es muß zum Beispiel schon auf der Seite des menschlichen Organismus, die wir bezeichnet haben als den eigentlichen Ausdruck des physischen Leibes des Menschen, beim Ernährungssystem, das Ich veranlagt sein. Es muß gleichsam der Prozeß der Bildung des Ernährungssystems durch den Organismus so gelenkt und geleitet sein, daß zuletzt das Blut sich in den richtigen Bahnen bewegen kann (128, 114). Das menschliche Blutsystem bedarf einer gewissen *Form seines Verlaufs* (128, 115), um Ausdruck des *Ich* sein zu können – sämtliche Organsysteme des Menschen müssen so gestaltet und *angeordnet* sein, daß diese Form der Blutzirkulation möglich wird. Verstand Steiner unter dem Vorgang der Ernährung *Einlagerung* der Nahrungsstoffe in *übersinnliche Kraftsysteme* und damit physische Organbildung, so folgt in diesem Zusammenhang, daß schon *in alle[n] Impulse[n] unseres Ernährungsapparates, also des untersten Systems unseres Organismus, schon dasjenige hineingelegt* ist, *was den Menschen zu einem Ich-Wesen macht.* Mit Notwendigkeit liegen schon auf dieser organischen Stufe *alle Gesetze im Organismus des Menschen […], die zuletzt zur Gestaltung des Blutkreislaufes führen* (128, 116).

vorbereitete Gestalt des Blutkreislaufs

Wenn Sie alle diese Organsysteme betrachten, wird Ihnen auffallen, daß Sie in deren Anordnung nichts entdecken können, was so wesentlich und innig mit der äußeren Form des Menschen zusammenhängt wie das Knochensystem. Es ist die Grundlage der menschlichen Form, und was sich um das Knochensystem herum hineinbaut und auflagert, das kann sich nur so hineinbauen und auflagern, weil das Knochensystem die Grundform abgibt (128, 138). Werde aber in diesem Knochensystem das grundlegende Gestaltungsprinzip des Gesamtorganismus erkannt, so ergebe sich, daß die intendierte *Hinorientierung* auf den menschlichen Blutkreislauf als *Werkzeug des Ich* in bezug auf die Knochenbildung verstärkt Gültigkeit besitze: *Deshalb geschieht alles, was zur Formung des Knochensystems gehört, in der Weise, daß zuletzt die Knochen Träger und Stütze eines weicheren Organismus sein können, in welchem Lebens- und Ernährungsvorgänge so ablaufen, daß das Blut in seinen Bahnen in der rechten Weise verlaufen kann, damit das menschliche Ich in ihm ein Werkzeug haben kann* (128, 121). Das Knochensystem – Steiners Aussagen (128, 122) zufolge das *älteste der Kraftsysteme des menschlichen Organismus*, dessen erste Anlage schon vorhanden war, ehe Drüsen- und Nervensystem im Organismus zur Entwicklung kamen, *denn diese mußten durch das Knochensystem ihre entsprechenden Orte angewiesen erhalten* (ebd.) – ist innerhalb des menschlichen Organismus *der feste Träger, die feste Stütze des Ich* (128, 121); es ist *für das Ich organisiert*, die *Tendenz des Ich* wirkt *bis in die Bildungen der einzelnen Knochen hinein* (ebd.). Das Knochensystem ist *von vornherein so organisiert […], daß es dem Werkzeuge des bewußten Ich geradezu die Grundlage geben kann* (128, 135). Damit aber ergeben sich für die

formgebende Bedeutung des Knochensystems

das Knochensystem als „Stütze des Ich"

von Steiner hervorgehobene Polarität von Blut- und Knochensystem neue Gesichtspunkte; unter Beibehaltung der eingangs gegebenen Charakteristik beider Systeme ist hervorzuheben, daß sowohl Blut- als auch Knochensystem in Beziehung zum menschlichen *Ich* stehen; indem die Bildetendenz dieses *Ichs* bis in die Knochenmorphologie hineinwirkt, *wächst aus dem Unbewußten heraus eine unbewußte Ich-Organisation der bewußten Ich-Organisation entgegen* (ebd.). Das Knochensystem strebt dem *Ich-Leben* gewissermaßen entgegen (128, 138).

bewußte und unbewußte Ich-Organisation

Dieses Knochensystem ist eigentlich dadurch die Grundlage für unser Ich in unserem physischen Leib, weil es ein makrokosmisches oder schlechtweg ein kosmisches System ist, das uns zu diesem physisch gestalteten Menschen macht. [...] Insofern unser Ich als bewußtes Ich auftritt, hat es zum Werkzeug das Blutsystem, insofern unser Ich vorgebildet ist als Form und Gestalt, liegt ihm zugrunde ein kosmisches Kraftsystem, das hindrängt zur festen Gestaltung, das sich am dichtesten zum Ausdruck bringt in unserem Knochensystem (128, 139).

Die Ich-Tendenz des Knochensystems als Vorbild vorstellungsbegleitender Kristallisationsprozesse

Die enge Beziehung zwischen Blut- und Knochensystem, zwischen jenem Organsystem, das die bewußte *Ich*-Tätigkeit des Menschen organisch zum Ausdruck bringt, und jenem anderen System, das *Ausdruck des unterbewußten Ich, des in tiefen Untergründen gelegenen formbildenden Ich* ist (128, 138), wurde von Steiner im Prager Vortrag vom 27.3. noch einmal konkretisiert und von einem anderen Gesichtspunkt aus betrachtet. Ausgehend von den im Vollzug des Denkvorganges gebildeten *feinsten Salzablagerungen* im menschlichen Blut, wies Steiner darauf hin, daß der *physische Prozeß einer Salzablagerung* auch in dem z.T. aus abgelagerten Kalksalzen aufgebauten Knochensystem des Menschen wiederauffindbar sei: *So haben wir auch hier die beiden entgegengesetzten Pole. [...] Diese [abgelagerten Salze des Knochensystems] sind [...] das ruhende Element in uns, der andere, der entgegengesetzte Pol zu den Vorgängen der inneren Regsamkeit, welche in den Salzablagerungsprozessen im Blut sich abspielen. So werden wir als Menschen von zwei Seiten her in unserer Organisation zum Denker gemacht, von der einen Seite her unbewußt, indem unser Knochensystem aufgebaut wird, von der anderen Seite aus bewußt, indem wir – nach dem Muster unseres Knochenaufbauprozesses – dieselben Prozesse bewußt vollziehen, die sich im Organismus als solche Salzablagerungsprozesse zeigen, von denen wir sagen können, daß sie innerlich regsame sind* (128, 140). Der *Einlagerungsprozeß von Salzen* im

die polar ausgestaltete Denkorganisation des Menschen

Blut, der von Steiner als *physisches Korrelat* einer bewußten Denktätigkeit angesprochen worden war, vollzieht sich nach dem Muster oder Vorbild menschlich-*kosmischer* Knochenaufbauprozesse: *Das ist eine außerordentlich bedeutungsvolle Tatsache, daß unser Organismus wirklich etwas darstellt wie ein Zusammengehöriges aus zwei Polaritäten: daß sich gleichartige Prozesse einmal so vollziehen, daß sie hereinragen in den Organismus aus dem Makrokosmos und gleichsam im gröberen sich abspielen, und auf der anderen Seite solche Prozesse, welche als Folgen des bewußten Lebens des Menschen im feineren vor sich gehen können* (128, 142).

makrokosmisch-„grobe" und mikrokosmisch-„feine" Prozeßformen der Kristallisation

Für die betrachteten Organsysteme von Blut und knöchernem Skelett ergibt sich demnach, daß in anthroposophisch-geisteswissenschaftlicher Anschauung das Knochensystem nicht nur die Grundlage *der menschlichen Form* und damit einhergehend der Gestaltung des Blutkreislaufes *als Werkzeug des Ich* bildet; als Teil einer *unbewußten Ich-Organisation* beinhaltet es zugleich makrokosmische Bildeprozesse, die *Vorbild* oder *Urbild* jener physiologischen Vorgänge sind, die innerhalb des Blutsystems *physisches Korrelat* bewußter Denkprozesse sind. Nach Steiner sind *Ich*-Ferne und *Ich*-Verbundenheit im menschlichen Knochensystem in einzigartiger Weise vereint.

Knochenbildeprozess und seelische Entfaltung

Weiter führte Steiner im Prager Vortrag vom 27.3. aus, daß sich zwischen den beiden *äußersten Polen der Salzbildung* in Knochen und Blut *alle anderen Prozesse im menschlichen Organismus abspielen* würden (128, 141) – und wies dabei auf die *physischen Korrelate* der Gefühls- und Willensprozesse hin. Für die Gefühlsvorgänge bemerkte er: *Wie wir regsame Salzbildungsprozesse haben durch das Denken, die ihren Gegenpol haben im Salzbildungsprozeß in den Knochen, der bis zu einem gewissen Grade zur Ruhe gekommen ist, so haben wir auch einen Gegenpol zu demjenigen, was wir bezeichnet haben als den innerlichen Quellungsprozeß, als Koagulation, als Flockenbildungsprozeß, als etwas Ähnliches wie eiweißartige Einschlüsse, welche unter dem Einflusse unseres Gefühlslebens entstehen, als äußeren Ausdruck unseres Gefühlslebens. Dieser Gegenpol zeigt sich in dem, was mehr innere Prozesse unseres Organismus sind, und nimmt teil an einem solchen unbewußten Quellen, an einem Dichterwerden von Substanzen, welche sich bilden und einlagern als Wirkung des makrokosmischen Astralsystems. Es ist der Knochenleim, der teilnimmt an dem Knochenbildungsprozeß und der den anderen Knochensubstanzen eingefügt wird. Das ist der andere Pol des Quellungsprozesses gegenüber dem, was als physisches Korrelat durch unser Gefühl entsteht* (ebd.). Der *Gegenpol* zum *physischen Gefühlskorrelat* ist der

gefühlsverbundener „Gerinnungsprozeß" und „Knochenleim"

Knochenleim, der am *Knochenbildungsprozeß* teilnimmt, indem er anderen Knochensubstanzen eingefügt wird und dabei an einem Quell- und Verdichtungsvorgang dieser Substanzen beteiligt ist.

das „makrokosmische Astralsystem" und das physische Korrelat des Gefühls

Bildung- und Einlagerungprozeß in den Knochen wurden von Steiner als Wirkung des *makrokosmischen Astralsystems* bezeichnet. Was war damit gemeint? Steiner hatte zuvor die *sieben inneren Organe*, das *innere Weltsystem des Menschen* mit dem *Astralleib* als *Träger des Bewußtseins* in Verbindung gebracht, hatte darauf hingewiesen, daß die entsprechenden Organtätigkeiten nicht völlig unbewußt verlaufen; das *Heraufrücken der Wirkungen des inneren Weltsystems zu niederen Graden des Bewußtseins* zeige, so Steiner, an, *daß dieses innere Weltsystem etwas zu tun hat mit unserem Astralleib: So müssen wir [...] sagen, daß zwar dieses innere Weltsystem uns nicht erscheinen kann als ein Ausdruck des unterbewußten Ich, des in tiefen Untergründen gelegenen formbildenden Ich, daß es uns aber als das erscheinen kann, was uns durch den ganzen Weltprozeß als Ausdruck der Umwelt so eingegliedert ist, daß es einen ähnlichen Bezug hat zu unserem Astralleib, wie das Knochensystem die Grundlage abgibt zu der das Ich umfassenden menschlichen Form* (128, 138). In den sieben inneren Organen, in Leber, Galle, Milz, Herz, Lunge und Nieren, sah Steiner ein in den menschlichen Organismus eingelagertes *makrokosmisches astrales Weltsystem* (128, 141) – ein den menschlichen *Astralleib* in seiner organischen Wirksamkeit ermöglichendes Prinzip: *Wir haben im Knochensystem schon vorgebildet, tief unten im Unterbewußtsein, das menschliche Ich, und in dem, was wir unser inneres Weltsystem nennen, haben wir dasjenige vorgebildet, was wir unseren Astralleib nennen* (128, 139). Als Wirkung des *makrokosmischen Astralsystems* beschrieb Steiner nun jene *Quellbildung* im Knochenbereich als den *anderen Pol des Quellungsprozesses gegenüber dem, was als physisches Korrelat durch unser Gefühl entsteht*. Auch in dieser *Quellbildung* sah Steiner einen aus dem Makrokosmos *hineinragenden* Prozeß, welcher *gleichsam im gröberen* als Vorbild oder *Muster* eines Vorganges wirke, der sich *als Folge des bewußten Lebens des Menschen im feineren* vollziehe.

Für das *physische Willenskorrelat* bemerkte Steiner sodann: *Unsere Willensimpulse drücken sich ja organisch in einem Wärmeprozeß, in einem inneren Erwärmungsprozeß aus. Verbindungen, die sich bilden und die wir bezeichnen können als Produkte innerer Verbrennungsprozesse, als innere Oxidationsprozesse, finden sich durch unseren ganzen Organismus hindurch. Und insofern sie unter der Schwelle des Bewußtseins verlaufen und nichts zu tun haben mit dem bewußten Leben, gehören sie der anderen Seite an, dem Gegenpol, der abgeschlossen ist von dem, wovon das bewußte Leben Einflüsse erhalten kann* (128, 141). Auf die makrokosmische Bedingtheit jener Oxidationsprozesse, die Vorbild des *physischen Willenskorrelates* sind, ging Rudolf

Steiner an dieser Vortragsstelle nicht weiter ein; er führte lediglich an, daß der Mensch durch diese Prozesse *innerlich geschützt vor Störungen* sei, *damit sich innerhalb desselben [Organismus] Prozesse vollziehen können, die von größter Zartheit sind, die von dem Seelenleben veranlaßt sind* (128, 142).

Zusammenfassung: bewußtseinsverbundene Prozesse und ihre organischen Voraussetzungen

Wie wir erfahren haben, finden also in unserem Organismus solche physiologische Vorgänge wie Salzbildung, Quellbildung und Wärmebildung statt, die unserem bewußten Leben folgen, und solche Prozesse, die außerhalb unseres bewußten Lebens sich so abspielen, daß sie erst die Grundlage abgeben für das, was sich vorbereitet im menschlichen Organismus, damit das bewußte Leben sich überhaupt entfalten kann (ebd.).

Über die Polarität von Hypophyse und Epiphyse

In den Prager Vorträgen vom 23. und 24.3. kam Rudolf Steiner auf die Stellung und Bedeutung von *Zirbeldrüse* (Glandula pinealis oder Epiphysis cerebri, kurz: Epiphyse) und *Hirnanhangdrüse* bzw. *Schleimdrüse* (Glandula pituitaria oder Hypophysis cerebri, kurz: Hypophyse) zu sprechen (vgl. a. S. 182ff.); im Vortrag vom 23.3. versuchte Steiner anhand seiner Forschungsergebnisse über die physiologische Bedeutung beider Organe exemplarisch aufzuzeigen, wie durch geisteswissenschaftliche Erkenntnis der *äußere physische Ausdruck für das Zusammenwirken des Seelischen mit dem Leiblichen* aufgefunden werden könne (128, 88); am 24.3. bezog er dies in einen übergreifenden funktionellen Zusammenhang ein.

Hypophyse und Epiphyse als organgewordene, für die Gedächtnisbildung konstitutive Ätherströmungen

Wesensglieder-Wirksamkeit in Sinneswahrnehmung und Gedächtnisbildung

Steiner führte in die Thematik durch einen knapp gehaltenen Hinweis auf die *Wesensglieder*-Wirksamkeit im Wahrnehmungs- und Vorstellungsprozeß ein; das menschliche *Ich* exponiere sich in der Sinneswahrnehmung der Außenwelt, der *Astralleib* verarbeite die gewonnenen Eindrücke. Weiter hieß es dann: *Wenn wir aber die Eindrücke in uns so fest machen, daß wir sie nach einiger Zeit – ja, oder auch nur nach Minuten wieder heraufholen können, dann prägen wir die Eindrücke, die wir durch unser Ich gewonnen und durch unseren Astralleib verarbeitet haben, in unseren Ätherleib ein; so daß wir also in den Gedächtnisvorstellungen vom Ich aus hineingepreßt haben in den Ätherleib dasjenige, was wir als seelische Betätigung in der Berührung mit der Außenwelt gewonnen haben* (128, 85). Bei der Bewertung dieser Aussagen

Steiners wird deren Intention zu berücksichtigen sein – Steiner konnte es an dieser Stelle nicht um eine weitere subtile Darstellung des Wahrnehmungsvorganges gehen (vgl. hierzu S. 109ff. und S. 112ff.); Ziel war vielmehr, die Bedeutung des *Ätherleibes* für die Erinnerungsfähigkeit herauszustellen (vgl. a. S. 109ff.), um sodann die wesentliche Frage formulieren zu können, wie es vor sich gehe, *daß der Mensch tatsächlich das, was vom Astralleibe verarbeitet ist, jetzt wirklich in den Ätherleib hineinbringt*, in diesen *überleitet* (128, 85). Wörtlich sagte Steiner hierzu: *Diese Überleitung geschieht auf eine sehr merkwürdige Weise. Wenn wir zunächst ganz schematisch den Verlauf des Blutes durch den ganzen menschlichen Körper betrachten und dieses Blut als den äußeren physischen Ausdruck des menschlichen Ich fassen, so sehen wir – wenn wir das jetzt so betrachten, als ob wir im Ätherleibe darinnen stünden –, wie das Ich arbeitet in Korrespondenz mit der Außenwelt, wie es Impressionen empfängt und diese zu Vorstellungen verdichtet, und wir sehen, wie dabei in der Tat unser Blut nicht nur tätig ist, sondern wie unser Blut im ganzen Verlauf, namentlich nach oben zu – nach unten weniger –, überall den Ätherleib erregt, so daß wir überall im Ätherleibe Strömungen sich entwickeln sehen, die einen ganz bestimmten Verlauf nehmen. Sie erscheinen so, als ob sie sich an das Blut anschließen würden, vom Herzen nach dem Kopfe gehen und sich im Kopf sammeln würden. […] Wenn wir diesen Vorgang okkult betrachten mit entsprechend geübter Seele, so sehen wir, wie in einem Punkte sich jene Ätherkräfte unter einer gewaltigen Spannung zusammendrängen, welche hervorgerufen sind durch die Eindrücke, die jetzt gewisse Vorstellungen werden wollen. Man sieht es den Ätherkräften an, daß sie Gedächtniskräfte werden wollen. […] Wir sehen nun, daß dieser Ätherströmung des Kopfes andere Strömungen entgegenkommen, die ausgehen namentlich von den Lymphgefäßen und die sich so sammeln, daß sie sich der ersten Strömung entgegenstellen. So haben wir im Gehirn, wenn sich eine Gedächtnisvorstellung bilden will, einander gegenüberstehen zwei Ätherströmungen, die sich mit größtmöglicher Kraft konzentrieren, etwa so wie positive und negative Elektrizität sich an ihren Polen mit größter Spannung konzentrieren und nach Ausgleich streben. Ein Ausgleich zwischen den beiden Ätherströmungen geschieht in der Tat, und wenn er vollzogen ist, dann ist eine Vorstellung Gedächtnisvorstellung geworden und hat sich dem Ätherleibe einverleibt* (128, 85). Die erste, zum Kopf aufstrebende *Ätherkraftströmung* entsteht über eine Erregung des *Ätherleibes* durch das menschliche Blut; die sich entgegenstellende *Ätherströmung* geht von den Lymphgefäßen bzw. – so Steiner an anderer Stelle (128, 87) – *von den unteren Organen* aus; die sich *mit größtmöglicher Kraft konzentrierenden* Strömungen erreichen einen *Ausgleich* – womit die *vom Astralleib bearbeitete* Vorstellung in den *Ätherleib* übergeleitet und zur *Gedächtnisvorstellung* wird.

die Frage der ätherisch-astralischen „Überleitung"

blutinduzierte ätherische Strömungen vom Herzen zum Kopf

die untere Ätherströmung, die Spannung und der Ausgleich

Epiphyse und Hypophyse als physischer Ausdruck der beiden Ätherströmungen

Weiter sagte Steiner: *Solche übersinnlichen Realitäten, solche übersinnlichen Strömungen im menschlichen Organismus drücken sich dadurch aus, daß sie sich auch ein physisch-sinnliches Organ schaffen, welches wir wie eine Versinnlichung solcher Strömungen anzusehen haben. So haben wir ein Organ, welches sich im mittleren Gehirn befindet, das der physisch-sinnliche Ausdruck ist für das, was als Gedächtnisvorstellung sich bilden will. Dem stellt sich gegenüber ein anderes Organ im Gehirn, das der Ausdruck ist für diejenigen Strömungen im Ätherleib, die von den unteren Organen kommen. Diese beiden Organe im menschlichen Gehirn sind der physisch-sinnliche Ausdruck für diese beiden Strömungen im menschlichen Ätherleibe, sie sind etwas wie letzte Anzeichen dafür, daß solche Strömungen im Ätherleibe stattfinden. Es verdichten sich gleichsam diese Strömungen so stark, daß sie die menschliche Leibessubstanz ergreifen und zu diesen Organen verdichten, so daß wir in der Tat den Eindruck haben, wie wenn von dem einen Organ helle Lichtströmungen ausstrahlen, die zu dem anderen Organ überfließen. Das physische Organ, das die Gedächtnisvorstellung bilden will, ist die Zirbeldrüse, der aufnehmende Teil ist der Gehirnanhang, Hypophysis* (128, 87).

Hypophyse und Epiphyse zwischen autonomem und zentralem Nervensystem

Epiphyse und Hypophyse, Außenwelt und Innenwelt

Es stehen sich an dieser Stelle im Gehirn zwei wichtige Organe gegenüber: In der Zirbeldrüse haben wir die Stelle, wo das durch das Gehirn-Rückenmark-Nerven-System an das Blut von außen Herangebrachte sich vereinigen will mit dem, was von der anderen Seite kommt, und der Hirnanhang ist gleichsam der letzte Vorposten, um das nicht heranzulassen an das Blut, was menschliches Innenleben ist (128, 108). Mit der letztzitierten Aussage des fünften Prager Vortrags vom 24.3.1911 brachte Steiner die durch eine bewußte Begegnung mit der Außenwelt angeregte, vom Kopf des Menschen aufstrebende *Ätherkraftströmung* mit dem umweltorientierten Zentralnervensystem in Verbindung – die *von den unteren Organen* ausgehende, sich im Hypophysenorgan *versinnlichende* Strömung dagegen mit jenem sympathischen Nervensystem, dem es aufgegeben ist, das Eindringen innerer Vorgänge in das Blut und demzufolge in das *Ich-Bewußtsein* zu verhindern (vgl. S. 220ff.). In dem zwischen Epiphyse und Hypophyse bestehenden *Spannungsverhältnis* drückt sich damit das *gegenseitige Verhältnis zwischen den beiden Nervensystemen*, der Gegensatz *von Außenleben und Innenleben* auf *ätherischem* Niveau aus (128, 108). Wenn auch an dieser Vortragsstelle letztlich unklar bleiben mußte, in welchem konkreten Bezug beispielsweise die von den *un-*

teren Organen bzw. den *Lymphgefäßen* ausgehende *Ätherkraftströmung* zu dem sympathischen Nervensystem steht, so wurde doch deutlich, in welchen übergreifenden organischen Zusammenhang Steiner die *Bildung einer Gedächtnisvorstellung* stellte, indem er die Mitwirkung des gesamten Organismus zumindest andeutete – einem Organismus, der individuelles und kosmisches Prinzip in seinen polaren Organisationen zum Ausgleich zu bringen hat. Die Bildung einer *Erinnerungsvorstellung* impliziert das Vermögen des Menschen zur selbständigen, innerlichen, bewußtseinsfähigen Bewahrung eines Eindrucks, der an der Begegnung mit der Außenwelt gewonnen wird. Von daher wirkt einleuchtend, daß Steiner im thematischen Rahmen der Prager Vorträge just diesen Vorgang in seinen organischen Bedingungen *skizzenhaft beleuchtete.*[128]

Anthropologie der Gedächtnisbildung

Exkurs: Zur zentralen Ätherströmung des Herzorganes

Rückblick: die zwei Ätherströmungen

Wie zuvor beschrieben, hatte Steiner innerhalb seiner Vorträge zur *„Okkulten Physiologie"* am 23. März 1911 erstmals in seinem mitstenographierten Vortragswerk angedeutet, daß *ätherische Strömungen*, angeregt durch das *Ich*-Organ des Blutes, *vom Herzen nach dem Kopfe gehen und sich im Kopf sammeln*. Er hatte auf dieses Phänomen hinsichtlich der sich bildenden Gedächtnisvorstellung hingewiesen, hatte dargestellt, wie *Ich* und Blut Eindrücke der Außenwelt empfangen, die eine *Ätherströmung* vom Herzorgan zum Kopf hervorrufen – diese begegnet dort einer ihr polaren *Ätherströmung* von den *unteren Organen*. Im sich ereignenden *Ausgleich* der beiden *Strömungen* entsteht dann die *Gedächtnisvorstellung*; als eine *Versinnlichung* der *Ätherströmungen* hatte Steiner Epiphysen- und Hypophysenorgan bezeichnet und das zwischen beiden Organen bestehende *Spannungsfeld* zugleich einen Ausdruck des Gegensatzes zwischen Zentralnervensystem und autonomem Nervensystem, zwischen bewußtwerdender Außenwelt und im Unterbewußtsein verbleibender Innenwelt genannt.

Fünf Monate nach diesen Prager Ausführungen thematisierte ein am 25.8.1911 in München gehaltener Vortrag weitere geisteswissenschaftlich erforschte Hintergründe der *Ätherströmung* des Herzens. In dieser Betrachtung, deren Ausgangspunkt Kosmogenie und Anthropogenie waren, besprach Steiner im einzelnen die evolutionäre Entwicklung des Herzorganes und wies dabei darauf hin, daß es sich aus *Strömungen des Ätherleibes* herausgebildet habe: *Eine gewisse Summe von Strömungen tendierte dahin, richtete ihre Ziele dahin, alles das in dem menschlichen physischen Organismus zustande zu bringen, was wir nennen können die Blutzirkulation mit ihrer Zentralisierung, mit ihrem Mittelpunkt im Herzen* (129, 169; vgl. S. 173ff.

ätherisch-physische Herzbildung

sowie die entsprechende Anmerkung auf S. 183). Das Herzorgan gestaltete sich in der Folge *als physische Verdichtung* dieser *Ätherströmungen* materiell aus: *Es kristallisierte sich heraus aus Kräften des menschlichen Ätherleibes*, es ist mithin *verdichtete Ätherwelt* (129, 169). In dem Münchner Vortrag betonte Steiner weiter, daß es sich bei diesem *ätherischen* Gestaltungs- und Verfestigungsprozeß nur um einen Aspekt des genannten organologischen Evolutionsvorganges handelte, dem notwendig noch eine gegenläufige Tendenz komplementär zur Seite gestanden habe, denn: *Für die Erdenentwickelung [...] würde für diejenigen Kräfte, die sich da zu unserem Herz- und Blutsystem verdichtet haben, eine Art von Ende, eine Art von Tod eingetreten sein mit dem Momente, wo sie jene Dichte erlangt hätten, die eben unser physisches Herz und das physische Blut, dieses ganze System heute zeigt* (129, 169). Es besteht nach Steiner allgemein aber das *Bedeutungsvolle und Geheimnisvolle* des irdischen Evolutionsprozesses darin, *daß [...] nicht nur dasjenige, was im Ätherleibe war, physischer Leib wurde, sondern daß für jedes unserer Organsysteme in der Erdenentwickelung ein Impuls eintritt, durch welchen das, was früher Äther war und sich zu Physischem verdichtet hatte, wiederum aufgelöst, wiederum zurück in den Äther verwandelt wird* (129, 169f.). Die Tatsache, *daß die Ätherkräfte, nachdem sie sich zu einem Organsystem verdichtet haben, nicht bei diesem Ziel- und Endpunkt gelassen werden, sondern daß gleichsam andere Kräfte [...] eingreifen, die wiederum auflösen*, kennzeichnet den evolutionären Vorgang: *In demselben Momente, wo unsere menschlichen Organe ihre stärkste Dichtigkeit in der Erdenentwickelung erlangt haben, da lösen gewisse Mächte des Makrokosmos die Substantialiäten dieser Organsysteme wieder auf, so daß das, was früher gleichsam hineingeschlüpft ist in die Organsysteme, jetzt wiederum herauskommt, wiederum sichtbar wird* (129, 170). Dieser Prozeß läßt sich nach Steiner geisteswissenschaftlich *am genauesten* am menschlichen Herzorgan und dem in ihm strömenden Blut verfolgen. Die entsprechende geisteswissenschaftliche Forschungstätigkeit zeige auf, wie das Blut *sich gleichsam im Herzen wiederum verdünnt, wie da das Blut wiederum in seinen feinsten Teilchen, also nicht in seinen gröberen, sondern in seinen feinsten physischen Teilen sich auflöst und in die Ätherform zurückgeht. Wie das Blut im Äther sich nach und nach gebildet hat, so haben wir jetzt auch schon wiederum im gegenwärtigen Menschenleib den umgekehrten Prozeß. Das Blut ätherisiert sich, und es strömen fortwährend vom Herzen Ätherströme aus, welche gegen den menschlichen Kopf hinströmen, so daß wir den Ätherleib zurückgebildet sehen auf dem Umweg des Blutes. Dasjenige also, was sich kristallisiert hat [...] aus dem Äther heraus zum menschlichen Blutsystem und dem Herzen, das sehen wir jetzt wiederum sich zurückätherisieren und heraufströmen im menschlichen Ätherleibe zu dem Kopfe* (129, 170).

Rückverwandlung in Ätherisches

Ätherisierung des Blutes im Herzen und ätherische Ströme

Steiner sprach dann in München von einer Rückwirkung des *ätherisierten Blutsystems* auf das menschliche Gehirn (129, 171), von einem *wunderbaren Kräftespiel* innerhalb des *Ätherleibes* zwischen *Verdichtung und Rückverdünnung*, das eine *Kommunikation* zwischen Herz und Gehirn ermögliche (129, 172). Seinen Aussagen zufolge ist es diese *ätherische* Kommunikation, die das Gehirn zu einem Organ weitergestaltet, das der Erkenntnis der Außenwelt zu dienen und damit den Bereich des leiblichen Selbstseins zu überschreiten vermag: *Der Mensch würde nur das denken können, was sich auf seine eigenen leiblichen Bedürfnisse bezieht, würde, wenn er bloß auf sein physisches Gehirn angewiesen wäre, der denkbar größte Egoist sein. So aber wird unser Gehirn fortwährend durchströmt von jenen feinen substantiellen Ätherströmungen, die vom Herzen herauf fließen. Diese Ätherströmungen haben eine unmittelbare Verwandtschaft zu einem zarten, wichtigen Organ des Gehirns, zu der sogenannten Zirbeldrüse. Sie umspülen und umsprühen fortwährend die Zirbeldrüse. Die Zirbeldrüse wird von diesen feinen Ätherströmungen umglüht, und ihre Bewegungen als physisches Gehirnorgan sind im Einklange mit den Ätherströmungen, welche ich Ihnen so als vom Herzen ausgehend geschildert habe. Dadurch aber stehen diese Ätherbewegungen wiederum mit dem physischen Gehirn in Verbindung, prägen dem physischen Gehirn zu der egoistischen Erkenntnis dasjenige ein, was uns möglich macht, von der Außenwelt, von dem, was wir nicht selbst sind, etwas zu erkennen. Auf dem Umwege durch unsere Zirbeldrüse wirkt also unser ätherisiertes Blutsystem wiederum zurück auf unser Gehirn* (129, 171). An dieser Stelle wies Steiner auf die Prager Vorträge vom März desselben Jahres hin, in denen er *einiges von einer anderen Seite her gerade über die Funktion der Zirbeldrüse* angeführt habe (129, 172). In der Tat ergänzte Steiner das in Prag Dargestellte in München um einen evolutionären Aspekt, um das Phänomen der *Rückverwandlung von Kräften [...], welche sich bis zur Verdichtung des physischen Leibes gebracht haben* (129, 182), damit aber wesentlich um den Ursprung jener *Herzätherströmungen*, die Steiner in den Vorträgen zur *„Okkulten Physiologie“* gewissermaßen als gegeben vorausgesetzt hatte (vgl. S. 238ff. – der Übergang des strömenden Blutes in den aufsteigenden *Ätherstrom* wurde dort nicht thematisiert). Da aber Steiner in Prag die organische Ermöglichung der an Eindrücken der Außenwelt herangebildeten Erinnerungsvorstellung problematisiert und die diesbezügliche Bedeutung von *Ätherströmung* und Epiphyse herausgestellt hatte, so konvergieren hier die beiden Darstellungen. Denn auch in Prag wurden die aufsteigende *Ätherströmung* und deren materieller Ausdruck (die Epiphyse) einer inneren Kraftströmung polar gegenübergestellt, die aus der Tiefe der eigenen Leiblichkeit entspringt und in der Hypophyse (dem Kontrollorgan innerster, hormonaler Prozesse) wiederum materiell ausgestaltet wird. Damit stand auch

ätherische Kommunikation zwischen Herz und Gehirn

„Umglühung" der Epiphyse und Außenweltorientierung des Gehirns

Bezugnahme auf die Prager Darstellungen

dort der Bezug zur Außenwelt, die Überwindung leiblicher Selbstbezogenheit durch die *Kommunikation* zwischen Herz und Gehirn, die über die Epiphyse – dem ersten ursprünglichen Wahrnehmungsorgan für die außerorganismische Umwelt (vgl. S. 182ff.) – verwirklicht wird, ausgesprochen oder unausgesprochen im Mittelpunkt.

Nur sechs Wochen nach den Münchner Darstellungen sprach Steiner am 1.10.1911 in Basel neuerlich über die *Ätherisation des Blutes* (130, 80). Während die Beschreibung des Übergangs *physischer* in *ätherische* Blutsubstanz im Herzbereich sowie die vom Herzen ausgehende, zur Epiphyse hinorientierte *Ätherströmung* ähnlich wie in Prag und München gehalten war, wies Steiner nun erstmals darauf hin, daß dieser Vorgang des *Ätherischwerdens des Blutes* sich nur am *wachenden* Menschen abpielt bzw. sich nur dort zeigt (130, 90). Der Organismus des schlafenden Menschen charakterisiert sich dagegen dadurch, daß *eine fortwährende Strömung von außen herein, auch von rückwärts herein zum Herzen* der übersinnlichen Erkenntnis *wahrnehmbar* ist – eine *Strömung,* die als *makrokosmisch*, vom *Weltenraum* kommend, bezeichnet wurde (ebd.). Nach der Baseler Vortragsdarstellung stehen sich diese beiden *Strömungen* polar gegenüber, die einerseits (*mikrokosmisch*-aufströmend) mit der intellektuellen Erkenntnismöglichkeit (s. o.), andererseits (*makrokosmisch*-absteigend) mit der moralischen Handlungsfähigkeit verbunden sind. Weiter sagte Steiner: *Es ist nun im Moment des Aufwachens oder des Einschlafens in der Gegend der Zirbeldrüse eine Art Kampf vorhanden zwischen dem, was von oben nach unten, und dem, was von unten nach oben strömt. Das intellektuelle Moment strömt von unten nach oben in Form von Lichtwirkungen beim wachenden Menschen, und das, was eigentlich moralisch-ästhetischer Natur ist, das strömt von oben nach unten. Und im Moment des Aufwachens und des Einschlafens begegnen sich die nach aufwärts- und abwärtsgehenden Ströme […]* (130, 91).

Ätherströmungen beim wachen und schlafenden Menschen

Da die weiteren Ausführungen des Baseler Vortrags den *makrokosmischen* Aspekt dieses Geschehens – im Sinne des esoterischen Christentums – näher thematisierten, soll dieser, über den Prager Vortragszyklus hinausweisende Exkurs an dieser Stelle beschlossen werden. Nimmt man die drei Darstellungen von 1911 (Prag, München und Basel) zusammen, so wird die Epiphysenregion zu einem hochbedeutsamen physiologischen Ort, an dem drei in sich je polare Kräftezusammenhänge einen aktiven Ausgleich erfahren. Erst neun Jahre später eröffnete Steiner den konkreten Reinkarnationszusammenhang zwischen Herzorgan und Epiphyse.[129]

Organsysteme und Wesensglieder

Rückblick

Auf die von Rudolf Steiner (spätestens) ab dem Jahre 1906 vertretene Auffassung, die Organsysteme des menschlichen Organismus seien in differenzierter Weise den vier geistigen *Wesensgliedern*, *physischem Leib*, *Ätherleib*, *Astralleib* und *Ich* zuzuordnen, war zuvor (vgl. S. 166ff.) aufmerksam gemacht worden. Eine Übersicht über verschiedene Vortragsstellen hatte ergeben, daß Steiner zumeist den wesenhaften Bezug von *Ich* und Blutsystem, *Astralleib* und Nervensystem, *Ätherleib* und Drüsensystem sowie *physischem Leib* und Sinnessystem betonte; zugleich war darauf hingewiesen worden, daß Rudolf Steiner auch für weitere Organe oder Organsysteme die prinzipielle Dominanz von einem der vier gestaltenden *Wesensglieder* geltend machte, so beispielsweise die menschliche Lunge als einen *Ausdruck des astralischen Leibes* bezeichnete und die gleichfalls enge Beziehung zwischen menschlichem Leberorgan und *Astralleib* unterstrich. Die Art dieser Bezüge zwischen physischen Organsystemen und geistigen *Wesensgliedern* wurde von Steiner in der Weise beschrieben, daß er *physischen Leib*, *Ätherleib*, *Astralleib* und *Ich* als die schöpferischen Prinzipien der jeweiligen Organbildungen darstellte und auf ihre fortwährende Wirksamkeit im Sinne der Organerhaltung hinwies. Zugleich charakterisierte Steiner die physischen Organsysteme als jenes ermöglichende Prinzip, das den geistigen *Wesensgliedern* eine reale Präsenz, Ausdruck und damit Verwirklichung innerhalb einer menschlichen Organisation gestattet. Damit sind indes nur zwei Aspekte eines in sich einheitlichen Vorganges genannt.

Es wird nun im folgenden herausgearbeitet, wie sich das bereits Ausgeführte durch die von Steiner 1911 dargestellte Fassung des Organbegriffes konkretisierte und verwandelte.

Leibesorgane als Kraftsysteme

der geisteswissenschaftliche Organbegriff

Auf den von Steiner in Prag entwickelten geisteswissenschaftlichen Organbegriff war schon in den einführenden Bemerkungen zum Zyklus „*Okkulte Physiologie*“ eingegangen worden (s. o.). Wiederholt seien die zentralen Aussagen Steiners aus dem achten Prager Vortrag vom 28.3.1911: *Wir müssen hinauskommen über das Phantasiebild, das sich die äußere Anatomie von unseren Organen macht, indem wir aufsteigen zur Betrachtung der wirklichen Gestalt, die diese Organe haben, wenn wir berücksichtigen, daß diese Organe ja Kraftsysteme sind* (128, 164) sowie die Bemerkungen des fünften Vortrags vom 24.3.1911: *Wir haben uns zu denken, daß ein übersinnliches Kraftsystem zu dem, was wir als physisch-sinnliches Organ sehen, in einem solchen Ver-*

hältnis steht, daß physische Materie sich in dieses Kraftsystem einlagert, angezogen von den Kraftpunkten und Kraftlinien, und dadurch zu einem physischen Organ wird (128, 91). Damit wurde von Steiner einerseits auf eine fortwährende Neubildung, eine schöpferische Erhaltung der physischen Organsysteme im Rahmen eines weit gefaßten Ernährungsvorganges hingewiesen; die differenzierte *Anziehungskraft der verschiedenen Organsysteme für die Nahrungsstoffe* führt zu unterschiedlicher Eingliederung der Nahrungssubstanz in den physischen Organismus und damit zum Erhalt organischer Struktur. Wenn allerdings die sinnlich wahrnehmbare Organstruktur nur der *physische Ausdruck für übersinnliche Kraft und Formwirkungen* (128, 69) ist, so folgt daraus zugleich, daß auch die eigentliche Organtätigkeit nur *physischer Ausdruck ist für entsprechende Vorgänge* im übersinnlichen *Kraftsystem* (ebd.). Das hinter einem jeden physischen Organ stehende *System von Kraftwirkungen* (ebd.) bestimmt damit Gestalt und Wirksamkeit des *Organs*, das in seiner materiellen Struktur die *Entfaltung der geistigen Wirkungen*, die *Entwicklung der geistigen Kraftwirkungen* (128, 70) gewissermaßen vermittelt oder (im Falle eines substantiellen Krankheitsprozesses) auch hemmt.

Ernährung, Organbildung und Organerhalt

Einzelne Kraftsysteme als Ergebnis differenter Wesensglieder-Wirksamkeit

Bestimmung der Kraftsysteme durch die Wesensglieder

Es gibt solche Organe, von denen man sagen muß, daß sie hauptsächlich bestimmt sind durch Kraftsysteme des Ätherleibes, andere, die mehr bestimmt sind durch Strömungen oder Kräfte des Astralleibes, während noch andere mehr bestimmt sind durch Strömungen des Ich (128, 93). Steiner sprach im fünften Prager Vortrag vom 24.3.1911 über die Wesensart der organspezifischen *Kraftsysteme*, wobei er die Begriffe *physisches Kraftsystem*, *ätherisches Kraftsystem*, *astralisches Kraftsystem* und *Ich-System* gebrauchte (128, 94) und jeweils von einem *Überwiegen* eines der vier Systeme ausging.[130]

physisch bestimmte Absonderungsorgane

Als jene Organe, *die hauptsächlich Werkzeuge der physischen Kraftsysteme sind*, bestimmte Steiner innerhalb des menschlichen Organismus *alle drüsigen Organe, alle Absonderungsorgane überhaupt: […] Alle Organe, welche direkt Stoffe absondern, werden zu diesen Stoffabsonderungen – also zu einem Vorgang, der innerhalb der rein physischen Welt seine wesentliche Bedeutung hat – hauptsächlich durch die Kräfte des physischen Organismus veranlaßt* (ebd.). Von den (hauptsächlich) durch ein solches *physisches Kraftsystem* bestimmten Organen sagte Steiner, daß bei ihnen eine Erkrankung, ein *Unbrauchbarwerden* oder eine operative Entfernung den menschlichen Organismus *unfehlbar zum Verfall* bringen würde, *so daß er dann nicht mehr in entsprechender Weise sich entwickeln und zuletzt nicht mehr leben kann* (ebd.).[131]

Milz, Schilddrüse, Leber und Niere in ihren jeweiligen Kraftsystemen – zur Frage der möglichen Organentfernung

Demzufolge ist die materielle Unversehrtheit eines Organs von desto größerer Bedeutung, je mehr dessen *übersinnliches Kraftsystem* von den Kräften des *physischen Leibes* bestimmt wird. Ein *besonders geistiges Organ* wie die Milz ist dagegen nur zu einem geringen Teil *physisch* bestimmt – ihr *übersinnliches Kraftsystem* wird vielmehr wesentlich *von den übersinnlichen Gliedern der menschlichen Organisation* dominiert (128, 95). Zwischen den Polen von Schilddrüse und Milz gelegen, umschrieb Steiner den physiologischen Ort von Leber und Nieren; zwar sind auch diese Organe in hohem Maße von den *übersinnlichen Kraftsystemen* der menschlichen Organisation konfiguriert, doch werden sie zugleich in den *physischen* Organismus *eingespannt*, werden durch dessen Kräfte veranlaßt, *Stoffliches abzusondern*. Steiner sagte: *Das sind Organe, die, geradeso wie die Milz, abhängig sind von den übersinnlichen Gliedern der menschlichen Organisation, vom Ätherleibe und Astralleibe, die aber sozusagen eingefangen sind von den Kräften des physischen Organismus, heruntergezogen sind in ihren Wirkungen bis zu den Kräften des Physischen. Daher kommt es bei ihnen in einem viel höheren Grade darauf an, daß sie als physische Organe in gesundem Zustand sind, als zum Beispiel bei der Milz […]* (128, 95).

Kapitel III

Erhöhung der Anthropologie durch Anthroposophie[132]: Die Dreigliederung des Menschen (1911–1919)

Skizzenhaft möchte ich nun auch darstellen, was sich mir ergeben hat über die Beziehungen des Seelischen zu dem Physisch-Leiblichen. Ich darf wohl sagen, daß ich damit die Ergebnisse einer dreißig Jahre währenden geisteswissenschaftlichen Forschung verzeichne.
Erst in den letzten Jahren ist es mir möglich geworden, das in Frage Kommende so in durch Worte ausdrückbare Gedanken zu fassen, daß ich das Erstrebte zu einer Art vorläufigen Abschlusses bringen konnte. Auch davon möchte ich mir gestatten, die Ergebnisse hier nur andeutend darzulegen.
Ihre Begründung kann durchaus mit den heute vorhandenen wissenschaftlichen Mitteln gegeben werden. Dies würde der Gegenstand eines umfangreichen Buches sein, das in diesem Augenblicke zu schreiben, mir die Verhältnisse nicht gestatten.

Rudolf Steiner (1917 – 21, 150)

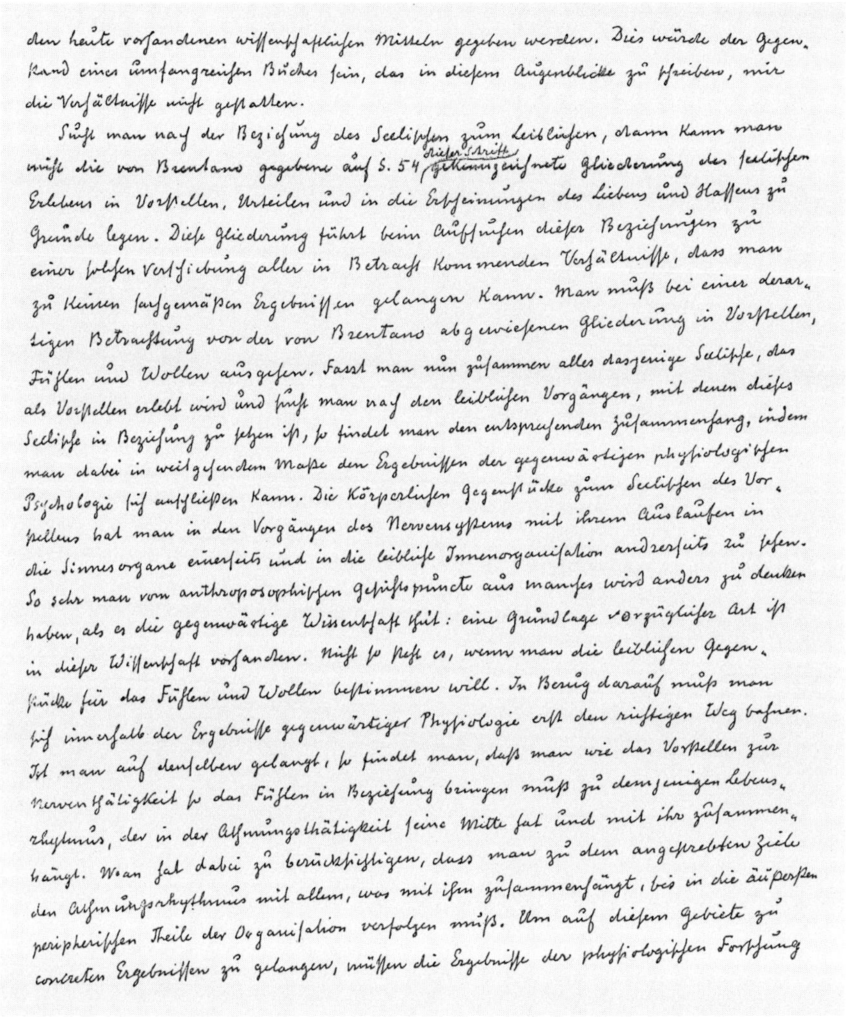

den heute vorhandenen wissenschaftlichen Mitteln gegeben werden. Dies würde der Gegen-
stand eines umfangreichen Buches sein, das in diesem Augenblicke zu schreiben, mir
die Verhältnisse nicht gestatten.
Sucht man nach der Beziehung des Seelischen zum Leiblichen, dann kann man
nicht die von Brentano gegebene auf S. 54 dieser Schrift gekennzeichnete Gliederung des seelischen
Erlebens in Vorstellen, Urteilen und in die Erscheinungen des Liebens und Hassens zu
Grunde legen. Diese Gliederung führt beim Aufsuchen dieser Beziehungen zu
einer solchen Verschiebung aller in Betracht kommenden Verhältnisse, dass man
zu keinen sachgemässen Ergebnissen gelangen kann. Man muss bei einer derar-
tigen Betrachtung von der von Brentano abgewiesenen Gliederung in Vorstellen,
Fühlen und Wollen ausgehen. Fasst man nun zusammen alles dasjenige Seelische, das
als Vorstellen erlebt wird und sucht man nach den leiblichen Vorgängen, mit denen dieses
Seelische in Beziehung zu setzen ist, so findet man den entsprechenden Zusammenhang, indem
man dabei in weitgehendem Masse den Ergebnissen der gegenwärtigen physiologischen
Psychologie sich anschliessen kann. Die Körperlichen Gegenstücke zum Seelischen des Vor-
stellens hat man in den Vorgängen des Nervensystems mit ihrem Auslaufen in
die Sinnesorgane einerseits und in die leibliche Innenorganisation andrerseits zu sehen.
So sehr man vom anthroposophischen Gesichtspuncte aus manches wird anders zu denken
haben, als es die gegenwärtige Wissenschaft thut: eine Grundlage vorzüglicher Art ist
in dieser Wissenschaft vorhanden. Nicht so steht es, wenn man die leiblichen Gegen-
stücke für das Fühlen und Wollen bestimmen will. In Bezug darauf muss man
sich innerhalb der Ergebnisse gegenwärtiger Physiologie erst den richtigen Weg bahnen.
Ist man auf denselben gelangt, so findet man, dass man wie das Vorstellen zur
Nerventhätigkeit so das Fühlen in Beziehung bringen muss zu demjenigen Lebens-
rhythmus, der in der Athmungsthätigkeit seine Mitte hat und mit ihr zusammen-
hängt. Man hat dabei zu berücksichtigen, dass man zu dem angestrebten Ziele
den Athmungsrhythmus mit allem, was mit ihm zusammenhängt, bis in die äussersten
peripherischen Theile der Organisation verfolgen muss. Um auf diesem Gebiete zu
concreten Ergebnissen zu gelangen, müssen die Ergebnisse der physiologischen Forschung

Manuskript Rudolf Steiners: *„Von Seelenrätseln“* (1917)
(Rudolf Steiner Archiv)

1. Einleitung

Werkepoche 1911–1919

Dieses dritte Kapitel berücksichtigt Rudolf Steiners Publikationen und Vorträge aus den Jahren 1911 bis 1919, genauer: den Zeitraum zwischen den Prager Vorträgen über *„Okkulte Physiologie"* vom März 1911 und dem ersten pädagogischen Kurs in Stuttgart, der vom 21.8. bis zum 5.9.1919 anläßlich der Eröffnung der „Freien Waldorfschule" von Steiner gehalten wurde. In diesen Jahren erfolgte Steiners Trennung von der Theosophischen Gesellschaft und die eigenständige Begründung der Anthroposophischen Gesellschaft, die beginnende Errichtung des Goetheanums als einer *Freien Hochschule für Geisteswissenschaft* in Dornach, nach Ende des ersten Weltkrieges Steiners sozialpolitische Aktivitäten. All dies verband sich notwendig mit einer Intensivierung der öffentlichen Vortragstätigkeit (v. a. in Berlin, Basel, Bern und Zürich), durch die Steiner in allgemeiner Form *die möglichen Beweise und Belege für das Berechtigte* einer anthroposophischen Geisteswissenschaft aufzuzeigen (63, 327) und diese zugleich *vor dem Forum [...] wirklicher, wahrer Naturwissenschaft* zu *rechtfertigen* versuchte (72, 307/337). Steiner erreichte dadurch eine weitere Klarstellung seiner Konzeption zeitgemäßer Geisteswissenschaft in ihrer Aufgabenstellung und Erkenntnismethodik. Die folgende Einleitung veranschaulicht in der Konzentration auf wesentliche Passagen der zwischen 1911 und 1919 gehaltenen Vorträge erneut den Hintergrund, vor dem Steiners physiologische Ausarbeitungen gesehen werden müssen.

Beweise und Belege für die Berechtigung anthroposophischer Geisteswissenschaft

Die geistesgeschichtliche Bedeutung der Anthroposophie

Das Ende des Materialismus und die Notwendigkeit kontemporärer Geisteswissenschaft

Derjenige, welcher den Verlauf des gesamten menschlichen Lebens in westlichen Gegenden verfolgt, der wird bemerken, daß eine ganz bestimmte Konfiguration des geistigen Lebens der Menschheit da war, sagen wir vom 14., 15., 16. Jahrhundert bis zum letzten Drittel des 19. Jahrhunderts. [...] Wenn man [...] gründlich das Leben betrachtet, wird man überall bemerken können, wie seit dem letzten Drittel des 19. Jahrhunderts eine ganz andere Konfiguration des abendländischen Geisteslebens beginnt. [...] Die eigentliche Epoche des Materialismus ist vorbei. [...] Ebenso, wie begonnen hat die Ära des naturwissenschaftlichen Denkens in dem angegebenen Zeitpunkte, ebenso beginnt jetzt die Ära des spiritualistischen Denkens der Menschheit. Wir leben in der Zeit, in der hart aneinander stoßen diese zwei scharf voneinander zu unterscheidenden Epochen. Immer mehr wird es hervortreten, daß die Art des neuen Denkens erst sich zur Wirklichkeit zu stellen hat, daß das Denken bei den Menschen ein ganz anderes werden wird, als dasjenige der letzten vier Jahrhunderte sein mußte, weil die Menschen lernen mußten, naturwissenschaftlich zu erkennen (1.6.1913 – 146, 81/82). Das letzte Drittel des 19. Jahrhunderts markiert nach Steiner den Anbeginn einer Zeit, *in welcher die menschliche Entwicklung es notwendig macht, daß die Erkenntnis des geistigen Lebens sich auf ähnliche Grundlagen stelle, wie sie sich vor drei bis vier Jahrhunderten die Erkenntnis der äußeren Natur gestellt hat* (154, 105).

geistige Situation zu Beginn des 20. Jahrhunderts

Die *nachmaterialistische* Entwicklungsepoche menschlicher Geschichte bedarf *der Erkenntnis des Geistes* (63, 44), einer *wirklichen, ernsten Einsicht in das Leben des Geistes* (73, 208), des fundierten *Verständnisses für die Wirklichkeit der geistigen Welt* (182, 85): *Ich habe es aus vielen Zusammenhängen heraus betont, daß es nicht eine Willkür ist, daß wir heute Geisteswissenschaft treiben, sondern daß die Beschäftigung mit dieser Geisteswissenschaft von uns gefordert wird durch die Evolution der Menschheit, durch das, was im gegenwärtigen Zeitpunkte in der Menschheitsevolution sich vorbereitet* (158, 98). Eine *geistgemäße Betrachtung der Evolution der Menschheit* ergebe *die Notwendigkeit des Hereintretens der Geisteswissenschaft in den Fortgang der Menschheitsentwicklung* (62, 486) – *es muß in der Gegenwart Geisteswissenschaft auftreten, denn man muß durch die Geisteswissenschaft durchgehen, man muß durch das Verständnis der Geisteswissenschaft durchgehen, um weiterzukommen* (154, 25). Für den einzelnen Menschen aber folgt nach Steiners Worten eine *Pflichtverantwortlichkeit [...] gegenüber dem Erkennen der geistigen Welt* (15, 88).

geistige Evolution der Menschheit

Schwierigkeiten und Verzögerung des Paradigmenwechsels

Das ist aber bis jetzt versäumt worden. Und in dieser gegenwärtigen katastrophalen Zeit erleben wir es in der furchtbarsten Weise, wie es noch nie geschehen ist innerhalb der Entwicklungsgeschichte der Menschheit, die mit Dokumenten verfolgt werden kann, daß sich die Menschheit in eine Sackgasse versetzt sieht, in eine wirkliche Sackgasse (182, 83) – so Steiner in einem Vortrag während des Ersten Weltkrieges. *Vorstellungskreise [...], in die sich die Menschheit gewissermaßen über den ganzen Erdkreis hin eingesponnen* habe, gehörten *mit zu den Veranlassungen* der *katastrophalen Ereignisse* (179, 9); den Zusammenhang der politischen Situation mit der geistesgeschichtlichen Konstellation hob Steiner in Dornach am 1.11.1918 in zugespitzter Form hervor, wo er formulierte: *Aber alles Äußere, [...] was zu der gegenwärtigen Weltkatastrophe geführt hat, alles dies Äußere ist ja schließlich ein äußeres Resultat dessen, was an den Universitäten gelehrt wird* (185, 170). *Wird die Menschheit sich nicht dazu entschließen, die [...] gemeinte neue Geistigkeit wirklich sich einzufügen, dann werden in immer neuen Perioden, vielleicht in recht kurzen Perioden, diese Katastrophen immer wiederkehren. Mit den Mitteln, die die Menschheit schon gekannt hat, bevor diese Katastrophe ausgebrochen ist, wird diese Katastrophe und alle ihre Folgen niemals geheilt werden. Wer dieses noch glaubt, denkt nicht im Sinne der irdischen Entwickelung der Menschheit. Und so lange wird diese katastrophale Zeit dauern – wenn sie auch für einige Jahre zwischenherein überbrückt werden kann, scheinbar –, bis die Menschheit sie in der einzig richtigen Weise interpretieren, auslegen wird, nämlich dahingehend, daß sie ein Zeichen ist, daß die Menschen nach dem Geiste, der das rein physische Leben durchdringen muß, sich hinwenden* (182, 84). Das Begreifen des *eigentlichen tieferen Impulses geistiger Wissenschaft für die Gegenwart* (182, 88), der der Menschheitsevolution als *Kulturferment* (164, 226) oder *Kulturkeim* (135, 77) *auferlegten* (155, 217) Geisteswissenschaft, hielt Steiner demgemäß für *etwas im höchsten Grade Zeitgemäßes, etwas im höchsten Grade Notwendiges* (135, 85). *An der Zeit ist es, daß die Menschen aus dem bewußten Inneren heraus in freier Geistigkeit streben* (182, 94).

Weltkriegskatastrophe und neues Denken

Betonte Steiner an vielen Stellen diese notwendige Integration der anthroposophischen Geisteswissenschaft und ihrer Erkenntnisse in die Entwicklung der Menschheit (162, 66), so unterstrich er zugleich den, wie er sagte, *eigentümlichen, in der Menschheitsentwickelung gelegenen Widerspruch, daß eine geistige Strömung, ein geistiger Impuls von einem gewissen höheren Gesichtspunkt aus im eminentesten Sinn zeitgemäß sein kann und daß dieses also Zeitgemäße dennoch zunächst von der Zeitgenossenschaft scharf zurückgewiesen wird, zurückgewiesen in einer, man möchte sagen, durchaus begreiflichen Weise* (153, 9). Steiner verglich dabei in verschiedenen Vorträgen das Auftreten der anthroposophischen Geisteswissenschaft, des *neuen Denkens*, mit den grundlegenden naturwissenschaftlichen Arbeiten des 16. und 17. Jahrhunderts (*Geisteswissenschaft, wie sie hier gemeint ist, fühlt sich von dem Impuls durchdrungen, für den Geist und seine Erkenntnis etwas Ähnliches zu leisten, wie in ihrer Zeit für die Erkenntnis der äußeren Natur geleistet haben Persönlichkeiten wie Kopernikus, Galilei, Giordano Bruno* – 154, 105) und wies auf die jeweils ablehnende *Stellung der Zeitkultur* (63, 361) bzw. des bis dato dominanten Wissenschaftsparadigmas zum geistig Neuartigen

Ablehnung durch die Zeitkultur

zeitgemäß und unzeitgemäß – die „Vernunft der kommenden Zeiten"

hin: *Zeitgemäß war der Impuls zu einer neuen Anschauung vom Weltenall des Raumes, den Kopernikus in der Morgenröte der neuen Zeit gegeben hat, zeitgemäß zweifellos von dem Gesichtspunkt aus, daß die Entwickelung der Menschheit gerade zu der Zeit des Kopernikus notwendig machte, daß dieser Impuls kam. Unzeitgemäß erwies sich dieser Impuls durchaus noch für lange Zeiten, insofern als gegen ihn Front gemacht wurde von all denen, die an den alten Denkgewohnheiten, an jahrhundert- und jahrtausendalten Vorurteilen festhalten wollten. Zeitgemäß in einem solchen Sinne erscheint den Bekennern der hier gemeinten Geisteswissenschaft diese geisteswissenschaftliche Weltanschauung, und unzeitgemäß ist sie von dem Gesichtspunkt aus, von dem sie noch von vielen unserer Zeitgenossen beurteilt werden muß* (153, 9). Die gegenwärtig noch, wie Steiner sagte, *paradox* (153, 40) anmutenden anthroposophisch-geisteswissenschaftlichen Erkenntnisse müßten deshalb öffentlich vertreten werden, selbst wenn sie *für einen großen Teil der denkenden Menschheit unserer Tage [...] nicht nur etwas Unverständliches, Unbeweisbares, sondern vielleicht sogar etwas Verletzendes haben, etwas sogar, was Ironie, Hohn und Spott herausfordern kann* (62, 17). *Aber was oft die Vernunft der kommenden Zeiten ist, das ist für die vorhergehenden Torheit* (15, 66).

Anthroposophische Geisteswissenschaft in der Kontinuität des deutschen Idealismus

In zahlreichen Publikationen und Vorträgen der Jahre 1911 bis 1919 stellte Rudolf Steiner dar, daß die von ihm intendierte anthroposophische Geisteswissenschaft ihren geistesgeschichtlichen Hintergrund im *mitteleuropäischen Geistesleben* habe – und sprach von ihr als in der Konsequenz des *geistigen Entwickelungsprozeß des Abendlandes* liegend (35, 242), bezeichnete sie als ein *Ergebnis der gesamten geistig-philosophischen Entwickelung des Abendlandes* (64, 107). Dabei wies Steiner mit großer Intensität wiederum auf das Lebenswerk Goethes sowie auf die Philosophie des deutschen Idealismus hin: *Die ersten Elemente zu dem, was Geisteswissenschaft immer weiter ausbilden will, liegen in Goethe* (66, 149). Steiners Veröffentlichungen in den 80er und 90er Jahren des 19. Jahrhunderts, in denen eine begriffliche Klärung von Goethes Erkenntnismethodik mit dem Ziel einer Weiterführung Goethescher Intentionen versucht worden war, behielten ihre Bedeutung für die sich entfaltende Geisteswissenschaft bei – Anthroposophie ist, so Steiner 1917, der *in wissenschaftlicher Gestalt fortentwickelte Goetheanismus* (73, 150). Wenn Steiner dabei den *Goetheanismus* als eine *umgestaltete, [...] umgewandelte Fortsetzung desjenigen, was man, an Goethe sich schulend, sich innerlich durchdringend, heranentwickeln kann* (192, 236) charakterisierte, so ver-

Anthroposophie als wissenschaftlicher Goetheanismus

deutlichte dies den methodischen Übungscharakter von Goethes Studien – insbesondere seiner Metamorphosenanschauung im Bereich organischer Naturforschung. Steiner bezeichnete an einer Vortragsstelle die anthroposophische Geisteswissenschaft als die *direkte Fortsetzung der Goetheschen Metamorphosenlehre* und wies eindringlich auf diese weiterzuentwickelnde Möglichkeit, *Geistig-Ideelles als äußerliche Wirklichkeit in der Metamorphose der Gestaltung der Welt zu schauen,* hin (72, 228 bzw. 187, 127). Als *im Sinne der Goetheschen Weltanschauung* liegend beschrieb Steiner die eigene Anstrengung, *vom Naturleben zum Geistesleben* aufzusteigen (67, 100) und Goethes an der Naturanschauung ausgebildete Metamorphosenlehre *auf Leib, Seele und Geist* (65, 672) auszudehnen – *da hat der Goetheanismus die elementare Grundlage geschaffen, da muß man auf dem Wege des Goetheanismus weiter forschen, dann kommt man zu einer wirklichen Menschenerkenntnis* (192, 265). *Und ich glaube, daß gerade dasjenige, was Goethe noch in den Elementen in seiner groß angelegten Metamorphosenlehre gewollt hat, was er bis zu einem hohen Grade, aber eben nur in den Elementen, ausgestaltet hat, daß dieses, weiter ausgestaltet, herübergenommen ins Geistige, die wirkliche Grundlage ist für eine wahre, anthroposophisch orientierte Geisteswissenschaft* (73, 150).

die geistige Fortsetzung der Goetheschen Metamorphoselehre

Andererseits machte Steiner – wie schon vor 1900 – in und um die Zeit des Ersten Weltkrieges verschiedene Male geltend, daß Goethes universale Wirksamkeit in ihrem geistigen Anliegen weder von seinen Zeitgenossen noch von der wissenschaftlichen Nachwelt in ihrer eigentlichen Bedeutung erkannt worden sei: *Und so konnte eben die bemerkenswerte Tatsache auftreten, daß eine ganz gewaltige geistige Welle, die mit dem Goetheanismus aufgeworfen war, eigentlich vollständig unverstanden geblieben ist. […] Dieser Goetheanismus […] steht ja in einer merkwürdigen Isolierung in der Welt überhaupt da. Diese Isolierung, in der [er] in der Welt dasteht, die ist außerordentlich bezeichnend für die ganze Entwickelung der neueren Menschheit* (185, 166/163).[133]

der unverstandene Goetheanismus

Steiner nannte den *Goetheanismus* ein *nicht beachtetes wirkliches Geistesleben* (185, 170); die mitteleuropäischen Universitäten seien weder in den Geisteswissenschaften noch in den Naturwissenschaften von dieser *großen Wende des neueren Geisteslebens* (182, 98) erfaßt worden. Goethe selbst aber sei *wider alles Universitätswesen in die modernsten Impulse auch des Erkennens hineingewachsen* (185, 171) – *Goethe ist in gewisser Beziehung die Universitas litterarum, die geheime Universität, und der widerrechtliche Fürst auf dem Gebiete des Geisteslebens ist die Universitätsbildung der Gegenwart* (185, 170). In der seit 1913 erfolgten Errichtung des *Goetheanums* als einer *Freien Hochschule für Geisteswissenschaft* sah Steiner dann auch einen *lebendigen Protest* gegen die *Wirklichkeitsfremdheit* universitärer Ausbildung und For-

die „geheime Universität"

das Dornacher Goetheanum als Markstein der Zukunft

schung (185, 173) – in einem *nach jeder Richtung [...] ersten Versuch* (180, 331), in einem *Anfangswerk* (161, 63) sollte hier in der Fortführung Goethescher Ansätze ein *Neuaufbau wissenschaftlichen, seelischen und sozialen Lebens* erfolgen (24, 127). *[...] Dieser Bau soll eine Art [...] Markstein sein, der da scheidet ein Altes, das endlich wird einsehen müssen, daß es ein Altes ist, von einem Neuen, das da werden will, weil es werden muß, wenn die Menschheit nicht in immer katastrophalere Verhältnisse hineinkommen soll* (180, 331).

Im weitesten Sinne rechnete Steiner auch die Philosophie des deutschen Idealismus zu jenem geistesgeschichtlichen Impuls, den er als *Goetheanismus* bezeichnete (65, 86) – und als in der geistigen Entwicklungslinie der anthroposophisch orientierten Geisteswissenschaft stehend beschrieb. *[...] Das Wie des Suchens nach Wahrheit* war ihm, jenseits der Schaffung eines philosophischen Systems, bei Fichte, Schelling und Hegel entscheidend (65, 364); denn in der idealistischen Erkenntnisrichtung komme zum Ausdruck, daß *das, was entscheiden kann über Wahrheitssinn, über Weltanschauungssinn, in dem Tiefsten der menschlichen Seele selber zu suchen ist, das heraufgeholt werden muß* (65, 365). In dieser inneren Bemühung ist das idealistische Denken *bis zu seiner reinsten Gedankenklarheit gebracht worden: Wozu sich der Gedanke aufschwingen kann, das ist in dieser Philosophie wirklich enthalten. Die Aufgabe, bis zu welcher der Gedanke gebracht werden kann, ist da gelöst* (161, 166). Innerhalb der *großartigen, gewaltigen Abendröte* der Philosophie des deutschen Idealismus (192, 234) sah Steiner den *Höhepunkt* in Hegels Gedankenleben gegeben (192, 233) – Höhepunkt und zugleich Grenze. Bei Hegel, so Steiner (35, 326), sei zu bemerken, *wie er den Inhalt des Denkens in seiner geistigen Wirklichkeit erfaßt hatte, aber ihn doch nur in einer solchen Gestalt zu halten vermochte, daß das Denken nicht zum lebendigen Anfangsglied in einem geistigen Erkenntnisvorgang werden konnte, der sich die übersinnliche Welt erschließt. Die Hegelsche Philosophie ist groß, aber sie ist groß als Durchgangspunkt des 19. Jahrhunderts. Hegel in seiner Größe anzuerkennen führt gerade dazu, ihn fortzusetzen* (189, 167). Was für Goethes Arbeiten in Anspruch genommen wurde, das machte Steiner damit auch für die Gedankensysteme idealistischer Philosophie geltend: *Wir müssen gerade etwas anderes geistig-seelisch herausentwickeln aus diesem deutschen Idealismus, als er uns unmittelbar darbietet* (192, 236). Insbesondere in der Hegelschen Philosophie sei *die Linie, die wirkliche Richtung zum Erfassen des Geistes* gegeben (64, 179): *Das ist es, worauf es ankommt: daß das deutsche Geistesleben im Anfange des neunzehnten Jahrhunderts gelernt hat, einen Anfang zu machen zur wahren Geisteswissenschaft, einen Anfang zur lebendigen geistigen Erkenntnis, einen solchen Anfang, der in sich selber die Kraft des Fortschrittes, die Kraft zur Vollendung trägt* (64, 181). Aufgabe der zu entwickelnden Geisteswissenschaft sei daher die Weiterbildung des philosophischen Idealismus zum

das Denken als Anfangsglied des geistigen Erkenntnisvorganges

ideellen Spiritualismus (189, 170), zur *lebendigen Geist-Erkenntnis*, die – so Steiner (64, 355) – der *Kultur der Zukunft einverleibt* werden müsse.

Rudolf Steiner wandte in dem betrachteten Zeitraum 1911 bis 1919 wiederholt seine Aufmerksamkeit einigen Denkern zu, die er zu der *Nachblüte des deutschen idealistischen Geisteslebens* rechnete (66, 163) und in ihrem ideellen Zusammenhang als eine *in dem gegenwärtig herrschenden wissenschaftlichen Zeitbewußtsein wirklich mehr oder weniger vergessene Strömung des deutschen Geisteslebens* bezeichnete (20, 64). Die von Steiner u. a. erwähnten Philosophen und Naturforscher I. H. Fichte, I. P. V. Troxler, J. H. Deinhardt, K. Ch. Planck gehören zu jenen, die, so Steiner (66, 161), *sich haben befruchten lassen von diesem Idealismus, die gewissermaßen die Gedanken, die damals erzeugt worden sind, in ihrer Seele haben weiterwirken lassen [...].* Steiner verfolgte dies u. a. am Beispiel des sich in den verschiedenen Publikationen entwickelnden Begriff eines übersinnlichen, *ätherischen* Leibes und betrachtete die Genannten als *sich auf dem Wege zur Geisteswissenschaft* befindliche Wissenschaftler (66, 164 – vgl. auch die 1916 publizierte Schrift: „*Von Menschenrätseln*").

eine „vergessene Strömung" des Idealismus

Naturwissenschaft und anthroposophische Geisteswissenschaft

Zu den für den Geisteswissenschaftler selbst bedeutsamsten Beziehungen zu anderen wissenschaftlichen Strömungen gehört die Beziehung zur naturwissenschaftlichen Forschung der Gegenwart und der neueren Zeit überhaupt. Wenn irgend etwas von vornherein die Notwendigkeit der anthroposophisch orientierten Geisteswissenschaft klarlegen kann, so ist dies ganz besonders das Verhältnis zur Naturwissenschaft, in das sie sich selber stellen muß (73, 119). Anthroposophie ist, so Steiner in einem öffentlichen Züricher Vortrag im November 1917, *eine Geistesströmung, welche sich mit innerer Notwendigkeit in unserer Zeitepoche ergibt aus dem Heraufkommen der naturwissenschaftlichen Weltanschauung im Laufe der letzten Jahrhunderte in der Gestalt, welche diese naturwissenschaftliche Weltanschauung insbesondere in der letzten Zeit genommen hat* (73,9).

die Beziehung zur naturwissenschaftlichen Forschung

Der naturwissenschaftliche Forschungsweg als Voraussetzung spiritueller Erkenntnisweisen

Steiner sprach wiederholt über die vornehmlich im Laufe der Wissenschaftsentwicklung des 19. Jahrhunderts heranentwickelte *Struktur des naturwissenschaftlichen Denkens*, die er als das *Erbe des neunzehnten Jahrhunderts* bezeichnete (62, 464) und zu den *tiefsten Dingen* dieser Zeitepoche rechnete:

Wir können heute gar nicht anders als zugeben, daß in unserer Seele etwas lebt als eines ihrer wichtigsten Instrumente, was gar nicht da sein würde ohne die Struktur des naturwissenschaftlichen Denkens [...] (62, 463). Erst ein so geartetes Denken habe die menschliche Seele gezwungen, *ihre eigenen seelisch-geistigen Kräfte zu entwickeln* (62, 481), habe die Seele *auf sich selbst zurückgewiesen* und damit in die Möglichkeit versetzt, *aus sich selbst heraus die höheren Kräfte der objektiven Wissenschaft zu entwickeln* (ebd.). Eine *hohe Stufe* menschlicher *Selbstbesinnung* sei das *geistige Erbe* des *naturwissenschaftlichen Materialismus* (72, 163): *Also dadurch, daß sich die Seele völlig loslöst und im Naturbeobachten nur die Natur als solche gelten läßt, indem sie sich für die Naturwissenschaft loslöst von allem Seelischen in der Natur, dadurch wird die Seele gezwungen, um so stärkere, bedeutsame Kräfte aus ihrem eigenen inneren Seelen- und Geistesquell zu holen, um, abgesehen von aller Naturbetrachtung, abgesehen von allem Sinnesleben, in einer neuen Art in die geistige Welt einzutreten* (72, 190). Es gehe nun darum, *die fortwirkende Bedeutung des naturwissenschaftlichen Weges des neunzehnten Jahrhunderts mit allen seinen Formen* für die Evolution menschlichen Seelenlebens zu erkennen (62, 485): *Wenn etwas [...] den wirkungsvollsten Anstoß geben muß, anthroposophisch orientierte Geisteswissenschaft zu treiben, so ist es das Durchschauen desjenigen, was Naturwissenschaft der Menschheit gebracht hat* (72, 190). Anthroposophisch orientierte Geisteswissenschaft habe sich aus der modernen naturwissenschaftlichen Denkweise *als aus ihrer Wurzel* entwickelt (67, 34). Auf diesen Sachverhalt wies Rudolf Steiner mit großer Deutlichkeit – namentlich auch vor öffentlichem Publikum (in Berlin, Bern und Basel, 1913 und 1917) – in den Vorträgen des betrachteten Zeitraumes hin. Damit war noch eindeutiger als in den vorhergehenden Jahren (vgl. Einleitung zu Kapitel 2) von Steiner die historische Ermöglichung kontemporärer Geisteswissenschaft an die Wissenschaftsentwicklung des 19. Jahrhunderts geknüpft und als notwendig sich ergebende Evolution der Seelenkräfte skizziert worden.

die „fortwirkende Bedeutung des naturwissenschaftlichen Weges"

methodische Rechtfertigung der Geisteswissenschaft

Der *ernste Gang geisteswissenschaftlicher Forschung* (73, 43), die Darstellung der anthroposophischen Geisteswissenschaft als ein *ebenso methodisch zu Erarbeitendes, ein ebenso in strengen Formen Verlaufendes wie reine Naturwissenschaft* (67, 44) wurde von Steiner dann auch weiter in vielen Vorträgen betont. Dies bedeutete zugleich das fortgeführte Bemühen um die Anerkennung der Anthroposophie als einer Wissenschaft, den Versuch, *wissenschaftliche Begründungen [...] vorzubringen für dasjenige, was als übersinnliche Erkenntnis von dieser Anthroposophie angestrebt wird* (73, 216), anthroposophisch orientierte Geisteswissenschaft *wirklich vor dem Forum der Wissenschaft, vor dem Forum des Zeitgeistes zu rechtfertigen* (62, 34), d. h. dem – wie Steiner sagte – *Vorurteil* entgegenzutreten, wonach *heute Naturwissenschaft als die einzige Wissenschaft gilt, die eine streng begründete Methodik* habe (72, 23).

Die notwendige Selbstbegrenzung naturwissenschaftlicher Forschung

Bei aller Anerkennung der naturwissenschaftlichen Forschung auf ihrem Gebiet[134] und in dem Bewußtsein *der Echtheit und Begründetheit der naturwissenschaftlichen Forschung* (62, 209), trat Steiner öffentlich für die Selbstbegrenzung und *Reinerhaltung* (62, 209) empirischer Naturforschung ein und kritisierte in werkgeschichtlicher Kontinuität die Art, *mit welcher die Naturwissenschaft sich in den letzten Jahrzehnten zur Weltanschauung zu erheben versucht hat* (61, 221). *Da, wo man […] aus der Naturwissenschaft selber auch etwas für eine geistige Interpretation der Lebenserscheinungen zu gewinnen sucht, da, wo die Naturwissenschaft gerade durch sich selber dies versucht* (62, 198), dort beginne der *unberechtigte Machtanspruch* (64, 442) einer Forschung, deren *Größe und Bedeutung* gerade darin begründet sei, *daß sie sich in ihren Grenzen hält* (62, 99). Angesichts der zur monistischen Weltanschauung interpretierten Naturforschung Ernst Haeckels und Wilhelm Ostwalds bemerkte Steiner (153, 29), daß die Naturwissenschaft nur so lange *auf festem Boden* stehe, solange sie sich darauf beschränke, *die Gesetze des äußeren Sinnesdasein zu erforschen, die Zusammenhänge in diesem äußeren Sinnesdasein der Seele zu vergegenwärtigen.*

weltanschauliche Selbstüberhebung und Verfremdung der Naturwissenschaft

Aus dieser Selbstbegrenzung naturwissenschaftlicher Forschung ergebe sich aber dann die, wie Steiner sagte, *geschichtliche Notwendigkeit, daß sich neben diese Naturwissenschaft, aber mit demselben Ernst, mit dem die Naturwissenschaft selber vorgeht, geisteswissenschaftliche Forschung in der neueren Zeit hinstellt* (72, 232). Geisteswissenschaft liege in der Konsequenz *objektiver* Naturforschung; *der Gedanke der Naturwissenschaft* fordere selber Geisteswissenschaft, wenn die Naturwissenschaft *nicht ins Nichtige auslaufen will, wenn sie nicht in Mißverständnisse über ihr eigenes Forschen kommen will* (73, 310). So sind nach Steiner Möglichkeit und Notwendigkeit einer geisteswissenschaftlichen Forschung in der (namentlich im 19. Jahrhundert) erreichten Entwicklungshöhe naturwissenschaftlichen Denkens begründet – *Was die Geisteswissenschaft vor der Naturwissenschaft rechtfertigt, das ist die recht verstandene Naturwissenschaft selbst* (72, 337).[135]

Geisteswissenschaft als Konsequenz originärer Naturforschung

Geistiges als Wirkliches anzusehen (62, 164), vermöge einer *innerlichen wissenschaftlichen Erkenntnis* (330, 357) nicht zuletzt innerhalb des menschlichen Organismus *die Spuren einer umfassenden geistigen Wirksamkeit* zu erkennen, *die sich [im] Sinnlich-Anschaubaren nur zum Ausdruck bringt* (73, 132) – dies war und blieb Ziel der von Steiner vertretenen Anthroposophie.

Der anthroposophische Erkenntnisweg als methodische Leibbefreiung der menschlichen Geistseele

Rudolf Steiner beschrieb zwischen 1911 und 1919 die methodischen Prinzipien des anthroposophischen Erkenntnisweges in vielen öffentlichen Vorträgen detailliert und in anthropologisch/physiologisch relevanter Weise. Dabei stand zumeist eine prinzipielle Charakterisierung geisteswissenschaftlicher Erkenntnismethodik im Vordergrund, die die Angabe einzelner meditativer Übungen zugunsten der Thematik eines rein seelisch-geistig (und damit in Steiners Sinn *leibfrei*) verlaufenden Erkenntnisvorganges zurücktreten ließ.

Die Vorarbeiten der Naturwissenschaft und des philosophischen Idealismus

die Anstrengung der naturwissenschaftlich ermöglichten Kräfte

Wenn Steiner in einem Pariser Vortrag vom 25.5.1914 sagte, daß es dabei wesentlich um eine Anstrengung jener Kräfte gehe, *welche die sinnliche Wissenschaft in den letzten Jahrhunderten erzeugt* habe, darum, *durch innere Verarbeitung dieser Kräfte die Seele zu erkraften, zu erstarken* (154, 125), so verdeutlichte dies wiederum den immanente Bezug von Natur- und Geisteswissenschaft unter den Bedingungen des 20. Jahrhunderts. Die Verbindung zwischen anthroposophisch-geisteswissenschaftlicher Erkenntnismethodik und Goetheanismus bzw. Philosophie des deutschen Idealismus betonte Steiner auch in einem 1917 geschriebenen Aufsatz („*Die Geisteswissenschaft als Anthroposophie und die zeitgenössische Erkenntnistheorie*"), in dem er seine goetheanistischen Frühschriften „*Wahrheit und Wissenschaft*" und „*Philosophie der Freiheit*" erneut in den Mittelpunkt seiner Darstellung rückte. Wie schon in dem Kapitel „*Skizzenhaften Ausblick auf eine Anthroposophie*" (als Teil des Buches „*Die Rätsel der Philosophie*" 1914 publiziert) erinnerte Steiner in dem erwähnten Aufsatz an die Bewertung des *reinen Denkvorganges*, die in den erkenntnistheoretischen Schriften vor der Jahrhundertwende formuliert worden war, und schrieb: *Wenn ich in meinen geisteswissenschaftlichen Schriften diejenigen Erkenntnisvorgänge darstelle, welche durch geistige Erfahrung und Beobachtung in ebensolcher Art zu Vorstellungen führen über die geistige Welt wie die Sinne und der an sie gebundene Verstand über die sinnenfällige Welt und das in ihr verlaufende Menschenleben, so durfte dieses nach meiner Auffassung nur dann als wissenschaftlich berechtigt hingestellt werden, wenn der Beweis vorlag, daß der Vorgang des reinen Denkens selbst schon sich als die erste Stufe derjenigen Vorgänge erweist, durch welche übersinnliche Erkenntnisse erlangt werden. Diesen Be-*

weis glaube ich in meinen früheren Schriften erbracht zu haben. Ich habe in der verschiedensten Art zu begründen versucht, daß der Mensch, indem er im reinen Denkvorgang lebt, nicht bloß eine subjektive, von den Weltvorgängen abgewandte und für diese gleichgültige Verrichtung vollbringt, sondern daß das reine Denken ein über das subjektiv menschliche Tun hinausführendes Geschehen ist, in dem das Wesen der objektiven Welt lebt. Es lebt so darin, daß der Mensch im wahren Erkennen mit dem objektiven Weltwesen zusammenwächst. […] Ich sehe in diesem reinen Denken die erste, noch schattenhafte Offenbarung der geistigen Erkenntnisstufen. Man kann aus meinen späteren Schriften überall ersehen, daß ich als höhere geistige Erkenntniskräfte nur diejenigen anzusehen vermag, die der Mensch in einer ebensolchen Art entwickelt wie das reine Denken. Ich lehne für den Bereich der geistigen Erkenntniskräfte jede menschliche Verrichtung ab, die unter das reine Denken herunterführt, und erkenne nur eine solche an, die über dieses reine Denken hinausgeleitet. Ein vermeintliches Erkennen, das nicht in dem reinen Denken eine Art Vorbild anerkennt und das sich nicht im Gebiete derselben Besonnenheit und inneren Klarheit bewegt wie das ideenscharfe Denken, kann nicht in eine wirkliche geistige Welt führen (35, 320f.). Steiner sah einen *eindeutigen Weg*, der von seiner Erkenntnistheorie zur anthroposophischen Geisteswissenschaft führte (35, 319), und nannte die eigenen, an Goethe und der Philosophie des deutschen Idealismus heranentwickelten erkenntnistheoretischen Darstellungen eine *gesicherte philosophische Grundlegung […] [der] von mir Geisteswissenschaft genannten Forschungsart* (ebd.).

das reine Denken
und das Wesen
der objektiven Welt

Die anschauende Urteilskraft als Resultat einer Verdichtung seelischer Kräfte

Über dasjenige, was die naturwissenschaftliche Vorstellungsart geben kann, kommt man nur hinaus, wenn man im inneren Seelenleben die Erfahrung macht, daß es ein Erwachen aus dem gewöhnlichen Bewußtsein gibt; ein Erwachen zu einer Art und Richtung des seelischen Erlebens, die sich zu der Welt des gewöhnlichen Bewußtseins verhalten, wie dieses zu der Bilderwelt des Traumes. Goethe spricht in seiner Art von dem Erwachen aus dem gewöhnlichen Bewußtsein und nennt die Seelenfähigkeit, die dadurch erlangt wird, „anschauende Urteilskraft“ (20, 159). In bewußter Anknüpfung an das von Goethe Erreichte sprach Steiner dann auch von einem *schauenden Bewußtsein*, der Fähigkeit, *das Wesen des Seelisch-Geistigen wirklich zu schauen* (73, 133) – und nannte die anthroposophische Geisteswissenschaft eine *Forschung des schauenden Bewußtseins* (73, 132). Die *Fortentwickelung des Bewußtseins* (64, 451) zur Bewußtseinsstufe dieses *schauenden Bewußtseins*

das Erwachen
aus dem gewöhnlichen
Bewußtsein und die
Forschung des
schauenden Bewußtseins

habe durch die wirkliche Ausbildung *schauender Erkenntniskräfte* zu gehen, durch welche *die tatsächlichen geistigen Erfahrungen an die Stelle von Theorien und Hypothesen [gestellt werden] sollen, die bloß spekuliert sind, bloß hinzugedacht werden zu der Erfahrung* (73, 135). Dabei seien mit den solchermaßen intendierten *anderen Erkenntnisfähigkeiten* nur solche Fähigkeiten gemeint, *welche durchaus in der Entwickelungslinie der gewöhnlichen menschlichen Seelenkräfte liegen* (35, 159); die *andere Art des Bewußtseins* werde *erzieherisch heraus entwickelt [...] aus der gegenwärtigen Bewußtseinsform* durch Aktualisierung latent vorhandener Seelenkräfte (61, 322/323; vgl. die Einleitung zu Kapitel 2, wo von einer *Bloßlegung [...] in der Menschenseele schlummernder Kräfte* [2, 44] die Rede war). Steiner sprach von einem *Sich-Selbstergreifen* der Seele (vgl. 64, 101) durch *geistige Verdichtung* der im menschlichen Denken, Fühlen und Wollen *verborgenen* Erlebnisse: *Sie offenbaren dann in dieser „Verdichtung" ihr inneres Wesen, das im gewöhnlichen Bewußtsein nicht wahrgenommen werden kann. Man entdeckt durch solche Seelenarbeit, daß für das Zustandekommen des gewöhnlichen Bewußtseins die Seelenkräfte sich so „verdünnen" müssen und daß sie in dieser Verdünnung unwahrnehmbar werden* (18, 605). Damit sind Richtung und Ziel des zu vollziehenden *innerlichen Seelenprozesses* (155, 220), eines *rein geistig-seelischen Weges* (64, 325) genannt, den Steiner als unabdingbare Voraussetzung für die Ausbildung geisteswissenschaftlicher Forschungsmethoden kenntlich machte – *intime Entwicklungsvorgänge der Seele* (63, 146) als Grundlegung einer *Wissenschaft vom Geist.*

intime Entwicklungsvorgänge der Seele

Anschauende Urteilskraft und leibbefreite Seele

methodische Seelenarbeit

Daß diese Entwicklung *gesetzmäßig* (21, 23) vor sich gehen müsse, daß die *methodischen Seelenarbeiten* eine *innere Systematik* mit präzise fortschreitendem Gang aufzuweisen haben, wurde von Steiner in vielen Vorträgen hervorgehoben (66, 45). Physiologisch aber liege diesem Weg eine sich stufenweise ereignende Loslösung des leiblich-seelischen Zusammenhangs zugrunde, eine werdende Selbsterkenntnis der leibbefreiten Seele.

Ausgangspunkt und Zentrum diesbezüglicher Darstellungen bildete stets der menschliche Denkvorgang, dessen seelische Gewahrwerdung und willentlich-bewußte Führung. Durch eine *besondere innere Entwickelung, eine besondere innere Handhabe des Denkens* (65, 53), einem *willentlichen Handhaben der Denktätigkeit* (65, 278), die darin bestehe, *daß man, während man sonst gewissermaßen unter dem Eindruck der äußeren Welt denkt und sich über die Dinge Gedanken macht, das Denken als eine innere willkürliche Tätigkeit der Seele hervorruft, daß man die Aufmerksamkeit bei diesem Her-*

vorrufen des Denkens nicht auf dasjenige lenkt, was gedacht wird, sondern auf die Tätigkeit des Denkens, auf jene feine Willenstätigkeit, die ja im Denken ausgeübt wird (65, 553), vollziehe sich ein *Zurücktreten des Menschen vor seinem eigenen Erkenntnisakte* und zugleich eine *innerliche Erkraftung* dieses *Aktes* (66, 44). In diesem *Sich-Hineinleben in die Gestaltungskräfte des Gedankens* (162, 192), dem Gewahrwerden eines *inneren Werdens* innerhalb des Denkens (162, 214) verschwindet dann, so Steiner (35, 276), der eigentliche *Inhalt* des Gedankens, während die Seele *sich wissend in der Verrichtung des Denkens* erlebt: *Das Denken verwandelt sich so in eine feine innerliche Willenshandlung, die ganz vom Bewußtsein durchleuchtet ist. [...] Das herbeigeführte Erlebnis ist ein Weben in einer innerlichen Willenstätigkeit, die ihre Wirklichkeit in sich selbst trägt. Es handelt sich darum, daß durch fortgesetztes inneres Erleben in dieser Richtung die Seele sich dahin bringe, mit der rein geistigen Wirklichkeit, in der sie webt, so vertraut zu werden, wie die Sinnesbeobachtung es mit der physischen Welt ist. Indem man so vorgeht, ergreift man in der Seele ein wirkliches Erleben, dessen eigene Wesenheit sich als eine solche offenbart, welche von den Bedingungen der leiblichen Organe unabhängig ist* (18, 605). Steiner beschrieb den durchgemachten inneren *Seelenprozeß* als den Vorgang einer schrittweisen Loslösung der *Denkkraft* vom Leibe (155, 224), einer sich verwirklichenden *Absonderung* des Denkens *von dem physisch-leiblichen Leben* (153, 18), eines *Emanzipierens der Denkkraft vom Physisch-Leiblichen* (154, 112), einer *Befreiung der inneren Denkkraft* (152, 26). Der konzentrierte, meditativ erfaßte und weiter verstärkte Denkprozeß ist die erste und grundlegende Bewegung hin zu einer *Befreiung [der] Seelenwesenheit von der Leiblichkeit* (61, 49), einer *wirklichen Abtrennung des Geistigen vom Leiblichen* (63, 27). Steiner nannte dies dann auch ein *inneres Seelenexperiment* (65, 60), eine *geistige Experimentalmethode* (64, 458): *Und das ganz besonders Notwendige ist, daß wir die Möglichkeit in der Seele heranentwickeln, zu fühlen, daß die Seele in der Tat durch die geschilderte innere Tätigkeit immer mehr und mehr dazu kommt, sich als geistig-seelisches Wesen loszureißen vom Physisch-Leiblichen. Dieses Losreißen, dieses geistig-chemische Abscheiden des Geistig-Seelischen vom Physisch-Leiblichen, geschieht in der Tat immer mehr und mehr mit der aufgewendeten Tätigkeit, die beschrieben worden ist* (154, 109).[136]

das entwickelte Denken als bewußte innerliche Willenshandlung

Emanzipation der Denkkraft von der Physis

Es beruht die geisteswissenschaftliche Forschungsart auf etwas, was nichts zu tun hat mit den Seelenkräften des Menschen, insofern diese an die leibliche Organisation gebunden sind (Autoreferat zum Vortrag vom 16.10.1916 in Liestal/Schweiz – 35, 185). Grundlage jeder anthroposophisch-geisteswissenschaftlichen Betrachtung sei es vielmehr, *daß die Erkenntnisse erworben werden nicht mit der Hilfe des physischen Leibes, sondern dadurch, daß das Seelisch-Geistige freigemacht wird von dem physischen Werkzeug und dadurch als Seelisch-Geistiges in unmittelbare Verbindung kommt mit den geistigen Welten. Diese unmittelbare Verbindung mit den geistigen Welten ist im gewöhnlichen Leben und im gewöhnlichen Erkennen dadurch unterbrochen, daß wir uns im wachenden Zustande immer der Werkzeuge unseres physischen Leibes bedienen müssen, wenn wir in ein Verhältnis zur Welt kommen wollen* (Dornach, 27.3.1915 – 161, 153; ähnlich auch im Berliner Architektenhausvortrag vom 20.11.1913 – 63, 84). Damit nannte Steiner das für *kurze, begrenzte Zeitabschnitte* (35, 160) mögliche leibfreie Erleben die Grundhaltung anthroposophischer Geistesforschung, die skizzierte *gesetzmäßige Seelenmethodik* deren unerläßliche Voraussetzung. Zugleich aber ergeben sich hieraus Forschungsziel und Forschungsinhalt der Anthroposophie – intendiert werde die Eigenerkenntnis von Seele und Geist als Elemente einer *übersinnlichen Welt* sowie die Erkenntnis ihres Bezuges zum materiellen Leib, zum sinnlich wahrnehmbaren Organismus des Menschen. So sagte Steiner, die charakterisierte Forschungsart führe einerseits zu einer *wahren Erkenntnis des […] außerhalb des Leibes* verlaufenden *Seelenlebens* (18, 606), zu einem Kennenlernen der *Eigenheit*, der *Wesenheit der leibfreien menschlichen Seele* (64, 117), zum Erlebnis eines tätigen *Geistig-Seelischen, das unter allen Umständen unabhängig ist von der Leiblichkeit des Menschen* (63, 123), eine *Realität im rein Geistigen* besitzt (62, 61); damit auch zur klaren Erkenntnis dessen, *was die Seele in Wahrheit vollbringt, wenn sie denkend, wollend und fühlend im gewöhnlichen Leben oder in der anerkannten Wissenschaft der Welt gegenübertritt* (35, 287). Zum anderen aber bestehe in der geisteswissenschaftlichen Forschungsart die Möglichkeit, *von außerhalb, von dem geistig-seelischen Erleben außerhalb des Leibes aus, die eigene Leiblichkeit, mit alledem, was in der physischen Welt an der eigenen Leiblichkeit hängt, außer sich, das heißt außerhalb des Geistig-Seelischen, wirklich anzuschauen, wirklich vor sich zu haben* (154, 109).

Selbsterkenntnis und Erkenntnisvollzug der leibfreien Seele

übersinnliche Erkenntnis und pathologische Leibbindung

1917 schrieb Steiner in seinem Buch „*Von Seelenrätseln*“, daß eine jede Annäherung an den Begriff des *Seelisch-Wesenhaften* im Sinne der Anthroposophie erkennen lasse, *wie scharf dieses Seelisch-Wesenhafte sich absondert von allem, was abnorme Seelentätigkeit ist, wie das visionäre, halluzinatorische, mediale usw. Wesen. Denn von all diesem Abnormen muß der Ursprung im physiologisch Bestimmbaren gesucht werden* (21, 133). Die genannten psychopathologischen Phänomene ergeben sich nach Steiner im Unterschied zu den *leibfrei* gewonnenen Erkenntnissen anthroposophischer Geisteswissenschaft aus einer *krankhaften* Annäherung von Seele und Leib. *Indem wir uns Visionen hingeben*, so Steiner am 5.11.1917 in Zürich (73, 25), *tauchen wir tiefer in unsere bloße Leiblichkeit hinab, verbinden wir uns inniger mit der Leiblichkeit, durchziehen wir die Leiblichkeit mit unserem Seelischen, machen uns nicht von ihr frei.* In einem anderen Zusammenhang sprach Steiner unter

Bezugnahme auf dieselbe Problematik von einem *herabgestimmten Geistesleben* (18, 625) und setzte diesem polar die Forschungsmethode der Anthroposophie entgegen: *Wirkliche Geisteswissenschaft kann nur errungen werden, wenn die Seele in eigener selbst geleisteter Innenarbeit den Übergang findet von dem gewöhnlichen Bewußtsein zu einem solchen, mit dem sie in der geistigen Welt sich drinnen stehend klar erlebt. In einer Innenarbeit, die Steigerung, nicht Herabstimmung des gewohnten Seelenlebens ist* (ebd.).

Anthroposophische Geisteswissenschaft in systematischer Entwicklung

fragmentarischer Charakter der anthroposophischen Geisteswissenschaft

Geisteswissenschaft ist […] eine Wissenschaft, und als solche ist sie, man kann sagen, in der Gegenwart noch fragmentarisch, nur zum Teil begründet. Was sie einmal werden kann, kann […] in der Gegenwart nur in den allerersten Anfängen eigentlich da sein. […] Es könnte ja sogar sein – bei welcher Wissenschaft war das im Laufe der Menschheit nicht der Fall! –, daß manches von dem, was heute mit voller Gewissenhaftigkeit aus den Quellen des geistigen Lebens heraus als Geisteswissenschaft verkündet werden kann und muß, später durch den weiteren Fortschritt der Geisteswissenschaft selbst korrigiert werden müßte, daß manches in anderer Form auftreten würde. Dann würde vielleicht in der einen oder andern Partie dieser Geisteswissenschaft ein anderer Inhalt sein (Berlin, 14.5.1918 – 181, 235). Wiederholte Male wies Steiner (wie schon in den Jahren zuvor, vgl. Einleitung zu Kapitel 2) solchermaßen auf den *anfänglichen*, sich erst entwickelnden Charakter der von ihm vertretenen Anthroposophie hin, bezeichnete manchen Vortrag als einen wirklichen *Anfangsversuch* (vgl. z.B. den Vortrag vom 8.1.1914 in Berlin – 63, 183). Steiner hob an vielen Stellen die Notwendigkeit hervor, die geisteswissenschaftlichen Forschungsergebnisse immer wieder *zu prüfen auf ihre Richtigkeit und auf ihre absolute spirituelle Korrektheit hin* (140, 9). Zuweilen ergebe sich so die Möglichkeit, manches *genauer* und *präziser* zu sagen (140, 61); auch könne *übersinnlichen Tatsachen* nur dann wirklich nahegetreten werden, *wenn man sie von den verschiedensten Gesichtspunkten aus ins Auge faßt* (140, 82). So kam Rudolf Steiner in den Vorträgen und Aufzeichnungen der Jahre 1911 bis 1919 oftmals auf Themen zurück, die er aus geisteswissenschaftlicher Sicht bereits in Vorträgen früherer Jahre skizziert hatte. Er korrigierte, präzisierte und ergänzte – exemplarisch mögen hierfür Steiners Aussagen zur Sinneslehre stehen, auf die erneut eingegangen werden wird. Zugleich hob Steiner in mehreren Vorträgen hervor, daß das *Erforschen der einzelnen Tatsachen der geistigen Welt […] eine wirklich lange, lange Arbeit* sei (157a, 22), daß dieses Forschen *von Stück zu Stück* zu geschehen habe (140, 46). *Und es handelt*

Aufforderung zur Prüfung

die Verbindung zeitlich auseinanderliegender Erlebnisse und die Entfaltung der Anthroposophie

sich darum, daß man auf gewisse Dinge erst dann kommt, wenn man zeitlich auseinanderliegende Erlebnisse miteinander in Beziehung zu setzen vermag – so formulierte Steiner am 23.11.1917 in Basel (72, 127), andeutend, warum die funktionelle *Dreigliederung* des Organismus erst 1917 dargestellt werden konnte.

Einen Zyklus von Vorträgen, der – dem Prager *Anfang* vergleichbar – hauptsächlich medizinisch-physiologische Fragestellungen thematisierte, wurde von Rudolf Steiner in den Jahren 1911 bis 1919 nicht abgehalten. Doch stand die Lehre von den *Lebensvorgängen des Menschen* auch weiterhin an zentraler Stelle einer anthroposophisch orientierten Geisteswissenschaft, der das Zusammenwirken von Geist und Materie im Sinne einer spirituell durchdrungenen *Psychophysiologie* eine (oder gar die) entscheidende Erkenntnisfrage war. In dieser Hinsicht waren die Jahre 1911 bis 1919 eine Zeit fruchtbarster Publikations- und Vortragstätigkeit Steiners, kulminierend in der im Jahre 1917 öffentlich vertretenen und auch publizierten Konzeption des funktionell *dreigliedrigen* Organismus.

*

2. Leib und Spiegelung – Bewußtsein und Abbau

Einleitend war Rudolf Steiner mit den Worten zitiert worden, daß es in der *Eigenheit* des anthroposophischen Erkenntnisweges liege, die *Wesenheit der leibfreien menschlichen Seele*, eines von der menschlichen Leiblichkeit unabhängigen *Geistig-Seelischen* zur Darstellung zu bringen. Damit aber ist zugleich die Möglichkeit gegeben, die Bedeutung dieses Leibes für das *Gesamtgefüge* des Menschen – als einer geistig-seelisch-körperlichen Einheit – wissenschaftlich zu erkennen. Die Prinzipien des Zusammenwirkens von Geist, Seele und Körper verdeutlichte Steiner in vielen Vorträgen, indem er die in den Jahren 1906 bis 1910 entwickelten *Grundmotive* einer anthroposophisch-geisteswissenschaftlichen Physiologie in erweiterter und zugleich präzisierter Form ausführte und erläuterte. Dabei stand Steiners Deutung der Leiblichkeit als eines *Instrumentes* zur Bewußtwerdung innerseelischer Realitäten an vorderster Stelle.

Bewußtes Seelenleben als leibesabhängiges Spiegelungs-Phänomen

Bewußtsein als Spiegelung seelischer Erlebnisse durch den physischen Leib

Unser Seelenleben ist ein Leben in Selbständigkeit, ein Leben, von dem wir im wachen Tagesleben durch unser Bewußtsein etwas haben, was eine Spiegelung ist. […] Bewußtsein ist die Spiegelung der Erlebnisse durch den physischen Leib (60, 154; vgl. S. 119ff.). An der erstmals 1910 in dieser Form vertretenen Konzeption menschlicher Leiblichkeit als eines *Spiegelungsapparates* seelisch-geistiger Tätigkeit hielt Steiner in den Vorträgen und Publikationen der Jahre 1911 bis 1919 prinzipiell fest. 1916 nannte er die menschliche Seele eine *in der Geisteswelt wurzelnde, vom Leibe unabhängige Wesenheit* und deutete die Bewußtseinsphänomene als *durch die Leibesorganisation bewirkte Spiegelung der wahren Seelenvorgänge* (20, 168): *Das menschliche Seelenleben muß, um innerhalb der Sinneswelt sein Wesen voll zu erfüllen, ein Bild seines Wesens haben. Dieses Bild muß es im Bewußtsein haben, sonst würde es zwar ein Dasein haben, aber von diesem Dasein keine Vorstellung, kein Wissen. Dieses Bild, das im gewöhnlichen Bewußtsein der Seele lebt, ist nun völlig bedingt durch die leiblichen Werkzeuge. Ohne diese würde es nicht da sein, wie das Spiegelbild nicht ohne den Spiegel. Was aber durch dieses Bild erscheint, das*

Seelische selbst, ist seinem Wesen nach von den Leibeswerkzeugen nicht abhängiger als der vor dem Spiegel stehende Beschauer von dem Spiegel. Nicht die Seele ist von den Leibeswerkzeugen abhängig, sondern allein das gewöhnliche Bewußtsein der Seele (20, 156). Es gelte, das *eigentümliche Verhältnis des Geistig-Seelischen zu dem Leiblichen* (162, 43) durch das Verständnis des leiblichen *Spiegelungsvorganges* in die wissenschaftliche Anthropologie aufzunehmen. *Zwischen unserem wahren Geistigen, zwischen unserem wahren Seelischen und dem alltäglichen Bewußtseinsleben liegt unser Leib* (63, 153). Indem das Seelisch-Geistige diesen Leib schöpferisch in die Welt *hineinstellt* und sich an ihm spiegelt, erlebt es – so Steiner in einem öffentlichen Vortrag zu Basel 1917 – *sein eigenes Leben im Bereich des Übersinnlichen* (72, 48). Der menschliche Leib ist *Spiegelungsapparat dessen, was außerhalb des Leibes seelisch-geistig sich abspielt* (18, 607). Wiederholt erinnerte Steiner in diesem Zusammenhang an jene Darstellung, die er im April 1911 auf dem Philosophiekongreß in Bologna entwickelt hatte und betonte die Bedeutung dieses *eigentümlichen Verhältnisses des Geistig-Seelischen zu dem Leiblichen* für ein Verständnis des Erkenntnisvorganges (vgl. S. 135ff.).

Seele-Leib-Beziehung

Davon ausgehend, daß der individuelle menschliche Wesenskern erkennend seine Beziehungen zu der Umwelt *innerhalb dieser selbst erlebt* (ebd.), unterstrich Steiner die Aufgabe der Leibesorganisation als eines Gesamtorganes zur Bewußtwerdung all des innerhalb dieser Umwelt, *bei* oder *in* den Dingen Erkannten. Am 30.8.1915 sagte er in Dornach: *Unser ganzer Erkenntnisorganismus ist ein Spiegelungsapparat* (163, 75). Rudolf Steiners Darstellungen zufolge ist für eine Bewußtwerdung seelischen Erlebens jeglicher Art ein *Untertauchen* des geistig-seelischen Wesens in die physische Leiblichkeit und ein anschließendes *Zurückwerfen* des seelischen Erlebens durch diese Leiblichkeit (im Sinne eines *Reflexbildes*) notwendig (63, 125). In fast allen Vorträgen des betrachteten Zeitraumes, in denen Steiner auf die organische *Spiegelung* zu sprechen kam, nannte er die Gesamtheit bzw. Ganzheit des *physischen Leibes* einen *Spiegelungsapparat* – ohne den Vorgang des *Spiegelns* innerhalb des Organismus genauer zu lokalisieren bzw. zu begrenzen. Am 4.10.1914 sprach er in Dornach explizit davon, daß dem Menschen *die Dinge von [seinem] physischen Organismus gespiegelt [werden], von seinem ganzen Sinnensystem, von seinem Denksystem, von seinem Gefühls- und Willenssystem* (156, 31).[137] Dennoch ergibt eine Überschau der Steinerschen Vortragstätigkeit der Jahre 1911 bis 1919, daß der Frage nach einer geistig-seelischen Denk-Tätigkeit und deren Bezug zum menschlichen Gehirn im Rahmen der *Spiegelungsthematik* eine herausragende Bedeutung zugemessen wurde.

der menschliche Erkenntnisorganismus als Spiegelungsapparat

Am Nervensystem gespiegelte Gedankentätigkeit

Wir wollen jetzt von anderen Seeleninhalten absehen. Das Gedankenerlebnis, das in der Seele regsam, real ist, indem der Mensch den Gedanken erlebt, entsteht sowenig durch das Gehirn, wie durch den Spiegel das Bild des Gesichtes produziert wird. Das Gehirn wirkt in der Tat nur als Reflektionsapparat, damit es die Seelentätigkeit zurückwirft und diese sich selber sichtbar wird. Mit dem, was der Mensch als Gedanken wahrnimmt, hat wirklich das Gehirn sowenig zu tun, wie der Spiegel mit Ihrem Gesicht zu tun hat, wenn Sie Ihr Gesicht im Spiegel sehen (151, 73 – 23.1.1914). Unter Bezugnahme auf die thematisierte Reflektionsfunktion der *physischen* Leiblichkeit sprach Steiner dann auch von einer Bindung der bewußtwerdenden Denktätigkeit *an das Zentralnervensystem und an das übrige Nervensystem* (63, 24): *Das Nervensystem muß da sein [...]. Aber in die Irre würde man gehen, wenn man alles das, was im Denken lebt und webt, so erklären würde, als ob es gleichsam aufschießen würde aus den inneren Vorgängen des Gehirns, des Nervenapparates* (66, 18/19). Der Gedanke führt, so Steiner 1916 (35, 279), ein *geistiges Leben in der Seele* – doch dieses Gedankenleben wird *von dem Leibe mitgemacht* und damit bewußtseinsfähig.

das Gehirn als „Reflektionsapparat"

Am 15.3.1916 sagte Rudolf Steiner in einem Stuttgarter Vortrag: *Wenn wir denken, so geht natürlich das Denken vom Ich aus, geht durch den astralischen Leib, aber es spielt sich dann hauptsächlich in den Bewegungen des Ätherleibes ab. Was wir immer denken, was wir vorstellen, spielt sich in den Bewegungen des Ätherleibes ab* (174b, 160). Hatte Steiner schon in den Anfangsjahren der anthroposophischen Geisteswissenschaft in allgemeiner Form auf den Zusammenhang zwischen menschlichem *Ätherleib* und Vorstellungs- oder Denktätigkeit hingewiesen (vgl. S. 86ff.), so wurde nun versucht, dies weiter zu verdeutlichten. Das menschliche Denken entwickele sich, so Steiner (167, 31), *als Vorstellung, als Gedanke nur dadurch, daß wir den beweglichen Ätherleib haben.* Der *Astralleib* sende seine *Denkimpulse* in den *ätherischen Leib* hinein, dieser nehme sie *in seiner Beweglichkeit* auf. 1915 wies Steiner in Dornach darauf hin, daß nur die *ätherische Tätigkeit* ein aktives *Einen-Begriff-Haben* ermögliche – denn der Begriff *ist immer ein innerliches Werden, eine innerliche Tätigkeit* (163, 57). Der menschliche *Ätherleib* aber *macht* diese Bewegung und ist *in dieser Bewegung drinnen* (163, 58).

der Denkvorgang als innere Tätigkeit des Ätherleibes

Das Denken geht [...] im Ätherleibe vor sich, und in Wahrheit ist alles das, was Sie als Denken empfinden, nichts als innere Tätigkeit des Ätherleibes (161, 241). Dabei wird der eigentliche Denkvorgang, die Denktätigkeit, mithin die innere Bewegung des *Ätherleibes* als solche niemals *im alltäglichen Leben*, d.h. ohne spezifisch seelische Ausbildung bewußt erlebt. Nicht das eigentliche Denken, nicht die Begriffsbewegungen, *sondern [deren] Spiegelbild, als*

Gedankeninhalt werden vom Gehirn, *von dem physischen Leibesspiegel* zurückgestrahlt und auf diesem Wege bewußt (161, 252). Den selben Sachverhalt erhellt auch die Aussage Steiners vom 23.1.1914: *Der Mensch nimmt, indem er denkt, eigentlich nur die letzten Phasen seiner denkerischen Tätigkeit, seines denkerischen Erlebens wahr* (151, 69). Der bewußt werdende Gedankeninhalt repräsentiert das zum Ende gekommene Denken – die *Spiegelung* bleibt damit letztlich inadäquat und trägt bereits in sich die Tendenz zur Verkennung der vorausgehenden seelisch-geistigen Aktivität. Das Leibesleben ist unfähig, die Wirklichkeit des Seelischen unmittelbar aufzunehmen (Basel, 30.10.1918; 72, 296), im Bewußtsein des Menschen erscheinen lediglich *abgelähmte Vorstellungen, Leichen der Vorstellungen* (Fragenbeantwortung Zürich, 5.11.1917; 73, 48)[138].

die Bewußtwerdung des Denkens und das Resultat „abgelähmter Vorstellungen"

Die organische Grundlage der zentralnervösen Spiegelungs-Prozesse

Hatte Steiner somit auch in den Vorträgen und Publikationen der Jahre 1911 bis 1919 die Bedeutung menschlicher Leiblichkeit für die Bewußtwerdung seelisch-geistiger Aktivität herausgestellt und den gemeinten Sachverhalt bildlich durch einen *Spiegelungsvorgang* verdeutlicht, hatte er des weiteren das (Zentral-)Nervensystem des Menschen wesentlich als *Reflektionsapparat* seelisch-geistiger *Denktätigkeit* bestimmt, so blieb doch die konkrete organische Natur des gekennzeichneten *Spiegelungsvorganges* weitgehend unklar. Bereits in dem zuvor (vgl. S. 89ff.) zitierten Berliner Architektenhausvortrag vom 24.11.1910 hatte Steiner darauf hingewiesen, daß die menschliche Leiblichkeit wesensmäßig ein *lebendiger Spiegel* sei, daß die *Spiegelung selbst eine Tätigkeit*, ein *Vorgang* innerhalb dieser Leiblichkeit darstelle. Der menschliche Leib ist, so Steiner am 25.2.1912 in München, keineswegs *passiver Spiegelungsapparat: Sie können sich [...] vorstellen, daß, statt daß der Spiegel belegt ist, um die Spiegelung hervorzubringen, da rückwärts allerlei Vorgänge stattfinden müssen* (143, 78). Auch in einem Architektenhausvortrag vom 4.12.1913 betonte Steiner die der *Spiegelung* zugrunde liegende, sie ermöglichende *leibliche Aktivität* und sprach davon, daß sich der menschliche Leib *in fortwährende organische Tätigkeit* zu versetzen habe, *damit Bewußtsein uns wie ein Spiegel oder wie das Bild aus einem Spiegel entgegengeworfen werden kann* (63, 153). Worin aber besteht diese *organische Tätigkeit*, auf die Steiner verschiedene Male in allgemeiner Weise hinwies? In seinem Werk finden sich diesbezüglich lediglich Aussagen in zwei Vorträgen vom Januar bzw. April des Jahres 1914. Am 23.1.1914 deutete Steiner auf eine nicht näher bestimmte *Bewegung* der nervösen Substanz, *meinetwillen [der] atomisti-*

ein „lebendiger Spiegel"

schen Teile des Zentralnervensystems als Voraussetzung der *Spiegelungsfähigkeit* hin – *dadurch werden sie [die atomistischen Teile] zum Spiegelapparat* (151, 74). Und in einem öffentlichen Vortrag in Wien (8.4. 1914), in dem Steiner erneut die Aufgabe des menschlichen Gehirnes als *Spiegelungsinstrument* seelisch-geistiger Denk- und Wahrnehmungstätigkeit thematisierte, findet sich der weiterführende Hinweis, daß es *im Grunde genommen [...] eigentlich Zerstörungsprozesse* sind, *die die [...] Spiegelung bewirken* (153, 62). Nur in Wien deutete Steiner damit explizit auf den Zusammenhang zwischen organischer *Spiegelung* seelisch-geistiger Tätigkeit und Abbau bzw. Zerstörung organischer Substanz hin – *Zerstörungsprozesse* sind es, die, Steiners Wiener Angaben zufolge, die *Spiegelung bewirken*. Die der *Spiegelung* zugrunde liegende *fortwährende organische Tätigkeit* besteht in einer Zerstörung der Substanz menschlicher Leiblichkeit. Steiner berührte damit wiederum die zuvor (vgl. S. 115f.) thematisierte Problematik des *bewußtwerdenden* Lebens in seiner organischen Ermöglichung – und hob (unter Einbeziehung des *Spiegelungsvorganges*) die Zurücknahme vitaler Aktivität im Zentralnervensystem neuerlich hervor.[139]

Spiegelung und Zerstörungsprozesse

Seelisch induzierte Degenerationsprozesse innerhalb des Zentralnervensystems

Ich habe versucht, den Menschen klarzumachen: Wenn sie vorstellen und erkennen, so ist das nicht gebunden an die sprießenden, sprossenden Kräfte des Menschen, sondern gerade an den Abbau des Organismus. Ich habe versucht, den Menschen klarzumachen, daß es Rückbildung des Organismus ist, daß es die Abbau- und Sterbeprozesse sind, die uns befähigen, im selbstbewußten Sinne zu denken. Könnten wir nicht Gehirnhunger entwickeln, das heißt Abbauprozesse, Zersetzungsprozesse, Zerstörungsprozesse in uns, wir könnten keine gescheiten Menschen sein, sondern könnten nur hintaumelnde Menschen sein, schlafende, träumende Menschen. Gescheite Menschen sind wir durch die Abbauprozesse in unserem Gehirn (185, 68 – Dornach, 20.10.1918).

Die seelisch-geistige Denktätigkeit bedarf organischer *Abbau-, Zersetzungs- oder Zerstörungsprozesse* im menschlichen Gehirn, um bewußt – Steiner sagte hier: *selbstbewußt* – werden zu können; mit dem Denkvorgang vollzieht sich eine *Rückbildung* des menschlichen Organismus (genauer: des zentralnervösen Organismus), die Abbauvorgänge sind zugleich *Sterbeprozesse*. Der bewußtseinsfähige Denkprozeß impliziert für die leibliche Physis eine *Zerstörung des Zentralnervensystem* (63, 28). In einem Londoner Vortrag (1.5.1913) präzisierte Steiner den angedeuteten Sachverhalt mit den Worten: *Jeder alltägliche Gedanke bedeutet einen Zerstörungsprozeß im kleinen, in*

Denkprozeß und Zerstörung des Zentralnervensystems

den Zellen des Gehirns. […] Das, was wir bewußt wahrnehmen in einem gewöhnlichen Gedanken, ist in Wirklichkeit der Zerstörungsprozeß, der in unserem Nervensystem stattfindet. (152, 25) Einen Monat später (1.6.1913) sprach Steiner über eine *Zerstörung* der *feineren Nervenstrukturen unseres Gehirns* (146, 79)[140]. Zusammen mit der bereits zitierten Äußerung vom 23.1.1914, wonach der Mensch nur die letzten Phasen seiner denkerischen Tätigkeit wahrzunehmen vermag (vgl. 151, 69), besagt dies, daß die seelisch-geistige Denkaktivität letztendlich zu einem Zellabbau des Zentralnervensystemes führt, der seelisch jedoch nicht als solcher, sondern vielmehr als vollendeter Gedankeninhalt zum Bewußtsein gelangt.

Zerstörung der feineren Nervenstrukturen

Die Nerventätigkeit des Kopfes, überhaupt die ganze Tätigkeit des Kopfes und auch der Sinnesapparate beruht darauf, daß der Mensch sich mineralisiert in diesem Gebiete seines Seins; er baut ab, es ist ein langsames Sterben, ein Aufnehmen des Sterbens gegen das Haupt hin. Betrachten Sie einmal so den Menschen, wie er in strotzendem, aufwärtssteigendem Leben vor Ihnen steht, und wie er dann jenes absteigende Leben in seine Organisation aufnimmt, seine eigene Zerstörung; so schafft dieser Abbau Platz, und indem er Platz macht, stellt sich an diesen Platz etwas anderes hin, nämlich sein Seelisch-Geistiges. Der Mensch denkt nicht dadurch, daß dieselben Kräfte, die sonst in seinem Wachstum, in seinem sprießenden, sprossenden Leben wirken, auch im Haupte und überhaupt in der ganzen Denkorganisation tätig sind, nein, er denkt dadurch, daß diese wachsenden sprossenden Kräfte abziehen, in sich selbst verfallen und dem Platz machen, was sich nun an die Stelle dessen setzt, was sonst im wallenden, wogenden Blut eine Bewußtlosigkeit des übrigen Organismus hervorruft. Wird man einmal einsehen, daß der Mensch sein freies Denken dadurch entwickelt, daß er nicht so gradlinig, wie es die Naturwissenschaft darlegt, die Entwickelung auch in das Haupt hinein fortsetzt, sondern daß, um das Denken zu entfalten, die Entwickelung rückläufig werden muß, dann wird man erst den Zusammenhang verstehen zwischen der menschlichen Organisation und dem Denken. Man wird verstehen, wie das Denken in die Organisation eingreift, daß aber, damit es eingreifen kann, die menschliche Organisation erst zurückgebogen, erst abgebaut werden muß (67, 339 – Berlin, 20.4.1918). Steiners Formulierungen scheinen den Sachverhalt weiter zu komplizieren – der Mensch denkt *dadurch*, daß sich das organische Leben des Zentralnervensystemes zu begrenzen, rückzubilden vermag; das Seelisch-Geistige besetzt dessen *Platz* und greift somit in die menschliche (Leibes-)Organisation ein … Nahezu gleichlautend schrieb Steiner ebenfalls 1918 in einem erweiternden Zusatz zur Neuausgabe seiner *„Philosophie der Freiheit“*: *[Die menschliche Organisation] bewirkt […] nichts an dem Wesenhaften des Denkens, sondern sie weicht, wenn die Tätigkeit des Denkens auftritt, zurück; sie hebt ihre eigene Tätigkeit auf, sie macht einen Platz frei; und an dem freigewordenen Platz tritt*

„Platz" für das Seelisch-Geistige

die „zurückgebogene" Organisation

das Denken auf. Dem Wesenhaften, das im Denken wirkt, obliegt ein Doppeltes: Erstens drängt es die menschliche Organisation in deren eigener Tätigkeit zurück, und zweitens setzt es sich selbst an deren Stelle. Denn auch das erste, die Zurückdrängung der Leibesorganisation, ist Folge der Denktätigkeit. Und zwar desjenigen Teiles derselben, der das <u>*Erscheinen*</u> *des Denkens vorbereitet* (4, 116). Für den betrachteten Sinnzusammenhang ergibt sich dadurch, daß die zentralnervösen *Abbau-, Zersetzungs- oder Zerstörungsprozesse*, derer die wesenhafte (seelisch-geistige) Denktätigkeit bedarf, um dem Denkenden seine Gedankeninhalte bewußt werden zu lassen, durch die seelische Aktivität selbst induziert werden – die Zurückdrängung der Leibesorganisation ist, so Steiner in dem zuletzt zitierten Text, Folge der Denktätigkeit (vgl. hierzu die entsprechenden Ausführungen im Frühwerk, S. 112ff. und S. 115ff.).

die Zurückdrängung der Leibesorganisation als Folge der Denktätigkeit

Wird diese *Zurückdrängung der Leibesorganisation* aber annähernd mit dem Vorgang der *Spiegelung* gleichgesetzt (s. o.), so ergibt sich ein enger Zusammenhang des letztzitierten Textes mit einer aus dem Jahre 1914 stammenden Vortragspassage, in der Steiner die eigentliche, seelisch-geistige Denktätigkeit ebenfalls in ihrer, das Zentralnervensystem auf die *Spiegelung* vorbereitenden Aufgabe umschrieb und sagte: *Es geht der eigentlichen denkerischen Tätigkeit der Wahrnehmung des Gedankens eine solche Gedankenarbeit voraus, die […] erst tief drinnen die Teile des Gehirns so in Bewegung versetzt, daß diese Spiegel werden für die Wahrnehmung des Gedankens […]. Der, welcher das Gehirn erst zum Spiegel macht, das sind Sie selber. Was Sie als Gedanken zuletzt wahrnehmen, das sind Spiegelbilder; was Sie erst präparieren müssen, damit das betreffende Spiegelbild erscheint, das ist irgendeine Partie des Gehirnes. Sie sind es selbst mit Ihrer Seelentätigkeit, der das Gehirn in diejenige Struktur und in die Fähigkeit bringt, um das, was Sie denken, als Gedanke spiegeln zu können. Wollen Sie auf die Tätigkeit zurückgehen, die dem Denken zugrunde liegt, so ist es die Tätigkeit, die von der Seele aus ins Gehirn eingreift und sich im Gehirn betätigt. Und wenn Sie eine gewisse Tätigkeit von der Seele aus im Gehirn verrichten, dann wird eine solche Spiegelung im Gehirn bewirkt, daß Sie den Gedanken […] wahrnehmen. – Sie sehen, ein Geistig-Seelisches muß erst da sein. Das muß am Gehirn arbeiten. Dann wird das Gehirn durch diese geistig-seelische Tätigkeit zum Spiegelapparat, um den Gedanken zurückzuspiegeln. Das ist der wirkliche Vorgang […]* (151, 73). Was Steiner in den beiden zitierten Texten des Jahres 1918 darüberhinaus mit dem *Sich-Setzen* des wesenhaft *Geistig-Seelischen* an die *Stelle* der zurückgedrängten (zerstörten und *dadurch* spiegelnden(?)) organischen Tätigkeit anzudeuten schien, muß in diesem Zusammenhang offen bleiben. Festzuhalten aber ist, daß Steiner ein jedes Bewußtwerden realer Denktätigkeit an das (unversehrte) Vorhandensein eines eigens vorbereiteten Zentralnervensystemes knüpfte. *Wir haben […] zwei Phasen zu unterscheiden: erst vom*

Vorbereitung der Spiegel-Partie des Gehirns

„Gehirnarbeit" und Gedankenwahrnehmung

Geistig-Seelischen aus die Gehirnarbeit; dann kommt die Wahrnehmung zustande, nachdem für diese Wahrnehmung durch die Seele die vorbereitende Gehirnarbeit getan ist (151, 74). Diese *Vorbereitung*, ein *Durch-* oder *Eingravieren* umschriebener Partien des Gehirnes (151, 75/76), wurde von Steiner als dynamischer Prozeß beschrieben, der durch die Denktätigkeit selbst bewirkt wird und zu einem Abbau organischer Nervensubstanz führt. Den charakterisierten Abbauvorgang brachte Steiner an der zuvor zitierten Vortragsstelle (Wien 1914) eindeutig mit dem zu leistenden *Spiegelungsgeschehen* in Verbindung. Durch die reflektierende *Spiegelung* am Zentralnervensystem erlebt das Denken *sein eigenes Leben im Bereich des Übersinnlichen*, die Seelentätigkeit wird *sich selber sichtbar* (151, 73).

Nervenprozeß und Gesamtorganismus

Nervenprozeß und Zerstörung

Der Nervenprozeß ist ein solcher, daß er sich auf das Nervensystem beschränken muß. Denn würde er sich ausdehnen über den ganzen Organismus, würde dasselbe vorgehen im ganzen Organismus, was in den Nerven vorgeht, so würde dies den Tod des Menschen in jedem Augenblick bedeuten (179, 122). Rudolf Steiner hob in Dornach 1917 den engen Zusammenhang zentralnervöser Abbautätigkeit mit dem bewußten menschlichen Denk- oder Vorstellungsvermögen hervor, betonte den eindeutigen Todes- bzw. Sterbecharakter des *Nervenprozesses*. Wiederum aktualisierte sich das Problem des *Spiegelungsvorganges* – insofern dieser, Steiners eigenen Aussagen zufolge, sich ja keinesfalls auf das Nervensystem beschränkt, sondern vielmehr den Gesamtorganismus des Menschen miteinbezieht. Der Nervenprozeß ist Todesprozeß und muß sich auf das Nervensystem beschränken, um nicht das Dasein des Organismus zu gefährden. Was aber spielt sich außerhalb des Nervensystemes ab, wenn seelisch-geistiges Leben bewußt wird? Steiner wies diesbezüglich in zahlreichen Vorträgen darauf hin, daß – allgemein gesprochen – die organische Substanz im Menschen, *indem das Geistige heraufzieht in das Organische, zuerst den Boden dadurch bereiten muß, daß es sich selbst in sich vernichtet, in sich abbaut* (73, 178). Diese *rückläufige Entwicklung* zeige sich immer, *wenn Bewußtsein, Selbstbewußtsein, kurz, wenn Geistigkeit sich entwickeln soll* (66, 34). Am 28.2.1918 betonte Steiner in einem Berliner Architektenhausvortrag noch einmal die herausragende Stellung der nervösen Substanz innerhalb dieses substantiellen Abbauprozesses: *Die Organe [des] Abbauprozesses, die Organe, in denen nicht eine fortschreitende, sondern eine rückführende Entwickelung stattfindet, sind im menschlichen Leibe vorzugsweise das Nervensystem* (67, 126). Vorzugsweise, doch keinesfalls ausschließlich – der für ein bewußtes Seelenleben notwendige *Auflösungsprozeß von tieferen Vorgängen* innerhalb des menschlichen Organismus (136, 215) greift über das Nervensystem hinaus, *so daß dort, wo in uns bewußtes Leben sich entwickeln soll, das Leibesleben zuerst abgebaut werden muß [...]* (72, 142). Nicht nur der bewußt gewordene Gedanke, sondern jede Bewußtseinserscheinung beruht *auf einem partiellen Tod* (72, 49); auch jede *bewußte Empfindung, die sich geltend macht,* ist damit verbunden, *daß Zerstörungsprozesse den Aufbauprozessen abgerungen werden* (162, 12). Den Gesamtvorgang erläuterte Steiner wiederholt an dem erwachenden Bewußtsein des Kindes (vgl. hierzu auch die Ausführungen von 1910, S. 129ff.) – in Dornach 1915 mit den Worten: *Wir wissen ja, daß das Kind zunächst hineinwächst in die Welt wie in einer Art von Traumleben. Dieses Traumleben des Kindes ist aber verknüpft mit Wachstum, mit sprießenden, sprossenden Vorgängen; und in einem je früheren Lebensalter des Kindes wir den Blick auf es hinwenden, um so mehr Sprießendes, Sprossendes tritt uns entgegen. Und erst wenn die Individualität im menschlichen Organismus so viel Gewalt bekommt, daß sie sich auflehnen kann gegen das Sprießen und Sprossen, und dem Sprießen und Sprossen Zerstörungsprozesse eingliedern kann, dann tritt volleres und immer volleres Bewußtsein auf. In dem Maße, in dem wir imstande sind, abzubauen dasjenige, was die bloße Natur in uns aufbaut, in dem Maße werden wir uns bewußt* (162, 12). Wenn Steiner dabei sagte, daß es in den ersten Lebensjahren darauf ankomme, daß der sich entwickelnde Mensch zunehmend die Möglichkeit erwerbe, *seelisch zu zerstören die zuerst wachsenden, sprießenden Prozesse* (162, 21), dann verdeutlicht sich wiederum, daß es in geisteswissenschaftlicher Sicht die seelisch-geistige *Kraft* selbst ist, die dem Abbau des Leibesleben zugrunde liegt; das Organische vernichtet sich zwar *in sich selbst*, doch gibt sein *höheres Selbst* im Sinne des *Geistig-Seelischen* den eigentlichen Impuls dazu – und bereitet solchermaßen das eigene, bewußte *In-Erscheinung-Treten* vor: *Es muß überall erst Zerstörung da sein, wenn das Geistige erscheinen soll* (162, 23). Durch das ganze menschliche Leben hindurch ereignet sich ein *sukzessiver Tod* (162, 21), ein im Leibe vorhandener und wirkender *latenter Tod* (63, 128), ein *fortdauerndes Abbröckeln des Daseins, ein fortdauerndes Zerstörerisches*, das, wie Steiner 1917 in Zürich ausführte, die *Verwandtschaft des Bewußtseins mit dem Sterben* erkennen läßt (73, 34): *Das Zerfallen ist fortwährend eigentlich vorhanden, und das Zersetztwerden, der Tod des physischen Leibes, ist nur der letzte Prozeß, der Schlußstein einer fortdauernden Entwicklung, die im Grunde genommen fortwährend geschieht* (131, 164). Der Tod des Menschen vollzieht sich inmitten des organischen Lebens *in kleinen Teilwirkungen;* er ist die Grundlage, *aus der sich [...] das Geistige der menschlichen Seele entwickelt – Indem das Seelische dem Leben entgegentritt, muß es, um zum Geiste zu kommen, mit dem Tod im Leben tätig sein* (66, 34).

entwicklungsphysiologische Ermöglichung des Bewußtseins

ein latenter, sukzessiver Tod

offene Fragen

Im Ganzen aber fällt auf, daß Rudolf Steiner die organische Grundlage oder Ermöglichung der bewußten Seelenphänomene – abgesehen von der thematisierten Denktätigkeit in ihrem Zusammenhang mit dem menschlichen Zentralnervensystem – im Sinne des Abbau- oder Spiegelungsmotives an keiner Stelle weiter konkretisierte. Bis auf eine singuläre Erwähnung der reduzierten oder abgebauten Vitalität menschlicher Erythrozyten (72, 142) verzichtete Steiner auf jegliches Aufzeigen konkreter Abbau- oder Zerstörungsphänomene innerhalb der menschlichen Organsysteme. Auch blieb, wie weiter oben angesprochen, der Zusammenhang der organischen *Rückbildungsphänomene* mit dem eingangs erörterten *Spiegelungsproblem* weithin unausgeführt oder gar fragwürdig. Manches deutet darauf hin, daß erst die sich entwickelnde Konzeption des *dreigliedrigen* Organismus mit dem in sich differenten Bezug zu den Erscheinungen des Seelenlebens einen wesentlichen Fortschritt von Steiners geisteswissenschaftlicher Organismusforschung ermöglichte. Zumindest scheint bemerkenswert, daß bis dahin (1917) nur die Schilderung menschlicher Denktätigkeit in ihrer Beziehung zum Gehirnorgan eine substantielle Erweiterung von Steiners früheren Vortragsaussagen zu *Spiegelung* und *Abbau* bedeutete.

*

3. Die menschliche Sinnestätigkeit

Rudolf Steiner bemühte sich in den Jahren 1911 bis 1919 in vielen Vortragsdarstellungen, die dem Themenkreis einer anthroposophischen Sinneslehre angehörten, eindringlich um eine Aufhellung von *Natur* und *Wesenheit* menschlicher Sinnesorgane und ihrer Stellung im Gesamtorganismus des Menschen (180, 91). Darüber hinaus besprach er an vereinzelten Vortragsstellen den Ursprung der Sinnesempfindung im Rahmen der bereits skizzierten *Spiegelungsproblematik* – und trat in Fortführung der Berliner Vorträge der Jahre 1909/1910 weiter für einen Ausbau der *gegenwärtig vorhandenen fragmentarischen Sinnes-Lehre* (21, 145; vgl. S. 183ff.) ein.

Natur und Wesenheit menschlicher Sinnesorgane

Das Wesen der menschlichen Sinnesorgane – Grundverhältnisse menschlicher Sinneswahrnehmung

Die Autonomie vom Gesamtorganismus

Die menschlichen Sinnesorgane sind, so Steiner (66, 124), *in ganz besonderer Weise gebaut – Nur ist das, was ich hier über diesen Bau vorzubringen habe in bezug auf die Feinheiten dieses Baues, so, daß es vielfach dem, was heute schon bemerkt wird von der äußeren Wissenschaft, noch nicht zugänglich ist.* Der geisteswissenschaftlichen Forschung aber zeige sich, daß *in den Organen, die wir für die Sinne haben, [...] etwas in den Menschenleib hineingebaut [ist], das von dem allgemeinen inneren Leben dieses Menschenleibes bis zu einem gewissen Grade ausgeschlossen ist* (66, 125). Steiner sprach von einem partiellen *Selbständigwerden*, einem *Emanzipieren* der menschlichen Sinnesorgane *von der Gesamtorganisation* (188, 25); jeder Sinn, jedes Sinnesorgan ist *im Grunde genommen etwas Selbständiges* (180, 91).

„in den Menschenleib hineingebaut"

In vielen Vorträgen führte Steiner exemplarisch durch den Hinweis auf die anatomischen Gegebenheiten des Sehorgans in diese Problematik ein – so hieß es in Dornach am 30.12.1917: *Bei den anderen Sinnen ist es zwar ebenso, aber die Sache tritt für die äußere Beobachtung nicht mit derselben Schärfe zutage, nicht so scharf, wie wenn man das, was eigentlich hier gemeint ist, für den Sinn des Gesichts, für das Auge in Betracht zieht. Bedenken Sie, dieses Auge als ein physikalischer Apparat liegt ja eigentlich als ein ziemlich selb-*

ständiges Organ im menschlichen Schädel drinnen und ist eigentlich nur durch die Anhänge, die Anhänge der Blutadern, die Anhänge der Nerven, nach rückwärts in den menschlichen Leib hinein verlängert. [...] Als Auge liegt es [...] in der knöcherigen Schädelhöhle mit einer großen Selbständigkeit drinnen, insoweit es physikalischer Apparat ist, [...] die Linse, der Einfall der Lichtstrahlen, der Glaskörper, also alles das, was physikalischer Apparat ist, ist eigentlich sehr selbständig. Nur durch den Sehnerv, die Aderhaut, die sich hinein nach dem Leibe verlängert, verlängert sich eben das Auge selbst nach dem Leibe, so daß man sagen kann, dieses Auge als physikalischer Apparat, also insofern es aufnimmt die äußere Sinneswelt in ihrer Sichtbarkeit, ist ein selbständiger Organismus, bis zu einem gewissen Grade wenigstens (180, 91). Die Sinnesorgane sind weit eher der Außenwelt als der Innenwelt des Organismus zugehörig; die *sinnliche Außenwelt* setzt sich durch die Sinnesorgane *in unsere eigenen Organe hinein fort, dasjenige, was äußerlich vorgeht, geht wirklich bis in unser Inneres hinein, leiblich* (66, 125/6); die Sinnesorgane sind *wie Golfe [...], die von der Außenwelt hereinragen* (180,93), *so daß der Mensch den Sinnenbezirk äußerlich hat, und innerhalb dieses Sinnenbezirkes gleichsam die Zone gegenüber der Außenwelt, wo diese Außenwelt rein an ihn herantreten kann, insofern sie eben auf die Sinne wirken kann* (66, 127)[141].

das Auge als selbständiger Organismus

Sinnesorgane als „Golfe" der Außenwelt

Sinnesorgane als Leibesorgane reduzierter Vitalität

Darüber hinaus sind die menschlichen Sinnesorgane bis zu einem gewissen Grade *entvitalisiert, vom Organismus ausgespart* (180, 92), dessen Lebenstätigkeit sich aus der Sinneszone *zurückgezogen* hat (73, 155).

Diese Konstitution der Sinnesorgane ist nach Steiner humanspezifisch, unterscheidet sich von allen tierischen Bildungen. Dies ebenfalls am menschlichen Sehorgan exemplifizierend, wies Steiner darauf hin, daß das animalische Auge *eine ganz andere innerliche Organisation* habe und sagte: *Es sind beim Menschen gewisse Inhalte des Auges zurückgenommen in die innere Organisation, mehr in die Nervenorganisation, beim Tiere sind sie herausgedehnt ins Auge. Sie finden bei gewissen Tieren den Fächer, den Schwertfortsatz: das ist das äußere, anatomische Gebilde, das zeigen könnte, wie das Vitale beim Tier bis in die Sinneszone hineingeht. Beim Menschen zieht sich dies Vitale zurück [...]* (73, 155). Das menschliche Auge ist *rückgebildet* (181, 238), es ist *vollkommener* als das tierische Auge dadurch, *daß es einfacher ist [...], daß es wiederum zur Einfachheit hinarbeitet* (181, 308). Durch die *Blutgefäßorgane* Fächer und Schwertfortsatz (66, 126), die bei dem tierischen Auge in das eigentliche Sinnesorgan *hineinragen* (ebd.), geht die Vitalität des tierischen Organismus bis in die Sinneszone – das *unmittelbare Leibesleben* nimmt noch

Rückzug der Vitalität

teil an dem, *was in den Sinnen sich abspielt als Fortsetzung der Außenwelt* (66, 126), *das leibliche Leben durchsetzt das Sinnesorgan* (66, 127). Schwertfortsatz oder Fächer stellen *lebendig einen Zusammenhang zwischen dem Augeninneren und der ganzen Organisation* her (188, 25).

Die Besonderheit der menschlichen Sinnesempfindung

Diese skizzierten anatomisch-physiologischen Gegebenheiten weisen nach Steiner auf eine fundamentale Differenz in der Sinneswahrnehmung von Mensch und Tier hin. Der Mensch *erlebt*, so Steiner (73, 155), in der Sinneszone *etwas ganz anderes […], als das Tier in der Sinneszone erlebt*; dieses differente *Erleben in der Sinneszone* aber bilde zugleich die Grundlage dessen, *was dem menschlichen Bewußtsein eine ganz andere Färbung gibt […], als sie das tierische Bewußtsein hat* (73, 155). Die *spezifische Eigentümlichkeit des menschlichen Bewußtseins* hängt, wie Steiner in einer Fragenbeantwortung nach einem Vortrag 1917 in Zürich sagte, mit dem *besonderen Erleben in der Sinneszone* zusammen (73, 157). Dieses *Erleben* charakterisierte er in einem Berliner Vortrag vom 15.3.1917 wiederum am Beispiel des Auges mit den Worten: *Was […] draußen durch Licht und Farbe geschieht, oder besser gesagt, in Licht und Farbe vorgeht, das setzt sich durch unser Auge so in unseren Organismus hinein fort, daß das Leben unseres Organismus zunächst nicht daran teilnimmt. […] Licht und Farbe kommen so in unser Auge, daß das Leben des Organismus, ich möchte sagen, das Hereindringen dessen, was draußen geschieht, nicht hindert. Dadurch dringt wie in einer Anzahl von Golfen der Fluß des äußeren Geschehens durch unsere Sinne bis zu einem gewissen Teile in unseren Organismus ein. Nun nimmt an dem, was da eindringt, zunächst teil die Seele, indem sie das, was von außen unlebendig eindringt, selbst erst belebt. Dies ist eine außerordentlich wichtige Wahrheit […]. Indem wir sinnlich wahrnehmen, üben wir fortwährend Belebung desjenigen, was aus dem Fluß der äußeren Ereignisse in unseren Leib hinein sich fortsetzt. Die Sinnesempfindung ist ein wirkliches lebendiges Durchdringen, ja sogar Beleben desjenigen, was als Totes sich in unsere Organisation herein fortsetzt. Dadurch aber haben wir in der Sinnesempfindung wirklich die objektive Welt unmittelbar in uns, und indem wir seelisch sie verarbeiten, erleben wir sie. Das ist der wirkliche Vorgang, und das ist außerordentlich wichtig* (66, 125). Die Sinnesempfindung ist seelisch belebte äußere Wirklichkeit, seelisch belebte und erfahrene *objektive Welt.*

Sinneserlebnis und Bewußtseinscharakter

die humane Sinnesempfindung als Beleben des Toten

In Zürich wies Steiner explizit darauf hin, daß das besondere Erleben des Menschen in der Sinnensphäre ein *Todeserlebnis* ist, *daß dem Leben in der Sinnenzone beim Menschen sich beimischt das Todesphänomen* (73, 156). Die

Seele begegnet *direkt* dem von außen *unlebendig* Eindringenden in einem der Leibesvitalität fast gänzlich entzogenen Bezirk. Die Sinnesempfindung *ist* das lebendige Durchdringen des *Toten* – die *objektive Welt* wird im Beleben er-lebt. Daran aber hat der leibliche Organismus des Menschen unmittelbar keinen Anteil: *Erst indem das, was sich im Sinnesorgan abspielt, in das tiefere Nervensystem, das Gehirnsystem aufgenommen wird, erst dadurch geht es über in dasjenige, wo das Leibesleben unmittelbar eindringt, und daher inneres Geschehen vor sich geht. […] Dann […], wenn aus der Sinnesempfindung Vorstellung wird, dann stehen wir innerhalb des tiefer liegenden Nervensystems, dann entspricht jedem Vorstellungsvorgang ein nervenmechanischer Vorgang; dann spielt sich immer, wenn wir eine Vorstellung bilden, die von der Sinnesanschauung hergenommen ist, etwas ab, was im menschlichen Nervenorganismus vorgeht* (66, 127). In der Züricher Fragenbeantwortung fügte Steiner hinzu, daß die charakterisierte *strenge Scheidung zwischen der Wahrnehmung und der Vorstellung, wie man sie beim Menschen ziehen kann*, für das Tier nicht berechtigt sei; das *Leibesleben* nehme beim Tier an den Geschehnissen der *Sinneszone* teil, Sinnesempfindung und Sinnesvorstellung seien nicht eindeutig differenzierbar: *Das Tier hat ein Bewußtsein, welches im wesentlichen so ist, daß es das, was der Mensch in die Sinneszone hineinschickt und in der Sinneszone […] gesondert erlebt, daß es das nicht in der Sinneszone erlebt, sondern daß das, was das Tier in der Sinneszone erlebt, gleichartig ist mit dem, was es auch als Vorstellungsleben hat* (73, 154). Dies ergänzte Steiner am 14.5.1918 in Berlin durch den Hinweis, daß durch die starke Vaskularisation und damit Vitalisierung im tierischen Auge *ein intimes Zusammenleben im ganzen Gefühlsleben […] mit [dem] Wahrnehmungsleben* gegeben sei (181, 238); die *Emanzipation* menschlicher Sinnestätigkeit vom Leben des Gesamtorganismus ermögliche dagegen den größeren intentionalen Charakter der Sinneswahrnehmung – *beim Menschen [ist] die ganze Welt der Sinne viel mehr im Zusammenhang mit dem Willen als beim Tier* (188, 25).

Scheidung zwischen Wahrnehmung und Vorstellung

Willensbeziehung der Sinneserfahrung

Beziehung der Sinnesorgane zum Ätherleib

Wenn Steiner auch sagte, daß die menschlichen Sinnesorgane *bis zu einem gewissen Grade* vom *inneren Leben des Menschen […] ausgeschlossen*, vom menschlichen Organismus *ausgespart* seien, dessen *Vitalität* sich aus der Sinneszone *zurückgezogen* habe (dies alles Vortragsäußerungen aus den Jahren 1917, 1918 und 1919; s.o.) –, so bezeichnete er die *physikalischen (Sinnes-) Apparate* doch zugleich als *Lebensapparate* (162, 264). In einem Dornacher Vortrag vom 30.12.1917 hieß es dazu: *Das Merkwürdige bei den Sinnen ist nämlich das, daß in diesen rein physikalischen Apparat, und er ist ein rein physikalischer Apparat, hineinragt der Ätherleib. Sie würden nicht das, was in*

Ihrem Auge durch das Hereinfallen des Lichtes bewirkt wird, mit Ihrem Bewußtsein vereinigen können, wenn Sie nicht den Sinn des Auges, und so auch die andern Sinne, durchziehen würden mit Ihrem Ätherleib (180,92). Der *physische Leib* nimmt, so Steiner weiter, wenig *Anteil* an den Sinnen und überläßt diesen *Anteil sehr stark dem Ätherleib*; dieser nimmt dadurch *Teil an der Außenwelt: Die Außenwelt ragt durch Sinne, Auge und so weiter herein, und von innen kommen wir nur mit dem Ätherleib entgegen und durchziehen das, was uns die Außenwelt hineinschickt, mit unserem Ätherleib* (180,93).

Ätherisierung der Außenprozesse

Steiners Ringen um eine adäquate geisteswissenschaftlichen Charakteristik der Physiologie menschlicher Sinnesorgane verdeutlicht nicht zuletzt der Rückbezug auf frühere Äußerungen. So hatte er – wie weiter oben (vgl. S. 167) zitiert – 1908 das Sinnessystem als den *physischen Ausdruck des physischen Leibes selber* bezeichnet; und bereits ein Jahr zuvor hatte es geheißen: *Wir finden das physische Prinzip im physischen Leibe ausgedrückt, wenn wir die Sinnesapparate betrachten* (ebd.). 1915 sprach Steiner in Dornach schließlich davon, daß der menschliche *Ätherleib* die *Sinnesapparate* zwar durchdringe – *aber es bleibt einiges außerhalb des ätherischen Bereichs als etwas, was ganz physisch ist* (162, 264). Eine *dünne Außenzone aus dem Physikalischen heraus* bilde den Sinn: *Wir haben […] mit der Außenwelt eine physikalische Wechselwirkung, die in unserer Peripherie stattfindet. Und auf diese Wechselwirkung mit der Außenwelt bauen wir erst unseren Seelenprozeß auf, insofern dieser Prozeß Wahrnehmung der Außenwelt ist und Verarbeitung der Wahrnehmung in der Seele* (162,266). Bedeutsam scheint zu sein, daß Steiner die periphere Zone *physikalischer Wechselwirkung*, in der der *ätherische Leib* noch nicht immanent wirksam ist, 1917 (s.o.) nicht mehr dem eigentlichen *physischen Leib* des Menschen zuordnete, der – so Steiner – *wenig Anteil* am Sinnesorgan nimmt. Vielmehr betrachtete Steiner diesen Bereich – und damit das Zentrum des eigentlichen Sinnesorganes – als eine wirkliche *Fortsetzung* der Außenwelt, als ein *Hineinragen* der äußeren Welt in den menschlichen Leib. Dagegen hatte er noch 1911 die Konstitution menschlicher Sinnesorgane mit den Worten beschrieben: *Es ist so, wie wenn ein Stück des physischen Leibes herausgenommen wäre aus der allgemeinen Durchdringung mit dem Ätherleibe. […] Der Ätherleib ist gleichsam zurückgeschoben worden und es sind Eigenleistungen physischer Natur im physischen Leib, die nicht in der entsprechenden Weise durchdrungen werden vom Ätherleib, und dadurch entsteht das, was wir die Sinnesempfindungen nennen. Farben werden dadurch erlebt, daß der Ätherleib für das Auge nicht in der ordentlichen Weise das Organ durchdringt und daß da innerhalb der Organisation rein physische Wirkungen eingeschlossen sind. Und so ist es bei allen Sinnen, daß ein Übergewicht des physischen Leibes über den Ätherleib stattfindet* (134, 51f.). Steiner sprach demnach 1911 in bezug auf die eigentliche *Sinneszone* von *Eigen-*

physikalische Wechselwirkung an der Sinnesperipherie

Eigenleistungen physischer Natur

leistungen physischer Natur im physischen Leib, Jahre später jedoch von *Golfen*, die in den menschlichen Leib *hineinragen* und eine großen *Selbständigkeit* gegenüber diesem Leib erlangen *(Nur durch den Sehnerv [...] verlängert sich eben das Auge selbst nach dem Leibe.)*. Die Akzentverschiebung, die Steiner im Verlauf seiner geisteswissenschaftlichen Forschungstätigkeit vorzunehmen gezwungen war, wird deutlich. Zu fragen bleibt, ob damit nicht eine veränderte Gesamtkonzeption dessen, was Steiner mit dem (von Anfang an vieldeutigen) Begriff des *physischen Leibes* bezeichnete, einherging. Dem kann an dieser Stelle nicht weiter nachgegangen werden.

Sinnesorgane und Lebensprozesse

Die Sinnesorgane sind *Lebensapparate*, sie werden, wie Steiner am 12.8. 1916 in Dornach sagte, *von dem Leben gleichmäßig durchflossen. Das Leben wohnt in allen Sinnen, es geht durch alle Sinnesbezirke durch* (170, 112). Wie schon in den schriftlichen Aufzeichnungen zur Sinneslehre aus dem Jahre 1910 (vgl. S. 191ff.) differenzierte Steiner sieben *Lebensprozesse* (170, 116) oder *Lebensimpulse* (170, 255) als Teil eines *siebengliedrigen und in seiner Siebengliedrigkeit einheitlichen Lebensprozesses* (170, 117): *Wir müssen [...], wenn wir das Verhältnis dieser sieben zu den [Sinnesbezirken] ins Auge fassen, sagen: Wir haben 1. Atmung, 2. Wärmung, 3. Ernährung, 4. Absonderung (Absonderung ist es schon, wenn nur das aufgenommene Nahrungsmittel dem Körper mitgeteilt wird, wenn es ein Glied im Organismus wird. Es ist nicht nur Absonderung nach außen, sondern die Mitteilung desjenigen, was durch die Nahrungsmittelsubstanz aufgenommen wird, im Inneren. Die Absonderung besteht zum Teil in Abgabe nach außen oder aber in der Aufnahme der Nahrungsmittel* – 170, 115*), 5. Erhaltung, 6. Wachstum, 7. Reproduktion, aber so, daß sie doch zu allen Sinnen in einem Verhältnis stehen, daß das durch alle Sinne gewissermaßen strömt, daß das Bewegung ist* (170, 116). Doch auch in dem zitierten Vortragszusammenhang sagte Steiner, daß der Sinnesprozeß als ein *sehr peripherischer Prozeß* zugleich ein *ziemlich toter Prozeß* sei – und wies auf eine gewisse *Trennung* der Sinne von dem (*siebengliedrigen* und doch einheitlichen) Lebensprozeß hin (170, 117), der sich im Zuge der Menschheitsevolution ergeben habe.[142]

Leben und Tod in der Sinnesorganisation

Das menschliche Sinneserlebnis hat sich evolutionär über die tierische Sinneswahrnehmung hinausentwickelt – nur beim (erwachsenen) Menschen ist die Ent- bzw. Devitalisierung in der Sinneszone so weit fortgeschritten, daß realiter ein Todeserlebnis in ihr erfahrbar wird (*Die Sinnesempfinduung ist ein wirkliches lebendiges Durchdringen, ja sogar beleben desjenigen, was als Totes sich in unsere Organisation hinein fortsetzt* – 66, 125). Offen mußte an den genanntem Vortrags- und Textstellen jedoch u. a. bleiben, warum die im Bereich des Sinnesorgans in den menschlichen Organismus eindringende *Außenwelt* von Steiner als *unlebendig*, als ein *Totes* bezeichnet wurde, das seelisch zu *beleben* sei (s. u.).

Die Wechselwirkung zwischen äusserem und innerem Äther in der Sinneswahrnehmung

Finden zusätzlich weitere Vortragspassagen aus dem Jahre 1917 sowie briefliche Äußerungen Steiners aus dem selben Jahr Berücksichtigung, so kompliziert sich Steiners geisteswissenschaftliche Auffassung menschlicher Sinnestätigkeit vordergründig weiter, erfährt dann aber eine zunehmende Aufklärung.

Am 17.3.1917 schilderte Steiner im Berliner Architektenhaus den Vorgang des Eindringens *toter Außenwelt* als ein Ergebnis der Wahrnehmungstätigkeit, d.h. er versuchte – in Weiterführung dessen, was im Zyklus über *„Okkulte Physiologie"* bezüglich der Nahrungsaufnahme gesagt worden war – den Vorgang der *Abtötung* als aktive Leistung des menschlichen Organismus zu beschreiben, als eine vorbereitende, die Umwandlung einleitende Tätigkeit. Dabei betonte Steiner, daß sich das Geschehen auf *ätherischem* Niveau zutrage (*Ohne das Verständnis der ätherischen Welt ist ein Verständnis der Sinnesempfindungen nicht möglich.* – 66, 166) und sagte: *Die Sinnesempfindung besteht darin […], daß, indem die äußere Umgebung das Ätherische aus dem Materiellen in unsere Sinnesorgane hineinsendet, jene Golfe macht […], so daß das, was draußen ist, innerhalb unseres Sinnenbereiches auch innerlich wird […]. Dann wird dadurch, daß der äußere Äther eindringt in unsere Sinnesorgane, dieser äußere Äther abgetötet. Und indem der äußere Äther abgetötet in unsere Sinnesorgane hereinkommt, wird er, indem der innere Äther vom ätherischen Leibe ihm entgegenwirkt, wieder belebt. Darin haben wir das Wesen der Sinnesempfindung. Wie Ertötung und Belebung im Atmungsprozeß entsteht, indem wir den Sauerstoff einatmen, und ausatmen die Kohlensäure, so besteht eine Wechselwirkung zwischen gewissermaßen erstorbenem Äther und belebtem Äther in der Sinnesempfindung* (66, 166). Die Sinnesempfindung kann aufgrund dieser Darstellung (*ich kann dies heute nur als Ergebnis anführen* – 66, 166) als eine *feine Wechselwirkung zwischen äußerem und innerem Äther* verstanden werden – bzw. als *Belebung des im Sinnesorgan ertöten Äthers vom inneren Ätherleib aus. So daß dasjenige, was die Sinne uns aus der Umgebung abtöten, innerlich durch den Ätherleib wieder belebt wird, und wir dadurch zu dem kommen, was eben Wahrnehmung der Außenwelt ist* (66, 167). Hatte Steiner in dem zwei Tage zuvor (15.3.1917) gehaltenen Vortrag in allgemeiner Weise von der menschlichen *Seele* als dem belebenden Wirkprinzip in der *Sinneszone* gesprochen,[143] so wurde diese Aussage nun zugunsten des *Ätherleibes* konkretisiert – bzw. es wurde nun dessen vorrangige Wirksamkeit thematisiert (wohingegen man *das eigentlich Seelische des Menschen erst in dem zu suchen (hat), was […] völlig überätherisch arbeitet und kraftet im Ätherischen […]* – 66, 170). Sinneswahrnehmung und -empfindung sind in geistes-

die Sinnesempfindung als Wiederbelebung des äußeren Äthers durch den inneren Äther

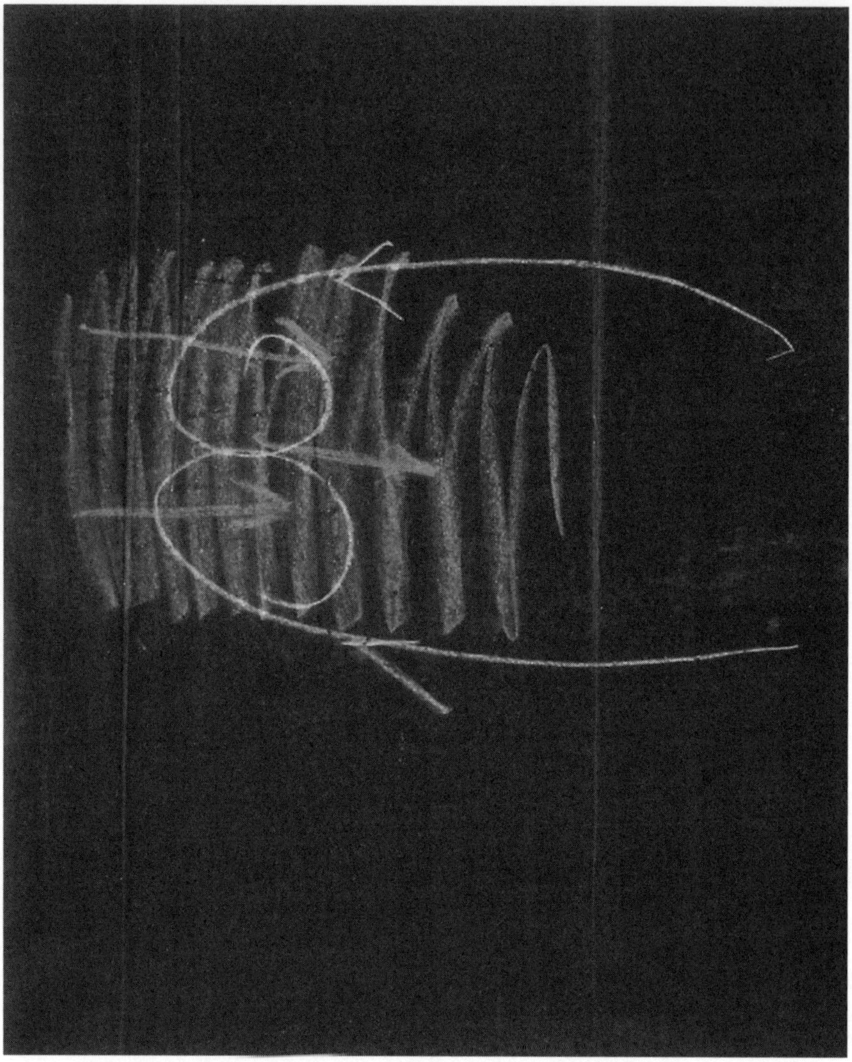

Die Überwindung des äußeren durch den inneren Äther
im Bereich der Sinnesorganisation
(10.7.1920; GA 198, Bd. III, Tafel 11, Ausschnitt)

wissenschaftlicher Anschauung primär *ätherische* Vorgänge; bei jeder Sinnestätigkeit geht *ein ätherischer Prozeß* vor sich, *durch den wir in Beziehung treten mit dem äußeren Äther, wie wir mit dem physischen Leibe zu der Luft in Beziehung treten, indem wir atmen* (66, 166). *Dem Wahrnehmen entsprechen ätherische Vorgänge* (66, 165). Am 30.12.1917 sagte Steiner in Dornach, daß *indem der Mensch seinen Ätherleib aus dem makrokosmischen Verhältnisse abschnürt, der Makrokosmos in dem Menschen durch die Sinne sich selbst ergreift* (180, 95).

Sichselbstergreifen des Makrokosmos

Der *äußere Äther* wird im Bereich menschlicher Sinnesorgane *abgetötet*, sodann durch den menschlichen *Ätherleib* (und die *Seele*) gewissermaßen *wiederbelebt* – diese Aussagen vom März 1917 erläuterte und präzisierte Steiner sechs Monate später in einem Brief an W. J. Stein (20.9.1917). Dort hieß es: *Führen Sie sich den Wahrnehmungsprozeß in seiner Ganzheit vor Augen. Was geschieht, wenn ich „gelb" wahrnehme? 1. Im Auge selbst ist vom Objektiven her: Belebtes Gelb. 2. In dieses belebte Gelb dringt von innen vor der Ätherleib des wahrnehmenden Subjektes; dadurch wird das vom äußeren Äther durchsetzte und eben deshalb belebte Gelb: totes Gelb. Es ist also im Auge totes Gelb, weil dessen Leben vom inneren Leben (Ätherleib) verdrängt ist. Dadurch hat das Erkenntnis-Subjekt statt des äußeren belebten Gelb – das von innen belebte Bild des Gelb, aber dieses Bild mit dem Einschlag des Leichnams des Gelb.*[144] Demnach existiert anfänglich innerhalb der menschlichen Augenorganisation die objektive Gelbqualität als ein *fremder Einschlag*[145]. Dieses erste Gelb ist infolge seiner *Durchsetzung* mit nichtmenschlichem, *äußerem Äther* als durchaus *belebt* zu bezeichnen. In das *belebte Gelb* dringt der *Ätherleib* des Menschen ein, verdrängt die Vitalität des Gelbs, tötet den *äußeren Äther* ab und schafft damit *totes Gelb*, das sich nun *als Erstorbenes*[146] innerhalb der menschlichen Leiblichkeit befindet. Das tote Gelb ist seinerseits dann Teil des entstehenden *Bild des Gelb* – des durch den menschlichen *Ätherleib belebten Bild des Gelb*. Es wird, wie es in dem zitierten Brief weiter heißt, durch den geschilderten *objektiv-subjektiven* Vorgang ein *innerlich lebendiges Gelb* erzeugt[147].

das Beispiel der Farbwahrnehmung

Die Bedeutung des Astralleibes für die Sinnesempfindung

Auf dieser Stufe des Sinnesvorganges wird die wahrgenommene Qualität nach Steiner noch nicht bewußt erlebt, da sich die skizzierten Prozesse lediglich auf *ätherischem Niveau* ereignen. Dies ändert sich in dem Augenblick, da der *Astralleib des Erkenntnis-Subjektes* in das *subjektiv-objektiv neu belebte Gelb* eindringt. Er erzeugt dadurch *an dem belebten Gelb das belebte Blau* als eine innerhalb des menschlichen Organismus *geschaffene*, ihn räumlich nicht überschreitende Wirklichkeit, die ihrerseits auf das *ätherische* und *physische*

Bild und Nachbild, Ätherleib und Astralleib

Sein des Leibes zurückwirkt[148]. In dem Brief an W.J.Stein hieß es hierzu: *Es ist also vorhanden: 1. das astralisch erzeugte Bild „blau", 2. die Wirkung dieses astralischen Bildes auf den Ätherleib – als subjektiver Lebensvorgang, 3. physiologisch der physische Vorgang im Auge – der nach innen, nicht nach außen blau wirkt*[149]. Die geschilderten Vorgänge werden, wie Steiner weiter ausführte, *nicht Gegenstand des Ichbewußtseins – das Ich weiß erst, wenn innerlich das erst im Auge belebte* Gelb *abgedämpft (abgelähmt) wird.* Das Leben im Gelb wird durch das menschliche Ich *abgedämpft;* dies ermöglicht ein *bewußtes Auftreten des nicht mehr lebendigen Gelb im Astralleib*, d.h. die bewußte Wahrnehmung des Gelben (das vom *Astralleib* geschaffene (Nachbild) Blau bleibt dagegen so lange unbewußt, wie es vom toten Gelb *überleuchtet* bzw. ausgelöscht wird; endet dann die Gelbwahrnehmung und damit auch die Auslöschung, so wird das blaue Nachbild wahrnehmbar und *klingt ab, bis der innere – geistig-seelisch-physische Organismus sich wieder hergestellt hat*[150]).

Insgesamt ergibt sich für die in verschiedenen Vorträgen des Jahres 1917 skizzierte geisteswissenschaftliche Deskription menschlicher Sinnestätigkeit durch die briefliche Notiz an W.J. Stein, daß die Sinnesempfindung als bewußtes Auftreten einer wahrgenommenen Außenweltqualität innerhalb der seelischen Organisation des *Astralleibes* auf subtilen Vitalisierungs- und Entvitalisierungsvorgängen beruht, die im wesentlichen durch die Lebensorganisation des *Ätherleibes* sowie durch das wirksame menschliche *Ich* impulsiert werden – der *Ätherleib* vernichtet die *ätherische* Dimension der Wahrnehmungsqualität, ermöglicht aber zugleich die Entstehung eines innerlich (*eigenätherisch*) belebten *Bildes*. Dessen Ablähmung oder Abdämpfung leistet dann das menschliche *Ich* und ermöglicht so die Sinnesempfindung als *astralisches*, vom *Ich-Bewußtsein* durchdrungenes Ereignis.

Die den Sinnesorganprozessen vorausgehende seelisch-geistige Aktivität

Rückblick

Rudolf Steiner versuchte in den dargestellten Vortragsäußerungen, eine skizzenhafte Charakteristik von *Natur und Wesenheit* menschlicher Sinnesorgane zu geben; die oftmals nur angedeuteten Zusammenhänge aber zeigen auf, welch anthropologisch-physiologisch herausragende Stellung er der menschlichen Sinnestätigkeit zuerkannte. Der Versuch der Beschreibung der eigentümlichen Stellung der Sinnesorgane im Gesamtgefüge des menschlichen Organismus offenbart ein Ringen um eine adäquate begriffliche Charakteristik der humanspezifischen Sinnestätigkeit, die – so Steiner – die *Eigentümlichkeit des menschlichen Bewußtseins* (mit-)konstituiert. Dabei stellte Steiner in den zitierten Vorträgen die *Sinneszone* als ein exponiertes Begegnungsfeld von eindringender *Außenwelt* und sich entgegenstellender *Innenwelt* heraus – und rückte die menschliche Sinnestätigkeit damit in die Nähe von Atmung und Assimilation im Sinne organischer *Verinnerlichungsprozesse*. (Der Vorgang der Sinneswahrnehmung wurde von Steiner erstmals nachweislich 1911 als *vergeistigter Atmungsprozeß* bezeichnet – vgl. 128, 80.) Die Betonung dieses Aspektes führte zur Herausarbeitung des *ätherischen Niveaus* der Sinneszone; *erst indem das, was sich im Sinnesorgan abspielt, in das tiefere Nervensystem, das Gehirnsystem, aufgenommen wird, erst dadurch geht es über in dasjenige, wo das Leibesleben unmittelbar eindringt, und daher inneres Geschehen vor sich geht.*

Sinnesempfindungen als leibliche Spiegelung geistiger Erlebnisse

Es ist von großer Wichtigkeit, zu beachten, daß Steiner in den zitierten Vorträgen um eine Klarstellung der organischen bzw. leiblich-physiologischen Ermöglichung menschlicher Sinneswahrnehmung bemüht war; den menschlichen Leib aber betrachtete Steiner auch in diesem Zusammenhang lediglich als ein Instrument zur Bewußtwerdung seelisch-geistiger Wirklichkeit (das *eigentlich Seelische*, so Steiner weiter oben, sei erst in dem zu suchen, *was [...] völlig überätherisch arbeitet und kraftet im Ätherischen*). Für die wahrnehmende Tätigkeit vermittels der menschlichen Sinne gilt weiterhin, was Steiner 1911 in Bologna ausgeführt hatte: *Das Ich – mit dem ganzen menschlichen Wesenskern – kann angesehen werden als eine Wesenheit, welche ihre Beziehungen zu der objektiven Welt innerhalb dieser selbst erlebt, und ihre Erlebnisse als Spiegelbilder des Vorstellungslebens aus der Leibesorganisation empfängt* (vgl. S. 135ff.). Am 2.1. 1916 sagte Steiner in Dornach: *Daß wir Sinnesempfindungen haben, rührt davon her, daß das menschliche Ich und auch der astralische Leib von den Dingen zuerst eine Offenbarung haben, die unbewußt bleibt, und daß sich dann diese Offenbarung spiegelt an den Sinneswerkzeugen und ihren Nervenfortsetzungen im physischen Leib* (165, 118). Wie für die bewußte Wahrnehmung eigener Denktätigkeit stellte Steiner auch für die Wahrnehmung der Sinnestätigkeit in zwei Vorträgen der Jahre 1914 (153, 51) und 1917 jene seelisch-geistige Aktivität heraus, die – neben der umweltlichen Wirksamkeit als eigentlicher Sinnestätigkeit – den *Spiegelungsvorgang* ermöglicht. Am 15.2.1917 sagte er: *Ja, damit ich die Farben der Welt sehe, müssen in meinem Nervenapparat, in meinem Leibeswerkzeug gewisse Vorgänge vorgehen; aber indem ich das Blau, das Rot sehe, indem ich den Ton C oder Cis höre, da sind die Vorgänge, auf die es ankommt, schon vor sich gegangen. Die Seele selbst in ihrem geistigen Weben und Leben, sie prägt dasjenige, was sie tut, in das, sagen wir, Gehirn ein; das Gehirn strahlt in die Seele, die innerhalb des Leibes ist, dasjenige zurück, was die Seele selbst eingeprägt hat. Und nachdem die Seele eine Prägung gemacht hat ins Gehirn, verwandelt sich das Gehirn in ein spiegelndes Wesen, strahlt zurück die Prägung.*

Und die Seele, indem sie nur sich selbst lebt, empfindet dieses Prägen als Rot oder Blau, oder C oder Cis. Die Seele ist es, die schon am Gehirn gearbeitet hat, bevor sie wahrnimmt. Die ganze Wahrnehmung ist eine Spiegelung, die dadurch zustande kommt, daß die Seele, bevor die Wahrnehmung zustande kommt, bereits am Leibe arbeitet (66, 32). Die *Prägung* des Gehirnes durch die seelisch-geistige Aktivität verwandelt dieses in einen *Spiegelungsapparat*, der das *Prägen* zurückzustrahlen vermag; die zurückgestrahlte *Prägung* wird von der menschlichen Seele als *Sinnesempfindung* erlebt.

Prägung, Spiegelung und Empfindung

Offene Fragen

Rudolf Steiner präzisierte in keinem Vortrag des betrachten Zeitraumes (1911 bis 1919) den konkreten Zusammenhang zwischen den eingangs geschilderten Vorgängen in der *Sinneszone* und der zuletzt angedeuteten *Spiegelung* in hinreichender Weise. Die Zusammenschau der verschiedenen Vortragsstellen muß daher über weite Strecken ein verwirrendes Bild ergeben, wobei die Beziehungen zwischen den mehrperspektivischen Äußerungen Steiners einer spekulativen Deutung keineswegs erschließbar sind. So scheint es beispielsweise unmöglich zu sein, die zuletzt angeführte Genese der *Sinnesempfindung* über die zurückgestrahlte *Prägung des Gehirns* mit einer (vier Wochen später erfolgten) Schilderung, wonach die *Sinnesempfindung* durch ein seelisches *Durchdringen* der über das Sinnesorgan *eingedrungenen toten Außenwelt* entstehe, in einen wirklichen Einklang zu bringen. Tendenziell unklar blieb auch die Bedeutung der *ätherischen* Vorgänge in der *Sinneszone* für die Bereitung des Zentralnervensystems als eines *Spiegelungsapparates*. Des weiteren scheinen die Begriffe *Sinnesempfindung* und *Sinnesvorstellung* in den verschiedenen Vorträgen Steiners unterschiedlich angewandt worden zu sein; so ließ Steiner am 15.2.1917 die *Sinnesempfindung* über das zurückspiegelnde Nervensystem entstehen, am 15.3.1917 sagte er dagegen, daß das menschliche Nervensystem erst dort relevant werde, wo *aus der Sinnesempfindung Vorstellung wird*. Große Rezeptionsschwierigkeiten bereiten darüberhinaus die räumlichen Vorstellungen, die die zitierten Ausführungen evozieren; zwar hatte Steiner schon 1911 in Bologna eindringlich darauf hingewiesen, daß *die Absonderung des menschlichen Wesenskernes von der Leibesorganisation […] naturgemäß nicht räumlich gedacht werden* dürfe, doch erschwert ein nicht-räumlich zu interpretierendes *Eindringen* der Außenwelt in die Sinneszone des menschlichen Organismus und ein *Zurückstrahlen* des Gehirnes in eine Seele, *die innerhalb des Leibes ist*, den verstehenden Nachvollzug erheblich[151]. Dabei ist es nicht zuletzt der von Steiner überaus häufig gebrauchte Begriff der *Spiegelung*, der räumliche Assoziationen weckt – und zudem in sich erläuterungsbedürftig scheint (so sagte Steiner beispielsweise in Zürich am 12.11.1917, daß sich die Sinneszone *nach innen* spiegele und das *Seelenleben durchdringe* – 73, 156).

Sinneswahrnehmung und Spiegelung

Noch einmal sei an dieser Stelle der mögliche Zusammenhang zwischen *Spiegelung* und *Abbau* thematisiert und hinterfragt, ob Steiner den *Spiegelungsvorgang* am Zentralnervensystem, der 1917 in seiner Bedeutung für die Entstehung der bewußten Sinnesempfindung thematisiert worden war, näher kenntlich machte. Von Bedeutung für diesen Kontext sind Züricher Vortragspassagen vom 18.10.1917, in denen es hieß: *[…] Was wirklich vorgeht, wenn wir eine Wahrnehmung machen, wenn wir etwas hören, das ist in dem Moment eigentlich in seinem wesentlichsten Teile schon vollzogen, wenn uns die Sache zum Bewußtsein kommt, und ist immer im Grunde genommen ein Bildungsvorgang im Leibe. Ein Lichtstrahl trifft uns; der Lichtstrahl bewirkt etwas. Er ist in derselben Welt, in der auch unser Leib eingeschaltet ist. In unserem Leib geht etwas vor. Was drinnen vorgeht, das ist von ganz derselben Art, nur im Kleinen, ich möchte sagen im Atomistischen, wie das ist, wenn aus Kräften im Großen unser Gesamtorganismus gebildet wird. Wie unser Gesamtorganismus gebildet wird aus Kräften des Wachstums und aus anderen Kräften heraus, so wird etwas gebildet in uns, wenn ein Tonstrahl uns trifft und so weiter. Was da gebildet wird, was Neubildung ist in uns, was entstanden ist in uns, was geradeso als etwas Feines, Atomistisches in uns ist, wie wenn uns ein Finger gewachsen wäre – das wäre nur deutlicher –, das spiegelt sich dann zurück in die Seele, die nicht im Leibe ist, sondern immer im Bereich des Übersinnlichen. Und das Spiegelbild, das kommt uns zum Bewußtsein. Der Vorgang aber, der sich da vollziehen muß für das wache Bewußtsein, muß ein Verzehrungsvorgang, ein Abbauvorgang, wirklich ein kleiner Tod sein* (72, 40). Die *Neubildung im Leibe* spiegelt sich demnach in die Seele zurück; Steiner beschrieb nicht, wo dieser *Bildungsvorgang im Leibe* lokalisiert sei, das Nervensystem wurde an keiner Stelle erwähnt. Bemerkenswert ist auch, wie unvermutet die *feine Neubildung* als *Abbauvorgang*, als *Verzehrungsvorgang* und *kleiner Tod* bezeichnet wurde. Für den *Spiegelungsvorgang* und die damit verbundene organische Veränderung machte Steiner die Berührung des menschlichen Leibes mit dem *äußeren* Licht verantwortlich – es war im zitierten Kontext keine Rede davon, daß die Seele selbst diesen Leib verwandelt und ihn zur Spiegelung befähigt. Eine seelisch-geistige Tätigkeit wurde nicht beschrieben, sie war für den größeren Vortragszusammenhang und die gewählte Darstellungsperspektive offensichtlich von nachgeordneter Bedeutung.

Neubildung und Abbau

Sechs Monate später, am 2.4.1918, sprach Steiner in Berlin nicht mehr allgemein über eine mit dem Wahrnehmungsvorgang verbundene *Neubildung im Leibe*, sondern stellte den Ort der organischen Veränderung in den Vordergrund und sagte nun: *Wenn wir einem farbigen Gegenstande gegenüberstehen, so wirkt dieser gewiß auf uns. Aber das, was da zwischen dem farbigen Gegenstande und dem menschlichen Organismus sich abspielt, ist ein Zerstörungsprozeß im menschlichen Organismus [...], ist in gewisser Weise ein Tod im Kleinen, und das Nervensystem ist das Organ für fortdauernde Zerstörungsprozesse* (181, 182). Beide Vortragsstellen scheinen demnach auf einen eindeutigen Zusammenhang zwischen *Spiegelung* und organischem *Abbau* hinzuweisen, der 1918 im Nervensystem lokalisiert wurde. Auf den Vorgang im eigentlichen Sinnesorgan ging Steiner nicht ein – wie ja auch die prinzipielle Ausführung bezüglich Sinneswahrnehmung und *Spiegelung am Gehirn* die eigentlichen Sinnesorgane gewissermaßen übersprungen hatte (s. o.). Doch weist eine Vortragsstelle aus dem Jahre 1914 darauf hin, daß Steiner die *Spiegelung am Gehirn* in bezug auf die bewußtwerdende Sinnesempfindung im engeren Sinne als eine *Spiegelung* an der nervösen Struktur des Sinnesorganes (als Teil des Zentralnervensystems oder des Gehirnes) verstand. Denn am 8.4.1914 hieß es in Wien: *Das tiefere Seelische arbeitet speziell am Nervensystem und Gehirn, und was es da erarbeitet, das macht, daß etwas wahrgenommen werden kann. So ist es das Seelisch-Geistige, das das Auge bearbeitet, und was im Auge gewisse Vorgänge hervorruft. Wenn diese Vorgänge hervorgerufen sind, dann spiegelt das Auge in das Geistig-Seelische dasjenige zurück, was wir die Farbe nennen* (153, 47). Es sei darauf hingewiesen, daß es sich hierbei um die einzige Vortragsstelle des betrachteten Zeitraumes handelt, in der Steiner explizit von einer *Spiegelung* am nervösen Sinnesorgan sprach;[152] davon ausgehend, daß Steiner für die bewußte Sinnesempfindung eine solche *Spiegelung* als notwendige Voraussetzung verstanden wissen wollte, werden andere Textpassagen einer weitergehenden Interpretation zugänglich (so insbesondere auch die Züricher Notiz vom 12.11.1917, worin von einer *Spiegelung der Sinneszone nach innen* die Rede war, die das *Seelenleben durchdringe;* s. o.). Doch bleibt das Problem weiterhin bestehen, daß Steiner für die das Zentralnervensystem verändernden Vorgänge, die zur Grundlage des *Spiegelungsprozesses* erklärt wurden, einerseits seelisch-geistige Vorgänge, andererseits aber kosmische Qualitäten der einwirkenden Außenwelt – wie zum Beispiel Lichtstrahlen – verantwortlich machte. Daß von Rudolf Steiner ein enger Zusammenhang dieser beiden Seinssphären gerade in der Sinnestätigkeit des Menschen gesehen wurde, liegt aufgrund vieler Vortragsstellen (sowie auch der goetheanistischen Frühpublikationen) nahe – zu bedauern bleibt dennoch, daß Steiner in den zitierten Vorträgen keinen Versuch einer weitergehenden Aufklärung der

das Nervensystem als Organ fortdauernder Zerstörungsprozesse

Spiegelung an der Sinnesorganisation

angedeuteten Beziehungen unternahm oder (im Rahmen der stark eingeschränkten Vortragszeit) unternehmen konnte.[153]

Die zwölfgliedrige Sinneslehre

die Zahl der Sinne

Wie weiter oben gezeigt wurde (vgl. S. 183ff.), sprach Rudolf Steiner in den Berliner Vortragszyklen *„Anthroposophie"* (Oktober 1909) und *„Psychosophie"* (November 1910) von zehn Sinnen des Menschen und bezeichnete *Lebens-*, *Eigenbewegungs-* und *Gleichgewichtssinn* als *erste drei Sinne*, *Geruchs-*, *Geschmacks-*, *Gesichts-*, *Wärme-* und *Gehörsinn* als die *fünf mittleren Sinne*, sowie *Laut-*, *Wort-* oder *Sprachsinn* und *Vorstellungs-* oder *Begriffssinn* als die zwei *höchsten Sinne*. In einem füheren Vortrag (4.10.1905) hatte Steiner den *Tastsinn* noch zu den menschlichen Sinnesgebieten gezählt, ihn jedoch interessanterweise bereits als *Wärmesinn* interpretiert. In den Berliner Vorträgen 1909/1910 verneinte Steiner dann die Existenz eines spezifischen *Tastsinne*s, indem er einerseits auf den *tastenden*, d.h. die Oberfäche der Dinge wahrnehmenden Charakter der Sinne *vier bis sieben* hinwies und das *Tasten* zudem als *gemeinschaftliche Eigenschaft* von *Geruchs-*, *Geschmacks-*, *Gesichts-* und *Wärmesinn* charakterisierte. Zum anderen machte Steiner darauf aufmerksam, daß die vermeintlichen Erlebnisse des *Tastsinnes* durch *Innenerlebnisse* auf dem Gebiet der ersten drei Sinne vermittelt und lediglich *durch ein verborgenes Urteil* auf das Äußere der Welt bezogen würden. Auch in den Prager Vorträgen vom März 1911 bestritt Steiner die Eigenständigkeit des *Tastsinne*s und betrachtete diesen vielmehr als *Ausdruck verschiedener Sinnestätigkeiten, zum Beispiel Wärmesinn und andere* – was dort nicht genauer ausgeführt wurde. Den in einem Berliner Architektenhausvortrag vom 17.11.1910 erstmals charakterisierten *Ich-Sinn* für die *Ich-Wesenheit, die in einem anderen Wesen ist, für die Innerlichkeit des Ich-Wesens selbst*, zählte Steiner in den Zyklusvorträgen 1909/1910 nicht zu den Sinnesgebieten des Menschen (der *Begriffssinn*, so Steiner damals, sei jener zehnte Sinn, *der für das gewöhnliche Menschenleben der höchste ist*).

Am 20.6.1916 kam Rudolf Steiner in Berlin erneut auf den im Oktober 1909 gehaltenen Vortragszyklus *„Anthroposophie"* zu sprechen. Eigentümlicherweise wies Steiner nun mit Nachdruck darauf hin, daß er *dazumal [d.h. im Oktober 1909] betont habe, der Mensch habe eigentlich zwölf Sinne. […] Diese zwölf Sinne habe ich dazumal aufgezählt: der Tastsinn, der Lebenssinn, der Bewegungssinn, der Gleichgewichtssinn, der Geruchssinn, der Geschmackssinn, der Sehsinn, der Wärmesinn, der Gehörsinn, der Sprachsinn, der Denksinn, der Ichsinn. […] Der Ichsinn ist nicht der Sinn für das eigene Ich, sondern für die Wahrnehmung des Ichs im anderen. […] Das habe ich*

zwölf Sinne

dazumal in den Anthroposophie-Vorträgen auseinandergelegt (169, 59 und 62). Da sowohl die Vortragsnachschriften der *„Anthroposophie"*-Vorträge als auch Steiners (Fragment gebliebene) schriftliche Ausarbeitung den *Tastsinn* explizit negieren und den *Ich-Sinn* unerwähnt lassen, bleibt Steiners Berliner Aussage von 1916 unverständlich.

In verschiedenen Vorträgen der Jahre 1916 bis 1919 kam Steiner dann im einzelnen auf die zwölf Sinne des Menschen zu sprechen, an denen er nun festhielt; dabei versuchte er in einem Dornacher Vortrag vom 12.8.1916 noch einmal eine ausführliche Charakterisierung der *zwölf Sinnesgebiete* zu geben, auf die im folgenden kurz eingegangen wird.

Zur Frage des Tastsinnes, zu unteren, mittleren und oberen Sinnen

Steiner begann am 12.8.1916 mit der Schilderung des *Tastsinn*es, der – so Steiner nunmehr – deutlich vom *Wärmesinn* zu unterscheiden sei: *Tastsinn und Wärmesinn hat eine ältere Zeit noch ganz durcheinandergeworfen. Diese beiden Sinne sind natürlich völlig voneinander verschieden* (170, 106). Sodann charakterisierte Steiner den nunmehr *ersten* Sinn mit den Worten: *Tastsinn ist gewissermaßen derjenige Sinn, durch den der Mensch in ein Verhältnis zur materiellsten Art der Außenwelt tritt. Durch den Tastsinn stößt gewissermassen der Mensch an die Außenwelt, fortwährend verkehrt der Mensch durch den Tastsinn in der gröbsten Weise mit der Außenwelt. Aber trotzdem spielt sich der Vorgang, der beim Tasten stattfindet, innerhalb der Haut des Menschen ab. Der Mensch stößt mit seiner Haut an den Gegenstand. Das, was sich abspielt, daß er eine Wahrnehmung hat von dem Gegenstand, an den er stößt, das geschieht selbstverständlich innerhalb der Haut, innerhalb des Leibes. Also der Prozeß, der Vorgang des Tastens geschieht innerhalb des Menschen* (170, 106). Der *Tastsinn* beruht auf einem *leiblich-innerlichen* Erlebnis, das sich *innerhalb der Grenzen [der] Haut* vollzieht (170, 106). Dabei ging Steiner nicht weiter darauf ein, wie dieses *Erlebnis* sich konkret verwirklicht, bezog auch keine Stellung zu den eigenen früheren Äusserungen, wonach das Tasterlebnis durch *Innenerlebnisse* von *Lebens-*, *Eigenbewegungs-* und *Gleichgewichtssinn* vermittelt werde. Doch scheinen obige Vortragsstellen eindeutig nahezulegen, daß Steiner nunmehr von originären bzw. spezifischen *Tast-Innenerlebnissen* auszugehen schien. Offen muß bleiben, inwiefern diese leiblichen *Innenerlebnisse* zur Sinneswahrnehmung eines äußeren Tastgegenstandes verhelfen – hatte doch Steiner zuvor eingewandt, daß dieses nur durch ein *verborgenes Urteil* vor sich gehen könne, was wiederum dem wirklichen *Sinnes*-Charakter des Tastens (vgl. S. 184ff.) widersprach.

Wesen und Eigenart des Tastsinnes

Das Erlebnis des *Tastsinnes* vollzieht sich, so Steiner, *leiblich-innerlich* – wie auch diejenigen der Sinne zwei bis vier, *Lebens-*, *Eigenbewegungs-* und *Gleichgewichtssinn*. Eine (neue) *Stufenfolge* dieser vier *leiblich-innerlichen* Sinne konzipierte Steiner durch den Hinweis, daß der *Lebenssinn [...] schon mehr innerhalb des menschlichen Organismus als der Vorgang des Tastsinns* liege, der *Bewegungssinn* aber *noch mehr innerlich, körperlich-innerlich, leiblich innerlich als der Lebenssinn* sei (170, 107).[154]

der Tastsinn und die leiblich-innerlichen Sinne

Die inhaltliche Charakterisierung der Sinne zwei bis vier entsprach dagegen den Steinerschen Ausführungen von 1909/1910; hingewiesen sei jedoch auf die Darstellung des *Gleichgewichtssinnes*, den Steiner 1909 als einen *Orientierungssinn* bezeichnet hatte, durch den der Mensch nicht zuletzt *zwischen oben und unten* zu unterscheiden vermöge (115, 28). 1916 sagte Steiner in Dornach, daß das *Gleichgewichtsgefühl [...] durch den Gleichgewichtssinn* zur Wahrnehmung komme: *Ebenso wie wir unsere innere Lageveränderung wahrnehmen, so nehmen wir unser Gleichgewicht wahr, wenn wir einfach uns in ein Verhältnis bringen zu oben und unten, links und rechts, und uns so einordnen in die Welt, daß wir uns drinnen fühlen; daß wir fühlen, wir stehen jetzt aufrecht* (170, 108). Der *Gleichgewichtssinn* ist *Orientierungssinn* im Raum durch leibliche Innenwahrnehmung: *Nichts nehmen Sie da äußerlich wahr, sondern Sie nehmen sich selbst in einem Gleichgewicht wahr* (170, 108).

periphere Organisation des Tastsinnes

Der *Tastsinn* ist, so Steiner, *innerer Sinn* – von den vier *inneren Sinnen* des Menschen aber zugleich *der am meisten peripherische Sinn* (170, 250); der *Apparat für das Tasten*, das *Organ des Tastsinns* ist *gewissermaßen wie ein Geflecht an unserer ganzen Oberfläche ausgebreitet*, ist *am meisten ausgebildet an der Peripherie und schickt [...] seine feinen Verzweigungen nach dem Innern* (170, 250). Durch den peripherischen *Tastsinn* verkehrt der Mensch *in der gröbsten Weise* mit der ihn umgebenden Außenwelt; er tritt in ein Verhältnis *zur materiellsten Art der Außenwelt*. Damit aber steht der *Tastsinn* auch im Anbeginn jener Stufenfolge der fünf *mittleren Sinne*, die Steiner 1916 wie 1909 in ihrem zunehmenden bzw. zunehmend *intimeren* Eindringen in das *Innere der Außenwelt* (170, 109) beschrieb. *Geruchs-*, *Geschmacks-*, *Gesichts-*, *Wärme-* und *Gehörsinn* – sie alle wurden von Steiner in Dornach in jener Weise skizziert, wie es in den Berliner „*Anthroposophie*"-Vorträgen 1909 erstmals geschah. Weitergehende Beachtung verdient an dieser Stelle jedoch Steiners Anmerkung, wonach der *Wärmesinn* als ein *sehr spezialisierter Sinn* zu betrachten sei, der (im Gegensatz zum *Tastsinn*) *nur scheinbar über den ganzen Organismus verbreitet [ist] – Natürlich sind wir für Wärmeeinflüsse am ganzen Organismus zugänglich, aber als Sinn, als Wahrnehmung der Wärme, ist der Wärmesinn sehr konzentriert in dem Rumpf des Menschen, in dem Brustteil* (170, 244)[155].

Lokalisierung des Wärmesinnes

die „geistigste“ Sinnestätigkeit

Als die drei *höchsten Sinne* des Menschen benannte Steiner in den Dornacher Vorträgen des Jahres 1916 *Ton-, Sprach-* oder *Wortsinn, Denk-* oder *Gedankensinn* sowie den *Ichsinn*; er bemühte sich um eine weitere Wesensbestimmung dieser *geistigsten* Sinnestätigkeit des Menschen und thematisierte u. a. die Frage, ob spezifische Sinnesorgane für die drei *höchsten* Sinne im menschlichen Organismus auffindbar seien. Darüber hinaus wurde deutlich, daß Steiner auch die in Rede stehenden Sinnestätigkeiten gemäß jener *Stufenfolge* charakterisierte, die sich ihm aus der ansteigenden Intensität des sinnlich-*intimen Einlebens* (vgl. 170, 110) in die Außenwelt ergab (vgl. S. 183ff.). So beschrieb er beispielsweise den Übergang von *Gehörsinn* zu Wort- oder *Sprachsinn* mit den Worten: *Im Ton nehmen wir zwar sehr das Innere der Außenwelt wahr, aber dieses Innere der Außenwelt muß sich noch mehr verinnerlichen, wenn der Ton sinnvoll zum Worte werden soll. Also noch intimer in die Außenwelt leben wir uns ein, wenn wir nicht bloß Tönendes durch den Hörsinn wahrnehmen, sondern wenn wir Sinnvolles durch den Wortsinn wahrnehmen.* (170, 110)

Vergleichbares machte Steiner sodann für den Übergang zum *Gedanken-* (früher: *Begriffs-*) und zum *Ichsinn* geltend.

Zum Gedanken- (bzw. Begriffs-)Sinn

Wahrnehmen des Gedankens durch das Wort

Dabei bedarf Steiners Charakteristik des *Denk-* oder *Begriffssinn*es, der sinnlichen Wahrnehmungsfähigkeit für die Begriffe bzw. Gedanken *des Anderen* (170, 242) – wie schon 1909/10 (vgl. S. 203ff.) – einer differenzierten Betrachtung. In den schriftlichen Aufzeichnungen zum Vortragszyklus *„Anthroposophie“* hatte Steiner 1910 notiert, daß der Mensch *mit dem Begriffe, der in einem anderen Menschen lebt, dasjenige wahr[nimmt], was in ihm selbst seelenhaft lebt*, daß, anders gesagt, der Mensch *das, was er in eigener Seele als Begriff erleben kann, auch von einem fremden Wesen offenbarend empfangen [kann]* (vgl. S. 109ff.). Der *Denk-* oder *Begriffssinn* ist, wie Steiner 1916 erneut deutlich machte, Wahrnehmungsfähigkeit für die Gedanken oder Begriffe des *Gegenüber*: *Wenn wir selber denken, so ist dieses Denken nicht eine Tätigkeit des Denksinns, sondern das ist etwas ganz anderes. […] Der Denksinn bezieht sich darauf, daß wir die Fähigkeit haben, die Gedanken der anderen Menschen zu verstehen, wahrzunehmen. […] Mit unseren eigenen Gedankenbildungen hat dieser Denksinn zunächst nichts zu tun* (170, 110). Der Denksinn ermöglicht ein *reale[s] Wahrnehmen des Gedankens hinter dem Worte*, ein Wahrnehmen des Gedankens *durch das Wort* (170, 110). Die Tätigkeit dieses Sinnes besteht darin, sich *im lebendigen Zusammenhange mit dem Wesen, das das Wort bildet, unmittelbar durch das Wort in das Wesen,* *in das denkende, vorstellende Wesen hineinzuversetzen* (ebd.). Insofern ermöglicht dieser Sinn nicht lediglich ein Gewahrwerden der eigenen Begriffswelt am Anderen (vgl. S. 203ff.), sondern ganz wesentlich eine Annäherung an das begriffsbildende Du.

1909/1910 hatte Steiner in allen Darstellungen zur Sinneslehre dieses sich *Hineinversetzen* in das *denkende, vorstellende Wesen* des menschlichen Gegenüber als das *tiefste* (sinnenfällige) Eindringen in eine Außenwelt bezeichnet, das dem Menschen möglich sei: *Ein noch weiter gehendes Untertauchen in ein anderes Wesen als bis zur Empfindung dessen, was in ihm als Begriff lebt, ist nicht auf sinnenfällige Art möglich* (vgl. S. 205ff.).

Zum Ich-Sinn

1916 sagte Steiner dagegen in Dornach: *[...] Ein noch intimeres Verhältnis zur Außenwelt als der Denksinn gibt uns derjenige Sinn, der es uns möglich macht, mit einem anderen Wesen so zu fühlen, sich eins zu wissen, daß man es wie sich selbst empfindet. Das ist, wenn man durch das Denken, durch das lebendige Denken, das einem das Wesen zuwendet, das Ich dieses Wesens wahrnimmt – der Ichsinn* (170, 110). Wenn auch einerseits deutlich wird, daß Steiner damit eine weitergehende *Wesenserkenntnis auf sinnenfällige Art* beschrieb, die den Anderen in einer Intensität wahrzunehmen befähigt, die dessen denkende Tätigkeit noch um ein Weites übersteigt, d. h. eine innere Ebene erreicht, auf der das Gegenüber nicht nur in seinen Begriffen lebt und anwesend ist, sondern selbst gewissermaßen Begriff der Begriffe oder individuelles Ich ist – so bleibt doch Steiners letztzitierte Formulierung innerhalb des Vortragskontextes durchaus mehrdeutig. Der mit einem *geistigen* Sinn ausgestattete Mensch nimmt, so Steiner, durch das lebendige Denken, das einem das Wesen des Anderen zuwendet, dessen *Ich* wahr – dies kann heißen: das Denken des Anderen, das mir zugewandt ist, bietet mir zugleich die Möglichkeit, gewissermaßen durch es hindurch das Ich meines Gegenüber wahrzunehmen. Möglich jedoch ist auch, daß es mein Denken ist, das mir gestattet, den Anderen zu erkennen, d. h. durch mein Denken ergibt sich jene Zuwendung, die den Anderen geistig zu Gesicht bekommt. Wenn auch Satzbau und gesamter Vortragszusammenhang für die erste Textinterpretation zu sprechen scheinen, so impliziert dies doch zugleich, daß der Ichsinn dann und nur dann seine Wirklichkeit und damit das *Ich* des anderen Menschen erreicht, wenn dieser Andere sich denkend mit mir auseinandersetzt bzw. sich mir als Denkender zuwendet. Damit wäre eine gewisse Einschränkung dessen verbunden, was Steiner in den vorausgegangenen Darstellungen als *Ich-Sinn* beschrieben hatte. Daß Steiners Vortragssätze – *Ein noch intimeres*

Wahrnehmung des Ich-Wesens durch das Denken

Verhältnis zur Außenwelt als der Denksinn gibt uns derjenige Sinn, der es uns möglich macht, mit einem anderen Wesen so zu fühlen, sich eins zu wissen, daß man es wie sich selbst empfindet. Das ist, wenn man durch das Denken, durch das lebendige Denken, das einem das Wesen zuwendet, das Ich dieses Wesens wahrnimmt – faszinierenderweise zugleich im ersten und zweiten Sinne (Mein Denken wendet sich dem begegnenden mitmenschlichen Du als einem denkenden Wesen zu, es läßt mich dessen *Ich* wahrnehmen) gelesen werden können, ja geradezu müssen, legt indes ein Passus nahe, den Steiner im März/April 1918 niederschrieb und der Neuauflage seiner „*Philosophie der Freiheit*" in einem *ersten Anhang* eingliederte.[156] In dem genannten Anhang hieß es: *Was habe ich [...] zunächst vor mir, wenn ich einer andern Persönlichkeit gegenüberstehe? Ich sehe auf das nächste. Es ist die mir als Wahrnehmung gegebene sinnliche Leibeserscheinung der andern Person; dann noch etwa die Gehörwahrnehmung dessen, was sie sagt, und so weiter. Alles dies starre ich nicht bloß an, sondern es setzt meine denkende Tätigkeit in Bewegung. Indem ich denkend vor der andern Persönlichkeit stehe, kennzeichnet sich mir die Wahrnehmung gewissermaßen als seelisch durchsichtig. Ich bin genötigt, im denkenden Ergreifen der Wahrnehmung mir zu sagen, daß sie dasjenige gar nicht ist, als was sie den äußeren Sinnen erscheint. Die Sinneserscheinung offenbart in dem, was sie unmittelbar ist, ein anderes, was sie mittelbar ist. Ihr Sich-vor-mich-Hinstellen ist zugleich ihr Auslöschen als bloße Sinneserscheinung. Aber was sie in diesem Auslöschen zur Erscheinung bringt, das zwingt mich als denkendes Wesen, mein Denken für die Zeit ihres Wirkens auszulöschen und an dessen Stelle ihr Denken zu setzen. Dieses ihr Denken aber ergreife ich in meinem Denken als Erlebnis wie mein eigenes. Ich habe das Denken des andern wirklich wahrgenommen. Denn die als Sinneserscheinung sich auslöschende unmittelbare Wahrnehmung wird von meinem Denken begriffen, und es ist ein vollkommen in meinem Bewußtsein liegender Vorgang, der darin besteht, daß sich an die Stelle meines Denkens das andere Denken setzt. Durch das Sich-Auslöschen der Sinneserscheinung wird die Trennung zwischen den beiden Bewußtseinssphären tatsächlich aufgehoben. Das repräsentiert sich in meinem Bewußtsein dadurch, daß ich im Erleben des andern Bewußtseinsinhaltes mein eigenes Bewußtsein ebensowenig erlebe, wie ich es im traumlosen Schlafe erlebe. Wie in diesem mein Tagesbewußtsein ausgeschaltet ist, so im Wahrnehmen des fremden Bewußtseinsinhaltes der eigene. Die Täuschung, als ob dies nicht so sei, rührt nur davon her, daß im Wahrnehmen der andern Person erstens an die Stelle der Auslöschung des eigenen Bewußtseinsinhaltes nicht Bewußtlosigkeit tritt wie im Schlafe, sondern der andere Bewußtseinsinhalt, und zweitens, daß die Wechselzustände zwischen Auslöschen und Wieder-Aufleuchten des Bewußtseins von mir selbst zu schnell aufeinander folgen, um für gewöhnlich bemerkt zu werden* (4, 206f.).

die Auslöschung der fremden Sinneserscheinung und die temporäre Aufhebung des eigenen Denkens

Verinnerlichung des fremden Bewußtseinsinhaltes

Der *Ich-Sinn* macht es möglich, *mit einen anderen Wesen so zu fühlen, sich eins zu wissen, daß man es wie sich selbst empfindet.* Das Denken des Gegenüber wird im Vollzug der *Ich-Sinnestätigkeit* in der Weise verinnerlicht, daß das eigene Denken vorübergehend aufgehoben wird; dieses eigene Denken aber nimmt dann das Denken des Anderen wahr, ergreift das verinnerlichte Denken des Gegenüber, erlebt es wie sein eignes. Vermittels dieses selbstlos erfahrenen Denkens des Anderen empfindet man das Wesen des Gegenüber *wie sich selbst* – notwendige Schritte der *Ich*-Wahrnehmung des Anderen (von der Steiner im zitierten Anhang nicht explizit sprach). Durch das lebendige Denken, das einem das Du zuwendet, nimmt man das *Ich* dieses Du wahr.

In einem in Bern am 12.12.1918 gehaltenen Vortrag zu sozialwissenschaftlichen Fragen sprach Steiner von der Existenz einer *gewissen Kraft*, die sich im *Gegenüberstehen von Mensch zu Mensch* wirkend entfaltet – im unmittelbaren Verkehr von Mensch zu Mensch bestehe, so Steiner, das Bestreben, *durch den Eindruck, den der eine Mensch auf den andern macht, daß der Mensch eingeschläfert wird. [...] Das ist eine Tatsache, die frappierend ist, die sich aber dem Betrachter der Wirklichkeit des Lebens eben sogleich darbietet. Unser Verkehr von Mensch zu Mensch besteht darinnen, daß vor allen Dingen unser Vorstellungsvermögen in diesem Verkehre eingeschläfert wird [...]* (186, 162). Gegen diese Herabstimmung der Vorstellungstätigkeit wirke, so Steiner weiter, ein fortwährendes *Sichsträuben*, ein fortwährendes *Aufbäumen*: *So daß Sie, wenn Sie einem Menschen gegenüberstehen, immer in folgenden Konflikten drinnenstehen: Dadurch, daß Sie ihm gegenüberstehen, entwickelt sich in Ihnen immer die Tendenz, zu schlafen, das Verhältnis im Schlafe zu ihm zu erleben; dadurch, daß Sie nicht aufgehen dürfen im Schlafen, daß Sie nicht versinken dürfen im Schlafen, regt sich in Ihnen die Gegenkraft, sich wachzuhalten. Das spielt sich immer ab im Verkehr von Mensch zu Mensch: Tendenz zum Einschlafen, Tendenz, sich wachzuhalten.* In der *Aufwachtendenz* realisiert sich das Streben nach *Behauptung der eigenen Individualität, der eigenen Persönlichkeit* (186, 163). Obgleich Steiner auch im Zusammenhang des zitierten Vortrages von dem Begriff des *Ich-Sinn*es keinen Gebrauch machte, darüber hinaus kein expliziter Hinweis auf die fast zeitgleich publizierten Ausführungen in der Neuauflage der *„Philosophie der Freiheit"* erfolgte, scheinen beide Darstellungen des Jahres 1918 nicht nur in enger Beziehung zueinander zu stehen, sondern zugleich wesentliche Elemente der *Ich-Sinnestätigkeit* zu beschreiben. Wird das Vorstellungsvermögen des Menschen in der mitmenschlichen Begegnungssituation anfangs *eingeschläfert*, wird sein eigener Bewußtseinsinhalt zeitweise *ausgelöscht* und tritt das Denken des Gegenüber im eigenen Bewußtsein auf, so folgt anschließend ein *Wiederaufleuchten des Bewußtseins* im Sinne eines selbsttätigen Wahrnehmens und

das „Einschläfern" des Vorstellungsvermögens

Aktivierung der Gegenkraft

Ergreifens des fremden Bewußtseinsinhaltes, damit aber auch eine Rekonstitution der eigenen Persönlichkeit bzw. Individualität.

die Unmittelbarkeit der Ich-Wahrnehmung

[...] Mit dem Ichsinn ist gemeint unsere Fähigkeit, die Iche der anderen Menschen wahrzunehmen. Eine besonders ungenügende und unzulängliche Aussage des modernen Denkens ist die, daß man eigentlich das Ich des anderen Menschen gar nicht wahrnehme, sondern auf das Ich des anderen Menschen immer mehr oder weniger nur schließen würde (170, 241). In deutlicher Unterscheidung zu zeitgleichen philosophischen Bemühungen um die begriffliche Fassung fremdpersonaler Wahrnehmung in mittelbarer, d.h beispielsweise an die entsprechende Leiblichkeit von *Ich* und *Du* geknüpfter Weise (Mach, Husserl u.a.), betonte Steiner eindringlich die vollständige Unmittelbarkeit dieses Wahrnehmungsprozesses: *[...] Die Wahrheit ist, daß ebenso wie wir mit den Augen Farben sehen, wie wir mit dem Ohre Töne hören, wir auch das Ich des anderen wirklich wahrnehmen. Ganz ohne Zweifel, wir nehmen es war. Und diese Wahrnehmung ist eine selbständige. So wie das Sehen nicht auf einem Schluß beruht, so beruht das Wahrnehmen des Ich des anderen nicht auf einem Schluß, sondern ist eine unmittelbar wirkliche, selbständige Wahrheit, die unabhängig gewonnen wird davon, daß wir den anderen sehen, daß wir seine Töne hören. Abgesehen davon, daß wir seine Sprache vernehmen, daß wir sein Inkarnat sehen, daß wir seine Gesten auf uns wirken lassen, abgesehen von alledem nehmen wir unmittelbar das Ich des anderen wahr. Und so wenig hat die Ich-Wahrnehmung mit dem Sehsinn oder mit dem Tonsinn oder mit irgendeinem anderen Sinne zu tun. Es ist eine selbständige Ich-Wahrnehmung. Ehe das nicht eingesehen wird, ruht die Wissenschaft von den Sinnen nicht auf soliden Grundlagen* (170, 240). Damit plädierte Steiner eindrücklich für die Anerkennung des *Ich-Sinnes* gemäß den Kriterien, die er in den Jahren 1909/1910 in prinzipieller Form für jegliche Sinnes-Tätigkeit herausgearbeitet hatte (vgl. S. 111ff.).

Zum Problem der Sinnesorgane der höheren Sinne

In Steiners schriftlichen Aufzeichnungen zur Sinneslehre aus dem Jahre 1910 findet sich der Hinweis, daß *äußere Sinnesorgane* für Sprach- und *Begriffssinn* nicht in der gleichen Art wie für die Sinne eins bis acht beschrieben werden könnten, *weil diese Organe bereits da liegen, wo das leibliche Leben sich in das seelische verinnerlicht*. Die Wahrnehmungserlebnisse von Sprach- und *Begriffssinn* ergeben sich, so Steiner 1910, vielmehr dadurch, *daß in ihnen der eigene Leib sich ausschaltet. Es ist das Charakteristische dieser Erlebnisse, daß sie unabhängig sind von der eigenen Leiblichkeit* (vgl. S. 203ff.).

Trotz dieser entschiedenen Aussagen problematisierte Steiner sechs Jahre später erneut die Frage, welches die menschlichen Sinnesorgane seien für das *Wahrnehmen der Worte*, für das Wahrnehmen der *Gedanken des anderen*, für *die Wahrnehmung des anderen Ich* – und hob nunmehr die Existenz eines spezifischen *Ich-Sinn*es-Organes explizit hervor: *Nur ist das Organ der Ich-Wahrnehmung gewissermaßen so gestaltet, daß sein Ausgangspunkt im Haupte liegt, aber das ganze Gebiet des übrigen Leibes, insoferne es vom Haupte abhängig ist, Organ bildet für die Ich-Wahrnehmung des anderen. Wirklich, der ganze Mensch als Wahrnehmungsorgan gefaßt, insoferne er hier sinnlich-physisch gestaltet ist, ist Wahrnehmungsorgan für das Ich des andern* (170, 242). Man könnte, so Steiner weiter, auch sagen: *Wahrnehmungsorgan für das Ich des andern ist der Kopf, insoferne er den ganzen Menschen an sich anhängen hat und seine Wahrnehmungsfähigkeit für das Ich durch den ganzen Menschen durchstrahlt. Der Mensch, insofern er ruhig ist, insoferne er die ruhige Menschengestalt ist gewissermaßen mit dem Kopf als Mittelpunkt, ist Wahrnehmungsorgan für das Ich des andern Menschen. So ist das Wahrnehmungsorgan für das Ich des andern Menschen das größte Wahrnehmungsorgan, das wir haben, und wir sind selbst als physischer Mensch das größte Wahrnehmungsorgan, das wir haben* (170, 242). Der ganze Mensch ist *Ichsinn-Organ* (170, 248). Eindringlich wies Steiner damit auf die Bedeutung des menschlichen Hauptes für den *Ich-Sinn* hin, das er – in seinem notwendigen Zusammenhang mit dem übrigen Leib des Menschen – als den *Ausgangspunkt* des *Ich-Organes* bezeichnete. Den immanenten Bezug des Hauptes zum ganzen Organismus voraussetzend, kann – so Steiner – dieses als eigentliches *Ich-Organ* angesprochen werden. Dem Kopf des Menschen kommt die *Wahrnehmungsfähigkeit* für das *Ich* des anderen Menschen zu – die reale *Ich-Wahrnehmung* aber vollzieht sich erst dann, wenn diese Fähigkeit, vom Haupte ausgehend, den ganzen Leib *durchstrahlt*. So muß auch der Gesamtorganismus als *Ichsinn-Organ* bezeichnet werden.

die kopfzentrierte, ruhige Menschengestalt als Organ der Ich-Wahrnehmung

Weiter hieß es dann: *Wahrnehmungsorgan für die Gedanken des anderen ist alles dasjenige, was wir sind, insoferne wir in uns Regsamkeit, Leben verspüren. Wenn Sie sich [...] denken, daß Sie in Ihrem ganzen Organismus Leben haben und dieses Leben eine Einheit ist – also nicht insoferne Sie gestaltet sind, sondern insoferne Sie Leben in sich tragen –, so ist dieses in Ihnen getragene Leben des gesamten Organismus, insofern es sich ausdrückt im Physischen, Organ für die Gedanken, die uns von außen entgegenkommen. Wären wir nicht so gestaltet wie wir sind, könnten wir nicht das Ich des anderen wahrnehmen; würden wir nicht so belebt sein, wie wir sind, könnten wir nicht die Gedanken des andern wahrnehmen. [...] Dieses Lebendige in uns, alles das, was in uns physischer Organismus des Lebens ist, das ist Wahrnehmungsorgan für die Gedanken, die der andere uns zuwendet* (170, 243). Wie die kranial

der Lebensorganismus als Organ der Gedanken-Wahrnehmung

zentrierte ruhige Menschengestalt für den *Ich-Sinn*, so ist der menschliche *Lebensorganismus* (170, 248), das einheitliche Leben des Organismus Sinnesorgan für das wahrnehmende Verstehen der *Gedanken des andern*. Die Sinnestätigkeit des *Gedanken-* oder *Begriffssinnes*, die darin besteht, *im lebendigen Zusammenhang mit dem Wesen, das das Wort bildet, unmittelbar durch das Wort in das Wesen, in das denkende, vorstellende Wesen [sich] hineinzuversetzen*, benötigt den menschlichen *Lebensorganismus* – dieser bildet geradezu ihr *Organ*. *Insofern wir ein Lebensorganismus sind, können wir wahrnehmen die Gedanken der andern.* (170, 247)

der Bewegungsorganismus als Organ des Sprachsinnes

Und für das Organ des *Sprachsinnes* betonte Steiner nunmehr: *[...] Insofern wir Kraft haben, uns zu bewegen, ausführen zu können all das, was wir durch unser Inneres an Bewegungen haben, zum Beispiel wenn wir die Hände bewegen, wenn wir das Haupt drehen oder von oben nach unten bewegen, führen wir von innen heraus Bewegungen aus. [...] Insofern wir diese Kräfte haben, den Körper in Bewegung zu versetzen, liegt dieser Bewegbarkeit in uns ein physischer Organismus zugrunde. Das ist nicht der physische Organismus des Lebens, das ist der physische Organismus der Bewegungsfähigkeit. Der ist nun zugleich das Wahrnehmungsorgan für die Sprache, für die Worte, die uns der andere zusendet. Wir könnten keine Worte verstehen, wenn wir nicht in uns einen physischen Bewegungsapparat hätten. Wahrhaftig, insofern von unserem Zentralnervensystem die Nerven zu unserem gesamten Bewegungsvorgang ausgehen, liegt darinnen auch der Sinnesapparat für die Worte, die zu uns gesprochen werden* (170, 243). Die *Bewegungsorganik* (170, 244) des Menschen, sein *gesamter Bewegungsorganismus* (170, 246) ist demnach Sinnesorgan des *Sprachsinns*; der *Bewegungsorganismus* ist *Wortesinn-Organismus* (170, 246). *So spezialisieren sich die Sinnesorgane. Der ganze Mensch: Sinnesorgan für das Ich; das Lebendige, das dem Physischen zugrunde liegt: Sinnesorgan für das Denken; der in sich bewegbare Mensch: Sinnesorgan für die Worte* (170, 243).

Zur Beziehung zwischen Sinnestätigkeit und Handlungsvollzug des Organismus

In dem Dornacher Vortrag vom 2.9.1916 deutete Steiner des weiteren die Beziehungen an, die zwischen Ichsinn und eigener *Ich*-Wahrnehmung, zwischen Denksinn und menschlicher Denktätigkeit, schließlich zwischen *Sprachsinn* und menschlichem Sprechen bestehen. Da Steiners Dornacher Skizze dieser Problematik auch auf die zuletzt ausgeführte Thematik der drei *höchsten Sinnesorgane* ein weiteres Licht wirft, wird bereits an dieser Stelle auf sie rekurriert.

Die ausführlichste Darstellung widmete Steiner dabei der *Verwandtschaft* zwischen demjenigen, *was dem Worte-Verstehen [...] und [...] dem Sprechen zugrunde liegt* (170, 244). Davon ausgehend, daß das menschliche Sprechen *aus dem Seelischen* stamme und durch einen Willensimpuls *im Seelischen* angefacht werde, sagte Steiner: *Beobachtet man [...] geisteswissenschaftlich den Menschen, wenn er spricht, so geschieht etwas ähnliches in ihm, wie da geschieht, wenn er das Gesprochene versteht. Aber das, was geschieht, wenn der Mensch selber spricht, umfaßt einen viel kleineren Teil des Organismus, viel weniger vom Bewegungsorganismus. Das heißt, der ganze Bewegungsorganismus kommt in Betracht als Sprachsinn, als Wortesinn; der ganze Bewegungsorganismus ist Sprachsinn zugleich. Ein Teil ist herausgehoben und wird in Bewegung versetzt durch die Seele, wenn wir sprechen – ein Teil dieses Bewegungsorganismus. Und dieser herausgegriffene Teil des Bewegungsorganismus, der hat eben sein hauptsächliches Organ im Kehlkopf, und das Sprechen ist Erregung der Bewegungen im Kehlkopf durch die Impulse des Willens. Was im Kehlkopf vorgeht beim eigenen Sprechen, kommt so zustande, daß aus dem Seelischen heraus die Willensimpulse kommen und den im Kehlkopfsystem konzentrierten Bewegungsorganismus in Bewegung versetzen, während unser gesamter Bewegungsorganismus Sinnesorganismus ist für die Wortewahrnehmung* (170, 245). Die *Bewegungsorganik* des Menschen, sein *physischer Organismus der Bewegungsfähigkeit* hat sein *Zentrum* im Kehlkopfsystem – er ist dort *konzentriert*. Der sprechende Mensch versetzt den im Kehlkopfbereich lokalisierten Teil seines *Gesamtbewegungsorganismus in Bewegung*, was durch einen seelischen Willensimpuls hervorgerufen wird.

Sprechen und Sprachwahrnehmung – spezialisierter und generalisierter Bewegungsorganismus

Dagegen ist beim *Worte-Verstehen* die physiologische Situation dadurch bestimmt, daß der wahrnehmende Mensch seinen *Bewegungsorganismus* in *Ruhe* hält: *Gerade dadurch, daß wir ihn in Ruhe halten, gerade dadurch nehmen wir die Worte wahr und verstehen die Worte* (170, 245). Dies wurde in folgender Weise erläutert: *Denken Sie, ich mache diese Bewegung* (zur Abwehr erhobene Hand). *Die Fähigkeit, diese Bewegung zu machen, insofern sie aus meinem ganzen Bewegungsorganismus kommt – denn jede kleinste Bewegung ist nicht bloß in einem Teile lokalisiert, sondern kommt aus dem ganzen Bewegungsorganismus des Menschen –, bewirkt etwas ganz Bestimmtes. Indem ich diese Bewegung nicht mache, mache ich dasjenige, was ich haben muß, damit ich irgend etwas Bestimmtes verstehe, was in Worten ausgedrückt wird durch einen anderen Menschen. Ich verstehe, was der andere sagt, dadurch, daß ich, wenn er spricht, diese Bewegung nicht ausführe, sondern sie unterdrücke, daß ich in mir den Bewegungsorganismus nur gewissermaßen bis in die Fingerspitzen errege, aber zurückhalte die Bewegung, also anhalte, staue. Indem ich dieselbe Bewegung staue, begreife ich etwas, was gesprochen wird. Will man*

Bewegungshemmung als Voraussetzung des Wortverständnisses

etwas nicht hören, macht man oftmals diese Bewegung – womit man andeuten will, daß man unterdrücken will das Hören. Das ist das instinktive Wissen von dem, was dieses Stauen der Bewegung bedeutet (170, 245). Das *Worte-Verstehen* und das Sprechen sind in ihrer *organischen* Grundlage *sehr verwandt [...] miteinander* (vgl. 170, 244).

Für *Ichsinn* und *Denksinn* ging Steiner nicht näher auf die entsprechenden Zusammenhänge ein; er deutete lediglich an, daß die Eigenwahrnehmung des *Ichs* in vergangenen Zeiten der Menschheitsevolution mit der Erfahrung der leiblichen Oberfläche der Menschengestalt und damit dem gegenwärtigen Tastorgan in enger Verbindung stand. Den Zusammenhang menschlicher Denktätigkeit mit dem, was Steiner den *Lebensorganismus* des Menschen bezeichnete, thematisierte er nicht eigens.[157]

Das Zusammenwirken einzelner Sinne

die physiologische Grundlage der intentionalen Beziehung

Auch in dem im Laufe des Jahres 1917 geschriebenen und in der zweiten Novemberhälfte desselben Jahres erschienenen Buch „*Von Seelenrätseln*" kam Steiner in dem Anhangskapitel „*Über die wirkliche Grundlage der intentionalen Beziehung*" auf seine zwölfgliedrige Sinneslehre zu sprechen. Man muß, so Steiner dort, *den Sinn für die „Ich-Wahrnehmung" des anderen Menschen, den Sinn für „Gedanken-Erfassung", den Sinn für „Vernehmen von Worten", den Gehörsinn, den Wärmesinn, den Sehsinn, den Geschmacksinn, den Geruchsinn, den Gleichgewichtssinn (das wahrnehmende Erleben des sich in einer gewissen Gleichgewichtslage-Befindens gegenüber der Außenwelt), den Bewegungssinn (das wahrnehmende Erleben der Ruhe und Bewegung der eigenen Glieder einerseits, oder des Ruhens oder sich Bewegens gegenüber der Außenwelt andrerseits*[158]*), den Lebenssinn (das Erleben der Verfassung im Organismus; das Gefühl von dem subjektiven Sich-Befinden) und schließlich den Tastsinn unterscheiden* (21, 147).

verschränkte Sinneserlebnisse

Während die referierte Charakteristik der zwölf Sinne im wesentlichen mit der 1916 in Dornach entwickelten übereinstimmte, eröffnete Steiner in seiner Publikation einen zusätzlichen Aspekt durch die Aussage, daß der einem Wahrnehmungsobjekt gegenüberstehende Mensch *niemals bloß durch einen Sinn einen Eindruck erhält, sondern außerdem immer noch durch wenigstens einen anderen aus der Reihe der oben angeführten. Die Beziehung zu einem Sinne tritt mit besonderer Schärfe in das gewöhnliche Bewußtsein; die andere bleibt dumpfer. Es besteht aber zwischen den Sinnen der Unterschied, daß eine Anzahl der selben die Beziehung zur Außenwelt mehr als eine äußerliche erleben läßt; die andere mehr als etwas, was mit dem Eigen-Sein in engster Verknüpfung ist. Sinne, die mit dem Eigensein in engster Verknüpfung sich befinden, sind zum Beispiel der Gleichgewichtssinn, der Bewegungssinn, der Lebenssinn, ja auch der Tastsinn. In den Wahrnehmungen solcher Sinne gegenüber der Außenwelt wird stets das eigene Sein dumpf mitempfunden. Ja, man kann sagen, es tritt eine Dumpfheit des bewußten Wahrnehmens eben deshalb ein, weil die Beziehung nach außen von dem Erleben des Eigen-Seins übertönt wird. Ereignet sich zum Beispiel, daß ein Gegenstand gesehen wird, und zugleich der Gleichgewichtssinn einen Eindruck vermittelt, so wird scharf wahrgenommen das Gesehene. Dieses Gesehene führt zu der Vorstellung des Gegenstandes. Das Erlebnis durch den Gleichgewichtssinn bleibt als Wahrnehmung dumpf; jedoch es lebt auf in dem Urteile: „das Gesehene ist" oder „es ist das Gesehene". – Im Wirklichen stehen die Dinge nicht in abstrakten Unterschieden nebeneinander, sondern sie gehen mit ihren Merkmalen in einander über. So kommt es, daß in der vollständigen Reihe der „Sinne" solche sind, die weniger die Beziehung zur Außenwelt, sondern mehr das Erleben des Eigen-Seins vermitteln. Diese letzteren tauchen mehr in das innere seelische Leben ein als zum Beispiel Auge und Ohr; dadurch erscheint das Ergebnis ihrer Wahrnehmungs-Vermittlung als inneres seelisches Erlebnis* (21, 148). Aus Steiners Text scheint – wenn auch nicht mit letzter Eindeutigkeit – hervorzugehen, daß bei jeglicher Sinneswahrnehmung eines *äußeren Objektes* Erlebnisse der vier *leiblich-innerlichen* Sinne mitbeteiligt sind. Die Erlebnisse dieser Sinne bleiben dabei, wie Steiner schrieb, *als Wahrnehmung dumpf*. Das *Ergebnis ihrer Wahrnehmungs-Vermittlung* wird aber insofern *inneres seelisches Erlebnis*, als es in jener urteilenden Tätigkeit *wiederauflebt*, die das faktische Sein des *äußeren Objektes* konstatiert. Die *äußerlichen* Sinne bilden zusammen mit den vier *leiblich-innerlichen* Sinne die – wie Steiner schrieb – *Doppelbeziehung des Menschen zu der Objektivität*, die der *Urteilsbildung* ermöglichend zugrunde liegt. *Hat jemand*, so heißt es in Steiners Text weiter, *die Seh-Wahrnehmung „grüner Baum", so kann der Tatbestand des Urteilens „es ist ein grüner Baum" nicht in der physiologisch oder psychologisch unmittelbar aufzeigbaren Beziehung zwischen „Baum" und „Auge" gefunden werden. Was in der Seele als solcher innerer Tatbestand des Urteilens erlebt wird, ist eben noch eine andere Beziehung zwischen dem „Menschen" und „dem Baum" als diejenige ist zwischen dem „Baum" und dem „Auge". Doch wird nur die letztere Beziehung in dem gewöhnlichen Bewußtsein mit voller Schärfe erlebt. Die andere Beziehung bleibt in einem dumpfen Unterbewußtsein und tritt nur in dem Ergebnis zutage, das in der Anerkennung des „grünen Baumes" als eines Seienden liegt. Man hat es bei jeder Wahrnehmung, die auf ein Urteil sich zuspitzt, mit einer Doppelbeziehung des Menschen zu der Objektivität zu tun* (21, 145). Die Sinneswahrnehmung, so ist noch einmal hervorzuheben, *spitzt sich auf ein (Seins-)Urteil zu*, sie ist aber nicht selbst Urteil – was Steiner schon 1909 (vgl. S. 184ff.) besonders betont hatte. Und bereits in den

Voraussetzungen der gegenständlichen Sinnesvorstellung

die „Doppelbeziehung des Menschen zur Objektivität"

Aufzeichnungen zur Sinneslehre von 1910, innerhalb derer als *Sinn* bezeichnet wurde, *was den Menschen veranlaßt, das Dasein eines Gegenstandes, Wesens oder Vorganges so anzuerkennen, daß er dieses Dasein in die physische Welt zu versetzen vermag* (45, 31), klang an, daß die Sinnestätigkeit durchaus Veranlassung oder Ermöglichung einer Urteilsbildung ist. Steiners Skizze von 1917 beschrieb nun die Bedingungen dieser Ermöglichung durch die *sinnliche Doppelbeziehung*. Dabei ließ er seinen Ausführungen die Anmerkung vorausgehen: *Diese Ansschauungen verlangen […], daß sie auch noch in ausführlicherer Gestalt – mit allen Begründungen – gegeben werden. Doch haben mir die Verhältnisse bisher nur möglich gemacht, manches Einschlägige in mündlichen Vorträgen vorzubringen. Was ich hier anführen kann, sind Ergebnisse in kurzer skizzenhafter Darstellung. Und ich bitte den Leser, sie vorläufig als solche aufzunehmen. Es handelt sich nicht um „Einfälle", sondern um etwas, dessen Begründung mit den wissenschaftlichen Mitteln der Gegenwart von mir in jahrelanger Arbeit versucht worden ist* (21, 144).

Ergebnisse in skizzenhafter Darstellung

Die Betonung des Zusammenwirkens verschiedener Sinne war somit neben der Anerkennung von *Tast-* und *Ichsinn* und dem Versuch, eigentliche Sinnesorgane für die *höheren Sinne* des Menschen zu beschreiben, ein wesentliches Element der Weiterentwicklung jener geisteswissenschaftlichen Sinneslehre, die von Steiner in den Berliner Vorträgen der Jahre 1909 und 1910 erstmals skizziert worden war. Für die dabei vorgenommenen Veränderungen schienen die programmatischen Sätze der Einleitung ihre volle Gültigkeit zu beanspruchen: *Geisteswissenschaft ist […] eine Wissenschaft, und als solche ist sie, man kann sagen, in der Gegenwart noch fragmentarisch, nur zum Teil begründet. Was sie einmal werden kann, kann […] in der Gegenwart nur in den allerersten Anfängen eigentlich da sein. […] Es könnte ja sogar sein – bei welcher Wissenschaft war das im Laufe der Menschheit nicht der Fall! –, daß manches von dem, was heute mit voller Gewissenhaftigkeit aus den Quellen des geistigen Lebens heraus als Geisteswissenschaft verkündet werden kann und muß, später durch den weiteren Fortschritt der Geisteswissenschaft selbst korrigiert werden müßte, daß manches in anderer Form auftreten würde. Dann würde vielleicht in der einen oder andern Partie dieser Geisteswissenschaft ein anderer Inhalt sein.*

*

4. Die menschliche Gedächtnis- und Erinnerungstätigkeit

In einen engen Zusammenhang mit seinen Bemühungen um eine *wirklichkeitsgemäße* Sinneslehre stellte Steiner in den Jahren 1911 bis 1919 seinen Versuch, die anthropologisch-physiologischen Grundlagen der Erinnerungsfähigkeit bzw. des humanspezifischen Vermögens, Sinneseindrücke und Vorstellungen bewahren und wiedererleben zu können, adäquat zu beschreiben. Es ist, so Steiner (73, 183), eine wichtige Aufgabe der Anthroposophie, *das Wesen des Erinnerungsvorganges [...] des Menschen zu beleuchten*, aufzuzeigen, *was hinter der Erinnerung vorgeht, was im Menschen vorgeht in der Zeit, die abläuft von da an, wo er einen Gedanken gefaßt hat, der nun wie verschwunden ist, [...] bis er wieder heraufgeholt wird* (66, 248). Die gängigen psychologischen und physiologischen Hypothesen über die leiblich-seelischen Grundlagen der mnestischen Fähigkeiten hielt Steiner für vollkommen ungenügend und sagte beispielsweise vor Akademikern 1917 in Zürich: *Man könnte verzweifeln, wenn man sich in den gewöhnlichen Psychologien mit dem Erinnerungsproblem befaßt. [...] Der Mensch stellt sich etwas vor, gewinnt eine Vorstellung an einer äußeren Wahrnehmung; nun ja, diese Vorstellung „geht hinunter" ins seelische Element, „verschwindet", so sagt man, aber der Mensch kann sich später an die Vorstellung erinnern. Wo war Sie? [...] Man verliert sofort einen Sinn, wenn man von diesem „Hinuntersteigen" und „Hinaufsteigen" der Vorstellungen spricht. Sprechen kann man von allem; aber vorstellen kann man es sich nicht; denn es entspricht keiner irgendwie gearteten Wirklichkeit. Die mehr physiologisch orientierten Psychologen sprechen davon, daß „Spuren" sich „eingraben" in das Nervensystem, in das Gehirn; diese Spuren „rufen" dann diese Vorstellungen „erneut hervor". Man krankt dann daran, zu erklären, wie aus diesen Spuren hervorgegraben wird die Vorstellung, die hinuntergezogen ist* (73, 39).

das Wesen des Erinnerungsvorganges

In den Fragen der menschlichen Gedächtnis- und Erinnerungsfähigkeit ist, so Steiner (73, 108), ein *wichtiges Grenzgebiet berührt [...] zwischen Psychologie und Physiologie*, das durch die geisteswissenschaftlich orientierte Menschenkunde erhellt werden kann. Es wird im folgenden darum gehen, Steiners anthroposophische Auffassung des Erinnerungsvorganges, dieses *unendlich komplizierten Prozesses* (157, 218), in ihrer Entwicklung bis hin zu jener Gestalt zu verfolgen, die er ihr in vielen Vorträgen der Jahre 1917 und 1918 zukommen ließ. Diese vorläufig endgültige Gestalt, *die [...] zwar auf den Wegen der Anthroposophie gefunden [ist], [...] aber durchaus philoso-*

ein „unendlich komplizierter Prozeß"

phisch und physiologisch [...] begründet [werden kann] (21, 129), erwähnte Steiner dann auch in sehr verkürzter Form in dem 1917 publizierten Buch „*Von Seelenrätseln*". In dem Kapitel „*Die philosophische Rechtfertigung der Anthroposophie*" stellte Steiner das Erscheinen einer eigenständigen Schrift über seine geisteswissenschaftliche Konzeption des Erinnerungsvorganges in Aussicht, die die angedeutete *philosophische und physiologische Begründung* beinhalten sollte. Dieser Plan konnte indes in Steiners letzten acht Lebensjahren nicht mehr verwirklicht werden.

Der Ätherleib als Träger des Gedächtnisses

Bereits in seinen anthroposophischen Grundschriften von 1904 und 1910 sowie in vielen Vorträgen der Jahre 1901 bis 1911 wurde von Steiner die Erinnerungs- oder Gedächtnisfähigkeit des Menschen mit jener ersten übersinnlichen Leiblichkeit, die er *Ätherleib* oder *Bildekräfteleib* (35, 269f.) nannte, in engen Zusammenhang gebracht. Er bezeichnete diesen *Ätherleib* als den *Träger alles Zeitlichen* im Menschen (vgl. S. 109ff.). Auch 1913 sprach Steiner in Den Haag davon, daß der *Ätherleib* im Gegensatz zu dem physischen *Raumesleib [...] vorzugsweise ein Zeitenwesen* sei (145, 101); 1914 nannte Steiner in Dornach wiederum den *physischen Leib* einen *reinen Raumesleib*, eine *räumliche Organisation* – und sagte: *Das aber, was als ätherischer Leib im physischen Leib drinnensteckt, oder [...] über den physischen Leib auch hinausragt und in intimer Verbindung steht mit dem kosmischen Ganzen, das ist nicht zu betrachten, wenn man nicht die Zeit zu Hilfe nimmt. Denn im Grunde genommen ist alles im ätherischen Leib Rhythmus, zyklischer Ablauf von Bewegungen, von Betätigungen, und einen räumlichen Charakter trägt der Ätherleib nur dadurch, daß er den physischen Leib ausfüllt. [...] Sein Wesentliches ist das Zyklische, das Rhythmische, das in der Zeit Ablaufende. Und so wenig es im Musikalischen auf das Räumliche ankommt, sondern auf das Zeitliche, so wenig kommt es eigentlich bei der Realität des menschlichen ätherischen Leibes [...] an auf das Räumliche, sondern es kommt an auf das Bewegliche, sich Bewegende, auf das tätig sich Gestaltende, aber rhythmisch sich Gestaltende, in Melodien sich Gestaltende, also auf das Zeitliche* (275, 40).

der Ätherleib als „Zeitenwesen"

rhythmischer Ablauf von Bewegungen

Der *Ätherleib* des Menschen bildet, wie Steiner schon 1907 sagte, den *Sitz des Gedächtnisses*, er ist *Träger des Gedächtnisses als Eigenschaft* (vgl. S. 109ff.); dabei ist das Gedächtnis, Berliner Aussagen aus dem Jahre 1906 zufolge, *an die Kräfte des physischen Leibes gebunden* (ebd.).

In seinem Architektenhausvortrag vom 23.11.1911 rückte Steiner zum ersten Mal die Frage nach der Erinnerungsfähigkeit des Menschen explizit in den Mittelpunkt seiner Darstellungen. Ausgehend von der klinischen Beobachtung, daß bei pathologischen Veränderungen des Zentralnervensystems das Langzeitgedächtnis des Kranken oftmals über weite Zeiträume unbeeinträchtigt erhalten bleibt, sprach Steiner von einer *gewissen Selbständigkeit* des Gedächtnisses (61, 134), das *nicht in demselben Maße wie das bewußte Leben des Alltags an die äußere Organisation gebunden ist, sondern mehr im Innern ruht, unter der Schwelle dessen, was an die Sinne und an das Instrument des Gehirns gebunden ist* (61, 132). Wiederum wurde in diesem Vortragszusammenhang der *selbständig wirkende Ätherleib* als der *Träger des Gedächtnisses* bezeichnet (61, 134).

Im April 1914 wies Steiner dann noch einmal darauf hin, daß im menschlichen *Ätherleib* alle Erinnerungen *enthalten* seien, *immer gegenwärtig enthalten: Auch dasjenige, was tief hinuntergestiegen ist in die Untergründe der Seele, was im gewöhnlichen Tagesbewußtsein nicht in unser Bewußtsein kommt, im Ätherleibe ist es in irgendeiner Weise immer enthalten* (154, 10)[159]. Im gleichen Monat sagte er in Wien, daß die Erinnerungen des Menschen *nur deshalb Vorstellungen bleiben, weil sie aufgehalten werden vom Ätherleib, nicht in den physischen Leib hineingelassen werden. Würden sie in den physischen Leib hineinrinnen, würden sie darin zur Tätigkeit werden, diese Vorstellungen, so würden sie übergehen in die Bildungskräfte, in die Lebekräfte des physischen Leibes, würden diesen durchorganisieren. Dadurch, daß wir unsere Vorstellungen Vorstellungen sein lassen, sie nicht in organische Kräfte übergehen lassen, behalten sie den Charakter der Erinnerung, erhalten wir sie in ihrer Vorstellungskraft. Sie können Erinnerungen bleiben* (153, 48). Die Vorstellungen des Menschen sind als solche erinnerbar, weil sie vom *Ätherleib aufgehalten* werden – und in der Folge *in ihm enthalten* sind (s. o.); sie werden dabei, wie Steiner an anderer Stelle (153, 45) sagte, *nicht durch irgendwelche körperlichen Vorgänge* bewahrt, sondern *rein in der Seele*.

das ätherische „Aufhalten" der Vorstellungen als Voraussetzung der Erinnerungsbildung

In Dornach beschrieb Steiner dann im Dezember 1914 den ganzen Vorgang der Vorstellungsbildung, -bewahrung und -erinnerung in kurzer Form mit den Worten: *Bei dem Bilden [der] Vorstellung [eines] Gegenstandes ist zunächst der astralische Leib beschäftigt. Er ist in einer vehementen Bewegung, während wir uns eine Vorstellung von einem Gegenstande bilden, oder uns die Vorstellung des Eindruckes eines äußeren Ereignisses bilden. Was wir so als Vorstellung bilden, was wir als seelisches Erlebnis haben, das schreibt sich auch ein in den Ätherleib des Menschen, bleibt im Ätherleibe des Menschen eingeschrieben. […] Darinnen bleibt es eingeschrieben, und wenn wir uns an etwas erinnern, so geschieht in der Tat ein komplizierter Vorgang: unser Astralleib liest dasjenige, was in unseren Ätherleib eingeschrieben worden ist, und das Ergebnis dieses Lesens ist das Heraufdringen einer Vorstellung, für die vielleicht zunächst die Erinnerung sogar fehlte. […] So wäre das Gedächtnis zurückgeführt auf eine Art Lesen unseres Astralleibes im Ätherleibe* (156, 115f.).

das „Lesen" des Astralleibes im Ätherleib

Die Bedeutung des physischen Leibes für die menschliche Gedächtnisfähigkeit

Es ist zu beachten, daß die von Steiner 1906 noch hervorgehobene *Bindung des Gedächtnisses an die Kräfte des physischen Leibes* in den zuletzt zitierten Darstellungen keine Rolle mehr zu spielen schien; die erinnernde Seele hat es, wie Steiner am 13.7.1914 in Norrköping sagte, ausschließlich *mit sich selbst zu tun* (155, 221). Das menschliche Gedächtnis in diesem Sinne als ein *Übergehen dessen, was an Sinne und Gehirn gebunden ist, zu einem rein Geistig-Seelischen* bezeichnend (8.4.1914 – 153, 45), wies Steiner zustimmend auf die Arbeiten des französischen Philosophen Henri Bergson hin, der zu Beginn des 20. Jahrhunderts die Erinnerung als eine „geistige Kundgebung" bezeichnet hatte, die nicht aus dem „Gehirnzustand" hervorgehen könne.[160] Wenn auch der Sinnesprozeß als *Fortsetzung des Außenprozesses* innerhalb des Gehirnes zu bezeichnen sei, so ist dies – wie Steiner in einem weiteren Vortrag (Berlin, 26.2.1915) ausführte – doch keinesfalls auch für *dasjenige, an das wir uns erinnern,* aufrechtzuerhalten: *Und gerade an diesem Punkt wird die immer weiter und weiter fortschreitende Naturwissenschaft geradezu zeigen, daß, indem hingelenkt wird die Aufmerksamkeit auf die körperlichen Prozesse, niemals aus den körperlichen Prozessen heraus irgendwie der Prozeß der Erinnerung, der ein rein geistiger Prozeß ist, entstehen kann* (64, 274). Das Erinnern ist als ein *Hinlenken [der] Seelenkräfte auf etwas, was sich nicht mehr abspielt*, ein *durchaus geistiger Prozeß*, den die Seele *nur im Seelisch-Geistigen* vollführt (64, 273). Dieser *geistige Prozeß* stelle sich in das *physische Leben hinein* (vgl. 64, 275). Es ist wichtig, zu beachten, daß Steiner in dem letztzitierten Vortrag vom Februar 1915 die Frage offenließ, in welcher Weise das *etwas*, das sich *nicht mehr abspielt*, durch den Menschen bewahrt wird. Dasjenige, was erinnert wird, ist nicht *Fortsetzung des Außenprozesses*; doch Steiner beantwortete keinesfalls die Frage, was dieses *etwas* ist, wenn er in der Folge auf den Akt des *Hinlenkens der Seelenkräfte* als einen *geistigen Prozeß* zu sprechen kam. Auch der im weiteren Fortgang des Vortrages gewählte beispielhafte *Analogvorgang* führte darum auch keineswegs zu einer wirklichen Beantwortung dieser Fragestellung: *Gerade auf streng naturwissenschaftliche Weise wird gezeigt werden können, daß nicht dasjenige, was körperlich in uns vorgeht, wenn wir uns erinnern, der geistige Prozeß ist oder mit demselben mehr zu tun hat, als die Federstriche auf dem Papier mit dem etwas zu tun haben, was ich lese. […] So wird man darauf kommen, daß der Erinnerungsprozeß, der sich im Körper abspielt, so wenig etwas zu tun hat mit den körperlichen Prozessen wie mein Leseprozeß mit den Formen auf dem Papier* (64, 274/275). Steiner negierte damit implizit keinesfalls den *körperlichen Vorgang*, der den Erinnerungsprozeß begleitet oder von diesem voraus-

„ein rein geistiger Prozeß"

das Lesen und die „Federstriche auf dem Papier"

gesetzt wird – wie ja auch das Lesen der *Federstriche auf dem Papier* bedarf; er brachte lediglich zum Ausdruck, daß er dem *geistigen Prozeß* des *innerlichen Lesens* in diesem Zusammenhang eine größere (oder die eigentliche) Bedeutung beimaß. Wenn aber in diesem Sinne der Erinnerungsvorgang ein *geistiger Prozeß* ist, der sich in das *physische Leben hineinstellt*, so kann nicht länger die Vortragsäußerung von 1914 aufrechterhalten werden, wonach die bewahrten Vorstellungen *rein durch die Seele* und ohne Mitwirkung *irgendwelcher körperlicher Vorgänge* potentiell erinnerungsfähig bleiben.

Diese Problematik tritt noch deutlicher hervor, wenn zwei weitere Vorträge berücksichtigt werden, die Steiner im März und im April 1915 (d.h. unmittelbar auf den letztzitierten Vortrag folgend) in Berlin hielt. Am 16.3. bezeichnete er den Erinnerungsprozeß wiederum als einen *geistigen Vorgang*, der *in einem gewissen Sinne frei macht von dem Leiblichen* (157, 216). Dieser *geistige Vorgang* aber bedarf einer *mächtigen Hilfe*, die nun als die Hilfe des menschlichen Leibes bezeichnet wurde. Indem Steiner in der Nachfolge von – und mit explizitem Hinweis auf – I.P.V. Troxler in dem genannten Vortrag zwischen *menschlicher Leiblichkeit* und *physischer Körperlichkeit* unterschied (vgl. 67, 305), verstand er unter dieser *leiblichen Hilfe* wesentlich eine solche des menschlichen *Ätherleibes* – und knüpfte somit inhaltlich eng an den Dornacher Vortrag vom 12.12.1914 an: *Wenn wir irgendein Erlebnis haben, so stehen wir zunächst diesem Erlebnis mit den Sinnen gegenüber, wir haben das Bild, das wir in uns gemacht haben. Dieses Bild prägt sich zunächst in unser Leibliches ein; in unserem Leibe entsteht ein Abdruck, und zwar ein Abdruck, den wir vergleichen können mit einem Siegelabdruck. Es ist wichtig, sich klarzumachen, daß ein solcher Abdruck zurückbleibt. Aber kindlich ist die Vorstellung, die sich oft die äußere Naturwissenschaft hiervon macht. Man hat bei manchen lesen können, daß die eine Vorstellung in irgendeiner Partie des Gehirns aufgezeichnet wird, die andere Vorstellung in einer andern Partie und dergleichen. So geschieht es nicht, sondern so, daß der Abdruck, der in unserem Leiblichen von einer Erinnerung gemacht wird, wirklich recht unähnlich ist dem, was wir etwas später erinnern. Denn hellsichtig angeschaut ist das im Grunde genommen eine Art Abdruck in der Form vom menschlichen Kopf und noch etwas fortgesetzt in den übrigen Menschen hinein. Ganz gleichgültig, was wir erleben, wir machen einen solchen Abdruck in uns; namentlich in den Ätherleib hinein wird der Abdruck gemacht. […] Damit die Erinnerung wirklich zustande kommt, muß des Menschen Seele diesem im Leibe gebliebenen Abdruck erst entgegentreten und muß ihn so entziffern, wie wir diese eigentümlichen Zeichen entziffern, die auf dem Papiere sind, die ganz unähnlich sind dem, was wir in der Seele nachher erleben, wenn wir etwas lesen. Einen solchen Leseprozeß, einen unterbewußten, muß die Seele ausführen, um diese Siegelabdrücke umzusetzen in das, was wir dann in der wirklichen Erin-*

„frei vom Leiblichen"

ein ätherischer „Siegelabdruck" in Form des menschlichen Kopfes

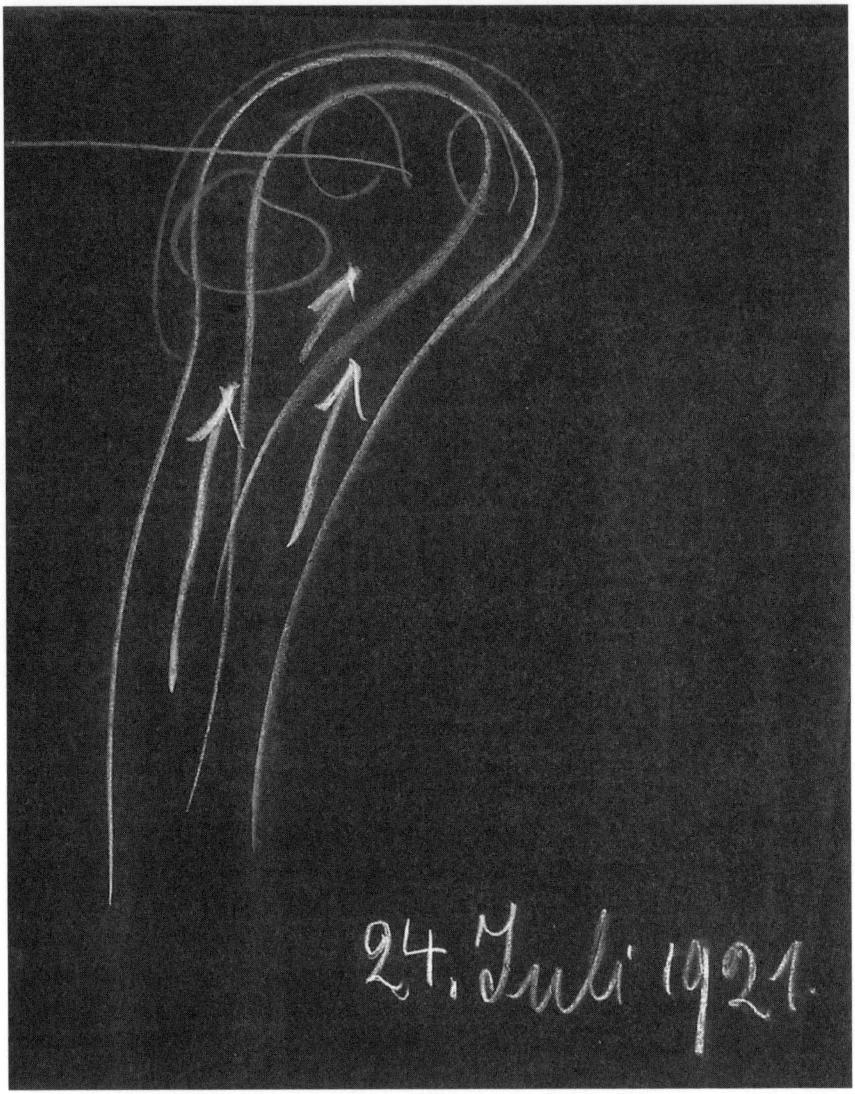

Die Erinnerungsbildung als Ergebnis von Sinneswahrnehmungs- bzw. Vorstellungsprozessen und aufsteigenden Kräftewirksamkeiten des unteren Organismus (24.7.1921; GA 206, Bd. VII, Tafel 5)

nerung haben. […] Indem wir uns unserer Erinnerung hingeben, geht ein unendlich komplizierter Prozeß im Menschen vor sich. Da steigen fortwährend aus dem Dämmerdunkel des sonstigen finsteren Lebens die ätherischen Siegelabdrücke auf, und in diesem Aufsteigen und in dem Entziffern liegt das, was der Mensch als seinen Erinnerungsprozeß erlebt (157, 217/218). Wie dieser ausführlich zitierten Vortragsstelle zu entnehmen ist, machte Steiner in dem Berliner Vortrag vom März 1915 wie schon in Dornach drei Monate zuvor geltend, daß Sinneserlebnisse oder -vorstellungen vornehmlich in den *Ätherleib* des Menschen *eingeschrieben* werden; hatte Steiner in Dornach den *astralischen Leib* als eine geistige Entität beschrieben, die die *Schrift* des *Ätherleibes* aufzunehmen und damit den eigentlichen Erinnerungsvorgang zu verwirklichen vermag, so wurde in Berlin in einer unbestimmteren Weise auf die menschliche *Seele* hingewiesen – diese setze die *ätherischen Siegelabdrücke* in die wirkliche Erinnerungsvorstellung um. Deutlich machte Steiner in dem Berliner Vortrag, daß der *ätherische Abdruck* der menschlichen Leibesgestalt in ihrem *Hauptespol* nachgeformt ist, d.h. sich wesentlich in einer solchen Weise verwirklicht, wie sie der *ätherischen Leiblichkeit* zukommt. Es gilt indes zu beachten, daß Steiner dem Vortragstext zufolge nicht von einem alleinigen *Abdruck* im *ätherischen Leib* auszugehen schien – dieser geschieht lediglich *namentlich* und vielleicht keineswegs ausschließlich dort. Ob Steiner auch *Abdrücke* in der *physischen Körperlichkeit* mitanzudeuten schien, kann aufgrund des Vortragstextes nicht beantwortet werden. Fünf Wochen später aber bezeichnete Steiner im Vortrag vom 20. April das Erinnern als eine *Lesetätigkeit* von Zeichen, *die der Ätherleib in den physischen Leib eingegraben hat* – und sagte: *Wenn Sie vor Jahren ein Erlebnis gehabt haben, so haben Sie das, was in dem Erlebnis zu erfahren war, durchgemacht. Was bleibt, sind Eindrücke, die der Ätherleib in den physischen Leib hinein macht; und wenn Sie sich jetzt erinnern, so ist das Erinnern ein unterbewußtes Lesen* (157, 240). Die Erinnerungstätigkeit des Menschen muß, so Steiner nun, *vorzugsweise mit dem physischen Leib* zusammengebracht werden (157, 241/242). Wenn in dem Berliner Vortrag vom April 1915 auch keinesfalls der ganze Vorgang von Vorstellungsbildung, -bewahrung und -erinnerung Thema wurde, so wird doch sehr deutlich, daß Steiner der Dimension des *physischen Leibes* für die Bewahrung der *Erinnerungsvorstellungen* nun eine wesentliche Bedeutung zuzumessen schien – woran er dann auch in der Folge seiner weiteren Vortragstätigkeit festhielt. So stellte er im März 1916 wiederum in Berlin dar, daß der *physische Leib* des Menschen die für die Erinnerungsfähigkeit einstiger Gedankentätigkeit notwendige Ebene menschlicher Leiblichkeit sei: *Man kann nicht sagen, daß der physische Leib der Träger des Gedächtnisses ist; das ist schon der Ätherleib. Aber für uns Menschen im physischen Leibe würde dasjenige, was im Äther-*

aufsteigende ätherische „Siegelabdrücke"

Eindrücke im physischen Leib

leib vorhanden bleibt von unserem Denken, verfließen, wie die Träume verfliessen, wenn es sich nicht eingraben könnte in die physische Materie des physischen Leibes (167, 31). Die Vorstellungen des Menschen werden demnach nicht *rein in der Seele* ohne Mitwirkung *irgendwelcher körperlicher Vorgänge* als *Erinnerungsvorstellungen* bewahrt; das Erinnerungsvermögen des Menschen ist *Vorstellungserinnern* (135, 29) vielmehr dadurch, daß eine Beziehung *ätherischer* Denktätigkeit zu physischer Materie herstellbar ist. Die *Bewegungen des Ätherleibes* vermögen es, wie Steiner am 15. März 1916 in Stuttgart sagte, sich in den *physischen Leib [...] förmlich einzudrücken – das ist grob gesprochen, denn es handelt sich um viel feinere Vorgänge als um ein grobes Einprägen, aber man kann die Sache vergleichsweise so nennen* (174b, 161). Auf den Vorgang dieses *Einprägens ätherischer Bewegung* und die sich später aktualisierende Erinnerung kam Steiner dann auch erstmals in dem genannten Stuttgarter Vortrag etwas ausführlicher zu sprechen; dort hieß es u. a.: *Gewissermaßen ist es so: Wenn wir einen Gedanken haben und den später einmal aus der Erinnerung hervorholen, so kommt bei dieser Arbeit des Sich-Erinnern-Wollens unser Ätherleib in Bewegung, und er paßt sich mit seinen Bewegungen dem physischen Leibe an, und indem er hineinkommt in jene Eindrücke, die dieser Ätherleib bei dem entsprechenden Gedanken in den physischen Leib gemacht hat, kommt der Gedanke wieder herauf ins Bewußtsein* (174b, 161). Die Substanz des *physischen Leibes* hält demnach *gewissermaßen*(!) jene *ätherischen Bewegungen* fest, die mit der einstigen Gedankentätigkeit des Menschen verbunden waren – der *physische Leib* ist *eine Art von Bewahrer [ätherischer] Bewegungen* (174b, 161). Wiedererinnerung im Sinne eines erneuten Ins-Bewußtsein-Treten des Gedankens verwirklicht sich dann, wenn es dem *Ätherleib* gelingt, sich dem spezifisch veränderten *physischen Leib* neuerlich *anzupassen*, d. h. erneut jene *Bewegungen* auszuführen, die zur *Prägung des physischen Leibes* geführt hatten (zu diesen Bewegungen des *Ätherleibes* vgl. a. 165, 118ff.). Die Stuttgarter Darstellung des Erinnerungsvorganges mit Steiners Betonung einer zugleich wesentlichen und uneigentlichen Bedeutung des *physischen Leibes* läßt erkennen, wie das scheinbare Schwanken der Steinerschen Konzeption vom Wesen des menschlichen Gedächtnisses dem zu beschreibenden Vorgang gewissermaßen immanent zu sein scheint; die nur indirekte Bedeutung der *physischen Substanz* erlaubt gewissermaßen, von dem Erinnerungsvorgang wesentlich als von einem *übersinnlichen* oder *geistigen* Prozeß zu sprechen. Dabei bleibt aber stets festzuhalten, daß dem *physischen Leib* als dem *Bewahrer ätherischer Bewegungen* eine notwendige Bedeutung für das Zustandekommen menschlicher Erinnerungsfähigkeit zuzusprechen ist. Die Gedächtniskraft ist, wie Steiner dies in einem Vortrag am 28.11.1917 in Bern formulierte, *an das Leibliche zunächst gebunden, wenn auch nicht dem Leiblichen verdankt*

die Anpassung der ätherischen Bewegung an die physischen Eindrücke

der physische Leib als Bewahrer ätherischer Gedankenbewegungen

(72, 203)[161]. Die Erinnerungsfähigkeit ist an den *menschlichen Leibesorganismus […] gebunden* (31.10.1918 – 72, 321). Wenn der *physische Leib* in gewisser Hinsicht *Bewahrer ätherischer [Denk-]Bewegungen* ist, so kann davon gesprochen, daß der unbewußte doch potentiell erinnerbare Gedanke *im physischen Organismus lebt* (31.3.1917 – 66, 248). Diese Weiterentwicklung der Steinerschen Konzeption verdeutlicht sich auch an der veränderten Einstellung zu den Gedanken Henri Bergsons, auf die Steiner in mehreren Vorträgen des Jahres 1914 eindeutig anerkennend hingewiesen hatte. Am 31.10.1918 hieß es nun in Basel: *Es ist ein ganz kolossaler Irrtum von Bergson, daß er meint, das Gedächtnis, wenigstens ein Teil des Gedächtnisses, sei nicht gebunden an den menschlichen Organismus* (72,321).

Die öffentliche Vertretung einer anthroposophischen Konzeption des Erinnerungsvorganges 1917/1918

die geisteswissenschaftliche Konzeption der Erinnerung im akademischen Diskurs

In zahlreichen Vorträgen des Jahres 1917, die großteils öffentlich, d.h. nicht ausschließlich vor Mitgliedern der Anthroposophischen Gesellschaft gehalten wurden, stellte Steiner den Vorgang der Erinnerungsbildung wiederholt in grundsätzlicher Weise dar. Dabei verzichtete Steiner weitgehend auf die 1914 bis 1916 meist verwandte anthroposophische Terminologie und versuchte zugleich, den Unterschied seiner eigenen Konzeption der Erinnerungsbildung zu den gängigen Theorien der akademischen Psychologie deutlicher herauszuarbeiten. Zentrale Elemente seiner Kritik formulierte Steiner in einer Fragebeantwortung am 7.11.1917 in Zürich, in der er gebeten worden war, zu dem Erinnerungsvorgang noch einmal Stellung zu nehmen: *Da möchte ich vor allen Dingen sagen, daß es eine irrtümliche Vorstellung ist, wenn man glaubt, das, was ich als gegenwärtige Vorstellung habe, die ich an einer Wahrnehmung gewinne – sagen wir also zum Beispiel: Ich sehe einen Gegenstand an, stelle ihn auch vor zu gleicher Zeit –, bleibe erhalten. Was ich da gewinne, was ich noch als eine Nachwirkung habe, wenn ich den Gegenstand aus dem Auge lasse, das ist ein bloßes Spiegelbild, das ist nichts, was wieder auftreten kann; das ist etwas, was da ist und dann wirklich vergeht, so wie das Spiegelbild vergangen ist, wenn ich an dem Spiegel vorbeigehe und außer den Bereich des Spiegels komme. Also es ist eine irrtümliche Vorstellung, sich ein Reservoir der Seele zu denken, in das etwa hineingehen würden die Vorstellungen, die dann wiederum herausgeholt würden aus diesem Reservoir. Die Vorstellungen verweilen nicht, die Vorstellungen bleiben nicht! Sondern während ich vorstelle, geht zugleich ein unterbewußter Prozeß […] vor sich; und dieser unterbewußte Prozeß, der bewirkt im Organismus dasjenige, was wieder abläuft durch neue Veranlassungen, wenn erinnert wird. Wenn ich eine Vorstel-*

lung an einem Gegenstand dadurch gewinne, daß der Gegenstand auf meine Sinne wirkt, dann entsteht die Vorstellung; wenn ich eine Vorstellung habe, die ich als Erinnerungsvorstellung gewinne, so ist es genau ebenso, nur daß nicht der äußere materielle Gegenstand mir den Eindruck macht, und ich mir auf Grund des äußeren Gegenstandes die Vorstellung bilde, sondern ich schaue gewissermaßen in mein Inneres hinein, auf das, was unbewußt aufgenommen worden ist, und bilde mir danach die Vorstellung. [...] Was [von der am Gegenstand gewonnenen Vorstellung] bleibt, ist ein unbewußtes Engramm, dieses unbewußte Engramm, das sich als Parallelprozeß gebildet hat, während ich die Vorstellung hatte, das bleibt; und das nehme ich wahr, wenn ich wiederum vorstelle. [...] So daß ich richtungsgemäß definieren möchte: Das Vorstellen entsteht zunächst, als primäres Vorstellen, unter dem Einflusse einer äußeren Wahrnehmung, vom äußeren Gegenstand angeregt; oder als Erinnerung, angeregt von innen; so daß ich das eine Mal nach außen gewissermaßen lese, das andere Mal nach innen lese (73, 106/108). In vielen weiteren Vorträgen des Jahres 1917 – bis hin zu der Kurzdarstellung in dem Buch „*Von Seelenrätseln*" – schilderte Steiner den obigen Vorgang in fast identischer Weise; dabei war es aber sein deutlich spürbares Anliegen, Art und Weise des *unterbewußten Parallelvorganges* und Wesen des *Engramms* sowie dessen *Wiederablesen* weiter aufzuklären. In Zürich bezeichnete er den *unterbewußten Parallelvorgang* auch als einen *rein an das Körperliche gebundenen Prozeß* (73, 40), der – so Steiner fünf Monate später in Berlin – die eigentlich *erinnerungsbildende Kraft* darstelle (67, 303). Die Identität dieser *erinnerungsbildenden Kraft*, die als *Nebenströmung des Bewußtseins* (72, 42) die *Primärvorstellung* begleitet, mit dem zuvor betonten *ätherischen* Kräfteorganismus wird deutlich, wenn beachtet wird, daß Steiner sowohl in Zürich als auch in Berlin die *Verwandtschaft* der *erinnerungsbildenden Kraft* mit den *Wachstumskräften* hervorhob. So sagte er am 18.4.1918, daß das *gewöhnliche Bewußtsein* gar nicht ahne, *daß dieselbe Kraft, welche den Menschen vom kleinen Kinde an als Wachstumskraft, als gestaltbildende Kraft begleitet, in einer Steigerung, in einer Verfeinerung dieselbe ist, an die appelliert wird, indem der Mensch Erinnerungen bildet* (67, 304)[162].

Engrammbildung im Vollzug eines unterbewußten Parallelprozesses zum primären Vorstellen und erinnernde Vorstellungsbildung am Engramm

Engramme als leibliche Dispositionen

Was bewirkt der erinnerungsbildende, *rein an das Körperliche gebundene* und doch wohl in sich selbst übersinnliche Prozeß? Er führt zu *Dispositionen im Leiblichen* (73, 42), *inneren Spurenbildungen* (73, 184), zu organischen *Zeichen*, einem *Engramm* oder einer *Einschreibung* (67, 296), die von Steiner als *stehengebliebener Rest des* (die Primärvorstellung begleitenden) *Parallelvorganges* bezeichnet, jedoch nicht konkret erläutert wurde (73, 185). Im Zusammenhang mit den Stuttgarter Vortragsäußerungen ist es dabei wesentlich, die eigentliche Genese der *Erinnerungsvorstellung* als innere Wahrnehmung und Tätigkeit zu beachten. Denn Steiner wies nicht nur darauf hin, daß die *Seele* das *Engramm* abzulesen habe (vgl. 73, 41), sondern damit verbunden auch darauf, daß der unterbewußte, vorstellungsbildende Prozeß erneut *aufgerufen* werden müsse (vgl. 73, 40) – *[...] dieser unterbewußte Prozeß, der bewirkt im Organismus dasjenige, was wieder abläuft durch neue Veranlassungen, wenn erinnert wird* (73, 106). Auch wenn Steiners (mitstenographierte) Formulierungen letztlich etwas unklar blieben (nicht der unterbewußte Prozeß, sondern dasjenige, was dieser im Organismus bewirkt, d. h. das *Engramm* (?) läuft wieder ab), so wird doch hinreichend deutlich, daß eine große inhaltliche Nähe zu den Stuttgarter Äußerungen bestand, in denen Steiner das Auftreten der Erinnerungsvorstellung an eine neuerliche Tätigkeit des *ätherischen Leibes* knüpfte, durch die dieser in jene *Eindrücke* (*Engramme*?) *wiederhineinkomme*, die er *bei dem entsprechenden Gedanken in den physischen Leib gemacht hat* (s. o.).

In den *skizzenhaften Erweiterung* seines Buches „*Von Seelenrätseln*" machte Rudolf Steiner für das Zustandekommen der Erinnerungsvorstellung eine *der Sinnestätigkeit polar entgegengesetzte innere Leibestätigkeit (in feinen Organen)* verantwortlich (vgl. 21, 130). Nicht zuletzt in dieser Hinsicht ist zu bedauern, daß Steiner die dort angekündigte Schrift in den auf das Jahr 1917 noch folgenden Lebenszeitraum nicht mehr verfassen konnte; in Zürich hatte er noch am 14.11.1917 davon gesprochen, daß es ihm sehr wohl möglich wäre, die *inneren Spurenbildungen* oder *Engramme* in *sehr ausführlicher* Form zu charakterisieren – nicht jedoch im Rahmen eines Vortrages, der lediglich eine Beschränkung auf *Andeutungen* gestatte (73, 184). Da diese ausführliche Charakterisierung nicht mehr erfolgte, muß auch die ideengeschichtlich wichtige Frage unbeantwortet bleiben, ob die am 23. und 24. März 1911 in Prag geschilderten Zusammenhänge (s. S. 238) im Fortgang der geisteswissenschaftlichen Forschung in der dargestellten Form aufrechterhalten wurden. Wenn auch die vielen Vorträge, in denen Steiner zwischen 1911 und 1919 auf das Problem der Erinnerungsbildung zu sprechen kam, keinen spezifisch medizinisch-physiologischen Fragen gewidmet waren, so erstaunt doch, daß Steiner an keiner Stelle Bezug auf die Prager Darstellungen nahm.

„eine der Sinnestätigkeit polar entgegengesetzte innere Leibestätigkeit in feinen Organen"

*

5. Die Dreigliederung des menschlichen Organismus

Der Kontext der Dreigliederungs-Idee

Als Rudolf Steiner, beginnend mit einem öffentlichen Vortrag im Berliner Architektenhaus vom 15. März 1917, in Vortragstätigkeit und publizistischer Form („*Von Seelenrätseln*", erschienen Ende November 1917) seine Konzeption des *dreigliedrigen* menschlichen Organismus zu vertreten begann, hielt er mit dieser *umfassenden, eindringlichen Weise, den menschlichen Organismus [zu] begreifen* (328, 21), eine Orientierungsgrundlage für gegeben, auf deren Basis mehrere *empirische Wissenschaften [...] bedeutsame Anregungen erfahren können* (Zürich, 12.11.1917 – 73, 146). Dabei wies Steiner wiederholt darauf hin, daß der substantielle Gehalt der neu vorgetragenen Organismuslehre, die menschliche Seelenfähigkeiten (Denken, Fühlen und Wollen) zu drei differenten *Funktionssystemen* des menschlichen Leibes in Beziehung setzte, Resultat langjähriger geisteswissenschaftlicher Erkenntnisarbeit war – *was ich nun auf diesem Gebiete zu sagen habe, ist der Abschluß einer wirklich mehr als dreißigjährigen Forschung [...]* (73, 141) –, deren Beginn Steiner in einem Berliner Vortrag vom 22.3.1917 auf das Jahr 1882 zurückdatierte (66, 198/271).

Anregungen für empirische Wissenschaften

Diese geisteswissenschaftliche Forschung habe, so Steiner, dabei auch alles dasjenige zu Rate gezogen, *was auf physiologischen und verwandten Gebieten in Betracht kommt* (73, 141), ja, sie habe sich nicht zuletzt in einem *fortwährenden Betrachten und Vergleichen der einschlägigen naturwissenschaftlichen Tatsachen* vollzogen (67, 163). Erst zuletzt aber sei er, Steiner, in die Lage gekommen, *die richtigen Worte zu finden, um [den Zusammenhang] wenigstens einigermaßen [...] formulieren [zu können]* (67, 163), sei es ihm – wie er 1917 schrieb – *möglich geworden, das in Frage Kommende so in durch Worte ausdrückbare Gedanken zu fassen, daß ich das Erstrebte zu einer Art vorläufigen Abschlusses bringen kann* (21, 150).

„eine Art vorläufiger Abschluß"

Die eigentliche Themenstellung von Steiners langer Forschungsarbeit, deren *vorläufigen Abschluß* er 1917 der Öffentlichkeit vorzustellen begann, waren *Fragen nach dem Wesentlichen des gesamten Seelenlebens, nach den Beziehungen des gesamten Seelenlebens zum Körperlichen hin* (73, 287). Damit verband sich die Bemühung, *die Beziehungen des Geisteswissenschaftlichen zum Naturwissenschaftlichen auch äußerlich festzulegen* (67, 163). In seiner

Auseinandersetzung mit den Arbeiten der zeitgenössischen Psychophysiologie, die zumeist exemplarisch an dem 1891 erschienenen „Leitfaden der physiologischen Psychologie" von Theodor Ziehen durchgeführt wurde, betonte Steiner eindringlich, daß *der ganze menschliche Organismus ein Gegenstück zu der ganzen menschlichen Seele* sei (73, 143): *So wie sich einmal die Dinge entwickelt haben in der neueren Geistesbildung, ist man immer mehr zu der einseitigen Anschauung gekommen über die Beziehungen des Seelisch-Geistigen zu dem Leiblich-Physischen, die sich dadurch ausdrückt, daß man heute das Seelisch-Geistige eigentlich nur sucht innerhalb jenes Teiles der menschlichen Leiblichkeit, der im Nervensystem beziehungsweise im Gehirn liegt. Man teilt gewissermaßen das Seelisch-Geistige dem Gehirn und Nervensystem allein zu, und man betrachtet mehr oder weniger den übrigen Organismus, wenn man vom Seelisch-Geistigen spricht, nur wie eine Art Beigabe zum Gehirn und Nervensystem* (66, 155). Im Gegensatz zu dieser wissenschaftlichen Doktrin, die in *verhängnisvoller Einseitigkeit* (72, 130) das Nervensystem für das *Organ der Seele* halte (72, 45), habe sich der geisteswissenschaftlichen Forschung ergeben, daß *nicht bloß die Seele mit dem Nervenorganismus*, sondern vielmehr *die ganze Seele mit dem ganzen Leibe in Beziehung steht* (66, 142). So schrieb dann auch Steiner zusammenfassend in dem Buch „*Von Seelenrätseln*": *Der Leib als Ganzes, nicht bloß die in ihm eingeschlossene Nerventätigkeit ist physische Grundlage des Seelenlebens* (21, 158).

die Überschätzung des Zentralnervensystems

der „ganze Leib" als physische Grundlage seelischen Lebens

Voraussetzung einer elementaren Seelenlehre – die Bedeutung verschiedener Bewußtseinsstufen

Was aber verstand Steiner unter der *ganzen menschlichen Seele*, die er in ihren Beziehungen zur Leibesorganisation aufzuzeigen versuchte? In einer Fragenbeantwortung erläuterte Steiner am 10. 10.1918 in Zürich, daß sich ihm eine wirklichkeitsgemäße Einteilung des seelischen Lebens erst im Laufe einer Forschung ergeben habe, die dem Leibbezug der Seele galt. Steiner sagte: *Man kommt nur zu einem Resultat – man merkt es im Verlauf einer ernsten Forschung –, wenn man das Seelenleben so auf die eine Seite stellt, daß man es wirklich gliedert in denkendes Erleben, fühlendes Erleben, wollendes Erleben; dann kann man das ganze Seelenleben, das man aber jetzt differenziert ordentlich überschaut, in Beziehung bringen zu dem körperlichen Leben. Und da ergibt sich, daß jedes Glied dieses Seelenlebens seine ganz bestimmten Beziehungen zum Körperleben hat* (73, 288). Es zeige sich, daß die Gliederung des *Ganzen der menschlichen Seele [...] in das eigentliche Vorstellungsleben, in das Gefühlsleben und das Willensleben* aufgrund der erhellten körperlichen Bezüge *einen tieferen Hintergrund hat* (66, 156).

denkendes, fühlendes und wollendes Erleben

Bevor weiter unten auf die differenten Beziehungen der drei *Seelenglieder* zum *Körperleben* und damit auf die Konzeption des *dreigegliederten Organismus* eingegangen wird, soll zur Darstellung kommen, wie Steiner in den Vorträgen der Jahre 1917 und 1918 *denkendes, fühlendes und wollendes Erleben* phänomenologisch charakterisierte. Denn die Bemühung um Aufhellung des seelisch-leiblichen Bezuges war von vornherein mit Steiners Anstrengung zur Entwicklung einer geisteswissenschaftlichen Psychologie, einer *Erneuerung der Seelenwissenschaft* (73, 256; vgl. Einleitung zu Kap. 2) verbunden: *In der Seelenwissenschaft besteht dasjenige, was geboten wird, zum Teil aus bloßen Worten oder Worthülsen. Man will erklären, was eine Vorstellung ist. Man will erklären, was ein Gefühl, was Wollen ist. [...] Aber derjenige, der mit gesundem Sinn und Denken und Vorstellen an diese Dinge herantritt, der merkt sehr bald, daß er eigentlich nichts Substantielles, nichts Wirkliches in dem hat, was geredet wird über seelisches Leben, daß die alten Vorstellungen ihre Tragkraft verloren haben gegenüber dem Eindringen der naturwissenschaftlichen Vorstellungen und daß neue noch nicht ausgebildet sind* (72, 343). In dieser Situation, in der universitäre Lehrstühle für wissenschaftliche Psychologie zunehmend von Naturwissenschaftlern besetzt würden (*Man hofft in vielen Kreisen, daß man dasjenige, was früher für die Rätsel des menschlichen Seelenlebens eine besondere Psychologie, eine besondere Seelenkunde erforschen wollte, durch die Physiologie des Gehirnes, durch die Physiologie des Nervenbaues und dergleichen für den Menschen beantworten könne.* 73, 254), gehe es, so Steiner, darum, *vom rein Seelischen [wieder] einen Begriff zu bilden* (21, 131), die seelischen Grundphänomene, die *Elementarerscheinungen des Seelenlebens* (73, 276) in innerer Anschauung zu erkennen. Eine Seelenkunde, *die wiederum auf Realitäten, auf Wirklichkeiten geht* (73, 281), müsse daher *das Seelenleben nicht als solche Begleiterscheinung bloß erleben, wie es im gewöhnlichen Dasein durchlebt wird* (73, 282), sondern es übend verstärken und erkenntnismäßig durchdringen – *Seelenwissenschaft wird eine Bewußtseinsfrage werden* (73, 16; s. Einleitung zu Kap. 2 und 3).

Erneuerung der Seelenwissenschaft

Psychologie als Bewußtseinsfrage

In den öffentlichen Vorträgen der Jahre 1917 und 1918 charakterisierte und differenzierte Steiner *denkendes, fühlendes und wollendes Erleben* zumeist durch den Hinweis auf die unterschiedliche Bewußtseinsqualität der drei Seelentätigkeiten. Dieser Betrachtung legte er eine Auffassung des menschlichen *Tagesbewußtseins* zugrunde, die diesem seine Einheitlichkeit zugunsten eines weiterwirkenden *Schlaf- und Traumbewußtseins* innerhalb des wachen Tageslebens absprach (vgl. S. 115ff. und 132ff.). So sagte Steiner am 24.11.1917 in Basel: *Das Wichtige ist, daß man in der trivialen Meinung der Ansicht ist, der Mensch lebe und träume zu einer gewissen Zeit und zu einer anderen Zeit sei er wach, voll wach. Geisteswissenschaft zeigt aus ihrer wirklichen Seelenbeobachtung heraus, daß dies eine der falschesten Meinungen ist, denen man sich nur hingeben kann. Was in uns lebt als Zustand während des Träumens, während des Schlafens, das hört nicht auf, wenn wie wachen; diese Zustände setzen sich durchaus in unser waches Tagesleben hinein fort; sie sind nur übertönt durch das, was waches Tagesleben ist. […] Während wir unser waches Tagesbewußtsein in unserer Seele dahinströmen fühlen, während wir das, was durch dieses Dahinströmen geht, erleben, strömt unterbewußt, dunkel in uns ein fortdauerndes, ein das ganze Wachleben durchdringendes Traumleben weiter und strömt ein Schlafesleben weiter* (72, 157). So sprach Steiner auch von einem *dreifachen* Bewußtsein während des tagwachen Daseins – *oben, auf der Oberfläche gleichsam, das wache Tagesbewußtsein, unten, im Unterbewußtsein, ein Unterstrom des fortdauernden Träumens, und tiefer ein Fortschlafen* (73, 73). Damit sollte auf *Bewußtseinszustände* hingewiesen werden, *die gewissermaßen unter der Schwelle des gewöhnlichen Bewußtseins und über der Schwelle des gewöhnlichen Bewußtseins liegen* (272, 162; s. u.). Solchermaßen voraussetzend, daß der Mensch *niemals vollständig, durchgreifend mit [seinem] Gesamtwesen wach* ist (181, 50), differenzierte Steiner *denkendes, fühlendes und wollendes Erleben* in ihrer spezifischen *Zugehörigkeit* zu einem der drei Bewußtseinszustände.

Wachbewußtsein, Traumbewußtsein und Schlafbewußtsein

Wahrnehmungs- und Vorstellungsleben

Am 5.2.1918 hieß es in Berlin: *Wir sind wach mit Bezug auf unsere Wahrnehmungen, mit Bezug auf alles, was wir vom Aufwachen bis zum Einschlafen aus der sinnlichen Welt herein durch unsere Sinne wahrnehmen. Das ist ja gerade das Charakteristische des gewöhnlichen Wahrnehmens, daß wir von einem Nichtverbundensein mit der äußeren Sinneswelt übergehen beim Erwachen zu einem Verbundensein mit ihr, daß eben sehr bald unsere Sinne beginnen tätig zu sein, und dies reißt uns heraus aus jenem dumpfen Zustand, den wir im gewöhnlichen Leben als den Schlafzustand kennen. Also mit unseren Sinneswahrnehmungen sind wir im wahren Sinne des Wortes wach. Weniger wach schon […], weniger wach, aber so, daß wir den Zustand als wirkliches Wachsein bezeichnen können, sind wir mit Bezug auf unser Vorstellungsleben. Wir müssen ja das Wahrnehmungsleben von dem eigentlichen Denk- und Vorstellungsleben unterscheiden. Wenn wir abgezogen von der Sinneswahrnehmung, also nicht nach außen gewandt, nachdenken, so sind wir im gewöhnlichen Sinn des Wortes und auch im höheren Sinn des Wortes wach […]* (181, 50). *Wenn wir […] Sinnesleben und Vorstellungsleben zusammenfassen, so haben wir im Grunde schon alles dasjenige, worin wir mit unserem gewöhnlichen wachen Bewußtsein leben* (179, 36). Der Mensch würde gar nicht darauf kommen, von einem *Wachzustand* zu sprechen, *wenn wir nicht eben als solchen Wachzu-*

das Wachbewußtsein im Wahrnehmungs- und Vorstellungsleben

stand bezeichnen wollten eine gewisse innere Seelenverfassung, die vorhanden ist, wenn wir die äußere Welt wahrnehmen im vollbewußten Zustand und über sie denken, über sie Vorstellungen bilden (174b, 260). Sinnliche Wahrnehmungstätigkeit und eigentliches, d.h. klares und konzentriertes, folgerichtiges Denken konstituieren demnach den Wachzustand per se.

Gefühlsleben

das Traumbewußtsein im Gefühlsleben

[...] Wir können nicht sagen, daß wir für unser Gefühlsleben in demselben Sinne wach sind, wie für unser Wahrnehmungs- und Vorstellungsleben. Es ist nur eine Täuschung, wenn der Mensch glaubt, daß er mit Bezug auf sein Gefühlsleben, sein Affektleben, sein Emotionsleben so wach ist vom Aufwachen bis zum Einschlafen, wie er es ist in bezug auf sein Wahrnehmen und Denken oder Vorstellen. Wer sich dieser Täuschung hingibt, der tut das deshalb, weil wir ja unsere Gefühle immer mit Vorstellungen begleiten. Wir stellen uns nicht nur die äußeren Dinge vor, [...] sondern wir stellen uns auch unsere Gefühle vor; und indem wir uns unsere Gefühle vorstellen, wachen wir in den Vorstellungen der Gefühle. Aber die Gefühle selbst wogen aus unterbewußten Seelentiefen herauf. Für den, der die inneren Seelenvorgänge beobachten kann, wogen die Gefühle, die Affekte, die Emotionen, auch die Leidenschaften nicht in einer größeren inneren Wachheit herauf als die Eindrücke des Traumes. [...] Unser Bewußtsein ist den wirklichen Gefühlen gegenüber nicht wacher als dem Traume gegenüber. Würden wir zu jedem Traum gleich beim Erwachen, ohne daß wir zwischen dem Traume und der Vorstellung des Traumes unterscheiden könnten, ebenso eine Vorstellung hinzufügen, wie wir zu unseren Gefühlen einen Gedanken, eine Vorstellung immer hinzufügen, so würden wir auch unsere Träume für Inhalt eines wachen Erlebens halten. An sich selbst sind unsere Gefühle nicht in einem wacheren Zustand erlebt als unsere Träume (174b, 261). Die *Schwelle des gewöhnlichen Bewußtseins* liege, so Steiner am 9.12.1917 in Dornach, *ziemlich unvermerkt* zwischen dem Vorstellungs- und dem Gefühlsleben des Menschen (179, 36). Das, was das Gefühlsleben *als tiefere Realität* durchdringe – und von Steiner oben als die *wirklichen Gefühle*, die *Gefühle selbst* im Unterschied zu den nur *vorgestellten* Gefühlen bezeichnet worden war –, komme nicht zum Bewußtsein: *[...] Wir wissen von der Wirklichkeit, von dem wirklichen Inhalte im gewöhnlichen Bewußtsein [...] nicht mehr [...], als wir von dem wissen, was eigentlich geschieht, wenn die Bilder des Traumlebens vor uns ablaufen* (179, 36f.). Die innere Welt, in der die Gefühle ihre *Wirklichkeit* haben und aus der sie *aufsteigen*, wird vom Menschen *nur geträumt* (73, 73).

Und noch weniger werden unsere Willensimpulse in einem Wachzustand erlebt. Mit Bezug auf den Willen schläft der Mensch fortwährend. Er stellt sich etwas vor, wenn er will; er hat eine Vorstellung, wenn er – nehmen wir einen einfachen Willensimpuls –, um etwas zu ergreifen, die Hand ausstreckt. Aber was da eigentlich vorgeht im Seelenleben […], wenn wir eine Hand ausstrecken, um irgend etwas heranzuziehen, das bleibt so im Unbewußten wie der traumlose Schlaf. Während wir unsere Gefühle verträumen, verschlafen wir in Wirklichkeit unsere Willensimpulse (174b, 260). Die *Willensimpulse*, das, was in ihnen *als die tiefere Notwendigkeit, als die tiefere Wirklichkeit* vorhanden ist (179, 71), nimmt der Mensch nicht wahr – er *verschläft* sie geradezu. Das *wirkliche Erlebnis des Wollens*, der *wirklichen Vorgang des Wollens* (72, 159) bleibt *unbewußt*, damit aber das ganze Wollen in *seiner Entität, seiner Wesenheit* (184, 90/91). Der Mensch ist, wie Steiner am 7.11.1917 in Zürich noch einmal präzisierte, auch im Wachzustand *schlafend* in jenem Bereich des *Seelengrundes*, aus dem die Willensimpulse *hervorquellen* (73, 73).

das Schlafbewußtsein im Willensleben

Voraussetzung einer elementaren Seelenlehre – Denken, Fühlen, Wollen und die Zeitgestalt der menschlichen Biographie

Mit der so durchgeführten Abgrenzung von Denken, Fühlen und Wollen aufgrund ihrer Bewußtseinsqualität, die wiederum auf den jeweiligen seelischen Herkunftsbereich der drei Seelentätigkeiten verweist, war nach Steiner die Voraussetzung für eine weiterführende Phänomenologie seelischen Erlebens geschaffen worden.

Wie eine solche Weiterführung aussehen könnte, zeigte Steiner nicht zuletzt in zwei öffentlichen Vorträgen in der Schweiz (Zürich, 10.10.1918 und Basel, 30.10.1918), in denen er menschliches Denken, Fühlen und Wollen so beschrieb, daß der jeweilige *Seelengrund* durchscheinbar und zugleich zur biographischen Gestalt menschlichen Daseins in Beziehung gesetzt wurde.

Die Polarität von Denken und Wollen, Aufwachen und Einschlafen, Präexistenz und Postexistenz

Am 10. Oktober 1918 sprach Steiner in Zürich vor akademischem Publikum über den *geisteswissenschaftlichen Aufbau der Seelenlehre* und sagte dort: *Niemand kann in Wahrheit begreifen, was es heißt: Ich stelle vor –, was es heißt: Ich bilde mir in meinem Seelenleben einen Gedanken –, der nicht den Moment*

Vorstellungsbildung als Aufwachprozeß

des Aufwachens wirklich beobachtend erfaßt. Denn wenn wir übergehen vom bloßen Wachen, vom bloßen Hinleben im Wachzustande zum aktiven Denken, zum Ausbilden einer Vorstellung, eines Gedankens, dann ist das immer qualitativ, wenn auch in schwächerem Maße, ganz derselbe Seelenvorgang wie das Aufwachen. Und nur wer in der Verstärkung des Überganges vom Schlafzustande zum Wachzustande das Aufwachen kennt, der hat damit eine Grundlage sich geschaffen für das, was die Antwort gibt auf die Frage: Was geschieht eigentlich in meiner Seele, wenn ich eine Vorstellung fasse? – Die Kraft, die man in der Seele entfaltet, wenn man eine Vorstellung faßt, die ist genau dieselbe wie die Kraft, die man entfalten muß, allerdings jetzt in viel verstärkterem Maße, wenn man aufwacht. Wenn man aufwacht, tut es das Unbewußte. Ins Bewußtsein herüber vermittelt ist dasjenige, was das Unbewußte beim Aufwachen tut, wenn wir uns aus innerer Anstrengung anschicken, bewußt, willentlich zu denken, vorzustellen. Hier kommt man zu einer ganz bestimmten Anschauung über das Vorstellen. Was aus der alten Seelenkunde heraus eine bloßeWorthülse geworden ist, das bekommt wiederum einen konkreten Inhalt. […] Denn durch die Verbindung dieser Einsicht von der Natur des Vorstellens mit der Natur des Aufwachens bildet sich die Möglichkeit aus, das Vorstellen des gewöhnlichen Lebens, das eigentlich sonst in das Unwirkliche des Seelenlebens hineinführt, ins Wirkliche umzusetzen (73, 267). Auch in dem drei Wochen später in Basel gehaltenen Vortrag bezeichnete Steiner das *Gedankenfassen*, das *Vorstellungfassen*, den Übergang von dem *gewöhnlichen Hinduseln oder aus dem gewöhnlichen bloßen Beobachten der Außenwelt zu einem Gedankenbilde* als ein *im Verhältnis zur Wirklichkeit abgeschattetes Aufwachen* (72, 294). Aufwachprozesse vollziehen sich Steiners Ausführungen zufolge nicht ausschließlich in dem *ausgezeichneten Augenblicke* morgendlichen Erwachens, sondern durchziehen als wirkende Kraft, die im *Gedanken-Fassen* zur Manifestation kommt, den Tag des Menschen.

der Verlust der geistigen Welt im Aufwachprozeß und der bildhafte Charakter des Vorstellungslebens

Dabei ist es, wie Steiner in Basel hervorhob, wichtig zu beachten, daß im morgendlichen Erwachen das Wissen um jene *geistige Welt* verlorengehe, in der die menschliche Seele während des Schlafes aktiv gelebt habe; diese geistige Welt könne in gewisser Hinsicht nicht in die *Natur der Leiblichkeit herein* (vgl. 72, 294). Die Nähe zur vorstellenden Tätigkeit des Menschen wird nach Steiner in dieser Hinsicht deutlich, sofern erkannt wird, daß auch das *Gedanken-Fassen* des Menschen durch eine *Korrespondenz* mit einer übersinnlichen *Welt* sich vollziehe, *die gar nicht in den menschlichen Organismus herein kann – indem wir denken, müssen wir […] die Wirklichkeit zu Bildern abdämpfen, weil uns der Leib dazu nötigt* (72, 295). Das Vorstellen muß *bildhaften Charakter* annehmen, *weil das Leibesleben die Wirklichkeit des Seelischen nicht unmittelbar aufnehmen kann* (72, 296)[163]. Aufwachen und Vorstellen sind demnach in geisteswissenschaftlicher Hinsicht verwandte Vorgänge.

Den Vorgang des Einschlafens, der sich aufgrund einer *der gewöhnlichen Seelenverfassung unbekannten inneren Beobachtungskraft* auf geisteswissenschaftliche Weise erschließt (73, 260), brachte Steiner dagegen in einen inneren Zusammenhang mit der Willenstätigkeit der Menschenseele: *Was bewirkt durch das Einschlafen das Herausziehen aus der sinnenfälligen Wirklichkeit und das Untertauchen in die übersinnliche Wirklichkeit? – Das ist die Verwandlung des Willens. Und dasselbe, was verstärkt vorgeht, wenn ich einschlafe, geht während des Wachens vor in geringerer Stärke, wenn ich einen Willensentschluß fasse. Man kann den Willen nicht greifen, wenn man ihn nicht auf der Grundlage des Einschlafens erfaßt* (Zürich, 10.10.1918 – 73, 269). Jeder einzelne Willensentschluß ist demnach *ein weniger starkes Einschlafen bei vollwachem Bewußtsein* (73, 270) – oder, der Formulierung von Basel zufolge, *ein angefangenes und nicht zu Ende geführtes Einschlafen* (72, 299). Damit aber stehen sich die *seelischen Grundlagen*, der *Seelengrund* von Vorstellen und Wollen in gewisser Hinsicht polar gegenüber: *Beim Vorstellen erfährt man, daß das Geistig-Seelische, das man vom Einschlafen bis zum Aufwachen durchlebt, nicht herein kann. Jenes Geistig-Seelische, das sich im Willen äußert, kann beim gewöhnlichen Wachzustande nicht heraus aus dem Leibe, wird angehalten. Und diese Art, dieses Anhalten, das äußert sich als die Kraft des Willens. Wird es entlassen, wird es nicht mehr vom Leibe gehalten, dann tritt der Moment des Einschlafens ein* (72, 299). Denken und Wollen stehen in wesenhafter Beziehung zu Aufwachen und Einschlafen als den zwei grundlegenden Übergängen, in denen *die ganze Bewußtseinsverfassung sich wandelt* und *der Mensch aus einer Seelenverfassung in die radikal entgegengesetzte hinübergeht* (73, 258).

der Willensprozeß als Einschlafvorgang verminderter Intensität

Polarität von Vorstellen und Wollen

Hiermit war, so Steiner, ein geisteswissenschaftliches Forschungsresultat erzielt worden, das seinerseits Ausgangspunkt weiterer Beobachtungen anthroposophischer Seelenkunde werden konnte. Für die Erkenntnis menschlicher Vorstellungstätigkeit ergab sich in der Folge jener größere Zusammenhang, den Steiner in Zürich mit folgenden Worten schilderte: *Lernt man erkennen, wie jedes Vorstellungfassen ein schwächeres Aufwachen ist, bringt man innerlich beobachtend zusammen das Aktive in dem Vorstellungsbilden und dem Aufwachen, dann kommt man dadurch, daß man das Vorstellungsbild an diesen realen Akt des Aufwachens anknüpft, in eine Strömung des Anschauens hinein, die einen weitertreibt, und die einem zeigt, daß auch das Aufwachen etwas Schwächeres ist von einem Stärkeren. Und dieses andere Stärkere, das einem so vor Augen tritt, wie wenn man, nachdem man das Bild eines Menschen gesehen hat, dann hintritt vor die Wirklichkeit, dieses andere ist die Erkenntnis, daß jedes Vorstellungsfassen, jedes Aufwachen eine zum Bilde abgeschwächte Wiederholung desjenigen ist, was man nennen kann: den Eintritt in das Erdenleben durch Empfängnis und Geburt. Es erweitert sich einfach dasjenige, was man angesponnen hat dadurch, daß man die innere Ver-*

Vorstellungsbildung und Konzeptionsvorgang

bindung im Anschauen hergestellt hat zwischen Aufwachen und Vorstellungfassen, es erweitert sich die Kraft, die man dadurch gewonnen hat, daß man beide nicht isoliert beobachtet, sondern im Zusammenhang. Sie erweitert sich dadurch, daß man erkennt, daß man im Vorstellen selber nicht in der Wirklichkeit lebt, daß man ein Bild hat. Aber gerade aus der Erkenntnis, daß man ein Bild hat, daß man etwas Nichtwirkliches hat, schöpft man die Kraft, zu etwas Wirklichem heranzukommen, und man bemerkt, daß jedes Vorstellungfassen, jedes Aufwachen ein abschwächendes, zum Bilde abschwächendes Hereindringen in die physische Welt ist, ein Durchgehen durch das Anziehen der physischen Hülle, ein Durchgehen durch Empfängnis und Geburt. […] Die Kraft, die in uns waltet, wenn wir vorstellen, das ist dieselbe Kraft […], welche gewaltet hat, bevor wir durch die Empfängnis überhaupt in Berührung mit der Sinneswelt gekommen sind. Was in uns denkt, das sind nicht wir im jetzigen Zeitpunkte, das ist die Kraft, die herüberstrahlt durch die Zeit von vor der Geburt, ja vor der Empfängnis (73, 273/275). Im Vorstellen spielen sich, wie Steiner drei Wochen später in Basel sagte, *Bilder des ganzen […] vor der Empfängnis liegenden seelisch-geistigen Lebens* ab, Bilder jenes seelisch-geistigen Erlebens, das *sich mit dem Leiblichen verbunden hat beim Eintritt des Menschen in dieses Leibesleben* (72, 296). Der *Gang geisteswissenschaftlicher Erforschung* menschlicher Vorstellungstätigkeit *erweitert*, so Steiner, *den Blick […] über die Geburt oder Empfängnis hinaus und offenbart zugleich das Unwirkliche des Vorstellungslebens* (72, 297). Der Mensch denkt mit jener Kraft, *die herüberstrahlt durch die Zeit von vor der Empfängnis* – die Wirklichkeit dieses Denkens aber hat nur noch *bildhaften Charakter*. Indem der Mensch in der Vorstellung den *bildhaften Nachklang* seines *übersinnlichen Lebens vor der Empfängnis* erlebt, ist das Vorstellen *ein abgeschwächtes Geborenwerden und Empfangenwerden durch die Seele* (73, 277/279).

„ein Durchgehen durch Empfängnis und Geburt"

„ein abgeschwächtes Geborenwerden und Empfangenwerden durch die Seele"

Der geisteswissenschaftlichen Forschung, die den menschlichen Willen in seiner wesenhaften Beziehung zum Einschlafvorgang weiterverfolgte, ergab sich dagegen *die innige Verwandtschaft des Willens, der Kraft, die im Willensentschlusse lebt, mit dem Tode* (72, 300). In Zürich sagte Steiner: *Dieselben Kräfte, welche im Todesmoment den Menschen aus der Sinneswelt herausführen, die sind, noch unausgebildet, gewissermaßen embryonal wirksam im menschlichen Willensakte. Jedesmal wenn wir etwas wollen, wenn wir unser Wollen in Handlung umsetzen, so gestalten wir etwas, was sich zum Sterben geradeso verhält, wie sich das Kind zum Greis verhält in bezug auf das Menschsein* (73, 279). Im Unterschied zum Vorstellen, das ein bloßes Bild, *gewissermaßen ein Spiegelbild seiner wahren Wirklichkeit* darstellt, ist das Wollen in sich selbst *ein bloßer Keim* (72, 301), ein *noch unvollendeter Akt* (73, 279): *Würde sich der Akt vollenden, würde er vollständig auswachsen, der Akt des Willens, so wäre er immer ein Sterben. Das macht den Willen zum Willen, daß*

der Willensakt als unvollendeter Sterbensprozeß

dasjenige, was sich anspinnt im Wollen, embryonal bleibt, daß das nicht wirklich ins Dasein tritt. Denn würde es in seiner vollen Stärke weiter aus dem Embryonalzustand des Wollens sich entwickeln, so wäre es immer ein Sterben. Wir sterben, indem wir wollen, der Anlage nach fortwährend. Wir tragen die Kräfte des Todes in uns (73, 279). Der Dreiheit Geborenwerden, Aufwachen, Gedankenfassen ist demnach die Triade Wollen, Einschlafen und Sterben gegenüberzusetzen (73, 280). Die Seelentätigkeiten des Denkens und Wollens sind als *elementare Seelenakte* nur im Gesamtzusammenhang eines menschlichen Daseins begreifbar, das auch die Phänomene von Empfängnis und Tod mitumfaßt (s. S. 343ff.). Der Mensch erlebt, wie Steiner schon in einem Berliner Vortrag vom 15. 4. 1918 in kurzer Form angedeutet hatte, *fortwährend das Durcheinanderspielen von Konzeption und Tod* (67, 279): *Jedesmal, wenn wir einen Gedanken fassen, wird der menschliche Wille geboren in dem Gedanken, und jedesmal, wenn wir ein Wollen ins Auge fassen, stirbt der Gedanke in den Willen hinein* (67, 280). *In einem feinen traumhaften Durcheinander ist in [der menschlichen] Unterbewußtheit ein fortwährendes leises Erleben von Konzeption und Tod* (67, 280).

der embryonale Charakter des Willens

Vorstellen und Wollen, Konzeption und Tod

Das Gefühlsleben zwischen Zukunft und Vergangenheit

Wie ordnete nun Steiner den gleichfalls *elementaren Seelenakt* des Fühlens in den Gesamtzusammenhang menschlichen Daseins ein? In dem Züricher Vortrag vom 10. 10. 1918 betonte Steiner einleitend eine gewisse *Verworrenheit im Gefühlsleben* des Menschen und sagte dann: *Das Gefühlsleben bleibt deshalb für das gewöhnliche Seelenleben verworren, weil der Mensch für das gewöhnliche Leben zwei Dinge nicht zu unterscheiden braucht, wenn er nicht erkennen will das gewöhnliche Gefühlsleben, zwei wesenhafte Dinge in sich selber, die einander gegenüberstehen so, wie wir gegenüberstehen der äußeren Sinneswelt, wenn wir diese Sinneswelt wahrnehmen: Sinneswelt dort, Mensch da. So stehen zwei sich gegenüber im Gefühlsleben. Welches sind die zwei? [...] Man lernt erkennen, wer der eigentlich Fühlende ist, und was eigentlich im Gefühlsleben wahrzunehmen ist. Da stellt sich die höchst bemerkenswerte Tatsache heraus, daß der Fühlende immer derjenige ist – so paradox es zunächst klingt –, der von uns noch nicht durchlebt worden ist. Wenn wir jetzt in diesem Augenblick fühlen, so fühlt in uns derjenige Mensch, den wir jetzt erst anfangen zu leben, und morgen und übermorgen, im nächsten Jahre weiterleben werden bis zu unserem Tode. Im Momente, wo wir fühlen, ist das Subjekt, das sonst unbekannte Subjekt, unser Leben, das schon in uns steckt zwischen dem Augenblicke, wo wir fühlen, und dem Tod. Und dasjenige, was wahrgenommen wird, das ist das Leben, das wir durchlebt haben von der Geburt bis zu dem Momente, wo*

der Gefühlsvorgang im Zeitvollzug der Biographie

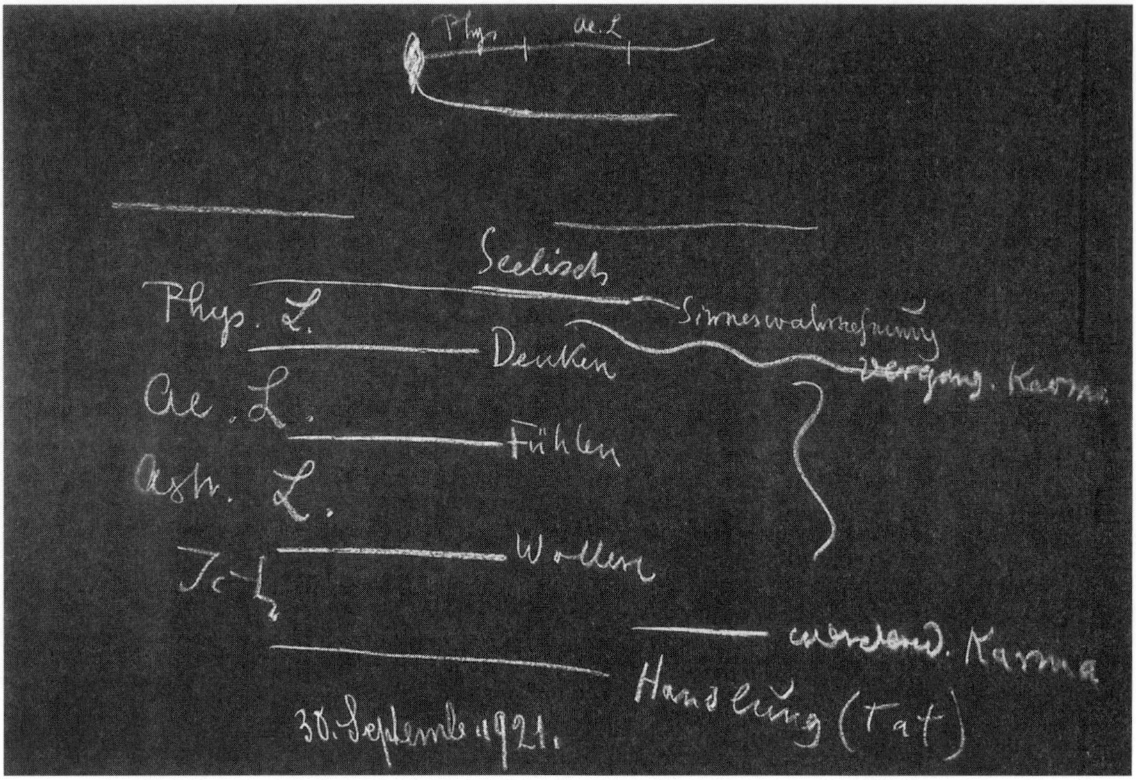

Wesensgliederwirksamkeiten und seelische Tätigkeiten – vom Zeitvollzug der Biographie (30.9.1921; GA 207, Bd. VIII, Tafel 6)

der Druck der Zukunft auf die Vergangenheit

wir fühlen (73, 271). Das augenblicklich auftretende Gefühl wird gewissermaßen im ganzheitlichen Zusammenhang der Biographie konstituiert, es ist, wie Steiner in Basel sagte, aus dem Augenblick heraus gänzlich unverständlich: *Dasjenige, was ich jetzt fühle, kann niemals verstanden werden, wenn man nur dieses jetzige Gefühl ins Auge faßt* (72, 289). Stets muß das *Vorher* und das *Nachher* ins Auge gefaßt werden – *Jedes, was wir fühlen in einem Punkte, ist eine Wirkung unserer eigenen Zukunft auf unsere eigene Vergangenheit* (72, 290). Das, was Steiner unter dem *wahrnehmenden Subjekt* des noch ungelebten Lebens verstand, *wirkt* dabei zugleich auf die Totalität bisher gelebten Lebens. Jegliches Gefühl verläuft so, daß *unser künftiges Wesen unser vergangenes wahrnimmt* (73, 272), doch ist diese *Wahrnehmung* wesentlich schaffende oder formende Kraft, die das Jetzt, den gelebten Augenblick mitzugestalten vermag. So hieß es in Basel: *Man wird dahinterkommen, daß dasjenige, was in einem Menschen in unmittelbarer Gegenwart lebt, der Druck seiner Zukunft auf seine Vergangenheit ist* (72, 291). Nicht nur die bereits faktisch gewordene Vergangenheit, sondern ganz wesentlich auch die individuelle Zukunft, das je eigene und je eigen sinnvolle Lebensschicksal sind biographisch präsent und gestalten das erfühlte Jetzt: Die *Augenblicke des Seelenlebens* stehen *im Zusammenhang [...] mit unserem ganzen Werden zwischen Geburt und Tod. Da fließen Zukunft und Vergangenheit unseres Erdenwerdens in jedem einzelnen, im geringsten Gefühle ineinander* (73, 273). Diese Konzeption des Gefühlslebens bietet, so Steiner in Zürich, *eine ganz große Perspektive der Forschung* (73, 271).

„eine ganz große Perspektive der Forschung"

Man muß gewissermaßen das Seelenleben nicht als solche Begleiterscheinung bloß erleben, wie es im gewöhnlichen Dasein durchlebt wird (s. o.). Steiners Forschungsergebnisse, die er in den beiden zitierten Vorträgen des Jahres 1918 vorstellte, zeigten das Fühlen *als Ergebnis des ganzen Lebens zwischen Geburt und Tod*, das Denken oder Vorstellen als *Ergebnis des Lebens vor der Geburt oder Empfängnis*, das Wollen aber als das *Keimhafte desjenigen, was wir über den Tod hinaustragen* (72, 302). Steiner zufolge kommt man niemals zu einem *wirklichen, inhaltsvollen Begriff von Vorstellen, Fühlen und Wollen, wenn man nicht anfängt, das ganze Leben so ins Auge zu fassen, wie es beschrieben worden ist, wodurch man über das Aufwachen und Einschlafen zum Geborenwerden und zum Sterben kommt* (72, 302).

Die physiologischen Grundlagen von Denken, Fühlen und Wollen

Rückblick

Drei Kräfte gibt es in der menschlichen Natur: Denken, Fühlen und Wollen. Diese drei Kräfte hängen an der physischen Leibesorganisation – so hatte Steiner bereits am 8. 11. 1906 (!) in Berlin formuliert (55, 85). Der elf Jahre später (1917) vorgestellten *Dreigliederungsidee* des menschlichen Organismus werkgeschichtlich vorausgehend, sind in verschiedenen früheren Vorträgen Steiners Versuche und Ansätze auffindbar, die *Beziehungen des gesamten Seelenlebens zum Körperlichen hin* aufzuklären.[164] Während diese Beschreibungen den konkreten Modus des postulierten Zusammenhanges nicht aufzuzeigen vermochten und sprachlich zumeist recht freilassend formuliert waren[165], hatte sich Steiner im Rahmen der Prager Vorträge über *„Okkulte Physiologie"* im März 1911 sehr eingehend darum bemüht, seine damaligen Erkenntnisse über die *Entsprechungen von Seelenvorgängen und physiologischen Vorgängen im Organismus* darzustellen (s. S. 228ff.). Als *physische Korrelate* der *inneren, seelischen Vorgänge* hatte Steiner in Prag hinsichtlich der Denktätigkeit von einer *Art Kristallisationsprozeß an der Grenze unseres Blutes und unseres Nervensystems*, bezogen auf das Fühlen von einem *innerlichen Quellungsprozeß im Blut*, hinsichtlich der Willenstätigkeit schließlich von einer *Temperatursteigerung des Blutes* gesprochen. Diese drei differenten organischen Prozesse werden – Steiners Prager Beschreibungen zufolge – vom Blut *erregt*, spielen sich wesentlich im Blut ab, sind jedoch *in der mannigfaltigsten Weise im menschlichen Organismus verteilt* (s. d.).

Das Vorstellen und der Nervenprozess

Übereinstimmung mit der physiologischen Psychologie und fehlender Begriff für die Nervenprozesse

Faßt man – so schrieb Steiner 1917 im 6. Anhangskapitel des Buches „*Von Seelenrätseln*" – *alles dasjenige Seelische, das als Vorstellen erlebt wird und sucht man nach den leiblichen Vorgängen, mit denen dieses Seelische in Beziehung zu setzen ist, so findet man den entsprechenden Zusammenhang, indem man dabei in weitgehendem Maße den Ergebnissen der gegenwärtigen physiologischen Psychologie sich anschließen kann. Die körperlichen Gegenstücke zum Seelischen des Vorstellens hat man in den Vorgängen des Nervensystems mit ihrem Auslaufen in die Sinnesorgane einerseits und in die leibliche Innenorganisation andrerseits zu sehen* (21, 150). Vorstellendes und wahrnehmendes Seelenleben sind *in unmittelbare Verbindung* mit dem menschlichen Nervensystem zu bringen (67, 164), darin das Vorstellungsleben seinen *leiblichen Grund und Boden* (73, 179), seinen *physischen Träger* hat (72, 131). Zugleich aber relativierte Steiner die offensichtliche *Übereinstimmung mit den Ergebnissen der gegenwärtigen physiologischen Psychologie* in Vorträgen der Jahre 1917 und 1918 mit dem Hinweis, daß sich einerseits der konkrete Zusammenhang zwischen Vorstellungstätigkeit und Nervensystem einer geisteswissenschaftlichen Forschung inhaltlich *ganz anders* ergebe (73, 143) – und diese darüber hinaus den *eigentlichen Nervenprozeß* überhaupt erst beschreibe. Denn die *physische Wissenschaft* hat, wie Steiner 1918 in Berlin sagte, *für diese Nervenprozesse überhaupt noch keinen Begriff* (67, 164).

Wo Nerventätigkeit stattfindet, da ist Vorstellen des gewöhnlichen Bewußtseins vorhanden, und umgekehrt: *wo nicht vorgestellt wird, da kann nie Nerventätigkeit gefunden werden* (21, 156) – doch was sind *Nerventätigkeit*, *Nervenprozeß* oder *Nervenleben*? Rudolf Steiner sprach darüber ausführlich in zwei in der Schweiz gehaltenen Vorträgen Ende 1917 (Basel, 18.10.1917 und Zürich, 14.11.1917). In Zürich hieß es u. a.: *Das Merkwürdige nämlich, das sich dem Geistesforscher ergibt, ist: daß unser Nervenleben in einer ganz besonderen Beziehung zum entsprechenden übrigen Organismus steht, die man bezeichnen muß dadurch, daß man sagt: im Nervenleben baut sich der Organismus in einer bestimmten Weise ab, nicht auf; und im Nervensystem kommen zunächst – wenn wir es als reines Nervenleben auffassen – diejenigen*

Vorgänge in Betracht, die nicht Wachstumsvorgänge, nicht aufsteigende Entwicklungsvorgänge sind, sondern rückbildende Vorgänge, Abbauvorgänge, rückläufige Entwicklungsvorgänge. […] Indem sich […] die menschliche Organisation […] in das Nervenleben hineinerstreckt, erstirbt sie partiell im Nervenleben. In das Nervenleben hinein findet ein Abbau der aufsteigenden Prozesse statt. So daß man sagen kann, schon rein naturwissenschaftlich zeigt sich – und mit dem Nervenleben parallel geht in einer gewissen Weise das Leben der roten Blutkörperchen –, daß die Teilungsvorgänge in die Nervenzellen hinein aufhören. Und das ist schon eine rein tatsächliche Andeutung desjenigen, was das schauende Bewußtsein erkennt: daß der Nerv nicht beteiligt sein kann an irgend etwas Hervorbringendem, sondern daß der Nerv das Leben innerlich aufhält, daß also da, wo der Nerv sich verästelt, das Leben erstirbt (73, 175). *Indem der Mensch in seine Nervenverästelungen sich hineinlebt, indem organische Kräfte in die Nervenverästelungen hineingehen, geht er über aus dem Leben in den Tod* (Basel, 18.10.1917 – 72, 46). Die Nerven halten den eigentlichen Lebensvorgang auf, setzen dem organischen Lebensprozeß Grenzen – an *den Stellen, zu denen die Nerven Gelegenheit geben,* zieht sich das Leben zurück, *erstirbt* (72, 47). *Und indem es erstirbt, indem es Leichnam wird, abhungert, sich ablähmt, bereitet es die Möglichkeit eines Bodens für die geistige Entwickelung, für das rein übersinnliche Seelische. Genau ebenso, wie wenn ich unter dem Rezipienten einer Luftpumpe die Luft wegschaffe, die darinnen ist, luftleeren Raum schaffe, dann die Luft ganz von selber einströmt und sich drinnen geltend macht, so strömt, wenn der Organismus in das Nervensystem hinein fortwährend den partiellen Tod sendet, fortwährend sich abgestorben macht, in den abgestorbenen Teil seelisches Leben ein* (72, 46). Dieses einziehende seelische Leben aber ist, wie Steiner am 14.11.1917 explizit hervorhob, *Vorstellungsleben* (73, 176). Das seelische Vorstellungsleben *entwickelt sich*, wie es in einer anderen Formulierung des gleichen Vortrages hieß, *auf dem Grunde [des] sich selbst abbauenden Nervensystems* (73, 176).[166]

„rückläufige Entwicklungsvorgänge"

Was aber ist *Nerventätigkeit*? In Zürich und Basel betonte Steiner, daß *im reinen Nervenleben* sich organische Abbauvorgänge vollziehen: *In das Nervenleben hinein* findet, so Steiner in Zürich, *ein Abbau der aufsteigenden Prozesse statt* (73, 175) – dennoch ist das *Nervenleben* nicht selbst dieser Abbau. Worin also besteht das *eigentliche Nervenleben*, die *Nerventätigkeit*? 1917 schrieb Steiner: *Die Physiologie wird nie zu Begriffen kommen, die für die Nervenlehre wirklichkeitsgemäß sind, so lange sie nicht einsieht, daß die wahrhaftige Nerventätigkeit überhaupt nicht Gegenstand der physiologischen Sinnesbeobachtung sein kann. Anatomie und Physiologie müssen zu der Erkenntnis kommen, daß sie die Nerventätigkeit nur durch eine Methode der Ausschließung finden können. Was im Nervenleben nicht sinnlich beobachtbar*

die „Methode der Ausschließung"

ist, wovon aber das Sinnesgemäße die Notwendigkeit seines Vorhandenseins ergibt und auch die Eigenheit seiner Wirksamkeit, das ist die Nerventätigkeit.

Begriff der Nerventätigkeit

Zu einer positiven Vorstellung über die Nerventätigkeit kommt man, wenn man in ihr dasjenige materielle Geschehen sieht, durch das […] die rein geistig-seelische Wesenhaftigkeit des lebendigen Vorstellungsinhaltes zu dem unlebendigen Vorstellen des gewöhnlichen Bewußtseins herabgelähmt wird. Ohne diesen Begriff, den man in die Physiologie einführen muß, wird in dieser keine Möglichkeit bestehen, zu sagen, was Nerventätigkeit ist (21, 157).

Das Gefühlsleben und die rhythmischen Prozesse

Das Gefühlsleben wird […] von den naturforscherischen Psychologen, welche die Psychologie für die Naturwissenschaft erobern wollen, höchst stiefmütterlich behandelt. Theodor Ziehen läßt – mit Recht von seinem Standpunkt aus – das Gefühlsleben in der Seele überhaupt als etwas Selbständiges nicht gelten; er spricht nur von der „Gefühlsbetonung der Vorstellungen". Jede Vorstellung hätte gewissermaßen einen „Gefühlston". Das widerspricht selbstverständlich den gewöhnlichsten seelischen Erfahrungen. Für das gewöhnliche seelische

Realität des Gefühlslebens

Erleben ist das Gefühlsleben ein so reales wie das Vorstellungsleben. Es ist nicht bloß irgendein „Gefühlston" unserer Vorstellungen da, sondern es bildet sich neben dem Vorstellungsleben das Gefühlsleben aus. Wenn man dieses Gefühlsleben so unmittelbar zu dem Nervenleben in Beziehung bringt wie das Vorstellungsleben, begeht man zwar einen heute noch durchaus begreiflichen, aber deshalb nicht minder so zu nennenden Irrtum. Denn so unmittelbar wie das Vorstellungsleben mit dem Nervenleben zusammenhängt, so unmittelbar hängt das Gefühlsleben – so sonderbar es eben heute klingt – zusammen mit all den rhythmischen Vorgängen in unserem Organismus, die abhängig sind,

der Atmungsrhythmus und seine „Fortsetzung"

die begrenzt sind vom Atmungsrhythmus und seiner Fortsetzung, vom Blutrhythmus, von den rhythmischen Bewegungen; wobei wir allerdings nicht bloß an den groben Rhythmus der Atmung und der Blutzirkulation denken dürfen, sondern an die feineren Ausästelungen des rhythmischen Systems. An dasjenige müssen wir denken, was Rhythmus, rhythmische Bewegung ist, wenn wir die physische, die körperhafte Grundlage für das Gefühlsleben suchen (72, 131). Steiner schilderte den unmittelbaren Zusammenhang menschlichen Fühlens (als Seelentätigkeit) mit organischen Rhythmen, die er – im zitierten Vortrag vom 23.11.1917 – als vom *Atmungsrhythmus und seiner Fortsetzung […] abhängig* und *begrenzt* beschrieb. Die *körperhafte Grundlage* menschlichen Fühlens ist *alles Rhythmische, alles rhythmische Leben, Blutrhythmus, Atmung, überhaupt alles, was einen rhythmischen Gang hat* (10.10.1918 – 73, 288). Doch hat – wie Steiner 1917 schrieb – die Ganzheit dieses *Lebens-*

rhythmus seine wesentliche Mitte, sein eigentliches Zentrum in der Atmungstätigkeit und hängt mit ihr zusammen (21, 151): Auch *in den feinsten Verzweigungen des Atmungsrhythmus* ist es *dieser Atmungsrhythmus selbst*, der dem seelischen Gefühlsleben zugrunde liegt (73, 146). Wenn etwas gefühlt wird, ereignet sich eine *Modifikation des Atmungsrhythmus* (21, 152); das Gefühlsleben ergreift, *um körperhaft dazusein*, das vom Atmungsrhythmus abhängige *rhythmische Bewegungsleben im Körper [...] unmittelbar* (72, 132): *In diesem rhythmischen Spielen von Bewegungen im Menschen, die eigentlich alle dependent sind vom Atmungsrhythmus, in dem, was als solche rhythmischen, den Blutrhythmus übergreifenden Bewegungen vorgeht, hat man das leibliche Gegenstück zu suchen für das Gefühlsleben* (73, 144).

die Modifikation des Atmungsrhythmus

In seinem Buch „*Von Seelenrätseln*" sowie in verschiedenen Vorträgen (vgl. Stuttgart 14.5.1917, München 21.5.1917, Zürich, 12.11.1917, 23.11.1917 und 10.10.1918) erläuterte Steiner die von ihm geschilderten Zusammenhänge am – wie er sagte – *Erlebnis des Musikalischen*. In seiner schriftlichen Formulierung hieß es: *Das Erlebnis des Musikalischen beruht auf einem Fühlen. Der Inhalt des musikalischen Gebildes aber lebt in dem Vorstellen, das durch die Wahrnehmungen des Gehörs vermittelt wird. Wodurch entsteht das musikalische Gefühls-Erlebnis? Die Vorstellung des Tongebildes, die auf Gehörorgan und Nervenvorgang beruht, ist noch nicht dieses musikalische Erlebnis. Das letztere entsteht, indem im Gehirn der Atmungsrhythmus in seiner Fortsetzung bis in dieses Organ hinein, sich begegnet mit dem, was durch Ohr und Nervensystem vollbracht wird. Und die Seele lebt nun nicht in dem bloß Gehörten und Vorgestellten, sondern sie lebt in dem Atmungsrhythmus; sie erlebt dasjenige, was im Atmungsrhythmus ausgelöst wird dadurch, daß gewissermaßen das im Nervensystem Vorgehende heranstößt an dieses rhythmische Leben. Man muß nur die Physiologie des Atmungsrhythmus im rechten Lichte sehen, so wird man umfänglich zur Anerkennung des Satzes kommen: die Seele erlebt fühlend, indem sie sich dabei ähnlich auf den Atmungsrhythmus stützt wie im Vorstellen auf die Nervenvorgänge* (21, 152). Das musikalische Erlebnis beruht darauf, daß der sich ins Gehirn fortsetzende Atmungsrhythmus dort einer auf *Gehörorgan und Nervenvorgang* beruhenden *Vorstellung des Tongebildes* begegnet. Durch diese *Begegnung* wird der Atmungsrhythmus *modifiziert* (es wird, wie Steiner schrieb, etwas in ihm *ausgelöst*); die *Modifikation* wird von der Seele *erlebt* – das Erlebnis aber ist *Gefühlserlebnis*. Am 14. Mai 1917 formulierte Steiner prägnant: *Kopfatmung ist musikalisches Erlebnis* (B 26,32).

Physiologie des musikalischen Erlebnisses

Wie aber setzt sich der Atmungsrhythmus in das menschliche Gehirn hinein fort? In seiner Zürcher Darstellung vom 10.10.1918 schilderte Steiner dies anhand der atmungsabhängigen Bewegungen des Liquor cerebrospinalis, die er als *verborgenen Rhythmus* bezeichnete – und sagte: *In der Tat, bei unserem Einatmen entstehen immer ganz bestimmte Bewegungen des Zwerch-*

fells; dadurch entsteht ein fortwährendes Aufundabschwingen der Gehirnflüssigkeit (73, 289). Auf die Existenz und physiologische Bedeutsamkeit der Liquorbewegungen hatte Steiner schon zuvor verschiedene Male in Vorträgen hingewiesen, die der *Dreigliederungs*darstellung zeitlich vorausgingen.[167]

Der Bereich des Fühlens innerhalb menschlichen Seelenlebens hat einen *unmittelbaren* Bezug zu jener organischen Rhythmik, die ihr ausstrahlendes Zentrum in der Atmungstätigkeit des Menschen besitzt. Er hat dagegen, wie Steiner am 15.3.1917 innerhalb des ersten *Dreigliederungs*vortrages in Berlin sagte, *zunächst […] überhaupt in seiner Entstehung nichts zu tun mit dem Nervenleben* (66, 130). Dagegen aber bestehe sehr wohl ein *mittelbarer Bezug* zwischen *Gefühls- und Nervenleben*, wie Steiner an anderer Stelle hervorhob (73, 143). Dieser *mittelbare* Bezug des seelischen Fühlens zu dem Nervensystem des Menschen ist – wie unter Zugrundelegung einer weiteren Vortragsstelle (66, 156) erschlossen werden kann – von Bedeutung, *insofern [das Gefühlsleben] vorgestellt wird*. Erst indem Gefühle *vorgestellt* werden (vgl. hierzu die vorausgehenden Ausführungen über die Bewußtseinsstufe des Gefühlslebens), realisiert sich der *mittelbare Bezug*. Ein *vollbewußtes waches Erleben* ist in der menschlichen Seele – wie Steiner 1917 schrieb – *nur für das vom Nervensystem vermittelte Vorstellen vorhanden* (21, 153); damit *Vorstellungen der Gefühle* (174b, 261) zustande kommen und (als solche!) *vollbewußt wach* erlebt werden können, bedarf es *organischer Nerventätigkeit*.[168]

Vorstellung des Gefühlslebens und Nerventätigkeit

Das Willensleben und die Stoffwechselprozesse

die Negation des Willens

Dem Wollen spricht die naturwissenschaftliche Denkungsart alles selbständig Wesenhafte im Seelenleben ab. Dieses gilt ihr nicht einmal wie das Fühlen als Merkmal des Vorstellens. Aber dieses Absprechen beruht auch nur darauf, daß man alles Wesenhaft-Seelische den Nervenvorgängen zueignen will (vergleiche die 15. Vorlesung in Theodor Ziehens „Physiologischer Psychologie"). Nun kann man aber das Wollen in seiner besonderen Eigenart nicht auf eigentliche Nervenvorgänge beziehen. Gerade wenn man dies mit der musterhaften Klarheit herausarbeitet, wie es Theodor Ziehen tut, kann man zu der Ansicht hingedrängt werden, die Analyse der Seelenvorgänge in ihrer Beziehung zum Leibesleben „ergibt keinen Anlaß zur Annahme eines besonderen Willensvermögens". Und doch: die unbefangene Seelenbetrachtung erzwingt die Anerkennung des selbständigen Willenlebens; und die sachgemäße Einsicht in die physiologischen Ergebnisse zeigt, daß das Wollen als solches nicht zu Nervenvorgängen, sondern zu Stoffwechselvorgängen in Beziehung gesetzt werden muß. […] Wie dann, wenn etwas „vorgestellt" wird, sich ein Nervenvorgang abspielt, auf Grund dessen die Seele sich ihres Vorgestellten bewußt wird, wie ferner dann, wenn etwas „gefühlt" wird, eine Modifikation des Atmungsrhythmus verläuft, durch die der Seele ein Gefühl auflebt: so geht, wenn etwas „gewollt" wird, ein Stoffwechselvorgang vor sich, der die leibliche Grundlage ist für das als Wollen in der Seele Erlebte (21, 155/152f.). Das menschliche Wollen *stützt* sich *auf Stoffwechselvorgänge* (21, 152), es findet seinen *Ausdruck* (72, 133), sein *leibliches Gegenbild* (73, 146) in Stoffwechselvorgängen, die sich *bis in die feinsten Verzweigungen* (73, 146) des leiblichen Organismus hineinerstrecken.

Stoffwechselprozesse als „leibliches Gegenbild" der Willensvorgänge

Wenn *gewollt* wird, wenn seelisch *Willensimpulse* entwickelt werden, geht – Steiners Aussagen zufolge – ein Stoffwechselvorgang vor sich. Die konkrete Natur der in Frage kommenden Stoffwechselvorgänge, die sich – so der Vortrag vom 15.3.1917 – im *Ernährungsorganismus* des Menschen abspielen (66, 136), mußte jedoch vorläufig unklar bleiben. In einem Zürcher Vortrag vom 10.10.1918 sowie in der anschließenden Fragenbeantwortung deutete Steiner allerdings an, daß es sich dabei um *toxische Vorgänge*, um die *Erzeugung von toxischen Zuständen, von Abnormitäten im menschlichen Organismus* (73, 292) handeln würde: *Man wird nämlich finden – die Ansätze sind überall schon dazu gemacht –, daß sich bei jedem Willensakt gewisse Gifte ergeben durch die menschliche Organisation selber, daß der Willensvorgang körperlich erfaßt eigentlich ein toxischer Prozeß ist* (73, 290).

„toxische Vorgänge"

Stoffwechselvorgänge sind Vorgänge im Innern des Organismus, sind Prozesse, die die materielle Leibessubstanz zu ergreifen und umzuwandeln vermögen. In diesem Zusammenhang sind frühere Vortragsäußerungen Steiners von Interesse, in denen der unmittelbar den menschlichen Organismus durchdringende Charakter seelischer Willensimpulse geschildert worden war. Wollen und Denken unterscheiden sich – wie es im Mai 1915 hieß – hinsichtlich ihres Leibbezuges darin, *daß das Denken zurückprallt an der Leibesorganisation und im Spiegelbilde wahrgenommen wird, das Wollen aber nicht. Bei ihm ist es so, daß es in die Leibesorganisation hineingeht, und es wird dann ein physischer Leibesprozeß hervorgerufen* (161, 245). Alles, was den Willen betrifft, hängt *innig* zusammen mit dem, *was der Mensch in seiner physischen Existenz zwischen der Geburt und dem Tode durch seine Leibesorganisation ist* (161, 254). *Daher, wenn wir gehen, die Hand bewegen, ist es die Seele, die das tut. Aber ihre Tätigkeit muß innere, organische, materielle Prozesse bewirken, und in denen lebt sich die Tätigkeit der Seele aus. Ich möchte sagen: der Wille besteht darinnen, daß die Tätigkeit der Seele erstirbt in der materiellen Betätigung im Leibe* (161, 246).

„ein physischer Leibesprozeß"

Wenn wir gehen, die Hand bewegen – in seinem Buch „*Von Seelenrätseln*" sowie in dem Zürcher Vortrag vom 12.11.1917 versuchte Steiner aufzuzeigen, inwiefern der menschlichen Bewegungsfähigkeit innerhalb des Organismus ein willensimmanenter Stoffwechselvorgang zugrunde liegt, der in ein Bewegungsgeschehen *mündet* (21, 158), das als solches diesen Organismus übergreift. Dieses *Übergreifen* machte Steiner dabei in gleicher Weise für die eigentliche Sinneswahrnehmung geltend, in der die Nerventätigkeit *ausläuft*.

das Übergreifen des Leibesorganismus im Sinnes- und Bewegungsvollzug

Steiner schrieb: *Unbefangene Beobachtung zeigt, daß beides* (Sinneswahrnehmung und Bewegungsfähigkeit) *nicht in demselben Sinne zum Organismus gehört wie Nerventätigkeit, rhythmisches Geschehen und Stoffwechselvorgänge. Was im Sinn geschieht ist etwas, das gar nicht unmittelbar dem Organismus angehört. In die Sinne erstreckt sich die Außenwelt wie in Golfen hinein in das Wesen des Organismus. Indem die Seele das im Sinne vor sich gehende Geschehen umspannt, nimmt sie nicht an einem inneren organischen Geschehen teil, sondern an der Fortsetzung des äußeren Geschehens in den Organismus hinein. […] Und in einem Bewegungsvorgang hat man es physisch auch nicht mit etwas zu tun, dessen Wesenhaftes innerhalb des Organismus liegt, sondern mit einer Wirksamkeit des Organismus in den Gleichgewichts- und Kräfteverhältnissen, in die der Organismus gegenüber der Außenwelt hineingestellt ist. Innerhalb des Organismus ist dem Wollen nur ein Stoffwechselvorgang zuzueignen; aber das durch diesen Vorgang ausgelöste Geschehen ist zugleich ein Wesenhaftes innerhalb der Gleichgewichts- und Kräfteverhältnisse der Außenwelt; und die Seele übergreift, indem sie sich wollend betätigt, den Bereich des Organismus und lebt mit ihrem Tun das Geschehen der Außenwelt mit* (21, 158). Entsprechend sagte Steiner in Zürich: *Indem der Mensch Bewegungen ausführt, liegt in der Bewegung ein Gleichgewichts- oder ein dynamischer Zustand, durch den der Mensch eingegliedert ist in das Gebiet oder in das Bewegungsspiel der Kräfte der Außenwelt* (173, 147).

sensible und motorische Nerven

Im Zusammenhang mit der Bewegungsfähigkeit des Menschen und dem Stoffwechselbezug der damit verbundenen Willenstätigkeit thematisierte Steiner in „*Von Seelenrätseln*" 1917 erneut das Problem der *sensiblen* und *motorischen* Nerven, deren Unterscheidung er bereits 1910 abgelehnt und als wissenschaftlichen *Kapitalfehler* der Physiologie bezeichnet hatte (vgl. S. 174f.; entsprechende Aussagen finden sich auch in den Vorträgen vom 23.1.1914 [151, 82f.], 5.8.1916 [170, 64ff.], 6.11.1916 [172, 57] und 15.3.1917 [66, 122ff.]).

Was die Physiologie auf Grund von experimentellen Nervendurchtrennungen oder klinischen Beobachtungen für diese Unterscheidung vorbringe, beweise – so Steiner in „*Von Seelenrätseln*" – *nicht, was auf Grundlage des Versuches oder der Erfahrung sich ergibt, sondern etwas ganz anderes. Es beweist, daß der Unterschied gar nicht besteht, den man zwischen Empfindungs- und motorischen Nerven annimmt. Beide Nervenarten sind vielmehr wesensgleich. Der sogenannte motorische Nerv dient nicht in dem Sinne der Bewegung, wie die Lehre von dieser Gliederung es annimmt, sondern als Trä-*

ger der Nerventätigkeit dient er der inneren Wahrnehmung desjenigen Stoffwechselvorganges, der dem Wollen zugrunde liegt, geradeso wie der Empfindungsnerv der Wahrnehmung desjenigen dient, was im Sinnesorgan sich abspielt (21, 159).

Der willensimpulsierten Handlung des Menschen liegt nach Steiner ein gezielter Stoffwechselvorgang zugrunde – die Muskeln werden *durch den Stoffwechsel* in Bewegung gesetzt (192, 53). Dieser bewegungsinduzierende Stoffwechselprozeß wird dabei zumindest partiell durch die Funktion des *motorischen* Nerven vermittelt – *Insofern der Nerv auf den Stoffwechselvorgang angewiesen ist, ist er [...] ein Vermittler des Willensvorgangs* (73, 145). Der *motorische* Nerv wirkt an der leiblichen Ermöglichung eines Willensimpulses insofern mit, als sich *das Ernährungsleben, das Stoffwechselleben in den Nerv hinein fortsetzt* (ebd.). Dagegen kommt der eigentlichen *Nerventätigkeit* des *motorischen* Nerven nach Steiner eine rein rezeptive Funktion bzgl. des willentlich intendierten Stoffwechsel-/Bewegungsvorganges zu; wie er in einem im März 1917 in Berlin gehaltenen Vortrag ausführte, beruhen die erworbenen motorischen Fertigkeiten so auch keinesfalls auf einem *Ausschleifen der motorischen Nervenbahn*, sondern vielmehr auf einem erlernten feinregulatorischen Modulieren, d. h. neuronalen Wahrnehmen und intentionalen Bewegen von Stoffwechselprozessen.[169]

die Wahrnehmung des willensbezogenen Stoffwechselvorganges durch den motorischen Nerv

Hatte Steiner 1910 die Aufgabe des (vermeintlich) *motorischen* Nerven mit den Worten charakterisiert, daß dieser *die Bewegung selber wahrzunehmen, [...] zu kontrollieren* habe[170], so wurde dies nun also dahingehend präzisiert, daß nicht eigentlich eine Wahrnehmung der Bewegung, sondern vielmehr des Stoffwechselvorganges sich vollzieht, der als Willensäquivalent in das reale Bewegungsgeschehen mündet; auch in dem Berliner Vortrag vom 15.3.1917 hieß es: *[...] Der Nerv hat nicht anderes damit [mit der Bewegung] zu tun, als daß das, was als Stoffwechselvorgang infolge des Willensimpulses stattfindet, wahrgenommen wird durch den motorischen Nerv, der in Wirklichkeit ein sensitiver Nerv ist* (66, 137)[171].

Bereits 1910 hatte Steiner die angesprochene Sensitivität als Voraussetzung von Bewegungskontrolle und Bewegungsbewußtsein genannt; auch später hielt er einerseits daran fest, daß der Erstursprung der Bewegung im *Astralleib* zu suchen sei (330, 365) und auf einem *unmittelbaren Zusammensein der Seele mit der Außenwelt* beruhe (192, 155), das Bewußtsein der Bewegung resp. der *eigenen Willensentschlüsse* (192, 153) sich leiblich jedoch auf die thematisierte Sensitivität der neuronalen Funktion stütze. Demzufolge besteht die grundlegende Bedeutung des sog. *motorischen* Nerven nicht lediglich in der sensitiv geförderten Feinregulation der Bewegung (s. o.), sondern in der fundamentalen Ermöglichung einer Selbstwahrnehmung als wollendes Wesen. Wie Steiner im Dezember 1917 erläuterte, ist die Sensibilität des *motorischen* Nerven im Sinne einer leiblichen Eigenwahrnehmung die Voraussetzung für die *Einschaltung* des bewußten Selbst in die Willenshandlung, deren Impuls im *unmittelbaren Zusammensein der Seele mit der Außenwelt* (s. o.) liegt (179, 13ff.)[172]. Ermöglicht wird durch die eigentliche Nerventätigkeit demnach ein *Mitdenken des Wollens* (192, 51).[173]

das „Mitdenken des Wollens"

Das Zusammenwirken der drei Funktionssysteme

Steiner wies sowohl in seiner Schrift „*Von Seelenrätseln*" als auch in den Vorträgen, die der Darstellung der skizzierten *Dreigliederungsidee* gewidmet waren, unermüdlich darauf hin, daß es darum gehe, das *Verhältnis* von Nerventätigkeit, Atmungsrhythmus und Stoffwechseltätigkeit genau zu bestimmen. Denn diese drei *Tätigkeitsformen* – so schrieb er 1917 – *liegen nicht neben-, sondern ineinander, durchdringen sich, gehen ineinander über. Stoffwechseltätigkeit ist im ganzen Organismus vorhanden; sie durchdringt die Organe des Rhythmus und diejenigen der Nerventätigkeit. Aber im Rhythmus ist sie nicht die leibliche Grundlage des Fühlens, in der Nerventätigkeit nicht diejenige des Vorstellens; sondern in beiden ist ihr die den Rhythmus und die Nerven durchdringende Willenswirksamkeit zuzueignen* (21, 156). *Nerven-Sinnes-, Atmungs- und Stoffwechselsystem* sind zwar *in ihrer Wesenheit ganz voneinander geschieden* (192, 324), doch wirken sie *frei* (328, 21), in *relativer Selbständigkeit* (189, 99) in einem *inneren Gefüge* (328, 25) zusammen. Sie halten *den Gesamtvorgang* im Leib durch dieses Zusammenwirken aufrecht, so daß nicht *eine absolute Zentralisation* des Organismus vorliegt (328, 26). Alle physiologische Tätigkeit *erschöpft* sich dabei *in diesen drei Systemen*, wie Steiner am 22.3.1919 in Dornach sagte: *Was im menschlichen Leibe vorgeht, kann unter eine dieser drei Kategorien gebracht werden* (190, 32). Eine vollständige Beschreibung des menschlichen Leibes ist in funktioneller Hinsicht durch *Nerven-Sinnes-, rhythmisches und Stoffwechselsystem* (vgl. 190, 32) möglich, die als differente und komplementäre *Fähigkeiten* (192, 157) auch die vielfältigen Beziehungen des Leibes zur Außen- oder Umwelt zum Ausdruck bringen.

sich durchdringende Wirksamkeiten und „relative Selbständigkeit"

Zur Frage der empirischen Belegbarkeit der Dreigliederungskonzeption

In seinem Berliner Architektenhaus-Vortrag vom 17. März 1917, in dem Steiner zum zweiten Mal (nach dem vorausgegangenen Vortrag vom 15.3) die Beziehungen zwischen seelischer Denk- und organischer Nerventätigkeit,

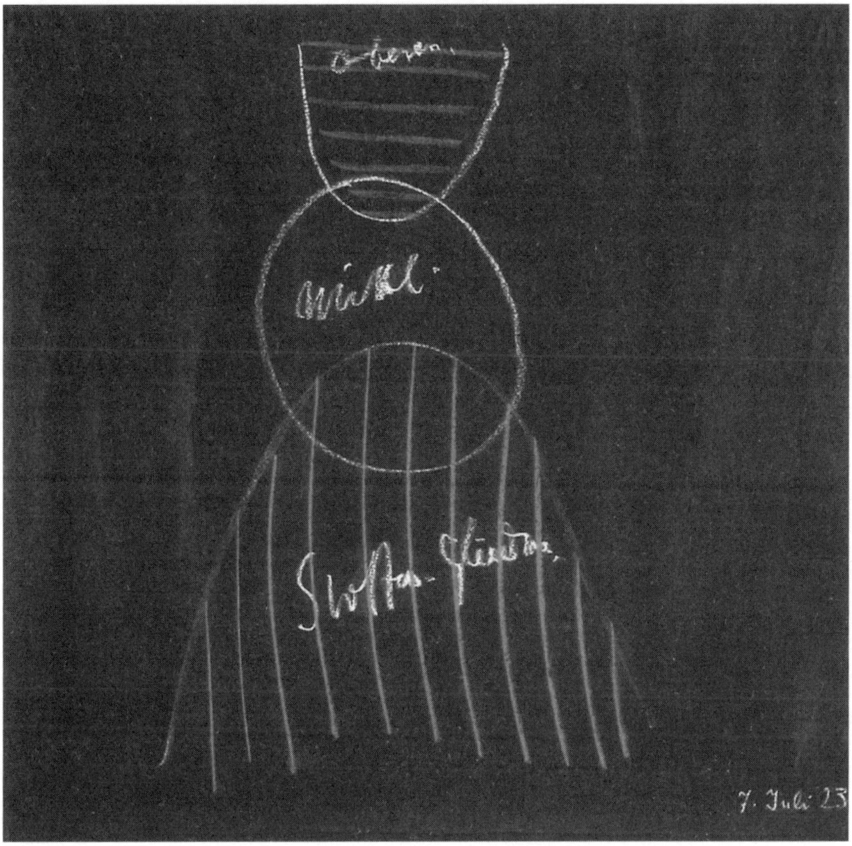

Die funktionelle Dreigliederung des menschlichen Organismus
(7.7.1923; GA 225, Bd. XII, Tafel 6)

zwischen seelischer Gefühls- und organischer Atmungstätigkeit sowie zwischen seelischer Willens- und organischer Stoffwechseltätigkeit aufgezeigt und damit die Idee der *Dreigliederung des menschlichen Organismus* skizziert hatte, sagte er: *Solche Dinge können selbstverständlich zunächst nur angedeutet werden. Und auch schon aus dem Grunde, weil sie nur angedeutet werden können, sind Einwände über Einwände möglich. Aber ich weiß es ganz bestimmt: Wenn nicht mit Berücksichtigung bloßer Teile von Tatsachen der heutigen naturwissenschaftlichen Forschung, sondern mit dem ganzen Umfang der anatomisch-physiologischen Forschung an das eben Auseinandergesetzte wirklich herangegangen wird, das heißt wenn man an alles denkt, was anatomisch-physiologische Forschung ist, dann wird sich ein vollständiger Einklang zwischen den von mir gemachten geisteswissenschaftlichen Behauptungen und den naturwissenschaftlichen Behauptungen ergeben* (66, 156). Steiner vertrat die Ansicht, daß die schon vorliegenden Forschungsergebnisse der Anatomie und Physiologie ausreichen würden, um die von ihm als *Ergebnis* (21, 150) bzw. als vorläufige *Behauptung* ausgesprochene *Dreigliederungsidee* in naturwissenschaftlicher Weise empirisch *voll zu begründen* (173, 146).

die empirische Begründbarkeit der physiologischen Dreigliederung

Im Rückblick auf die beiden ersten (öffentlichen) Architektenhaus-Vorträge zur physiologischen *Dreigliederung* vom 15. und 17. März sagte Steiner vor Mitgliedern der Anthroposophischen Gesellschaft am 20. März 1917: *In diesen beiden Vorträgen sprach ich […] über die Natur und Gliederung des Menschen, über den Zusammenhang von Menschenseele und Menschenleib in dem Sinne, wie man über diesen Zusammenhang einmal sprechen wird, wenn die naturwissenschaftlichen Erkenntnisse, die man heute schon haben kann, aber nicht verwerten kann, in der richtigen Weise angeschaut werden. Daß man dann nicht mehr in derselben Weise über die Beziehungen des Vorstellungslebens, des Gefühls- und des Willenslebens zum menschlichen Organismus sprechen wird, wie man das heute noch tut, wenn man die naturwissenschaftlichen Erkenntnisse recht verwertet haben wird, das muß die Überzeugung des wirklich die Naturwissenschaft erkennenden Geisteswissenschaftlers sein* (175, 135). Zugleich ging Steiner davon aus, daß die fortschreitende Naturwissenschaft gewissermaßen aus sich selbst heraus zu einer entsprechenden Interpretation ihrer empirischen Ergebnisse sukzessive gelangen werde: *Ich bin mir klar darüber, daß alles das, was Biologie, Physiologie, was Naturwissenschaft mit Bezug auf den Menschen in der allernächsten Zeit hervorbringen kann, gerade hinführt zu einer solchen Betrachtung des menschlichen Organismus […]* (Zürich, 5.2.1919 – 328, 26).

der Fortschritt der naturwissenschaftlichen Forschung

Für die wissenschaftliche Psychologie aber sei durch die Erkenntnis der *Dreigliederung* die Möglichkeit geschaffen worden, dem *Anprall* einer radikal positivistischen Betrachtungsweise entgegenzutreten, deren Intention darin bestehe, *abzuschaffen all dasjenige Wissen, das nicht eine bloße Ausdeutung physikalischer und chemischer Vorgänge ist* (66, 147). Am 15.3.1917 sagte Steiner in Berlin: *Gerüstet gegen einen solchen Anprall wird […] keine Seelenwissenschaft sein, die nicht in sich die Möglichkeit hat, wirklich auch vorzudringen von sich aus in das Leibliche hinein. Ich erkenne all dasjenige an, was geleistet haben geistvolle Männer wie Dilthey, Franz Brentano und andere. Ich erkenne es voll an. Ich schätze alle diese Persönlichkeiten; aber, die Vorstellungen, die da entwickelt worden sind, sie sind zu stumpf, zu schwach, um von sich aus vorzudringen, so daß sie es aufnehmen können mit dem, was die naturwissenschaftlichen Ergebnisse sind. Eine Brücke muß geschlagen werden zwischen dem Geistigen und dem Leiblichen. Gerade am Menschen muß diese Brücke geschaffen werden dadurch, daß wir zu starken geisteswissenschaftlichen Begriffen kommen, die auch hinübertragen in das Begreifen des leiblichen Lebens* (66, 147).

der „Anprall" des Positivismus und die Brücke zwischen dem Geistigen und dem Leiblichen

Offene Fragen

Das 6. Anhangskapitel des Buches *„Von Seelenrätseln"*, das Steiners erste schriftliche Darstellung der *Dreigliederung des menschlichen Organismus* enthielt, trug den Titel: *„Die physischen und die geistigen Abhängigkeiten der Menschen-Wesenheit"*. Steiner schrieb: *In ähnlicher Art, wie man psycho-physiologisch die Beziehungen des in Vorstellen, Fühlen und Wollen verlaufenden Seelenlebens zum Leibesleben suchen kann, so kann man anthroposophisch nach Erkenntnis der Beziehungen streben, welche das Seelische des gewöhnlichen Bewußtseins zum Geistesleben hat* (21, 159). Dieser, dem obigen Ansatz in gewisser Weise komplementäre Versuch Steiners, über dasjenige, *was der Mensch innerlich-seelisch in seinem Vorstellungsleben, in seinem Gefühlsleben, in seinem Willensleben durchmacht*, hinauszukommen und zu einem *wirklichen Beschreiben desjenigen, was hinter der Seele als geistige Wesenheit lebt und webt* vorzudringen (67, 105/60), überschreitet in seinen Einzelheiten den Rahmen dieser Darstellung und wird im folgenden nicht näher ausgeführt. Hatte Steiner in vielen Vorträgen, in denen es um die prinzipielle Abgrenzung von *Geist* und *Materie*, von *Sinnlichem* und *Übersinnlichem* ging, zumeist von dem Begriff des *Seelisch-Geistigen* Gebrauch gemacht (vgl. hierzu beispielsweise Steiners vorausgehende Darstellungen des *Spiegelungsvorganges* auf S. 253ff.), so war seiner anthroposophischen Geisteswissenschaft doch von Anfang an die Bemühung um eine klare Differenzierung von Leib, Seele und Geist eigen.

„Die physischen und die geistigen Abhängigkeiten der Menschen-Wesenheit"

Bezüglich der in *psycho-physiologischer* Hinsicht aufgefundenen *Beziehungen des in Vorstellen, Fühlen und Wollen verlaufenden Seelenlebens zum*

kein ideengeschichtlicher Rückbezug

Leibesleben aber bleibt an dieser Stelle anzumerken, daß Rudolf Steiner es in allen vorliegenden Darstellungen unterließ, sie zu früheren Forschungsergebnissen in Beziehung zu setzen. So erwähnte er an keiner Stelle die in Prag 1911 dargestellten *physischen Korrelate* menschlicher Seelentätigkeiten und verzichtete auch darauf, zu den eigenen Darstellungen des *Spiegelungs*-Verhältnisses zwischen Leib und Seele erneut explizit Stellung zu beziehen.[174] Sofern sich die weiterentwickelte Geisteswissenschaft – gemäß Steiners eigenen Worten – hinsichtlich des ehemals Vorgetragenen *selbst korrigiert* hatte, bleibt das Fehlen eines ausdrücklichen diesbezüglichen Hinweises aus ideengeschichtlicher Perspektive zu bedauern.[175]

*

6. Entwicklungsphysiologie

Über die Inkarnation des Menschen

Voraussetzungen

Rudolf Steiners Vortragsdarstellungen aus dem Jahre 1917 zufolge ist menschliches Vorstellen oder Denken als gegenwärtige Seelentätigkeit zugleich *Ergebnis des [menschlichen] Lebens vor der Geburt oder Empfängnis* – Wollen aber ist Keim desjenigen, *was [der Mensch] über den Tod hinausträgt.* 1911 hatte Steiner geschrieben: *Die geistige Wissenschaft [...] erweitert den Blick über Geburt und Tod hinaus* (15,83).

die Erweiterung des Blickes „über Geburt und Tod hinaus"

Dieser *Blick über Geburt und Tod hinaus* war von Anfang an zentraler Inhalt theosophischer und später anthroposophischer Geisteswissenschaft; er bildete den wesentlichen Gehalt vieler Kapitel der Publikationen *„Theosophie"* (1904) und *„Geheimwissenschaft im Umriß"* (1910). Steiners Anschauung von der Geburt und Tod umfassenden bzw. überschreitenden geistigen Existenz des Menschen ist Kern seiner anthroposophischen Anthropologie, die als solche wiederum den tragenden Hintergrund der in dieser Studie thematisierten geisteswissenschaftlichen Physiologie des Menschen bildet.

Am 4.1.1912 sagte Steiner in einem öffentlichen Vortrag in Berlin: *Was heute als Geist oder Seele im Menschen lebt, das müssen wir [...] so anschauen, daß es nicht nur ein Leben haben kann innerhalb der menschlichen Leibesform, in der es uns in der sinnlichen Welt zunächst entgegentritt, sondern daß es auch ein Leben haben kann in dem sogenannten entkörperten Zustand, so daß wir das volle Menschenleben so zu betrachten haben, daß es zerfällt in jenen Teil, der in der Zeit von der Geburt oder Empfängnis bis zum Tode zugebracht wird, und in jenen Teil, der vom Tode bis zu einer neuen Geburt geht, wo der Mensch in einer rein geistigen Welt lebt und die Kräfte ausgestaltet und verwertet, die er sich im physischen Leibe angeeignet hat. Dann schreitet der Mensch durch eine neue Geburt so zum Dasein, daß er zwar die äußere Körpergestalt, die äußeren Körperformen aus der Vererbungslinie als ein Ergebnis dessen erlangt, was ihm die Eltern und die weiteren Ahnen vererben können, daß aber das, was so vererbt wird, nicht den eigentlichen menschlichen Wesenskern einschließt, sondern daß dieser unmittelbar bevor der Mensch in das Dasein tritt, in einer geistigen Welt ist, sich dort mit entsprechenden Kräften aus*

präkonzeptionelles und nachtodliches Leben

früheren Leben ausgestattet hat, und daß der Mensch dann durch diesen geistigen Wesenskern, insofern er Formen als Leibesformen ererbt hat und aus physischen Stoffen zusammengesetzt ist, plastische Umgestaltungen und Ausbildungen erfahren kann, daß er sich so umgestaltet und namentlich in den ersten Kindesjahren individuell gegliedert, so daß der Leib ein brauchbares Werkzeug für das Seelisch-Geistige werden kann, das als ein Selbständiges in denselben eintritt. Daher sehen wir das Seelisch-Geistige als ein Selbständiges, als ein Erstes in der Geisteswissenschaft an, das so am Menschen arbeitet, daß der Mensch den Grundunterbau seiner Gestalt, seiner stofflichen Verhältnisse aus den Vererbungsverhältnissen übernimmt, daß aber in das, was er da übernimmt, die feinere individuellere Gestaltung nach Maßgabe dieser geistig-seelischen Verhältnisse hineingearbeitet wird (61, 238). Die gegebene Biographie des Menschen ist *Keim zu einem folgenden Leben* (62, 182), *geistig-seelischer Lebenskeim* (62, 183); der individuelle Wesenskern des Menschen, der – wie Steiner am 5.12.1912 in Berlin sagte – *im Ich ausgebildete geistig-seelische Kern* (62, 170) existiert, ehe er sich von neuen inkarniert, *in einer rein geistigen Welt*; die Inkarnation vollzieht sich in einem Zusammenwirken dieses Wesenskernes, der *eine selbständige, einer geistigen Welt angehörende Einheit und Wesenheit* ist, mit den gegebenen Vererbungsverhältnissen, in die die menschliche Geistseele hineingeboren wird.

Vererbungsverhältnisse und individuelle Leibesbildung

Die *rein geistige Welt*, in der der individuelle menschliche Wesenskern zwischen zwei Inkarnationen lebt, ist eine *kosmische Welt*. In der im August 1911 erschienenen Schrift *„Die geistige Führung des Menschen und der Menschheit“*, die aus Rudolf Steiners Überarbeitung der im Juni desselben Jahres in Kopenhagen gehaltenen Vorträge hervorging, hieß es hierzu: *In gewissem Sinne ist der Mensch [...] ein kosmisches Wesen. Er lebt ein zweifaches Leben. Ein solches im physischen Leib von der Geburt bis zum Tode, und ein Leben in den geistigen Welten zwischen dem Tode und einer neuen Geburt. Ist nun der Mensch in einem physischen Leibe verkörpert, dann lebt er – weil der physische Leib auf die Daseinsbedingungen und Kräfte der Erde angewiesen ist – in Abhängigkeit von der Erde. Aber der Mensch nimmt nicht nur die Stoffe und Kräfte der Erde in sich auf, sondern er ist eingegliedert in den ganzen physischen Erdorganismus, gehört zu ihm. Wenn er durch die Pforte des Todes gegangen ist, dann gehört er nicht den Kräften der Erde an; aber es wäre unrichtig, sich vorzustellen, daß er dann keinerlei Kräften angehörte, sondern er ist dann verbunden mit den Kräften des Sonnensystems und der weiteren Sternsysteme. Er lebt zwischen Tod und neuer Geburt ebenso im Kosmischen, wie er in der Zeit von der Geburt bis zum Tode im Bereich des Irdischen lebt. Er gehört vom Tode bis zur neuen Geburt dem Kosmos an, wie er auf der Erde angehört den Elementen Luft, Wasser, Erde und so weiter. Indem er das Leben durchlebt zwischen Tod und neuer Geburt, kommt er in den Bereich der kosmischen Einwirkun-*

der Mensch als irdisches und kosmisches Wesen

gen. Von den Planeten kommen nicht etwa bloß die physischen Kräfte, welche die physische Astronomie lehrt, die Schwerkraft und die anderen physischen Kräfte, sondern auch geistige Kräfte. Und mit diesen geistigen Kräften des Kosmos steht der Mensch in Verbindung (15, 70). Der menschliche *Wesenskern*, der *im Ich ausgebildete geistig-seelische Kern*, führt, wie Steiner am 28.11.1912 sagte, zwischen Tod und neuer Geburt ein *makrokosmisches Leben* (140, 108). In vielen, im Zusammenhang dieser Studie nicht weiter thematisierbaren Vorträgen[176] sprach Steiner über die geisteswissenschaftlichen Forschungsergebnisse, die ihm zufolge eine Erkenntnis dieses *makrokosmischen Lebens* vermitteln können: *Eine Wahrheit wird es für den Geistesforscher, daß wir als Menschen nicht nur aus dem heraus aufgebaut sind, was an Kräften in der Vererbungslinie liegt, was von unseren Ahnen abstammt, sondern daß in das System dieser physischen Kräfte dasjenige eingreift, was aus geistig-seelischen Regionen herabkommt und ein System von geistigen Kräften darstellt, welche die physische Organisation ergreifen, die uns von Vater und Mutter gegeben ist […]* (63, 51).

„ein System von geistigen Kräften"

Gesichtspunkte einer anthoposophischen Embryologie

Am 10.12.1915 nannte Steiner in Berlin eine *Dreiheit* von Kräften, die an der Gestaltung des sich bildenden Menschenleibes mitwirken. Er sagte, daß man sich im Vollzug der geisteswissenschaftlichen Forschungstätigkeit als *Geistesmensch* erkennen lerne, *der gestaltet hat vor unserer Geburt, oder, sagen wir, vor der Empfängnis dasjenige, was von dem Menschengeist, von der Menschenseele aus am menschlichen Leibe gestaltet werden muß. Man lernt erlebend erkennen, was sich aus jener Dreiheit gestaltet, die sich ergibt aus Vater und Mutter, aber auch aus dem, was jenseits der Vererbungslinie liegt und herunterkommt aus der geistigen Welt, um sich mit dem zu verbinden, was durch die Vererbungslinie gegeben wird* (65, 152). Bereits im achten Vortrag des Zyklus: *„Eine okkulte Physiologie"* war Steiner am 28. März 1911 in Prag auf den Wesensunterschied des väterlichen und des mütterlichen Gestaltungsprinzipes eingegangen; eine *Neuentwicklung*, eine *entwickelungsfähige Keimanlage des Menschen* könne, so hieß es dort, nur durch das *lebendige Zusammenwirken* spezifisch väterlicher und mütterlicher, männlicher und weiblicher *Keimanlagen* entstehen – *in den beiden Keimanlagen müssen also getrennt enthalten sein alle die Prozesse, die nur vereint die Keimanlage für den menschlichen Organismus bilden* (128, 174). In bezug auf den *weiblichen Keim* bzw. die Eizelle sagte Steiner sodann, daß diese *unter den heutigen physischen Bedingungen* lediglich dazu imstande sei, *eine solche menschliche Körperanlage zu produzieren, die, wenn sie sich einzeln entwickeln wollte, nicht das entwickeln könnte, was wir das Formprinzip nennen, das zuletzt zur*

die Dreiheit wirkender Kräfte

das männliche Formprinzip, das Knochen- und Hauptsinnessystem

Einlagerung des Knochensystems führt, das dem Menschen seine Festigkeit gibt; und auch das Hauptsinnessystem würde nicht durch den weiblichen Keim geliefert werden können. Der vereinzelte *weibliche Keim* könne nicht bis zu jener *Vererdigung* fortschreiten, *wie sie in dem eingelagerten Knochensystem zum Ausdruck kommt* und habe nicht die Möglichkeit, *verbunden zu sein durch die Außenwelt durch die Sinne. Er müßte in den äußeren Bedingungen eine Stütze finden, um sein weicheres inneres Material, das er anstelle des festen Knochengerüstes hätte, auszugleichen; er könnte sich nicht nach außen aufschließen, sondern würde in seinem inneren Leben abgeschlossen bleiben. Das ist der weibliche Anteil der Keimanlage; er würde über das Ziel dessen hinausschießen, was heute in unserem irdischen Dasein möglich ist, einfach weil in den heutigen physischen Erdenverhältnissen nicht die Bedingungen gegeben sind, welche ein solcher verfeinerter Organismus nötig hätte, der so wenig zur Vererdigung und zum Aufschließen nach außen angelegt ist. Ein solcher Organismus wäre unter den heutigen irdischen Verhältnissen von vornherein zum Tode bestimmt* (ebd.). Von der *männlichen Keimanlage* sagte Steiner, daß sie sich in der *genau umgekehrten Lage* befinde: *Wenn die männliche Keimanlage allein sich entwickeln würde, so würde dies zu mächtiger Entfaltung dessen führen, was sich kundgibt in dem Sichaufschließen nach außen im Hauptsinnessystem, und dessen, was zur Verfestigung im Knochensystem führt, also nach der anderen Seite über das Ziel hinausschießen.* Diese Einseitigkeit der *männlichen Keimanlage* würde, Steiners Worten zufolge, in alleiniger Wirksamkeit ebenfalls keine *lebensfähige Keimanlage* hervorzubringen vermögen, *denn der Organismus, den die männliche Keimanlage entwickeln würde, würde so starke Kräfte entfalten, daß er sich selbst zerstören und zugrunde gehen müßte unter den Verhältnissen, wie sie heute auf der Erde vorhanden sind, das heißt, er würde unter diesen heutigen Verhältnissen auf der Erde als Organismus nicht bestehen können* (128, 175). Männlicher und weiblicher Keim müssen sich demzufolge *schon in ihrer allerersten Entstehung zu weiterer Entwicklung zusammenfinden, denn einzeln ist jede von ihnen zum Tode bestimmt – Nur die lebendige Wechselwirkung dessen, was nach beiden Seiten hin das Überhandnehmen des einen über das andere verhindert, ergibt die für das Erdendasein des Menschen mögliche Keimanlage* (ebd.).

die männliche Keimanlage und die irdische Zerstörung

die lebendige Wechselwirkung

Eine Wahrheit wird es für den Geistesforscher, daß wir als Menschen nicht nur aus dem heraus aufgebaut sind, was an Kräften in der Vererbungslinie liegt, […] sondern daß in das System dieser physischen Kräfte dasjenige eingreift, was aus geistig-seelischen Regionen herabkommt und ein System von geistigen Kräften darstellt, welche die physische Organisation ergreifen, die uns von Vater und Mutter gegeben ist (s.o.). Dieses *Ergreifen* der *physischen Organisation* – deren *Bildungsprinzipien* Steiner in dem zitierten Prager Vortrag *in skizzenhafter Art* (128, 176) charakterisiert hatte – durch ein *System von geistigen Kräften* wurde in einem Berliner Vortrag vom 4.1. 1912 näher als ein *Hineinarbeiten* der *feineren, individuelleren Gestaltung* nach *Maßgabe* der *geistig-seelischen Verhältnisse* in den *Grundunterbau* der Gestalt, der *stofflichen Verhältnisse* beschrieben, die der sich bildende Mensch *aus den Vererbungsverhältnissen übernimmt.* Weiter hieß es: *[So] sehen wir geisteswissenschaftlich betrachtet den geistig-seelischen Wesenskern nicht so an der Menschengestalt arbeiten, als ob dieser den ganzen Menschen gestalten würde, sondern so, daß innerhalb jener Leiblichkeit, die in der physischen Welt vererbt wird, noch immer so viel Beweglichkeit und so viel innere Biegsamkeit bleibt, daß sich der geistig-seelische Wesenskern da hineinarbeiten kann* (61, 238). Das *Ergreifen* der *physischen Organisation* durch den *im Ich ausgebildeten geistig-seelischen Kern* ist ein *Hineinarbeiten* oder ein sich *Anorganisieren* der *physischen Substantialität* (153, 51), das sich *innerhalb gewisser Grenzen*, die durch den ererbten *Grundunterbau* gesetzt sind, vollzieht (141, 154). Dabei nannte Steiner die *Struktur des Gehirnes* sowie die *feineren Verhältnisse des Blutumlaufes, des Drüsensystems* in dem Berliner Vortrag vom 4.1.1912 als hervorragende Organgestaltungen, die dem wirkenden individuellen Wesenskern unterliegen (61, 240).

der Vollzug der individuellen Leibesbildung

In einem am 7.6.1909 in Budapest gehaltenen Vortrag äußerte sich Steiner zur zeitlichen Struktur des *Hineinarbeitens* der individualisierten *Geisteskräfte* in den sich bildenden Leib, der *anfangs* allein von den wirkenden *Vererbungskräften* gestaltet werde: *In den ersten Tagen nach der Befruchtung wirkt […] [die] geistige Individualität […] noch nicht auf die Entwickelung des physischen Menschen ein, aber sie ist sozusagen dabei, sie ist schon mit dem sich entwickelnden Embryo verbunden. Das Eingreifen geschieht etwa vom 18., 19., 20. und 21. Tage an nach der Befruchtung. […] So daß […] vorbereitet wird […] jenes feine, intime organische Gewebe, das notwendig ist, wenn die menschliche Individualität den physischen Leib als Instrument gebrauchen soll. Daß der Mensch eine Einheit ist, rührt davon her, daß das kleinste Organ dem ganzen Organismus entspricht, d.h., auch das Kleinste muß von einer gewissen Art sein, damit das Ganze so sein kann, damit es geschehen kann, daß schon vom 18. bis 21. Tage an das Ich an der Ausgestaltung des physischen und des Ätherleibes mitwirkt* (109, 201).

zur Zeitgestalt der wirkenden Geisteskräfte

Zur Entwicklungsphysiologie des ersten Lebensjahrsiebtes

Am 3. März 1906 hatte Rudolf Steiner in einem öffentlichen Hamburger Vortrag erstmals über geisteswissenschaftliche Aspekte der Erziehungsfrage gesprochen. Die im Laufe desselben Jahres sowie zu Beginn des Jahres 1907 von ihm gehaltenen Vorträge zur Kindesentwicklung waren in der Folge zu jener schriftlichen Fassung ausgearbeitet worden, die im April 1907 unter dem Titel: *„Die Erziehung des Kindes vom Gesichtspunkte der Geisteswissenschaft“* erschienen war und in ihrer physiologischen Relevanz zuvor (vgl. S. 154ff.) dargestellt wurde. Für das Gesamtverständnis der im folgenden thematisierten Entwicklungsproblematik, die Steiner in Vorträgen der Jahre 1911, 1912, 1913 und 1914 erneut entfaltete, sind in werkgeschichtlicher Perspektive darüber hinaus die Aussagen über das erwachende *Ich-Bewußtsein* und die Erinnerungsfähigkeit im (ca.) dritten Lebensjahr (vgl. S. 129ff.) sowie Steiners Ausführungen über den frühkindlichen Erwerb des *Gleichgewichtssinn*es (Berliner Vortrag vom 17.11.1910, s. S. 189ff.) zu berücksichtigen.

Der Erwerb des Gehens, Sprechens und Denkens

Drei Dinge, die von ungeheurer Wichtigkeit sind, gehen – so Rudolf Steiner in einer Formulierung vom 7.3.1914 (152, 104) – dem *Ich-Erwachen* des Kindes voran: der Erwerb der aufrechten Lage (das eigentliche Stehen und Gehen), die Entwicklung des Sprachvermögens und der Denktätigkeit.[177]

die individuelle Erringung des Gleichgewichts

Im einzelnen sagte er: *Hinter dem Stehenlernen verbirgt sich sehr viel im menschlichen Leben: nämlich die Überwindung dessen, was man das Gleichgewicht der Leiblichkeit nennen kann. Wenn man genau auf den Organisationsplan eingeht, auf die Organisation des Baues der Tiere, so findet man, daß in der Tat das Tier so organisiert ist, daß ihm ein gewisses Gleichgewicht eingeprägt ist, durch das es sich in die Lage zu bringen vermag, in der es sein Leben fortbringen kann. Es ist so gebaut, daß ein festes Gleichgewicht seiner Körperlichkeit mitgegeben ist. Das ist auf der einen Seite die Hilflosigkeit, auf der andern Seite der Vorzug des Menschen gegenüber dem Tier, daß er darauf angewiesen ist, […] sich dieses Gleichgewicht erst zu erringen* (Berlin, 17.11.1910). Dem tierischen Organismus ist demnach ein *festes Gleichgewicht eingeprägt*, dessen *Ausprägung* mit *Naturnotwendigkeit* sich vollzieht, indem das Tier die ihm gemäße Lage einnimmt. In dieser Hinsicht befindet sich der tierische Organismus in diametralem Gegensatz zum menschlichen – auch in den Entwicklungsvorträgen von Kopenhagen (Juni 1911), Oslo (Juni 1912) und Pforzheim (März 1914) wies Steiner auf das anfänglich labile, aktiv zu erringende Gleichgewichtsvermögen des Kindes hin. Der Mensch hat, so Steiner in Kopenhagen, die *volle Anlage für seine Gleichgewichtsverhältnisse* nicht *von vornherein* mitbekommen, er muß sich diese vielmehr erst *aus seinem Gesamtwesen herausgestalten*: *Es ist bedeutungsvoll, daß der Mensch an sich selbst arbeiten muß, um sich aus einem Wesen, das nicht gehen kann, zu einem solchen zu machen, das aufrecht gehen kann.* Der Mensch gibt sich seine *vertikale Lage, seine Gleichgewichtslage im Raum* selbst, bringt sich selbsttätig in ein Verhältnis zur Schwerkraft (15, 12). Das Kind gestaltet sich nach Steiner die *Gleichgewichtsverhältnisse* aus seinem Organismus heraus, bildet sich seine *Gleichgewichtslage im Raum* – und das heißt: die *vertikale*, aufrechte oder stehende Position – *organisch* ein: *[Der Mensch] lernt durch eigene innere Kraft sich die aufrechte Stellung zu geben, den Blick abzuwenden vom Irdischen, zu dem ihn das Tier durch seine ganze Bestimmung und Gestalt dennoch hingerichtet haben muß, denn die Ausnahmen sind nur scheinbar* (152, 104). Dies alles hat, so Steiner, dem sich ausbildenden *Ich-Bewußtsein* vorauszugehen.

die Ausbildung des Kehlkopfes und der Sprachorganismus

Das zweite, was der Mensch sich selber lehrt, [...] ist die Sprache. [...] Der Mensch muß in jener Zeit [der ersten Lebensjahre] den Keim für seine Kehlkopfentwickelung formen, [...] so daß der Kehlkopf zum Sprachorganismus werden kann (15, 13). *Das Sprechenlernen beruht durchaus [...] auf einer Art Nachahmung, zu der allerdings die Anlagen tief in der menschlichen Natur ruhen* (152, 104). Das menschliche Sprechenlernen, die übende Betätigung der inneren Sprachkraft, des Sprachvermögens, ist – leiblich betrachtet – Ausbildung des Kehlkopfs zum Sprachorganismus. Die materielle Struktur des Kehlkopfs wird nach Steiner an der Sprache herangebildet – die *geistig-seelische* Anlage, die innere Sprachkraft des Kindes konfiguriert ihr Organ, ihren *Sprachorganismus*. Dieser aber ist, gemäß Steiners Ausführungen zum *motorischen Sprachzentrum* (München, 26.8.1911; Berlin, 5.12.1912; London, 1.5.1913; Stockholm, 10.6.1913) keinesfalls auf das Kehlkopforgan begrenzt, denn auch jene Gehirnstruktur, die 1861 von Broca in der dritten Stirnwindung der sprachdominanten Hemisphäre lokalisiert wurde, ist *aus der Sprache* (129, 216) entstanden. In Berlin sagte Steiner: *Jeder Geistesforscher, der in die Tiefen der Dinge eindringt und die Naturwissenschaft versteht, kann begreifen, daß man leicht versucht sein kann, zu sagen: Der Mensch kann sprechen, weil er in seinem Gehirn ein Sprachzentrum hat. Das ist ganz gewiß richtig. Aber ebenso richtig ist es auch, daß dieses Sprachzentrum des Gehirnes erst zu einem lebendigen Sprachzentrum dadurch geformt ist, daß überhaupt eine Sprache in der Welt existiert. Die Sprache hat das Sprachzentrum geschaffen. Ebenso ist alles, was an Formationen des Gehirnes und des ganzen organischen Apparates des Menschen existiert, durch das Geistig-Seelische geschaffen worden. Dieses hat erst in die unbestimmte Menschenmaterie das eingeprägt, was geistiges Leben ist* (62, 163). In London ergänzte Rudolf Steiner dies durch einen Verweis auf die Wesensnatur der Sprache und des Sprechens und sagte dabei: *Sprache wird hervorgebracht, wenn wir unsere Gedanken mit innerlichem Gefühl, mit innerlicher Empfindung gründlich durchdringen. Dies ist der Ursprung der Sprache, und Brocas Organ im Gehirn wird auf diese Weise hervorgebracht: die Gedanken des inneren Lebens, die von innerlicher Empfindung durchdrungen sind, werden tätig im Gehirn und bilden auf diese*

die Ausbildung des Broca-Organs

Weise das Organ, welches das physische Instrument der Sprache ist (152, 28). Sprechen ist demnach ein von *innerlicher Empfindung* durchdrungenes Denken, das die materielle Leibessubstanz (des Gehirns und des Kehlkopfs) zu ergreifen und sich anzuverwandeln vermag. In diesem Zusammenhang ist von Interesse, daß Steiner dem menschlichen Bewegungsorganismus, der Gesamtheit der beseelten Bewegungen, namentlich aber den menschlichen Handbewegungen eine entscheidende Mitwirkung bei der Konfiguration des Sprachzentrums zuerkannte. In dem Münchener Vortrag, in dem Steiner diesbezügliche Aussagen machte, brachte er die vorwiegend linkshemisphärielle Lokalisation des Brocaschen Organes mit der verbreiteten Rechtshändigkeit des Menschen in Zusammenhang und sagte: *So ist es der ätherische und der astralische Leib, der aus dem Unterbewußtsein die Gesten der Hände ausführt, der hereinwirkt in das Gehirn und dieses formt* (129, 215). Steiner wies in München auf die große Plastizität des kindlichen Gehirnes hin, erwähnte die mögliche Ausbildung der kontralateralen Hemisphäre bei einseitigen Hirntraumen und betonte die Dominanz der *seelisch-geistigen* Funktion gegenüber der sekundär an dieser herangebildeten Substanz. Ist diese Substanz erst einmal konfiguriert, so vollzieht sich der Sprechvorgang in der Weise, daß die ehemals organbildenden geistig-seelischen Kräfte *in das [...] Brocasche Organ [...] und dann in den Kehlkopf ein[greifen]* (150, 95). Wie für das Gleichgewichtsvermögen machte Steiner somit auch für die Sprachfähigkeit geltend, daß das Kind vor dem *Erwachen des Ich-Bewußtseins* seinen Leib in Eigenaktivität aus- und weiterzubilden hat.

Bewegungsorganismus und Gehirnkonfiguration

der Erwerb des Denkens

Und dann gibt es ein Drittes, von dem es weniger bekannt ist, daß es der Mensch durch sich selbst lernt [...]. Das ist das Leben innerhalb der Gedankenwelt selber (Kopenhagen – 15, 14). Auch das durch das Kind *selbst* zu erlernende Denken ergreift in seinem *seelisch-geistigen* Vollzug die materielle Leibessubstanz – es formt nach geisteswissenschaftlicher Anschauung an der feineren Ausbildung des Gehirnes.

Das Kind vollbringt – wie Steiner 1911 schrieb – in den allerersten Entwicklungsjahren mit der Ausbildung seines Leibes als eines Gleichgewichts-, Sprach- und Denkorganes die *für das Dasein wichtigsten Taten* (15, 10) aus *unterbewußten Seelengründen* (15, 11) – *[Es] arbeitet im Sinne höchster Weisheit an sich selber* (15, 14). Der Mensch hängt, wie Steiner in einem Jahre später gehaltenen Vortrag sagte, *im Beginn seines Lebens am meisten auf naturgemäße, elementarische Art in seinem ganzen Leiblichen zusammen [...] mit dem Geistigen* (175, 129).

Schöpferisch tätige, plastizierende Seelenkräfte arbeiten am kindlichen Organismus (6.11.1913 – 63, 54). In der schriftlichen Fassung der Kopenhagener Vorträge betonte Steiner an vielen Stellen, daß diese *plastizierenden Seelenkräfte* des Kindes zugleich *höhere Geisteskräfte* sind (15, 26), daß eine (gegenüber dem späteren Bewußtseinswissen) *höhere Weisheit* in dieser Tätigkeit zum Ausdruck kommt – eine Weisheit, die dem kindlichen *Selbst* innewohnt, *das noch mit höheren Welten in unmittelbarem Zusammenhange steht* (15, 16). Das Kind ist noch wesentlich *kosmisches* Wesen, steht noch in Bezug zu jener Sphäre, in der es vor der eigentlichen Inkarnation ein Sein hatte; in Pforzheim unterstrich Steiner 1914 diesen Charakter des Aufrichtevorganges bzw. der in ihm wirksamen Kräfte. Der Mensch erlange, so Steiner, durch die Aufrichtung eine vertikale Lage, durch die er der Erde gewissermaßen *entrissen* werde: *Die Erde selber hat in sich geistige Kräfte, welche durchströmen können das Rückgrat, wenn es im natürlichen Wachstum, wie beim Tierleib, horizontal bleibt. Aber die Erde hat keine Kräfte, um von sich aus unmittelbar zu dienen dem Menschenwesen, das durch sein Ich, dessen Bewußtsein später erwacht, vertikal gerichtet sein kann. Damit der Mensch sich harmonisch entwickeln kann bei aufrechtem, vertikalem Gang, müssen Kräfte aus dem Kosmos, aus dem Außerirdischen hereinströmen* (152, 105). Es ist dabei das noch unbewußte menschliche *Ich*, das in seinem Bezug zu den Kräften des Kosmos die Aufrichtung vollzieht[178] – *Der Mensch ist dazu berufen, in der ersten Zeit seines Lebens, bevor sein Ich-Bewußtsein erwacht, aus der Veranlagung dieses Ich heraus sich in die aufrechte, die vertikale Stellung zu bringen* (152, 105). Das *wirkliche, wahre Ich* des Menschen ist – Steiners Formulierung vom 7.1.1913 zufolge – der *Akteur* im *Gehen-, Sprechen- und Denkenlernen* (141, 110); es sind unbewußte *Ich-Kräfte, die den Menschen von innen zu einem Gehenden machen, die den Sprachlaut hervortreiben, die ihn zum Denker machen, die das Gehirn zum Denkorgan bilden* (141, 115). Die Kräfte des *wirklichen, wahren Ich* bilden den kindlichen Organismus, richten und formen ihn, gestalten ihn der Möglichkeit gemäß, *Träger* des *Vorstellungs-Ich* (141, 115), des *Ich-Bewußtseins* zu werden.[179] Die ersten drei Jahre sind die Zeit einer *schöpferisch-produktiven* Leibesgestaltung durch das kosmisch verbundene *Ich* – sie bereiten physiologisch das *Ich-Bewußtsein* und damit die individuelle Erinnerungsfähigkeit (vgl. S. 129ff.) vor, deren Auftreten diese Entwicklungsepoche beschließt: *[...] In demselben Maße, als das Ich hineinzieht in den Körper und der Mensch beginnt, zu sich Ich zu sagen und dadurch der Illusion verfällt, daß sein Ich in die Grenzen des Leibes eingeschlossen sei, in demselben Maße ist der Strang für die geistigen Welten gewissermaßen durchschnitten* (4.3.1911 – B 60, 4).

„höhere Weisheit" des Kosmos

wirkende Ich-Kräfte und ermöglichtes Ich-Bewußtsein

In vielen Vorträgen der Jahre 1912 bis 1914 betonte Steiner diese substantielle, leibbezogene Wirksamkeit des *wirklichen, wahren Ich* in den ersten Lebensjahren – und vertrat damit die Idee der postnatalen Gestaltungsfähigkeit eines individuellen geistigen Wesenskernes, dessen entscheidende Mitwirkung an der menschlichen Embryonalbildung von ihm bereits an anderer Stelle thematisiert worden war (vgl. S. 343ff.). Das menschliche *Ich* ist in Steiners geisteswissenschaftlicher Anschauung die wirksame geistige Entität, die den Organismus nicht nur *von innen zu einem Gehenden macht, den Sprachlaut hervortreibt* und *das Gehirn zum Denkorgan bildet*, sondern als *geistig-seelischer Wesenskern* (62, 175), als *innerliche Zentralwesenheit* (61, 156) den frühkindlichen Leib in vielfältiger Weise *formt* (61, 53), an der *Blutzirkulation [...] und so weiter* arbeitet (5.12.1912 – 62, 174/175). Dies alles vollzieht sich im wesentlichen während der ersten drei Lebensjahre des Menschen.

Der Wendepunkt des dritten Lebensjahres – Beiträge zur Genese des kindlichen Ich-Bewusstseins

Um das dritte Lebensjahr herum entwickelt sich das *Ich-Bewußtsein* des Kindes, tritt das *Ich*-Sagen in Erscheinung. An diesem *bestimmten Wendepunkt* (63, 52) des Kindeslebens beginnt der Mensch sich *als ein Ich [zu] fühlen* (*Wir haben uns ins Dasein gleichsam hereingeschlafen. Erst vom dritten, vierten Jahre ab kann sich der Mensch als ein Ich fühlen, nicht früher.* 61, 54), entwickelt er einen *deutlichen Mittelpunkt des Selbstbewußtseins* (63, 52). Ohne daß dieser *Mittelpunkt des Selbstbewußtseins* ausgebildet ist, hat das Kind keine Möglichkeit, *klar und deutlich sich selber in seinem Ich zu erleben* (141, 34). Erst durch den *Wendepunkt* gelingt es ihm, *von dem allgemeinen Ich-losen Bewußtseinszustande zu Ich-erfüllten Vorstellungen zu kommen* (140, 40). Damit einher geht, wie Rudolf Steiner schon in früheren Vorträgen ausgeführt hatte, die sich bildende Fähigkeit, *Eindrücke der Außenwelt mit [der] Ich-Vorstellung zu verbinden* (Kopenhagen 1911 – 15, 22) und sie damit in potentiell erinnerungsfähigem Zustand zu bewahren (s. S. 129ff.). In den Vorträgen der Jahre 1911 bis 1914 thematisierte Steiner die notwendigen Bedingungen des genannten biographischen *Wendepunktes*.

der „Mittelpunkt des Selbstbewußtseins" und die Ich-erfüllten Vorstellungen

In der Schrift *„Die geistige Führung des Menschen und der Menschheit"*, die auf einer eigenen Überarbeitung der vom 6. bis zum 8. Juni 1911 in Kopenhagen gehaltenen Vorträge beruhte und bereits im August des Jahres 1911 erschien, wurde der in Frage stehende *Übergang* als ein fortgeführter Inkarnationsprozeß beschrieben – als weitergeführte Loslösung des Menschen von jener geistigen Sphäre, in der er vor Anbeginn seiner irdischen Existenz weilte. *Ich-Bewußtsein* und (spätere) biographische Rückerinnerung sind demzufolge daran gebunden, daß der Mensch seinen Bezug zur *kosmischen Geistwelt* in gewisser Weise verliert. Steiner schrieb: *Der Mensch kann sich, bis zu diesem Zeitpunkte* (dem Wendepunkt im dritten Lebensjahr) *zurück, als zusammenhängendes Ich empfinden, weil dasjenige, was früher an die höheren Welten angeschlossen war, dann in sein Ich hineingezo-*

die Loslösung von den höheren Welten

gen ist (15, 15). Von nun an verbindet sich das menschliche Bewußtsein mit der irdischen Außenwelt und wird sich seiner selbst gewahr, d.h. entwickelt Selbst-Bewußtsein.

Wenn Steiner schrieb, daß *dasjenige, was früher an die höheren Welten angeschlossen war*, in der Folge in das kindliche *Ich* hineingezogen sei, so hieß dies zugleich, daß von einer Weiterwirksamkeit der *kosmischen Geistkräfte* nach dem *Wendepunkt* nicht mehr in derselben Weise gesprochen werden kann: *Wenn jene höheren Kräfte in derselben Weise weiterwirkten, würde der Mensch immer Kind bleiben; er würde nicht zum vollen Ich-Bewußtsein kommen. Es muß in seine eigene Wesenheit verlegt werden, was vorher von außen gewirkt hat* (15, 17). Das seinen eigenen Leib gestaltende Kind arbeitet in den ersten Jahren aus einem *Selbst* heraus, *das noch mit den höheren Welten in unmittelbarem Zusammenhange steht* (vgl. 15, 16); dieses *Selbst*, das vor dem dritten Lebensjahr in gewisser Hinsicht *von außen* am kindlichen Leib gestaltet hat, verbindet sich in der Folge so mit Menschen, daß dieser sich als ein *Ich* zu empfinden vermag (das *Selbst [...] zieht* in das *Ich*, ohne mit diesem bewußten *Ich* wesensgleich zu sein). Das *Selbst* stand in kosmischem Bezug; über das von *außen* gestaltende *Selbst* wirkten die *kosmischen Kräfte* auf den kindlichen Organismus. Durch den sich verändernden Bezug des *Selbst* zum Leib verwandeln sich auch die wirkenden Kräfte – was, wie Steiner schrieb, für den sich entwickelnden Leib zwingend notwendig ist: *Es hat der Mensch in der physischen Welt eine solche Organisation, daß er die unmittelbaren Kräfte der geistigen Welt, welche in den ersten Kindheitsjahren an ihm wirksam sind, nur so lange an sich ertragen kann, als er gleichsam kindlich weich und bildsam ist. Er würde zerbrechen, wenn jene Kräfte, die der Orientierung im Raume, der Formung des Kehlkopfes und des Gehirns zugrunde liegen, auch im späteren Lebensalter noch in unmittelbarer Art wirksam blieben. Diese Kräfte sind so gewaltig, daß, wenn sie später noch wirken würden, unser Organismus hinsiechen müßte unter der Heiligkeit dieser Kräfte* (15, 19).

die Verinnerlichung der wirksamen Kräfte

die „Heiligkeit" der Kräfte

In einem in Berlin gehaltenen Vortrag schilderte Steiner sechs Monate nach Abfassung der letztzitierten Schrift (4.1.1912) den Vorgang der *Wende* in inhaltlich ähnlicher, sprachlich jedoch differierender und anders akzentuierender Weise. Das geistig-seelische Wesen des Kindes ist, so Steiner nunmehr, während der ersten drei Lebensjahre des Kindes *in bezug auf äußere Wirksamkeit stärker und kräftiger vorhanden* als später. *Weil* dieses *geistig-seelische Wesen* seine Kräfte der Leibesbildung zuzuwenden hat, kann *ein inneres menschliches Seelenwesen mit Ich-Bewußtsein* noch nicht zustande kommen: *Als dann der Mensch aus seiner Seele heraus die feineren Verhältnisse seiner Leiblichkeit ausgebildet hatte, wandelte sich dieses von außen am Menschen Arbeitende in dasjenige um, was als bewußtes inneres Seelenleben auftrat* (61, 242). Die Gestaltungskraft des Geistig-Seelischen für die Leiblichkeit des Menschen muß schwächer werden, *damit sie als Bewußtsein auftreten [kann]* (61, 242). Die Betonung lag demnach in dem zitierten Berliner Vortrag vom Januar 1912 nicht mehr auf dem *kosmischen* Aspekt des Geschehens; vielmehr versuchte Steiner die Metamorphose der leiblichen Gestaltungskräfte in bewußt erfahrbare Seelenkräfte kenntlich zu machen. Diese Metamorphose aber hängt mit einem gewissen Entwicklungsgrad der Leiblichkeit notwendig zusammen – erst nach Ausbildung der *feineren Leiblichkeit* werden die bisher *von außen* wirkenden Kräfte *verinnerlicht* und als *seelische-geistige* Kräfte in gewisser Weise bewußt erfahrbar.[180]

Leibesbildung, Verinnerlichung und Bewußtsein

Explizit hatte Rudolf Steiner in dem Berliner Vortrag vom 4.1.1912 den *Wendepunkt* des dritten Lebensjahres an die erreichte Stufe der Leibesbildung geknüpft; implizit war dies auch in den überarbeiteten Kopenhagener Vorträgen zu lesen, in denen Steiner eine unveränderte Weiterwirksamkeit der frühen Bildungskräfte auf einen nicht mehr *weichen und bildsamen* Organismus in ihren hypothetischen Konsequenzen angedeutet hatte (s. o.). Die Bedeutung der Leibesentwicklung für die Ermöglichung des *Ich-Bewußtseins* im dritten Lebensjahr beleuchtete dann aber in eindeutigerer Weise der *„Theosophie und Antisophie"* betitelte Vortrag, den Steiner am 6.11.1913 im Berliner Architektenhaus hielt. Einleitend wiederholte er die Gedankengänge des Vorjahres und sagte: *[...] Weil die Gesamtheit der geistigen Kräfte, welche die Seele des Menschen ausmachen, sich in alles ergießt, was im Organismus webt und lebt, was den Organismus bildet und aufbaut und ihn so organisiert, daß er später das Werkzeug des selbstbewußten Wesens werden kann, weil also alles an Kräften in der Seele zum Aufbau dieses Organismus verwendet wird, deshalb bleibt nichts zurück, was im allerersten Kindesalter irgendwie ein deutliches Selbstbewußtsein ergeben könnte* (63, 52). Daran anschließend stellte Rudolf Steiner die Frage: *Was tritt nun für das menschliche Wesen in jenem Wendepunkte auf, von dem ich gesprochen habe?*, wies im weiteren Fortgang des Vortrages auf eine progrediente *Widerstands*-Entwicklung innerhalb der kindlichen Leiblichkeit hin und erläuterte dies mit den Worten: *Man könnte diesen Widerstand so bezeichnen, daß man sagt: der Leib verfestigt sich allmählich in sich selber; insbesondere das Nervensystem verfestigt sich, läßt sich nicht mehr von den Seelenkräften vollständig frei, plastisch bearbeiten, bietet Widerstand.* Daraus folge dann, daß sich nur noch ein Teil der Seelenkraft des Kindes in die Organisation *hineinergießen* könne – *ein anderer Teil wird gleichsam zurückgeschlagen, kann nicht Angriffspunkte finden, um sich in die menschliche Organisation hineinzuarbeiten. [...] Da reflektiert sich das Seelenleben in sich selber; und das sich in sich selber reflektierende Seelenleben, das sich in sich selbst erlebt, das ist das, was als Selbstbewußtsein aufglänzt* (63, 53). Die *Verfestigung* des Leibes, *insbesondere* des Nervensystems, bildet den Organismus *wie zu einem Spiegel um* – mensch-

Widerstandsbildung im Nervensystem und Spiegelung des Seelenlebens

liches Selbstbewußtsein ist ein *durch die organische Natur zurückgeworfenes Seelenleben* (63, 54), so Steiner im November 1913. Das von der sich *verfestigenden* Leiblichkeit des Menschen zurückgeworfene Seelenleben reflektiert sich, erlebt sich in sich selbst, wird *selbstbewußt* – doch erkennt sich zugleich nicht mehr als *schöpferisch geistig-seelisches Leben* (63, 54). *Daraus aber ist ersichtlich, daß das Wertvollste, was sich der Mensch für das Erdenleben erwerben kann, das wache Selbstbewußtsein – um dessentwillen wir eigentlich in das Erdenleben hereingehen – für das gewöhnliche Erleben abgeschlossen ist von dem Erleben der eigentlichen Wurzel des Daseins. Im Alltag und in der gewöhnlichen Wissenschaft lebt der Mensch innerhalb desjenigen, was nach diesem Wendepunkte sein Seelenleben durchwallt und durchwebt. Er muß darin leben, damit er gerade sein Erdenziel erreichen kann. […] Vielleicht darf ich mich auch so ausdrücken: Der Mensch muß aus der Region der schaffenden Natur heraustreten, um in seiner, in sich selber zurückgeworfenen Wesenheit sich gegenüberzustellen und sich selbst zu finden gegenüber der geistig-seelischen Natur, die mit den Quellen des Daseins zusammenhängt* (63, 55).

der Preis des menschlichen Selbstbewußtseins

An der im November 1913 erstmals in dieser Weise (vgl. S. 129ff.) erfolgten Darstellung des *Wendepunktes* hielt Steiner in nachfolgenden Vorträgen prinzipiell fest: nach ca. drei Lebensjahren ist ein Bildungszustand des Leibes erreicht, der den seelisch-geistigen Kräften *Widerstand* zu bieten vermag, was eine veränderte Situation in der seelisch-geistigen Konstitution des Menschen nach sich zieht. Am 12. März 1915 erläuterte Steiner dies in einem Nürnberger Vortrag unter besonderer Berücksichtigung der Erinnerungsfähigkeit des Menschen für Ereignisse, die nach dem *Wendepunkt* eingetreten sind. Die Erinnerungskräfte, die nach dem dritten Lebensjahr die inwendige Bewahrung und bewußte Rückführung des Erlebten ermöglichen, waren, so Steiner, schon *unmittelbar* nach der Geburt des Kindes tätig, doch hatten sie im Wesensgefüge des Kindes vor dem *Wendepunkt* eine differente Aufgabe: *Sie hatten die Aufgabe, noch zu arbeiten an den zarten Organen des Menschen, an dem Nervensystem und dem Gehirn des Menschen. […] Sie waren da noch Bildekräfte des menschlichen Organismus, desjenigen, was gleichsam noch weich ist – grob gesprochen, aber es bedeutet eine Realität –, was erst so geformt werden muß, daß der Mensch dieser bestimmte Mensch ist. Das läuft als Bildekräfte noch in die leibliche Organisation hinein im zartesten Kindesalter. Und wenn diese Organisation verhärtet ist – das ist wiederum bildlich gesprochen –, so weit verhärtet ist, daß diese Bildekräfte nicht mehr in sie hineinströmen, dann werden sie von dem Leiblichen zurückgeworfen ins Seelische. Das Leibliche wirkt wie ein Spiegel* (64, 337). Ohne an dieser Stelle näher auf die dargestellte Konzeption des Erinnerungsvorganges einzugehen, sei darauf hingewiesen, daß Steiner wiederum die Wirkmetamorphose seelisch-geistiger Kräfte in ihrer Abhängigkeit von physiologischen Voraus-

Bildekräfte und Erinnerungskräfte

setzungen beschrieb – der leibliche Zustand im dritten Lebensjahr wurde auch im März 1915 als Stadium der *Verhärtung* bezeichnet. In dem zwei Monate später in Dornach gehaltenen Vortrag vom 23.5.1915 brachte Steiner die kindliche Leiblichkeit nach dem Selbstbewußtseins- und Erinnerungs-Wendepunkt des dritten Lebensjahres dagegen erstmals mit substantiellen *Abbauvorgängen* in Zusammenhang; deren Existenz nehme im Laufe der ersten Entwicklungsjahre kontinuierlich zu, während im *traumhaften Bewußtseinszustand* des Lebensbeginnes (*Da waren die Dinge für den Menschen so, als wenn sie wie eine Traumwelt ihn umschwebten.* – 15, 15) vornehmlich *aufbauende* Prozesse das organische Leben beherrschten. Steiner sagte: *[Der traumhafte Bewußtseinszustand der ersten Jahre] ist [...] verknüpft mit Wachstum, mit sprießenden, sprossenden Vorgängen; und in einem je früheren Lebensalter des Kindes wir den Blick auf es hinwenden, um so mehr Sprießendes, Sprossendes tritt uns entgegen. Und erst wenn die Individualität im menschlichen Organismus so viel Gewalt bekommt, daß sie sich auflehnen kann gegen das Sprießen und Sprossen, und dem Sprießen und Sprossen Zerstörungsprozesse eingliedern kann, dann tritt volleres und immer volleres Bewußtsein auf. In dem Maße, in dem wir imstande sind, abzubauen dasjenige, was die bloße Natur in uns aufbaut, in dem Maße werden wir uns bewußt* (162, 12). Es ist demnach die *Individualität*, das *Selbst* oder das *wirkliche, wahre Ich* des Kindes, das *Zerstörungsprozesse* dem organischen Leben des Leibes *eingliedert*; Steiner deutete an, daß dieses Vermögen als Ausdruck der sich ausbildenden Macht des *Selbst* gegenüber dem tätigen, *natürlichen* Leben des Organismus zu betrachten sei. *Volleres und immer volleres Bewußtsein*, endlich Bewußtsein des Bewußtseins oder Selbstbewußtsein ist nach Steiner an die Existenz und an das Ausmaß organischer *Abbauprozesse* gebunden. Der *Wendepunkt* muß als ein kontinuierlicher Wandlungsvollzug im Sein des dreijährigen Kindes angesehen werden.

Eingliederung von Zerstörungsprozessen durch das Ich

Steiners Dornacher Ausführung vom Mai 1915 ist einerseits im Zusammenhang mit der zuvor (vgl. S. 253ff.) betrachteten *Spiegelungs-* und *Abbauthematik* zu sehen – wiederum legt die Betrachtung der verschiedenen Vortragsstellen den Bezug von *Spiegelung* (Vorträge vom November und März 1915) und *Abbau* oder *Zerstörung* (Mai 1915) nahe, ohne daß dies von Steiner explizit ausgeführt worden wäre. Von neuem mußte auch hier fraglich bleiben, ob sich die angedeuteten Vorgänge ausschließlich auf das Nervensystem des Kindes beziehen sollten.[181] Andererseits scheinen die Dornacher Aussagen auch in engem Bezug zu Steiners Kopenhagener Darstellung zu stehen; die zunehmende *Macht* der Individualität über das organische Leibesleben kann als sich vollendender *Einzug* des kindlichen *Selbst* in jenen Körper gelesen werden, den es anfangs *von außen* in Verbindung mit *kosmischen* Kräften gestaltet hatte.

Durch die organischen Veränderungen des Leibes ergibt sich die Möglichkeit des in sich selbst *zurückgeworfenen*, *reflektierten* Seelenlebens, entsteht *Selbstbewußtsein* (öffentlicher Vortrag vom November 1913). Vor Mitgliedern der Anthroposophischen Gesellschaft sprach Steiner im November 1915 in München unter Verwendung der anthroposophischen Terminologie davon, daß sich das menschliche *Ich* durch *Spiegelung* seiner selbst *im physischen Leibe* bewußt werde – und fügte erläuternd hinzu: *[...] Das Ich erlangt Erdenbewußtsein dadurch, daß es mit dem Astralleib untertaucht in den Ätherleib und physischen Leib, zusammenstößt mit dem Ätherleib und physischen Leib. Und in diesem Zusammenstoßen mit dem Ätherleib und physischen Leib wird das Ich seiner selbst gewahr: dadurch entsteht das Ich-Bewußtsein von dem Moment an, wo eben wirklich der physische Leib so verhärtet ist, daß dieses Zusammenstoßen stark genug ist, das heißt von einem gewissen Zeitpunkt der zarten Kindheit an, bis zu dem wir uns zurückerinnern* (174a, 86f.). Auf zwei wesentliche Aspekte von Steiners letztzitierter Aussage, die sich aus der Zusammenschau mit den bereits zitierten Vortragsstellen ergeben, sei abschließend hingewiesen.

der „Zusammenstoß" der Wesensglieder und das Erdenbewußtsein des Ichs

Das *Ich-Bewußtsein* entsteht nach Steiner an der Begegnung der menschlichen Geistseele mit jenem Lebensleib, der sich in den ersten Kinderjahren entwickelt hatte. Die Berücksichtigung des *astralischen Leibes* sowie des *Ätherleibes* bei der Beschreibung eines Vorganges, der von Steiner zuvor als alleinige *Spiegelung* des *Ich* im *physischen Leib* bezeichnet worden war (174a, 86), scheint in der inhaltlichen Konsequenz dessen zu liegen, was in den vorausgehenden Vorträgen in anderer Sprache verdeutlicht werden konnte. Sie verweist darüber hinaus bezüglich des *Ätherleibes* auf jene Darstellung, die Steiner fünf Jahre zuvor im Rahmen des *„Psychosophie"*-Kurses auf der Berliner Generalversammlung der Theosophischen Gesellschaft entwickelt hatte. Dort war von Steiner am 4. November 1910 die vollständige Durchdringung des *ätherischen Leibes* durch das *Ich* – und damit auch der vollendete *Einzug* des *Selbst* in das Leibesgefüge – als die notwendige Bedingung der sich entwickelnden *Ich-Vorstellung* genannt worden: *In dem Augenblick, wo [das Kind] anfängt, das Ich-Bewußtsein zu entwickeln, verspürt es seinen Ätherleib, und es spiegelt zurück in das Ich das Wesen des eigenen Ätherleibes. Da hat es den Spiegel.* Das *Ich-Bewußtsein* des Kindes entsteht, so Steiner, dadurch, *daß das Ich den Ätherleib ausfüllt und sich gleichsam an seinen Innenwänden spiegelt* (s. S. 129ff.).

Das *Ich-* oder *Selbstbewußtsein* erwacht im Kindesalter an der Begegnung der Geistseele mit dem Lebensleib – und es wird, weiteren Vortragsaussagen Steiners zufolge, in vergleichbarer Weise *unterhalten* bzw. je neu aktualisiert. Denn das allmorgendliche Erwachen des Menschen ist jeweils Rückkehr der *geistig-seelischen Wesenheit* in die *physisch-ätherische Leiblichkeit*; diese

Rückkehr vollzieht sich gewissermaßen in *Kollisionen* (141, 35): *Das ist ein Hineingehen des Ich und des astralischen Leibes in den physischen und den Ätherleib, da stößt sich das Ich an der eigenen inneren Leiblichkeit* (140, 41). So entsteht das menschliche *Ich-Bewußtsein* im Übergang vom Schlafen zum Wachen.[182]

Ich-Bewußtsein und Ich-Vorstellung

Zweitens aber ist auf den uneigentlichen Charakter der *Ich-Vorstellung* in Steiners Darstellung vom November 1915 hinzuweisen. Von einer Erlangung des *Erdenbewußtseins* durch das menschliche *Ich* war dort die Rede, *Ich-Bewußtsein* und *Erdenbewußtsein* wurden einander gleichgesetzt. Dabei charakterisierte Steiner das gemeinte *Ich-Bewußtsein* durch die immanente Bindung seelischer Erlebnisweisen an die *Ich-Vorstellung*: *Beim Menschen ist [das Bewußtsein] [...] dadurch charakterisiert, daß alles, was der Mensch in seinem Bewußtsein haben kann, gewissermaßen begleitet ist von dem Gefühl, von der Empfindung, von dem Erlebnis des Ich; und eine Vorstellung, bei der Sie nicht wenigstens denken könnten: ich stelle sie mir vor; eine Empfindung, bei der Sie nicht denken könnten: ich empfinde; ein Schmerz, bei dem Sie nicht sagen könnten: mich schmerzt er, das würde nicht ein wirkliches inneres Erlebnis Ihrer Seele sein* (140, 39). Doch beinhaltet dies *Ich-Bewußtsein* als *Erdenbewußtsein* in Steiners Darstellung keinesfalls ein Wissen vom *Ich*, vom *wirklichen, wahren Ich*, vom *Selbst* – ist namentlich nicht mit diesem wesensgleich (*Seien wir uns doch klar, daß das Ich-Bewußtsein nicht verwechselt werden darf mit dem Ich.* 174a, 86). Wenn Steiner in dem Berliner Architektenhausvortrag vom November 1913 betont hatte, daß der Mensch aus der *Region der schaffenden Natur* herauszutreten habe, *um in seiner, in sich selbst zurückgeworfenen Wesenheit sich gegenüberzustellen und sich selbst zu finden gegenüber der geistig-seelischen Natur, die mit den Quellen des Daseins zusammenhängt*, so war damit zugleich die Trennung von den geistig-schöpferischen Kräften des *Selbst* gemeint. Das *Ich* ist schaffender Wesenskern des Menschen; die *Ich-Vorstellung*, das alltägliche Wissen vom *Ich* ist schwacher Reflex dieser Wirklichkeit – darauf kam Steiner immer wieder zurück. Das wirkliche *Ich* ist *für den Erdenmenschen unbewußt*, es *reicht nicht herein in sein Bewußtsein* (141, 113); die *Ich-Vorstellung* ist diesbezüglich *Abbild* und auch *Scheinbild* (184, 31/35). In Zürich sagte Steiner im Oktober 1918, daß man durch systematische innere Schulung immer mehr und mehr die *Unwirklichkeit* des *gewöhnlichen Ichs* kennenlerne – eines *Ichs*, das *ganz und gar sein Sein an den Leib abgegeben hat* (73, 281).

Zur Entwicklung von Hauptes- und extrakranieller Organisation

Grundbedingungen im ersten und zweiten Lebensjahrsiebt

zur Bedeutung der Siebenjahresperioden

Am 14. Januar 1913 erinnerte Steiner in einem Berliner Vortrag an die im Jahre 1907 in schriftlicher Form dargestellte Konzeption siebenjähriger Entwicklungszyklen („*Die Erziehung des Kindes vom Gesichtspunkte der Geisteswissenschaft*") und sagte: *Es wird Ihnen zwar klar sein, daß auch schon nach dem, was man äußerlich beobachten kann, die Gliederung in Lebenszyklen völlig berechtigt ist; aber auf der anderen Seite kann es doch auch einleuchten, daß im wirklichen Leben des Menschen diese Zyklen ganz genau nicht eingehalten werden, und daß durch andere, tief in das Menschenleben eingreifende Tatsachen diese Zyklen sozusagen durchkreuzt werden* (141, 116). Steiner nannte in Berlin das *Hereinbrechen des Ich-Bewußtseins über den Menschen* innerhalb der ersten Siebenjahrsperiode als besonders markantes Phänomen einer solch eingreifenden, den Entwicklungszeitraum *durchkreuzenden* Tatsache. Insgesamt aber wurde in den Vorträgen der Jahre 1911 bis 1919 an der Bedeutung jener Siebenjahrszyklen festgehalten, die sich – so Steiner am 7.11.1917 in Zürich – einer physiologischen Betrachtung durch offenbare Zäsuren oder *Einschnitte* notwendig ergeben (*Für die Geisteswissenschaft bedeuten diese Einschnitte noch viel mehr als für die gewöhnliche physiologische Wissenschaft, die eben mit ihren Betrachtungen nicht zu Ende kommt.* 73, 81).

Umkehrprozesse: Konzentration und Ausweitung in rhythmischer Folge

Dabei betonte Rudolf Steiner am 12.6.1918 erstmals den Bezug des zyklischen Entwicklungsgedankens zu Goethes Metamorphoseideen; den kindlichen Zahnwechsel wie 1907 als die *wirkliche Grenze der ersten Lebensperiode* des Menschen bezeichnend, sagte Steiner: *Was ist denn das eigentlich, dieses Bekommen der zweiten Zähne gegen das siebente Jahr hin, wo die erste Lebensperiode abschließt? Es ist das ein Konsolidieren, ein Verhärten des Menschen, respektive das Verhärten im Menschen gestaltet sich. Es ist wie ein Zusammenziehen aller Lebenskräfte, daß man Dichtestes, Mineralisiertes zuletzt noch einmal hervorbringen kann: die zweiten Zähne. Es ist ein wirkliches Zusammenziehen aller Lebenskräfte ins Dichte* (273, 260). Für den *Abschluß* der zweiten Lebensperiode des Menschen, der in der Geschlechtsreife zum Ausdruck komme, gelte dagegen das *Umgekehrte*: *Da ist nicht wiederum ein Zusammenziehen zur Verhärtung aller Lebenskräfte, sondern da ist im Gegenteil eine Verdünnung aller Lebenskräfte, ein Auseinandertreiben, ein Üppigwerden. Da ist ein entgegengesetzter Zustand, der in dem Organismus pulsiert* (ebd.). In *verfeinerter* Weise stelle das Ende der dritten Lebensperiode *um das 21. Lebensjahr* wiederum ein *Konsolidieren* des Menschen, ein *Zusammenziehen seiner Kräfte* dar, die mit dem 28. Jahr erneut zur *Ausdehnung* kommen: *21. Jahr: Zusammenziehung, mehr auf das stellen, was in seinem Innern lebt; 28. Jahr: Ausdehnung, mehr auf das stellen, das ihn zusammenbringt mit der ganzen weiten Welt. Mit dem 35. Lebensjahr – approximativ zu nehmen – ist wiederum eine Art Zusammenziehung dar* (ebd.). Die menschliche Entwicklung, so Steiner, verläuft nicht *geradlinig*, sondern vielmehr so, *daß sie sich in einer Wellenlinie bewegt: Zusammenziehung, Erhärtung; Erweichung, Ausdehnung; Zusammenziehung, Erhärtung; Erweichung, Ausdehnung. […] Alle Entwicklung schreitet […] im Rhythmus voran* (273, 260/261). Es sind die – wie Steiner am 16.4.1912 in Stockholm sagte – *tieferen Organisationskräfte* des Menschen, die in ihrem rhythmischen Wandel den Entwicklungsepochen zugrunde liegen (143, 120).

Kräfteströmungen vor und nach dem Zahnwechsel

In einem Dornacher Vortrag vom 21.7.1916 differenzierte Steiner dabei die Entwicklungszeit vor und nach dem Zahnwechsel des Kindes in einer Weise, die fundamentale Gestaltungsprinzipien des Gesamtorganismus erkennen ließ. Dort sagte er: *Sehen Sie, in den ersten sieben Jahren sind fortwährende Strömungen, Kräftewirkungen vorhanden von dem übrigen Organismus nach dem Haupte hin. Gewiß sind auch Strömungen vom Kopf nach dem übrigen Organismus, die sind aber in dieser Zeit schwach im Verhältnis zu den starken Strömungen, die von dem Leib nach dem Kopfe gehen. Wenn der Kopf wächst in den ersten sieben Jahren, wenn er sich noch weiter ausbildet, so rührt das davon her, daß der Leib eigentlich seine Kräfte in den Kopf hineinschickt; der Leib drückt sich in den Kopf hinein in den ersten sieben Jahren, und der Kopf paßt sich der Leibesorganisation an. Das ist das Wesentliche in der menschlichen Entwickelung, daß sich der Kopf in den ersten sieben Jahren der Leibesorganisation anpaßt. […] Dann kommt die Zeit ungefähr vom siebenten bis zum vierzehnten Lebensjahre, der zweite Lebensabschnitt des Menschen, bis zur Geschlechtsreife. Da findet das gerade Entgegengesetzte statt: ein fortwährendes Strömen der Kopfkräfte in den Organismus hinein, in den Leib hinein; da paßt sich der Leib dem Kopf an. Das ist sehr interessant wahrzunehmen, wie eine vollständige Revolution im Organismus stattfindet: ein Strömen, ein Hinaufkraften des Leibes in den Kopf in den ersten sieben Jahren, was dann den Abschluß findet im Zahnwechsel, und dann eine Umkehrung, ein Hinunterströmen, Hinunterkraften* (170, 46). Das Zusammenwirken von *Kopf* und *übrigem Organismus*, von *Haupt* und *Leibesorganisation*, deren *durchgreifenden Gegensatz* (174b, 294) Steiner in vielen Vorträgen der Jahre 1916 bis 1918 hervorhob, wird durch eine vollständige *Revolution* der Kräfte in der Zeit des Zahnwechsels verändert. Paßt sich der Kopf des Kindes in den ersten sieben Lebensjahren durch ein *Einströmen* der übrigen Leibeskräfte diesem Leib wesentlich an, so wirken nach dem Zahnwechsel wiederum die *Kopfkräfte* auf den übrigen Organismus, gestalten diesen sich entsprechend.[183]

Dabei sah Steiner einen polaren Gegensatz in der Bildung von Kopforganisation und extrakraniellem Organismus, der im folgenden thematisiert werden soll.

Die differente Entwicklungsdynamik der beiden Systeme

Am 12. November 1917 formulierte Steiner in einem öffentlichen Vortrag in Zürich: *So wie der Mensch heute vor uns steht, kann er wissenschaftlich nur durchschaut werden, wenn man das Haupt für sich nimmt und das andere gewissermaßen – nehmen Sie es zunächst als eine Hilfsvorstellung – als Anhangsorganismus* (73, 137). Das Haupt des Menschen ist *eine Art selbständige Formwesenheit* (183, 75), die schon einer *rein äußerlich-leiblichen Anschauung* in ihrer Eigenart erkennbar wird (65, 645). Die Differenz zwischen Hauptes- und übriger Leibesorganisation wird sinnlich anschaubar, d. h. sie manifestiert sich im Bereich geschaffener, gebildeter Form; sie gründet im *Ätherischen*, in dem in sich differenzierten, schaffenden *Bildekräfteleib*. Der geisteswissenschaftlichen Forschung ergibt sich, daß demjenigen, *was kraftet und lebt im Ätherleib des Hauptes, und was lebt im Ätherleib des übrigen Organismus, ganz verschiedene innere Kraftentwicklungen* eigen sind: *Dann aber, wenn einem wirklich das, was ätherisch ist, anschaulich wird, dann tritt einem der große Unterschied entgegen zwischen dem, was als Ätherleib des Menschen zugrunde liegt dem Haupte, und als Ätherleib zugrunde liegt dem übrigen Organismus* (66, 245/246). In zwei Berliner Vorträgen vom 15. und vom 31. März 1917 wies Steiner auf diese *ätherische* Bildungsdifferenz anhand der unterschiedlichen Entwicklungsdynamik von Haupt und übrigem Organismus hin und betonte die nur vierfache Gewichtszunahme (15.3.) bzw. Vergrößerung (31.3.) des Hauptes gegenüber einer zweiundzwanzigfachen Gewichtszunahme (15.3.) bzw. zwanzigfachen Vergrößerung des übrigen Organismus (31.3.; vgl. 66, 133/244). Hierauf kam Steiner ein Jahr später in einem Dornacher Vortrag vom 24.2.1918 zurück, innerhalb dessen er den extrakraniellen Organismus erstmals als einen *Herzensorganismus* bezeichnete bzw. von einem vom Herzen *durchorganisierten* Organismus sprach. Steiner sagte: *Es ist sehr interessant, wenn man verfolgt, daß sich dieses Haupt drei- bis viermal schneller entwickelt als der übrige Organismus. Wenn man den übrigen Organismus betrachtet, so kann man ihn mit einem gemeinsamen Namen nennen, insofern er hauptsächlich durchorganisiert ist vom Herzen, so daß man dann einen Gegensatz bekommt zwischen dem Kopforganismus und dem Herzensorganismus. Dieser Herzensorganismus entwickelt sich wirklich*

das Haupt als selbständige Formwesenheit und die ätherische Bildungsdifferenz

Haupt- und Herzensorganismus

drei- bis viermal langsamer als der Kopforganismus. Würden wir nur Kopf sein, so wären wir ungefähr im siebenundzwanzigsten, achtundzwanzigsten Jahr schon alte Leute, die sich zum Sterben anschicken, weil der Kopf sich so schnell entwickelt. Der übrige Organismus entwickelt sich viermal langsamer, und so leben wir bis in die Siebziger-, Achtzigerjahre hinein. Aber das ändert nichts daran, daß wir tatsächlich eine Kopfentwickelung und eine Herzentwickelung, daß wir diese zwei Naturen in uns tragen. Unsere Kopfentwickelung ist auch in der Regel mit dem achtundzwanzigsten Jahre vollständig abgeschlossen; der Kopf entwickelt sich nicht mehr weiter. Dasjenige, was sich dann entwickelt, ist der übrige Organismus. Der sendet auch von sich aus die Entwickelungsstrahlen in das Haupt herein (174b, 540). Die differente Entwicklungsdynamik impliziert, wie Steiner schon in den Berliner Vorträgen betont hatte, einen Entwicklungsvorsprung, eine vorzeitige Ausgestaltung und *Vollkommenheit* des Hauptes.[184]

Impulsierung der menschlichen Embryonalentwicklung durch die Hauptesorganisation

Die Differenz der *Entwicklungszeitläufe* ist dabei nach Steiner keinesfalls ein ausschließlich postnatales Phänomen; sie hat vielmehr, wie in Dornach am 21.3.1919 hervorgehoben wurde, bereits in der menschlichen Embryonalbildung Gültigkeit: *Der Kopf ist das, was sich zuerst in einer gewissen Vollkommenheit in der menschlichen Embryonalbildung ausbildet* (190, 18). Die menschliche Embryonalbildung geht in geisteswissenschaftlicher Anschauung geradezu *vom Kopf aus*, wird durch ihn eingeleitet und impulsiert (190, 18).

Die unterschiedlichen Entwicklungsimpulse von Hauptes- und extrakranieller Organisation

Das Haupt des Menschen ist *selbständige Formwesenheit* (s. o.). In vielen Vorträgen versuchte Steiner, den besonderen *Ursprung*, die eigentümliche Herkunftsstruktur dieser *Formwesenheit* seinen Zuhörern deutlich zu machen; von seinem diesbezüglichen *Forschungsergebnis*, einem *empirischen Ergebnis der übersinnlichen Erfahrung* (73, 308), sagte er, daß es in der Gegenwart noch *grotesk* (65, 668) oder *paradox* (73, 307) klingen müsse. Gleichwohl schilderte Steiner in zahlreichen Vorträgen der Jahre 1916 bis 1919 die entsprechenden Zusammenhänge, die er schon Jahre zuvor angedeutet hatte.

kosmische Hauptbildung

Der Kopf ist ganz aus dem Kosmos heraus gebildet (Dornach, 24.2.1918 – 174b, 295), aus dem *geistigen Kosmos*, in dem der individuelle Wesenskern des Menschen vorgeburtlich sein Sein hatte: *Der Kopf des Menschen wird [...] in der geistigen Welt gebildet, in der geistigen Welt veranlagt; zwischen dem letzten Tode und dieser Geburt ist der Kopf im wesentlichen gebildet worden* (170, 57). Weiter formulierte Steiner in dem letztzitierten Vortrag: *Nicht wahr, man möchte sozusagen den Menschen in der Gegenwart kennen, der nun nicht sagen wird: Man weiß doch ganz genau, daß der Kopf im Leibe der Mutter während der Zeit der Schwangerschaft entsteht, und es ist doch eine Verrücktheit, zu sagen, daß er hauptsächlich in der langen Zeit gebildet wird, die zwischen dem letzten Tode und dieser Geburt oder Empfängnis liegt. [...] Natürlich, vor der Empfängnis ist alles das, um was es sich handelt am menschlichen Kopf, unsichtbar; es fährt [...] kein Meteor aus Himmelshöhen in den Leib der Mutter hinein. Aber die Kräfte, die in Betracht kommen, namentlich auch die Formungskräfte, die gestaltenden Kräfte des menschlichen Hauptes, die sind tätig in der Zeit zwischen dem Tod und einer neuen Empfängnis. [...] Diese Kräfte muß man sich [...] nicht so vorstellen, daß sie die physische Form des Kopfes haben. Aber es sind Kräfte vorhanden, welche diese physische Form des Kopfes bewirken, bedingen. Und während der Vorbereitungszeit des menschlichen Hauptes im Mutterleibe setzt sich die Materie an diese Kräfte an; im Sinne dieser Kräfte setzt sich die Materie an. [...] Es kristallisiert sich die Materie gewissermaßen um bestimmte unsichtbare Bildekräfte* (170, 57/58). Diese *kosmisch-geistigen* Bilde- oder Formungskräfte des menschlichen Hauptes aber stehen nach Steiner in einem wesentlichen Bezug zu jener leiblich-biographischen Existenz, die dem Übergang in den *Geistkosmos* vorausging. Ein Bezug, der in einer konkreten Kräfte-Metamorphose zum Ausdruck kommt – am 15.3.1919 sagte Steiner in Dornach: *Was unser Leben an Kräften zwischen Tod und neuer Geburt überdauert, und in der nächsten Inkarnation zum Kopf wird [...], das ist der übrige Leib der vorhergehenden Inkarnation. Den Kopf verlieren wir in bezug auf seine Kräfte, indem wir durch den Tod gehen; den übrigen Leib wandeln wir in bezug auf seine Kräfte um zu unserem Kopf in der nächsten Inkarnation* (189, 147). Das *Übersinnliche der [Leibes-]Formen* geht durch eine *Metamorphose in ihrer höchsten Ausbildung* in die Neugestaltung des Hauptes über (187, 86). Unter expliziter Bezugnahme auf Goethes Ideen über die Metamorphose von Wirbel- in Schädelknochen sagte Steiner in einem öffentlichen Vortrag am 15.4.1916 in Berlin: *Auf einer anderen Entwickelungsstufe ist der übrige Organismus in einer entsprechenden Art etwas Ähnliches wie das Haupt, wie der Wirbelknochen der Rückenmark-Säule etwas Ähnliches ist wie der Schädelknochen. Das ganze menschliche Haupt ist umgewandelt aus dem menschlichen übrigen Organismus. [...] Der übrige Organismus ist auf einer bestimmten Stufe stehengeblieben; es sind festgehalten die Bildungsgesetze auf einer bestimmten Stufe. Im Haupte sind sie weitergetrieben, sind weiter in die Form hinein verarbeitet, sind weiter in die Plastik ausgegossen, möchte ich sagen* (65, 645). Steiner fügte hinzu, daß es notwendig wäre, lange Zeit über *Einzelheiten in dieser Beziehung* zu sprechen und sagte: *Wenn man hier durch Wochen hindurch einen anatomisch-physiologischen Kursus halten könnte und auf die einzelnen*

die Kristallisation der Materie um die Bildekräfte

„eine Metamorphose in ihrer höchsten Ausbildung"

Organe eingehen würde, die sich im Haupte und im anderen menschlichen Organismus finden, so würde man bis ins Einzelnste hinein im strengsten Sinne naturwissenschaftlich nachweisen können, wie der Grundgedanke, den ich jetzt nur andeuten kann, absolut zu belegen ist (65, 646).

die naturwissenschaftliche Nachweisbarkeit

Das Haupt des Menschen ist nach Steiner *hervorgegangen durch Metamorphose aus dem Leib der vorhergehenden Inkarnation* und ist *aus dem ganzen Kosmos, aus der Sphäre des ganzen Kosmos heraus* gebildet (273, 79). In polarem Gegensatz zu dieser kosmischen Dimension der Hauptesbildung steht ein irdisches Bildungsprinzip, das Steiner im Dornacher Vortrag vom 21.3.1919 nun aber keineswegs für den ganzen *übrigen Leib*, sondern lediglich für die menschlichen Gliedmaßen (*zu denen auch das Stoffwechselsystem gehört innerlich*) geltend machte. In bezug auf ihre Bedeutung für das Werden der Hauptesorganisation in der nachfolgenden Inkarnation können die Kräfte von *Stoffwechsel-Gliedmaßensystem* und *Rhythmischem System* Steiner zufolge gemeinsam betrachtet und unter dem Begriff des *übrigen Leibes* subsummiert werden – für sich genommen unterliegen die beiden Systeme aber unterschiedlichen Werdensprinzipien. Denn allein dem zwischen *Nerven-Sinnessystem* und *Stoffwechsel-Gliedmaßensystem* und damit gewissermaßen zwischen *Himmel* und *Erde* gelegenen *mittleren System* sprach Steiner zu, von den Kräften des familiären *Erbstromes* beeinflußt zu sein: *Wir erben nichts für unseren Kopf von unserem Vater und unserer Mutter [...]. Wir erben nichts für unser Stoffwechselsystem, denn das gibt uns nach der Befruchtung erst die Erde. Wir erben bloß innerhalb des Lungen-Herzsystems, wir erben bloß in all den Kräften, die im Atmen und in der Blutzirkulation leben; da erben wir. Nur ein Glied, das mittlere Glied des Menschen, das Atmungs-Zirkulationsglied, das ist dasjenige, was den beiden Geschlechtern den Ursprung verdankt. So kompliziert ist der Mensch. Er ist ein dreigliedriges Wesen auch seinem physischen Organismus nach* (190, 19). Die Bildung des menschlichen Hauptes unterliegt dem *geistigen Kosmos* bzw. den nachtodlich metamorphosierten Bildekräften einstiger Leiblichkeit; Gliedmaßen und Stoffwechsel werden postkonzeptionell durch die Kräfte der Erde bestimmt, der Ursprung des *Rhythmischen Systems* aber ist nach Steiner in den Vererbungskräften zu suchen. Gleichwohl ist zu beachten, daß sich die drei genetisch unterschiedlichen *Systeme* durchdringen und beeinflussen. So sprach Steiner am 5.8.1916 in Dornach davon, daß *die mit der Vererbung zusammenhängenden Kräfte* durchaus in die Bildungskräfte des Hauptes mit *hineinspielen*, ohne dort allerdings von ausschlaggebender Bedeutung zu sein (170, 58), und wies am 24.2.1918 darauf hin, daß die Vererbungskräfte aus dem extrakraniellen Organismus *heraus arbeiten* (174b, 295) und solchermaßen *die vererbten Impulse das ganze Leben hindurch an den Kopf* abgeben würden (174b, 297). Dieser Vorgang finde zwar hauptsächlich in den sieben

die Herkunft der drei Systeme

Lebensjahren vor dem Zahnwechsel, doch in verminderter Intensität auch später statt (*Unsere Kopfentwickelung ist [...] in der Regel mit dem achtundzwanzigsten Jahre vollständig abgeschlossen; der Kopf entwickelt sich nicht mehr weiter. Dasjenige, was sich dann entwickelt, ist der übrige Organismus. Der sendet auch von sich aus die Entwickelungsstrahlen in das Haupt herein.* s.o.).

Hauptesorganisation, „übriger Leib" und Dreigliederung

Abschließend sei noch einmal betont, daß Steiner in bezug auf die Werdensstruktur des menschlichen Leibes auf eine fundamentale Differenz zwischen Hauptesorganisation und *übrigem Leib* aufmerksam machte. Die Bildungsgesetze des *gesamten* extrakraniellen Leibes werden ihm zufolge durch eine steigernde Metamorphose zu den künftigen Bildungskräften des Hauptes.[185] Ein Aspekt der physiologischen *Dreigliederung* des menschlichen Organismus kam dagegen dort ansatzweise zum Vorschein, wo Steiner das Werden des *extrakraniellen* Leibes differenzierter zu beleuchten versuchte, dabei einerseits die Bedeutung der Erde, andererseits die Abhängigkeit von familiär gebundenen Erbkräften thematisierte. Letztere wirken im *Rhythmischen System*, durchwirken von dort aus den übrigen Organismus – und dies wohl vornehmlich (aber keineswegs ausschließlich) im ersten Lebensjahrsiebt des Kindes, d.h. in den Jahren, in denen sich der Kopf dem übrigen Leibes- oder *Herzensorganismus* (s.o.) anzupassen hat. Nach dem Zahnwechsel des Kindes werden die Wirkkräfte des Hauptes dagegen dominant, strömen in den Leib hinunter, verändern den *Herzensorganismus* im Sinne ihrer *kosmischen* Bildungsprinzipien.

*

7. Wesensglieder, funktionelle Dreigliederung und Organlehre

die „Werkzeuge des physischen Leibes"

Alles dasjenige, was der Mensch seelisch-geistig sein eigen nennt, wirkt in seinem physischen Dasein zwischen Geburt und Tod durch die Werkzeuge des physischen Leibes. Wir können nun bei jedem Gliede des Menschen fragen: Durch welche Partien der physischen Leiblichkeit wirkt das betreffende Glied? (6.3.1917 – 175, 99.) Rudolf Steiner entwickelte seine grundlegenden Ausführungen zur funktionellen *Dreigliederung* in öffentlichen und Mitglieder-Vorträgen der Jahre 1917 bis 1919 ohne explizite Bezugnahme auf die vier menschlichen *Wesensglieder*. Nur sporadisch wurde in einigen Darstellungen dieses Zeitraumes auf einen Zusammenhang der verschiedenen Aspekte hingewiesen, der nachfolgend betrachtet werden soll.

Funktionelle Dreigliederung und Wirksamkeit der Wesensglieder

Prinzipielle Hinweise

Erinnerungsfähigkeit, Denktätigkeit, Gefühlstätigkeit und Willenstätigkeit

Während Sie […] vorzugsweise mit dem physischen Leib zusammenbringen müssen die Erinnerungsfähigkeit des Menschen, mit dem ätherischen Leib die Denktätigkeit, mit dem astralischen Leib die Gefühlstätigkeit des Menschen, werden Sie […] mit dem Ich zusammenbringen müssen vorzugsweise die Willenstätigkeit des Menschen (157, 241). In der zitierten Vortragsstelle aus dem Jahr 1915 wies Steiner auf den *Zusammenhang* der *elementaren Seelenakte* mit den *höheren* menschlichen *Wesensgliedern* hin;[186] Organsysteme des menschlichen Leibes, die an dem Vollzug der primär seelisch-geistigen Tätigkeiten mitbeteiligt sein könnten, wurden 1915 noch nicht genannt. Wie zuvor gezeigt (vgl. S. 279ff.), vertrat Steiner am 15. März 1917 in einem Architektenhaus-Vortrag zu Berlin erstmals die Zuordnung von Denken, Fühlen und Wollen zu *Nerven-Sinnessystem*, *Rhythmischem System* und *Stoffwechsel-Gliedmaßensystem*. Eine immanente Beziehung des *Nerven-Sinnes-Systems* zu menschlichem *Ätherleib*, des *Rhythmischen Systems* zu *Astralleib* sowie des *Stoffwechsel-Gliedmaßensystems* zur menschlichen *Ich*-Wirklichkeit deutete Steiner in der Fortführung des 1915 Ausgesagten allerdings bereits am 6. März 1917 an. An diesem Tag wies er in einem internen Vortrag vor Mitgliedern der

Anthroposophischen Gesellschaft auf die Bindung des menschlichen *Ichs* an die, wie er sagte, *niedrigste Leiblichkeit* hin, während er den *Astralleib* mit dem *Brustteil* sowie den *Ätherleib* mit dem *Haupt* des Menschen in Zusammenhang brachte. Dabei erwähnte Steiner erneut die drei *Bewußtseinsstufen* von Denken, Fühlen und Wollen, die er nun auch explizit für die eigentlichen Tätigkeiten der *Wesensglieder* innerhalb der menschlichen Leiblichkeit geltend machte. U.a. hieß es dort: *Das Ich ist gebunden an die niedrigste Leiblichkeit des Menschen, und diese niedrigste Leiblichkeit schläft eigentlich fortwährend. Sie ist nicht so organisiert, daß sie dasjenige, was in ihr verläuft, ins Bewußtsein heraufträgt. Was in der niederen Leiblichkeit des Menschen geschieht, das ist auch im gewöhnlichen Wachzustand dem Schlafe unterworfen. Unser Ich, das kommt uns als solches in seiner Wahrheit, in seiner wirklichen Wesenheit ebensowenig zum Bewußtsein, wie uns die Vorgänge unserer Verdauung zum Bewußtsein kommen* (175, 99).

Wesensglieder und Organismusregionen

Was aber ist die *niederste Leiblichkeit* des Menschen? Steiner präzisierte es nicht; der Hinweis auf die *Verdauungsvorgänge* wies freilich in die Richtung eines als *Stoffwechsel* zu interpretierenden Substanzgeschehens. An anderer Stelle wurde hinzugefügt, daß das *Ich* im Wachzustand des Menschen *bei all den Tätigkeiten im menschlichen Leibe [weile], die die niedersten Tätigkeiten sind, die zuletzt gipfeln in der Blutbereitung* (175, 102). Dieser Hinweis scheint eine Verbindung zu den Äußerungen Steiners innerhalb der *„Okkulten Physiologie"* nahezulegen, wo von der Wirkung des *Ichs [...] bis herunter zu den Anfängen der Verdauungs- und Ernährungsprozesse* im Fortgang jenes Assimilationsprozesses der Nahrungssubstanzen gesprochen worden war, die zuletzt in das Blutsystem aufgenommen werden (s. S. 215ff.). Die *niederste Leiblichkeit* könnte demnach mit dem Stoffwechselsystem bzw. der *Welt der inneren Organe*, repräsentiert durch Leber, Galle und Milz, identisch sein, die vornehmlich der Umwandlung der Nahrungsstoffe in Leibessubstanz und damit dem eigentlichen Stoffwechsel dienen. Allerdings war innerhalb der *„Okkulten Physiologie"* nicht von einer wirklichen *Blutbereitung* gesprochen worden – sofern damit (mittelbar oder unmittelbar) die Hämatopoese im Knochenmark gemeint war. Andererseits scheint aufgrund vieler indirekter Hinweise ein enger Zusammenhang von Steiners weit gefaßtem Ernährungsbegriff mit dem der *Blutbereitung* wahrscheinlich. Dafür, daß mit der *niedersten Leiblichkeit* in Annäherung die Prager *Welt der inneren Organe* identifiziert werden kann, spricht auch, daß Steiner die vollständige Unbewußtheit der betreffenden Organprozesse auch in der *„Okkulten Physiologie"* in bezug auf den eigentlichen *Ernährungsvorgang* hervorgehoben hatte.

das Ich und die „niedrigste Leiblichkeit"

In seinem Berliner Vortrag fuhr Steiner fort: *Gehen wir nun zu dem zweiten Gliede der menschlichen Natur, zu demjenigen, was wir als den Astralleib*

der Astralleib und der „Brustteil"

bezeichnen, dann finden wir diesen Astralleib in bezug auf die Werkzeuge, durch die er wirkt, von einem gewissen Gesichtspunkte aus gebunden an den Brustteil des Menschen. Und im Grunde genommen können wir von dem, was in diesem Astralleib vorgeht und durch den Brustteil wirkt, eigentlich nur träumen. [...] Daher träumen wir im Grunde genommen fortwährend über unsere Gefühle, über dasjenige, was als Empfindungen in uns lebt (175, 100). *Von einem gewissen Gesichtspunkt aus* wirkt der *Astralleib* durch den *Brustteil* des Menschen. Seine Tätigkeit hat die *Bewußtseinshelle* des Traumes; diese kommt, so Steiner weiter, damit auch all jenen Organfunktionen des *Brustteiles* zu, durch die der *Astralleib [...] wirkt*: das Herz *schlägt, pulst unter dem Einfluß des Astralleibes*, von den Herzvorgängen hat der Mensch *nicht ein volles Bewußtsein, sondern fortwährend nur ein Traumbewußtsein* (175, 101).

der Ätherleib und das Haupt

Und weiter: *Dasjenige [...], was wir den Ätherleib nennen, das ist mit Bezug auf seine Leiblichkeit gebunden an das Haupt, an den Kopf. [...] Wenn der Kopf denkt, so denkt er unter dem Einfluß des Ätherleibes. [...] Und das ist dasjenige, was zunächst durch die eigentümliche Organisation des Kopfes in uns fortwährend wachen kann, beziehungsweise fortwährend wachen kann, wenn es im Leibe ist, also wenn es mit der Leiblichkeit des Kopfes verbunden ist* (175, 100/101). Auch später sprach Steiner vom *tagwachenden Bewußtsein* des *Hauptes*, das er von dem *fortwährenden Traumesbewußtsein* des *Rumpfesmenschen* und dem *schlafenden Traumesbewußtsein* des *Gliedmaßenmenschen* unterschied (25.6.1918 – 181, 288). Festzuhalten bleibt demnach, daß am 6.3.1917 *Ich*, *Astralleib* und *Ätherleib* in nicht im einzelnen ausgeführter Weise mit *niedriger Leiblichkeit*, *Brustteil* und *Kopf* und damit annähernd mit *Stoffwechsel-Gliedmaßensystem*, *Rhythmischem System* und *Nerven-Sinnessystem* in Zusammenhang gebracht wurden.

Hinzuweisen ist weiterhin auf einen bereits am 5.8.1916 in Dornach gehaltenen Vortrag, der als ergänzende Vorstufe des in Berlin sieben Monate später Ausgeführten gelten kann. Ausgehend von der Polarität zwischen Hauptesorganisation und extrakraniellem Organismus und den in ihr wirksamen *Wesensgliedern*, betonte Steiner dort die Dominanz von *Physischem Leib* und *Ätherleib* bezüglich der *Bildekräfte des Hauptes* (170, 66) sowie die Wirksamkeit von *Ich* und *Astralleib* im übrigen Organismus – und sagte: *Also, wenn Sie diesen Gegensatz nehmen, einerseits den Kopf und andererseits den übrigen Leib, so würden wir im Kopf hervorstechend haben: physischen Leib und Ätherleib, und relativ selbständig, das durchflutend, astralischen Leib und Ich. Im übrigen Leib würden wir Ich und astralischen Leib haben, die geradezu in den physischen Vorgängen drinnen wirken [...].* (170, 69) Das menschliche Haupt betreffend fügte Steiner hinzu, daß in diesem das *Ich [...] eigentlich sehr seelisch* sei – *es durchtränkt, durchkraftet seelisch das Haupt, aber es ist als Seelisches ziemlich selbständig* (170, 66). Zwar könne gesagt werden, daß das

Ich im Wachzustand des Menschen *im Kopf* sehr tätig sei; *aber es ist eigentlich niemals so, daß es im Kopfe eine solche innerliche Tätigkeit verrichtet wie im übrigen Leib, im Blute, und das Blut, das zum Kopf geht, ist ja auch vom übrigen Leib abhängig. Deshalb, sagte ich, kann man die Dinge nicht so trennen. Es spielt eines in das andere hinein. Aber dasjenige, was der Impuls des Blutes ist, kommt eben nicht aus dem Kopf, sondern es wird in den Kopf hineingedrängt. Das geht von dem Ich aus, insoferne es vom Leib abhängig ist* (170, 68). Die *Ich*-Wirksamkeit in der menschlichen *Blutzirkulation* (170, 69), die Bedeutung des *Ichs* für die sich im Atmungsprozeß ereignenden *chemischen Blutvorgänge* (170, 67) wurde ebenso hervorgehoben wie die Verbindung des *astralischen Leibes* mit *aller Regsamkeit, sei es Nerven-, sei es Muskelregsamkeit des Leibes* (170, 72).

Die Dreigliederung des Nervensystems und die Wirksamkeit der Wesensglieder

Wenn auch in Steiners Aussagen vom August 1916 eine *Dreigliederung* der Organsysteme und deren immanenter Bezug zu den *Wesensgliedern* noch nicht eindeutig erkennbar wurde, so strebte die Darstellung doch nach übergreifenden Gestaltungszusammenhängen, die die Zuordnung einzelner Organsysteme zu verschiedenen *Wesensgliedern* auf höherer Ebene ansichtig machte. In dieser Hinsicht muß auch ein Vortrag vom November 1916 Berücksichtigung finden, in dem das bisher einheitlich mit dem menschlichen *Astralleib* in Zusammenhang gebrachte menschliche Nervensystem erstmals unter dem Gesichtspunkt einer differentiellen *Wesensglieder*-Wirksamkeit betrachtet und dabei in die unterschiedlichen leiblichen Ebenen von *Gehirnnervensystem, Rückenmarksnervensystem* und autonomem *Gangliensystem* unterteilt wurde. Daran festhaltend, daß entwicklungsgeschichtlich *das ganze Nervensystem mit Hilfe des astralischen Leibes zustande gebracht worden ist* (172, 58), wies Steiner darauf hin, daß sich das ursprünglich einheitliche Nervensystem weiterentwickelt habe, daß dabei aber *andere Beziehungen [...] eingeleitet worden [sind] seit der ersten Bildung* (172, 58). Die entstandenen *drei Arten von Nerven* (172, 57) haben nun eine je eigene Beziehung zu den menschlichen *Wesensgliedern: [Das] Nervensystem des Gehirns hängt im wesentlichen zusammen mit der ganzen Organisation unseres Ätherleibes. Selbstverständlich sind überall weitere Beziehungen vorhanden, so daß natürlich unser ganzes Gehirnsystem auch Beziehungen zum astralischen Leib oder zum Ich hat. Aber das sind sekundäre Beziehungen. Die primären, die ursprünglichen Beziehungen sind zwischen unserem Gehirnnervensystem und zwischen unserem Ätherleib. [...] Das Rückenmarksystem hat die innigsten*

differenzierte Betrachtung des Nervensystems

„drei Arten von Nerven"

und primärsten Beziehungen zu unserem Astralleib, so wie wir ihn jetzt als Menschen an uns tragen – und das Gangliensystem zu dem Ich, zu dem eigentlichen Ich. Das sind die primären Beziehungen, wie wir sie jetzt haben (172, 75). Die inhaltlichen Bezüge zu dem im März 1917 in Berlin Ausgeführten sind offenkundig – Gehirn, Rückenmark und Ganglien *repräsentieren* Haupt, Brust und *niedere Leiblichkeit*. Die *Dreigliederung* innerhalb des Nervensystems wurde damit in bezug auf die wirksamen *Wesensglieder* bereits im November 1916 formuliert.

Ich und Gangliensystem (Plexus coeliacus)

Im Januar 1917 kam Steiner hierauf zurück und erläuterte die zwei Monate zuvor lediglich angedeuteten Vorgänge. Die ausführlichste Darstellung widmete er dabei dem *Ich*-Bezug des *Gangliensystems*, als dessen *Ausgangspunkt* Steiner das *Sonnengeflecht*[187] bezeichnete. Am 4.1.1917 sagte er in Dornach: *Dasjenige, wodurch das Ich sich hauptsächlich […] in der menschlichen physischen Natur auswirkt, ist das als das Gangliensystem bezeichnete Nervensystem, das Nervensystem, das vom Sonnengeflecht ausgeht. […] Die Bedeutung des Wortes: Das Ich wirkt durch den Angriffspunkt des Sonnengeflechtes – muß man sich völlig klarmachen. […] Das wirkliche Ich greift als bildsame Kraft durch das Sonnengeflecht in die ganze Organisation des Menschen ein. Gewiß kann man sagen, das Ich verteilt sich über den ganzen Leib. Aber sein Hauptangriffspunkt, wo es besonders in die menschliche Bildsamkeit, in die menschliche Organisation eingreift, ist das Sonnengeflecht, oder besser gesagt, weil alle die Zweigungen dazugehören, das Gangliensystem, dieser im Unterbewußtsein lebende Nervenprozeß, der sich im Gangliensystem abspielt. Da das Gangliensystem die ganze Zirkulation des Blutes mitbedingt, so widerspricht das auch nicht der Tatsache, daß das Ich im Blute seinen Ausdruck hat. In diesen Dingen muß man das Gesagte eben ganz genau nehmen. Es ist etwas anderes, wenn gesagt wird: Das Ich greift durch das Gangliensystem in die Bildungskräfte und in die ganzen Lebensverhältnisse des Organismus ein, als wenn davon gesprochen wird, daß das Blut mit seiner Zirkulation der Ausdruck für das Ich im Menschen ist. Die menschliche Natur ist eben kompliziert* (174, 126/127). Das menschliche *Ich* hat *mehr oder weniger seinen alleinigen Angriffspunkt […] im Gangliensystem und dem, was damit zusammenhängt* (174, 135), es greift durch das sympathische Nervensystem in die *Bildungskräfte* und *Lebensverhältnisse* des Organismus ein. Ob mit den *Bildungskräften* und *Lebensverhältnissen* im engeren Sinne *Stoffwechselvorgänge* gemeint waren, ist aus dem Vortragstext nicht erschließbar. Gleichwohl schien Steiner Vorgänge im Auge zu haben, die sich tief im Inneren des menschlichen Organismus abspielen; er sprach an einer Stelle vom *Unterbewußt-Organischen* (174, 135) und schien damit in die Richtung jener – gleichfalls unbewußten – *niedrigen Leiblichkeit* zu deuten, die er im März 1917 mit der *Ich-Wirksamkeit* in Verbindung brachte.

Bezüglich des *astralischen Leibes* fuhr Steiner fort: *Geradeso wie das Ich seinen Angriffspunkt hat im Gangliensystem, so hat der astralische Leib seinen Angriffspunkt in all den Prozessen, die mit dem Rückenmarknervensystem zusammenhängen. Natürlich gehen die Nerven durch die ganze Körperlichkeit; aber wir haben hier einen zweiten Angriffspunkt. Dazu gehören natürlich wieder alle Prozesse, welche mit diesem Nervensystem zusammenhängen. Das ist noch nicht das Gehirnnervensystem, sondern das Rückenmarksystem, das zum Beispiel mit unseren Reflexbewegungen zusammenhängt, und das ein Regulator ist für sehr vieles im menschlichen Leib. Und wenn man so spricht, wie ich jetzt spreche, so muß man immer im Auge behalten, daß alle Prozesse, die durch dieses Nervensystem geregelt werden, dazu gehören* (174, 132). Der eigentliche *Angriffspunkt* für die organische Wirkung des *Astralleibes* ist das *Rückenmarknervensystem*; der *Astralleib* tritt damit in Verbindung mit all jenen leiblichen Prozessen, in die dieses ordnend, *regelnd* eingreift. Wiederum wurde die Natur dieser Prozesse von Steiner nicht näher bestimmt.

Astralleib und Rückenmarknervensystem

Nun, ebenso wie der astralische Leib auf diese Weise durch das Rückenmarksystem und alle Prozesse im organischen Leben, die damit zusammenhängen, gefesselt ist, so ist der ätherische Leib durch das Gehirnsystem mit allem, was dazu gehört, gefesselt. Der ätherische Leib hat seinen Angriffspunkt also durch das Gehirnsystem (174, 134).

Ätherleib und Hirnnerven

Abschließend wies Steiner auf das Zusammenwirken der drei differenten Nervensysteme hin und sagte: *Dieses ist nun aber durchaus so zu verstehen, daß zwar das Ich mehr oder weniger seinen alleinigen Anziehungspunkt hat im Gangliensystem und dem, was damit zusammenhängt, der astralische Leib im Rückenmarksystem, aber mit dem Gangliensystem zusammen, der Ätherleib im Gehirnsystem, aber mit dem Rückenmarksystem und dem Gangliensystem zusammen. Insofern hat zum Beispiel das Gangliensystem, weil es ja alles Unterbewußt-Organische versorgt, auch mit dem Gehirn zu tun* (174, 135).

Das dreigegliederte Nervensystem und die menschliche Schlafkonstitution

Auf einen die *Dreigliederung* des Nervensystems betreffenden Aspekt, den Steiner in der Darstellung vom November 1916 erwähnte, soll im folgenden noch eingegangen werden. Steiner beschrieb darin die veränderte Leibeskonstitution des schlafenden Menschen unter besonderer Berücksichtigung neuronaler Strukturen. Hierzu ein kurzer Rückblick.

Bei prinzipieller Aufrechterhaltung der in den Anfangsjahren der anthroposophischen Geisteswissenschaft vertretenen Konzeption des mensch-

die Umlagerung von Ich und Astralleib im Schlaf

lichen Schlafes, die ein tätiges Sein von *Ich* und *Astralleib* in der *geistigen Welt* und *außerhalb* des Leibes beinhaltete (vgl. S. 146ff.), hatte Steiner bereits 1912[188] in einem Berliner Vortrag auf eine erste Modifikation, Erweiterung oder vielmehr Präzisierung dieser Darstellungsweise hingewiesen (*Nun ist aber diese [zuvor gegebene] Charakteristik, so richtig sie von einer Seite aus ist, eben nur von einer Seite aus gesehen.* 141, 76). Steiner schilderte dort, daß das *Verlassen* des menschlichen Leibes durch *Ich* und *Astralleib* nächtlich nur für den *oberen Teil* der menschlichen Gestalt Gültigkeit habe, während *Ich* und *Astralleib* in den *unteren Teilen des Rumpfes* dagegen *mehr drinnen sind, mehr verbunden sind mit dem physischen Leibe und dem Ätherleibe, als es im Wachzustande der Fall ist* (141, 78). Zwei Jahre später konkretisierte er dies dann am 5.5.1914 in Basel mit den Worten: *Während des Schlafes sind wir, streng genommen, mit unserem Ich und Astralleib außerhalb unseres Blutes und unseres Nervensystems. Aber wenn gleichsam die Sonne unseres Wesens, unser Ich und Astralleib, untergehen für unser Blut und unser Nervensystem, die sie während des Tages durchdringen, so gehen sie auf für die andere Hälfte des Menschen, für die Organe, die nicht Blut und Nervensystem sind. Mit denen steht der Mensch während des Schlafes in einer innigen Verbindung. […] Während wir bei tagwacher Zeit von unserem Ich und Astralleib aus stark unser Nervensystem und unser Blut beeinflussen, beeinflussen wir unsere anderen Organe und auch das an unseren anderen Organen, was nicht gewissermaßen von Blut und Nerven selber ausgeht, sondern was von unseren Nerven in das Blut hineinspielt, beeinflussen wir dies alles von unserem Ich und Astralleib aus besonders stark im Schlaf* (154, 45). Steiner sprach von einer starken nächtlichen Wirkung von *Ich* und *Astralleib* auf dasjenige, *was von unseren Nerven in das Blut hineinspielt* – diese Aussage blieb in Basel (trotz der Prager Ausführungen über die *vermittelnde*, *einschreibende* Wirkung der Nerven- auf die menschliche Bluttätigkeit; vgl. S. 220ff.) jedoch weitgehend unbestimmt. Auf den dort nur angedeuteten Sachverhalt schien Steiner dann aber in dem Dornacher Vortrag vom November 1916 zurückzukommen, nachdem nicht zuletzt die Charakterisierung des menschlichen Nervensystem in der Zwischenzeit weiterentwickelt worden war (s. o.). Zu Beginn seines Vortrages rekapitulierte er dabei die Darstellung von 1912: *Und wir schildern […], indem wir charakterisieren die Wechselzustände zwischen Wachen und Schlafen, so, daß wir sagen: während des Wachens sind Ich und astralischer Leib im physischen Leibe und im Ätherleib drinnen; während des Schlafens sind Ich und astralischer Leib draußen. Das ist für ein zunächstiges Verständnis der Sache vollständig ausreichend und entspricht durchaus den geisteswissenschaftlichen Tatsachen. Aber es handelt sich darum, daß man dadurch, daß man so schildert, nur einen Teil der vollen Wirklichkeit gibt. Wir können niemals in einer Schilderung die volle Wirklichkeit umfassen; einen*

Teil der vollen Wirklichkeit geben wir eigentlich immer, wenn wir irgend etwas schildern, und wir müssen immer erst von einigen anderen Seiten wiederum Licht suchen, um die geschilderte Teilwirklichkeit in der richtigen Weise zu beleuchten. Und da muß gesagt werden: es ist im allgemeinen so, daß Schlafen und Wachen wirklich eine Art zyklischer Bewegung für den Menschen darstellen. Strenge genommen sind nämlich Ich und astralischer Leib außer dem physischen und ätherischen Menschenleib im Schlafzustande nur außerhalb des Hauptes, während gerade dadurch, daß im Schlafe das Ich und der astralische Leib außerhalb des physischen und ätherischen Hauptes des Menschen sind, sie eine um so regere Tätigkeit ausüben auf die andere menschliche Organisation (172, 56). Nachdem Steiner dann seine grundlegenden Ideen über die anatomisch-physiologische *Dreigliederung* des Nervensystems, über die Beziehungen von *ätherischem Leib* zu *Gehirnnervensystem*, *Astralleib* zu *Rückenmarknervensystem* und *Ich* zu *Gangliensystem* dargelegt hatte, fuhr er fort: *Wenn wir dies in Erwägung ziehen, so werden wir uns leicht vorstellen können, daß eine besonders rege Beziehung herrscht während unseres Schlafzustandes zwischen unserem Ich und unserem Gangliensystem, das vorzugsweise ausgebreitet ist in dem Rumpforganismus, das in Strängen umkleidet das Rückenmark außen usw. Aber diese Beziehungen sind gelockert während des Tagwachens; sie sind vorhanden, aber gelockert während des Tagwachens. Sie sind inniger während des Schlafens. Und inniger als während des Tagwachens sind die Beziehungen zwischen dem astralischen Leib und den Rückenmarksnerven im Schlafzustande. So daß wir also sagen können: während des Schlafzustandes treten ganz besonders innige Beziehungen auf zwischen unserem Astralleib und unseren Rückenmarksnerven und zwischen unserem Ich und unserem Gangliensystem. […] Dann aber, wenn Sie dies in Erwägung ziehen, werden Sie auch eine Brücke finden zu dem anderen wesentlichen, bedeutungsvollen Gedanken: daß für das Leben etwas sehr Wichtiges dadurch gegeben sein muß, daß ein rhythmischer Wechsel eintritt im Zusammenleben des Ichs z. B. mit dem Gangliensystem und des astralischen Leibes mit dem Rükkenmarksystem – ein rhythmischer Wechsel, der identisch ist mit dem Wechsel des Schlafens und Wachens* (172, 75). Das *rege Leben*, das der schlafende Mensch zur Nachtzeit entwickelt, hat *vielfach seinen organischen Sitz […] im Rückenmark und im Gangliensystem* (172, 77); er versenkt sich während des Schlafes *gewissermaßen in eine geistige Innenwelt* (172, 93).[189]

„eine Art zyklischer Bewegung"

die Intensivierung der Wirkbeziehung zwischen Ich und Gangliensystem bzw. Astralleib und Rückenmarknervensystem im Schlaf

Der Mensch ist – so Steiner 1914 – während des Nachtschlafes *außerhalb* seines Blut- und Nervensystems, wirkt nicht auf diese, sondern vielmehr auf die *anderen* Organe – nicht zuletzt auch auf *das an unseren anderen Organen, was nicht gewissermaßen von Blut und Nerven selber ausgeht, sondern was von unseren Nerven in das Blut hineinspielt* (s. o.). Hatte Steiner damit indirekt von jenen Wirkungen gesprochen, die – fern vom menschlichen Gehirn

– sich durch *Ganglien-* und *Rückenmarknervensystem* an dem inneren organischen Leben ereignen und nicht zuletzt das Blut ergreifen? Aufgrund der wenigen Vortragsstellen, die sich mit dieser Problematik auseinandersetzten, scheint eine weitergehende Klärung hier nicht möglich zu sein.[190]

die rhythmische Bewegung des Ätherleibes

Abschließend sei noch auf eine bemerkenswerte Aussage Steiners vom 28.1.1917 hingewiesen, in der er auf die Folgen des *dynamischen* Eingreifens von *Ich* und *Astralleib* für die *ätherische Leiblichkeit* des Menschen aufmerksam machte. Im einzelnen sagte er: *[...] Wenn wir des Morgens beim Aufwachen in uns aufnehmen unser Ich und unseren Astralleib, so wird unser Ätherleib zurückgedrängt, er wird aus dem Haupte heraus mehr in die andern Glieder des Organismus hineingedrängt. Und wenn wir wiederum einschlafen, den astralischen Leib und das Ich hinausbefördern aus uns, dann verbreitet sich der Ätherleib in derselben Weise, wie er im ganzen Unterleib ist, auch in das Haupt, so daß wir ein fortwährendes Rhythmisieren haben: Ätherleib heruntergedrückt – aufgewacht; er bleibt herunten, während wir wachen. Wenn wir einschlafen, wird er wiederum in den Kopf hinaufgedrängt. Und so geht es auf, ab, auf, ab im Laufe von vierundzwanzig Stunden. Also wir haben ein rhythmisches Bewegen des Ätherischen im Laufe von vierundzwanzig Stunden* (174, 254).

Offene Fragen

Rückblick

Die skizzierte neuronale *Dreigliederung* brachte die kranialen Anteile des Nervensystems mit dem *Ätherleib*, die (mittleren) Rückenmarkanteile mit dem *Astralleib*, die (unteren) autonom-vegetativen Anteile aber mit dem menschlichen *Ich* in Zusammenhang. Damit war sie, wie eingangs betont, eine Vorausdeutung auf jene im März 1917 erfolgte *Zuordnung* der *höheren Wesensglieder* zu *Haupt*, *Brust* und *niedriger Leiblichkeit* des Menschen auf der Ebene eines Organsystemes – eben jenes Nervensystems, dem Steiner eine so entscheidende Bedeutung für die Physiologie des Gesamtorganismus beimaß. (Steiners Ausführungen vom November 1916 und Januar 1917 hatten die unterschiedlichen Anteile des Nervensystems als die eigentlichen *Angriffspunkte* menschlicher *Wesensglieder*, als deren unmittelbaren Wirkort im Organismus kenntlich gemacht.) Diesen Darstellungen zufolge muß der Bezug des *Ätherleibes* zum *Haupt* ebenso in erster Linie beim Gehirnnervensystem gesucht werden, wie sich jener von *Astralleib* zu *Brust* und von *Ich* zur *niedrigen Leiblichkeit* vermittels der nervösen Struktur vollzieht. Andererseits hielt Steiner daran fest, daß sich der Willensvorgang, den er mit dem menschlichen *Ich* in Verbindung brachte, leiblich in einer Stoffwechselveränderung und nicht durch einen Nervenvorgang, das mit dem *Astralleib* in Bezug gesetzte *Gefühlsleben* in einer Veränderung der Atmungsrhythmik und gleichfalls nicht durch einen Nervenvorgang und nur die *Ätherleib* bedingte Denktätigkeit über einen eigentlichen Nervenprozeß vollzieht. Wenn dem so ist, dann könnte dies bedeuten, daß Stoffwechsel und Atmungsrhythmik wesentlich als von *Ich* und *Astralleib* durchdrungene Körpervorgänge anzusehen sind, deren spezifische Daseinsweise über Ganglien- und *Rückenmark*-Nervensystem von den *höheren Wesensgliedern* beeinflußt wird. Allerdings finden sich im Vortragswerk Steiners keine Hinweise darauf, daß dies explizit so gemeint war. Zu vergegenwärtigen bleibt auch, daß die Leibesvorgänge als Lebensprozesse in Steiners Organismusverständnis stets als *ätherische*, d.h. vom menschlichen *Ätherleib* durchdrungene Geschehnisse anzusehen sind. Steht dieser aber seinerseits in vielfältigen Bezügen zu den *höheren Wesensgliedern*, unterliegt er ihren Veränderungen in verschiedenster Weise, so bleibt zu fragen, ob beispielsweise die *bildsame Kraft* des menschlichen *Ich* auf die *Lebensverhältnisse* des Leibes nicht wesentlich als eine unmittelbare Wirkung auf das *ätherische* Geschehen zu verstehen ist. Der Zusammenhang zwischen *Ich*, menschlichem Wollen und sich ereignendem Stoffwechselprozeß würde dann hauptsächlich auf *ätherischer* Ebene vollzogen werden. In diesem Zusammenhang sind Vortragsaussagen vom 17.3.1917 von Interesse, in denen Steiner eine Polarität von Sinnesorgantätigkeit und Stoffwechselvorgängen auf *ätherischem* Niveau andeutete. Dort hieß es: *Indem der Willensimpuls sich im Stoffwechsel auslebt, lebt er nicht bloß in dem äußeren physischen Stoffwechsel, sondern da überall der ganze Mensch ist innerhalb der Grenzen seiner Wesenheit, so lebt auch das Ätherische in dem, was sich als Stoffwechsel ausgestaltet, wenn ein Willensimpuls vorgeht. Nun zeigt die Geisteswissenschaft, daß im Willensimpuls gerade das Umgekehrte vorliegt von der Sinneswahrnehmung. Während bei der Sinneswahrnehmung der äußere Äther gewissermaßen belebt wird durch den inneren Äther, also der innere Äther sich in den toten Äther hinein ergießt, ist es beim Willensimpuls so, daß, wenn er aus dem Geistig-Seelischen heraus entspringt, dann immer durch den Stoffwechsel und alles das, was damit zusammenhängt, der Ätherleib herausgelockert, herausgetrieben wird aus dem physischen Leibe für diejenigen Gebiete, in denen sich der Stoffwechsel abspielt. Wir haben also hier das Umgekehrte: der Ätherleib zieht sich gewissermaßen zurück von den physischen Vorgängen. Und darin liegt das Wesentliche der Willenshandlungen, daß sich bei ihnen der Ätherleib zurückzieht von dem physischen Leib* (66, 170). Nun sagte Steiner nicht, daß sich der *Ätherleib* im Willensprozeß von den in Frage kommenden Stoffwechselgebieten des *physischen Leibes* dadurch zurückzieht, daß er eine unmittelbare Einwirkung des *Ichs* (bzw. des *Geistig-Seelischen*) erfährt. Vielmehr war die Rede davon, daß er durch den Stoffwechsel (und dem, *was damit zusammenhängt*) selbst dazu veranlaßt wird, sich von den *physischen Vorgängen* zurückzuziehen. Die

ätherische Polarität von Sinnes- und Stoffwechseltätigkeit

Vortragsstelle scheint damit eine unmittelbare Wirkung des *Ichs* auf die Substanzvorgänge anzudeuten, die lediglich sekundär den *Ätherleib* ergreift. Ob dies Steiner wirklich in kausaler Hinsicht so interpretiert haben wollte, muß freilich angesichts der Komplexität des nur kurz angedeuteten Gesamtgeschehens mehr als fraglich bleiben.

Wesensglieder und Organsysteme

Prinzipielle Gesichtspunkte – Gehirn, Leber, Milz, Blut und Herz

Vornehmlich 1911 und 1912 äußerte sich Steiner erneut zu den übersinnlichen Organgrundlagen und knüpfte mit der exemplarischen Erwähnung einzelner Beziehungen von Organen und *Wesensgliedern* an das schon in den Jahren 1906 bis 1911 Ausgeführte an (vgl. S. 166ff. und 245ff.).

In Helsingfors standen am 10.4.1912 dabei erneut die *Wesensglieder* als geistige Bildungsprinzipien, als schöpferisch-organisierende Kräfte einer organzentrierten Leibesbildung im Vordergrund. Scheinbar willkürlich ging Steiner dort vom menschlichen Gehirn- und Leberorgan aus, deren differente Bildungsprinzipien von naturwissenschaftlich arbeitenden Anatomen oder Physiologen in keiner Weise adäquat berücksichtigt würden: *[Der Anatom oder Physiologe] zieht nicht in Erwägung, […] daß wir, wenn wir ein Stück Gehirnsubstanz vor uns haben und ein Stück Lebersubstanz, überhaupt ganz radikal verschiedene Dinge haben. Wir haben an dem einen Teil des menschlichen Leibes etwas an uns, woran die höheren Leiber, die übersinnlichen Glieder in ganz anderer Weise arbeiten als an einem anderen Gliede. So zum Beispiel, wenn wir ein Stück Gehirnsubstanz haben, so ist ja in diesem alles so, daß die ganze Struktur, die ganze Formung nicht entstehen könnte, wenn diese Substanz nicht durchgearbeitet wäre nicht nur vom Ätherleib, sondern von einem astralischen Leib. Der astralische Leib durchsetzt und durcharbeitet die Gehirnsubstanz, und es ist nichts innerhalb der Gehirnsubstanz, nichts innerhalb irgendeiner Nervensubstanz, worin nicht der astralische Leib neben dem ätherischen Leib mitarbeitete. Nehmen Sie dagegen einen großen Teil der Leber, so müßten Sie sich das so vorstellen, daß zwar der astralische Leib auch die Leber durchdringt, daß er aber nichts tut in der Leber, keinen Anteil nimmt an der inneren Organisation der Leber, daß dagegen einen ganz wesentlichen Anteil nimmt an der Organisation, an der Struktur der Leber der Ätherleib. Die verschiedenen Organe sind eigentlich ganz verschiedene Dinge beim Menschen. Ein Stück Leber ist etwas, was wir nur studieren können, wenn wir wissen, daß da der Ätherleib mit seinen Kräften den Hauptesanteil hat*

Gehirnsubstanz und Lebersubstanz, Astralleib und Ätherleib

und daß der astralische Leib, wie Wasser den Schwamm, zwar die Leber durchsetzt, aber an der Bildung der Leber, an der inneren Konfiguration derselben keinen besonderen Anteil hat. Ein Stück Gehirnsubstanz können wir uns nicht anders vorstellen als so, daß einen wesentlich großen Anteil der astralische Leib hat und nur einen geringen der ätherische Leib (136, 119). Damit war von Steiner noch einmal eindringlich auf den schon in früheren Vorträgen geäußerten Gesichtspunkt der Organentstehung aus dem plastischen Vermögen des *Geistigen* hingewiesen worden. Die übersinnlichen *Wesensglieder* liegen in organspezifischer Weise der strukturellen Formung menschlicher Leibesorganisation dadurch zugrunde, daß sie deren konstituierende, materielle Substanz *durchsetzen, durcharbeiten* – und zwar in einem fortwirkenden, durch die einmalige Organogenese keinesfalls abgeschlossenen Prozeß. Die menschlichen Organe sind, wie im März 1911 erstmals formuliert worden war, wesentlich übersinnliche *Kraftsysteme* (vgl. S. 208ff.): *Alle diese Dinge werden einmal, und zwar in nicht sehr ferner Zeit, studiert werden müssen, auch von den Physiologen und Anatomen, weil nach und nach Tatsachen zutage treten werden in der materialistischen Beschreibung der menschlichen, tierischen und pflanzlichen Organe, die keinen Sinn haben werden, wenn man nur die Dinge so nebeneinander legt wie Erbsen und Bohnen, wie es die äußere Anatomie und Physiologie heute tut. Wie ein Ding in der Welt und am Menschen zum Geiste steht, so ist es überhaupt, so ist seine Wesenheit* (136, 121).

Gehirn und Leber wurden in Helsingfors exemplarisch als *astralische* und *ätherische* Organbildung herausgestellt. Hatte Steiner schon seit 1906 den *astralischen Leib* als das Bildungsprinzip der nervösen Struktur kenntlich gemacht, so lag die Charakterisierung der Leber als eines *ätherischen* Organs, an dessen *Bildung* oder *inneren Konfiguration* der *astralische Leib […] keinen besonderen Anteil* hat, nur bedingt in der ideengeschichtlichen Kontinuität von Steiners Vortragstätigkeit. Denn schließlich hatte es noch 1906 in Stuttgart geheißen: *Bei einem Wesen, das nur einen Ätherleib hat, gibt es keine Leber, auch nicht in der Anlage. Zwar ist die Leber nicht ohne den Ätherkörper möglich, sie wird aber erst vom Astralleib geschaffen* (s. S. 166ff.). Allerdings ist zu beachten, daß die aphoristische Kürze dieser Aussage, die den menschlichen *Astralleib* als eigentliches Bildungsprinzip des Leberorganes zu kennzeichnen schien, letztlich keine definitive Auskunft darüber zu geben vermag, ob die wirksame Anwesenheit eines *astralischen Leibes* verwirklichendes oder nur ermöglichendes Prinzip der Organbildung ist – wenngleich Steiners Formulierung sicherlich ersteres nahelegte.

zur geistigen Konfiguration des Leberorgans

Leber und Milz

In Helsingfors stellte Steiner des weiteren die menschliche Leber – wie zuvor schon in Prag – dem Milzorgan gegenüber und sagte: *Leber und Milz sind ganz verschiedene Organe. An der Milz hat der astralische Leib in ganz besonderer Weise einen starken Anteil, während er an der Leber fast gar kei-*

das Ich und
das Blut-Herzsystem

nen Anteil hat (136, 120). Sehr kurz ging Steiner dann noch auf die Bedeutung des menschlichen *Ichs* für die Organbildung mit den Worten ein: *[...] An der ganzen Struktur des Blutsystemes, bis in den Bau des Herzens hinein, hat das Ich seinen wesentlichen Anteil, während zum Beispiel an der Organisation der Nervensubstanz als solcher das Ich gar keinen Anteil hat, geschweige denn an den anderen Organen* (136, 120). Ausschließlich Herz und Blutsystem sind demnach Organe, an deren Bildung das menschliche *Ich* wesenhaft beteiligt ist.[191]

Wesensglieder-Dynamik im Sinnes-, Drüsen- und Verdauungssystem

Von einem ganz anderen Gesichtspunkt aus hatte Steiner in einem Dornacher Vortrag (29.12.1911) über das Zusammenwirken der vier menschlichen *Wesensglieder*, über das evolutiv aufgetretene Gleich- und Ungleichgewicht zwischen *physischem*, *ätherischem*, *astralischem* und *Ich-Leib* und die damit einhergehenden Bedingungen von Organbildung und -funktion referiert. Da dieser Vortrag Wichtiges zum Verständnis von Steiners Konzeption der Eigenart menschlicher Sinnes-, Drüsen- bzw. Absonderungs- und Verdauungs- bzw. Assimilationstätigkeit beiträgt, muß er an dieser Stelle Berücksichtigung finden – während die von Steiner hauptsächlich thematisierten Hintergründe jener Evolution, deren Ergebnisse betrachtet werden, den thematischen Rahmen dieser Arbeit übersteigen.

Dominanz
des physischen Leibes
über den Ätherleib
in der Sinnesorganisation

Grundlegend für das Verständnis menschlicher Sinnestätigkeit ist, so Steiner, die Anerkenntnis eines Ungleichgewichtes zwischen *physischem* und *ätherischem Leib* im Gesamtorganismus, das sich im Verlaufe eines langen Entwicklungsprozesses herausgebildet hat – Steiner sprach von einem unvollständigen Sich-*Einschalten* des *ätherischen Leibes* in den *physischen Leib* (134, 50), das zur Folge habe, *daß der Ätherleib nicht vollständig in dem menschlichen physischen Leib drinnen ist, daß er sozusagen im physischen Leib ein Stück sich selbst überlassen hat; daß er also nicht vollständig diesen physischen Leib durchdringt, sondern daß der physische Leib in einer gewissen Beziehung ein Übergewicht hat an eigener Tätigkeit, das er nicht haben sollte* (134, 51). Dies bedeute, so Steiner weiter, daß im *physischen Leib* des Menschen *Stellen* existierten, die nicht vollständig vom *ätherischen Leib* durchdrungen würden: *Und diese Stellen [...] sind diejenigen, wo sich die Sinnesorgane ausbilden. Und weil das so gekommen ist, haben die Sinnesorgane ihre heutige Gestalt. Daher findet sich bei jedem Sinnesorgan dieses höchst Merkwürdige, daß da rein physikalische Wirkungen auftreten, die sozusagen wie ausgeschlossen sind von den allgemeinen Lebenswirkungen. [...]*

Der Ätherleib ist gleichsam zurückgeschoben worden und es sind Eigenleistungen physischer Natur im physischen Leib, die nicht in der entsprechenden Weise durchdrungen werden vom Ätherleib, und dadurch entsteht das, was wir die Sinnesempfindungen nennen (134, 51). Dasjenige, was Steiner *ein Übergewicht des physischen Leibes über den Ätherleib* nannte (134, 52), liegt der Sinnesorgantätigkeit als eine Kräftekonstellation zugrunde, die Resultat wirkender Evolutionsimpulse ist (vgl. die bereits auf das Jahr 1907 zurückgehende Bezeichnung der Sinnesorgane als *physische* Organe (s.o., S. 166ff.) sowie die weiterführende Darstellung auf S. 269ff.).

Übergewicht des ätherischen Leibes über den Astralleib in der Drüsenorganisation

In dem Dornacher Vortrag vom 29.12.1911 fuhr Steiner sodann fort: *Nun kommen wir zweitens zu dem Verhältnis von Ätherleib und Astralleib. Das ist nun wiederum nicht so, daß in der richtigen Weise der Astralleib den Ätherleib durchdringt, sondern wieder gibt es ein Übergewicht des Ätherleibes über den Astralleib in der menschlichen Natur* (134, 52). Dies erläuterte Steiner exemplarisch an der menschlichen Tränendrüse bzw. am Vorgang des Weinens: *Sofort, wenn man einen weinenden Menschen beobachtet, einen Menschen, der diese sonderbare salzige Flüssigkeit aus den Augendrüsen absondert, da merkt man, daß in diesem Falle eine zu große Tätigkeit des Ätherleibes gegenüber der eingefügten Tätigkeit des astralischen Leibes vorhanden ist. Der Mensch kann das, was er astralisch erlebt, nicht vollständig in seinen Ätherleib hineinleben, der Ätherleib hat ein Übergewicht über den astralischen Leib, und dieses Übergewicht drückt sich dadurch aus, daß der Ätherleib zurückwirkt auf den physischen Leib und ihm die Tränen auspreßt* (134, 52). Das am Vorgang des Weinens beispielhaft Dargestellte gilt nach Steiner indes für alle *Drüsenabsonderungen*, für all das, *was überhaupt drüsenartige Absonderungsprozesse im Menschen sind: Die alle beruhen auf einem Übergewicht des Ätherleibes über den astralischen Leib. […] Dieses Übergewicht, dieses gestörte Gleichgewicht, das drückt sich so aus in seiner Fortsetzung auf den physischen Leib, daß eben all die Absonderungen der Drüsen erfolgen. Sonst würde nämlich nicht eine Absonderung stattfinden in der Drüsentätigkeit, sondern es würde sich die Tätigkeit des astralischen Leibes, wenn sie sich decken würde mit dem Ätherleib, in der inneren Beweglichkeit und in der inneren Tätigkeit der Drüsen erschöpfen. Die Drüsen würden nichts aus sich auspressen, sondern sie würden in sich selber sich erschöpfen. Ein Auspressen einer Materie würde nicht stattfinden* (134, 53). Auch an dieser Stelle ist auf Steiners frühere Aussagen zum *Drüsensystem* als *Ausdruck des Äther- oder Lebensleibes* hinzuweisen,[192] wobei die Dornacher Betrachtung vom Dezember 1911 in gewisser Hinsicht Steiners *Ausdrucks-* oder *Projektions-*Begriff inhaltlich aufzuhellen schien. Drüsenorgane sind demnach insofern Ausdruck des *Ätherleibes*, als daß im realen Vollzug ihrer absondernden Tätigkeit eine funktionelle Dominanz *ätherischen*, lebendigen Vermögens gegenüber *astra-*

lischer Innerlichkeit zum *Ausdruck* kommt. Die Dornacher Ausführungen beinhalteten dagegen keine Aussagen über den Vorgang der eigentlichen Organbildung; sie beschrieben *Gleichgewichte* und *Ungleichgewichte* auf funktioneller Ebene.[193]

die Drüsenorganisation und die „gefühlsmäßige Eigenempfindung" des Menschen

Die drüsigen Absonderungsprozesse hatte Steiner erstmals in den Prager Vorträgen vom März 1911 als notwendige physiologische Bedingung der Ermöglichung organischen *Selbstgefühls* bezeichnet.[194] Hierauf schien er nun neun Monate später in Dornach zurückzukommen, wo es diesbezüglich hieß: *[...] Dasjenige, was Übergewicht des Ätherleibes über den astralischen Leib ist, das bewirkt, was wir nennen können unsere gefühlsmäßige Eigenempfindung. Denn die Gesamtempfindung, das Gesamtbefinden des Menschen, sofern es sich in dem Leibesbefinden ausdrückt, das kommt durch dieses Übergewicht des Ätherleibes über den astralischen Leib zustande. Also das rein körperliche Befinden, das körperliche Gesamtgefühl, das ist das, was subjektiv zum Ausdruck bringt dieses Übergewicht* (134, 53)[195].

Nachdem Steiner das Übergewicht des *physischen Leibes* über den *Ätherleib* mit der Existenz physikalischer Prozesse in den Sinnesorganen, dasjenige des *Ätherleibes* über den *astralischen Leib* aber mit Drüsenabsonderungen und Leibesempfinden in Zusammenhang gebracht hatte, sagte er: *Wenn wir nun die Betrachtung fortsetzen wollen, dann dürfen wir nicht schematisch vorgehen. Denn, nicht wahr, derjenige, der jetzt schematisch vorgehen würde, der würde es leicht haben, der würde sagen: Nun ja, da hat er konstruiert ein Übergewicht des physischen Leibes über den Ätherleib, dann ein Übergewicht des Ätherleibes über den Astralleib, jetzt käme als Drittes ein Übergewicht des Astralleibes über das Ich. Das würde ein Aufstellen eines Schemas nach reinen Verstandesgrundsätzen bedeuten, aber man kommt nämlich dadurch zu nichts. So darf man die Betrachtung nicht fortsetzen. [...] Nämlich jetzt muß man als Drittes annehmen ein umgekehrtes Übergewicht, ein Übergewicht des astralischen Leibes über den Ätherleib. Jetzt muß als Drittes noch einmal in Betracht gezogen werden das Verhältnis des astralischen Leibes zum Ätherleibe, und dann kommt wiederum für die okkulte Beobachtung ein Übergewicht des Astralleibes über den Ätherleib. [...] Wenn man den Menschen im Groben betrachtet, wenn man absieht von dem, was der Mensch dadurch ist, daß er eine sinnliche Welt wahrnimmt, daß er in einem körperlichen Gesamtgefühl gewisse Drüsenabsonderungen wahrnimmt, und überhaupt, wenn man nur auf das Grobe der Nahrungsaufnahme sieht, auf das, was mit den Stoffen vorgeht von ihrer Aufnahme durch den Mund bis zu ihrer Verarbeitung zum Blut und zum Umlauf dieses Blutes – wenn man das [...] in Betracht zieht, so ist dies der materielle Prozeß, der letzten Endes der physische Ausdruck ist für das, was als Übergewicht existiert des astralischen Leibes über den Ätherleib. [...] Hinter all diesen [...] Vorgängen der Nahrungsaufnahme und -verarbei-*

die Dominanz des Astralleibes über den Ätherleib im Verdauungssystem

tung haben wir als geistige Kräfte zu sehen das Übergewicht des astralischen Leibes über den Ätherleib. (134, 54/55). Auch hier scheint eine Verbindung zu den Prager Vorträgen über „*Okkulte Physiologie*" gegeben – hatte Steiner doch dort den *Astralleib* des Menschen als jenes geistige *Kraftsystem* beschrieben, dem es u.a. obliegt, die durch den *Ätherleib* bereits veränderten Nahrungssubstanzen weiter umzuwandeln, so *daß sie immer mehr und mehr der inneren Regsamkeit des Organismus angepaßt werden* (s. S. 215ff.). Der *Astralleib* führt auf diese Weise die Tätigkeit des *Ätherleibes* fort, übertrifft sie, hat das *Übergewicht.* Der menschliche Ernährungsvorgang wird durch dieses *Übergewicht* zuallererst in jener substantiell individualisierenden Weise ermöglicht, die in die Aufnahme der Substanzen in das *Ich*-Organ des Blutes mündet und durch differente Organbildungen verwirklicht wird. Diese Organe des *inneren Weltsystems* sind insofern *Ausdrucksorgane* des *astralischen Leibes*, bringen seine Dominanz über die *ätherische Welt* zum Ausdruck: *Hinter all diesen […] Vorgängen der Nahrungsaufnahme und -verarbeitung haben wir als geistige Kräfte zu sehen das Übergewicht des astralischen Leibes über den Ätherleib* (ebd.)[196].

Rückbezug zur „Okkulten Physiologie"

*

Anmerkungen

1 Rudolf Steiner Gesamtausgabe (GA) Bd. 82, S. 16. Rudolf Steiner wird nachfolgend stets *kursiv* nach der Rudolf Steiner Gesamtausgabe (GA), Dornach 1956ff. mit Bandnummer und Seitenzahl in Klammern zitiert. Zu den verwendeten Auflagen vgl. das Literaturverzeichnis. Hervorhebungen durch Rudolf Steiner selbst werden durch Unterstreichungen kenntlich gemacht. Ebenfalls *kursiv* werden – mit Ausnahme des Inhaltsverzeichnisses, der Kapitelüberschriften und des Sachregisters – von Rudolf Steiner spezifisch verwandte Begriffe sowie die Titel seiner Publikationen gesetzt.

1a Vgl. hierzu meine inzwischen veröffentlichten Publikationen „Krankheit, Heilung und Schicksal des Menschen. Über Rudolf Steiners geisteswissenschaftliches Pathologie- und Therapieverständnis", Dornach 2004, und „Rudolf Steiner. Quellentexte für die Wissenschaften. Texte zur Medizin. Band 4: Pathologie und Therapie", Dornach 2004. Weitere Veröffentlichungen befinden sich in Vorbereitung.

2a Vgl. Peter Selg: „Muß man verstummen?" Vom bedenklichen Umgang mit Rudolf Steiners Leben und Werk. In: Das Goetheanum. Wochenschrift für Anthroposophie. 82. Jahrgang, Nr. 47, 23.11.2003. S. 1–4.

2b Die Wandtafeln von Rudolf Steiners Vorträgen wurden erst ab dem Herbst 1919 (durch Bespannung der Tafeln mit schwarzem Papier) erhalten; ihre textnahe Wiedergabe (vgl. Rudolf Steiner: Wandtafeln zum Vortragswerk. 29 Bände. Dornach 1989ff.) findet sich daher ganz überwiegend im vierten, abschließenden Kapitel der Studie, das Rudolf Steiners letzte Arbeitsjahre thematisiert (*„Wahre Menschenwesen-Erkenntnis als Grundlage medizinischer Kunst"*, 1919–1925) – lediglich fünf Zeichnungen wurden vorgezogen, das heißt bereits im dritten Kapitel abgebildet (zur Eigenart von Rudolf Steiners Wandtafelzeichnungen vgl. u. a. Martina Maria Sam: Bildspuren der Imagination. Rudolf Steiners Tafelzeichnungen als Denkbilder. Dornach 2000).

2c Ludwig Müllner, S. 5.

3 Herbert Hensel, Zum Verhältnis von Anthroposophie und Hochschule, in: U. Stave (Hg.), S. 75.

4 Wie bekannt, definierte Descartes dagegen in paradigmenbildender Weise den menschlichen Organismus als eine Maschine, „die derartig aus Knochen, Muskeln, Adern, Blut und Haut zusammengesetzt ist, daß sie auch ohne Geist funktionieren würde, da sie ja nicht der Regie eines bewußten Willens folgt, sondern einzig und allein dem Zusammenspiel der Organe". (Zit. n. H. Schipperges 1968, S. 22.)

5 „Die wissenschaftliche Physiologie hat die Aufgabe, die Leistungen des Thierleibes festzustellen und sie aus den elementaren Bedingungen desselben mit Nothwendigkeit herzuleiten." Carl Ludwig 1852 (zit. n. K. E. Rothschuh 1978, S. 423). Zur physikalisch-chemischen Focussierung vgl. a. Emil du Bois-Reymond (1842): „Brücke und ich, wir haben uns verschworen, die Wahrheit geltend zu machen, daß im Organismus keine anderen Kräfte wirksam sind, als die genauen physikalisch-chemischen." (Rothschuh, a.a.O., S. 422) und Rudolf Virchow (1845): „Die neueste Medizin hat ihre Anschauungsweise als die mechanische, ihr Ziel als die Feststellung einer Physik der Organismen definiert. Sie hat nachgewiesen, daß Leben nur ein Ausdruck für eine Summe von Erscheinungen ist, deren jede einzelne nach den gewöhnlichen physikalischen und chemischen (d. h. mechanischen) Gesetzen vonstatten geht." (Rothschuh, a.a.O., S. 429.) Demgegenüber bestimmte Goethe bereits im ersten Drittel des 19. Jahrhunderts die

Aufgabe der Physiologie entgegen dem herrschenden Paradigma dahingehend, das durch die analytischen Wissenschaften von Physik, Chemie und Anatomie „zerstörte Geschöpf wieder [zu] palingenesieren und es wieder lebendig in seinem gesunden Zustande [zu] betrachten" (Weimarer Ausgabe [WA] Bd. 70, S. 289); ihm zufolge hat die Physiologie sich um die ganzheitliche Gestalt des Organismus zu bemühen und dabei die Ergebnisse der auf „Trennung" beruhenden (ebd., S. 296), den „atomistischen Begriff" anwendenden (WA Bd. 75, S. 123), der Anorganik und den Stoffesverhältnissen verschriebenen (WA Bd. 70, S. 291ff.) Hilfswissenschaften in eine neue Einheit überzuführen (ebd., S. 298). Gelingt dies und wird der physiologischen Wissenschaft der Organismus als ein sichtbares und unsichtbares Ganzes ansichtig (ebd., S. 290), so impliziert dies Goethe zufolge die Erkenntnis seiner übermechanischen Beschaffenheit: „Die Anwendung mechanischer Principien auf organische Naturen hat uns auf die Vollkommenheit der lebendigen Wesen nur desto aufmerksamer gemacht, und man dürfte beinah sagen, daß die organischen Naturen nur desto vollkommener werden, je weniger die mechanischen Principien bei denselben anwendbar sind." (Ebd., S. 295)

6 Vgl. a. Steiners autobiographische Aussage, er habe im Prozeß der heilpädagogischen Förderung eines hydrocephalen und vom behandelnden Hausarzt Josef Breuer für wahrscheinlich *bildungsunfähig* eingeschätzten Kindes (Otto Specht [1873–1915], von Steiner ab 1884 betreut und zum Abitur und Medizinstudium hingeführt) sein – wie er schrieb – *eigentliches Studium in Physiologie und Psychologie* absolviert: *Es eröffnete sich mir durch die Lehrpraxis, die ich anzuwenden hatte, ein Einblick in den Zusammenhang zwischen Geistig-Seelischem und Körperlichem im Menschen* (28, 79).

7 Für Rudolf Virchow war 1849 dagegen die naturwissenschaftliche Vorgehensweise in Physiologie und Medizin dezidiert „die einzige Methode, die überhaupt existiert" (zit. n. K. E. Rothschuh 1978, S. 429).

8 Vgl. K. E. Rothschuh 1953, S. 1f. und 1968, S. 13f.

9 I. Kant, zit. n. H. Kiene, S. 46.

10 *„Die Grundfrage der Erkenntnistheorie mit besonderer Rücksicht auf Fichtes Wissenschaftslehre. Prolegomena zur Verständigung des philosophischen Bewußtseins mit sich selbst"*, als philosophische Dissertation 1891 in Rostock eingereicht, 1892 mit Anfügung einer *Vorrede* und einer *Praktischen Schlußbetrachtung* unter dem Titel *„Wahrheit und Wissenschaft"* publiziert; auf eine zusammenfassende Darstellung von Steiners erkenntnistheoretischen Reflexionen wird an dieser Stelle verzichtet, sie ist u.a. der Veröffentlichung von Kiene (1984) zu entnehmen.

11 Aristoteles, Metaphysik XII.

12 K.-M. Dietz, Metamorphosen des Geistes, Bd. 2, S. 204.

13 Th. v. Aquin, De unitate intellectus, S. 90.

14 K.-M. Dietz, a.a.O., S. 221.

15 a.a.O., S. 221.

16 Th. v. Aquin, Summa theologica, 15. Untersuchung, 3. Artikel.

17 W.-U. Klünker, Selbsterkenntnis der Seele, S. 34.

18 Zur Begriffsgeschichte vgl. Rißmann 1964 und Schad 1981. Nach Rißmann wurde der Terminus „Anthroposophie" bereits 1575 in einer anonym erschienenen Schrift zur Bezeichnung der Einheit von Naturwissenschaft (scientia rerum naturalium) und Menschenwissenschaft (prudentia rerum humanarum) verwandt; Schad machte u.a. auf den späteren Begriffsgebrauch durch Schelling zur Bezeichnung einer noch nicht existenten Wissenschaft vom Menschen („etwas ganz anderes, als was man bisher Anthropologie genannt hat") aufmerksam. Steiner selbst sprach von *Anthroposophie* nachweislich erstmals in einem Berliner Vortrag vom 20.10.1902 – und schrieb später rückblickend: *Anthroposophie ist der Name, den ich gebraucht habe, als ich vor zwanzig Jahren in Berlin einen Vortragszyklus über die Weltanschauung hielt, von der ich glaube, daß sie in gerader Fortsetzung der Goetheschen Vorstellungsart liegt. [...] Ich wollte durch das Wort eine Weltanschauung ausdrücken, welche durch die Anwendung der geistigen Wahrnehmungsorgane des Menschen ebenso den geistigen Weltinhalt zur Erkenntnis bringt*

wie die Naturwissenschaft durch die sinnlichen Wahrnehmungsorgane den physischen. (36,305f.) In demselben Textzusammenhang wies Steiner auch ausdrücklich darauf hin, daß er den Begriff *Anthroposophie* in Erinnerung an das 1882 erschienene Hauptwerk des Philosophen Robert Zimmermann gewählt habe („Anthroposophie im Umriß. Entwurf eines Systems idealer Weltansicht auf realistischer Grundlage"). Steiner hörte als Student Robert Zimmermanns Vorlesungen an der Philosophischen Fakultät in Wien.

19 J. W. v. Goethe, Glückliches Ereignis, in: Weimarer Ausgabe (WA) Bd. 75, S. 18.

20 G. W. F. Hegel, Briefe Bd. 2, S. 249.

21 Vgl. Steiners *„Grundlinien einer Erkenntnistheorie der Goetheschen Weltanschauung"* von 1886, seine *„Einleitungen zu Goethes naturwissenschaftlichen Schriften"* (Kürschner-Ausgabe) 1884–1897 sowie seine Schrift *„Goethes Weltanschauung"* von 1897.

22 J. W. v. Goethe, Briefe, WA Bd. 108, S. 117.

23 „Einem mechanistisch oder mathematisch strukturierten Kosmos essentieller Sinnlosigkeit und weitgehender Leblosigkeit – dies die herrschende Auffassung der Physiker – steht die zunehmende Zerstörung oder Bedrohung des Lebens auf diesem Planeten gegenüber. Wirklichkeitsverlust [...] führt langfristig zur Wirklichkeitszerstörung. Man kann diesen Zusammenhang bestreiten, doch läßt sich kaum ernsthaft leugnen, daß die Überlebenschancen der Menschheit von einem radikalen Umdenkungsprozeß, einer echten ‚Kulturrevolution' abhängen, in deren Mittelpunkt eines neues Natur- und Kosmosbewußtsein steht." (Kirchhoff, S. 9)

24 Vgl. beispielsweise den von Hans Arenson zwischen 1918 und 1925 mit Steiners Unterstützung erstellten „Leitfaden" durch fünfzig Vortragszyklen.

25 Vgl. a. die Ausführungen in Steiners zweitletztem Vortrag über anthroposophische Medizin vor Ärzten in London (28.8.1924): *Die Dinge werden ja natürlich erst langsam erarbeitet werden können, und es wird lange Zeit brauchen, bis die ersten Elemente, die jetzt vorhanden sind, zu einem so schönen vollkommenen System werden gestaltet werden können, wie es die heutige Medizin nach allen Seiten darstellt, aber der Weg muß eben gegangen werden [...]* (319, 220).

26 Lediglich der erste Band des mehrbändig konzipierten Lehrwerkes erschien nach Steiners Tod 1925 unter dem Titel: *„Grundlegendes zu einer Erweiterung der Heilkunst nach geisteswissenschaftlichen Erkenntnissen"* (Gesamtausgabe Bd. 27).

27 Wenn beispielsweise Heinrich Schipperges 1981 in seinen „Entwürfen zu einer Philosophie des Leibes" „vergessenen Stimmen und verdrängten Richtungen Gehör und Raum" geben wollte, die – vom „herrschenden Wissenschaftsdogma mißachtet und auch von der Wissenschaftsgeschichte vernachlässigt" – für die Medizin grundlegende anthropologische Einsichten erschlossen, so berücksichtigte er keineswegs die thematisch naheliegenden Studien Steiners, sondern erläuterte ausschließlich Ansätze von Paracelsus, Novalis und Nietzsche („Kosmos anthropos", S. 29f.). In Schipperges Buch über die „inneren Verbindungen zwischen Philosophie und Medizin im 20. Jahrhundert" wurde Steiner lediglich im Literaturverzeichnis berücksichtigt, während Karl Rothschuhs „Konzepte der Medizin in Vergangenheit und Gegenwart" die von Steiner konzeptionell begründete und in der Gegenwart fraglos präsente anthroposophische Medizin mit keiner Silbe erwähnten (!). Die Gründe für diese mitunter ausgesprochen demonstrativ anmutende Nichtbeachtung der anthroposophischen Menschenkunde und ihrer medizinischen Implikationen sind bis heute noch nicht hinlänglich aufgearbeitet; situationsdeskriptiv kann an die Bemerkung von Volz („Medizinische Zustände und Forschungen im Reiche der Krankheiten") erinnert werden: „Der eigenen Kraft und der Gegenwart mißtrauend, suchen sie ihr und der Arzneikunde Heil in den Schriftstellern des Alterthums, überhaupt der Vergangenheit, [...] ihrer Zeit den Rücken wendend, schauen sie unverwandt mit gelehrtem Gesicht in die Sonne der Vorzeit, und verblenden sich dadurch die Augen so sehr, daß sie nicht sehen, was um sie her vorgeht [...]. Eine Wahrheit, die nicht einen Taufschein von wenigstens einem halben Säculo aufzuweisen hat, ist ihnen eine Illusion der Zeit und der neuen Schulen." (Aus: K. Rothschuh, Konzepte der Medizin in Vergangenheit und Gegenwart, S. 447.)

28 Diese bedürfen einer eigenständigen Bearbeitung und Durchdringung, welche den Gesamtrahmen der Studie übersteigen.

29 Diese wird seit 1956 von der Rudolf Steiner-Nachverlaßverwaltung (Dornach) herausgegeben und ist keine historisch-kritische Edition. Besondere Schwierigkeiten bezüglich der Authentizität der Texte ergeben sich für das publizierte Vortragswerk daraus, daß die Stenogramme von Steiners Vorträgen nicht durchweg von Berufsstenographen angefertigt wurden, teilweise lückenhaft sind und bei Vorliegen mehrerer Stenogramme mitunter nicht unerheblich voneinander differerieren (Vgl. hierzu: Robert Friedenthal: „Zum Thema: Textdifferenzen bei Neuauflagen aus dem Vortragswerk Rudolf Steiners", B 32, 20ff.). Dies muß – trotz aller Bemühungen der Herausgeber um Herausarbeitung des Originalwortlautes (vgl. z.B. den editorischen Anmerkungsapparat zur 5. Auflage der *„Okkulten Physiologie"* von 1991) – bei der nachfolgenden Studie berücksichtigt werden.

30 Neben Steiners veröffentlichten Notizbüchern wurden auch seine physiologisch bedeutsamen Korrekturen der philosophisch-ästhesiologischen Dissertation Walter Johannes Steins, Steiners *„Einleitung unseres ‚Vademecums' in einer kurzen Skizze"* (im Januar 1924 für den von Josef von Leer in Amerika betriebenen Heilmittelvertrieb niedergeschrieben) sowie seine schriftliche Fragenbeantwortung aus der Zeit des Krankenlagers (s. Vorwort und Epilog) berücksichtigt.

31 Vgl. die fünf Bände Hilma Walters (Arlesheim) sowie die Stuttgarter Dokumentation A. G. Degenaars (s. Literaturverzeichnis). Die Ausführungen Steiners zu einzelnen, ihm vorgestellten Patienten wurden teilweise mitstenographiert, teilweise jedoch lediglich aus dem Gedächtnis rekonstruiert.

32 W. Blankenburg (1989), S. 17.

33 Vgl. diesbezüglich beispielsweise die Bemerkung Steiners in 174b, 46, wo er über die dominante Wirksamkeit des extrakraniellen Organismus und über die konsekutive Fremdbestimmung (und Anpassungsleistung) der Hauptesorganisation in den ersten sieben Lebensjahren des Kindes sprach *(Das ist das Wesentliche in der menschlichen Entwickelung, daß sich der Kopf in den ersten sieben Jahren der Leibesorganisation anpaßt.)* und sagte: *Alles das, was ich sage, müssen Sie so auffassen, daß es hauptsächlich stattfindet, es ist immer auch der Gegensatz da, aber das, was ich charakterisiere, ist eben in der Hauptsache da.* Wenige Jahre später skizzierte Steiner den entwicklungsphysiologischen Zusammenhang dann geradezu umgekehrt und beschrieb die entscheidende Prägung der extrakraniellen Organisation durch die Kopfkräfte in der entsprechenden Entwicklungsperiode (*Das Kind entwickelt sich vom Kopf aus in der ersten Zeit seines Lebens.* 311, 116 – vgl. S. 700ff.). Hier könnte sich Steiner inhaltlich „widersprochen" und frühere Aussagen unausgesprochen revidiert haben – andererseits scheint bereits aufgrund Steiners zitierter Andeutungen eine Schilderung aus differenten Perspektiven und damit Erkenntniszugängen äußerst wahrscheinlich; diese wurden jedoch nicht in ihrer Spezifität herausgearbeitet oder hinreichend voneinander abgegrenzt. Daß in der Tat im vorliegenden Beispiel Steiner offensichtlich unterschiedliche Aspekte verfolgte und zur Darstellung brachte, zeigte dann erneut ein später gehaltener Vortrag vom 23.11.1921 sowie die vorbereitenden Notizbucheintragungen, in denen Steiner den entwicklungsphysiologischen Sachverhalt entsprechend 1916 schilderte. (*Vorher wird bis zum Zahnwechsel der Kopf von oben nach unten dem Organismus angebildet – Strömung von unten nach oben. Nach der Geschlechtsreife wird der untere Mensch dem Kopf angebildet.* B 21, 8.)

34 – auf die Steiner selbst, wie in den Einleitungen zu den Kapiteln 2, 3 und 4 zitiert, audrücklich aufmerksam machte.

35 Dabei ist jedoch zu berücksichtigen, daß die aus der Vortrags- und Schriftenanalyse herausgearbeitete Ideengeschichte in der Regel keine zwingenden Rückschlüsse auf den Gang von Steiners Erkenntnisweg erlaubt. Ganz überwiegend sprach Steiner über verschiedene Themen erst auf entsprechende Anfragen der Hörerschaft hin.

36 K. Schily, Nachruf auf G. Kienle, in: Goetheanum Nr. 33/1983, S. 151. Vgl. a. die von

Gerhard Kienle, Herbert Hensel und Karl Ernst Schaefer initiierte, 1973 im Gemeinschaftskrankenhaus Herdecke durchgeführte und später publizierte internationale Tagung über „Man-Centered Physiological Science and Medicine" („Basis of an Individual Physiology", Hg. Karl Ernst Schaefer, Gunther Hildebrandt und Norman Macbeth).

37 „Menschlichkeit in der Medizin ist nicht nur eine Frage der außerwissenschaftlichen Haltung, sondern ist zuvörderst Ergebnis unseres Bemühens um den ‚Gegenstand', also dem Menschen angemessene Begriffsbildungen." (Matthiessen (1988), S. 2)

38 G. Kienle, Die Situation der Medizin, S. 138.

39 K. Schily, Nachruf auf G. Kienle, in: Münchner Medizinische Wochenschrift 125 (1983), Nr. 37, S. 807.

40 Ebd.

41 – und von einer *mechanisch-naturalistischen Weltauffassung* (1, 129).

42 *„Einleitungen zu Goethes naturwissenschaftlichen Schriften"* (Band 1 – 1884; Band 2 – 1887; Band 3 – 1890; Band 4 – 1897); *„Grundlinien einer Erkenntnistheorie der Goetheschen Weltanschauung"* (1886); *„Wahrheit und Wissenschaft"* (1892); *„Philosophie der Freiheit"* (1894); *„Goethes Weltanschauung"* (1897); *„Welt- und Lebensanschauungen im 19. Jahrhundert"* (1900).

43 Die „Beiträge zur Rudolf Steiner Gesamtausgabe" (B) erscheinen seit 1949 und sind Veröffentlichungen aus dem Archiv der „Rudolf Steiner-Nachlaßverwaltung". In ihnen wurden u. a. Steiners Notizbücher in Auszügen publiziert, darüber hinaus Aufsätze und Vorträge Steiners, die noch nicht im Rahmen der Gesamtausgabe erschienen sind, u. a. m. Im Text sind Zitate aus den „Beiträgen" abkürzend mit „B" gekennzeichnet, anschließend wird die Nummer des zitierten Heftes und die entsprechende Seitenzahl vermerkt.

44 Vgl. a. Goethes Bemerkung in „Erfinden und Entdecken": „Man datiert von Bacon von Verulam eine Epoche der Erfahrungs-Naturwissenschaften. Ihr Weg ist jedoch durch theoretische Tendenzen oft durchschnitten und ungangbar gemacht worden. Genau besehen, kann und soll man von jedem Tag eine neue Epoche datiren." (WA Bd. 75, S. 262).

45 Dies war bereits von Goethe selbst wiederholt geltend gemacht worden; so betrachtete er in der Einleitung zu seinen morphologischen Schriften die eigenen Naturstudien „als Zeugnisse einer stillen, beharrlichen, folgerechten Thätigkeit" (WA Bd. 70, S. 21) und schrieb in der Geschichte seiner botanischen Studien: „Nicht also durch eine außerordentliche Gabe des Geistes, nicht durch eine momentane Inspiration, noch unvermuthet, sondern durch ein folgerechtes Bemühen bin ich endlich zu einem so erfreulichen Resultate gelangt." (WA, Bd. 70, S. 127).

46 Daß Goethe spätestens nach der Diskussion mit Schiller über die Erkenntnisvoraussetzungen seiner botanischen Studien seine „unbewußte Naivität" (WA Bd. 75, S. 49) zugunsten einer begrifflichen Klärung der praktizierten Erkenntnismethode aufzugeben versuchte, war Steiner als Herausgeber der naturphilosophischen Aufsätze Goethes hinlänglich bekannt; vgl. diesbezüglich Steiners editorisches Nachwort in WA Bd. 75, S. 323ff. Neben der im engeren Sinne methodenkritischen Arbeit bemühte sich Steiner auch um eine Herausarbeitung und begriffliche Klärung von Goethes tragenden naturwissenschaftlichen Ideen, die zu weiten Teilen nur als Fragment überliefert und von Goethe selbst nicht näher ausgeführt wurden. In der Chronik des Wiener Goethe-Vereins schrieb Steiner hierzu 1889: *Bei der oft aphoristischen, oft fragmentarischen Art, in der uns Goethes wissenschaftliche Ideen in seinen Werken vorliegen, war es […] notwendig, oft über das bloße Studium und die Auslegung des vorhandenen Stoffes hinauszugehen und die verbindenden Gedanken zu suchen, die in Goethes Geist lagen und die vielleicht überhaupt nicht aufgezeichnet, vielleicht aus irgendeinem Grunde im Pulte zurückgeblieben waren* (30, 483).

47 „Hiermit soll nicht gesagt sein, daß sich sein Denken mit Gegenständen beschäftigt […]: sondern dies soll damit gesagt sein, daß sein Denken nicht von den Gegenständen abgesondert ist, daß die Elemente der Gegenstände, die Anschauungen, in dasselbe

eingehen und von ihm auf das innigste durchdrungen werden, so daß sein Anschauen selbst ein Denken, sein Denken ein Anschauen ist; ein Verfahren, welches wir geradezu für das vollkommenste zu erklären genötigt sind." J. Ch. Heinroth (zit. n. W. Schad, S. 37). Bzgl. Goethes Reaktion auf diese Charakterisierung vgl. den Aufsatz „Bedeutende Fördernіß durch ein einziges geistreiches Wort" (WA Bd. 75, S. 58ff.). Selbst formulierte Goethe: „Es gibt eine zarte Empirie, die sich mit dem Gegenstand innigst identisch macht, und dadurch zur eigentlichen Theorie wird. Diese Steigerung des geistigen Vermögens aber gehört einer hochgebildeten Zeit an." (Ebd., S. 128f.) – Steiner schließlich schrieb 1884 in seiner Einleitung zum ersten Band von Goethes naturwissenschaftlichen Schriften (Kürschner): *Die objektive Versenkung in die betrachteten Gegenstände verursacht, daß der Geist in ihnen völlig aufgeht, so daß uns Goethes Theorien so erscheinen, als ob sie nicht ein Geist von den Gegenständen abstrahiere, sondern als ob sie die Gegenstände selbst in einem Geiste bildeten, der* sich *bei der Betrachtung selbst vergißt.* (1, 56f.)

48 „Mag daher das, was ich mir in jugendlichem Muthe öfters als ein Werk träumte, nun als Entwurf, ja als fragmentarische Sammlung hervortreten, und als das, was es ist, wirken und nutzen." (Einleitung zu den morphologischen Schriften, 1807; WA Bd. 70, S. 7.)

49 Goethe wird hier und nachfolgend im Text nach der Weimarer Ausgabe (WA) mit Band und Seitenzahl in Klammern zitiert.

50 1895 formulierte dies Steiner in einem Text über „Goethe als Naturforscher" für Albert Bielschowsky wie folgt: *Durch die unorganischen Naturgesetze wird in die Fülle der mechanischen, chemischen und physikalischen Erscheinungen eine ideelle Einheit gebracht; wir erblicken durch sie, was nebeneinander ist, in einem großen gegliederten Zusammenhang [...]* (B 46, 16).

51 „Hier wäre, wenn der Mensch sich zu bescheiden wüßte, vielleicht das letzte Ziel unserer Kräfte. Denn hier wird nicht nach Ursachen gefragt, sondern nach Bedingungen, unter welchen die Phänomene erscheinen; es wird ihre consequente Folge, ihr ewiges Wiederkehren unter tausenderlei Umständen, ihre Einerleiheit und Veränderlichkeit angeschaut und angenommen, ihre Bestimmtheit anerkannt und durch den menschlichen Geist wieder bestimmt." (WA Bd. 75, S. 40)

52 „Theorien sind gewöhnlich Übereilungen eines ungeduldigen Verstandes, der die Phänomene gern los sein möchte und an ihrer Stelle deßwegen Bilder, Begriffe, ja oft nur Worte einschiebt. [...] Die Phänomene müssen ein- für allemal aus der düstern empirisch-mechanisch-dogmatischen Marterkammer vor die Jury des gemeinen Menschenverstandes gebracht werden." (WA Bd. 75, S. 146/147)

53 Vgl. beispielsweise Goethe über den tierischen Organismus: „Wir denken uns [...] das abgeschlossene Thier als eine kleine Welt, die um ihrer selbst willen und durch sich selbst da ist. So ist auch jedes Geschöpf Zweck seiner selbst [...]." (WA Bd. 72, S. 17)

54 Zu Goethes Begriff der organischen „Bildung" vgl. die Ausführungen in WA Bd. 72, S. 9: „Der Deutsche hat für den Complex des Daseins eines wirklichen Wesens das Wort Gestalt. Er abstrahiert bei diesem Ausdruck von dem Beweglichen, er nimmt an, daß ein Zusammengehöriges festgestellt, abgeschlossen und in seinem Charakter fixiert sei. Betrachten wir aber alle Gestalten, besonders die organischen, so finden wir, daß nirgend ein Bestehendes, nirgend ein Ruhendes, ein Abgeschlossenes vorkommt, sondern daß vielmehr alles in einer steten Bewegung schwanke. Daher unsere Sprache das Wort Bildung sowohl von dem Hervorgebrachten, als von dem Hervorgebrachtwerdenden gehörig genug zu brauchen pflegt."

55 Vgl. a. Goethes Ausführung in der zweiten Darstellung zur Pflanzenmetamorphose: „Der Haupt-Begriff, welcher, wie mich dünkt, bei jeder Betrachtung eines lebendigen Wesens zum Grunde liegen miß, von dem man nicht abweichen darf, ist, daß es mit sich selbst beständig, daß seine Theile in einem nothwendigen Verhältniß gegen sich selbst stehn, daß nichts Mechanisches gleichsam von außen gebauet und hervorgebracht werde, obgleich Theile nach außen zu wirken und von außen Bestimmung annehmen." (WA Bd. 70, S. 282)

56 Vgl. a. Goethe in WA Bd. 75, S. 156: „Das Lebendige hat die Gabe, sich nach den vielfältigsten Bedingungen äußerer Einflüsse zu bequemen und doch eine gewisse errungene entschiedene Selbständigkeit nicht aufzugeben. Man gedenke der leichten Erregbarkeit aller Wesen, wie der mindeste Wechsel einer Bedingung, jeder Hauch, gleich in den Körpern Polarität manifestiert, die eigentlich in ihnen allen schlummert. Spannung ist der indifferent scheinende Zustand eines energischen Wesens, in völliger Bereitschaft sich zu manifestieren, zu differenzieren, zu polarisieren."

57 „Gewisse beschränkende Meinungen setzten sich fest, man wollte z. B. dem Menschen seinen Zwischenkieferknochen abstreiten. Was man dabei zu gewinnen glaubte, war wunderlich genug: hier sollte das Unterscheidungszeichen zwischen uns und dem Affen sein. Dagegen bemerkte man nicht, daß man durch indirekte Läugnung des Typus die schönste Aussicht verlor." (WA Bd. 72, S. 24; Hervorhebung im Text) Vgl. a. den im November 1784 an Karl Ludwig von Knebel geschriebenen Brief, dem eine kurze Abhandlung über das Os incisivum beilag und in dem es hieß: „Ich habe mich enthalten das Resultat, worauf schon Herder in seinen Ideen deutet, schon ietzo mercken zu lassen, daß man nämlich den Unterschied des Menschen vom Thier in nichts einzelnem finden könne." (WA Bd. 99, S. 389; Hervorhebung im Text.)

58 Ebd., S. 167. Wie Steiner sowohl 1884 – 1, 66f. – als auch 1897 – 6, 133ff. – hervorhob, bildet die sukzessive Verwandlung der Wirbel- in Schädelknochen nur einen Teil der von Goethe verfolgten Metamorphose von Rückenmark zu Gehirn, wobei er auf die Notizbucheintragung Goethes von 1790 hinwies: „Das Hirn selbst nur ein großes Hauptganglion. Die Organisation des Gehirns wird in jedem Ganglion wiederholt, sodaß jedes Ganglion (als) ein kleines subordiniertes Gehirn anzusehen ist." (WA Bd. 72, S. 360) Dagegen schien Steiner die Gesamtbedeutung der Wirbelkörperstudie 1897 durchaus kritisch zu relativieren; hatte er sich 1884 noch Goethes eigener Einschätzung angeschlossen und geschrieben: *Dies war eine Entdeckung von der weittragendsten Bedeutung. Es war damit bewiesen, daß alle Glieder eines organischen Ganzen der Idee nach identisch sind und daß „innerlich ungeformte" organische Massen sich nach außen in verschiedener Weise aufschließen, daß es ein und dasselbe ist, was auf niederer Stufe als Rückenmarksnerv, auf höherer als Sinnesnerv sich zu dem die Außenwelt aufnehmenden, ergreifenden, erfassenden Sinnesorgane aufschließt. Jedes Lebendige war damit in seiner von innen heraus sich formenden, gestaltenbildenden Kraft aufgezeigt; es war als wahrhaft Lebendiges jetzt erst begriffen. Goethes Grundideen waren jetzt auch in bezug auf die Tierbildung zu einem Abschlusse gekommen.* (1, 67f.), so betonte er 1897, daß es Goethe nach dem in der Wirbelkörpermetamorphose *glücklich gewonnenen Ausgangspunkt* nicht gelungen sei, zu einer Erkenntnis der Bildungsgesetze der ganzen Tiergestalt fortzuschreiten (6, 136).

59 Ebd., S. 67; vgl. a. die von Eckermann überlieferte Aussage Goethes, derzufolge die Natur nach „tausendfältigen Tieren" ein Wesen gebildet habe, „das sie alle enthält: den *Menschen*." (Zit. n. Steiner 6, 83; Hervorhebung von Rudolf Steiner.)

60 Steiner zitierte zur Explikation dieses Gedankens auch wiederholt aus Herders „Ideen zur Philosophie der Geschichte der Menschheit" – eine Schrift, über die Steiner sagte: *Dieses Werk ging beinahe hervor aus den Unterhaltungen der beiden [Goethe und Herder], und manche Idee wird wohl auf Goethe zurückzuführen sein. Die Gedanken, welche hier ausgesprochen werden, sind oft ganz Goethisch, nur in Herders Weise gesagt, so daß wir aus denselben einen sicheren Schluß auf die damaligen Gedanken Goethes machen können* (1, 46). Des weiteren verwies er auf Lorenz Oken, der in seinem „Lehrbuch der Naturphilosophie" (1809/1811) formuliert hatte: „Das Tierreich ist nur ein Tier, d. h. die Darstellung der Tierheit mit allen ihren Organen jedes für sich ein Ganzes. Ein einzelnes Tier entsteht, wenn ein einzelnes Organ sich vom allgemeinen Tierleib ablöst und dennoch die wesentlichen Tierverrichtungen ausübt. Das Tierreich ist nur das zerstückelte höchste Tier: Mensch." (1, 47). Während Steiner diesen, in Goethes naturwissenschaftlichen Schriften nicht im einzelnen ausgeführten Gedanken (vgl. z. B. WA 72, 7f.) ausführlich besprach, ging er bemerkenswerterweise an keiner Stelle dar-

auf ein, daß Goethe die „Würde der vollkommensten Thiere und besonders des Menschen“ organisch zumindest auch in einer progredienten „Entschiedenheit der Glieder“ begründet sah (WA 72, 86) und von einer „succesiven Separation der Systeme“ in der evolutionären Höherentwicklung sprach (WA 72, 14); dabei nannte er an mehreren Stellen seiner – von Steiner edierten – naturwissenschaftlichen Aufzeichnungen drei, den einzelnen Leibesorganen übergeordnete „Hauptabtheilungen“ oder „Systeme“, von denen er sagte, daß sie verschiedene und systemspezifische „Lebensfunctionen“ ausüben (WA 72, 13), in ihrer Dreiheit dabei die „allgemeinste Eintheilung des Typus“ bilden (WA 72, 312). Im einzelnen sprach Goethe dabei vom Haupt als „Hauptsitz der Sinne und Sensibilität“, dann vom „Rumpf“ bzw. von einem „mittlern System der Brust“, das die „Organe des innern Lebensantriebes und einer immer fortdauernden Bewegung nach außen“ enthalte, schließlich vom „hintersten Teil“ oder den „Extremitäten“, die als Gesamtsystem aus den Organen der „Nahrung und Fortpflanzung“ konstituiert würden (WA 72, 13f./308/312). Steiner thematisierte weder Goethes Anschauung dreier funktioneller Systeme, noch erwähnte er diese als „allgemeinste Einteilung“ – und damit erste Konkretisation – des animalischen Typus. Auch als Steiner 1917 seine Konzeption des funktionell *dreigegliederten* menschlichen Organismus veröffentlichte und von einem *Nerven-Sinnessystem*, einem *Rhythmischen* oder *Mittleren System* und einem *Stoffwechsel-Gliedmaßensystem* als Ermöglichungsorganen menschlichen Seelenlebens sprach, erwähnte er an keiner Stelle die Goetheschen Vorarbeiten, hob jedoch gleichwohl hervor, sich seit über dreißig Jahren – d.h. bereits in Wien und Weimar zur Zeit der Goethe-Edition – mit der Gesamtthematik auseinandergesetzt zu haben.

61 In diesem Sinne interpretierte Steiner Goethes Aussage: „Idee [ist] Resultat der Erfahrung“ (WA Bd. 75, S. 158; Hervorhebung im Text) mit den Worten: *Sie ist Resultat des Gegebenen [der Erfahrung], konkrete Erscheinung* (1, 86).

62 Vgl. Steiner: *Man kann [...] einen Begriff, der nicht durch Abstraktion aus der Sinnenwelt genommen ist, sondern der einen aus ihm fließenden Gehalt hat, einen intuitiven Begriff und die Erkenntnis desselben eine intuitive nennen* (1, 83).

63 I. Kant, Werke, Bd. 8, S. 525.

64 WA Bd. 75, S. 54f.; vgl. a. Goethes Auseinandersetzung mit dem Kantianer Schiller vom 20.8.1794, in der Goethe nach eigenen Aussagen vorbrachte, daß es möglich sei, „die Natur nicht gesondert und vereinzelt vorzunehmen, sondern sie wirkend und lebendig, aus dem Ganzen in die Theile strebend darzustellen“ und dies anhand der „Urpflanze“ exemplifizierte (WA Bd. 75, S. 17f.).

65 W. Preyer, S. 186f.; Hervorhebung im Text.

66 „Der Mensch an sich selbst, insofern er sich seiner gesunden Sinne bedient, ist der größte und genaueste physikalische Apparat, den es geben kann; und das ist eben das größte Unheil der neuern Physik, daß man die Experimente gleichsam vom Menschen abgesondert hat, und bloß in dem, was künstliche Instrumente zeigen, die Natur erkennen, ja was sie leisten kann dadurch beschränken und beweisen will.“ (WA Bd. 75, S. 118) „Die Natur gehört sich selbst an, Wesen dem Wesen; der Mensch gehört ihr, sie dem Menschen. Wer mit gesunden, offnen, freien Sinnen sich hineinfühlt, übt sein Recht aus, eben so das frische Kind, als der ernsteste Betrachter.“ (WA Bd. 75, S. 65)

67 Vgl. a. Descartes 1644 in den „Prinzipien der Philosophie“: „So bildet die Ausdehnung in die Länge, Breite und Tiefe die Natur der körperlichen Substanz [...]. Denn alles, was sonst dem Körper zugeteilt werden kann, setzt die Ausdehnung voraus und ist nur ein Zustand der ausgedehnten Sache [...]. So kann z.B. die Gestalt nur an einer ausgedehnten Sache vorgestellt werden; ebenso die Bewegung nur in einem ausgedehnten Raume. [...]“ „So kann man mangels unmittelbarer Beobachtung schließen, daß das, was wir an den äußeren Gegenständen mit dem Namen des Lichts, der Farbe, des Geruchs, des Geschmacks, des Tones, der Wärme, der Kälte und anderer sinnlicher Eigenschaften oder substantieller Formen bezeichnen, nur verschiedene Zustände jener Dinge sind, welche bewirken, daß unsere Nerven verschieden bewegt werden.“

(R. Descartes, S. 18/242) 1690 sprach John Locke in seinem „Essay Concerning Human Understanding“ dann erstmals von „primären“ und „sekundären“ Sinnesqualitäten.

68 Vgl. auch Steiners Äußerungen in dem 1882 publizierten Aufsatz *„Einzig mögliche Kritik der atomistischen Begriffe“* (B 63, 10): *Der Raum, abgesehen von den Dingen der Sinnenwelt, ist ein Unding. Wie der Raum nur etwas an den Gegenständen, so ist auch die Zeit nur an und mit den Prozessen der Sinnenwelt gegeben. Sie ist denselben immanent.*

69 In seiner philosophiegeschichtlichen Darstellung von 1900 zitierte Steiner exemplarisch die Physiologen Johannes Müller und Isidor Rosenthal sowie den Anatomen Jakon Henle: „Die Empfindung ist nicht die Leitung einer Qualität oder eines Zustandes der äußeren Körper zum Bewußtsein, sondern die Leitung einer Qualität, eines Zustandes unserer Nerven zum Bewußtsein, veranlaßt durch eine äußere Ursache.“ (Johannes Müller, Handbuch der Physiologie des Menschen, 1834; 18, 423). „Die Empfindungen, welche wir durch äußere Eindrücke erhalten, sind nicht abhängig von der Natur dieser Eindrücke, sondern von der Natur unserer Nervenzellen. Wir empfinden nicht, was auf unseren Körper einwirkt, sondern nur, was in unserem Gehirn vorgeht.“ (Isidor Rosenthal, Allgemeine Physiologie der Muskeln und Nerven, 1877; 18, 427). „Alles, wodurch wir von einer Außenwelt unterrichtet zu sein glauben, sind Formen des Bewußtseins, zu welchen die Außenwelt sich nur als anregende Ursache, als Reiz im Sinne der Physiologen verhält. Die Außenwelt hat nicht Farben, nicht Töne, nicht Geschmäcke; was sie wirklich hat, erfahren wir nur auf Umwegen oder gar nicht.“ (Jakob Henle, Anthropologische Vorträge, 1876–80; 18, 426). Zu Descartes vgl. obige Anmerkung.

70 Vgl. a. Goethe: „Und wer kann denn zuletzt sagen, daß er wissenschaftlich in der höchsten Region des Bewußtseins immer wandele, wo man das Äußere mit größter Bedächtigkeit, mit so scharfer als ruhiger Aufmerksamkeit betrachtet, wo man zugleich sein eigenes Innere, mit kluger Umsicht, mit bescheidener Vorsicht walten läßt, in geduldiger Hoffnung eines wahrhaft reinen, harmonischen Anschauens?“ (WA Bd. 75, S. 19f.)

71 *Geistige Kräfte haben […] an dem Aufbau unseres Organismus gearbeitet und wirken noch immer in uns. Diejenigen Kräfte, welche unseren Organismus so gestaltet haben, daß er atmen, Blut durch die Adern senden, verdauen kann, daß er Stoffe und Kräfte im Gehirn konzentriert und das Gehirn zum Werkzeug der Seele tauglich machte, bis die menschliche Seele entstehen konnte – diese Seelenkräfte sind noch heute am Werk* (52, 232).

72 *Daß es das Wesentliche sei, daß hinter allem Sinnlichen, allem Physischen, ein Geistiges stehe, das ist ein abstraktes Bewußtsein von dem Geiste. Es ist notwendig, sich bestimmte Begriffe und Vorstellungen davon zu erwerben, wie das Geistige in seinen einzelnen Gebieten aussieht* (109, 69).

73 1925 wies Steiner in seiner Autobiograpie rückblickend auf ein Zusammentreffen mit dem Philosophen Max Scheler hin, das sich nach Steiners Vortrag über die *„Grundlehren der Theosophie“* am 1.3.1905 in Jena ergeben hatte und innerhalb dessen über die *erkenntnistheoretische Rechtfertigung des Geist-Erkennens* bzw. über das Problem, *wie sich das Eindringen in die Geistwirklichkeit nach der einen Seite ebenso erkenntnistheoretisch müsse begründen lassen, wie dasjenige in die Sinnes-Wirklichkeit nach der andern Seite*, gesprochen wurde (28, 331).

74 *Man lernt erkennen, daß für die naturwissenschaftliche Darstellung das „Beweisen“ etwas ist, was an diese gewissermaßen von außen herangebracht wird. Im geisteswissenschaftlichen Denken liegt aber die Betätigung, welche die Seele beim naturwissenschaftlichen Denken auf den Beweis wendet, schon in dem Suchen nach den Tatsachen. Man kann diese nicht finden, wenn nicht der Weg zu ihnen schon ein beweisender ist. Wer diesen Weg wirklich durchschreitet, hat auch schon das Beweisende erlebt; es kann nichts durch einen von außen hinzugefügten Beweis geleistet werden* (13, 32). *[…] Solche Beweise, wie man sie gewöhnlich verlangt, kann es für die geisteswissenschaftlichen Arbeiten nicht geben. Wer sie verlangt, versteht nicht den Charakter und den Sinn der geisteswissenschaftlichen Wahrheiten* (54, 282).

75 Von Steiner ausführlich u.a. in den Veröffentlichungen *„Theosophie“* (1904), *„Wie erlangt man Erkenntnisse der höheren Welten?“* (1904/05), *„Die Stufen der höheren Erkenntnis“* (1905–08) und in *„Die Geheimwissenschaft im Umriß“* (1910) beschrieben.

76 Briefe Band 2, 1. Aufl. 1953, S. 264. Der zitierte Brief an Wilhelm Hübbe-Schleiden wurde bisher nur in dieser Ausgabe publiziert.

77 *Es wird ein Zeitpunkt kommen, wo die Menschen das einzelne Leben eines Geschöpfes im Zusammenhang mit dem Leben des ganzen Universums durchschauen werden. Und dann werden die Menschen Ehrfurcht bekommen vor dem Leben* (25.5.1905; 53, 472).

78 Steiners Mitarbeiterin und Mitautorin seiner einzigen medizinischen Veröffentlichung, die Ärztin Ita Wegman wies in einem 1929 publizierten Aufsatz mit dem Titel: „Das Mysterium der Erde“ darauf hin, daß in Gegenwart und naher Zukunft das „Schicksal der Erde in die Menschheitsschicksale als mit einbezogen“ erkannt werden müsse – und schrieb weiter: „Würde die Menschheit das versäumen, so würde sie bald Naturerscheinungen gegenüberstehen, die sie zwar selbst bewirkt, aber nicht als von sich bewirkt erkennt. Die Natur, die bisher nach ewigen Gesetzen geordnet schien, würde scheinbar in Verwirrung geraten. Wir stehen tatsächlich unmittelbar am Eingang dieser Weltsituation. Die Natur wird zu einem Spiegel des menschlichen chaotischen Verhaltens.“ (I.Wegman, S. 192)

79 Bzgl. deren anthropologischer Gesamtdimension vgl. u.a. die Publikationen *„Theosophie“* (1904), *„Die Geheimwissenschaft im Umriß“* (1910).

80 Wenn Steiner wiederholt von der *mineralisch-physischen Welt* bzw. dem *mineralisch-physischen Leib* des Menschen sprach, so sollten damit unterschiedliche Aspekte des *physischen Leibes* zum Ausdruck gebracht werden; 1908 sagte er erläuternd: *Physischsein und Mineralischsein sind zwei ganz verschiedene Dinge. Der menschliche Leib ist physischer Leib, weil er von ganz denselben Gesetzen beherrscht wird wie die Steine, der menschliche Leib ist zu gleicher Zeit mineralisch, weil er die mineralischen Stoffe in sich imprägniert hat. […] Es gehört z.B. zum physischen Prinzip, daß unser Ohr, unser Auge so geformt sind, daß sie in einer ganz bestimmten Weise den Ton, das Licht aufnehmen. Zum Mineralischsein des Ohres, des Auges gehören jene Stoffe, die in dieses Gerüst von physischen Gesetzen einimprägniert sind* (102, 202f.). Und 1910 schrieb er: *Ein physischer Leib ist derjenige, welcher von den physischen Gesetzen beherrscht wird, die man gegenwärtig in dem Mineralreiche beobachtet. Der gegenwärtige physische Menschenleib ist nun nicht bloß von solchen physischen Gesetzen beherrscht, sondern er ist außerdem noch durchsetzt von mineralischem Stoffe* (13, 119).

81 Auch nach 1900 wandte sich Steiner wiederholt gegen das axiomatische Postulat einer „Lebenskraft“, wie er es durch die vitalistisch-neovitalistische Bewegung vertreten sah; er räumte zugleich ein, daß der „Vis vitalis“-Vorstellung *eine* (berechtigte*) Ahnung zugrunde [liegt], daß es so etwas* (wie eine reale Lebenskraft bzw. einen realen *Lebensleib) gibt* (13,44). Im übrigen war Steiner hinsichtlich der von ihm beschriebenen *ätherischen* Lebensdimension davon überzeugt, daß die sich methodisch weiterentwickelnde konventionelle Naturwissenschaft – durch die Evidenz eigener Forschungsergebnisse gezwungen – die geisteswissenschaftlich erschlossene Realität des *Ätherleibes* in zunehmendem Maße anerkennen würde (vgl. z.B. 53, 54).

82 *Das Charakteristische des Ätherleibes ist, daß er zusammengesetzt ist aus verschiedenen Strömungen, die ihn durchziehen. […] Darunter gibt es fünf Hauptströmungen […] sie bilden ein Pentagramm, […] sie bilden sozusagen das „Knochengerüst“ des Ätherleibes. […] Wie auch die Körperstellung sein mag, immer geht eine Strömung von der Mitte der Stirn, dem Punkte zwischen den Augenbrauen aus, hinunter zum rechten Fuß, von da nach der linken Hand, von da zur rechten Hand, dann zum linken Fuß, und von da wieder zurück zur Stirn. Das, was man das Pentagramm nennt, das ist innerlich so beweglich im Ätherleib, wie es der menschliche physische Leib selbst ist* (101, 145). An anderer Stelle aber wies Steiner darauf hin, daß die als *Pentagramm* bezeichnete Kraftströmung *nicht etwa die einzige im Ätherleibe* sei – *es gibt deren noch sehr viele* (100, 203).

83 Über den konkreten genetischen Zusammenhang zwischen *ätherischer* Kraftstruktur und *physischem* Gesetzesorganismus (bzw. *Geistgewebe* und *Formgestalt*) machte Steiner hier jedoch keine Angaben.

84 Auf den, nach dem bisher Gesagten, paradox anmutendenden Begriff des *Reflexbewußtseins* sei aufmerksam gemacht. War doch von Steiner zuvor eigens hervorgehoben worden, daß bereits das *erste Element des Bewußtseins*, die Empfindung, durch einen *inneren Vorgang*, durch ein *inneres Erlebnis* konstituiert werde (s.o.). Vergleichbare Schwierigkeiten ergeben sich, wenn Steiner in einem anderen Textzusammenhang für die Pflanzenwelt ein *traumloses Schlafbewußtsein* beschrieb, von dem es hieß: *Wenn es auch keine Wahrnehmungen einer Außenwelt im menschlichen Sinne vermittelt, so regelt es doch die Lebensvorgänge und bringt diese in Harmonie mit den äußeren Weltvorgängen* (13, 125). Das eingangs zitierte *Reflexbewußtsein* bezeichnete Steiner in einem Vortragszyklus des Jahres 1910 als *eine Art von Schlafbewußtsein* und sagte: *Da haben Sie einen solchen Bewußtheitsgrad, der nicht in ihre astralischen Erlebnisse hineinkommt, der bewußt nicht erlebt wird (!), der in einer Art von Schlafbewußtseinssphäre verläuft, der aber darum doch nicht so ist, daß er nicht zu Geschehnissen führen könnte. Wenn ein solches tieferes Eindringen des Ätherleibes in den physischen Leib stattfindet* (z.B. durch einen äußeren Reiz des Auges)*, so ist dies das Hervorbringen eines Bewußtseins, das nicht ein Schmerzbewußtsein ist, weil sich der astralische Leib nicht daran beteiligt, sondern das so dumpf ist, daß es der Mensch nicht wahrnimmt. Damit ist aber nicht gesagt, daß der Mensch in diesem Bewußtsein keine Handlungen ausführen kann, nicht etwas tun kann, was der ganzen Sachlage entspräche* (120, 128). Zu Steiners vielschichtigem Bewußtseinsbegriff vgl. den weiteren Text.

85 Ein Widerspruch zu dem im Berliner Vortrag von 1906 Gesagten besteht möglicherweise nur vordergründig – denn hatte Steiner dort von der Entstehung der Bewußtseins- bzw. der Sinnesorgane gesprochen, so implizierte dies einen – freilich nicht deutlich formulierten – genetischen, evolutiven oder gar kosmogonischen Aspekt; erläutert wurde gewissermaßen ein Teilphänomen der Erden- oder Menschheitsentwicklung. Das von *außen* wirkenden Licht, das die Zerstörungsprozesse initiierte und die Organentwicklung ermöglichte, kann als kosmische *Astralität* gelesen werden, die im Sinne eines menschlichen *Astral-Leibes* in gewisser Weise später individualisiert und verinnerlicht wurde – jedenfalls legt Steiners Kosmogonie, die er in dem Buch: *„Die Geheimwissenschaft im Umriß“* 1910 detailliert auseinandersetzte, ein solches Verständnis nahe.

86 Vgl.: *Wo [...] ein astralischer Leib wirksam ist, da spiegeln sich die äußeren Eindrücke in inneren Vorgängen* (120, 66). Allerdings wird diese Aussage innerhalb des nun erweiterten Verständnishorizontes mehrschichtig interpretierbar: die *Eindrücke spiegeln* sich in *inneren Vorgängen* – dies kann, im Sinne des zuletzt Erörterten, bedeuten: die Eindrücke werden als jenes, *was im Astralleib vorgeht*, in *inneren*, d.h. in Vorgängen des *physischen Leibes gespiegelt*. Gemeint sein kann aber auch: die *äußeren Eindrücke*, als *Reize* verstanden, werden von *inneren Vorgängen*, d.h. von einem *inneren Erlebnis* – welches bewußt oder unbewußt sein könnte – begleitet. Erinnert sei daran, daß Steiner auch von einer *Abspiegelung* äußerer Reize *durch einen inneren Vorgang* gesprochen hatte (34, 315). Zur Problematik von Steiners mehrdeutigem *Spiegelungs*-Begriff s. den weiteren Text.

87 Im dem zuletzt genannten Vortrag vom 24.11.1910 wies Steiner dann noch darauf hin, daß die im *Zwischenzustand zwischen Wachen und Schlafen* auftretenden Träume ebenfalls auf einem solchen Zusammenwirken von *astralischem* und *ätherischem Leib* beruhen und sagte: *Indem wir in einem Zwischenzustand zwischen Wachen und Schlafen nicht die Fähigkeit haben, äußere Sinneseindrücke zu empfangen, wohl aber noch in gewisser Weise etwas, was mit unserm Ätherleib zusammenhängt, kann uns der Ätherleib das spiegeln, was wir in unserm Seelischen mit unserm Astralleibe erleben. Das sind dann die Träume* [...] (60, 150).

88 Steiner sprach im genannten Vortragszusammenhang weiter über Wesen und Bedeutung des *Ich-Bewußtsein*, in dessen Horizont die angeführten Äußerungen gesehen werden müssen – s. S. 217ff.

89 Vgl. hierzu auch die umfangreichen und diffizilen Ausführungen Steiners in den zwei Berliner Vorträgen vom 4.7.1904 und 7.7.1904, die den Titel *„Sein, Leben, Bewußtsein"* trugen und in den Beiträgen zur Rudolf Steiner Gesamtausgabe (B 67/68, 25ff.) herausgegeben wurden.

90 Vgl. Steiners Ausführungen in 58, 49: *Dann unterscheiden wir ein drittes Glied der menschlichen Wesenheit: den Träger von Lust und Leid, von Freude und Schmerz, von Trieben, Begierden und Leidenschaften, von alledem, was wir im Grunde genommen schon als Seelisches bezeichnen; aber eben den Träger, nicht dieses Seelische selber.*

91 Hinsichtlich evolutionärer Aspekte der Bewußtseinsentwicklung vgl. *„Aus der Akasha-Chronik"* (1904–1908) und *„Die Geheimwissenschaft im Umriß"* (1910).

92 Von Interesse ist weiter, daß Steiner in anderen Zusammenhängen und ohne nähere Explikation von dem vierten Glied der menschlichen Wesenheit als dem *Träger* des *Ichs* sprach (so z.B. in dem am 10.1.1907 gehaltenen, von Steiner selbst überarbeiteten und zum Druck freigegebenen Vortrag *„Die Erziehung des Kindes vom Gesichtspunkte der Geisteswissenschaft"* – 34, 309ff. –, in dem darüber hinaus offenbar erstmals von dem Begriff des *Ichleibes* (34, 316) zur Bezeichnung des vierten *Wesensgliedes* Gebrauch gemacht wurde). Wie bereits im Rahmen der *Astralleib*-Darstellung angemerkt, differenzierte Steiner demnach in manchen Vortragszusammenhängen zwischen einer seelischen-geistigen Realität und deren leibzugewandtem Organisationsgefüge, was jedoch sprachlich häufig nur unzulänglich von ihm deutlich gemacht wurde.

93 Diese grenzte Steiner als des Menschen *eigene Innenwelt* (9, 25) von der transpersonalen Wirklichkeit des Geistes ab, die dem denkenden Menschen zugänglich ist, in seinem *Ich* lebt (9, 35f.).

94 *Indem wir in einem Zwischenzustand zwischen Wachen und Schlafen nicht die Fähigkeit haben, äußere Sinneseindrücke zu empfangen, wohl aber noch in gewisser Weise etwas, was mit unserm Ätherleib zusammenhängt, kann uns der Ätherleib das spiegeln, was wir in unserm Seelischen mit unserm Astralleib erleben. Das sind dann die Träume* [...] (60, 150). Weiter hieß es in Steiners Vortrag: *Während der physische Leib der Spiegler des Seelenlebens ist und unsere Tagesinteressen sich daran auswirken, hängen wir durch unseren Ätherleib oft in der abgelegensten Art mit Erlebnissen zusammen, die lange hinter uns sind und die uns, weil das Tagesleben stark auf uns wirkt, nur schwach zum Bewußtsein kommen* (Ebd.).

95 Am 28.2.1907 sprach Steiner im Berliner Architektenhaus differenzierend davon, daß nur die *Essenz des physischen Leibes* in den ersten sieben Lebensjahren *vollständig frei* wirke – sie gibt dem Menschen *die physische Form*, sie *leitet die physische Struktur ein* (55, 164).

96 Dies gilt nach Steiner inbesondere für das *sich in seinen Formen aufbauende Gehirn* (34, 325).

97 Im ersten Lebensjahrsiebt ist dem kindlichen Organismus die physiologische Ausbildung eines feinen Gleichgewichtes zwischen verhärtenden und erweichenden Bildeprozessen aufgegeben (Berliner Vortrag vom 21.10.1907, Vortrag in Wien vom 5.11.1907). Steiner besprach am 20.6.1907 in Kassel exemplarisch die rachitische Kinderkrankheit unter dem Aspekt einer ausgebliebenen Konsolidierung oder Verfestigung des Leibesorganismus und betonte dabei die prinzipielle Heilbarkeit aller Krankheitserscheinungen bis zum siebten Lebensjahr *(Wir sehen, daß bei sachgemäßer Behandlung selbst die krummsten Beine vollkommen gerade werden können, und daß selbst bei schlechtesten Milchzähnen ein vollkommen gesundes zweites Gebiß sich entwickeln kann, während krumme Beine, die bis zum siebenten Jahre nicht korrigiert sind, für das ganze Leben bleiben.* 100, 60).

98 Vgl. hierzu Steiners Hinweise, denen zufolge die Menschen in der ersten Lebenshälfte *eigentlich diejenigen Gesetze und Tatsachen heute ausleben, die eine Art Wiederholung*

des regelmäßigen Entwickelungsganges der Menschheit seit Urzeiten her sind, in der zweiten Lebenshälfte dagegen keiner Geschichtlichkeit unterliegen, sondern ausleben, *was erst in der Zukunft geschehen wird. Es wird daher die zweite Hälfte des Lebens in der Zukunft beim Menschen viel regelmäßiger werden, als sie heute schon ist, immer regelmäßiger und regelmäßiger* (118, 55).

99 In der Formulierung vom 4.12.1907: *Das erste Glied, in das alle vier Glieder hineingearbeitet sind, das sind die roten Blutkörperchen. Überall da, wo wir rotes Blut haben, da sind die vier Glieder hineingearbeitet. Die Nerven sind das zweite Glied. Überall, wo Nerven sind, da sind physischer Leib, Äther- und Astralleib hineingearbeitet* (98, 137).

100 An dieser und an späteren Vortragsstellen zur Problematik des *sympathischen* Nervensystems schien Steiner trotz der gewählten Formulierung das gesamte autonome, aus sympathischen und parasympathischen Anteilen bestehende Nervensystem zu thematisieren. Vgl. hierzu auch die Anmerkung der Herausgeber in GA 128, 208.

101 Bereits ein Jahr zuvor (September 1905) hatte Steiner auf die Physiologie des *sympathischen* Nervensystem hingewiesen und hervorgehoben, daß es auch innerhalb des menschlichen Gesamtorganismus *in einem viel engeren Zusammenhang mit der übrigen Welt als das Nervensystem im Kopf und Rückenmark des Menschen* stehe (93a, 18). Dort hatte Steiner zudem bemerkt, daß *durch das Sonnengeflecht, durch das sympathische Nervensystem* die einzelnen *Organbewußtseine* des Menschen *ursprünglich ausgebildet* worden seien – und sagte: *Unsere Sinnesorgane haben [...] alle für sich ein Bewußtsein. Diese verschiedenen Bewußtseine: das Bewußtsein des Sichtbaren, Hörbaren, Riechbaren und so weiter werden in der Seele zusammengefaßt [...]. Ohne dieses Zusammenfassen würde der Mensch zerfallen in seine Organbewußtseine* (93a, 34).

102 Steiner sprach auch vom *Blutgefäßsystem mit dem Herzen* (55, 56; vgl. S. 173ff.).

103 Vgl. a. Steiners Vortragsaussagen vom 10.11.1908: *Es erscheint heute dem materialistisch gesinnten Gelehrten ganz natürlich, daß, wenn er einen Stich in den Körper macht, da Blut herausfließt, das man untersuchen kann mit allen Mitteln, die es gibt. Und jetzt beschreibt man: das ist Blut – so etwa, wie man irgendeinen anderen Stoff, eine Säure oder so etwas, beschreibt nach den chemischen Untersuchungsmethoden, nach denen man dabei zu Werke geht. Man beachtet aber nur das eine dabei nicht, was allerdings einer materialistischen Wissenschaft nicht nur unbekannt, sondern geradezu als eine Torheit und Phantasterei erscheinen muß, was aber doch wahr ist: das Blut, das in den Adern rinnt, das den lebendigen Leib unterhält, das ist gar nicht das, was herausrinnt, wenn ich den Stich mache und einen roten Tropfen erhalte. Denn das Blut geht in dem Augenblick, wo es aus dem Körper geht, eine solche Verwandlung ein, daß wir sagen können, es ist überhaupt etwas ganz anderes; und was herausrinnt als gerinnendes Blut, und wenn es noch so frisch ist, ist unmaßgebend für das, was die ganze Essenz im lebendigen Organismus ist. Blut ist der Ausdruck für das Ich, für ein hohes Glied der menschlichen Wesenheit. Blut ist schon als Physisches etwas, was Sie überhaupt nicht seiner Totalität nach physisch untersuchen können, weil es, wenn Sie es sehen können, gar nicht mehr das Blut ist, das im Körper rinnt, was es war. Es kann gar nicht physisch geschaut werden, denn in dem Augenblick, wo es bloßgelegt wird, wenn es dahin kommt, daß es untersucht werden kann durch irgendwelche der Röntgen-Methode ähnliche Methoden, dann untersucht man gar nicht mehr das Blut, sondern etwas, was der äußere Abglanz des Blutes auf dem physischen Felde ist. Diese Dinge werden erst nach und nach begriffen werden* (107, 102).

104 Angesichts des in entwicklungsphysiologischer Perspektive für den umweltabhängigen Leibesaufbau des Kindes Dargestellten (s. S. 157ff.) ist es des weiteren naheliegend, daß Steiner in der thematisierten Werkperiode zumindest die Gestaltbildung im ersten Lebensjahrsiebt als blutvermittelt betrachtete. Die *nach innen* gerichteten Kräfte des Blutes, die weitertragen, was der Organismus *durch die äußeren Erlebnisse der Sinne empfangen hat* (55, 58), können als aktives physiologisches Prinzip der kindlichen Leibesbildung angesehen werden. Die von Steiner geltend gemachte Plastizität

und Umweltgebundenheit des menschlichen Leibes in frühen Stadien der Evolutionsgeschichte findet sich daher tendenziell in der ersten Kindheitszeit wieder. Zur Gesamtthematik vgl. auch die Darstellungen innerhalb der *„Okkulten Physiologie“* von 1911 auf S. 217ff.

105 Dabei ist auch die Bildung des Herzorgans Ergebnis eines vorausgegangenen Bewegungsprinzipes; wie Steiner am 17.4.1909 in Düsseldorf in kosmogenetischen und evolutionsgeschichtlichen Darstellungen erwähnte, statuierten sich die ersten Wärmebewegungen innerhalb des werdenden Menschenleibes vor der Vorform des späteren Herzorganes: *[Der Leib des Menschen] wird in seiner allerersten Anlage eigentlich aus Wärme geformt, aber es werden in diesem Wärmekörper schon alle späteren Organe sozusagen im Keime veranlagt. An dem Punkt, wo die erst-angeregte Bewegung wiederum zur Ruhe kommt, ist die Anlage entstanden zu jenem Organ im menschlichen Leib, das dann später, wenn es seine Bewegungen einstellt, auch das ganze Getriebe des physischen Leibes in Ruhe versetzt – das ist das Herz. Hier von der ersten Anregung der Bewegung geht die Anlage des Herzens aus, aber es entsteht nur dadurch in seiner ersten Anlage, daß auch wiederum an diesem Punkt die Bewegung zur Ruhe gebracht wird* (110, 129f.). Fünf Monate später erweiterte Steiner in Berlin diese Darstellung um Ausführungen, die die morphologische Bildung des Herzorganes als ein Zusammenspiel aller vier *Wesensglieder* deutlich werden ließen (115, 63ff.).

106 Entsprechend äußerte sich Steiner auch in einem Den Haager Vortrag vom 5.3.1908. Dort hieß es u.a.: *[...] Die Wirbelsäule steht unter dem besonderen Einfluß des Ätherleibes und zeigt in der Tat die fortwährende Wiederholung von Wirbel zu Wirbel, hintereinander gebaut. Dort wo das Astrale eingreift, als Bremsprinzip – wo die Wirbelsäule in das Haupt übergeht – hört die Wiederholung auf* (B 60, 11).

107 Ebenfalls 1905 machte Steiner geltend, daß die Hypophyse hinsichtlich ihrer rezeptiven Sinnesfähigkeiten zunehmend zu einem *Sinn für das Flüssige* werden wird (93a, 70). Über die Entwicklungsgeschichte dieses Organes hieß es in 105, 116f. dagegen: *Die Schleimdrüse war früher der Regulator der niederen Verrichtungen, der Ernährungs- und Atmungsvorgänge, die damals noch eines waren. Damit hing alles das zusammen, was von diesem Organ aus reguliert wurde: die inneren Kräfte des Menschen, wodurch er sich aufblasen, sich die verschiedenen Gestalten geben konnte –, alles was in seiner Gestalt in seine Willkür gegeben war, das hing zusammen mit diesem Organ, mit der Schleimdrüse; das, was weniger willkürlich war, hing von dem anderen Organ ab, von der Zirbeldrüse.*

108 Daß die Herzbildung selbst evolutionär aufgrund von Wärmeprozessen entstand, hob Steiner 1908 vor. Er sagte dabei u.a.: *Denken Sie sich diesen Wärmestrom* (der aus dem Kosmos über das Epiphysenorgan verinnerlicht wird) *nicht direkt materiell in Blutströmen, sondern in Kraftströmen, und hinuntergehend und eine Art Zentrum bildend da, wo jetzt Ihr eigenes Herz ist, und in einzelnen Adern sich verlaufend, aber Kraftadern, nicht Blutadern. Da haben Sie die erste Wärme-Menschenanlage. Aus dieser Wärme-Menschenanlage ist später in weitergehender Entwickelung das menschliche Herz mit seinen Blutgefäßen, es ist die Blutzirkulation daraus geworden* (102, 85).

109 *Sinneswahrnehmung und Befruchtung, Ernährung und Atmung stehen in urferner Vergangenheit in innigem Zusammenhang* (105, 116). In Budapest beschrieb Steiner im Juni 1909, daß das Epiphysenorgan eine zentrale Bedeutung für das Zusammenwirken von belebter Physis und *Empfindungsleib* hatte – und sagte: *Es war eine Art Sinnesorgan, das sie Verbindung des menschlichen physischen und Ätherleibes mit dem Astralleibe des Menschen vermittelte. Der menschliche Astralleib sandte durch dieses Organ, das wie ein feiner, leuchtender Körper war, seine wichtigsten Strahlenkräfte in die andern Leiber hinein* (109/111, 224).

110 Bemerkenswerterweise erwähnte Steiner zu Beginn seines Vortrages vom 3.11.1910 nur noch die Bedeutung der *Begehrungskraft* für die Genese einer Sinnesempfindung, die er in der Folge auch als *modifiziertes Begehren* bezeichnete (115, 161).

111 *Viele Menschen sind gewöhnt, wenn sie von der sinnlichen Wahrnehmung sprechen, fünf Arten derselben aufzuzählen: das Sehen, Hören, Riechen, Schmecken, Tasten (oder Fühlen). Es kann hier bei solcher Aufzählung nicht stehen geblieben werden, weil es noch solches gibt, wodurch der Mensch in ein anderes Verhältnis zur Außenwelt tritt, als es zum Beispiel beim Hören oder Sehen der Fall ist* (45, 30). Goethe sprach 1808 im Vorwort seiner Farbenlehre von „bekannten, verkannten, unbekannten Sinnen" (WA Bd. 64, S. X).

112 *Der Ätherleib ist der, welcher die chemischen und physischen Stoffe so formt, daß sie Lebensprozesse werden. Dadurch lebt der Ätherleib in dem physischen Leibe darinnen, faßt in sich, umspannt die chemischen und physischen Prozesse. In alledem lebt wieder der Astralleib und erlebt im Ätherleib als seelisches Erleben alles, was im Ätherleib vorgeht. So ist also der Ätherleib der Tätige, der Schaffende am physischen Leib, und der Astralleib ist der die Taten des Ätherleibes seelisch erlebende Teil einer tierischen oder menschlichen Wesenheit. So ist der physische Leib mit dem Ätherleibe in dem Aufbauen der Organe verbunden – und der Ätherleib ist verbunden mit dem Astralleib in dem innerlichen Erleben dieses Aufbauens und dieser Tätigkeit der Organe* (60, 89).

113 *Es ergeben sich die Gebiete der Sinneswahrnehmungen so, daß man für sie das Bild eines Umkreises gebrauchen könnte, an dem die einzelnen Gebiete ruhend sind, während das „Ich" sich über alle hinbewegt* (45, 54).

114 *Das Ich lebt seine Wesenheit gewissermaßen allseitig aus; von den verschiedenen Seiten her begegnen seinem Eigenerlebnis Kräfte, [...] die sich [...] verschieden je nach der Eigenart der Sinneserlebnisse zeigen* (45, 131).

115 Steiner wies im Vortragszusammenhang lediglich auf die in meditativer Schulung weiter zu erwerbenden höheren Sinnesfähigkeiten hin (ebd.).

116 In seinem Vortrag vom 4.10.1905 hatte Steiner *Geruch, Geschmack, Sehen, Tasten, Hören* als eigentlich *physische Sinne* bezeichnet – dabei jedoch den Tastsinn als Wärmesinn interpretiert: *[...] Vom Tastsinn sprechen wir hier als Wärme und Kälte empfindend [...]* (93a, 67/69).

117 Vgl. den Berliner Vortrag vom 21.10.1907, in dem Steiner betont hatte, daß es in medizinischer Hinsicht darum gehe, *alle Organe beim Menschen aus ihren geistigen Ursprüngen heraus* zu begreifen (101, 48).

118 So thematisierte Steiner beispielsweise die Frage, ob mit der operativen *Wegnahme des physischen Organs [...] notwendigerweise auch die geistigen Wirkungen der höheren Organisationen* aufhören müssen (128, 69f.).

119 Bereits in einem Berliner Vortrag des Jahres 1907 hatte Steiner die Milz als eines derjenigen Organe bezeichnet, *die an der Grenze der physischen Organe stehen* und darauf hingewiesen, daß ihr neben einer (dort nicht näher erläuterten) *physischen Aufgabe* im wesentlichen zukomme, *den Zusammenhang des Physischen mit dem geistig-seelischen Teil des Menschen zu vermitteln* (96, 238 – dort findet sich auch der Hinweis, daß während des menschlichen Schlafzustandes der *Astralleib* nur durch das Milzorgan mit dem *physischen Leib* verbunden bleibt).

120 Steiner sprach von *Leber, Galle, Milz, Herz, Lunge, Nieren* (128, 154) als den *sieben Organen* des *inneren Weltsystems* (128, 155); die Zahl sieben scheint im Zusammenhang mit dieser Aufzählung der Organe (*Lunge, Nieren*, gleichlautend noch einmal in 128, 149) nahezulegen, daß Steiner das *Organsystem* der beiden Lungenflügel als ein Organ, rechte und linke Niere als Teil des *Nierensystemes* dagegen als zwei Organe zählte (worauf im übrigen auch die Skizzen der Stenographen nach den – nicht erhaltenen – Tafelzeichnungen Steiners hindeuten; vgl. 128, 78/155).

121 Dies hatte Steiner, wie auf S. 171ff. angeführt, bereits 1906 geltend gemacht.

122 Vgl. hierzu die editorischen Anmerkungen der Herausgeber (128, 203f.).

123 Vgl. a. 34, 126: *Der Sauerstoff, welcher der Mensch durch den Atmungsprozeß sich aneignet, ist derselbe, der sich in der Luft, der sich in den flüssigen und festen Bestandteilen der Erde findet.*

124 Zum Kontext des Begriffes *Blut-Herzsystem* s. S. 173ff.

125 So war beispielhaft an der Milztätigkeit von Steiner dargestellt worden, wie deren Eigenart in einer *Vermittlung* des organismusimmanenten Blutrhythmus mit einem *Außenrhythmus* besteht.

126 Vgl. a. die Aussage vom 10.4.1909, derzufolge in einem *lebendigen Zusammenspiel zwischen Blut und Nervensystem* die leibliche Grundlage seelischer Vorstellungstätigkeit zu sehen ist (109, 111; s. S. 166ff.).

127 Wie auf S. 148ff. ausgeführt, hatte Steiner in früheren Vorträgen die leibliche Restitution im Schlafzustand vornehmlich als eine Regeneration der *abgenutzten* (bzw. *abgebauten*) Leiblichkeit umschrieben, dabei besonders auf die reduzierten Vitalprozesse in den Sinnesorganen und im Gehirn hingewiesen (60, 145).

128 Hingewiesen sei noch auf die pathogenetische Relevanz, die Steiner einem krankhaft veränderten *Verhältnis* der beiden polar organisierten Nervensysteme zusprach – es komme dann, so Steiner am 24.3., zu einem *Aufeinanderwirken* der beiden Systeme, zu einem *Durchschimmern der einen Seite in die andere hinein*, einem *Gestörtwerden der einen Seite von der anderen Seite her. Das tritt zum Beispiel schon dann ein, wenn eine unregelmäßige Tätigkeit unserer Verdauungsorgane uns in unbehaglichen Gefühlen zum Bewußtsein kommt. Da haben wir ein – allerdings noch sehr unbestimmtes – Hereinstrahlen des sonst unbewußten menschlichen Innenlebens in das Bewußtsein, das sich aber auf diesem Wege bedeutend umgewandelt hat, also im Bewußtsein nicht so erscheint, wie es sich abgespielt hat. Oder wir haben in besonderen Affekten, Zorn, Wut, Schrecken und dergleichen, die ihren Ursprung im Bewußtsein haben, ein besonders starkes Hereinstrahlen von der Seite des inneren menschlichen Organismus; da haben wir den Fall, daß Affekte, besondere innere Erregungen der Seele, die Verdauung, das Atmungssystem und dadurch auch die Blutzirkulation und alles, was unterhalb des Bewußtseins liegt, in besonders schädigender Weise beeinflussen können* (128, 108).

129 *Hier zwischen Geburt und Tod sagen Sie: Mein Herz ist in meiner Brust, in dem Herzen laufen zusammen die Säftebewegungen der Blutzirkulation; in einem gewissen Reifestadium zwischen Tod und neuer Geburt sagen Sie: In meinem Innern ist die Sonne – und Sie meinen die wirkliche Sonne, von der sich die Physiker einbilden, sie wäre ein Gasball, die aber etwas ganz anderes ist. Sie erleben die wirkliche Sonne. Sie erleben die Sonne zwischen Tod und neuer Geburt so, wie Sie hier Ihr Herz erleben. Und wie die Sonne hier für Ihr Auge sichtbar ist, so ist zwischen dem Tod und einer neuen Geburt das Herz in seinem Werden auf dem Wege zur Zirbeldrüse in einer wunderbaren metamorphosischen Umbildung die Ursache grandioser Erlebnisse zwischem dem Tod und einer neuen Geburt* (201, 127). Zur evolutionären Beziehung zwischen Epiphysenorgan und erster Herzanlage vgl. Anm. 108.

130 Der Begriff des *physischen Kraftsystems* wurde dabei im genannten Kontext mit den Worten erläutert: *[Der physische Leib] stellt zunächst das dar, was man sich zusammengesetzt denken kann aus Stoffen der äußeren Welt, die auch ihre inneren Gesetze haben, die aber umgewandelt dem physischen Leibe eingefügt sind. Der physische Leib ist also auch ein Kraftsystem* (128, 94). Zur Diskussion s. S. 97ff.

131 Als ein mögliches Beispiel eines solchen Organs nannte Steiner an der genannten Vortragsstelle die menschliche Schilddrüse.

132 Vgl. Immanuel Hermann Fichte: „Aber schon die Anthropologie endet in dem von den mannigfaltigsten Seiten her begründeten Ergebnisse, daß der Mensch nach der wahren Eigenschaft seines Wesens, wie in der eigentlichen Quelle seines Bewußtseins, einer übersinnlichen Welt angehöre. Das Sinnenbewußtsein dagegen und die auf seinem Augpunkte entstehende phänomenale Welt mit dem gesamten, auch menschlichen Sinnenleben, haben keine andere Bedeutung, als nur die Stätte zu sein, in welcher jenes übersinnliche Leben des Geistes sich vollzieht, indem er durch frei bewußte eigene Tat den jenseitigen Geistesgehalt der Ideen in die Sinnenwelt einführt ... Diese gründliche Erfassung des Menschenwesens erhebt nunmehr die Anthropologie in ihrem Endresultate zur Anthroposophie." (S. 621).

133 Steiner äußerte sich auch dahingehend, daß ein im weitesten Maßstab lebendig erfaßter *Goetheanismus* den geschichtlichen Prozeß grundlegend verändert hätte – und sagte während des ersten Weltkrieges: *[...] Hätten ihn [den Goetheanismus] die Leute als etwas aufgefaßt, was sie etwas angeht, dann wäre die heutige Zeit nicht gekommen, dann wären diese katastrophalen Ereignisse nicht eingetreten* (185, 166).

134 *Das ist gerade das Eigentümliche der Geisteswissenschaft, daß sie sich wohl einläßt mit der Naturwissenschaft; und nur dann ist sie wirklich Geisteswissenschaft, wenn sie sich voll einläßt mit der Naturwissenschaft* (161, 308).

135 Steiner wies anläßlich eines von Max Planck im Rahmen der „82. Versammlung Deutscher Naturforscher und Ärzte" 1910 in Königsberg gehaltenen Vortrags darauf hin, daß die Entwicklung innerhalb der modernen Naturwissenschaft den *Beweis* geliefert habe, *daß es heute rückständig ist zu sagen, übersinnliche Erkenntnis könne innerhalb der Wissenschaft keine Geltung beanspruchen* (61, 17).

136 Steiner ging in verschiedenen Vorträgen auch auf die fortschreitende *Loslösung* der *gefühlsmäßigen und in Willensimpulsen verlaufenden Tätigkeit der Seele* von dem *Physisch-Leiblichen* ein (154, 110) – was im Rahmen dieser Arbeit jedoch im einzelnen ebensowenig Berücksichtigung finden kann wie Steiners Andeutungen über die Trennung der *Sprachkraft* von der organisch gebundenen Sprechtätigkeit (153, 19 – vgl. a. 154, 111 und 150, 95) und die mögliche *Befreiung* innerer *Aufrichtekräfte* (153, 22).

137 Es sei darauf hingewiesen, daß Steiner schon an dieser Stelle, drei Jahre vor der 1917 erfolgenden Veröffentlichung der *Dreigliederung* des menschlichen Organismus, mit *Sinnen- und Denksystem, Gefühls- und Willenssystem* recht eindeutig differente funktionelle Systeme anzudeuten schien.

138 Es ist nach Steiner Ziel der geisteswissenschaftlichen Seelenübungen, zu erreichen, *daß die Seele Bewußtsein auch ohne die leibliche Vermittelung haben kann* (18, 619). *Sie gelangt dadurch zu der Fähigkeit, rein seelisch-geistig nicht nur zu erleben, sondern auch das Erlebte in sich so zu erstarken, daß dieses sich gewissermaßen ohne die Hilfe des Leibes in sich selbst spiegelt und so zur geistigen Wahrnehmung kommt* (18, 607). Intendiert wird – wie Steiner am 17.2.1917 sagte –, daß das Bewußtsein *am Geiste selber jenen inneren Widerstand finden kann, der ihm dann [die] Geist-Erlebnisse spiegelt* (66, 56).

139 Es ist jedoch zu bedenken, daß die Ineinssetzung organischer Zerstörung und leiblicher *Spiegelungsfähigkeit* von Steiner in dem letztgenannten Wiener Vortrag lediglich für Gehirn bzw. Zentralnervensystem unter Bezug auf menschliche Denk- und Wahrnehmungstätigkeit angedeutet worden war – und aufgrund des Vortragstextes nicht per se auf sämtliche *Spiegelungsvorgänge* menschlicher Leiblichkeit übertragen werden kann.

140 Dabei machte Steiner diesen Abbauvorgang auch für Willensvorgänge geltend, betonte im übrigen in Helsingfors vorrangig den Aspekt des umweltgerichteten Wachbewußtseins als tendenziell pathogener Orientierung: *Mit jedem Gedanken, mit jedem Willensimpuls, den wir auf Anregung der Außenwelt machen, zerstören wir während des ganzen wachen Lebens feinere Gehirnstrukturen* (146, 79).

141 Daß die Sinnesorgane selbst geradezu in einer Auseinandersetzung des Organismus mit der Außenwelt entstanden sind, hatte Steiner bereits viele Jahre zuvor angeführt. So beispielsweise im November 1906, wo er in Berlin die evolutionäre Augenbildung aus einer schmerzhaften Begegnung des organismischen Wesens mit dem Umgebungslicht entwickelt hatte (vgl. S. 112ff.). Dies führte er im August 1917 erneut aus – und sagte: *Stellen Sie sich nun vor: An einer Stelle unseres Hauptes waren vor Äonen von Jahren zwei Stellen von besonderer Empfindlichkeit für die Sonnenstrahlen vorhanden. Sehen konnte der Mensch damals noch nicht, aber an jenen zwei Stellen mußten die Sonnenstrahlen jedesmal, wenn die Sonne aufging, ihm wehe tun. Da konnte ihm das Gewebe verletzt werden, und ein Schmerz mußte entstehen. Durch lange Zeiträume mußte dieser Vorgang sich abspielen, und die Ausheilung bestand darin, daß an jenen*

Stellen aus der Ausheilung die Augen entstanden. Auf dem Grunde der Verletzung entstanden die Augen. Und so wahr wie es ist, daß uns die Augen die Schönheit der Farbenwelt vergegenwärtigen, so wahr ist es, daß die Augen nur auf Grundlage der Verletzungen von besonders lichtempfindlichen Stellen durch die Sonnenwärme entstanden (176, 261).

142 Die Sinne sind nach Steiner in längst vergangenen Zeiten der Erd- und Menschheitsentwicklung *viel, viel lebendiger* gewesen (170, 117).

143 *Nun nimmt an dem, was da eindringt, zunächst teil die Seele, indem sie das, was von außen unlebendig eindringt, selbst erst belebt* (66, 125).

144 Meyer, Th. (Hg.): Walter Johannes Stein – Rudolf Steiner, S. 83.

145 a.a.O., S. 236.

146 a.a.O., S. 237.

147 a.a.O., S. 83.

148 Ebd.

149 Ebd.

150 a.a.O., S. 84.

151 Vgl. in diesem Zusammenhang Steiners Vortragsaussagen vom 23.3.1916: *[Der Zusammenhang der Menschenseele mit dem menschlichen Leibe] muß so vorgestellt werden, daß gewissermaßen der Leib selber die Seele durch einen Erkenntnisprozeß in sich hält. In dem Sinne, wie Farben und Licht, wie Töne außer uns sind, in demselben Sinne ist die Menschenseele selber außerhalb des Leibes, und indem die Wirklichkeit uns durch die Sinne Farben und Töne hereinträgt, in demselben Sinne leben gewissermaßen auf den Flügeln der Sinneswahrnehmungen die Inhalte der Seele. Die Seele darf nicht vorgestellt werden etwa nur als ein feineres leibliches Wesen, das im äußeren gröberen Leibe wohnt, sondern als ein Wesen, das selbst mit dem Leibe so verbunden ist, daß der Leib dieselbe Tätigkeit, die wir sonst im Erkennen ausüben, im Festhalten der Seele ausübt. Nur dann, wenn man versteht, wie im gewissen Sinne dasjenige, was wir unser Ich, was wir den Träger unseres Selbstbewußtseins nennen, in demselben Sinne außerhalb des Leibes ist, wie der Ton oder die Farbe, dann verstehen wir das Verhältnis der Menschenseele zum Menschenleibe. Indem der Mensch „Ich" ausspricht, nimmt er als Leibesmensch gewissermaßen dieses Ich von derselben Wirklichkeitsseite her wahr, von der er Farben und Töne wahrnimmt. Und das Wesen des Leibes besteht darin, eben dieses Ich, das heißt, das eigene Wesen der Seele selber, wahrnehmen zu können* (65, 551).

152 Damit ist auch die Problematik des Zusammenwirkens von Nerventätigkeit und Sinnesorgantätigkeit berührt, die Steiner spätestens ab 1919 deutlich voneinander differenzierte; am 8. Juni des genannten Jahres sprach er in Stuttgart davon, daß der Sinnesnerv lediglich wahrnehme, *was in unserer Sinnesorganisation vorgeht* (192, 153; vgl. jedoch auch S. 281ff. und die dort zitierte Textpassage 66, 127 von 1917.).

153 In einem Berliner Vortrag vom 2.4.1918 sagte Steiner lediglich, daß die *durch die Einwirkung der Außenwelt auf unseren eigenen Organismus fortwährend vorkommenden Zerstörungen* durch die *Einwirkung des Blutes* korrigiert würden: *Es findet im menschlichen Organismus fortwährend ein Wechselprozeß statt zwischen Blut und Nerv. Dieser Wechselprozeß besteht darin, daß das Blut einen belebenden Prozeß abgibt, der Nerv eine Art Todesprozeß, eine Art Zerstörendes* (181, 182). Nach der 1909 erfolgten Erwähnung des *lebendigen Zusammenspiels zwischen Blut und Nervensystem* bei der *Entstehung des Gedankens* und der 1911 angesprochenen *Wechselwirkung von Nerv und Blutumlauf, dem Zusammenwirken und [...] Einanderentgegenwirken von Blut und Nerven* bei der (blutverändernden) Tätigkeit menschlicher Sinnes- und *Innenorgane* war dies Steiners dritte Andeutung gemeinsamen funktionellen Wirkens der polar gedachten Organsysteme von Blut und Nerv. Der *belebende Blutprozeß* wurde im Berliner Vortrag allerdings ebensowenig konkretisiert wie der *nervöse Todesprozeß*.

154 Eine weitere Steigerung *leiblicher Innerlichkeit* machte Steiner für den *Gleichgewichtssinn* nicht explizit geltend.

155 Vgl. Steiners Ausführungen zum Herzorgan auf S. 182ff.

156 Daß es sich dabei explizit um den Versuch einer Charakterisierung des *Ich-Sinnes* handelt, sagte Steiner am 29.8.1919 (293, 131).
157 Zur Beziehung zwischen *Ätherleib* und Denkprozeß vgl. jedoch S. 253ff.
158 Im Gegensatz zu früheren Aussagen erwähnte Steiner demnach erstmals auch eine spezifische *Wahrnehmung der Ruhe*; vgl. dagegen 45, 32 und 170, 107.
159 Vgl. a. Steiners Formulierung vom 24.11.1910, wonach der *Ätherleib* des Menschen u. a. *Träger von [...] unbeachtet gebliebenen Vorstellungen* sei.
160 „Matière et memoire", übersetzt: „Materie und Gedächtnis, Essays zur Beziehung zwischen Körper und Geist", Jena 1908, S. 245.
161 Steiner schien dabei nun durchaus die *physische Körperlichkeit* als *Leiblichkeit* zu bezeichnen; die Troxlersche Unterscheidung wurde von ihm keinesfalls durchgängig, sondern lediglich fakultativ angewandt.
162 Zur Metamorphose der *ätherischen* Leibesbildekräfte vgl. S. 124ff.
163 Vgl. a. die entsprechende Notizbucheintragung: *Es ist jeder Denkakt Bild des Eintretens in die Sinneswelt. Der Eintritt wird aufgehalten durch den schon vorhandenen Leib* (B 45, 15).
164 So hatte Steiner beispielsweise in Berlin am 22.10.1906 die Willenskräfte des Menschen mit der *Herz- und Bluttätigkeit*, die Denktätigkeit aber mit dem organischen Verdauungsvorgang in engen Zusammenhang gebracht (vgl. 96, 168/170) und in Wien 1914 auf die Beziehungen zwischen Wille und *Knochenmechanik* sowie auf den zwischen Gefühlsleben und menschlichem Muskelsystem bestehenden *innigen Zusammenhang* hingewiesen (153, 88).
165 Vgl. z. B.: *„[Das] Muskelsystem ist ein symbolischer Ausdruck für unser Gefühlssystem."* (153, 88).
166 Dies kann unter Berücksichtigung von S. 253ff. bzw. den dort zitierten Vortragsstellen aus dem Jahre 1918 folgendermaßen ergänzt bzw. präzisiert werden kann: Es ist das *wesenhafte Denken*, das die Vitalität des menschlichen Leibes im Bereich des Nervensystems zurückdrängt und damit rückläufige Entwicklungsvorgänge (und das heißt: *Nervenleben*) induziert; so bereitet es sein eigenes *Erscheinen* innerhalb des Leibes (vgl. den erweiternden Zusatz zur *„Philosophie der Freiheit"*, 1918), und dies bedeutet: sein Bewußtwerden, sein Ins-Bewußtsein-Treten vor. Dieser Zusammenhang bildet den Hintergrund von Steiners Sätzen: *wo Nerventätigkeit stattfindet, da ist Vorstellen des gewöhnlichen Bewußtseins* und: *wo nicht vorgestellt wird, da kann nie Nerventätigkeit gefunden werden* (s. o.). Wenn etwas *vorgestellt* wird, so spielt sich, wie Steiner in *„Von Seelenrätseln"* schrieb, *ein Nervenvorgang ab, auf Grund dessen die Seele sich ihres Vorgestellten bewußt wird* (21, 152).
167 Vgl. u. a. Dornach, 27.8. 1915: *So wie sich das Zwerchfell bei der Atmung auf und ab bewegt, so wie überhaupt die Ein- und Ausatmung vor sich geht, so bewegt sich rhythmisch dieses Gehirnwasser, in dem das Gehirn schwimmt und die Atmung mitmacht auf diese Weise. Und der ganze Gedankenprozeß, insofern das Gehirn sein Werkzeug ist, hat darin seinen physischen Zusammenhang mit dem Atmungsprozeß* (163, 104). Vergleichbare Schilderungen finden sich u. a. auch in einem Berliner Vortrag vom 16.5. 1916 (167, 250) und einem Dornacher Vortrag vom 15.1.1917 (174, 151).
168 Dabei bleibt allerdings unter Abwandlung eines Zitates der im Jahre 1916 von Steiner publizierten Schrift *„Von Menschenrätseln"*, zu fragen, worin die *durch die Leibesorganisation bewirkte Spiegelung des wahren Fühlens* (vgl. 20, 168) eigentlich vollzogen wird. Sofern Steiner auch nach Veröffentlichung der funktionellen *Dreigliederung* an der Konzeption des *Spiegelungsvorganges* in ihrer ursprünglichen Gestalt festhielt (wofür die betrachteten *Dreigliederungs*-Vorträge keinen Anhaltspunkt bieten), so spricht Wesentliches dafür, daß mit dem für das *wahre* (und das heißt: rein seelisch-geistige) Fühlen in Betracht kommenden leiblichen *Gefühlssystem* (vgl. den Dornacher Vortrag vom 4.10.1914) die Atemrhythmik gemeint war. Diese ermöglicht dem *seelisch-geistigen Gefühlsvorgang* (mit den Worten des Basler Vortrags vom 23.11.1917) *körperhaft dazusein* (72, 132); durch sie wird der Gefühlsvorgang in

dem ihm zustehenden Maße *bewußt* erlebt (vgl. „*Von Seelenrätseln*“: *Was durch den Atmungsrhythmus vermittelt wird, das lebt im gewöhnlichen Bewußtsein in jener Stärke, welche die Traumvorstellungen haben* (21, 153). Dieser *Spiegelungsvorgang* ist dann aber mit an Sicherheit grenzender Wahrscheinlichkeit *kein Abbauvorgang* oder *Zerstörungsprozeß* (vgl. hierzu die Diskussion auf S. 253ff.).

169 *Wenn wir uns Übung in irgend etwas aneignen, dann eignen wir uns diese Übung dadurch an, daß wir lernen, durch unseren Willen die Stoffwechselvorgänge zu beherrschen. Das ist dasjenige, was das Kind lernt, nachdem es zuerst nach allen Richtungen zappelt und keine geregelte Willensbewegung ausführt: die Stoffwechselvorgänge, wie sie sich in ihren feineren Gliederungen abspielen, zu beherrschen. Und wenn wir zum Beispiel Klavier spielen oder ähnliche Fähigkeiten haben, dann lernen wir, die Finger in einer gewissen Weise bewegen, die entsprechenden feineren Stoffwechselvorgänge mit dem Willen beherrschen. Die sensitiven Nerven, die aber die sonst sogenannten motorischen Nerven sind, die merken es immer mehr und mehr, welches der richtige Griff und die richtige Bewegung ist, denn diese Nerven sind nur dazu da, um das, was im Stoffwechsel geschieht nachzufühlen. Ich möchte einmal jemand, der wirklich seelisch-leiblich beobachten kann, fragen, ob er nicht bei einer genaueren Selbstschau nach dieser Richtung fühlt, wie er nicht motorische Nervenbahnen ausschleift, sondern wie er lernt, die feineren Vibrationen seines Organismus, die er durch den Willen hervorbringt, zu fühlen, wahrzunehmen, dumpf vorzustellen. Es ist wirklich Selbstwahrnehmung, die wir da üben. [...] Es soll nur jemand einmal nach dieser Richtung das Sprechen beobachten, wie es sich aus dem Lallen beim Kinde entwickelt. Es beruht durchaus darauf, daß der Wille in einen Sprechorganismus lernt einzugreifen. Und was das Nervensystem lernt, ist nur die feinere Wahrnehmung desjenigen, was als feinere Stoffwechselvorgänge vorgeht* (66, 138f.).

170 Im August 1916 sprach Steiner von einer Wahrnehmung des durch den Willensprozeß ausgelösten *Vorgangs*, wobei er wiederum die Gliedmaßenbewegung als solche meinte (170, 64f.). Gleiches gilt für die Vortragsaussagen vom November 1916 (172, 57).

171 Da jedoch Steiner im selben Vortrag bzgl. der *motorischen* Atmungsnerven wiederum sagte, diese würden *den Atmungsvorgang selber* wahrnehmen (66, 131f.), wird deutlich, daß er die Wahrnehmung von Muskelbewegung und notwendig verbundenem Stoffwechselprozeß anscheinend stets zusammensah; dies evtl. schon 1910.

172 Dabei ist zu beachten, daß Steiner in diesem Vortrag von einem neuronalen Reflexbogen mit *sensiblem* und *motorischem* Schenkel ausging. Hervorhebend, daß nicht die Zwischenschaltung des Zentralorganes den *sensorischen Reiz* in einen Bewegungsimpuls transformiere, der dann motorisch vermittelt werde, sondern daß dieser als seelisches Willensmoment bereits an der Außenwelt (in einer Vereinigung der Seele mit dem Sinneseindruck) gefaßt werde, beschrieb er die Relevanz des „motorischen Schenkels“ im Sinne einer durch ihn ermöglichten Beziehung zum seelisch bewegten *physischen Leib* – als Voraussetzung der *Einschaltung* des Bewußtseins. Wenn dies auch eindeutig im Kontext des bisher über die Sensitivität des *motorischen Nerven* Ausgeführten zu stehen scheint, so ist doch auch zu beachten, daß Steiner hier erstmals explizit die Bedeutung der Unterbrechung des Nervenweges betonte.

173 Wie sich dies im einzelnen vollzieht, führte Steiner nicht aus; ungeklärt blieb damit u. a. die Frage, wie sich die durch bewußte Vorstellungstätigkeit gefaßten Willensentschlüsse leiblich verwirklichen; am 15.3.1917 sagte er in Berlin lediglich: *Wir haben es mit Stoffwechselvorgängen in unserem ganzen Organismus zu tun als leiblichen Erregern derjenigen Vorgänge die dem Willen entsprechen. Weil alle Systeme im Organismus ineinander greifen, sind natürlich diese Stoffwechselvorgänge auch im Gehirn und mit Gehirnvorgängen verbunden. Der Wille aber hat in Stoffwechselvorgängen seine leiblichen Ausgestaltungen; Nervenvorgänge als solche haben in Wirklichkeit damit nur zu tun dadurch, daß sie die Wahrnehmung der Willensvorgänge vermitteln* (66, 138). Und ergänzend machte er im November desselben Jahres in Basel geltend, daß die Stoff-

wechselprozesse innerhalb des Nervensystems physisches Korrelat der *Willensentfaltung im Denkprozeß* seien: *[...] Eine genaue, eine wirklich exakte Forschung zeigt uns, daß dasjenige, was zum Beispiel im Nerv Stoffwechsel ist, nichts zu tun hat mit dem Vorstellen, sondern zu tun hat mit dem Willensvorgang, der sich auch in das Vorstellen hineinerstreckt. Natürlich, wenn ich etwas vorstellen will, so will ich es vorstellen; wenn ich meine Aufmerksamkeit auf das Vorstellen richte, so ist das schon eine Willensentfaltung. Dieser Keim, der mit dem Willen zusammenhängt, hängt auch mit dem Stoffwechsel im Nervenleben zusammen. Aber das Eigentliche im Vorstellen hängt mit Vorgängen zusammen, die nichts zu tun haben mit dem Stoffwechsel, sondern, im Gegenteil, die zu tun haben mit einem Abbau des Stoffwechsel, [...] mit dem Zurückziehen des Stoffwechsels* (72, 134).

174 Vgl. beispielsweise folgende Aussagen aus dem Wiener Vortrag vom 8.4.1914: *Die Naturforschung tritt uns heute entgegen, indem sie sagt: Alles das, was der Mensch empfindet, denkt und will, ist gebunden an Vorgänge seines Nervensystems. Recht hat sie damit; aber sie kann mit ihren Mitteln nicht die Art, wie das Seelenleben an das Nervensystem gebunden ist [...] herausbekommen* (153, 46). Hierin hätte sich, legt man Steiners Ausführungen von 1917 zugrunde, die Geisteswissenschaft noch 1914 eindeutig geirrt – sofern nicht davon ausgegangen werden soll, daß die *Spiegelung* am Nervensystem für alle Seelentätigkeiten weiterhin als konstitutiv erachtet wurde. Hiergegen spricht wiederum u.a., daß Steiner die zur *Bewußtwerdung* als notwendig beschriebene leibliche *Spiegelung* keinesfalls auf das Nervensystem begrenzt bzw. obligat an dieses gebunden hatte und auch, daß sich – wie weiter oben bereits ausgeführt – den Darstellungen von 1917 zufolge jener spezifische Bewußtseinsgrad, der der jeweiligen Seelentätigkeit eigen ist, aus ihrer leiblichen Verwirklichung ohne Hinzutreten weiterer Nerventätigkeit ergibt.

175 Das Ausbleiben solcher Hinweise, die werkgeschichtlich von großem Interesse wären, ist sicherlich z.T. darin begründet, daß Steiner vor wechselndem Publikum referierte und wohl selten mit eigenen Darstellungen aus früherer Zeit konfrontiert wurde – zumal die Vorträge nur in begrenztem Maße in schriftlicher Fassung zur Verfügung standen.

176 Vgl. u.a. GA 140 und 141 (Vorträge der Jahre 1912 und 1913), 157a, 159, 163 (1915) und 168 (1916).

177 Bzw. die Aufrecht-, Sprech- und Denk-*Bewegung*, wie Steiner in Kristiania (Oslo) 1912 explizit hervorhob (134, 156ff.).

178 Auch in dem wiederholt zitierten Berliner Architektenhaus-Vortrag vom 17.11.1910 hatte Steiner bereits davon gesprochen, daß das Kind *mit Hilfe seines Ichs* sich das Gleichgewicht erringt (s. S. 189ff.).

179 Wie auf S. 232 näher ausgeführt, hatte Steiner bereits innerhalb des Prager Kurses über *„Okkulte Physiologie"* im März 1911 von einem *unterbewußten* bzw. *in tiefen Untergründen gelegenen formbildenden Ich* (128, 138) bzw. von einer *unbewußten Ich-Organisation* (128, 135) gesprochen, die dem *Vorstellungs-Ich* leibgestaltend zugrunde liege.

180 In vergleichbarer Weise äußerte sich Steiner am 5.12.1912 (vgl. 62, 172), aber auch noch Jahre später – so z.B. in einem Berliner Vortrag vom 15.4.1916, in dem es unter anderem hieß: *Und eben darin besteht ja das weitere Erleben des Menschen, daß das, was zuerst in den Organismus hineingeht, was zuerst den Organismus ergreift, später sich absondert von dem Organismus, geistig-seelisch für sich besteht und eben als Geistig-Seelisches erlebt wird* (65, 655). In diesen Kontext gehören auch Steiners Darstellungen über die Verwandlung *ätherischer Bildekräfte* in seelisches Vermögen nach Vollendung des Zahnwechsels (s. S. 159ff.).

181 Hingewiesen sei auf einen im Dezember 1915 in Berlin gehaltenen Vortrag, in dem Steiner die sich metamorphosierenden geistig-seelischen Kräfte, die erst leibesgestaltend und später innerseelisch wirksam werden, eindeutig als *Denkkräfte* bezeichnete. Wörtlich hieß es dort: *Bis zu dem Punkte, bis zu dem man sich im Leben zurückerin-*

nert, verläuft […] im Menschen ein Prozeß, und zwar zuerst vorgeburtlich, vor der Empfängnis, in der rein geistigen Welt. Es verläuft ein Prozeß, der hinzielt auf Verrichtungen, die den Organismus gewissermaßen aufbauen, die in der Lebensrichtung des Organismus liegen. In dem Augenblick, bis zu dem wir uns im Leben zurückerinnern, da tritt das ein, daß diese innerliche Kräftebetätigung, welche die noch nicht denkende Denkwesenheit, Denkkraft ist, aufhört am Menschen aufzubauen. Von diesem Augenblicke an baut sie im Menschen ab, übt eigentlich fortwährend Zerstörungsprozesse aus […] (65, 163).

182 Hatte Steiner in diesen Aussagen aus dem Jahre 1912 die *Ich-Vorstellung* an den eigentlichen Aufwachmoment geknüpft, so betonte er fünf Jahre später in einem öffentlichen Vortrag dagegen die allgemeine Bedeutung des Schlaf-Wach-Rhythmus für die Ermöglichung des menschlichen Selbstbewußtseins und sprach vom menschlichen Schlaf als von einer *Widerlage*, an der *das Ich in der Zeit sich selber gewahr wird*. Im einzelnen sagte er: *Dadurch, daß man schlafen kann, daß man dieses Bewußtsein, das in der äußeren Sinneswelt und mit dem Verstande, der sich in der Sinneswelt betätigt, lebt, daß man dieses vertauschen kann mit einem Bewußtsein zwischen Einschlafen und Aufwachen, das nichts unterscheidet, weil es dumpf ist, dadurch hat man sein Ich-Bewußtsein. Der Mensch würde nicht lernen, zu sich „Ich" zu sagen, wenn er nicht in den Lebensrhythmus zwischen Schlafen und Wachen eingespannt wäre* (72, 246).

183 Jedoch: *Alles das, was ich sage, müssen Sie so auffassen, daß es hauptsächlich stattfindet, es ist immer auch der Gegensatz da, aber das, was ich charakterisiere, ist eben in der Hauptsache da* (174b, 46).

184 Vgl. beispielsweise den Vortrag vom 31.3.1917, in dem es hieß: *Das Haupt tritt beim Menschen, indem er seinen physischen Lebenslauf beginnt, sogleich in einer gewissen Vollkommenheit auf; der übrige Organismus dagegen tritt mit der denkbar größten Unvollkommenheit auf, muß sich erst langsam entwickeln zu dem Grad von Vollkommenheit, den er im physischen Leben hat. Also ganz verschiedene Entwicklungszeitläufe machen Haupt und übriger Organismus durch* (66, 244).

185 Allerdings existieren auch einige wenige Vortragspassagen, in denen Steiner scheinbar nur von einer Weiterentwicklung der Bildungsgesetze menschlicher Extremitäten auszugehen schien – vgl. z.B. den Züricher Vortrag vom 15.10.1918, in dem es hieß: *Eine umfassende geistige Metamorphosenlehre wird betrachten das Haupt als eine Metamorphose der Extremitäten des Menschen* (73, 308).

186 Ähnlich im Dezember 1917: *Das echte Ich lebt in derselben Weltensphäre, in der die wahre Wirklichkeit unseres Willens lebt. […] Das, was wir den astralischen Leib nennen, was wir als das eigentliche Seelenleben bezeichnen können, das wiederum lebt in derselben Sphäre, in der da lebt unser Gefühlsleben* (179, 91).

187 Plexus solaris bzw. Plexus coeliacus, ein im Oberbauch lokalisiertes Geflecht des Sympathikus.

188 Beachtet sollte in diesem Zusammenhang auch werden, daß bereits in der *„Geheimwissenschaft im Umriß"* (1910) von Steiner formuliert worden war, daß *Astralleib* und *Ich* sich lediglich *in einer gewissen Weise* von der belebten Physis im Nachtschlaf trennen (13, 62; vgl. a. S. 147ff.).

189 Daß die menschliche Seele ihre eigene Leiblichkeit im Schlafleben *genieße*, hatte Steiner bereits am 12.12.1912 in Berlin betont (62, 213); und auch am 27.8.1915 hatte es in Dornach geheißen: *Das Objekt der Betrachtung während des Schlafens ist der Mensch. Das Bewußtsein ist zunächst auf den Menschen selber zurückgerichtet. […] Gerade so, wie extensiv räumlich die Erde in einen Wechselzustand von Tag und Nacht versetzt wird, so wird, intensiv, das Leben innerlich in einen Wechsel versetzt von Interesse nach außen und vom Interesse nach innen. Diese Zustände müssen wechseln, müssen aufeinanderfolgen. Das geht gar nicht anders* (163, 29/32).

190 Lediglich in einem Dornacher Vortrag vom 25.8.1918 kam Steiner innerhalb der betrachteten Werkepoche noch einmal auf das Phänomen des Schlafes und der damit einhergehenden Konstutionsveränderung des Menschen zurück. Unter Zugrunde-

legung der *Dreigliederung* des Organismus in oberes *Nerven-Sinnessystem*, mittleres *Rhythmisches System* und unteres *Stoffwechsel-Gliedmaßensystem* wies Steiner dort darauf hin, daß das *Seelisch-Geistige* des Menschen dessen Leib nur im *oberen System* nächtlich *verlasse*, während *das Geistige [...] auch während des Schlafens für [den] mittleren Menschen in einer starken Verbindung mit dem Physischen* stehe. *Und für den dritten Menschen, für den Gliedmaßenmenschen, [...] das ist eigentlich praktisch eine Trennung zwischen Schlafen und Wachen in Wirklichkeit doch nicht vorhanden* (183, 77). Auf die Art und Weise des gleichwohl veränderten Bezuges des *Geistig-Seelischen* zur Leiblichkeit der Gliedmaßenorganisation wurde in Dornach nicht weiter eingegangen.

191 Auf zwei grundsätzliche Probleme, die diese Helsingforser Ausführungen im Gesamtzusammenhang des auf S. 249ff. Dargestellten aufwerfen, sei hingewiesen. Einerseits wäre zu fragen, wie die prä- und postnatale Individualisierung des menschlichen Leibes und namentlich des Zentralnervensystems, die Steiner als Tat des sich inkarnierenden *Selbst* oder *Ich* beschrieben hatte, mit diesen Ausführungen in Vereinbarung zu bringen ist (Differenz zwischen Organbildung im Sinne von Kosmogenese bzw. Anthropogenese und Embryogenese?); andererseits muß offenbleiben, wie aus den Hinweisen zum schöpferischen und weiterwirksamen *Organkraftsystem*, das eng mit der eigentlichen Organfunktion in Zusammenhang gebracht wurde, eine Inanspruchnahme spezifischer Organe durch *Wesensglieder* denkbar ist, die an dem eigentlichen *Organkraftsystem* keinen Anteil haben bzw. hatten (vgl. beispielsweise die Beziehungen zwischen Plexus coeliacus als nervösem Organ und menschlichem *Ich*). In diesem Kontext ist dann auch beispielsweise von Interesse, wie die *anderen (Wesensglieder-)Beziehungen*, von denen Steiner in bezug auf das ursprünglich *astralische* Nervensystem sprach (s. S. 371ff.), *eingeleitet* und verwirklicht werden (bzw. wurden).

192 S. S. 166ff. und S. 245ff. Eine spätere Kennzeichnung des Drüsensystems als *Projektion des Ätherleibes* findet sich in einem Dornacher Vortrag vom 1.1.1917 (174, 14).

193 Sie deuten jedoch möglicherweise in geistiger Hinsicht die Voraussetzungen an, die der Organogenese in differenzierter Form überhaupt zugrunde liegen. Sinnesorgane wie das menschliche Auge sind, so Steiner, in ihren Aufbauprinzipien *physikalische Apparate* – ihre Entstehung innerhalb menschlicher Leiblichkeit wurde aber erst dadurch möglich, daß *Stellen* existierten, die nicht vom *ätherischen Leib* durchdrungen waren. Diese *Stellen* bzw. das an ihnen wirksam werdende *Ungleichgewicht* beschrieb Steiner in dem zitierten Dornacher Vortrag vom Dezember 1911.

194 Vgl.: *Es ist [...] eine lebendige Tätigkeit, gleichsam ein Sichgewahrwerden des Organismus in seinem eigenen Innern, in dem durch die Absonderungsorgane innere Hemmnisse geschaffen werden* (s. S. 212ff.).

195 Steiners Beschreibung scheint in gewisser Hinsicht mit der dargestellten Charakterisierung des *Lebenssinnes* zusammenzutreffen, dessen Ermöglichung allerdings an keiner Stelle explizit mit dem dargestellten *Ungleichgewicht* in Zusammenhang gebracht wurde. Andererseits sind die Formulierungen des Dornacher Vortrags nicht völlig eindeutig – so sprach Steiner beispielsweise auch davon, daß der Mensch durch das *Übergewicht des Ätherleibes über den astralischen Leib* in der Lage sei, *in einem körperlichen Gesamtgefühl gewisse Drüsenabsonderungen* wahrzunehmen (134, 55), was die in der *„Okkulten Physiologie"* geschilderten Verhältnisse umzukehren schien; hatte es doch dort geheißen, daß erst durch das (tätige) Vorhandensein der Absonderungsorgane die Möglichkeit gegeben sei, *daß unser Organismus eine in sich abgeschlossene, sich selbst erlebende Wesenheit ist* (s. S. 212ff.).

196 Das vierte von Steiner im Dezember 1911 in Dornach beschriebene *Ungleichgewicht* fügt sich nicht unmittelbar in den hier betrachteten organologischen Zusammenhang. Steiner referierte über ein *Übergewicht des Ich [...] über die Tätigkeit des astralischen Leibes* (134, 56), das sich gleichfalls in der evolutionären Entwicklung des Menschen ergeben und zu einem *Verwobensein des Ich mit dem Denken, Fühlen und Wollen* (134,

61) geführt habe: *Man kann kaum leicht [...] einen Zustand finden im äußeren Bewußtsein, wo der Mensch eigentlich bloß in seinem Ich ist, wo er nicht verwoben ist mit Denken, Fühlen und Wollen* (134, 58).

Literaturverzeichnis*

AQUIN, THOMAS VON De motu cordis (Über die Bewegung des Herzens), Übers. von Kolisko, Eugen und Schickler, Eberhard. In: Natura, Jg. 1, H. 3, S. 86–93. Dornach 1926.
– Summe der Theologie, Bde. 1–3. Herausgegeben von Bernhart, Joseph. Stuttgart 1985.
– Über die Einheit des Geistes (De unitate intellectus), Übers. von Klünker, Wolf-Ulrich. Stuttgart 1987.
ARENSON, ADOLF Leitfaden durch 50 Vortragszyklen Rudolf Steiners. Stuttgart 1930.
ARISTOTELES Metaphysik XII. Herausgegeben v. Gadamer, Hans-Georg. Frankfurt 1948.
BASFELD, MARTIN Erkenntnis des Geistes an der Materie. Stuttgart 1992.
BELYJ, ANDREJ Verwandeln des Lebens (1929). Basel 1975.
BERGSON, HENRI Materie und Gedächtnis, Essays zur Beziehung zwischen Körper und Geist. Jena 1908.
BLANKENBURG, WOLFGANG Das Erfordernis einer evolutionistischen Organologie als Brückenschlag zwischen Anthropologie und Anthroposophie. In: Die Drei 2/1971, S. 75–78.
– (Hrsg.), Wahn und Perspektivität. Stuttgart 1989.
BLOCH ERNST Das Prinzip Hoffnung. Frankfurt 1959.
BOTT, VICTOR Médecine anthroposophique – un élargissement de l'art de guérir. Paris 1972/76. – Dt.: Anthroposophische Medizin. Eine Möglichkeit, die Heilkunst zu erweitern. Heidelberg 1982.
BUYTENDIJK, F. J. J. Prolegomena einer anthropologischen Physiologie. Salzburg 1967.
DEGENAAR, A. G. (Hg.) Krankheitsfälle und andere medizinische Fragen besprochen mit Dr. Rudolf Steiner. Manuskriptvervielfältigung, o. J.
DESCARTES, RENÉ Die Prinzipien der Philosophie. Hamburg 1965.
DIETZ, KARL-MARTIN Die Suche nach Wirklichkeit. Stuttgart 1988.
– Metamorphosen des Geistes, Bde. 1–3. Stuttgart 1988–1990.
ENGELHARDT, DIETRICH VON/SCHIPPERGES, HEINRICH Die inneren Verbindungen zwischen Philosophie und Medizin im 20. Jahrhundert. Darmstadt 1980.
FICHTE, IMANUEL HERMANN Anthropologie. Die Lehre von der menschlichen Seele. 2. Auflage Leipzig 1860.
FINTELMANN, VOLKER Intuitive Medizin. Einführung in die anthroposophisch ergänzte Medizin. Stuttgart 1987.
GADAMER, HANS GEORG/VOGLER PAUL (Hrsg.) Neue Anthropologie, Bde. 1–7. Stuttgart 1972–1975.
GEBSATTEL, VIKTOR EMIL VON Prolegomena einer medizinischen Anthropologie. Heidelberg 1954.
GEHLEN, ARNOLD Der Mensch, seine Natur und seine Stellung in der Welt. Bonn 1940.
GOETHE, JOHANN WOLFGANG VON Werke. Sophien-Ausgabe, Bde. 1–143. Weimar 1887–1919.
HEGEL, GEORG WILHELM FRIEDRICH Werke, Bde. 1–20. Frankfurt 1986.
– Briefe, Bde. 1–3. Hamburg 1969.

* für Band 1 und Band 2

HENSEL, HERBERT Sinneswahrnehmung und Naturwissenschaft. Studium Generale 15, S. 747–758. 1962.
– Allgemeine Sinnesphysiologie. Heidelberg/New York 1966.
– Biologische Reaktionsweisen und Therapie. In: Biologische Medizin, S.180–193.
– Zur Problematik des Wissenschaftsbegriffs in der Medizin (1977). In: Kienle, Gerhard: Der Positivismusstreit in der Medizin, S.32–46. Stuttgart 1984.
– Die Sinneswahrnehmung des Menschen (1980). In: a.a.O., S. 56–70.
– Zum Verhältnis von Anthroposophie und Hochschule (1983). In: Stave, Uwe (Hrsg.), S.70–78.
HOLTZAPFEL, WALTER Zur Entstehungsgeschichte des Buches Grundlegendes für eine Erweiterung der Heilkunst nach geisteswissenschaftlichen Gesichtspunkten von Rudolf Steiner und Ita Wegman. In: Der Merkurstab. Beiträge zu einer Erweiterung der Heilkunst nach geisteswissenschaftlichen Erkenntnissen. Stuttgart, Nr. 4/1991, S. 245ff.
HUSEMANN, FRIEDRICH Das Bild des Menschen als Grundlage der Heilkunst, Bde.1–3. Stuttgart (1940) 1991/1993.
KANT, IMMANUEL Werke. Hrsg. Wilhelm Weischedel, Bde. 1–10. Darmstadt 1983.
KIENE, HELMUT Grundlinien einer essentialen Wissenschaftstheorie. Stuttgart 1984.
KIENLE, GERHARD Ist die Medizin eine Wissenschaft? In: Die Drei 5/71, S. 218–222.
– Arzneimittelsicherheit und Gesellschaft. Stuttgart 1974.
– Anthroposophische Medizin. In: Seidler, E. (Hrsg.): Wörterbuch medizinischer Grundbegriffe. Freiburg 1979, S. 33–37.
– Die Situation der Medizin. In: Die Drei 3/77, S. 135–144.
– Der Tierversuch als wissenschaftliches, soziologisches und entscheidungstheoretisches Problem. In: bga-Berichte 1/1980, S. 63–105.
– Was bedeutet die Anthroposophie für die Medizin? In: Zeitschrift für Allgemeinmedizin 57, S. 307–309 (1981).
– Ganzheitsmedizin – zur Frage der Pluralität in der Medizin. In: Medicinale 12, 9/1982.
– Anthroposophisch-medizinische Forschung und Öffentlichkeit. In: Mitteilungen aus der anthroposophischen Arbeit in Deutschland, Nr. 143/1983.
– Der Positivismusstreit in der Medizin. Stuttgart 1984.
– Die Stellung der Anthroposophie in den medizinischen Wissenschaften. In: Stave, Uwe (Hrsg.), S. 30–40.
– Christentum und Medizin. Stuttgart 1986.
KIRCHHOFF, JOCHEN Schelling. Reinbek 1982.
KLÜNKER, WOLF-ULRICH/SANDKÜHLER, BRUNO Menschliche Seele und kosmischer Geist – Siger von Brabant in der Auseinandersetzung mit Thomas von Aquin. Stuttgart 1988.
KLÜNKER, WOLF-ULRICH Selbsterkenntnis der Seele – zur Anthropologie des Thomas von Aquin. Stuttgart 1990.
KOLISKO, EUGEN Zum Werk des Thomas von Aquino über die Bewegung des Herzens. In: Natura, Jg. 1, H. 6, S. 168–177. Dornach 1926.
KOOB, OLAF Gesundheit, Krankheit, Heilung. Stuttgart 1978.
KRANICH, ERNST M. Der innere Mensch und sein Leib. Eine Anthropologie. Stuttgart 2003.
LEIBBRAND, WERNER Heilkunde. Eine Problemgeschichte der Medizin. München/Freiburg 1954.
LINDENBERG, CHRISTOPH Rudolf Steiner. Eine Chronik 1861–1925. Stuttgart 1988.
LOCKE, JOHN Über den menschlichen Verstand. Berlin 1962.
MATTHIESSEN, PETER F. Der Organismusbegriff und seine Bedeutung für die Onkologie. In: Matthiessen, P. F. / Tautz, Ch. (Hrsg.): Onkologie im Spannungsfeld konventioneller und ganzheitlicher Betrachtung. München 1988.
– Anthroposophische Medizin. In: Unkonventionelle medizinische Richtungen. Bestandsaufnahme zur Forschungssituation. Bonn 1992.
– Der Paradigmenpluralismus in der Medizin. In: Hufeland-Journal 9, 3 (1994).

MATTHIESSEN, PETER F./ROSSLENBROICH, BERND/SCHMIDT, SÖREN Unkonventionelle Medizinische Richtungen. Bestandsaufnahme zur Forschungssituation. Bonn 1992.
MEYER, THOMAS (Hg.) Walter Johannes Stein – Rudolf Steiner. Dokumenation eines wegweisenden Zusammenwirkens. Dornach 1985.
MÜLLER, JOHANNES Über die phantastischen Gesichtserscheinungen. Koblenz (1826), Hannover 1951.
– Handbuch der Physiologie des Menschen. Koblenz (1833), 1838.
MÜLLNER, LUDWIG Rudolf Steiner und Brunn am Gebirge. Wien 1960.
THEOPHRASTUS PARACELSUS Werke (Hg. Willi Erich Peuckert). Darmstadt 1965.
PAULEIKHOFF BERNHARD Das Menschenbild im Wandel der Zeit. 2 Bände. Hürtgenwald 1983.
PLESSNER, HELMUTH Die Stufen des Organischen und der Mensch. Berlin (1928), Frankfurt 1981.
PLÜGGE, HORST Wohlbefinden und Mißbefinden. Tübingen 1962.
– Der Mensch und sein Leib. Tübingen 1967.
– Vom Spielraum des Leibes. Salzburg 1970.
POPPELBAUM, HERMANN Mensch und Tier. Dornach (1928), Frankfurt 1981.
PREYER, WILHELM Biologische Zeitfragen (Schulreform – Lebensforschung – Darwin – Hypnotismus). 2. Aufl. Berlin 1889.
RIECHE, HERBERT/SCHUCHHARDT, WOLFGANG (Hg.) Zivilisation der Zukunft. Stuttgart 1981.
RISSMANN, RUDOLF Anthroposophie des 16. Jahrhunderts. In: Die Drei, Jg. 34, H. 1, S. 29–47. Stuttgart 1964.
RITTELMEYER FRIEDRICH Meine Lebensbegegnung mit Rudolf Steiner. Stuttgart (1928), 1983.
ROTHSCHUH, KARL ERNST Geschichte der Physiologie. Berlin 1953.
– Theorie des Organismus. Berlin 1959.
– Physiologie. Freiburg 1968.
– Konzepte der Medizin in Vergangenheit und Gegenwart. Stuttgart 1978.
SCHAEFER, KARL ERNST/HILDEBRANDT, GUNTHER/MACBETH, NORMAN (Hg.) Basis of an Individual Physiology. Mount Kisco 1979.
SCHELER, MAX Die Stellung des Menschen im Kosmos. Darmstadt 1928.
SCHELLING, FRIEDRICH WILHELM JOSEPH VON Sämtliche Werke, 14 Bde. Stuttgart-Augsburg 1856–1861.
SCHILY, KONRAD Nachruf auf Gerhard Kienle. In: Goetheanum Nr. 33. Dornach 1983.
– Nachruf auf Gerhard Kienle. In: MMW 125 (1983), Nr. 37.
SCHIPPERGES, HEINRICH Entwicklung moderner Medizin. Stuttgart 1968.
– Weltbild und Wissenschaft. Eröffnungsreden zu den Naturforscherversammlungen 1822 bis 1972. Hildesheim 1976.
– Kosmos Anthropos. Entwürfe zu einer Philosophie des Leibes. Stuttgart 1981.
SELG, PETER Krankheit und Christus-Erkenntnis. Dornach 2001.
– Gerhard Kienle. Leben und Werk. Dornach 2003.
– Krankheit, Heilung und Schicksal des Menschen. Über Rudolf Steiners geisteswissenschaftliches Pathologie- und Therapieverständnis. Dornach 2004.
– Die Briefkorrespondenz der jungen Mediziner. Dornach 2005.
SELG, PETER (Hg.) Rudolf Steiner. Quellentexte für die Wissenschaft. Texte zur Medizin. Band 3 und 4: Physiologische Menschenkunde/Pathologie und Therapie. Dornach 2004.
SIEWEKE, HERBERT Anthroposophische Medizin – Studien zu ihren Grundlagen, 2 Bde. Dornach (1959) 1982 bzw. (1967) 1994.
STAVE, UWE (Hg.) Wissenschaft und Anthroposophie. Stuttgart 1989.
STEINER, RUDOLF (ZITIERTE WERKE)
– Einleitungen zu Goethes Naturwissenschaftlichen Schriften (1884–1897), Gesamtausgabe (GA) Bd 1, 4. Aufl., Dornach 1987.
– Grundlinien einer Erkenntnistheorie der Goetheschen Weltanschauung, mit besonderer Rücksicht auf Schiller (1886), GA 2, 7. Aufl. 1979.

- Wahrheit und Wissenschaft (1892), GA 3, 5. Aufl. 1980.
- Die Philosophie der Freiheit (1894), GA 4, 15. Aufl. 1987.
- Goethes Weltanschauung (1897), GA 6, 5. Aufl. 1963.
- Die Mystik im Aufgange des neuzeitlichen Geisteslebens und ihr Verhältnis zur modernen Naturwissenschaft (1901), GA 7, 5. Aufl. 1960.
- Theosophie. Einführung in übersinnliche Welterkenntnis und Menschenbestimmung (1904), GA 9, 30. Aufl. 1978.
- Aus der Akasha-Chronik, GA 11 (1904–1908), 6. Aufl. 1986.
- Die Geheimwissenschaft im Umriß (1910), GA 13, 29. Aufl. 1977.
- Die geistige Führung des Menschen und der Menschheit (1911), GA 15, 9. Aufl. 1974.
- Die Rätsel der Philosophie (1914), GA 18, 9. Aufl. 1985.
- Vom Menschenrätsel (1916), GA 20, 5. Aufl. 1984.
- Von Seelenrätseln (1917), GA 21, 5. Aufl. 1983.
- Aufsätze über die Dreigliederung des sozialen Organismus und zur Zeitlage 1915–1921, GA 24, 2. Aufl. 1982.
- Kosmologie, Religion und Philosophie (1922), GA 25, 3. Aufl. 1979.
- Anthroposophische Leitsätze (1924/1925), GA 26, 9. Aufl. 1989.
- Grundlegendes für eine Erweiterung der Heilkunst nach geisteswissenschaftlichen Erkenntnissen (1925), GA 27, 6. Aufl. 1984.
- Mein Lebensgang (1925), GA 28, 8. Aufl. 1982.
- Methodische Grundlagen der Anthroposophie. Gesammelte Aufsätze zur Philosophie, Naturwissenschaft, Ästhetik und Seelenkunde 1884–1901, GA 30, 1. Aufl. 1961.
- Lucifer-Gnosis. Grundlegende Aufsätze zur Anthroposophie und Berichte aus den Zeitschriften Luzifer und Lucifer-Gnosis 1903–1908, GA 34, 1. Aufl. 1960.
- Philosophie und Anthroposophie. Gesammelte Aufsätze 1904–1923, GA 35, 1. Aufl. 1965.
- Der Goetheanumgedanke inmitten der Kultukrisis der Gegenwart, Aufsätze 1921–1925, GA 36, 1. Aufl. 1961.
- Briefe Band 1: 1881–1890, GA 38, 3. Aufl. 1985.
- Briefe Band 2: 1890–1925, GA 39, 1. Aufl. 1953.
- Briefe Band 2: 1890–1925, GA 39, 2. Aufl. 1987.
- Anthroposophie. Ein Fragment aus dem Jahre 1910, GA 45, 3. Aufl. 1980.
- Spirituelle Seelenlehre und Weltbetrachtung (Vorträge Berlin 6.9.1903–8.12.1904), GA 52, 2. Aufl. 1986.
- Ursprung und Ziel des Menschen (Vorträge Berlin 29.10.1904–8.6.1905), GA 53, 2. Aufl. 1981.
- Die Welträtsel und die Anthroposophie (Vorträge Berlin 5.10.1905–3.5.1906), GA 54, 2. Aufl. 1983.
- Die Erkenntnis des Übersinnlichen in unserer Zeit und deren Bedeutung für das heutige Leben (Vorträge Berlin 11.10.1906–26.4.1907, Köln 1.12.1906), GA 55, 2. Aufl. 1983.
- Die Erkenntnis der Seele und des Geistes (Vorträge Berlin und München, 10.10.1907–14.5.1908), GA 56, 2. Aufl. 1985.
- Wo und wie findet man den Geist (Vorträge Berlin 15.10.1908–6.5.1909), GA 57, 2. Aufl. 1984.
- Metamorphosen des Seelenlebens – Pfade der Seelenerlebnisse I (Vorträge, Berlin 14.10.–9.12.1909, München 5.12.1909–4.3.1910), GA 58, 1. Aufl. 1984.
- Metamorphosen des Seelenlebens – Pfade der Seelenerlebnisse II (Vorträge, Berlin 20.1.–12.5.1910), GA 59, 1. Aufl. 1984.
- Antworten der Geisteswissenschaft auf die großen Fragen des Daseins (Vorträge, Berlin 20.10.1910–16.3.1911), GA 60, 2. Aufl. 1983.
- Menschengeschichte im Lichte der Geistesforschung (Vorträge, Berlin 19.10.1911–28.3.1912), GA 61, 2. Aufl. 1983.
- Ergebnisse der Geistesforschung (Vorträge, Berlin 31.10.1912–10.4.1913), GA 62, 2. Aufl. 1988.

- Geisteswissenschaft als Lebensgut (Vorträge, Berlin 30.10.1913–23.4.1914), GA 63, 2. Aufl. 1986.
- Aus schicksaltragender Zeit (Vorträge, Berlin 29.10.1914–23.4.1915, Nürnberg 12.3. 1915, München 28.11.1915), GA 64, 1. Aufl. 1959.
- Aus dem mitteleuropäischen Geistesleben (Vorträge, Berlin 2.12.1915–15.4.1916), GA 65, 1. Aufl. 1962.
- Geist und Stoff, Leben und Tod (Vorträge, Berlin 15.2.–31.3.1917), GA 66, 2. Aufl. 1988.
- Das Ewige in der Menschenseele. Unsterblichkeit und Freiheit (Vorträge, Berlin 24.1.–20.4.1918), GA 67, 1. Aufl. 1962.
- Freiheit – Unsterblichkeit – Soziales Leben (Vorträge, Basel und Bern 18.10.1917–11.12.1918), GA 72, 1. Aufl. 1990.
- Die Ergänzung heutiger Wissenschaften durch Anthroposophie (Vorträge, Zürich 5.11.–14.11.1917 und 8.10.–17.10.1918), GA 73, 2. Aufl. 1987.
- Die Philosophie des Thomas von Aquino (Vorträge, Dornach 22.5.–24.5.1920), GA 74, 3. Aufl. 1967.
- Die Aufgabe der Anthroposophie gegenüber Wissenschaft und Leben. Darmstädter Hochschulkurs (Vorträge, Darmstadt 27.7.–30.7.1921), GA 77a, 1. Aufl. 1997.
- Anthroposophie, ihre Erkenntniswurzeln und Lebensfrüchte (Vorträge, Stuttgart 29.8.–6.9.1921), GA 78, 3. Aufl. 1986.
- Die Wirklichkeit der höheren Welten (Vorträge, Oslo 25.11.–2.12.1921), GA 79, 2. Aufl. 1988.
- Erneuerungs-Impulse für Kultur und Wissenschaft (Vorträge, Berlin 6.3.–11.3.1922), GA 81, 1. Aufl. 1994.
- Damit der Mensch ganz Mensch werde – Die Bedeutung der Anthroposophie im Geistesleben der Gegenwart (Vorträge, Den Haag 7.4.–12.4.1922), GA 82, 2. Aufl. 1994.
- Westliche und östliche Weltgegensätzlichkeit – Wege zu ihrer Verständigung durch Anthroposophie (Vorträge, Wien 1.6.–12.6.1922), GA 83, 3. Aufl. 1981.
- Was wollte das Goetheanum und was soll die Anthroposophie? (Vorträge, Basel, Dornach, Prag, Wien und Paris 9.4.1923–26.5.1924), GA 84, 2. Aufl. 1986.
- Die Tempellegende und die Goldene Legende (Vorträge, Berlin 23.5.1904–2.1.1906), GA 93, 1. Aufl. 1979.
- Grundelemente der Esoterik (Vorträge, Berlin 26.9.–5.11.1905), GA 93a, 2. Aufl. 1972.
- Kosmogonie. Populärer Okkultismus. Das Johannes-Evangelium. Die Theosophie an Hand des Johannes-Evangeliums (Vorträge, Paris, Leipzig, Berlin und München 29.2.–6.11.1906), GA 94, 1. Aufl. 1979.
- Vor dem Tore der Theosophie (Vorträge, Stuttgart 22.8.–4.9.1906), GA 95, 3. Aufl. 1978.
- Ursprungsimpulse der Geisteswissenschaft (Vorträge, Berlin 29.1.1906–12.6.1907), GA 96, 2. Aufl. 1989.
- Das christliche Mysterium (Vorträge und Fragenbeantwortungen, 9.2.1906–17.3.1907), GA 97, 1. Aufl. 1968.
- Natur- und Geistwesen – ihr Wirken in unserer sichtbaren Welt (Vorträge 5.11.1907–14.6.1908), GA 98, 1. Aufl. 1983.
- Die Theosophie des Rosenkreuzers (Vorträge, München 22.5.–6.6.1907), GA 99, 7. Aufl. 1985.
- Menschheitsentwicklung und Christus-Erkenntnis (Vorträge, Kassel und Basel 16.6.–25.11.1907), GA 100, 1. Aufl. 1967.
- Mythen und Sagen. Okkulte Zeichen und Symbole (Vorträge, Berlin, Stuttgart und Köln, 13.9.–29.12.1907), GA 101, 1. Aufl. 1987.
- Das Hereinwirken geistiger Wesenheiten in den Menschen (Vorträge, Berlin 6.1.–11.6. 1908), GA 102, 3. Aufl. 1984.
- Das Johannes-Evangelium (Vorträge, Hamburg 18.5.–31.5.1908), GA 103, 10. Aufl. 1981.
- Die Apokalypse des Johannes (Vorträge, Nürnberg 17.6.–30.6.1908), GA 104, 7. Aufl. 1985.

- Welt, Erde und Mensch (Vorträge, Stuttgart 4.8.–16.8.1908), GA 105, 5. Aufl. 1983.
- Ägyptische Mythen und Mysterien (Vorträge, Leipzig 2.9.–14.9.1908), GA 106, 3. Aufl. 1960.
- Geisteswissenschaftliche Menschenkunde (Vorträge, Berlin 19.10.1908–17.6.1909), GA 107, 5. Aufl. 1988.
- Die Beantwortung von Welt- und Lebensfragen durch Anthroposophie (Vorträge und Fragenbeantwortungen, 14.3.1908–21.11.1909), GA 108, 1. Aufl. 1970.
- Das Prinzip der spirituellen Ökonomie im Zusammenhang mit Wiederverkörperungsfragen (Vorträge, 21.1.–15.6.1909), GA 109/111, 2. Aufl. 1979.
- Geistige Hierarchien und ihre Widerspiegelung in der physischen Welt (Vorträge und Fragenbeantwortungen, Düsseldorf 12.4.–22.4.1909), GA 110, 5. Aufl. 1972.
- Das Johannes-Evangelium im Verhältnis zu den drei anderen Evangelien (Vorträge, Kassel 24.6.–7.7.1909), GA 112, 6. Aufl. 1984.
- Der Orient im Lichte des Okzidents (Vorträge, München 23.8.–31.8.1909), GA 113, 5. Aufl. 1982.
- Das Lukas-Evangelium (Vorträge, Basel 15.9.–26.9.1909), GA 114, 8. Aufl. 1985.
- Anthroposophie – Psychosophie – Pneumatosophie (Vorträge, Berlin 23.10.–27.10. 1909, 1.11.–4.11.1910, 12.12.–16.12.1911), GA 115, 2. Aufl. 1965.
- Die tieferen Geheimnisse des Menschheitswerdens im Lichte der Evangelien (Vorträge, 11.10.–26.12.1909), GA 117, 2. Aufl. 1986.
- Das Ereignis der Christus-Erscheinung in der ätherischen Welt (Vorträge, 25.1.–13.4. 1910), GA 118, 3. Aufl. 1984.
- Makrokosmos und Mikrokosmos (Vorträge, Wien 19.3.–31.3.1910), GA 119, 3. Aufl. 1988.
- Die Offenbarungen des Karma (Vorträge, Hamburg 16.5.–28.5.1910), GA 120, 7. Aufl. 1975.
- Die Mission einzelner Volksseelen (Vorträge, Oslo 7.6.–17.6.1910), GA 1921, 5. Aufl. 1982.
- Das Geheimnis der biblischen Schöpfungsgeschichte (Vorträge, München 16.8.–26.8. 1910), GA 122, 6. Aufl. 1984.
- Das Matthäus-Evangelium (Vorträge, Bern 1.9.–12.9.1910), GA 123, 7. Aufl. 1988.
- Exkurse in das Gebiet des Markus-Evangeliums (Vorträge, 17.10.1910–2.2.1911), GA 124, 1. Aufl. 1963.
- Wege und Ziele des geistigen Menschen (Vorträge, 23.1.–27.12.1910), GA 125, 1. Aufl. 1973.
- Okkulte Geschichte (Vorträge, Stuttgart 27.12.1910–1.1.1911), GA 126, 5. Auflage 1992.
- Die Mission der neuen Geistesoffenbarung (Vorträge, 5.1.–26.12.1911), GA 127, 2. Aufl. 1989.
- Eine okkulte Physiologie (Vorträge, Prag 20.3.–28.3.1911), GA 128, 5. Aufl. 1991.
- Weltenwunder, Seelenprüfungen und Geistesoffenbarungen (Vorträge, München 18.8.–28.8.1911), GA 129, 5. Aufl. 1977.
- Das esoterische Christentum und die geistige Führung der Menschheit (Vorträge 1911–1912), GA 130, 2. Aufl. 1977.
- Von Jesus zu Christus (Vorträge, Karlsruhe 4.10.–14.10.1911), GA 131, 7. Aufl. 1988.
- Die Welt der Sinne und die Welt des Geistes (Vorträge, Hannover 27.12.1911–1.1.1912), GA 134, 5. Aufl. 1990.
- Wiederverkörperung und Karma (Vorträge, Berlin 23.1., 30.1. und 5.3.1912, Stuttgart 20.2. und 21.2.1912), GA 135, 1. Aufl. 1959.
- Die geistigen Wesenheiten in den Himmelskörpern und Naturreichen (Vorträge, Helsingfors 3.4.–14.4.1912), GA 136, 3. Aufl. 1960.
- Der Mensch im Lichte von Okkultismus, Theosophie und Philosophie (Vorträge, Kristiania 2.6.–12.6.1912), GA 137, 3. Aufl. 1956.
- Das Markus-Evangelium (Vorträge, Basel 15.9.–24.9.1912), GA 139, 6. Aufl. 1985.

- Aus den Inhalten der esoterischen Stunden (Gedächtnisaufzeichnungen von Teilnehmern 1910–1912), GA 266/2, 1. Aufl. 1996.
- Okkulte Untersuchungen über das Leben zwischen Tod und neuer Geburt (Vorträge 1912–1913), GA 140, 4. Aufl. 1990.
- Das Leben zwischen dem Tode und der neuen Geburt im Verhältnis zu den kosmischen Tatsachen (Vorträge, Berlin 5.11.1912–1.4.1913), GA 141, 4. Aufl. 1983.
- Die Bhagavad Gita und die Paulusbriefe (Vorträge, Köln 28.12.1912–1.1.1913), GA 142, 4. Aufl. 1982.
- Erfahrungen des Übersinnlichen. Die Wege der Seele zu Christus (Vorträge, 11.1.–19.12.1912), GA 143, 4. Aufl. 1994.
- Welche Bedeutung hat die okkulte Entwickelung des Menschen für seine Hüllen – physischen Leib, Ätherleib, Astralleib – und sein Selbst? (Vorträge, Den Haag 20.3.–29.3. 1913), GA 145, 3. Aufl. 1957.
- Die okkulten Grundlagen der Bhagavad Gita (Vorträge, Helsingfors 28.5.–5.6.1913), GA 146, 4. Aufl. 1992.
- Die Welt des Geistes und ihr Hereinragen in das physische Dasein (Vorträge, 12.1.–23.12.1913), GA 150, 2. Aufl. 1980.
- Der menschliche und der kosmische Gedanke (Vorträge, Berlin 20.1.–23.1.1914), GA 151, 5. Aufl. 1980.
- Vorstufen zum Mysterium von Golgatha (Vorträge, 1.5.1913–1.6.1914), GA 152, 3. Aufl. 1990.
- Inneres Wesen des Menschen und Leben zwischen Tod und neuer Geburt (Vorträge, Wien 6.4.–14.4.1914), GA 153, 5. Aufl. 1978.
- Wie erwirbt man sich Verständnis für die geistige Welt? (Vorträge, 17.4.–26.5.1914), GA 154, 2. Aufl. 1985.
- Christus und die menschliche Seele (Vorträge, Kopenhagen 23.5. und 24.5.1914, Norrköping 28.–30.5.1914, 12.–16.7.1914), GA 155, 1. Aufl. 1960.
- Okkulte Lesen und okkultes Hören (Vorträge, Dornach 3.10.–7.10.1914 und 12.12.–26.12.1914, Basel 27.12.1914), GA 156, 2. Aufl. 1987.
- Menschenschicksale und Völkerschicksale (Vorträge, Berlin 1.9.1914–6.7.1915), GA 157, 3. Aufl. 1981.
- Schicksalsbildung und Leben nach dem Tode (Vorträge, Berlin 16.11.–21.12.1915), GA 157a, 3. Aufl. 1981.
- Der Zusammenhang des Menschen mit der elementarischen Welt (Vorträgen, Ansprachen und Fragenbeantwortung 1912–1914), GA 158, 4. Aufl. 1993.
- Das Geheimnis des Todes (Vorträge, 31.1.–19.6.1915), GA 159, 2. Aufl. 1980.
- Wege der geistigen Erkenntnis und der Erneuerung künstlerischer Weltanschauung (Vorträge, Dornach 9.1.–2.5.1915), GA 161, 1. Aufl. 1980.
- Kunst- und Lebensfragen im Lichte der Geisteswissenschaft (Vorträge, Dornach 23.5.–8.8.1915), GA 162, 1. Aufl. 1985.
- Zufall, Notwendigkeit und Vorsehung (Vorträge, Dornach 23.8.–30.8. und 4.9.–6.9. 1915), GA 163, 2. Aufl. 1986.
- Der Wert des Denkens für eine den Menschen befriedigende Erkenntnis (Vorträge, Dornach 20.8.–9.9.1915), GA 164, 1. Aufl. 1984.
- Die geistige Vereinigung der Menschheit durch den Christus-Impuls (Vorträge, 19.12. 1915–16.1.1916), GA 165, 2. Aufl. 1981.
- Gegenwärtiges und Vergangenes im Menschengeiste (Vorträge, Berlin 13.2.–30.5. 1916), GA 167, 2. Aufl. 1962.
- Die Verbindung zwischen Lebenden und Toten (Vorträge, 16.2.–3.12.1916), GA 168, 2. Aufl. 1962.
- Weltwesen und Ichheit (Vorträge, Berlin 6.6.–18.7.1916), GA 169, 2. Aufl. 1963.
- Das Rätsel des Menschen. Die geistigen Hintergründe der menschlichen Geschichte (Vorträge, Dornach 29.7.–3.9.1916), GA 170, 2. Aufl. 1978.
- Innere Entwicklungsimpulse der Menschheit. Goethe und die Krisis des neunzehnten Jahrhunderts (Vorträge, Dornach 16.9.–30.10.1916), GA 171, 1. Aufl. 1964.

- Das Karma des Berufes des Menschen in Anknüpfung an Goethes Leben (Vorträge, Dornach 4.11.–27.11.1916), GA 172, 5. Aufl. 1991.
- Zeitgeschichtliche Betrachtungen. Das Karma der Unwahrhaftigkeit – Zweiter Teil (Vorträge, Dornach 1.1.–30.1.1917), GA 174, 2. Aufl. 1983.
- Mitteleuropa zwischen Ost und West (Vorträge, München 1914–1918), GA 174a, 2. Aufl. 1982.
- Die geistigen Hintergründe des Ersten Weltkrieges (Vorträge, Stuttgart 1914–1921), GA 174b, 2. Aufl. 1994.
- Bausteine zu einer Erkenntnis des Mysteriums von Golgatha. Kosmische und menschliche Metamorphose (Vorträge Berlin, 6.2.–8.5.1917), GA 175, 2. Aufl. 1982.
- Geschichtliche Notwendigkeit und Freiheit. Schicksalseinwirkungen aus der Welt der Toten (Vorträge, Dornach 2.12.–22.12.1917), GA 179, 4. Aufl. 1993.
- Mysterienwahrheiten und Weihnachtsimpulse. Alte Mythen und ihre Bedeutung (Vorträge, Basel 23.12.1917 und Dornach 24.12.1917–17.1.1918), GA 180, 2. Auflage 1980.
- Erdensterben und Weltenleben. Anthroposophische Lebensgaben. Bewußtseins-Notwendigkeiten für Gegenwart und Zukunft (Vorträge, Berlin 22.1.–6.8.1918), GA 181, 2. Aufl. 1967.
- Der Tod als Lebenswandlung (Vorträge, 29.11.1917–16.10.1918), GA 182, 3. Aufl. 1986.
- Die Wissenschaft vom Werden des Menschen (Vorträge, Dornach 17.8.–2.9.1918), GA 183, 1. Aufl. 1967.
- Die Polarität von Dauer und Entwickelung im Menschenleben (Vorträge, Dornach 6.9.–13.10.1918), GA 184, 2. Aufl. 1983.
- Geschichtliche Symptomatologie (Vorträge, Dornach 18.10.–3.11.1918), GA 185, 3. Auflage 1982.
- Wie kann die Menschheit den Christus wiederfinden? (Vorträge, Basel 22.12.1918, Dornach 24.12.–31.12.1918 und 1.1.1919), GA 187, 3. Aufl. 1979.
- Der Goetheanismus, ein Umwandlungsimpuls und Auferstehungsgedanke (Vorträge, Dornach 3.1.–2.2.1919), GA 188, 3. Aufl. 1982.
- Die soziale Frage als Bewußtseinsfrage (Vorträge, Dornach 15.2.–10.3.1919), GA 189, 3. Aufl. 1980.
- Vergangenheits- und Zukunftsimpulse im sozialen Geschehen (Vorträge, Dornach 21.3.–14.4.1919), GA 190, 3. Aufl. 1980.
- Soziales Verständnis aus geisteswissenschaftlicher Erkenntnis (Vorträge, Dornach 3.10.–15.11.1919), GA 191, 2. Aufl. 1972.
- Geisteswissenschaftliche Behandlung sozialer und pädagogischer Fragen (Vorträge, Stuttgart 21.4.–28.9.1919), GA 192, 1. Aufl. 1964.
- Die Sendung Michaels (Vorträge, Dornach 21.11.–15.12.1919), GA 194, 3. Aufl. 1983.
- Geistige und soziale Wandlungen in der Menschheitsentwickelung (Vorträge, Dornach 9.1.–22.2.1920), GA 196, 1. Aufl. 1966.
- Gegensätze in der Menschheitsentwickelung. West und Ost – Materialismus und Mystik – Wissen und Glauben (Vorträge, Stuttgart 5.3.–22.11.1920), GA 197, 2. Aufl. 1986.
- Heilfaktoren für den sozialen Organismus (Vorträge, Dornach 20.3.–18.7.1920, Bern 9.7.1921), GA 198, 1. Aufl. 1969.
- Die neue Geistigkeit und das Christus-Erlebnis des zwanzigsten Jahrhunderts (Vorträge, Dornach 17.10.–31.10.1920), GA 200, 2. Aufl. 1970.
- Entsprechungen zwischen Mikrokosmos und Makrokosmos (Vorträge, Dornach 9.4.–16.5.1920), GA 210, 2. Aufl. 1987.
- Die Brücke zwischen der Weltgeistigkeit und dem Physischen des Menschen (Vorträge, Dornach 26.11.–26.12.1920, Bern 14.12.1920, Basel 23.12.1920), GA 202, 3. Aufl. 1988.
- Die Verantwortung des Menschen für die Weltentwickelung (Vorträge, Stuttgart, Dornach und Den Haag 1.1.–1.4.1921), GA 203, 1. Aufl. 1978.
- Perspektiven der Menschheitsentwickelung. Der materialistische Erkenntnisimpuls und die Aufgabe der Anthroposophie (Vorträge, Dornach 2.4.–5.6.1921), GA 204, 1. Aufl. 1979.

- Menschenwerden, Weltenseele und Weltengeist – Erster Teil: Der Mensch als leiblich-seelische Wesenheit in seinem Verhältnis zur Welt (Vorträge, Stuttgart 16.6.1921, Bern 28.6.1921 und Dornach 24.6.–17.7.1921), GA 205, 2. Aufl. 1987.
- Menschenwerden, Weltenseele und Weltengeist – Zweiter Teil: Der Mensch als geistiges Wesen im historischen Werdegang (Vorträge, Dornach 22.7.–20.8.1921), GA 206, 1. Aufl. 1967.
- Anthroposophie als Kosmosophie – Erster Teil: Wesenszüge des Menschen im irdischen und kosmischen Bereich (Vorträge, Dornach 23.9.–16.10.1921), GA 207, 1. Aufl. 1972.
- Anthroposophie als Kosmosophie – Zweiter Teil: Die Gestaltung des Menschen als Ergebnis kosmischer Wirkungen (Vorträge, Dornach 21.10.–13.11.1921), GA 208, 2. Aufl. 1981.
- Nordische und mitteleuropäische Geistimpulse (Vorträge, 24.11.–26.12.1921), GA 209, 1. Aufl. 1968.
- Alte und neue Einweihungsmethoden (Vorträge, 1.1.–19.3.1922), GA 210, 1. Aufl. 1967.
- Das Sonnenmysterium und das Mysterium von Tod und Auferstehung (Vorträge, 21.3.–11.6.1922), GA 211, 2. Aufl. 1986.
- Menschliches Seelenleben und Geistesstreben im Zusammenhange mit Welt- und Erdenentwickelung (Vorträge, Dornach 29.4.–17.6.1922), GA 212, 1. Aufl. 1978.
- Menschenfragen und Weltenantworten (Vorträge, Dornach 24.6.–22.7.1922), GA 213, 1. Aufl. 1969.
- Das Geheimnis der Trinität (Vorträge, 23.7.–30.8.1922), GA 214, 2. Aufl. 1980.
- Die Philosophie, Kosmologie und Religion in der Anthroposophie (Vorträge, Dornach 6.9.–15.9.1922), GA 215, 2. Aufl. 1980.
- Die Grundimpulse des weltgeschichtlichen Werdens der Menschheit (Vorträge, Dornach 16.9.–1.10.1922), GA 216, 2. Aufl. 1965.
- Geistige Wirkenskräfte im Zusammenleben von alter und junger Generation (Vorträge, Stuttgart 3.10.–15.10.1922), GA 217, 6. Aufl. 1988.
- Die Erkenntnis-Aufgabe der Jugend (Ansprachen, Aufsätze und Berichte 1920–1924), GA 217a, 1. Aufl. 1957.
- Geistige Zusammenhänge in der Gestaltung des menschlichen Organismus (Vorträge, 14.10.–9.12.1922), GA 218, 2. Aufl. 1976.
- Das Verhältnis der Sternenwelt zum Menschen und des Menschen zur Sternenwelt (Vorträge Dornach, 26.11.–31.12.1922), GA 219, 4. Aufl. 1976.
- Lebendiges Naturerkennen, intellektueller Sündenfall und spirituelle Sündenerhebung (Vorträge, Dornach 5.1.–28.1.1923), GA 220, 1. Aufl. 1966.
- Erdenwissen und Himmelserkenntnis (Vorträge, Dornach 2.2.–18.2.1923), GA 221, 3. Aufl. 1998.
- Der Jahreskreislauf als Atmungsvorgang der Erde und die vier großen Festeszeiten. Die Anthroposophie und das menschliche Gemüt (Vorträge, Dornach 31.3.–8.4.1923 und Wien 27.9.–1.10.1923), GA 223, 1. Aufl. 1966.
- Die menschliche Seele in ihrem Zusammenhang mit göttlich-geistigen Individualitäten (Vorträge, 6.4.–11.7.1923), GA 224, 1. Aufl. 1966.
- Drei Perspektiven der Anthroposophie (Vorträge, Dornach 5.5.–23.9.1923), GA 225, 1. Aufl. 1961.
- Menschenwesen, Menschenschicksal und Welt-Entwickelung (Vorträge, Oslo 16.5.–21.5.1923), GA 226, 4. Aufl. 1978.
- Initiations-Erkenntnis (Vorträge, Penmaenmawr 19.8.–31.8.1923), GA 227, 3. Aufl. 1982.
- Das Miterleben des Jahreslaufes in vier kosmischen Imaginationen (Vorträge, Dornach 3.10.–13.10.1923 und Stuttgart 15.10.1923), GA 229, 7. Aufl. 1989.
- Der Mensch als Zusammenklang des schaffenden, bildenden und gestaltenden Weltenwortes (Vorträge, Dornach 19.10.–11.11.1923), GA 230, 4. Aufl. 1970.
- Der übersinnliche Mensch, anthroposophisch erfaßt (Vorträge, Den Haag 13.11.– 18.11. 1923), GA 231, 2. Aufl. 1962.
- Mysteriengestaltungen (Vorträge, Dornach 23.11.–23.12.1923), GA 232, 3. Aufl. 1974.

- Die Weltgeschichte in anthroposophischer Beleuchtung und als Grundlage der Erkenntnis des Menschengeistes (Vorträge, Dornach 24.12.1923–1.1.1924), GA 233, 5. Aufl. 1991.
- Anthroposophie – Eine Zusammenfassung nach einundzwanzig Jahren (Vorträge, Dornach 19.1.–10.2.1924), GA 234, 5. Aufl. 1981.
- Esoterische Betrachtungen karmischer Zusammenhänge. Erster Band (Vorträge, Dornach 16.2.–23.3.1924), GA 235, 2. Aufl. 1958.
- Esoterische Betrachtungen karmischer Zusammenhänge. Fünfter Band (Vorträge, 29.3.–15.6.1924), GA 239, 1. Aufl. 1963.
- Esoterische Betrachtungen karmischer Zusammenhänge. Sechster Band (Vorträge, 25.1.–27.8.1924), GA 240, 3. Aufl. 1977.
- Das Initiaten-Bewußtsein (Vorträge, Torquay 11.8.–22.8.1924), GA 243, 4. Aufl. 1983.
- Die okkulte Bewegung im neunzehnten Jahrhundert und ihre Beziehung zur Weltkultur (Vorträge, Dornach 10.10.–7.11.1915), GA 254, 3. Aufl. 1969.
- Das Schicksalsjahr 1923 in der Geschichte der Anthroposophischen Gesellschaft (Ansprachen, Versammlungen und Dokumente, Jan.–Dez. 1923), GA 259, 1. Aufl. 1991.
- Die Weihnachtstagung zur Begründung der Allgemeinen Anthroposophischen Gesellschaft 1923/24 (Grundsteinlegung, Vorträge, Ansprache Statutenberatung, Dornach 23.12.1923–1.1.1924), GA 260, 3. Aufl. 1963.
- Rudolf Steiner/Marie Steiner-von Sivers: Briefwechsel und Dokumente 1901–1925, GA 262, 1. Aufl. 1967.
- Kunst und Kunsterkenntnis (Autoreferat, Aufsätze und Vorträge 1888–1921), GA 271, 3. Aufl. 1985.
- Geisteswissenschaftliche Erläuterungen zu Goethes Faust
  Band 1: Faust, der strebende Mensch (Vorträge, Straßburg 23.1.1910, Berlin 17.12.1911 und Dornach 4.4.1915–11.9.1916), GA 272, 4. Aufl. 1981.
  Band 2: Das Faust-Problem (Vorträge, Dornach 30.9.1916–19.1.1919, Prag 12.6.1918), GA 273, 3. Aufl. 1967.
- Kunst im Lichte der Mysterienweisheit (Vorträge, Dornach 28.12.1914–4.1.1915), GA 275, 3. Aufl. 1990.
- Das Künstlerische in seiner Weltmission (Vorträge, Oslo 18.5. und 20.5.1923, Dornach 27.5.–9.6.1923), GA 276, 3. Aufl. 1982.
- Die Entstehung und Entwickelung der Eurythmie (Vorträge, Ansprachen und Aufzeichnungen 1913–1925), GA 277a, 1. Aufl. 1965.
- Sprachgestaltung und Dramatische Kunst (Vorträge und Fragenbeantwortung, Dornach 5.9.–23.9.1924), GA 282, 4. Auflage 1981.
- Das Wesen des Musikalischen und das Tonerlebnis des Menschen (Vorträge, Fragenbeantwortungen und Schlußworte 1906–1923), GA 283, 4. Aufl. 1989.
- Wege zu einem neuen Baustil (Vorträge, 12.12.–26.7.1914), GA 286, 3. Aufl. 1982.
- Das Wesen der Farben (Vorträge 1914–1924), GA 291, 3. Aufl. 1980.
- Allgemeine Menschenkunde als Grundlage der Pädagogik (Vorträge, Stuttgart 21.8.–5.9.1919), GA 293, 8. Aufl. 1980.
- Erziehungskunst. Methodisch-Didaktisches (Vorträge, Stuttgart 21.8.–5.9.1919), GA 294, 5. Aufl. 1974.
- Erziehungskunst. (Seminarbesprechungen und Lehrplanvorträge, Stuttgart 21.8.–6.9.1919), GA 295, 4. Aufl. 1984.
- Idee und Praxis der Waldorfschule (Vorträge und Fragenbeantwortungen, 24.8.1919–29.12.1920), GA 297, 1. Aufl. 1997.
- Erziehung zum Leben (Vorträge, Autorreferat, Fragenbeantwortungen, 24.2.1921–4.4.1924), GA 297a, 1. Aufl. 1998.
- Konferenzen mit den Lehrern der Freien Waldorfschule in Stuttgart (Stuttgart, 16.9.1919–26.5.1921), GA 300a, 1. Aufl. 1975.
- Konferenzen mit den Lehrern der Freien Waldorfschule in Stuttgart (Stuttgart, 18.6.1921–8.3.1923), GA 300b, 1. Aufl. 1975.

- Die Erneuerung der pädagogisch-didaktischen Kunst durch Geisteswissenschaft (Vorträge, Basel 20.4.–11.5.1920), GA 301, 3. Aufl. 1977.
- Menschenerkenntnis und Unterrichtsgestaltung (Vorträge, Stuttgart 12.–19.6.1921), GA 302, 5. Aufl. 1986.
- Erziehung und Unterricht aus Menschenerkenntnis (Vorträge, Stuttgart 1920–1923), GA 302a, 1. Aufl. 1972.
- Die gesunde Entwickelung des Menschenwesens (Vorträge und Fragenbeantwortungen, Dornach 23.12.1921–7.1.1922), GA 303, 3. Aufl. 1978.
- Erziehungs- und Unterrichtsmethoden auf anthroposophischer Grundlage (Vorträge 1921–1922), GA 304, 1. Aufl. 1979.
- Anthroposophische Menschenkunde und Pädagogik (Vorträge 1923–1924), GA 304a, 1. Aufl. 1979.
- Die geistig-seelischen Grundkräfte der Erziehungskunst (Vorträge, Oxford 16.8.–29.8. 1922), GA 305, 2. Aufl. 1978.
- Die pädagogische Praxis vom Gesichtspunkte geisteswissenschaftlicher Menschenerkenntnis (Vorträge, Fragenbeantwortungen und Ansprachen, Dornach 15.4.–22.4. 1923), GA 306, 4. Aufl. 1989.
- Gegenwärtiges Geistesleben und Erziehung (Vorträge, Ilkley 5.8.–17.8.1923), GA 307, 4. Aufl. 1973.
- Anthroposophische Pädagogik und ihre Voraussetzungen (Vorträge, Fragenbeantwortungen und Ansprachen, Bern 13.4.–17.4.1924), GA 309, 4. Aufl. 1972.
- Der pädagogische Wert der Menschenerkenntnis und der Kulturwert der Pädagogik (Vorträge, Arnheim 17.7.–24.7.1924), GA 310, 3. Aufl. 1965.
- Die Kunst des Erziehens aus dem Erfassen der Menschenwesenheit (Vorträge, Torquay 12.8.–20.8.1924), GA 311, 5. Aufl. 1989.
- Geisteswissenschaft und Medizin (Vorträge, Dornach 21.3.–9.4.1920), GA 312, 6. Aufl. 1985.
- Geisteswissenschaftliche Gesichtspunkte zur Therapie (Vorträge, Dornach 11.4.–18.4. 1921), GA 313, 4. Aufl. 1984.
- Physiologisch-Therapeutisches auf Grundlage der Geisteswissenschaft. Zur Therapie und Hygiene (Vorträge, Dornach und Stuttgart 1920–1924), GA 314, 3. Aufl. 1989.
- Heileurythmie (Vorträge, Dornach 12.4.–18.4.1921 und Stuttgart 22.10.1922), GA 315, 4. Aufl. 1981.
- Meditative Betrachtungen und Anleitungen zur Vertiefung der Heilkunst (Vorträge, Rundbrief, Dornach 2.1.–25.4.1924), GA 316, 3. Aufl. 1987.
- Heilpädagogischer Kurs (Vorträge, Dornach 25.6.–7.7.1924), GA 317, 7. Aufl. 1985.
- Das Zusammenwirken von Ärzten und Seelsorgern. Pastoral-Medizinischer Kurs (Vorträge und Notizbucheintragungen, Dornach 8.9.–18.9.1924), GA 318, 4. Auflage 1994.
- Anthroposophische Menschenerkenntnis und Medizin (Vorträge, Dornach 1923–1924), GA 319, 2. Aufl. 1982.
- Geisteswissenschaftliche Impulse zur Entwickelung der Physik, I (Vorträge, Diskussionsvotum, Aufzeichnungen und schriftliche Fragenbeantwortung, Stuttgart 23.12. 1919–3.1.1920 und Dornach 8.8.1921), GA 320, 2. Aufl. 1964.
- Geisteswissenschaftliche Impulse zur Entwickelung der Physik, II (Vorträge, Stuttgart 1.3.–14.3.1920), GA 321, 2. Aufl. 1972.
- Grenzen der Naturerkenntnis und ihre Überwindung (Vorträge, Dornach 27.9.–3.10. 1920), GA 322, 5. Aufl. 1981.
- Das Verhältnis der verschiedenen naturwissenschaftlichen Gebiete zur Astronomie (Vorträge, Stuttgart 1.1.–18.1.1921), GA 323, 2. Aufl. 1983.
- Naturbeobachtung, Experiment, Mathematik und die Erkenntnisstufen der Geistesforschung (Vorträge und Diskussionsvotum, Stuttgart 16.3.–23.3.1921), GA 324, 2. Aufl. 1972.
- Die vierte Dimension. Mathematik und Wirklichkeit (Vorträge und Fragenbeantwortungen, Berlin 1904–1922), GA 324a, 1. Aufl. 1990.

– Die Naturwissenschaft und die weltgeschichtliche Entwickelung der Menschheit seit dem Altertum (Vorträge, Dornach 15.5.–16.5.1921 und Stuttgart 21.5.–24.5.1921), GA 325, 1. Aufl. 1969.
– Der Entstehungsmoment der Naturwissenschaft in der Weltgeschichte und ihre seitherige Entwickelung (Vorträge und Fragenbeantwortungen, Dornach 24.12.1922–6.1.1923), GA 326, 3. Aufl. 1977.
– Geisteswissenschaftliche Grundlagen zum Gedeihen der Landwirtschaft (Vorträge, Ansprachen, Fragenbeantwortungen und Aufzeichnungen, Koberwitz 7.6.–16.6.1924 und Dornach 20.6.1924), GA 327, 7. Aufl. 1984.
– Die soziale Frage (Vorträge, Zürich 3.2.–8.3.1919), GA 328, 1. Aufl. 1977.
– Neugestaltung des sozialen Organismus (Vorträge, Stuttgart 22.4.–30.7.1919), GA 330, 2. Aufl. 1983.
– Vom Einheitsstaat zum dreigliedrigen sozialen Organismus (Vorträge, 5.1.–6.5.1920), GA 334, 1. Aufl. 1983.
– Wie wirkt man für den Impuls der Dreigliederung des sozialen Organismus? (Vorträge, Fragenbeantwortung und Aufzeichnungen, Stuttgart 1.1.–17.2.1921), GA 338, 2. Aufl. 1952.
– Vorträge und Kurse über christlich-religiöses Wirken, I (Vorträge und Besprechungen, Stuttgart 12.6.–16.6.1921), GA 342, 1. Aufl. 1993.
– Vorträge und Kurse über christlich-religiöses Wirken, II (Vorträge, Diskussionsstunden, Notizbucheintragungen, Dornach 26.9.–10.10.1921), GA 343, 1. Aufl. 1993.
– Vorträge und Kurse über christlich-religiöses Wirken, III (Vorträge, Gespräche und Fragenbeantwortungen, Dornach 6.9.–22.9.1922), GA 344, 1. Aufl. 1994.
– Vorträge und Kurse über christlich-religiöses Wirken, IV (Vorträge und Fragenbeantwortungen, Stuttgart 11.7.–14.7.1923), GA 345, 1. Aufl. 1994.
– Vorträge und Kurse über christlich-religiöses Wirken, V (Vorträge, Gespräche und Fragenbeantwortungen, Dornach 5.9.–22.9.1924), GA 346, 1. Aufl. 1995.
– Die Erkenntnis des Menschenwesens nach Leib, Seele und Geist. Über frühe Erdzustände (Vorträge, Dornach 2.8.–30.9.1922), GA 347. 2. Aufl. 1985.
– Über Gesundheit und Krankheit. Grundlagen einer geisteswissenschaftlichen Sinneslehre (Vorträge, Dornach 19.10.1922–10.2.1923), GA 348, 3. Aufl. 1983.
– Vom Leben des Menschen auf der Erde. Über das Wesen des Christentums (Vorträge, Dornach 17.2.–9.5.1923), GA 349, 2. Aufl. 1980.
– Rhythmen im Kosmos und im Menschenwesen. Wie kommt man zum Schauen der geistigen Welt? (Vorträge, Dornach 30.5.–22.9.1923), GA 350, 3. Aufl. 1991.
– Mensch und Welt. Das Wirken des Geistes in der Natur. Über das Wesen der Bienen (Vorträge, Dornach 8.10.–22.12.1923), GA 351, 4. Aufl. 1988.
– Natur und Mensch in geisteswissenschaftlicher Betrachtung (Vorträge, Dornach 7.1.–27.2.1924), GA 352, 3. Aufl. 1981.
– Die Schöpfung der Welt und des Menschen. Erdenleben und Sternenwirken (Vorträge, Dornach 30.6.–24.9.1924), GA 354, 2. Aufl. 1977.
– Beiträge (B) zur Rudolf Steiner Gesamtausgabe, Dornach 1949ff.

WALTER, HILMA Grippe, Encephalitis, Poliomyelitis. Arlesheim 1950.
– Der Krebs und seine Behandlung. Stuttgart 1953.
– Abnormitäten der geistig-seelischen Entwicklung in ihren Krankheitserscheinungen und den Behandlungsmöglichkeiten. Arlesheim 1955.
– Die sieben Hauptmetalle. Dornach 1965.
– Die Pflanzenwelt. Arlesheim 1971.

WEGMAN, ITA Im Anbruch des Wirkens für eine Erweiterung der Heilkunst. Arlesheim 1956.

WEIZSÄCKER, VICTOR VON Gesammelte Schriften, 10 Bde. 1986ff.

ZEYLMANS VAN EMMICHOVEN, J. EMANUEL Wer war Ita Wegman. Eine Dokumentation. 3 Bände. Reutlingen 1990–1992.

Sachregister*

Dieses dient nur zur groben Orientierung. Die in den jeweiligen Einzelkapiteln behandelten spezifischen Aspekte der hier genannten Oberbegriffe können mit Hilfe des Sachregisters jedoch dem Inhaltsverzeichnis am Anfang des Buches entnommen werden. Mit (A.) versehene Seitenzahlen verweisen auf die Textseite, in deren Anmerkungsteil die Thematik behandelt wird.

* für Band 1 und Band 2

Gerhard Kienle
gewidmet

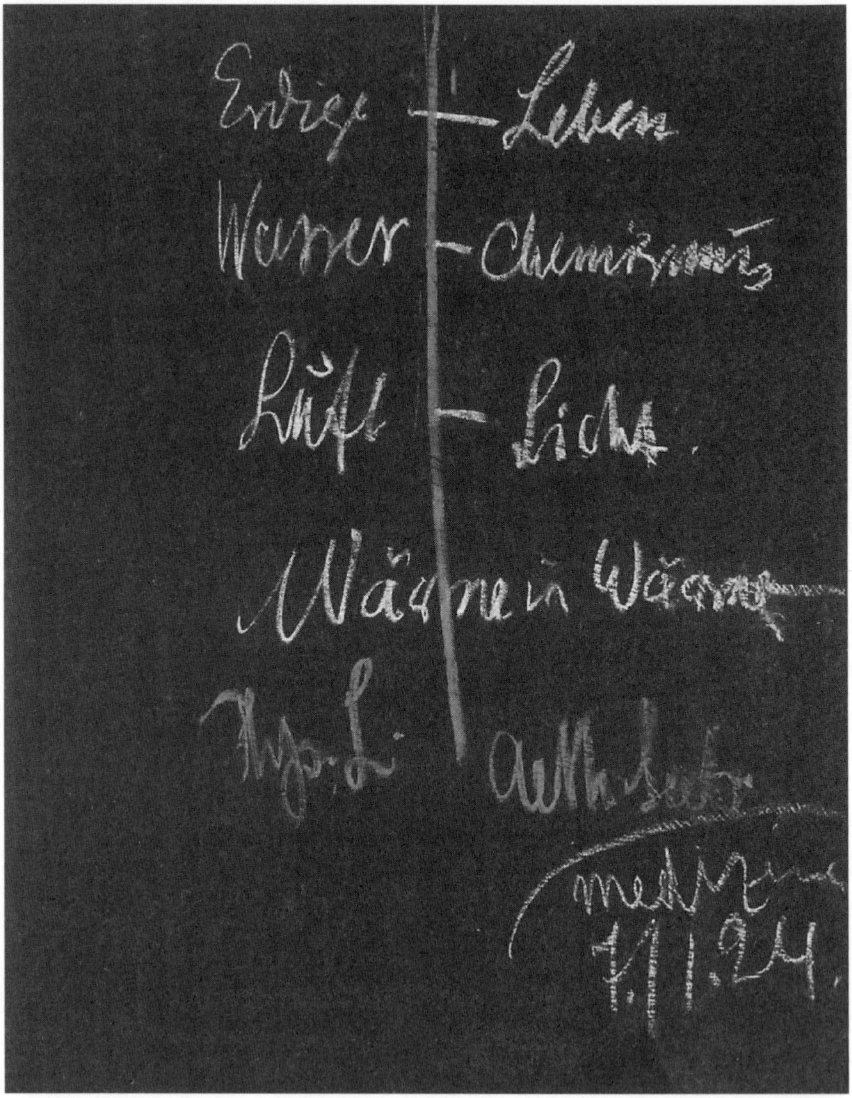

Wandtafelzeichnung Rudolf Steiners aus dem sechsten Vortrag des ersten Kurses für Medizinstudenten und junge Ärzte (Dornach, 7. Januar 1924; GA 316).
(Aus: Rudolf Steiner, Wandtafelzeichnungen zum Vortragswerk, Bd. XXIII.)

PETER SELG

Vom Logos menschlicher Physis

Die Entfaltung einer anthroposophischen Humanphysiologie im Werk Rudolf Steiners

Studienausgabe
Band 2: 1919–1925

VERLAG AM GOETHEANUM

Ita Wegman Archiv
für anthroposophisch-medizinische Grundlagenforschung
Pfeffingerweg 1A, CH-4144 Arlesheim

Zweite, korrigierte und erweiterte Auflage (Studienausgabe)

Einbandgestaltung von Gabriela de Carvalho

Satz: Heiko Hanekop
Druck und Bindung: Freiburger Graphische Betriebe

ISBN 3-7235-1245-3

Inhaltsverzeichnis

Band 2
(1919–1925)

KAPITEL IV

„Wahre Menschenwesen-Erkenntnis als Grundlage medizinischer Kunst“ (1919–1925)

Ich danke Ihnen für Ihre Aufmerksamkeit, die ich zu würdigen weiß, da dasjenige, was ich Ihnen vorzubringen habe, wirklich nicht bloß ein theoretisch Angestrebtes ist, sondern etwas, woran man, wenn man es in der heutigen Zeit vertreten will, wirklich mit den innersten Fasern seines Herzens hängen muß.

Rudolf Steiner
in seinem letzten öffentlichen Vortrag
über anthroposophische Medizin vor
englischen Ärzten
London, 29.8.1924 (319, 247)

I. Warum erkrankt der Mensch?

Wer über die Tatsache nachdenkt, dass der Mensch krank sein kann, der kommt in einen Widerspruch hinein, von dem er zunächst annehmen muss, dass er in dem Wesen des Daseins selbst liegt. Was im Krankheitsvorgang geschieht, ist obenhin betrachtet, ein Naturprozess. Was an seiner Stelle im gesunden Zustand vorgeht, ist aber auch ein Naturprozess.

Naturprozesse kennt man zunächst nur durch die Beobachtung der aussermenschlichen Welt und durch die Beobachtung des Menschen insofern, als man diese genau ebenso anstellt wie diejenige der äusseren Natur. Man denkt sich dabei den Menschen als ein Stück der Natur. Ein solches, in dem die auch ausser ihm zu beobachtenden Vorgänge sehr kompliziert sind, aber doch von derselben Art, wie die äusseren Naturprozesse.

Es entsteht da aber die von diesem Gesichtspunkte aus unbeantwortbare Frage: wie entstehen innerhalb des Menschen — vom Tiere soll hier nicht gesprochen werden — Naturprozesse, die den gesunden entgegengesetzt sind?

Der gesunde menschliche Organismus ist als ein Stück der Natur begreiflich, der Kranke nicht. Er muss daher aus sich selbst begreiflich sein durch etwas, das er nicht von der Natur hat.

Man stellt sich wohl vor, dass das Geistige im Menschen zur physischen Grundlage einen komplizierten Naturprozess wie eine Fortsetzung des Natürlichen im Menschen hat. Aber man sehe doch, ob jemals die im gesunden menschlichen Organismus begründete Fortsetzung eines Naturprozesses das geistige Erleben als solches hervorruft? Das Gegenteil ist der Fall. Das geistige Erleben wird ausgelöscht, wenn der Naturprozess sich in gerader Linie fortsetzt. Es geschieht dies im Schlafe; es geschieht in der Ohnmacht. — Man sehe dagegen, wie das bewusste Geistesleben verschärft wird, wenn ein Organ erkrankt. Schmerz stellt sich ein oder wenigstens Unlust und Unbehagen. Das Gefühlsleben erhält einen Inhalt, den er sonst nicht hat. Und das Willensleben wird beeinträchtigt. Eine Gliedbewegung, die sich im gesunden Zustande selbstverständlich vollzieht, kann nicht ausgeführt werden, weil sich der Schmerz oder die Unlust hemmend entgegenstellen.

Man beachte den Übergang von der schmerzenden Bewegung eines Gliedes zu dessen Lähmung. In der schmerzenden Bewegung liegt der Anfang der gelähmten. Das aktiv Geistige greift in den Organismus ein. Im gesunden Zustande offenbart sich dieses zunächst im Vorstellungs- oder Denkleben. Man aktiviert eine Vorstellung; eine Gliedbewegung folgt. Man geht mit der Vorstellung nicht bewusst in die organischen Vorgänge ein, die zuletzt zur Gliedbewegung führen. Die Vorstellung taucht in das Unbewusste ein. Zwischen der Vorstellung und der Bewegung tritt im gesunden Zustande ein Fühlen ein, das nur seelisch wirkt. Es lehnt sich nicht deutlich an ein körperlich Organisches an. Im kranken Zustande ist das aber der Fall. Das Fühlen, das im gesunden Zustande als losgelöst von dem physischen Organismus erlebt wird, verbindet sich im Erleben mit diesem.

Die Vorgänge des gesunden Fühlens und des kranken Erlebens erscheinen dadurch in ihrer Verwandtschaft. Es muss etwas da sein, das im gesunden Organismus mit diesem nicht so intensiv verbunden ist als im Kranken. Der geistigen Anschauung enthüllt sich dieses als der astralische Leib. Er ist eine übersinnliche Organisation innerhalb der sinn-

1

Druckfahne der Schrift „*Grundlegendes für eine Erweiterung der Heilkunst nach geisteswissenschaftlichen Erkenntnissen*"
mit handschriftlichen Korrekturen Rudolf Steiners (1925)
(Ita Wegman Archiv)

1. Einleitung

Die medizinisch-pädagogische Vortragstätigkeit Rudolf Steiners

Am 21. August 1919 hielt Rudolf Steiner die ersten drei pädagogischen Vorträge vor dem Lehrerkollegium der „Freien Waldorfschule" in Stuttgart, die nach Abschluß vorbereitender Kurse und Seminarbesprechungen (GA 293, 294, 295) am 7.9.1919 eröffnet wurde. Am 20. August 1924 sprach Steiner zum letzten Mal über eine *in wahrer Menschen-Erkenntnis gegründete Lehrpraxis* vor englischen Pädagogen in Torquay (260a, 366). In den fünf Jahren vom 21.8.1919 bis zum 20.8.1924 versuchte Steiner in über 180 Vorträgen, in Seminaren und Fragenbeantwortungen (GA 293–311) die ausgearbeiteten menschenkundlichen Grundlagen einer geisteswissenschaftlichen Pädagogik aufzuzeigen, auf deren prinzipielle Gesichtspunkte er bereits dreizehn Jahre zuvor (beginnend mit dem öffentlichen Vortrag über *Erziehungsfragen* in Hamburg vom 3.3.1906) aufmerksam gemacht hatte. Die Erziehung des Kindes muß, so Steiner, auf einer *gründlichen, fundamentalen Menschenerkenntnis* beruhen (307, 94), bedarf einer *wirklichen pädagogisch-psychologischen Anthropologie* (192, 129), einer *vollständigen Anthropologie* (293, 95), die das leibliche, seelische und geistige Wesen des Menschen berücksichtigt. In diesem Sinne hieß es am 9.8.1923 in Ilkley: *Und wenn die Waldorfschul-Methode einiges erreichen wird, so wird sie es namentlich dadurch, daß sie ausgegangen ist davon, anstelle der Unkenntnis über die menschliche Wesenheit die Kenntnis von der menschlichen Wesenheit zu setzen, an die Stelle eines bloß äußerlichen anthropologischen Herumredens über den Menschen eine wirkliche anthroposophische Einsicht in das Innere der Menschennatur zu setzen, das heißt, den Geist als etwas Lebendiges in den körperlichen Menschen bis in die körperlichen Funktionen hineinzutragen* (307, 92). Diese *vollständige Anthropologie* beruht nach Steiner auf einem *anthropologisch-anthroposophischem* Verstehen des Menschen (Stuttgart, 21.8.1919 – 293, 25); erst ein *anthropologisch-anthroposophischer* Zugang zum Kind vermag, dessen Sein und Werden in leiblich-seelisch-geistiger Hinsicht konkret zu erfassen, vermag damit auch, eine *physiologische Pädagogik* (307, 112), eine *spirituell-physiologische Pädagogik und Didaktik* (305, 20) auszubilden. Die gegebene immanente Verbindung von Pädagogik und Medizin, von Erziehungs- und

„wahre Menschen-Erkenntnis"

„eine vollständige Anthropologie"

Heilkunst wurde von Steiner in vielen Vorträgen thematisiert; eindringlich wies er wiederholt auf die Notwendigkeit hin, *eine lebendige Verbindung der medizinischen Wissenschaft mit der pädagogischen Kunst* (314, 238) – wie sie ihm zufolge in der vor-naturwissenschaftlichen Ära der Menschheitsgeschichte vorhanden war (vgl. 302a, 124) – durch eine grundlegende Entwicklungsphysiologie, durch ein Durchschauen des *ganzen Werde- und Seinsprozesses des Menschen* (312, 143) in veränderter bewußtseinsgeschichtlicher Situation wiederherzustellen. *So daß eigentlich Pädagogik und Medizin Dinge sind, die sich ineinander fortsetzen* (316, 211) – dies galt in besonderem Maße auch für die zwölf Vorträge über Heilpädagogik, die Steiner vom 25.6. bis zum 7.7.1924 in Dornach vor einer Gruppe von Ärzten und Heilpädagogen hielt (GA 317).

Medizin und Pädagogik

In der Zeit vom 21.3.1920 bis zum 18.9.1924 sprach Steiner in weiteren 85 Vorträgen vor überwiegend ärztlichem Publikum über die *medizinischen Konsequenzen der anthroposophischen Forschungsart* (319, 85). Dabei war der im März/April 1920 veranstaltete und zwanzig Vorträge Steiners umfassende *„Geisteswissenschaftliche Fachkurs für Ärzte und Medizinstudierende"* (Titel der Einladung) nach dem neun Jahre zuvor gehaltenen Zyklus über *„Okkulte Physiologie"* (März 1911) der zweite Kurs, den Steiner vor Ärzten hielt. War Steiner 1911 von einer Gruppe tschechischer Theosophen zu einer Vortragsreihe eingeladen worden, deren physiologische Themenstellung dann jedoch mit Sicherheit von ihm selbst bestimmt wurde (vgl. S. 207ff.), so ging auch die inhaltliche Initiative zum *medizinischen Fachkurs* (Frühjahr 1920) originär von Steiner aus. Am Schluß seines Vortrages über die *geisteswissenschaftlichen Grundlagen der leiblichen und seelischen Gesundheit* hatte Steiner am 6.1.1920 darauf hingewiesen, *wie gerade auf einem solchen Gebiet, wie dem einer wirklichen intuitiven Medizin, es das Ideal des Geisteswissenschaftlers wäre, einmal sich aussprechen zu können vor denjenigen, die ganz sachverständig sind. Würden sie sich einfinden und würden sie ihre Sachverständigkeit vorurteilslos sprechen lassen, dann würden sie sehen, welche Befruchtung gerade diese Sachverständigkeit erfahren könnte von seiten der Geisteswissenschaft* (334, 55)[197]. Einer der Hörer des Basler Vortrags vom 6.1.1920, der Chemieingenieur Dr. O. Schmiedel, griff Steiners *Anregung* auf und organisierte den Kurs, worüber er 1957 in einem „Memorandum über die Entstehung des ersten Ärztekurses" Rechenschaft ablegte. Dort hieß es dann auch: „Es gilt also für den Ersten Ärztekurs nicht, daß er auf Bitten von Ärzten und Medizinstudierenden oder überhaupt auf irgendwelche Bitten hin gehalten wurde. Der Grund, daß Dr. Steiner damit von seinen sonstigen Gepflogenheiten abging, liegt wohl darin, daß er es für wichtig hielt und an der Zeit fand, über medizinische Fragen zu sprechen und daß er nicht warten konnte, bis die Ärzte mit der Bitte um einen solchen Kurs an ihn herantreten

„medizinische Konsequenzen der anthroposophischen Forschungsart"

„eine wirkliche intuitive Medizin"

würden. Dieser erste Ärztekurs bewies auch, wieviel er zu sagen hatte."[198] Daß Steiner den *„Geisteswissenschaftlichen Fachkurs für Ärzte und Medizinstudierende"* als wirklichen *Fachkurs* in der abgehaltenen Form, inkl. der strengen Auswahl der Zuhörerschaft[199], für notwendig und in gewisser Weise auch für dringlich hielt, belegen Vortragsäußerungen vom 9. April, in denen Steiner auf den soeben beendeten Medizinkurs zurückblickte und u.a. bemerkte, daß in den vorausgegangenen Tagen gezeigt worden wäre, *wie gesucht werden müsse dieses Durchleuchten der heutigen Denkweise, die gewissermaßen den Menschen ganz verloren hat, mit der Menschenerkenntnis. Das war je etwas, was ganz durchleuchten mußte den eben für Ärzte gehaltenen Kursus, der insofern zu denjenigen Dingen gehört, durch die wir das Geistesleben versuchen mit Menschenerkenntnis zu durchdringen, als eben mit ihm ein erster Versuch gemacht worden ist, in positiver Weise in die Notwendigkeiten, die heute für bestimmte Fachwissenschaften vorliegen, hineinzuleuchten* (201, 13). Die folgenden Medizin-*Fachkurse* versuchten, die im März/April 1920 gegebenen Hinweise zu Physiologie, Pathophysiologie und Therapie sowie zu einer notwendigen Reform des Medizinstudiums[200] zu erweitern und zu konkretisierten, wobei von Steiner unterschiedliche Schwerpunkte gesetzt wurden. So hielt er vom 7.10. bis 9.10.1920 vier Vorträge zu Grundfragen geisteswissenschaftlich erweiterter Physiologie, Pathophysiologie und Therapie (innerhalb des ersten anthroposophischen Hochschulkurses in Dornach); vom 11.4. bis 18.4.1921 neun Vorträge als Weiterführung des ersten Kurses (Dornach); vom 12.4. bis 18.4.1921 acht Vorträge über Wesen und Anwendung der Heileurythmie (parallel zum vorigen Kurs); am 22.10.1922 einen Vortrag über Heileurythmie (Stuttgart); vom 26.10. bis 28.10.1922 erneut vier Vorträge zu prinzipiellen Gesichtspunkten anthroposophischer Physiologie, Pathophysiologie und Therapie (im Rahmen der „Medizinischen Woche" des Klinisch-Therapeutischen Institutes in Stuttgart); vom 2.1. bis 9.1.1924 acht Vorträge, vornehmlich zur physiologischen Menschenkunde und zur esoterischen Vertiefung des medizinischen Studiums (Dornach, vor Medizinstudenten und jungen Ärzten); vom 21.4. bis zum 25.4.1924 fünf Vorträge (entsprechend); vom 8.9. bis 18.9.1924 schließlich elf Vorträge über Pastoralmedizin (vor Priestern und Ärzten). Darüber hinaus sprach Steiner in zwei Vorträgen über sozialhygienische und psychiatrische Fragestellungen anläßlich einer öffentlichen Veranstaltung „Anthroposophie und Fachwissenschaften" (Dornach, 7.4.1922) und hielt elf öffentliche Vorträge über anthroposophisch orientierte Medizin (überwiegend vor Ärzten) in England, Holland und Österreich (August bis November 1923 und Juli/August 1924). Von Oktober 1923 bis September 1924 arbeitete Steiner zusammen mit der Ärztin Ita Wegman am Manuskript eines medizinisches Buches, dessen zum Abschluß gebrachter erster Teil nach seinem Tod unter

das „Durchleuchten" des medizinischen Denkens mit Menschenerkenntnis

anthroposophisch-medizinische Fachkurse ab 1920

„Grundlegendes für eine Erweiterung der Heilkunst"

dem Titel: *„Grundlegendes für eine Erweiterung der Heilkunst nach geisteswissenschaftlichen Erkenntnissen"* publiziert wurde. In der Zeit seines Krankenlagers (1.10.1924–30.3.1925) korrigierte er nicht nur die Druckfahnen des Werkes, sondern arbeitete in die fortlaufend geschriebenen und veröffentlichten „Leitsätze" auch zahlreiche anthropologisch-physiologische Darstellungen ein.Schließlich gab er noch schriftlich Auskunft auf zwei an ihn gestellte Fragen spirituell-physiologischer Ausrichtung (s. Epilog).

Die Entwicklung einer therapeutisch orientierten Physiologie und Pathophysiologie als Grundintention anthroposophischer Medizin

„eine neue medizinische Denkweise"

Der im Frühjahr 1920 gehaltene *„Geisteswissenschaftliche Fachkurs für Ärzte und Medizinstudierende"* wurde von Steiner als eine *allererste Anregung* (312, 346) gewertet, als ein im *Elementaren und Andeutenden* (312, 380) sich bewegender Versuch, ein *neues Denken* in der Medizin, eine neue *medizinische Denkweise* (314, 282) den Teilnehmern zu vermitteln. Unter Zugrundelegung der nötigen naturwissenschaftlichen Voraussetzungen stellte Steiner geisteswissenschaftliche Forschungsergebnisse aus vielen Gebieten dar, die ihm geeignet schienen, den Charakter der angestrebten oder anzustrebenden Denkweise konkret verdeutlichen zu können (*Es soll alles dasjenige, was von überallher für Ärzte wichtig sein kann, hauptsächlich berücksichtigt werden.* 312, 14). Eine *Durchgeistigung des medizinischen Denkens und Anschauens* (312, 157), eine Durchdringung der Medizin mit *spiritueller Anschauung* (319, 234) sollte in den Vorträgen, die Steiner hielt, exemplarisch demonstriert und auf breiter Basis angeregt werden. Wenn Steiner diesen anthroposophischen Beitrag zu einer sich weiterentwickelnden medizinischen Denkweise wesentlich als eine *Befruchtung* (319, 142), als eine *Erweiterung und Vertiefung* bzw. als eine *Fortsetzung und Ergänzung* (319, 221) originär naturwissenschaftlicher Zugangswege zur Medizin interpretierte, so ging es ihm dabei doch nirgendwo um eine bloße Korrektur dieser Medizin im Sinne einer Hinzufügung oder Addition geisteswissenschaftlicher Erkenntnisse. *Befruchtung*, *Erweiterung* und *Vertiefung* sollten eine qualitative Umgestaltung, eine *Gesundung* (315, 97) oder gar *Wiederbelebung* (vgl. 260a, 168) der medizinischen Wissenschaft zu einer erkenntnismäßig begründeten, im Wortsinne verstandenen *Heilkunst* bedeuten. Die anthroposophische Medizin sollte *nicht eine im Sinne der alten Medizin ein bißchen umgeänderte neuere Medizin* sein (326, 147), sondern vielmehr den neuzeitliche Anbeginn einer *wahren medizinischen Wissenschaft* (322, 86) markieren.

In dem bereits erwähnten öffentlichen Basler Vortrag vom 6.1.1920 („*Geisteswissenschaftliche Grundlagen der leiblichen und seelischen Gesundheit*") sagte Steiner u.a., daß sich in der Medizin am *intensivsten* zeige, *wozu es eine Wissenschaft bringt, welche den Menschen ausschließt bei ihren Methoden* (334, 54). Damit wurde darauf hingedeutet, daß die gängigen naturwissenschaftlichen Forschungswege der Medizin weder den Forscher als erkennenden Menschen noch ihr „Forschungsobjekt", den kranken und leidenden Menschen, seiner Gesamtwesenheit nach in den Erkenntnisprozeß miteinzubeziehen vermögen. Hieraus resultieren, so Steiner, eine dominante objektivierende Pathologie, die sich der Analyse prozessual bedingter Zellveränderungen verschreibt, sowie eine eminent reduzierte mechanistische oder technomorphe Physiologie und Pathophysiologie, die gemäß ihren eigenen axiomatischen Voraussetzungen die Totalität des Menschen, seine geistgewirkte Leiblichkeit, seine durchseelten Lebensvorgänge und sein Eingebundensein in den Gesamtzusammenhang des Kosmos weithin zu ignorieren gezwungen ist. Steiners anthroposophische Medizin implizierte dagegen die Schaffung einer *ganz neuen Physiologie* (293, 13), einer *feinen* (305, 14) oder *genauen Physiologie* (297a, 126), die als *vollwertige Naturwissenschaft* (194, 161) die Einzigartigkeit spezifisch menschlicher Lebensvorgänge sowie deren Bezug zu außermenschlichen Prozessen durchdringt – und *therapeutisch* fruchtbar zu machen versucht. Denn eines der Kardinalprobleme moderner Medizin besteht, wie Steiner in vielen Kursen bemerkte, in der methodisch bedingten Unfähigkeit, aus positivistisch reduzierten pathophysiologischen/pathologischen Untersuchungsergebnissen therapeutische Konzeptionen ableiten zu können: *Gerade das Trennen der Physiologie von der Pathologie und der Therapie, wie das in der neueren Zeit so üblich geworden ist, verhindert uns, beim Übergange von einem zu dem anderen zu entsprechenden Vorstellungen zu kommen* (314, 16). Der objektivierenden und den Menschen wesensmäßig ignorierenden (oder *ausschließenden)* Naturwissenschaft gelinge es nicht, einen *gesunden* Naturvorgang von einem *kranken* wirklichkeitsgemäß unterscheiden zu können, weil ihr jene übergeordneten, übersinnlich wirksamen Ordnungsprinzipien der menschlichen Physis verschlossen bleiben, die seiner Veränderung zugrunde liegen (vgl. Kap. 2). Da sie auch bezüglich der außermenschlichen Naturvorgänge sich in positivistischer Verengung auf die materiellen Korrelate wirkender Prozesse beschränken müsse, ergebe sich für eine solchermaßen fundierte Medizin weder die Möglichkeit, zu einem klaren Krankheitbegriff zu kommen, noch eröffne sie fundierte Wege einer (krankheitsbezogenen) Heilmittelerkenntnis. Steiner ging es um eine *geisteswissenschaftliche Durchleuchtung der Physiologie, Pathologie, Therapie* (314, 160), um eine methodische Darstellung und exemplarische Erläuterung anthroposophischer Menschenkunde als Grundlage einer *im*

der methodische „Ausschluß" des Menschen in der Schulmedizin

eine „ganz neue Physiologie" als vollwertige Naturwissenschaft

die fatale Trennung der Physiologie von Pathologie und Therapie

Lichte arbeitenden und nicht in der Finsternis rein probierenden Physiologie und Therapie (315, 115); gegen das *empirisch-statistische Denken* (312, 78) der experimentellen Pharmakologie (vgl. hierzu bereits die Budapester Bemerkungen zur Entwicklung des Phenazetins von 1908, s. S. 93ff.), gegen eine *bloße Probiermethode der Therapie* (312, 69), die ohne notwendigen *inneren Zusammenhang* (233, 127) zum Krankheitsvorgang steht, gegen ein solches *äußerliches Experimentieren* (324, 113), dessen Fortschritte stets vom *Glück* abhängig bleiben (319, 139), setzte Steiner die *Möglichkeit eines rationellen Heilwesens [...] durch die Erkenntnis der Beziehungen des Menschen zur übrigen Welt* (312, 13): *Wir bekommen mit anderen Worten das Aufsteigen der medizinischen Empirie, der therapeutischen Empirie, zu demjenigen, was Goethe in seinem Sinne [...] die rationelle Stufe der Wissenschaft nennt, wir bekommen eine Wissenschaft als Therapie, welche wirklich die Zusammenhänge durchschaut* (314, 50). *Es handelt sich also nicht darum, weniger Wissenschaft zu haben, sondern mehr Wissenschaft zu haben, um zu einer wirklich rationellen, das heißt, auch durchschaubaren Erkenntnis des Zusammenhanges zwischen Pathologie und Therapie zu kommen* (319, 67). Die Therapie kann, so Steiner, erst dann *wirklich rationelle Wissenschaft* (319, 106) werden, wenn sie anthropologisch begründet wird, d.h., wenn sie aus einer Erkenntnis der *totalen Wesenheit* des Menschen (319, 54) pathophysiologische Vorgänge in ihrem unbedingten Zusammenhang mit außermenschlichen Prozessen und damit potentiellen Heilkräften bzw. -mitteln zu durchschauen vermag. Steiner regte zu einer solchen Erkenntnis menschlicher Krankheiten an, die *aus dem Wesen der Krankheit heraus sich eine Anschauung über den Heilungsprozeß bilden kann* (312, 55) und sprach von einem *vollständigen Herausarbeiten* der Therapie aus der Pathologie (312, 78). Pathophysiologie, Pathologie und Therapie sollten nicht getrennt werden, der diagnostische Prozeß sollte sich vielmehr in den Heilprozeß *fortsetzen* (319, 16), ja mit diesem eine *absolute Einheit* bilden (319, 106): *Weiß man [...] von der Natur, wo der Prozeß liegt, der gerade an der Stelle des menschlichen Organismus fehlt, so ist die Pathologie unmittelbar die wirkliche reale Grundlage der Therapie. Und jede in der Pathologie gegebene Fragestellung richtig beantworten, ist unmittelbar auch die therapeutische Antwort* (319, 66).

die Möglichkeit eines rationellen Heilwesens

die absolute Einheit von Diagnose und Therapie

Von Bedeutung für das geschichtliche Verständnis der anthroposophischen Medizin ist, daß diese von Steiner 1920 mit großer Deutlichkeit als *therapeutische Strömung*[201] innerhalb der anthroposophischen Bewegung begründet wurde (319, 13). Eine wirkliche *Heil-Kunde* ist, so Steiner, die *wichtigste Lebenspraxis*, die aus der anthroposophisch-geisteswissenschaftlichen Erkenntnis des Menschen folgen könne (233, 118); einen Tag vor der Eröffnung des ersten *„Geisteswissenschaftlichen Fachkurses für Ärzte und Medizinstudierende“* sagte Rudolf Steiner in Dornach: *Aus dem Willen zum Heilen ist*

Wissenschaft geworden. In den Willen zum Heilen muß Wissenschaft wieder einmünden (198, 22). Rudolf Steiner lehrte zwar in der Fortsetzung des 1911 in Prag Begonnenen auch nach 1920 *„okkulte Physiologie"*, doch geschah dies nun in eindeutig therapeutischer, unmittelbar *heilender* Ausrichtung (*„Physiologisch-Therapeutisches auf Grundlage der Geisteswissenschaft"* lautete das Thema des medizinischen Kurses, den Steiner im Oktober 1920 während des „anthroposophischen Hochschulkurses" am Goetheanum hielt). Wie Steiner im 10. Vortrag des ersten medizinischen Fachkurses am 30.3.1920 (und damit exakt fünf Jahre vor seinem Tod am 30.3.1925) sagte, *orientierte* er seine Ausführungen durchgängig *auf die Therapie hin – damit dasjenige, was man pathologisch erfaßt, einen befähigt, dann therapeutisch zu denken* (312, 203). Häufig zeigte Steiner physiologische Zusammenhänge anhand möglicher Therapieansätze der entsprechenden patho-physiologischen Zustände auf – große Bereiche einer anthroposophisch-geisteswissenschaftlichen Physiologie entfaltete er erst, wenn ärztliche Fragen zu konkreten Krankheitsfällen vorlagen. So mußte vieles von dem, was Steiner aufgrund systematischer Forschungen wohl in annähernd vollendeter Form vor Augen hatte, in den therapeutisch motivierten Vortragsdarstellungen und Fragestunden einen fragmentarischen Charakter annehmen (*Deshalb sage ich die Sache gerade so, wie ich sie eben sage, und es sind dann sehr leicht Einwände möglich, wenn man weniger Rücksicht nimmt auf diese Hinorientierung nach dem Therapeutischen.* 312, 203). Daß Rudolf Steiner darüber hinaus auch die Bedeutung einer zusammenhängenden Darstellung der erkenntnismethodischen und anthropologischen Voraussetzungen anthroposophischer Heilkunst im Sinne eines *vollkommenen Systems* (319, 220), eines aus einer *gesamten Menschenerkenntnis herausgeborenen Systems der Medizin* (vgl. 230, 173) anerkannte und anstrebte, zeigen nicht zuletzt viele Vortragsstellen des Jahres 1924, in denen von einem mehrbändigen medizinischen Werk die Rede war, das Steiner zusammen mit Dr. Ita Wegman schreiben wollte[202] – sein Tod unterbrach diese, im Oktober 1923 begonnene und noch in seinen letzten Lebenstagen von Steiner weitergeführte Arbeit[203], von der nur ein erster Teil 1925 posthum unter dem (von Steiner selbst nicht mehr autorisierten) Titel: *„Grundlegendes für eine Erweiterung der Heikunst nach geisteswissenschaftlichen Erkenntnissen"* erscheinen konnte. Daß Steiner von dieser seit ca. 1920 intendierten Publikation auch eine öffentlichkeitsorientierte und -wirksame Aufklärung über die wissenschaftliche Methodik der von ihm entwickelten medizinischen Richtung erwartete, geht nicht zuletzt aus internen Diskussionsbeiträgen vom 31.1.1923 hervor, in denen es u.a. hieß: *Es handelt sich nicht darum, der Welt bloß Heilmittel zu empfehlen. […] Es handelt sich darum, die Methode zu vertreten. […] Es ist eine Frage des medizinischen Denkens* (259, 233).

Wissenschaft und Heil-Wille

Hinorientierung auf die Therapie

ein „vollkommenes System der Medizin"

Exkurs: Therapeutische Hinweise Rudolf Steiners vor 1920

Inaugurierte Steiner die anthroposophische Medizin im Sinne einer *therapeutischen Strömung* innerhalb der anthroposophischen Bewegung erst im Frühjahr 1920, so muß gleichwohl beachtet werden, daß er bereits lange Jahre vor Eröffnung der beiden Klinisch-Therapeutischen Institute (Arlesheim und Stuttgart, Juni bzw. August 1921) auf entsprechende Fragen konkrete therapeutische Ratschläge erteilt sowie Vorschläge zur Entwicklung von Heilmitteln und Therapieformen gemacht hatte.[204] Steiners Dornacher Baupläne bestimmten – wie schon das vorausgehende Münchener Projekt (1910–1912) – von Anfang an ein Areal für den Bau eines Krankenhauses, einer

Erkenntnisstätte und Heilstätte

Heilstätte, die der *Erkenntnisstätte* der *Freien Hochschule für Geisteswissenschaft* angegliedert werden sollte (vgl. 319, 159), doch in der angestrebten Form nicht zur Verwirklichung kam.

So waren therapeutische sowie pädagogische und heilpädagogische Intentionen schon viele Jahre Bestandteil von Steiners Lebenswerk, ehe im Frühjahrskurs 1920 der ideelle Grundstein zur *Medizinischen Sektion der Freien Hochschule für Geisteswissenschaft* (eröffnet 1923/1924) gelegt werden konnte. Die Intensität, mit der Steiner dann in den verbleibenden fünf Lebensjahren für die Begründung dieser *therapeutischen Strömung* arbeitete, belegen nicht nur die medizinischen Fachkurse und das mit Dr. Ita Wegman begonnene Werk, sondern darüberhinaus Hunderte von Konsultationen Steiners in den beiden Klinisch-Therapeutischen Instituten (s. u.) sowie die Vielzahl der entwickelten Heilmittel- und Heilverfahren.

Der Bezug zur naturwissenschaftlichen Medizin

Anthroposophisch-geisteswissenschaftliche Hinweise als Fragestellungen und Zielgedanken naturwissenschaftlicher Forschung

akademische Ausrichtung

Daß diese *therapeutische Strömung* der anthroposophischen Bewegung von Steiner in offener Bezugnahme zur naturwissenschaftlichen Hochschulmedizin konzipiert wurde, zeigen u. a. die vielen Dissertationsthemen, auf die Steiner in den medizinischen Kursen hinwies und den Hörern zur weiteren Bearbeitung an den Hochschulen empfahl. Wie schon vor 1920 sah Steiner seine Aufgabe weiterhin darin, *regulative Prinzipien* (314, 115), *Richtungsprinzipien*, *Richtlinien* (314, 98) oder auch *Zielgedanken* für eine *erweiterte* naturwissenschaftlich-empirische Forschung anzugeben (314, 105) und auf anthropologischem Hintergrund *aus den Prinzipien der Geisteswissenschaft heraus auf eine Fortsetzung der Methoden in der Anatomie und Physiologie hinzuarbeiten* (314, 113). In seinen medizinischen Fachkursen ging es ihm dann auch wesentlich darum, den Horizont naturwissenschaftlichen Fragens zu erweitern, d.h. die anthropologisch-anthroposophische Dimension empirischer Forschungsresultate zu eröffnen (*dasjenige, was an großen Einsichten [...] in der gegenwärtigen Wissenschaft vorhanden ist, durch geisteswissenschaftliche Anschauung weiterzuführen* – 319, 34) und gleichzeitig relevante Fragestellungen aufzuwerfen, die sich den entwickelten Forschungswegen keinesfalls per se ergeben, aber von ihnen a posteriori fruchtbar aufgegriffen werden können: *[...] Vom Aufwerfen der Fragen hängt es eigentlich ab, wie weit man in der Erkenntnis kommt, und wie weit man im menschlichen Handeln auf allen Gebieten kommt. Wo Fragen gar nicht erst aufgeworfen werden, da lebt man eigentlich in einer Art wissenschaftlichen Nebels. Man verdunkelt sich den freien Ausblick in die Wirklichkeit selber* (314, 84).

das Aufwerfen von Fragen als Prinzip des Fortschritts

Die Notwendigkeit einer naturwissenschaftlichen Explikation anthroposophischer Foschungsresultate

Wiederholt – und wie bereits in früheren Jahren, vgl. S. 93ff., – forderte Steiner die anthroposophischen Ärzte dazu auf, seine geisteswissenschaftlichen Hinweise in physiologischer und therapeutischer Hinsicht auf empirischen Wegen und unter Hinzuziehung der vorliegenden internationalen Fachliteratur weiterzubearbeiten[205] (*unermeßlich viele Tatsachen liegen in der medizinischen Literatur da, die nur verarbeitet zu werden brauchen, aber eben verarbeitet werden sollten* – 6.1.1923, 326, 149), was jedoch zum Schaden der anthroposophischen Bewegung weitgehend unterlassen wurde (*Ich habe wirklich in der letzten Zeit mit positiven Ratschläge nicht zurückgehalten. Keiner ist befolgt worden.* 31.1.1923 – 259, 251). Von solchen Arbeiten aber machte Steiner die letztendliche wissenschaftliche Anerkennung der Anthroposophie in medizinischer Hinsicht abhängig – *weil ja, so wie die Dinge heute liegen, dasjenige, was hier vorgebracht werden kann, im Grunde niemals voll anerkannt wird, bevor dieser Weg wenigstens für die wichtigsten Erscheinungen gegangen wird* (314, 100). Über die beiden von Lili Kolisko erstellten Studien, die Hinweise aus dem Frühjahrskurs von 1920 aufnahmen und 1922 („Milzfunktion und Plättchenfrage") bzw. 1923 (*„Physiologischer und physikalischer Nachweis der Wirksamkeit kleinster Entitäten"*; Titel von Rudolf Steiner) publiziert wurden, äußerte sich Steiner wiederholt in positivster Weise und sprach von *ganz wichtigen Arbeiten* (319, 35). Sah er in Koliskos physiologischer Studie zur Milzfunktion die vollständige empirische Bestätigung der eigenen geisteswissenschaftlichen Angaben aus dem Jahre 1911

die notwendige naturwissenschaftliche Weiterarbeit

(vgl. S. 216ff.), so schien ihm die physikalische und physiologische Wirkung hochpotenzierter Substanzen mit der auf jahrelangen, akribisch durchgeführten Versuchsreihen beruhenden Veröffentlichung von 1923 erstmals in wissenschaftlich eindeutiger Weise nachgewiesen worden zu sein (vgl. u.a. 319, 35–37 u. 89/90). Lili Koliskos Arbeiten wurde jedoch weder innerhalb der Anthroposophischen Gesellschaft (vgl. Steiners Reaktion in GA 259, 241–251) noch in der medizinischen Fachpresse große Aufmerksamkeit zuteil. Vor holländischen Ärzten sagte Steiner diesbezüglich am 15.11.1923 in Den Haag: *[Die Milzstudie] ist schon eine Arbeit, von der man glauben möchte, daß sie, wenn sie an einer gewöhnlichen Klinik gemacht worden wäre, einen großen Eindruck auf dem Gebiete des medizinischen Denkens gewonnen hätte. Daß es nicht so geworden ist […], daß diese mit ungeheuerer Hingabe von Frau Dr. Kolisko ausgeführte Arbeit auch heute noch ziemlich unbekannt geblieben ist, das ist einzig und allein dem Umstande beizumessen, daß sie auf anthroposophischem Boden entstanden ist* (319, 89). Vor Arbeitern hatte Steiner bereits am 5.1.1923 über die damit indirekt berührte Problematik anthroposophischer versus „voraussetzungsloser" Naturwissenschaft gesprochen – nachdem gegen Lili Koliskos Studie von Prof. Kämmerer („Münchener Medizinische Wochenschrift", 15.12.1922, S. 1734) eingewandt worden war, daß diese gegen die Prinzipien der letzteren und damit gegen das Prinzip der Wissenschaft überhaupt verstoße: *Sehen Sie, weil wir ganz ehrlich waren, hat Frau Kolisko in ihrem Buche ehrlich geschrieben, daß ich in einem medizinischen Kurs angegeben habe, daß die Milz diese Aufgabe hätte, und daß sie dann die Versuche gemacht hat, die die Sache bestätigen. […] Warum sagt [Prof. Kämmerer] das? Weil die Kerle überhaupt nicht nach irgend einem Gedanken arbeiten wollen, sondern sie wollen, daß man ihnen möglichst viel Material in ihre Kabinette liefert, und da fangen sie an, zu experimentieren, blind darauflos zu experimentieren, bis überhaupt etwas herauskommt. Und das nennen sie voraussetzungslose Wissenschaft. Da ist überhaupt keine Voraussetzung da. Daß da zufällig manchmal großartige Sachen gefunden werden – nun ja, ein blindes Huhn findet auch manchmal ein Korn! Aber wie kämen wir vorwärts, wenn nicht nach diesen Ideen gearbeitet werden soll in unseren Kabinetten? Was hat also der Münchner Professor gesagt? Das ist keine voraussetzungslose Wissenschaft, sondern da arbeitet man schon mit Angaben. Nun denken Sie, irgendwo hätte man schon Versuche gemacht, die festgestellt hätten, daß es sich so verhält mit der Milz, aber die Beschreibungen wären einmal verbrannt bei einem Brande, so hätte einer nur noch das Ergebnis gewußt, was herausgekommen ist. Hätte nun nicht einer hinterher kommen können und sagen können: Nun mache ich diese Versuche ein zweites Mal! – Der hätte auch nichts anderes gehabt als diese Angaben. Dann müßte solch ein Professor kommen und sagen: Ja, der hat ja schon die Angaben in der Tasche;*

die fehlende Rezeption

„voraussetzungslose Wissenschaft"

das ist keine voraussetzungslose Wissenschaft. – Das wäre eine Trottelei. Der Unterschied ist eben nur der, daß ich die Angabe aus dem geistigen Verfolgen der Sache gemacht habe, aber so gemacht habe, daß sie anatomisch nach der Wissenschaft durchaus verfolgbar ist, und der andere braucht eben die Bestätigung durch Versuche, die er macht, für dasjenige, was genau angegeben war. [...] Es ist also gar kein logischer Unterschied, ob ich das sage aus meiner Erkenntnis heraus, die auf geisteswissenschaftlichem Wege gefunden worden ist, oder ob einer das schon früher durch Versuche gehabt hat. Wenn einer also sagt: Das ist voraussetzungslose Wissenschaft – und das würde er sagen, wenn das auf physischem Wege gefunden worden wäre und die Beschreibungen der Versuche verbrannt worden wären – das würde er gelten lassen; aber wenn es die Anthroposophie macht, dann ist es keine voraussetzungslose Wissenschaft – ja, meine Herren, was bedeutet das? Das bedeutet, daß man nicht ehrlich ist, sondern daß man einfach alles dasjenige, was von der Anthroposophie kommt, von vorneherein verketzert. Nicht um voraussetzungslose Wissenschaft handelt es sich den Leuten, das sagen sie nur (348, 207f.).

das „geistige Verfolgen der Sache"

Die Notwendigkeit dokumentierter Therapieverläufe und der Erstellung von Heilmittelmonographien

Für den im engeren Sinne therapeutischen Bereich erwartete Steiner von den anthroposophisch arbeitenden Ärzten darüber hinaus Heilmittelmonographien und kasuistische Darstellungen. Dabei ging es ihm nicht nur um die öffentliche Vertretung der anthroposophischen Medizin, sondern in erster Linie um die zu schulende individuelle Urteilsbildung des therapierenden Arztes. So hieß es im Rahmen einer Veranstaltungswoche des Klinisch-Therapeutischen Institutes am 26.10.1922 in Stuttgart: *Es kann sich ja wirklich bei alledem, was für Medizin und zum Beispiel auch für Physiologie von anthroposophischer Geistesforschung herkommt, nur um Anregungen handeln, die dann empirisch weiterbearbeitet werden müssen. Erst auf Grundlage dieser Weiterarbeit kann sich über diejenigen Dinge, um die es sich handelt, ein gültiges, überzeugendes Urteil bilden, ein Urteil von der Art, wie man es auf therapeutischem Gebiete braucht* (314, 75).

die Notwendigkeit der individuellen Urteilsbildung

Für die empirisch kontrollierte Anwendung der anthroposophischen Heilmittel gebrauchte Steiner häufig den Begriff der *Verifikation – und das ist so wichtig bei unserer Methode, daß wir nicht äußerlich probieren und durch Statistiken feststellen, sondern rationell voraussagen, was eintreten muß, und daß dann geprüft werden kann, schon im allerersten Stadium dessen, was eintritt, ob man tatsächlich die entsprechenden Wirkungen hervorbringt* (319, 118). Steiner selbst verfolgte allein in Ita Wegmans Klinik in Arlesheim den Krankheitsverlauf von ca. fünfhundert anthroposophisch therapierten Patienten, die ihm im Laufe der Jahre vorgestellt wurden (hinzu kamen Konsultationen in Stuttgart, Den Haag, Arnheim, London, Paris, Wien und Breslau). Er *verifizierte*, kontrollierte und korrigierte in vielfältiger Weise die gewählte Therapie – Heilmittel wurden z.T. im unmittelbaren Anschluß an Steiners Konsultationen in Dr. Schmiedels Laboratorium angefertigt.[206]

Der originäre Beitrag naturwissenschaftlicher Forschung

empirische Weiterbearbeitung und Verifikation

Während Steiner für die wissenschaftliche Anerkennung der anthroposophischen Medizin sowie für die Urteilsfähigkeit des Therapeuten die *empirische Weiterbearbeitung* und *Verifikation* der geisteswissenschaftlichen Ideen als unumgänglich bezeichnete, begründete er im ersten Vortrags innerhalb der „Medizinischen Woche" des Klinisch-Therapeutischen Institutes in Stuttgart (Oktober 1922) die Notwendigkeit einer naturwissenschaftlich fundierten physiologischen Forschung aus der Wesensart der anthroposophischen Geisteswissenschaft. Diese Stuttgarter Ausführungen nehmen innerhalb von Steiners Vortragswerk insofern eine gewisse Sonderstellung ein, als in ihnen nicht nur von Möglichkeiten, sondern auch über Grenzen geisteswissenschaftlicher Erkenntnistätigkeit gesprochen wurde. Sie erhellen die wesentliche, d.h. unersetzbare Bedeutung empirisch-*sinnenfälliger* Naturwissenschaft aus anthroposophischer Sicht und stehen damit auch im Kontext von Steiners Opposition gegen *antiwissenschaftliche* Tendenzen innerhalb der Anthroposophischen Gesellschaft.[207] Am 22.10.1922 sagte Rudolf Steiner in Stuttgart: *Nun sehen Sie, wenn solche Fähigkeiten des geistigen Schauens entwickelt werden […] beim Menschen, dann sieht er zunächst eine Welt, die er früher nicht gesehen hat, aber eine Welt, welche umschließt zunächst eine Art von geistigem Kosmos außer dem Kosmos, der uns unser heutiger Sinnesanblick gibt, unter Hinzuziehung desjenigen, was die Astronomie findet und berechnet. Zu diesem sinnenfälligen, von den Naturgesetzen durchsetzten Kosmos kommt ein anderer hinzu, ein geistiger Kosmos.*

„ein geistiger Kosmos"

Wenn wir dann verfolgen dasjenige, was wir in dem geistigen Kosmos finden können, finden wir darinnen auch den Menschen. Wir begreifen ein geistiges Universum, und wir begreifen als ein Glied dieses durchgeistigten, durchseelten Universums den Menschen. Wenn wir gewöhnliche Wissenschaft treiben, dann beginnen wir entweder mit den einfachsten Lebewesen oder mit der einfachsten Lebensform, mit der Zelle, verfolgen dann das Einfachere zum Komplizierten herauf, steigen also von demjenigen, was der einfachen, bloß physikalisch gegliederten Materie am ähnlichsten ist, zu dem hochkomplizierten menschlichen Organismus herauf. Wenn wir Geisteswissenschaft in ernstem Sinne treiben, beginnen wir gewissermaßen am anderen Ende. Wir steigen herunter von dem Erfassen des Geistigen im Universum und schauen dieses Geistige im Universum als das Komplizierte an, die Zelle sehen wir als das Einfachste im Organismus an. Das Universum, geisteswissenschaftlich angeschaut, ist das Komplizierteste, und wir gelangen allmählich dazu geradeso, wie wir komplizieren unsere eigenen Erkenntniselemente, um, sagen wir, von der Zelle zum Menschen zu kommen, so vereinfachen wir dasjenige, was uns der Kosmos gibt, immer mehr und mehr und kommen dann zum Menschen. Wir gehen einen entgegengesetzten Weg, das heißt, wir beginnen am polarisch entgegengesetzt gelegenen Ausgangspunkt, aber wir kommen, wenn wir in dieser Weise heute zunächst Geisteswissenschaft treiben, dadurch im Grunde genommen nicht bis in diejenigen Gebiete, die etwa von unserer heutigen sinnfälligen Empirie umschlossen werden. Ich muß großen Wert darauf legen, daß gerade in diesen prinzipiellen Dingen keine Mißverständnisse entstehen. […] Wenn jemand etwa glauben wollte: Nun, es ist unsinnig, sinnenfällige Empirie in der Physiologie, in der Biologie zu treiben, man entwickelt sich geistige Fähigkeiten, schaut in die geistige Welt hinein, kommt dann zu einer Anschauung über den Menschen, über den gesunden, über den kranken Menschen, und kann gewissermaßen eine geistige Medizin begründen, – so wäre das ein großer Irrtum. […] Sie können zum Beispiel, wenn Sie geisteswissenschaftlich forschen, nicht etwa auf dasselbe kommen, was Sie mit dem Mikroskop erforschen. Sie können ruhig jemanden, der Ihnen den Glauben beibringen will, daß er aus der Geisteswissenschaft heraus dasselbe finden kann, was man unter dem Mikroskop findet, als einen Scharlatan auffassen. Das ist nicht so. Dasjenige, was empirische Forschung in heutigem Sinne gibt, besteht. Und um die Wissenschaft auch im Sinne geisteswissenschaftlicher Anthroposophie vollständig zu machen auf irgendeinem Gebiete, dazu ist nicht etwa ein Hinwegräumen des sinnenfällig Empirischen statthaft, sondern es ist durchaus ein Rechnen mit dieser sinnenfälligen Empirie notwendig (314, 79ff.). Damit wurde eindeutig auf die notwendige und unumgängliche Ergänzung geisteswissenschaftlicher Forschung durch sinnenfällige Naturbeobachtung hingewiesen.

entgegengesetzte Wege

die Bedeutung der „sinnenfälligen Empirie"

In physiologischer Hinsicht betonte Steiner insbesondere die Notwendigkeit, die Abbauprozesse des Vorstellungslebens, die Aufbauvorgänge der Willenstätigkeiten und die Rhythmusalterationen des Fühlens naturwissenschaftlich nachzuweisen – *nach dieser Richtung wird eben sehr viel Detailarbeit noch zu leisten sein* (314, 41). Insbesondere für die Abbauvorgänge des Zentralnervensystems machte Steiner dabei geltend, daß in der vorliegenden physiologischen Literatur entsprechende Belege bereits hinreichend vorfindbar seien – und sagte während des ersten Dornacher Hochschulkurses: *Es ist heute im Grunde genommen schon der empirische Beweis auch dafür vorhanden, oder ich könnte besser sagen, die empirische Bestätigung für das-*

die naturwissenschaftliche Detailarbeit

jenige, was da die Geisteswissenschaft durch Anschauung liefert. Verfolgen Sie nur dasjenige, was gewisse geistvolle Physiologen beizubringen vermögen über die physischen Vorgänge im Nervensystem, die sich abspielen als Parallelerscheinungen des Vorstellens und Wahrnehmens. Dann werden Sie sehen, daß durchaus diese Behauptung, daß wir es zu tun haben mit Ausscheidungs- und Abbauprozessen, nicht mit Aufbauprozessen, während wir denken, wachend denken und wahrnehmen, heute schon sehr gut gestützt ist (314, 43f.).

Die Ergänzungsbedürftigkeit der naturwissenschaftlichen Forschung

geisteswissenschaftliche Richtlinien und Regulative für die naturwissenschaftliche Forschung

Ordnungsprinzipien der menschlichen Physis

Strebt die Physiologie ein vollständiges Bild des Organismus an, so bedarf sie der Methoden moderner sinnenfälliger Empirie – unverzichtbar aber bleibt zugleich der originär geisteswissenschaftliche Beitrag: *Dasjenige, was man zunächst bekommt aus der Geisteswissenschaft heraus, das sind Richtlinien für die empirische Forschung, das sind gewisse Regulative, die uns zeigen, daß wir dasjenige, was in dem Organismus an einem bestimmten Orte ist, auch in Gemäßheit dieses Ortes zum Beispiel betrachten müssen. Eine Zelle, wird man sagen, ist eine Zelle. Und dasjenige, was diese Zelle unterscheidet von der anderen, ob sie nun eine Leberzelle oder eine Gehirnzelle ist, das muß sich ergeben auch wiederum aus empirischer Betrachtung heraus. Das ist eben gerade nicht der Fall. […] Und da handelt es sich gar sehr darum, sich zum Beispiel klar zu werden, inwiefern eine Leberzelle ganz anders beurteilt werden muß als, sagen wir, eine Gehirnzelle oder eine Blutzelle. Denn nur dann, wenn das zum Beispiel richtig ist, daß eine ursprüngliche Keimzelle zugrunde liegt, die befruchtet worden ist, und durch einfache Spaltung, Teilung, der ganze Organismus aus dieser Keimzelle heraus zu erklären ist, nur wenn das gilt, würde man so vorgehen können, daß man von vornherein die Leberzelle gleich mit der Gehirnzelle behandelt und nur sich nach dem rein sinnenfällig empirischen Tatbestand richtet. Ja aber, wenn das zum Beispiel gar nicht der Fall wäre, wenn zum Beispiel dadurch, daß eine Zelle in der Leber einfach durch ihre Lage in einer anderen Beziehung stünde zu außermenschlichen Kräften, zu Kräften, die außerhalb der menschlichen Haut liegen, als eine Gehirnzelle, dann dürfen wir nicht bloß auf dasjenige schauen, was vor sich geht als die Fortsetzung des Teilungsvorganges und die Lagerung, die sich dann ergibt, sondern dann müssen wir in einer ganz anderen Weise die Gehirnzelle zum Universum in Beziehung bringen als die Leberzelle. Wenn jemand eine Magnetnadel ansieht und findet, sie weist von Süden nach Norden, von Norden nach Süden, und jetzt behauptet, die Kräfte, warum sie in die Nord-Süd-Richtung sich stellt, liegen in der Magnetnadel, so würde man ihn heute ganz bestimmt nicht für einen Phy-*

siker ansehen, sondern man bringt als Physiker die Magnetnadel in Beziehung zu etwas, was man Erdmagnetismus nennt. Es mögen sich die Leute was immer für Theorien machen, aber jedenfalls kann man nicht aus Kräften, die innerhalb der Magnetnadel liegen, ihre Richtung herleiten, sondern man muß die Magnetnadel zu dem Universum in Beziehung bringen. Wenn jemand das Organische betrachtet, so sind ihm in der Regel die Beziehungen zum Universum außerordentlich sekundär. Aber wenn es so wäre, daß zum Beispiel einfach durch die andere Lagerung die Leber in einem ganz anderen Verhältnisse zu außermenschlichen universellen Kräften stünde als das Gehirn, dann könnten wir nicht auf dem Wege, den wir heute mit der tatsächlichen Empirie verfolgen, zu irgendeiner Erklärung des Menschen kommen. Denn in diesem Falle könnten wir nur dann zu einer Erklärung des Menschen kommen, wenn wir in der Lage wären zu sagen, welchen Anteil, sagen wir an der Gestaltung des Gehirnes und der Gestaltung der Leber das ganze Universum hat, so wie an der Richtung der Magnetnadel die Erde ihren Anteil hat (314, 81ff.). Die anthroposophische Geisteswissenschaft erfaßt, so Steiner, das *Geistige im Universum*, erkennt einen *durchgeistigten, durchseelten Kosmos* – und den Menschen als ein Glied desselben. Im Gegensatz zur sinnenfällig-empirischen Physiologie bietet sich ihr die Möglichkeit, Gestaltungs- und Lebensprozesse des menschlichen Organismus im Zusammenhang mit universalen Wirkkräften des Kosmos zu betrachten, ist sie in der Lage zu sagen, *welchen Anteil, sagen wir an der Gestaltung des Gehirnes und der Gestaltung der Leber das ganze Universum hat*. Die anthroposophische Geisteswissenschaft vermag auf diese Weise, grundlegende Ordnungsprinzipien menschlicher Physis aufzudecken und damit zur Orientierung sinnenfällig-empirisch forschender Physiologie in unverzichtbarer Weise beizutragen – so *daß wir dasjenige, was in dem Organismus an einem bestimmten Orte ist, auch in Gemäßheit dieses Ortes zum Beispiel betrachten müssen*. Steiner versuchte in vielen Vorträgen seiner letzten Lebensjahre, diese *Orientierung* durch die Entfaltung von Inhalten einer kosmologisch fundierten Physiologie und physiologischer Chemie – die das *Drinnenstehen* der Substanzen *im ganzen Weltenprozeß* (312, 107) thematisierte – seinen Hörern skizzenhaft zu vermitteln (s. S. 745ff.).

die Beziehungen zum Universum

der physiologische Ort

Die Stuttgarter Ausführungen vom 22.10.1922 zeigten in großer Deutlichkeit, worin Steiner die gegenseitige Bezogenheit von naturwissenschaftlicher (*sinnenfällig-empirischer*) und geisteswissenschaftlicher Physiologie begründet sah. Steiner hob damit neuerlich hervor, daß die zu erstrebende Synthese beider Wege für eine vollständige Erkenntnis des menschlichen Organismus notwendig und unumgänglich ist – und daß die Auseinandersetzung von Anthroposophie mit Methoden und Ergebnissen naturwissenschaftlicher Forschung vom Wesen der Sache (bzw. vom Forschungsgegenstand) und nicht lediglich von der öffentlichen Vertretung geisteswissenschaftlicher Inhalte gefordert wurde (*Wir gehen einen entgegengesetzten Weg, das heißt, wir beginnen am polarisch entgegengesetzt gelegenen Ausgangspunkt, aber wir kommen, wenn wir in dieser Weise heute zunächst Geisteswissenschaft treiben, dadurch im Grunde genommen nicht bis in diejenigen Gebiete, die etwa von unserer heutigen sinnfälligen Empirie umschlossen werden. Ich muß großen Wert darauf legen, daß gerade in diesen prinzipiellen Dingen keine Mißverständnisse entstehen.*). Hieraus ist auch erschließbar, daß Steiner naturwissenschaftlichen Arbeiten, wie er sie in Lili Koliskos Studien gewissermaßen exemplarisch verwirklicht sah (und zu denen er andere Wissenschaftler wie z. B. O. Schmiedel, G. Wachsmuth und E. Pfeiffer in den Dornacher Forschungslaboratorien durch vielfältige Hilfestellungen anregte), eine eminente Bedeutung zusprechen mußte. Am 31.12.1923 bat er während der Gründungsversammlung der Allgemeinen Anthroposophischen Gesellschaft Lili Kolisko, ihre Potenzversuche *(„Über die Wirksamkeit kleinster Entitäten“)* vor ca. 800 Zuhörern vorzustellen – und sagte anschließend: *Aber diese Versuche alle, sie sind im Grunde genommen gerade vor dem anthroposophischen Blicke Einzelheiten zu einer Gesamtheit, zu einer Gesamtheit, die eigentlich heute wissenschaftlich so dringend wie möglich gebraucht wird. Und wenn unsere Arbeit so fortgeht, wie sie bisher geleistet worden ist in unserem Forschungs-Institut, dann werden wir vielleicht in fünfzig, fünfundsiebzig Jahren zu demjenigen kommen, zu dem eigentlich gekommen werden muß: daß sich viele Einzelheiten zu einer Gesamtheit verbinden. Diese Gesamtheit wird dann von einer großen Tragweite sein nicht nur für das Erkenntnisleben, sondern für das gesamte praktische Leben. Man hat gar keine Vorstellung heute, wie tief in alles praktische Leben diese Dinge eingreifen können, eingreifen können in die Erzeugung von den Menschen notwendigen Produkten, eingreifen können aber namentlich in die Heilmethode und ähnliches. Nun können Sie ja sagen: Die Fortschritte der Menschheit sind immer langsam vonstatten gegangen, und es wird ja auch auf diesem Gebiet nicht anders sein. Es könnte aber sehr gut sein, daß bei der gegenwärtigen Bröckligkeit, Zerstörbarkeit der gegenwärtigen Zivilisation mit den fünfzig und fünfundsiebzig Jahren nicht der Anschluß gefunden würde, um noch dasjenige zu leisten, was unbedingt geleistet werden muß. Und da darf ich es vielleicht aussprechen, nicht als einen Wunsch, nicht einmal als eine Möglichkeit, sondern nur als, ich möchte sagen, eine Illusion möchte ich es aussprechen: daß es schon möglich wäre, dasjenige, was sich, wenn es in diesem Tempo weitergeht, in dem wir arbeiten müssen, in dem wir auch nur arbeiten können durch so hingebungsvolle Mitarbeiter, wie zum Beispiel Frau Dr. Kolisko ist, es wäre schon möglich, daß dasjenige, was unter diesem Tempo in fünfzig oder fünfundsiebzig Jahren erreicht wird, auch in fünf oder zehn Jahren sogar erreicht werden könnte. Und ich bin überzeugt: Wenn wir imstande wären, die nötigen Apparaturen, die nötigen Institute zu schaffen, Mitarbeiter zu haben, was immer mög-*

Einzelheiten zu einer Gesamtheit

die Zerstörbarkeit der Zivilisation

lich wäre, die aus diesem Geiste in großer Zahl arbeiten würden, wir würden das leisten können, was sonst in fünfzig oder fünfundsiebzig Jahren vielleicht geleistet werden kann, in fünf oder zehn Jahren (260, 197).

Anthroposophie im System der Wissenschaften

naturwissenschaftliche Kurse und Vorträge

In drei naturwissenschaftlichen Kursen der letzten Lebensjahre sprach Steiner vor Wissenschaftlern und Pädagogen in insgesamt zweiundvierzig Vorträgen über komplexe Zusammenhänge innerhalb der Forschungsbereiche von Physik, Astronomie und Biologie und arbeitete deren wesentlichen Bezug zu einer wirklichen Anthropologie heraus (23.12.1919–3.1.1920; 1.3.–14.3.1920; 1.1.–18.1.1921). Vor Landwirten referierte er vom 7. bis zum 16. Juni 1924 u. a. über irdisch-kosmische Substanzprozesse und zeigte an vielen Einzelphänomenen die Dringlichkeit eines neugefassten Naturbegriffes auf, der Achtung und Pflege der Erde erkenntnismäßig zu begründen vermag. Die Naturwissenschaft in historischer und prospektiver Entwicklung thematisierte Steiner unter bewußtseinsgeschichtlichen Aspekten in ihrer Bedeutung für die Menschheitsevolution in separaten fünfzehn Vorträgen (15.–24.5.1921 und 24.12.1922-6.1.1923); welchen Rang er einem historisch-bewußtseinsgeschichtlichen Verständnis der Situation moderner Naturwissenschaft und Medizin beimaß, belegen darüber hinaus Steiners detaillierte medizingeschichtliche Ausführungen, mit denen er den ersten medizinischen Fachkurs am 21.3.1920 begann (vgl. hierzu auch Steiners Notizbücher B16, 22ff.). Auch anläßlich der vier anthroposophischen Hochschulkurse (Dornach 26.9.–16.10.1920; Stuttgart 3.4.–10.4.1921; Berlin 5.3.–12.3.1922; Den Haag 7.4.–13.4.1922), die Vorträge und Seminare Steiners und anderer anthroposophischer Akademiker beinhalteten, sprach Steiner selbst an zentraler Stelle über naturwissenschaftliche-medizinische Fragestellungen und *Erkenntnisgrenzen*.[208]

der Wissenschaftscharakter der Anthroposophie

Wenn andererseits die öffentliche Vortragstätigkeit in den letzten Lebensjahren zugunsten vieler Fachkurse am Goetheanum zunehmend eingeschränkt werden mußte, so manifestierten die vier Hochschulkurse noch einmal das eindrückliche und von großem Ernst getragene Bemühen Steiners, die *Anthroposophie in ihrem Wissenschaftscharakter* (Titel des Berliner Vortrags vom 7.3.1922 – vgl. hierzu inbesondere GA 324), ihren Ort *im ganzen System der Wissenschaften* (324, 26) sowie die von ihr ausgehenden konkreten Anregungen wissenschaftlicher Tätigkeit sachgemäß und vor kompetentem Publikum aufzuzeigen: *[Die Anthroposophie] möchte nur nicht just fortwährend aufgehalten sein durch diejenigen, die nichts von ihr verstehen und gerade in ihrem puren Dilettantismus und ihrer niedrigen Gesinnung aus gegen sie auftreten, denn Geisteswissenschaft, so wie sie hier aufgefaßt wird, glaubt, daß sie eine Notwendigkeit für die übrigen Fachwissenschaften ist, und sie hat im Grunde genommen keine Zeit zu verlieren, denn es ist notwendig, daß die Grenzen, in die sich die Fachwissenschaften überall gestellt finden, durch diese Geisteswissenschaft überschritten werden. [...] Denn im Grunde genommen müßte gerade heute der Menschheit so schnell als möglich über Geisteswissenschaft ernsthaft, ganz ernsthaft und exakt wissenschaftlich gesprochen werden, und das kann auch geschehen, wenn man nur auf sie eingeht* (324, 27). Am 14.12.1919 sagte Steiner in Dornach: *Lassen Sie drei Jahrzehnte noch so gelehrt werden, wie an unseren Hochschulen gelehrt wird, lassen Sie noch durch dreißig Jahre so über soziale Angelegenheiten gedacht werden, wie heute gedacht wird, dann haben Sie nach diesen dreißig Jahren ein verwüstetes Europa* (194, 197). Und am 15.2.1920, fünf Wochen vor dem *„Geisteswissenschaftlichen Fachkurs für Ärzte und Medizinstudierende"* hieß es ebenfalls in Dornach: *Unsere Universitäten werden die Menschheit in den Niedergang hineinreiten, wenn sie nicht befruchtet werden in allen ihren Teilen von jenem kosmischen Wissen, das allein heute durch die Geisteswissenschaft zu gewinnen ist* (196, 233).

drängende Eile

ein „verwüstetes Europa"

Anthroposophie in kontinuierlicher Weiterentwicklung

In seinen medizinischen Vorträgen und Seminaren der Jahre 1920 bis 1924 entfaltete Steiner themenbezogen Inhalte der anthroposophischen Geisteswissenschaft in großer Fülle und hoher begrifflicher Präzision. Dabei handelte es sich im physiologisch-anthropologischen Bereich zumeist um Ausgestaltungen und Konkretisationen von Zusammenhängen, die Steiner schon Jahre bis Jahrzehnte in Vorträgen und Schriften angedeutet hatte.[209] Steiner selbst betrachtete seine eigenen Bemühungen um die Entwicklung einer anthroposophischen Medizin dabei explizit als einen allerersten Schritt. In Arnheim sagte er am 17.7.1924: *Es ist [...] die Anthroposophie mit diesen Dingen erst in einem Anfange, aber auf dem Wege zu Zielen, die für den unbefangenen Sinn durchaus als berechtigt erkannt werden können* (319, 159). Wie schon in früheren Jahren (vgl. die Einleitungen zu Kap. 2 und 3) unterstrich er erneut die Möglichkeit partieller Falschaussagen (*Ich gebe gerne zu: Geisteswissenschaft kann in manchen Einzelfragen irren. Sie ist am Anfang.* 17.6.1920 – B107, 45), skizzierte bisher auch von ihm unvollständig bearbeitete Erkenntnisfelder (vgl. z.B. den Hinweis vom 31.1.1923: *[...] Vielleicht liegt eine viel größere Notwendigkeit vor, aus der Physiologie heraus zu arbeiten und die Krankheitsbilder physiologisch umzudenken.* 259, 232) und umriß die historische Aufgabenstellung der Anthroposophie als ein grundlegendes Aufzeigen einer *neuen Richtung*, die Fragehorizonte eröffnet. Daß Steiner

vom Anfangscharakter der Anthroposophie

den medizinischen Anfang in methodischer (und wohl auch kasuistischer, d.h. die erzielten therapeutischen Erfolge in Arlesheim und Stuttgart miteinschließender) Weise in gewisser Hinsicht für geglückt erachtete, deutete eine der höchst seltenen Aussagen in seinem Vortragswerk an, die das eigene Arbeiten für die Anthroposophie in positiver Weise erwähnte bzw. beurteilte. In London sagte Steiner am 2.9.1923 über die Entwicklung anthroposophischer Physiologie und Medizin: *Die großen Richtlinien werden in der Tat durch geistiges Schauen gewonnen, und durch dieses geistige Schauen glaube ich, daß es mir gelungen ist, die Möglichkeit herbeizuführen, auch wirklich exakt den Zusammenhang der inneren Menschenorganisation mit der Konstitution nicht nur der Natursubstanzen in exakter Weise formulieren zu können, sondern vor allen Dingen die Naturprozesse in exakter Weise formulieren zu können, so daß die tiefe Kluft, die ja heute – das müssen wir uns doch offen gestehen – wirklich besteht zwischen Pathologie und Therapie, durch diese Methode überbrückt werden kann* (319,37).

„daß es mir gelungen ist"

*

2. Das physiologische Wirken der vier Wesensglieder – physischer Leib, ätherischer Leib, astralischer Leib und Ich als physiologische Funktionsniveaus

„scharf zu unterscheidende Funktionen"

vier Funktionsniveaus

Wenn man nun vom Menschen im gesunden oder kranken Zustande spricht, so ist es immer nötig, daß man sich bewußt bleibt, daß diese vier Glieder der menschlichen Wesenheit durchaus zunächst scharf zu unterscheidende Funktionen haben, die ineinander eingreifen, wechselseitige Wirkungen im gesunden und kranken Zustand aufeinander ausüben. Und erst dann, wenn man in der Lage ist, die Einheit der Menschenwesenheit aus diesem Zusammenfluß von vier, ich möchte sagen, voneinander getrennten Funktionsniveaus sich zu vergegenwärtigen, ist man auch erst imstande, über den gesunden oder kranken Menschen eine wirkliche Vorstellung zu gewinnen (Den Haag, 16.11.1923 – 319, 109). *Physischer Leib*, *Ätherleib*, *Astralleib* und *Ich* haben *scharf zu unterscheidende Funktionen* innerhalb des menschlichen Organismus. Indem Steiner von den vier *Funktionsniveaus* der differenten *Organisationen* (*physische Organisation*, *ätherische Organisation*, *astralische Organisation*, *Ich-Organisation* – 314, 101) oder *organisierten Systeme* (314, 100) sprach, lenkte er die Aufmerksamkeit weniger auf Seinsbestimmungen der *Wesensglieder* als auf eine annähernde Charakteristik ihrer Wirksamkeit innerhalb des menschlichen Organismus. Diese, Leibesgestaltung, Lebensvollzug und seelische Sphäre einschließende oder ermöglichende Wirksamkeit vollzieht sich demnach auf verschiedenen *Niveaus*, die differenzierten Betrachtungsweisen zugänglich sind. Steiner erweiterte und präzisierte dabei die früheren Darstellungen (vgl. S. 97ff.) entscheidend.

Der physische Leib

Der physische Leib und die zentripetalen Erdenkräfte

Der Mensch trägt, wie Steiner 1924 schrieb, *sofern er in das Irdische, das das Leblose umspannt, hineingestellt ist, […] seinen <u>physischen Körper</u> an sich* (26, 17). Dieser *physische Körper*, der – wie der Textzusammenhang nahelegt – auch als *physischer Leib* bezeichnet werden kann, ist eine *Kraftorganisation* (206, 131) innerhalb des *Irdisch-Physischen*, eine Kräfteorganisation, die *im Leblosen waltet* (26, 17). Nur insofern der Mensch in den Bereich des leblos *Irdisch-Physischen* bzw. in die *Welt des leblos Mineralischen* (27, 11) hineingeboren wird, bildet er einen *physischen Leib* aus. Dieser ist darum nicht nur den Kräften der Erde *unterworfen* (233, 119), sondern auch *im wesentlichen aus Kräften konstituiert, die aus dem Irdischen wirken* (312, 19), aus Kräften und Gesetzmäßigkeiten, die aus dem Erdmittelpunkt *strahlen* (26, 224) oder *strömen* (27, 12): *Unser physischer Organismus ist gewissermaßen ein Ausschnitt aus der ganzen Organisation der Erde* (312, 19). Am 31.3.1922 sagte Steiner in Dornach: *Der physische Leib ist ja das, was dem Menschen dadurch zukommt, daß gewissermaßen die Erdenkräfte in ihm arbeiten. In der Zeit, die der Mensch durchmacht zwischen dem Tode und einer neuen Geburt, hat er es ja nicht mit diesem physischen Leib zu tun. [...] Diese physische Leiblichkeit selber [...] wird gewissermaßen aus den Kräften der Erde heraus geboren und verbindet sich mit dem, was aus der geistig-seelischen Welt herunterkommt. [...] Wenn wir den physischen Leib des Menschen in bezug auf seine Kräfte durchsuchen, so finden wir in ihm eben die Kräfte des Erdenplaneten selber* (211, 78)[210]. Deutlich wird, daß Steiner in den zitierten Darstellungen zumindest vordergründig nicht weiter zwischen einem *eigentlichen physischen Leib* mit *ureigenen, kosmischen* Gesetzen und jener *physischen Leiblichkeit* zu unterscheiden schien, die gewissermaßen eine Summe *irdischer* Gesetzmäßigkeiten darstellt – bzw. durch diese konstituiert wird (vgl. S. 98ff.). Betont wurde in den Vorträgen und Aufsätzen der letzten Jahre zumeist, daß die *physische Leiblichkeit* aus irdischen Kräften *herausgeboren* werde, der Gravitation unterliege, d. h. in bezug auf die Erde *zentripetal* orientiert sei (319, 209). Die *physische Welt* ist mit der *Erdenwelt* identisch (224, 98), *physisch* ist das, *was die Stoffe an Kräftewirkungen unter Erdeneinfluß entfalten* (27, 28). Im *physischen Leib [...] lebt* die Erde, er ist durch seine Raumesgestalt der Erde *angepaßt*, ja die Erdenkräfte können *durch* diese Gestaltung in ihm wirken (26, 189); so trägt er *unorganische Wirkungskräfte* in sich und wirkt auf das Lebendige *ertötend* (27, 55).

aus dem Erdmittelpunkt strahlende Kräfte

zentripetale Orientierung und Erdeneinfluß

Indessen gilt es freilich weiterhin zu beachten, daß Steiner bei der Charakterisierung des *physischen Leibes* keinen eigentlichen Stoffzusammenhang, sondern vielmehr einen übersinnlichen Kräfteorganismus umschrieb, der sich keinesfalls additiv aus den Substanzkräften ergibt (vgl. 27, 34: *In alle drei Organismen, den physischen, ätherischen, astralischen, dringt die physische Substanz von außen ein. Alle drei müssen in ihrer Weise die Eigenart des Physischen überwinden.*). Und hervorzuheben ist auch, daß die konkrete Gestalt dieses Kräfteorganismus die Wirksamkeit eines übergeordneten Prinzips voraussetzt – Steiner sprach im Hinblick auf die Ermöglichung des *physischen Leibes* darum auch weiterhin von einer *innerhalb des Irdischen wirksamen Geist-Welt*, einem *im Irdischen ausstrahlenden Geistigen* (26, 227/226) bzw. eine im Leblosen waltenden Kräfteorganisation. Er bezeichnetet darüberhinaus die *Form* des *physischen Leibes* in werkgeschichtlicher Ideenkontinuität als ein

Ergebnis der menschlichen *Ich-Organisation* (27, 55), die sich schöpferisch mit den irdischen Gegebenheiten auseinandersetzt, den ununterbrochenen Wandlungsprozeß der Substanz impulsiert (26, 27) und in der Begegnung mit den mineralischen Elementen des *physischen Leibes* (197, 13) die Genese des menschlichen Selbstbewußtseins ermöglicht.[211]

Vieles scheint dafür zu sprechen, daß in Steiners Schilderungen des *Geistkeimes* (vgl. S. 690ff.) jene geistige Entität beschrieben wurde, die das übergeordnete Prinzip des *physischen Leibes* darstellt – und auf die in früheren Darstellungen bereits indirekt hingewiesen worden war (vgl. S. 98ff.). *Es ist nicht der physische Leib, es sind nicht die physischen Organe, es ist ein übersinnlich Kraftendes, aber es ist da* – so Steiner am 17.1.1922 (297a, 97).

„ein übersinnlich Kraftendes"

Menschliche Physis und physischer Leib

Insgesamt muß dem Gesagten zufolge festgehalten werden, daß Steiner – wie bereits zuvor (vgl. S. 97ff.) ersichtlich wurde – keineswegs den *raumerfüllenden*, sinnlich wahrnehmbaren Aspekt des menschlichen Organismus durchgängig mit dem *physischen Leib* identifizierte, sondern diesen in spezifischer, wenn auch nicht im einzelnen klar herauszuarbeitender Weise von den wirkenden Kräften her definierte; menschliche Physis – im gewöhnlichen Gebrauch des Begriffs – und *physischer Leib* sind nicht identisch, stehen darüber hinaus auch nicht in einem einfachen Ursache-Wirkungs-Verhältnis. Denn erstere erhält ihre Konfiguration keinesfalls ausschließlich durch jene spezifische Kraftorganisation, die individualisierter Ausdruck irdischer Kräfte und damit im o.g. Sinne als *physischer Leib* zu bezeichnen ist. Dies verdeutlichte Rudolf Steiner im ersten und zweiten Vortrag des medizinischen Kurses vom April 1921 am Beispiel der menschlichen Hauptesbildung, indem ausgeführt wurde, daß ein Teil des kranial *Physischen* nicht als originär mit dem *physischer Leib* in Zusammenhang stehend, sondern vielmehr als *Abdruck* höherer Kräfte *im Physischen* angesehen werden könne. Dort hieß es u.a.: *Wenn wir [...] das Haupt des Menschen vom Gesichtspunkte geisteswissenschaftlicher Betrachtung ins Auge fassen, so ist dieses Haupt eine Art Abdruck, man könnte sogar sagen, eine Art Abscheidung des Ich, des astralischen Leibes und des ätherischen Leibes. Und dann kommt noch der physische Leib für das Haupt in Betracht. Aber dieser physische Leib ist gewissermaßen in einer anderen Weise im Haupte vorhanden als dasjenige Physische, das Abdruck ist des Ich, des astralischen Leibes, des ätherischen Leibes.* (313, 11)

„Abdrücke" der Wesensglieder in der Hauptesorganisation

Andererseits existieren mehrere Vortragsstellen Steiners, die davon auszugehen scheinen, daß die *physischen Vorgänge* des menschliches Leibes allesamt Teil des *physischen Leibes* sind und *als solche* prinzipiell der Wirkung *höherer Wesensglieder* unterliegen. So hieß es beispielsweise am 27.3. 1920 in Dornach: *[Die] Vorgänge im physischen Leibe sind aber eben niemals etwas Selbständiges und vor allen Dingen, sie sind nicht etwas in ihrer Art ganz Gleichwertiges. Denn sehen Sie, im physischen Leibe kann irgend etwas besonders davon abhängen, daß der Ätherleib drinnen arbeitet oder auch daß der astralische Leib oder das Ich drinnen arbeiten. Es sind immer physische Vorgänge, aber die physischen Vorgänge sind danach spezialisiert, sie haben einen ganz anderen Charakter nach dem höheren Gliede, das da in der physischen Organisation arbeitet* (312, 148). Und in seinem letzten medizinischen Vortragskurs sagte Steiner: *Die physischen Vorgänge im physischen Leib des Menschen können nur dann für den Menschen heilsam bestehen, wenn in diesem physischen Leib untergetaucht ist das Ich und die astralische Organisation [...]* (318, 121).

Spezialisierung der physischen Vorgänge

Neben der weiterhin partiell unpräzis erscheinenden Verwendung des Begriffes vom *physischen Leib* besteht demzufolge das Problem, daß Steiner einerseits eine *Ich*-gewirkte, die Erdenkräfte instrumentalisierende, für die Physis mitbedeutendende Kräfteorganisation beschrieb, andererseits in verschiedenen Vorträgen deren Eigenständigkeit relativierte – wenn nicht gar negierte. Die Mehrzahl der Vorträge – und insbesonders jene, in denen Steiner sich im einzelnen dieser Fragestellung widmete – legen jedoch nahe, daß in anthroposophisch-geisteswissenschaftlicher Sicht die *physischen* Prozesse des menschlichen Gesamtorganismus zu einem Teil originären Ausdruck einer *Erdenkraftorganisation* (des *physischen Leibes*) sind, zu einem anderen Teil aber in einem *höheren Dienst* stehen und durch *Ätherleib*, *Astralleib* oder *Ich* und ihre jeweiligen *Kraftsysteme* konfiguriert werden. Diese Problematik wird im weiteren Verlauf (vgl. S. 487ff.) näher ausgeführt.

physische Vorgänge als Ausdruck einer „Erdenkraftorganisation" und im Dienst höherer Wesensglieder

Der ätherische Leib

Der ätherische Leib und die kosmischen Umkreiskräfte

Am 11.7.1923 hieß es in einem Stuttgarter Vortrag Rudolf Steiners: *Derjenige, der alles begriffen hätte, was aus der physischen Wissenschaft heraus begriffen werden kann, um sich eine Vorstellung über die Wirkungsweise des physischen Leibes zu machen, könnte gänzlich unwissend sein über den ätherischen oder Bildekräfteleib, denn gerade wenn wir auf den Menschen sehen, so ist es unmöglich, die Gesetze des ätherischen oder Bildekräfteleibes in der Nähe der Erde zu finden. Wir können gar nicht in der Nähe der Erde selbst die Gesetze des ätherischen oder Bildekräfteleibes suchen. Denn geradeso wie wir, wenn wir bei einem in senkrechter Richtung fallenden Stein sagen: Da ist die*

Schwerkraft tätig, der Stein bewegt sich in der Richtung gegen den Mittelpunkt der Erde. Geradeso wie wir in der Nähe der Erde oder in der Erde die Ursachen für das Fallen des Steines suchen, geradeso wie wir da richtig vorgehen, gehen wir falsch vor, wenn wir nach den Ursachen des Geschehens im ätherischen oder Bildekräfteleib fragen, falls wir in der Nähe der Erde bleiben. Wir müssen vielmehr dasjenige, was in unserem ätherischen oder Bildekräfteleib wirkt, gar nicht auf der Erde suchen, sondern in den Weiten des Weltenalls, gewissermaßen in einer unbestimmt weit von uns entfernten Kugeloberfläche. Da wirken die Kräfte von allen Seiten hinein. So wie vom Mittelpunkt der Erde die physischen Kräfte herauswirken, so wirken von allen Seiten die Kräfte herein und bedingen unseren Ätherleib. […] Also von allen Seiten der Weltperipherie, des Umkreises, werden die Gesetze wirksam, wenn der menschliche Ätherleib gebildet wird (224, 94/95). Die Erkenntnis des Lebendigen nötigt nach Steiner, *den Blick aufwärts* (zu) *werfen vom Irdischen zum Außerirdischen* (197, 22); im Lebendigen *kraftet Außerirdisch-Ätherisches* (vgl. 26, 17). Der *Lebens-*, *Bildekräfte-* oder *Ätherleib* des Menschen, seine *Vitalorganisation* (204, 65), ist von kosmischen *Umkreis*-Kräften *bedingt* oder *gebildet* (*Die Kräfte, die den Ätherleib in die Welt hineinstellen, kommen aus dem* Umkreis *der Welt […].* 26, 224); wie der *physische Leib* den vom Erdmittelpunkt ausgehenden Kräften, so ist der *ätherische Leib* jenen Kräften *unterworfen, die von überall her aus der Peripherie hereinkommen* (233, 122; vgl. a. 81, 89), gegen den relativen Erdmittelpunkt wirken (27, 27). Aus der *Weltperipherie* – d.h. *von allen Seiten des Weltenumfangs* (27, 12) bzw. *von den Grenzen des Weltenalls* (233, 122 – vgl. auch London, 19.11.1922: *Es ist der ganze Sternenhimmel zugleich im Ätherleib drinnen. Sie können den Ätherleib abgesondert von diesem physischen Leib gar nicht schauen, ohne daß der Ätherleib ihnen überall die Sternenwelt, die Planeten und die Fixsterne zeigt.* – 218, 161). Und auf dem anthroposophischen Hochschulkurs sagte Steiner 1922 vor Studenten in Den Haag: *Wir können [den Ätherleib] nur studieren, wenn wir ihn gebildet aus dem ganzen Kosmos auffassen, wenn wir ihn so auffassen, daß eben diese von allen Seiten sich der Erde nähernden Kraftflächen an den Menschen herankommen und von außen her seinen Bildekräfteleib plastisch formen* (81, 88).

Umkreiskräfte und -gesetze

kosmisch formende Kraftflächen des Ätherleibes

Die Gesetzmäßigkeiten und damit die Wirkkräfte des *Umkreises* sind nicht jene der Erde – deren Naturgesetze nehmen, wie Steiner in vielen Vorträgen betonte, *in bezug auf ihre Gültigkeit* mit zunehmender Entfernung von der Erde ab (84, 107); die Erde ist *nicht etwa nur räumlich, sondern als physische Qualität räumlich begrenzt* (321, 198). An Stelle der *physischen* Naturgesetze treten im extraterrestrischen Kosmos *andere Gesetze*, *Lebensgesetze* (319, 150), die Gesetze der *ätherischen Welt* (224, 98) – die nach Steiner in keiner Weise den *physischen* Naturgesetzen vergleichbar sind. *Erwar-*

ten wir von da dieselben Gesetze, wie sie die Naturgesetze der Erde sind, dann begreifen wir niemals das ätherische Dasein (224, 96 – s. u.).

In einem Aufsatz schrieb Steiner 1924: *Sofern [der Mensch] in das Irdische, das das Leblose umspannt, hineingestellt ist, trägt er seinen physischen Körper an sich; sofern er in sich diejenigen Kräfte entwickelt, welche das Lebendige aus den Weltenweiten in das Irdische hereinzieht, hat er einen ätherischen oder Lebensleib* (26, 17). Der Mensch (wie auch Pflanze und Tier) entwickelt *Kräfte*, die es vermögen, die kosmische Lebenssphäre der Erde zu nähern, sie in die *physisch-leblose* Erde *hereinzuziehen*. Nur insofern er dazu fähig ist, wird ihm ein *Ätherisches* eigen. Erinnert sei an Steiners frühere Darstellungen, die die wirksame Präsenz des *Astralischen* bzw. des Bewußtseins davon abhängig machten, daß der (potentielle) *Träger* im eigenen Substanz-Bereich den Tod zu erzeugen und zu überwinden in der Lage ist (vgl. S. 112ff.); auch in seinen schriftlichen Aufzeichnungen zur Medizin verknüpfte Steiner 1923/24 die Möglichkeit der Entstehung *Äther*-begabter Organismen mit entsprechenden Substanzvoraussetzungen und schrieb: *Die Pflanzenwelt ist auf der Erde dadurch möglich, daß es Substanzen im Irdischen gibt, die nicht innerhalb der physischen Gesetze beschlossen bleiben, sondern die alle physische Gesetzmäßigkeit ablegen und eine solche annehmen können, die dieser entgegengesetzt ist* (27, 11).

Voraussetzungen ätherischer Wirksamkeit

Die Wirksamkeit des *Ätherischen* beruht demnach auf (nicht näher beschriebenen) substantiellen Voraussetzungen, die der Konstitution von Pflanze, Tier und Mensch gemeinsam sind – während es die mineralische Welt nicht vermag, die gewissermaßen objektiv wirksamen, einstrahlenden *ätherischen* Kräfte im eigenen Seinsbereich zu verinnerlichen. Erst im empfindungsbegabten animalischen Organismus findet nach Steiner diese Verinnerlichung realiter statt, gewinnt die *ätherische* Qualität eine organisierte, zumindest partiell autonome Form; über den diesbezügliche Unterschied zwischen vegetativer und tierisch-menschlicher Organisation, zwischen Pflanze und Mensch schrieb Steiner noch einmal verdeutlichend: *Die Pflanze nimmt fortdauernd während ihres Lebens die auf die Erde einstrahlenden Kräfte in sich auf. Der Mensch trägt sie aber schon von seiner Embryonalzeit an individualisiert in sich. Was so die Pflanze aus der Welt erhält, entnimmt der Mensch während seines Lebens aus sich, weil er es schon im Leibe der Mutter zur Fortentwicklung erhalten hat. Eine Kraft, die eigentlich ursprünglich kosmisch ist, zur auf die Erde einstrahlenden Wirkung bestimmt, wirkt aus der Lunge oder Leber heraus. Sie hat eine Metamorphose ihrer Richtung vollzogen. Man wird deshalb sagen müssen, der Mensch trägt das Ätherische in einer individualisierten Art in sich. So wie er das Physische in der individualisierten Gestalt seines physischen Leibes und seiner Leibesorgane in sich trägt, ebenso das Ätherische* (27, 29).

der individualisierte Ätherleib des Menschen

Die *Ätherwelt* ist der *physischen Welt* entgegengesetzt (224, 97; vgl. a. 27, 10), sie ist bestrebt, diese aufzuheben oder in ihr Gegenteil zu verwandeln. Dies erläuterte Steiner anhand der Leibesubstanzbildung sowie exemplarisch an den anatomisch-physiologischen Gegebenheiten des Zentralnervensystems, eröffnete darüber hinaus prinzipielle Gesichtspunkte zum *ätherischen* Materie- und Raumbezug.

Während detaillierte Schilderungen des Substanzverwandlungs- oder Ernährungsprozesses vor dem Hintergrund der *Wesensglieder*-Wirksamkeit weiter unten (vgl. S. 592ff.) referiert werden, sei an dieser Stelle lediglich darauf hingewiesen, daß Steiner von einer Weiterbildung der *physischen Stofflichkeit* in der Lebenssphäre des *Ätherischen* ausging (27, 16). Bis zum Eintritt in diese Lebensphäre von den ihm immanenten, strukturgewordenen Erdenkräften beherrscht und damit selbst im Besitz ausstrahlender *physischer* Kräfte (*Er ist ein solcher Stoff, wie ihn die Chemie betrachtet, nur als Bestandteil des Erdenkörpers.* 27, 27), tritt der bisherige *Erdenstoff* nunmehr aus der *Gemeinschaft mit der Erde* heraus bzw. wird dieser *entrissen* (27, 16) und in die zentripetal orientierten *ätherischen* Kräfte einbezogen: *Sieht man einen Stoff oder Vorgang als Leben sich entfalten, so muß man sich vorstellen, er entziehe sich den Kräften, die wie vom Mittelpunkt der Erde auf ihn wirken, und er komme in den Bereich von anderen, die keinen Mittelpunkt, sondern einen Umkreis haben. […] Verfolgt man […] das Substantielle der Erdenstoffe in die Ätherbildung hinein, so muß man sagen: diese Stoffe nehmen überall da, wo sie in diese Bildung eintreten, ein Wesen an, durch das sie sich der physischen Natur entfremden. In dieser Entfremdung treten sie in eine Welt ein, in der ihnen das Geistige entgegenkommt und sie in sein eigenes Wesen verwandelt* (27, 27/13). Wesentlich durch die *planetarisch-ätherischen* Einflüsse (vgl. S. 747ff.) bestimmt – die ihrerseits einer vollständigen Gestaltauflösung des Stoffes durch die in diffuser Weise peripherisch wirkenden *Äther*-Kräfte modifizierend entgegenwirken (27, 27f.) –, kommt es so zu einer neuerlichen Gestaltbildung der metamorphosierten Substanz auf höherer Ebene.

Weiterbildung physischer Stofflichkeit

Entfremdung und Einverwandlung

Daß jedoch dieser skizzierte Prozeß einer *Ätherisierung* ehemals *physischer* Erdenstoffe bereits in der vegetativen Sphäre der Pflanzenbildung zumeist nur partiell vollzogen und zugleich von einem gegenläufigen Substanzabbau im Sinne einer fortschreitenden physischen Degeneration ehemals belebter Stoffe begleitet wird, führte Steiner in seinen schriftlichen Aufzeichnungen näher aus; dort hieß es (27, 36f.): *Bei der Pflanze wird aus der leblosen Substanz die lebendige abgesondert. In dieser abgesonderten Substanz wirken die auf die Erde einstrahlenden, die ätherischen Kräfte, als gestaltbildende. Zunächst findet nicht eine eigentliche Absonderung, sondern eine völlige Umwandlung der physischen Substanz durch die ätherischen Kräfte statt. Das ist aber nur der Fall in der Samenbildung. Bei ihr kann diese völlige Umwandlung stattfinden, weil der Same durch die ihn umhüllende Mutterorganisation von der Einwirkung der physischen Kräfte geschützt wird. Befreit sich die Samenbildung von der Mutterorganisation, so gliedert sich die Kräftewirkung der Pflanze in eine solche, in der die Substanzbildung nach dem Bereich des Ätherischen hinstrebt und in eine andere, in der sie wieder nach der physischen Bildung hinstrebt. Es entstehen Glieder des Pflanzenwesens, die auf dem Wege des Lebens sind und solche, die dem Absterben zustreben. Diese erscheinen als die Ausscheidungsglieder des Pflanzenorganismus. In der Rindenbildung des Baumes kann man diese Ausscheidung als an einem besonders charakteristischen Beispiele beobachten.* Diesen Ausführungen zufolge ereignet sich eine vollständige Substanzmetamorphose im Sinne einer realen *Ätherisierung* der Pflanzenstoffe ohne hemmend-modifizierende Beeinflussung durch physische Kräfte nur in der Samenbildung (vgl. diesbezüglich auch S. 685ff.). In der Folge etablieren sich dann zwei *Substanzströme* (27, 35), die dem *ätherischen* und *physischen* Pol zustreben und denen beiden konstitutive Bedeutung für die Ausbildung der Gesamtgestalt zukommt (*Lebloses wandelt sich in Lebendes; Lebendiges wandelt sich in Lebloses. In diesem Strom entstehen die pflanzlichen Organe.* ebd.). Vitalisation und Devitalisation, organisch-*ätherische* Belebung und damit Umkreisöffnung sowie Mineralisation und physische Erdentendenz prägen sich in der vegetativen Sphäre substantiell aus und bestimmen den Lebensprozeß (*Zwischen diesen beiden Gliedern entzündet sich und erlöscht das Leben; und das Sterben der Pflanze ist nur das Überhandnehmen der Wirkungen von seiten der ausstrahlenden gegenüber den einstrahlenden Kräften.* 27, 31; zu den Substanzprozessen des menschlichen Organismus s. u.).

Substanzwandlung in der Pflanzenorganisation

differente Substanzströme

Würde das Gehirn mit der ihm eigenen, durch die irdisch-*physische* Schwerkraft seiner substantiellen Masse konstituierten Gewichtskraft auf der Schädelbasis lasten, so ergebe sich, wie Steiner wiederholt ausführte, eine Kompression und Zerstörung der basalen Blutgefäße. Durch den Auftrieb, den das Gehirn im Sinne des Archimedischen Prinzipes durch den Liquor cerebrospinalis erfährt, wird jedoch der Gravitationskraft entgegengewirkt, wird diese in bezug auf das Gehirn nahezu aufgehoben. Dieses Auftriebsphänomen aber gehört nach Steiner der *ätherischen Welt* an, wird erst durch diese ermöglicht – *im Gehirnwasser entwickelt sich vorzugsweise die Summe der ätherischen Kräfte, die uns weghebt von dem Irdischen. [...] In diesem Wegstreben durch das Flüssige wirkt das Ätherische [...]* (234, 84/85). Dem menschlichen Gehirn wird seine *Erdeneigenschaft der Schwere* genommen, das *Erdenhaftige des Gehirnes* wird in hohem Maße aufgehoben: *Wir leben mit unserem Gehirn nicht durch die Erdeneigenschaft der Schwere, sondern*

ätherische „Auftriebskräfte" im Gehirn

durch dasjenige, was von der Erde entfernen will. [...] (316, 45). Durch die in der Flüssigkeit des Liquor cerebrospinalis zur Wirksamkeit gelangenden *ätherischen* (Auftriebs-)Kräfte *strebt das Gehirn eigentlich nach aufwärts, strebt seiner eigenen Schwere entgegen* (320, 49).[212]

Am 24.3.1920 sagte Steiner innerhalb des ersten medizinischen Kurses: *Wie da die Schwere überwunden wird und wir nicht in dem physischen Gewichte unseres Organismus leben, sondern in der Aufhebung, in der dem physischen Gewicht entgegengesetzten Kraft, so ist es auch bei den anderen Prozessen. Wir leben in der Tat nicht von dem, was die Physis mit uns macht, sondern in dem, was von der Physis aufgehoben wird* (312, 79). Während auf die Zusammenhänge *ätherischer* Kräfte mit dem Flüssigkeitsorganismus weiter unten (vgl. S. 489ff.) eingegangen wird, sei an dieser Stelle noch erwähnt, daß Steiner sowohl im ersten naturwissenschaftlichen Kurs (Stuttgart, 24.12.1919) als auch zwei Jahre später in einem öffentlichen Vortrag (Oslo, 1.12.1921) für das menschliche Zentralnervensystem in besonderem Maße eine Dominanz des *Ätherischen* über das *Physische* geltend machte. So hieß es in Oslo: *Alles dasjenige, was unser Kopf mit den Sinnesorganen ist, das ist der Schwerkraft enthoben, das wendet sich daher nicht zu der schweren Materie, zu der ponderablen Materie, das wendet sich nach dem Äther, der eingegliedert ist der Sinneswelt. Das tun vorzugsweise die Sinne. [...] Durch alles das gliedert sich der Mensch nicht nur der schwermateriellen Welt ein, sondern er gliedert sich auch der ätherischen Außenwelt* (79, 163). Und in Stuttgart: *So daß für unser Gehirn der Ätherorganismus übertönt den physischen Organismus, und für den übrigen Leib die Einrichtung und die Kräfte unseres physischen Organismus übertönen die des Ätherorganismus* (320,52; für die nähere Diskussion vgl. S. 522ff.).

die ätherische Dominanz in der Hauptesorganisation und die Eingliederung in die ätherische Außenwelt

[Das] Archimedische Prinzip kann man [...] so aussprechen, daß man sagt: Jeder feste Körper verliert in einer Flüssigkeit so viel von seinem Gewichte, als das Gewicht des verdrängten Flüssigkeitskörpers ist. Jede Kraft, so kann man weiterhin sagen, verliert, wenn sie sich mit den Ätherkräften verbindet, von ihrer Starrheit so viel, als die Ätherkräfte an ihr Saugkräfte sind, als die Ätherkräfte ihr an Saugkräften entgegenbringen (12.8.1921). Über *ätherische Saugkräfte* sowie *negative Materie* sprach Steiner ausführlich während des zweiten naturwissenschaftlichen Kurses am 10.3.1920 in Stuttgart im Zusammenhang mit Wärmephänomenen.[213] Dort wurde auf die Existenz von *Saugwirkungen* als dem *Negativ* der für die materielle Welt kennzeichnenden *Druckwirkungen* hingewiesen; als Fazit längerer Überlegungen zum physikalischen Wärmebegriff, auf die einzugehen hier nicht der Ort ist, sagte Steiner: *Wir sind genötigt, durch die Kraft der Tatsachen selber, uns Menschen durchaus nicht materiell vorzustellen, sondern in uns Menschen vorauszusetzen etwas, was nicht nur keine Materie ist, sondern was in all seinen Wirkungen sich zu der Materie so verhält wie die Saugwirkung zur Druckwirkung. Und stellen Sie in*

ätherische Saugkräfte

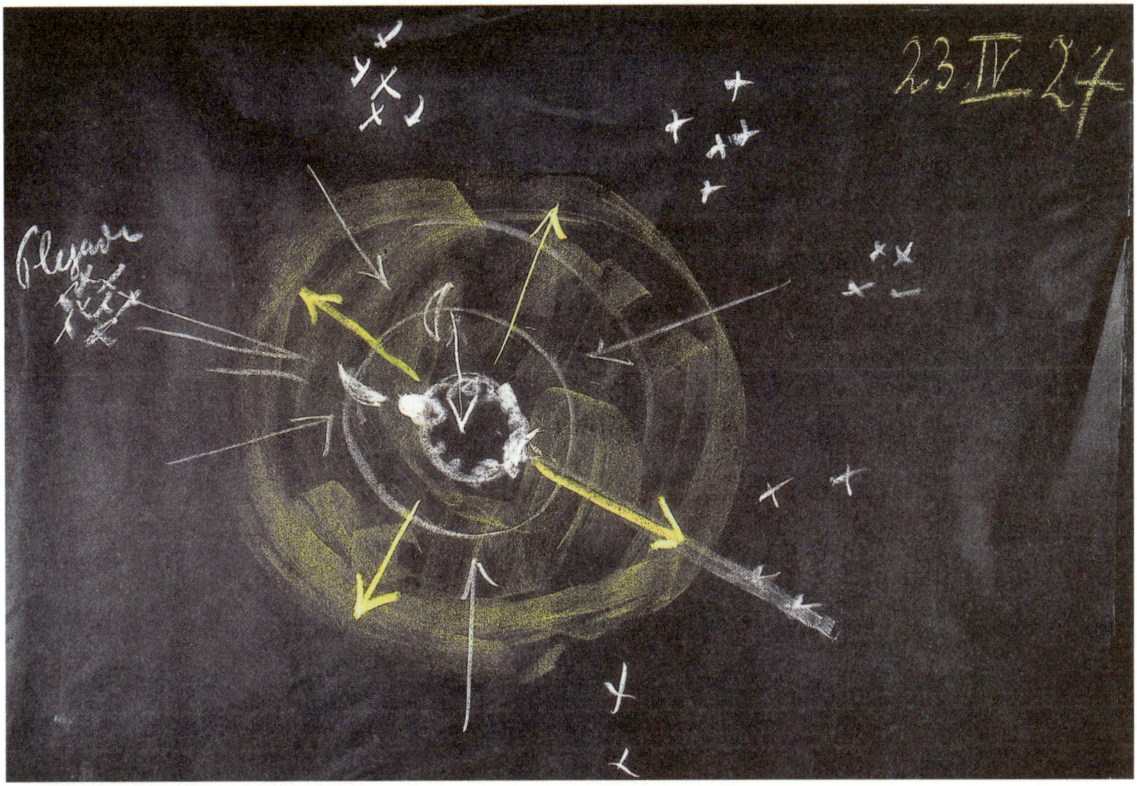

Wirkungsrichten der physischen und ätherischen Kräfte im Kosmos
(23.4.1924; GA 316, Bd. XXIII, Tafel 13)

physische Druck- und ätherische Saugkräfte – der Begriff der negativen Materie

Reinheit unser menschliches Wesen vor, so müssen Sie es sich vorstellen als dasjenige, was die Materie fortwährend vernichtet, aufsaugt. Daß die moderne Physik diesen Begriff gar nicht entwickelt, diesen Begriff der negativen Materie, die sich zu der äußeren Materie so verhält wie die Saugwirkung zu einer Druckwirkung, das ist das Unglück dieser modernen Physik (321, 161). In den späteren Vorträgen, die die damit angedeutete Thematik wiederaufnahmen, betonte Steiner dann explizit, daß mit dieser *Saugwirkung* auf die *ätherische* Dimension des menschlichen Leibes hingewiesen ist: *Die physische Materie, der physische Stoff drückt; dasjenige, was im Ätherischen lebt, saugt, bringt das, was den Raum erfüllt, aus dem Raum heraus, saugt alles auf. Und wir leben eigentlich in unserem Erdenleben fortwährend in diesem Wechselspiel* (84, 96). Der *Äther* hat die dem Druck – als der *hauptsächlichsten Charakteristik* des *Physischen – entgegengesetzte Eigenschaft* (311, 102/103). Er ist die *qualitativ negative Materie* in dem Sinne, daß er die *physische Materie* aus den Raum

das „Wechselspiel" im Irdischen

heraus *schafft*, die *räumliche Materie aus dem Raum heraus vernichtet* (311, 103). Während die *physische* Materie *dreifach ausgedehnt* sich im Raum befindet, ja geradezu selbst *dreidimensional physische Materie* ist, bildet ein vom *Äther* erfüllter Raum einen *Gegenraum* (323, 274), einen (nicht-euklidisch darstellbaren) Raum *von negativer Entität* (201, 125). In diesem *Gegenraum*, für dessen Verständnis Steiner auf die Vorstellungsweisen der projektiven Geometrie verwies, *enthüllt* der Raum dasjenige, *was in seinem Inneren ist, während er uns in seinen gewöhnlichen drei Dimensionen, die wir vor uns haben, nur seine Außenseite zeigt* (321, 210). Der *Ätherleib* ist darum nicht schlechthin un- oder überräumlich, sondern nur in den Qualitäten des von ihm selbst konstituierten *Gegenraumes* beschreibbar. Wenn Steiner sagte, daß die vom *Äther* ausgehenden *Saugwirkungen* als solche nicht im Raum, sondern *außer dem Raum* (320, 169) verlaufen, so galt dies in bezug auf die *äußere* dreidimensionale Räumlichkeit euklidischer Geometrie. Daß es sich im weiteren Sinne auch bei den *Ätherkräften* um (innere) *Raumeskräfte* handelt, verdeutlich noch einmal eine Vortragspassage vom 17.4.1920, wo Steiner davon sprach, daß *Physisches* und *Ätherisches* dasjenige im Menschen *erschöpfen, was wir als Räumliches auffassen können. Drückende Kraft und saugende Kraft, das ist, was wir im Raume finden können* (201, 72).

der ätherische Gegenraum

Die Bedeutung des physischen Leibes für die Existenz des ätherischen Leibes

Die qualitativ verschiedenen Wirkungen von *physischem* und *ätherischem* Leib, damit aber auch von *physischem* (dreidimensionalen) Raum und *ätherischem Gegenraum*, von *physischen Druck-* und *ätherischen Saugkräften*, von Erde und Kosmos sind im Menschen im *Wechselspiel, in lebendiger Organisation* (201, 63). Ist der *ätherische Leib* bestrebt, die *physische Materie* räumlich aufzuheben, so kommt – wie Steiner in mehreren Vorträgen hervorhob – dem *physischen Leib* seinerseits die Aufgabe zu, den *ätherischen Leib* des Menschen *in seinen Grenzen* zu halten (319, 209). Denn der *Ätherleib* ist *zentrifugal orientiert*, er strebt weg von der Erde, *er will [...] gewissermaßen immer so groß werden wie das Weltall* (ebd.). Der *ätherische Leib* ist in geisteswissenschaftlicher Anschauung nicht den irdischen Gesetzen des dreidimensionalen Raumes unterworfen, doch als wirkende *Geistleiblichkeit* (84, 76) ist er in individualisiert-menschlicher Form im irdischen Kräftebereich nur durch den Einfluß des *physischen Leibes* existent. Es ist der *physische Leib*, der – wie Steiner am 20.8.1923 in Penmaenmawr sagte – den Menschen in leiblicher Hinsicht *individualisiert, zu einem abgesonderten Wesen macht* (227, 47): *Wenn wir im Leben für einen Augenblick unseren physischen Leib*

die Begrenzung des Ätherleibes durch den physischen Leib

verlieren würden, würde sogleich der Ätherleib wie durch eine elastische Kraft die Tendenz bekommen, sich in den ganzen Kosmos aufzulösen. Und nur durch den physischen Leib, in dem dieser Ätherleib immer drinnenbleibt, wird er während des Lebens zusammengehalten (218, 160). An einer Vortragsstelle deutete Steiner an, daß der gemeinte Zusammenhang auch in der Weise beschreibbar ist, daß der *physische Leib* den *kosmischen Weltenäther* bis zu einem gewissen Grade davon abhält, in den menschlichen *Ätherleib* einzuströmen (215, 152). Denn dieser *Ätherleib* ist wesensmäßig ein (durch die Gesamtkonstitution und namentlich auch durch den *physischen Leib* des Menschen individualisierter) Teil des *ätherischen Kosmos* (25, 17), ein *Glied* des *Weltenäthers* (84, 82), *eine Art Auszug, eine Art Extrakt aus dem Äther der Welt* (224, 98): *Was [...] im ätherischen Leib lebt, ist aus dem ätherischen Wesen des Kosmos in den Menschen hineingewoben. Es kann sich nie ganz vom Kosmos ablösen. Es setzt sich das kosmisch-ätherische Geschehen in die menschliche Organisation hinein fort; und die innermenschliche Fortsetzung ist der Ätherorganismus* (25, 74). Das *ätherische* Geschehen innerhalb der menschlichen Gesamtkonstitution kann sich *nie ganz* vom *Ätherkosmos [...] ablösen* – d.h. aber auch, daß es sich zu einem großen Teil davon distanziert, individuelle und autonome Gestalt zumindest ansatzweise gewinnt. Der *physische Leib* hält als raumerfüllende *Kraftorganisation* den *Weltenäther* davon ab, in den *Ätherleib* des Menschen schrankenlos einzuwirken – sein *Wechselspiel*, seine *lebendige Organisation* mit dem *Ätherischen* schafft Grenzen auch dort, wo der Raum dazu tendiert, in sein Gegenteil umzuschlagen.[214]

ätherischer Leib des Menschen und kosmischer Weltenäther

Äther-Qualitäten und Elemente

Der *Äther* ist nach Steiner als eine *im Universum vorhandene Entität* (313, 30) in verschiedene Wirkungsqualitäten differenzierbar. In naturwissenschaftlichen und medizinischen Kursen unterschied Steiner zwischen *Lebensäther* (*das eigentlich belebende Element in den ganzen organischen Wesenheiten* – 313, 30), *chemischem Äther* (*Die Ätherkräfte sind immer den in den physischen Stoffen wirkenden Kräften polarisch entgegengesetzt.* 313, 29), *Licht-* und *Wärmeäther* (s.u.) – und erläuterte die physiologische Bedeutung der *vier Äther*, deren differenzierende Abgrenzung bereits in den Anfangsjahren der anthroposophischen Geisteswissenschaft vorgenommen worden war.[215] In den medizinischen Kursen der letzten Jahre ging es wesentlich um die Frage der Internalisierung oder Verinnerlichung der vier kosmischen *Ätherqualitäten*, um deren Aufnahme und Verwandlung (Metamorphose) durch den Menschen – damit aber letztlich auch um eine differenzierte Verhältnisbestimmung zwischen menschlichem und kosmischem *Äther*. Während Stei-

Lebensäther, chemischer Äther, Lichtäther und Wärmeäther

ners diesbezügliche Aussagen weiter unten dargestellt werden (vgl. S. 538ff.), soll nachfolgend auf Beziehungen zwischen *Ätherqualitäten* und irdischen Aggregatzuständen oder vielmehr *Elementen* zusammenfassend hingewiesen werden, wie Steiner sie u.a. im zweiten naturwissenschaftlichen Kurs (Stuttgart, 1.3.–14.3.1920) sowie innerhalb des ersten Ärztekurses am 31.3. 1920 entwickelte.

die Stellung der Wärmewesenheit

Den Aussagen des Stuttgarter Kurses zufolge ist die Wärme als *Wärmewesenheit* in ihrer Stellung zwischen den drei *Aggregatzuständen* (nach Steiner besser als *Wirklichkeitsgebiete im Physischen* bezeichnet – 321, 201) des Festen, Flüssigen und Gasförmigen sowie den *Ätherqualitäten* des Lebens, der chemischen Wirkung und des Lichtes zu betrachten (vgl. auch Steiners Münchener Tafelschema vom 20.8.1910 in 122, 92); sie ist *Gleichgewichtszustand zwischen Ätherischem und Ponderabel-Materiellem*, ist zugleich *Äther* und *Materie* (321, 197); sie wirkt, wie Steiner an physikalischen Phänomenen erläuterte, *aus dem Inneren des Raumes in sein Außenwerk*, aus der *Intensität des Raumes in die Extensität* (321, 211).

Ursprüngliche Einheit von Materie und Äther

Steiner wies weiter auf die *ursprüngliche Einheit* des *Äthergebietes* mit dem *ponderablen materiellen Gebiet* hin (321, 197), darauf, daß Elemente und *Äther* gemeinsam entstanden sind (vgl. GA 122): *[Sie] sind [...] ein Ganzes, sind gewissermaßen nur eines, von zwei Seiten aus gesehen* (316, 100). In vergangenen Zeiten der Erdevolution waren Veränderungen innerhalb des Gasförmigen notwendig mit Lichterscheinungen, Flüssigkeitsprozesse notwendig mit chemischen Vorgängen und Festes notwendig mit Lebendigem verknüpft: *Und wie wir vom Leichnam zurückblicken auf das Leben, wo der Leichnam mit dem Seelisch-Geistigen verbunden war, so blicken wir von den festen Körpern der Erde zurück, indem wir diese festen Körper zurückführen auf frühere Zustände physischer Art, wo das Feste mit dem Leben verbunden war, wo die ganze Erde nicht ein Festes in unserem jetzigen Zustande war, geradesowenig wie der Leichnam vor fünf Tagen ein Leichnam war, wo das Feste nicht überall im Irdischen war, wo das Feste nur gebunden an das Leben auftreten kann; wo Flüssiges nur auftreten kann gebunden an chemische Effekte; wo Gasförmiges nur auftreten kann gebunden an die Lichteffekte. Wo, mit anderen Worten, kein Gas war, das nicht innerlich erglänzt, innerlich leuchtet, das nicht gleichzeitig durch seine Verdichtungen und Verdünnungen innerlich leuchtet, verdunkelt, wellenartig phosphoresziert; wo nicht nur Flüssigkeit war, sondern ein lebendiges, fortwährendes chemisches Wirken [...]* (321, 196). Für den gegenwärtigen Evolutionszustand und damit auch für die aktuelle Physik dagegen gelte, daß das *Irdisch-Feste [...] vom Leben, das Irdisch-Flüssige von dem Emanationen chemischer Effekte, das Irdisch-Gasförmige von den emanenten Lichteffekten* verlassen worden sei (ebd.). Weiterhin aber existiert in geisteswissenschaftlicher Anschauung eine *innere Verwandtschaft*

(321, 203) der drei *physischen Wirklichkeitsgebiete* mit den korrespondierenden *Ätherarten* – so daß beispielsweise Flüssiges nicht notwendig an chemische Effekte gebunden ist, diese sich aber umgekehrt des Flüssigen zu *bedienen* und solchermaßen eine freie Verbindung zu realisieren vermögen. *Ätherisches* hat mit Physischem, mit der *ponderablen Materie* gegenwärtig *nichts zu tun* (321, 203) – erst durch ein aktives Durchdringen des Physischen durch das *Ätherische* entsteht neuerlich ein verbindender Bezug. So sagte Steiner in Stuttgart: *Wo auch chemische Vorgänge vor sich gehen, in einer gewissen Weise ist alles, was an chemischen Verbindungen und chemischen Empfindungen, chemischen Zersetzungen entsteht, an das flüssige Element gebunden. Es muß das Flüssige seine besondere Art wirken zu lassen, in das Feste oder Gasförmige hinein fortsetzen, damit dort chemische Wirkungen zustande kommen. Und so können wir ein Ineinanderwirken der chemischen Effekte und des Flüssigen bei einer relativen Scheidung dieser beiden Gebiete, also ein Durchdringen und im Durchdringen sich gewissermaßen binden, ins Auge fassen, wenn wir überhaupt von unserer irdischen Chemie sprechen. Unsere irdische Chemie würde also darstellen gewissermaßen ein Beleben des flüssigen Elementes durch die chemischen Effekte* (321, 202). Dabei machte Steiner deutlich, daß die neuerliche Verbindung von *Physischem* und *Ätherischem* wesentlich von der Fähigkeit des *Physischen*, den Wirkungen des *Ätherischen* zugänglich zu werden, abhängig ist. Er sprach von einem *Erfassen des Imponderablen durch die Erde selber* und sagte bezüglich Flüssigem und *Chemischem Äther*: *Durch die Kräfte der Erde wird gewissermaßen der chemische Effekt erfaßt und arbeitet in der flüssigen Materie drinnen* (321, 204). Bezogen auf den Mensch aber bedeutet dies, daß er nur insofern eines *Ätherleibes* teilhaftig ist, als er Kräfte zu entwickeln vermag, die den kosmischen *Äther* in das Irdische *hereinzuziehen* vermögen (s. o.).

eine fortbestehende „innere Verwandtschaft"

relative Scheidung

In unmittelbar zeitlicher Nähe zu den Ausführungen des Stuttgarter Kurses stehend, in dem er die Beziehungen der *irdischen Wirklichkeitsgebiete* des Festen, Flüssigen und Gasförmigen zu den *Ätherarten* des *Lebensäthers*, des *Chemischen Äthers* und des *Lichtäthers* entwickelt (vierzehn Vorträge!) und die *vermittelnde* Stellung der Wärme herausarbeitet hatte, machte Steiner im elften Vortrag des ersten medizinischen Fachkurses (31.3.1920) auf einen räumlichen Aspekt dieser Zusammenhänge aufmerksam. Ohne den Begriff des *Äthers* zu verwenden und lediglich von *Lebenskräften*, *chemischen Kräften*, *Licht* und *Wärme* sprechend, wies Steiner darauf hin, daß die feste Erde nicht nur großteils von Flüssigkeit bedeckt und von einer atmosphärischen Luftzone umgeben sei, sondern auch von weiteren, kosmischen Sphären, deren Wirkungen sich innerhalb des *Irdisch-Physischen* entfalten. So existiere oberhalb der atmosphärischen Luftzone ein *Wärmemantel der Erde*, eine *außerirdische Wärmezone*: *Es spielt in einiger Entfernung von der Erde*

räumliche Aspekte

Wärmemantel

dasjenige, was in den Wärmekräften liegt, eine ähnliche Rolle, wie unterhalb dieses Wärmemantels die Atmosphäre selber spielt. (312, 219) In dieser *außerirdischen Wärmezone* sind nach Steiner nicht die *irdischen Wärmeverhältnisse*, sondern *ganz andere Wärmeverhältnisse* vorzufinden (ebd.). Irdische Wärme und kosmische Wärme sind nicht identisch – der *Wärmeäther* (dem beide anzugehören scheinen) besteht, wie Steiner im Oktober 1923 explizit betonte, aus *zwei Teilen, zwei Schichten: Die eine ist die irdische Wärmeschicht, die andere ist die kosmische Wärmeschicht, und die spielen fortwährend ineinander. Wir haben in der Tat nicht einerlei, sondern zweierlei Wärme, diejenige Wärme, die eigentlich irdischen tellurischen Ursprungs ist, und solche, die kosmischen Ursprungs ist. Die spielen fortwährend ineinander* (230, 81).

Luftzone und Lichtzone

Jenseits aber dieser [kosmischen] Wärmewirkung [...] haben wir den Gegenpol der Luftzone, da wo sich alles entgegengesetzt dem verhält, was in unserer Luftzone eigentlich vorgeht. Indem da – wenn ich den Ausdruck gebrauchen darf – entluftet wird, das Luftsein aufgehoben wird, geht aus dieser Zone wie aufschießend durch die Entluftung dasjenige hervor, was uns als Licht zugesendet wird (312, 220). Der Wärmemäntel der Erde, zugleich als *außerirdische (!) Wärmezone* bezeichnet, stellt den Übergang dar zu einer *Lichtzone* (312, 220), die in polarem Bezug zu der irdischen *Luftzone* steht. Das *irdische Licht* kommt nach Steiner aus dieser *Lichtzone*, wo es – in der Aufhebung des Luftförmigen – *erzeugt* wird (312, 220).[216] Über dieser *außerirdischen* Lichtzone aber befindet sich eine Zone der chemischen Kräfte als, wie Steiner sagte, *Gegenbild* zur irdischen Flüssigkeitszone: *Und es ist ein Unding, die Impulse für die chemischen Wirkungen auf der Erde in den Substanzen selber zu suchen. Da sind sie nicht. Sie kommen aus diesen Regionen der Erde entgegen* (312, 220). *So befremdend dies auch sein mag: das innerhalb des Menschen wirksame Physisch-Chemische stammt nicht aus der Erde* (26, 180). Dabei betonte Steiner am 12.4.1921, daß die wirksamen *Impulse* des *chemischen Äthers* nicht eigentlich mit den irdisch-chemischen Wirkungen gleichgesetzt werden können, die letzteren sich vielmehr reaktiv auf die ersteren ergeben: *Die Ätherkräfte sind immer den in den physischen Stoffen wirkenden Kräften polarisch entgegengesetzt. Also wenn eine chemische Synthese zustande kommt, so wirken die Ätherkräfte analysierend* (313, 29).

Flüssigkeitszone
und Zone
der chemischen Kräfte

Erdbildung
und Lebensbildung

Als das *Gegenbild* zu der *Erdbildung, zu dem Verfestigtwerden, zu dem, was ich nennen könnte Festwerden, Erdbildung* bezeichnete Steiner schließlich einen weiteren kosmischen Bereich, in dem die *Lebensbildung, der Ursprung des Vitalisierens* anzutreffen ist – *das ist tatsächlich dasjenige, was in den Lebenskräften selber liegt, die also von noch weiter her kommen als die chemischen Kräfte [...]* (312, 222). Der *Lebensäther* ist, wie Steiner ebenfalls im April 1921 sagte, *das eigentlich belebende Element in den ganzen organischen Wesenheiten* (313, 29); *Lebensaktionen* und *chemische Aktionen* begleiten das wirkende Licht (vgl. 312, 226). Die Differenzierung verschiedener (*Äther-*)Qualitätsanteile innerhalb des Lichtspektrums thematisierte Steiner anhand der Dreherschen Versuche im Stuttgarter Kurs (321, 164ff.), andeutungsweise auch im medizinischen Kurs vom April 1921 (vgl. 313, 29). Hinweise auf die Bedeutung dieser Versuche finden sich bereits in den *„Einleitungen zu Goethes naturwissenschaftlichen Schriften"* (vgl. 321, 230).

Zusammenfassend charakterisierte Steiner die beschriebene *Schichtung* in irdische und *ätherische [...] Regionen* 1923 mit den Worten: *Wir haben den Lichtäther, wir haben den Wärmeäther [...]. Dann haben wir angrenzend an den Wärmeäther die Luft. Dann kämen Wasser und Erde, und oben käme chemischer Äther und Lebensäther* (230, 81).

Der Ätherleib als aufbauendes Vitalprinzip

Wirkqualitäten des Ätherleibes

Nach diesen einführenden Darstellungen zum *Äther* als *kosmischer Entität* sowie zu dessen komplexen Beziehungen zum *Irdisch-Physischen* soll noch einmal zum *ätherischen Leib* des Menschen zurückgekehrt werden. Wesentliche Aspekte des *Ätherleibes*, die Steiner in den ersten Jahren der anthroposophischen Geisteswissenschaft beschrieben hatte (vgl. S. 103ff.), wurden nun in pädagogisch-medizinischen Zusammenhängen wiederaufgegriffen und erweiternd dargestellt. So beispielsweise die aufbauend-*heilende* Bedeutung des *ätherischen Leibes*, seinen Bezug zur Denktätigkeit des Menschen, schließlich die Kennzeichnung des *Ätherleibes* als *Zeitenleib*. Diese Aspekte sollen nachfolgend näher referiert werden.

Aufbau im ätherischen Leib

In einem Londoner Vortrag vom 28.8.1924 wies Steiner darauf hin, daß innerhalb der menschlichen Gesamtkonstitution sowohl *Aufbau durch den physischen Leib im Anschluß an die Erde* als auch *Aufbau im ätherischen Leib im Anschluß an den Kosmos* stattfindet (319, 212). Der *Ätherleib* des Menschen, die individualisierte Wirkungsweise der vier kosmischen *Ätherqualitäten* der Wärme, des Lichtes, der chemischen Wirkung und des Lebendigen selbst, ist *Bildekräfteleib* der menschlichen Gestalt; er liegt den Lebensvorgängen als *Kraftorganisation* wesenhaft zugrunde. Dabei unterschied Steiner in einem Dornacher Vortrag vom 29.10.1921 sieben *Lebensstufen*, wobei diese im Gegensatz zu der Darstellung von 1909/1910 (vgl. S. 191ff.) der physiologischen *Dreigliederung* folgten – sprach Steiner doch nun von *Sinnes-*, *Nerven-*, *Atmungs-*, *Zirkulations-*, *Stoffwechsel-*, *Bewegungs-* und *Reproduktionsleben* (208, 86). Daß der *Ätherleib* sich auf diesen Stufen unterschiedlich betätigt bzw. engagiert ist – was sich aus den Ausführungen zu *Dreigliederung* und *Wesensgliedern* notwendig ergibt (vgl. S. 366ff.) –, betonte Steiner gleichfalls am 29.10.1921 (ebd.).[217]

Ätherleib und Lebensstufen

der Ätherleib als „kosmischer Therapeut"

Im Sinne eines *Bildekräfteleibes* überirdischer Qualität ist der *ätherische Leib* der *kosmische Therapeut* (221, 74) jeglicher Krankheits- bzw. Entgestaltungstendenz im Bereich menschlicher Physis: *Die Gesundung geht immer vom Ätherleib aus* (316, 106).

Der Ätherleib als Gedanken- und Zeitenleib

die „Gedankenbildekräftewelt"

eine „in der Zeit fortlaufende Wesenheit"

Von seinem, schon in den Goethe-Schriften vor 1900 vertretenen ideenrealistischen Standpunkt aus (vgl. S. 73ff.) bezeichnete Steiner den *Ätherleib* nicht nur als *Geistleiblichkeit*, sondern geradezu als schöpferischen *Gedankenleib*, als ein aus *kraftenden Gedanken* bestehendes *Gedankengewebe* (79, 97/99). Leibbildende, wirkende *Ideen* oder *Gedanken* liegen der menschlichen Gestalt und den menschlichen Lebensfunktionen zugrunde – der kosmische *Äther* ist selbst *wirksame Gedankenwelt* (224, 98) oder *Gedankenbildekräftewelt* (84, 107). Menschliches Denken ist seinem Wesen nach *ätherische* Tätigkeit (bzw. entsteht innerhalb des *ätherischen Leibes* – 27, 17), beruht auf einer aktiven Teilnahme an der *ätherischen Welt – das wahre Denken durchzieht die Welt, ist als Kräftestruktur in der Welt, nicht bloß im Menschen* (84, 83 – vgl. S. 57ff.). Der *ätherische* Denkvorgang aber bleibt unbewußt – bewußt wahrgenommen wird nicht der Prozeßvollzug des Denkens, sondern die aus dem Bildungsvorgang geronnenen, am *physischen Leib [...] gespiegelten* Gedanken bzw. das *Schattenbild des Ätherleibes* (84, 82 – vgl. S. 269ff. und 307ff.). In seinen pädagogischen Vorträgen führte Steiner in Weiterentwicklung des bereits 1906/1907 Dargestellten Metamorphosevorgänge aus, durch die ein Teil des *Leibes-Bildekräfteleibes* des heranwachsenden Kindes zum *Gedanken-Bildekräfteleib* wird, dessen Aktivität dem menschlichen Denken zugrunde liegt (vgl. S. 159ff.). Demzufolge muß der *Ätherleib* in geisteswissenschaftlicher Perspektive wesentlich in seiner zeitlichen Dynamik betrachtet werden, ja er ist geradezu *Zeitleib* oder *Zeitorganismus* (vgl. bereits S. 136ff.): *Dem sich im Stoffwechsel immer wieder erneuernden physischen Leib steht [...] die in ihrem Wesen von der Geburt (bzw. Empfängnis) bis zum Tode dauernd sich entfaltende innere Menschenwesenheit gegenüber, dem physischen Raumesleib ein Zeitenleib* (26, 27). Im Unterschied zum *physischen Leib* kann der *Ätherleib* als *einheitliche, in der Zeit fortlaufende Wesenheit*, als *eine in sich geschlossene Realität von einem Zeitpunkte bis zu einem anderen Zeitpunkte* betrachtet werden (319, 82). In gewisser Weise stellt der sich entwickelnde, entfaltende *Ätherleib* den menschlichen *Lebenslauf* dar (215, 152), da ihm die Zeitstruktur der menschlichen Biographie im Sinne eines immerwährenden Bezogenseins auf die Totalität des Daseins eignet. Er ist, wie Steiner am 2.2.1924 sagte, *immer als Ganzes da,*

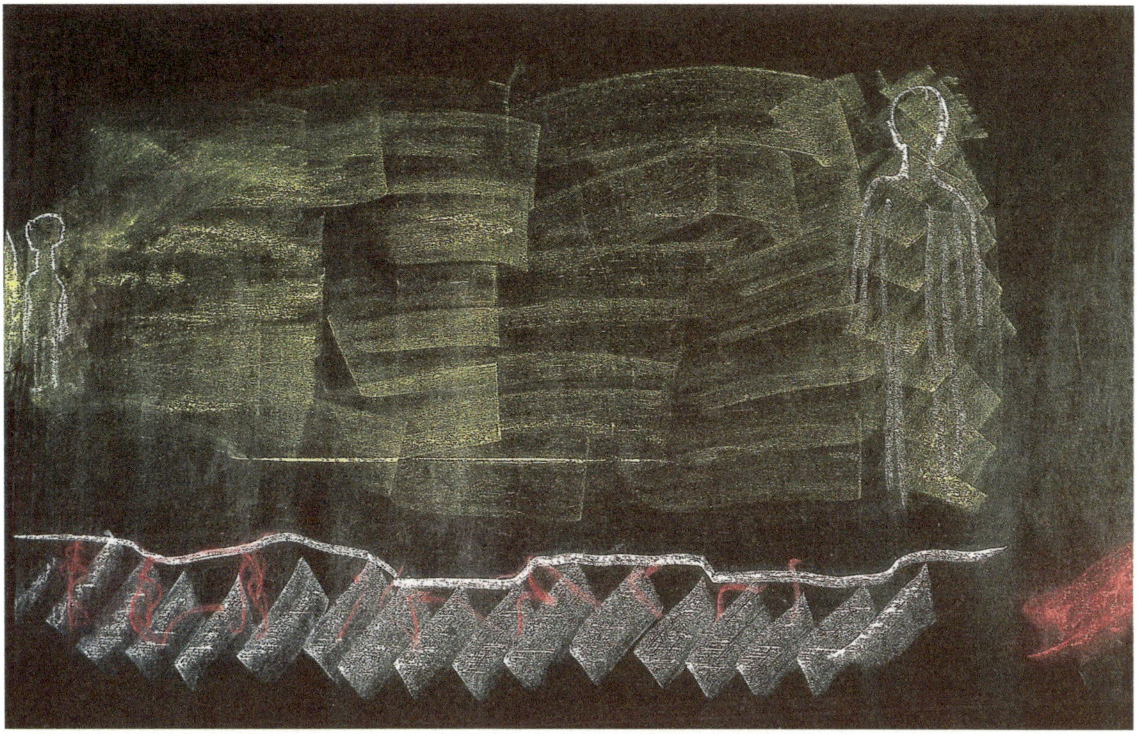

Der Ätherleib als Zeit-Organismus
(15.4.1923; GA 84, Bd. I, Tafel 3)

entsprechend der vergangenen Lebensdauer während dieses Lebens. Das, was man als den Ätherleib in einem bestimmten Zeitmomente ansieht, ist nur eine Abstraktion; das Konkrete ist der zeitliche Verlauf (234, 87). Der *Ätherleib* ist wirkendes Gedächtnis der Biographie, in dem *Später und Früher in organischer Weise zusammenhängen* (81, 234). In einer Fragenbeantwortung zum *ätherischen* Zeit- und *physischen* Raumorganismus sagte Steiner vor Studenten am 12.4.1922 in Den Haag: *[Man bekommt nur] einen richtigen Begriff von dem, was eigentlicher physischer Leib des Menschen ist, wenn man trennen kann vom Zeitlichen das Räumliche. Beim Menschen ist es von fundamentaler Bedeutung, weil man überhaupt zu keinem Verständnis kommt, wenn man nicht weiß, daß bei ihm alles Zeitliche als Entität für sich verläuft, und das Räumliche von dem Zeitlichen als von etwas Dynamischem beherrscht wird, während bei einer Maschine das Zeitliche nur eine Funktion ist desjenigen, was räumlich ist. Das ist der Unterschied. Beim Menschen ist das Zeitliche etwas Reales, während beim Mechanismus das Zeitliche nur eine Funktion des Raumes ist* (81, 236).

die Ganzheit des Ätherleibes als zeitlicher Verlauf

die Realität der Zeitlichkeit im Menschen

Der Astralleib

Die überräumliche und überzeitliche Struktur von Astralleib und Ich

differente Struktur der Wesensglieder

Physischer Leib und Ätherleib haben eine räumlich-zeitliche Struktur, Astralleib und Ich eine rein geistige Struktur (316, 206). *Astralleib* und *Ich* sind *überräumlich* und *überzeitlich*; die *physisch-ätherische* und die *geistig-seelische Struktur* des Menschen sind *grundverschieden* (316, 207).

Bezogen auf die *überräumliche* Natur von *Astralleib* und *Ich* sagte Rudolf Steiner 1924 vor Medizinstudenten und Ärzten: *Sie erschöpfen schon das Weltall in Ihrer Betrachtung, wenn Sie den physischen Leib und den Ätherleib des Menschen in Betracht ziehen* (316, 173). Die *Kräfte*, die im *astralischen Leib* und im *Ich* des Menschen *enthalten* sind, können *in dem äußeren Raum des Weltenalls gar nicht angetroffen werden*, sie sind *nicht von der Welt [...], der die Erde angehört* (211, 79). Als Grundphänomen oder Grundgeste seelisch-geistiger Wirksamkeit am Menschenleib bezeichnete Steiner die *Einstülpung*, ein Hineinwirken in Raum- und Zeitordnungen, das sich dieser bedient, um sie aufzuheben, *auszusparen*: *Die physisch-ätherische Struktur ist so, daß sie sich differenziert in die einzelnen Organe, als Organismus, der gewissermaßen die einzelnen Organe wie von dem Zentrum des Lebens herausgetrieben hat. Die astrale und Ich-Struktur sind viel mehr so, daß sie von außen nach innen getrieben werden. Also mehr durch Einstülpung zustande kommen, so daß das Wesentliche dabei ist das Aussparen des Raumes und auch das Aussparen der Zeit durch Einstülpung* (316, 206). So führte Steiner auch bezüglich des *Astralleibes* aus, daß dieser – ohne selbst räumlich zu sein – auf *Räumliches* wirke (201, 73) und dabei die *Gestalt räumlichen Wirkens* annehme (316, 174).[218] Der *astralische Leib* trägt Kräfte von *außerhalb des Raumes* (330, 124) in sich, er setzt sich über räumliche (und zeitliche) Zusammenhänge hinweg (303, 253) – doch er *braucht* oder gebraucht diese, um irdische Wirksamkeit zu entfalten (ebd.). Er bildet die *Vermittlung* von *drückender* Materie und *saugendem Äther* (201, 124), ohne selbst am extensiven oder intensiven Raum teilzuhaben.

astrale Struktur und Ich-Struktur: Aussparen des Raumes und der Zeit

Wurde im *Äther* ein wirkendes Prinzip gesehen, das den dreidimensionalen Raum in sein inneres Gegenteil überführt und zugleich die Zeitlichkeit menschlichen Daseins konstituiert, so verwirklicht der *Astralleib* die nächst *höhere* Stufe, auf der die Zeit nach Steiner selbst *aufgesaugt* wird (311, 103). Er führt den Menschen seelisch immer wieder in seine Kindheit zurück, vollzieht solchermaßen ein *rücklaufendes Leben*, das sich auf Vergangenes bezieht und sich innerhalb der fortschreitenden Zeitigung des Daseins verbirgt.

Die Bedeutung des Astralleibes für Abbau- und Ausscheidungsprozesse

Die Bedeutung des *Astralleibes* für die Genese des Bewußtseins thematisierte Steiner erneut (vgl. S. 111ff.) mit dem Hinweis auf seine *lebenshemmende* Wirkung. *Das Bewußtsein entsteht nicht durch ein Fortführen derjenigen Tätigkeit, die aus dem physischen und dem Ätherleib als Ergebnis kommt, sondern diese beiden Leiber müssen mit ihrer Tätigkeit auf den Nullpunkt kommen, ja noch unter denselben, damit „Platz entstehe" für das Walten des Bewußtseins* (26, 19). Inbesondere *lähmt* der *Astralleib* dasjenige fortwährend *herab, was durch den ätherischen Organismus bewirkt wird* (316, 32); vom menschlichen *Ätherleib* aber wird geschaffen, *was als Lebenskraft in einem einzelnen Organ oder im Organismus ist* (316, 31). Allgemein gesprochen gilt daher: *Um die unbestimmten, halbbewußten und unterbewußten Erlebnisse zu gestalten, müssen die von der ätherischen Organisation abhängigen Lebensprozesse herabgelähmt werden.*[219]

Ablähmung der ätherischen Lebensprozesse

Der *Astralleib* also baut *fortwährend die organischen Prozesse ab, baut das Zellenleben ab, das Drüsenleben ab* (319, 212); er erhöht den *Mineralisierungsprozeß* der Organe (313, 81), steht dem *Äther-* oder *Bildekräfteleib [...] polarisch entgegen* (316, 32). Zwischen *astralischen* und *ätherischen* Tätigkeiten existiert *ein fortwährendes Hin- und Hergehen in einem labilen Gleichgewicht* – welches seinerseits die Grundlage für das menschlichen Fühlen bildet (s. o.; vgl. a. 27, 17: *Der astralische Leib baut sich seine Organe auf; er baut sie wieder ab, indem er die Gefühlstätigkeit im Bewußtsein der Seele entfalten läßt.*). In einer schriftlichen Darstellung anthroposophischer Medizin formulierte Steiner im Januar 1924 diesbezüglich: *Die astralische Organisation lähmt die lebenzeugende Tätigkeit. Das geschieht, indem gleichzeitig das Flüssige in das Luftförmige übergeführt wird. Ein Beispiel dieser Tätigkeit ist der Atmungsvorgang. Er trägt das Lebend-Flüssige des Organismus in das Luftförmige der eingeatmeten Luft hinüber und lähmt es damit so weit, daß es Träger der halbbewußten oder unterbewußten Seelenvorgänge sein kann* (B 118/119, 15).

Überführung von Flüssigem in Luftförmiges

Die lebenshemmende oder -zerstörende *astralische Tätigkeit* wird vom *ätherisch* Wirksamen bereits anfänglich, im *Status nascendi* begrenzt, *zurückgewiesen* oder *zurückgeschlagen*, wird ausgeglichen – und damit nicht zum pathophysiologischen Anfang eines Krankheitsprozesses (316, 33). Tendenziell aber ist dieser stets latent vorhanden.

Im einzelnen exemplifizierte Steiner die polarischen Tätigkeiten der *ätherischen* Aufbau- sowie der *astralen* Abbausphäre u. a. anhand des Wechselverhälnisses zwischen den – der plastischen Leibesbildung verpflichteten – Proteinvorgängen (s. S. 779ff.) und den physiologischen Ausscheidungspro-

Stoffaufnahme und -ausscheidung

zessen des Organismus und schrieb: *Die Aufnahme des Eiweißes ist ein Vorgang, der mit der einen Seite der inneren Betätigung des menschlichen Organismus zusammenhängt. Es ist dies die Seite, die auf Grund der Stoffaufnahme zustande kommt. Jede derartige Betätigung hat zu ihrem Ergebnis Formbildung, Wachstum, Neubildung von substantiellem Inhalt. Alles, was mit den unbewußten Verrichtungen des Organismus zusammenhängt, gehört hierher. Diesen Vorgängen stehen diejenigen gegenüber, die in Ausscheidungen bestehen. Es können Ausscheidungen sein, die nach außen gehen; es können auch solche sein, wo das Ausscheidungsprodukt im Innern weiter verarbeitet wird in der Formung und Substanzierung des Körpers. Diese Vorgänge bilden die materielle Grundlage der bewußten Erlebnisse. Durch die Vorgänge der ersteren Art wird die Kraft des Bewußtseins herabgestimmt, wenn sie über das Maß dessen hinausgehen, was durch die Vorgänge der zweiten Art im Gleichgewicht gehalten werden kann* (27, 62).

das Beispiel der Harnsäureausscheidung

Am Beispiel der Harnsäureausscheidung schilderte Steiner, daß der *Astralleib* deren – gesamtorganismisch bedeutsame – Elimination durch die Harnabsonderung bewirke[220], daneben aber auch an der substantiellen Aufnahme kleiner Harnsäuremengen in die Körpergewebe im Sinne einer *Ausscheidung nach innen* beteiligt sei; im Bereich des Gehirnes gehen diese *in die Ich-Organisation über und bilden dann die Grundlage für die Formung des Unorganischen im Sinne dieser Organisation* (27, 64; zu *Ich* und Anorganik vgl. S. 482ff.). Insgesamt für die Harnsäurehomöostase von entscheidender Relevanz, ist der *Astralleib* nach Steiner insofern *Wegmacher* und *Vermittler* der leibbezogenen *Ich*-Tätigkeit, als er die Organe dazu *geneigt* macht, die von der *Ich-Organisation* zur Bewußtseinsentfaltung instrumentalisierten *unorganischen Einlagerungen* aufzunehmen (27, 63). In diesem Prozeß kommt der Harnsäureverstofflichung eine wichtige, jedoch nicht näher herausgearbeitete bzw. herausgestellte Bedeutung zu.

weitere Entfremdung der physischen Erdenstofflichkeit

Steiners weiteren Ausführungen zufolge gilt auf der Substanzebene prinzipiell, daß die wirksame *astrale* Kraftsphäre die *Erdenstofflichkeit* – in einer über die *ätherische* Umwandlung noch hinausgehenden Art – ihrer physischen Wesenheit *entfremdet* (27, 15). In dieser progredienten *Entfremdung* metamorphosiert sich die belebte Substanz teilweise zur empfindenden[221], wobei trotz Einwirkung der organisierten *Astralsphäre* im tierischen Organismus sich auch die bereits skizzierten *physisch-ätherischen* Substanzevolutions- und -devolutionsprozesse weiterhin, wenn auch in z.T. abgeschwächter Weise vollziehen – und mit entsprechenden Organprozessen in Zusammenhang stehen (27, 31). So existiert beispielsweise im empfindungsbegabten Organismus ebenfalls eine – den Gesetzmäßigkeiten des *physischen Leibes* zumindest tendenziell verpflichtete – substantielle *Ausscheidung nach dem Leblosen hin*, über die Steiner schrieb: *Was in der Rindenbildung der Pflanze als Substanzbildung auftritt, die auf dem Wege zum Mineralischen hin ist und sich ablöst, je mehr sie mineralisch wird, das erscheint im Tierischen als Ausscheidungsprodukte der Verdauung. Es ist weiter von dem Mineralischen entfernt als die pflanzliche Absonderung* (27,37). Demzufolge sind auch die dem Lebensprozeß weitgehend entfallenen Substanzen des empfindungsbegabten Organismus für diesen spezifisch, d.h. nur im Kontext des *astralen* Einwirkens in ihrer Eigenart verständlich. Für den gesamten Lebensprozeß des tierischen Organismus aber gilt, daß er sich zwischen einem *astralen* und einem *physisch-ätherischen* Organpol entfaltet – und die vorhandene Wechselwirkung beider den Bewußtseins- oder Empfindungsleistungen organisch zugrunde liegt (27,31).

Das Ich

Ich-Wirksamkeit und Zerstörung des physischen Leibes

Das menschliche *Ich* wurde in seiner physiologischen Wirksamkeit als *Ich-Organisation* von Steiner in mehreren Vorträgen der letzten Jahre gleichfalls als den eigentlichen Lebensprozeß *abbauend*, in gewisser Weise in *noch stärkerem Maße* (319, 163) abbauend als die *astralische* Tätigkeit beschrieben (vgl. z.B. 314, 305; 319, 194). Funktionell wurde die *Ich-Organisation* von Steiner dem *physischen Leib*, dem Stoffwechsel- und Ernährungsgeschehen (s.o.) entgegengesetzt. Hemmt die *astralische* Tätigkeit die Lebensvorgänge des *ätherischen Leibes*, staut sie diese zurück, so wirkt die *Ich-Organisation* substantiell auf den *physischen Leib*, den sie *abbaut, verhärtet, verdorrend* macht (319,194): *Sie zerstört ihn fortwährend, sie tut dasselbe, was der Tod tut, nur wird dies immer wieder ausgeglichen dadurch, daß der physische Leib fähig ist, äußere Substanzen als Nahrung aufzunehmen,*[222] *so daß sie den polarischen Gegensatz haben zwischen Ich-Organisation und Ernährung* (316, 30). Die *Ich-Organisation* wirkt durch die *Zeitenkontinuität* (316, 174); sie bedeutet nach Steiner für den Menschen *ganz dasselbe, nur in fortlaufender, kontinuierlicher Tätigkeit, was der Tod auf einmal, gewissermaßen zusammengefaßt bedeutet. Sie sterben durch Ihre Ich-Organisation fortwährend; das heißt, Sie zerstören Ihren physischen Leib nach innen, während sonst die äußere Natur, wenn Sie durch den Tod gehen, Ihren physischen Leib nach außen zerstört. Nach zwei verschiedenen Richtungen ist der physische Leib zerstörungsfähig, und die Ich-Organisation ist einfach die Summe der Zerstörungskräfte nach innen. Man kann schon sagen, die Ich-Organisation hat die Aufgabe, den Tod herbeizuführen […], der immer nur dadurch verhindert wird, daß neuer Nachschub geschieht, und immer diese Tätigkeit, den Tod her-*

die Zerstörung des physischen Leibes

Ich-Organisation und Todesprozeß

Polarität zur Ernährung

beizuführen, nur angefangen wird. So daß wir haben: Ich-Organisation ist eigentlich qualitativ identisch mit Tod und physische Organisation ist eigentlich identisch mit Ernährung (316, 30).

Ich-Wirksamkeit und Leibesaufbau aus devitalisierter, mineralisierter Substanz; zur Genese des Ich-Bewusstseins

Seit Anbeginn seiner geisteswissenschaftlichen Vortrags- und Publikationstätigkeit hatte Steiner darauf hingewiesen, daß für Gestaltung und Erhaltung der physischen Leibesform des Menschen *überphysische* Kräfte wesentlich sind – daß der sich zersetzende Leichnam zeige, daß den *physischen Erdkräften* während des Lebens von höheren Kräften entgegengewirkt werden muß (vgl. S. 97ff.). So hieß es auch wiederum in einem medizinischen Vortrag vom 3.1.1924: *Aber wenn wir den physischen Leib des Menschen betrachten, so müssen wir uns doch klarwerden, daß er so, wie er dasteht als physischer Leib in der physischen Welt, nichts gemein hat mit den Kräften, die in der physischen Welt wirken. Denn in dem Augenblick, wo der Mensch durch die Todespforte geht, die Ich-Organisation also weggeht aus dem physischen Leibe, da tritt für den physischen Leib die Tatsache ein, daß er anfängt, den Kräften der äußeren Welt zu unterliegen, das bedeutet aber, daß er zerstört, nicht daß er aufgebaut wird. Wenn Sie das bedenken, daß der physische Leib durch die Kräfte, die in der äußeren Natur sind, zerstört wird, werden Sie unbedingt einsehen: er kann nicht in seiner Gestaltung irgendwie unterliegen den Kräften der physischen Welt. Wenn die Ich-Organisation also den physischen Leib gestaltet, formt, bedeutet das doch, daß sie ihn herausreißt aus den Kräften, die sonst in der irdischen Umgebung des Menschen gefunden werden* (316, 27). Steiner betonte damit die Bedeutung der *Ich-Organisation* für den *physischen Leib* bzw. die Leibesgestalt im engeren Sinn – die ja auch in den Prager Vorträgen zur *„Okkulten Physiologie"* als auf das *Ich hinorganisiert* bezeichnet worden war (vgl. S. 233ff.). Die menschliche Leibesgestalt könne nicht mit dem *physischen Leib* gleichgesetzt werden (s. o.), dieser habe vielmehr sein Wirkungsfeld *innerhalb* derselben: *Physischer Leib ist, was sich physisch-chemisch im Menschenwesen abspielt. Das geschieht bei dem gegenwärtigen Menschen innerhalb der menschlichen Gestalt. Diese selbst aber ist ein durch und durch Geistiges* (26, 185). Die *Ich-Kräfte* bilden die Leibesgestalt, sie wirken in gewisser Hinsicht den *abbauenden, zerstörenden* Potenzen der Erdennatur, dem im menschlichen Organismus vorhandenen, vom Haupt *zentralisierend ausgehenden* oder ausstrahlenden *physischen Prozeß* entgegen (313, 39), sie sind selbst *an diese Gegenarbeit, an diese reaktive Wirkung gebunden* (313, 40) – d. h. aber auch, die *Ich-Kräfte* wirken in gewisser Weise aufbauend.

Gestaltung des physischen Leibes

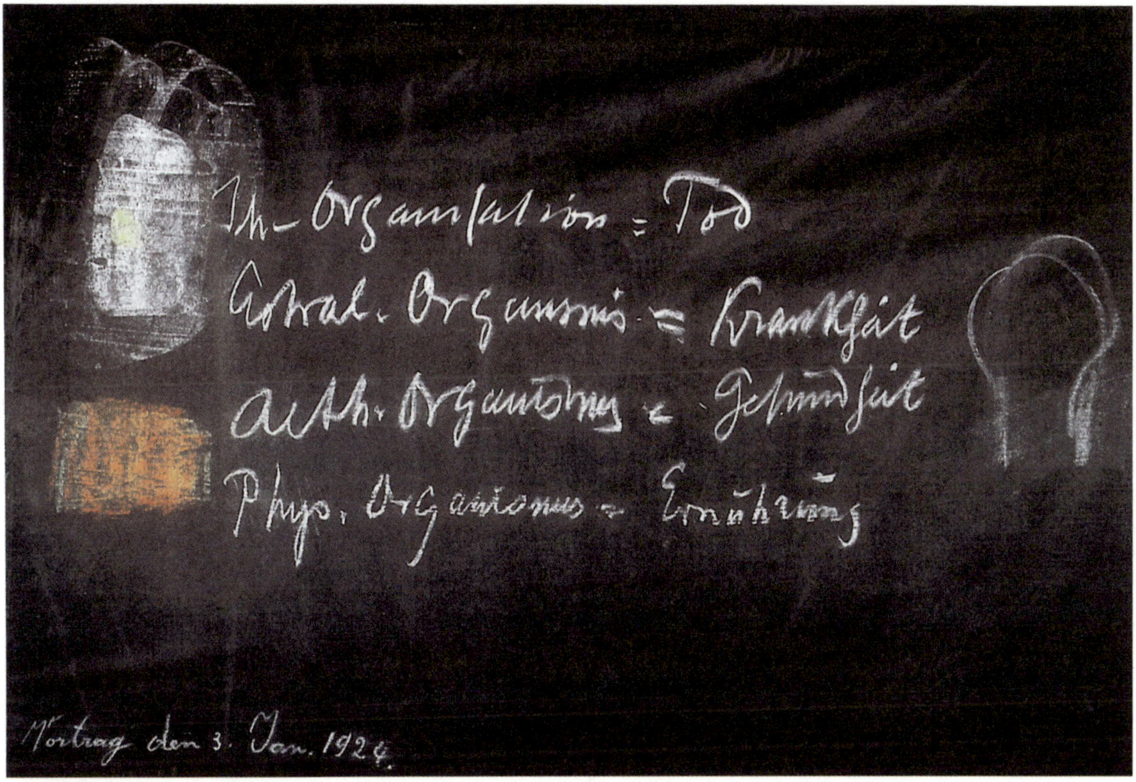

Wirkungsvollzüge der vier menschlichen Wesensglieder im Organismus
(3.1.1924; GA 316, Bd. XXIII, Tafel 2)

Ich-Wirksamkeit und Leibeserhaltung

Dies machte Steiner dann auch 1924 in einer Ansprache vor Ärzten geltend; dabei betonte er darüber hinaus, daß auch den kosmisch einstrahlenden Kräften eine leibeszerstörende Fähigkeit eigen sei (s. a. 27, 27f. u.o.), sowie daß ein leibeserhaltender und -gestaltender Aspekt neben der *Ich-Organisation* auch dem *Astralleib* zuzusprechen ist. Am 21.4.1924 sagte Steiner in Dornach: *Alle Prozesse, die außerhalb des Menschen in der Natur vorgehen, wirken auf den Menschen im Sinne des Abbaues und des Aufbaues. Und wir müssen eigentlich im Menschen, wenn wir ihn verstehen wollen, einen dreifachen Abbau anerkennen. Der erste Abbau, er ist derjenige, welcher gewissermaßen von innen aus geschieht durch alles das, was von der Erde aus auf den Menschen wirkt. Die Erdenkräfte wirken so, daß sie den Menschen von innen aus abbauen. Die Kräfte, die aus der Luft wirken, vorzugsweise durch die Atmung, und übergeführt werden auf den Menschen, die wirken von dem Erdenumkreis heraus abbauend. Und die Kräfte des Lichtes wirken von dem Kos-*

der dreifache Abbau im Menschen

mos herein auf den Menschen abbauend. So daß auf den Menschen die außermenschlichen Kräfte des Kosmos in dreifacher Art abbauend wirken, und der Abbau tritt sofort ein, wenn an der menschlichen Organisation nicht mitwirken Ich-Organisation und der astralische Leib. Astralleib und Ich wirken entgegen den abbauenden Prinzipien im Menschen. In dem Augenblick also muß der Abbau durch die außermenschlichen Kräfte eintreten, in dem Ich und astralischer Leib im Menschen nicht mehr wirken (314, 272). Deutlich wird, daß die Leibeswirksamkeit des Seelisch-Geistigen in anthroposophischer Sicht differenziert und aus verschiedenen Perspektiven betrachtet werden muß. *Ich* und *Astralleib*, individueller Geist und menschliche Seele ermöglichen irdisches Bewußtsein durch Hemmungsvorgänge gegenüber der lebendigen Substanz. *Physischer Leib* und *Ätherleib* müssen, wie Steiner schrieb, *unter den Nullpunkt* ihrer Tätigkeit kommen, müssen in gewisser Weise aufgehoben und in ihr Gegenteil überführt werden, damit Bewußtsein möglich wird. Dies leisten *Ich* und *Astralleib*. Zugleich aber ist es nach Steiner der sich inkarnierende menschliche Wesenskern, der die Leibesbildung auf Erden impulsiert und erhält, ist es die menschliche Geistseele, die den gestaltauflösenden Potenzen von Erde und Kosmos entgegenwirkt. Insbesondere das *Ich* vermag, sich der mineralisch-irdischen, dem Lebensprozeß entfallenen Elemente des Leibes zu bedienen und sie für die Bewußtseinsentfaltung fruchtbar zu machen.

Imprägnierung der Leibesorgane mit Unorganischem

Nach Steiner ist es der Kräftezusammenhang der *Ich-Organisation*, der die Leibesorgane mit Unorganischem *imprägniert* (27, 63), in den mineralsierenden Kräften wirkt (27, 88) – *Die Ich-Organisation braucht diesen Übergang der organischen Substanz in den leblosen Zustand* (27, 90). Sie übernimmt einen Teil (27, 37) der Substanzen nach *astralischer* Vorbereitung (s. o.) und führt die Tätigkeit des *Astralleibes* in veränderter Weise fort; in London sagte Steiner noch am 28.8.1924: *Die Ich-Organisation rettet […] aus diesem [astralischen] Abbau wiederum gewisse Elemente, und von demjenigen, was durch den astralischen Leib schon abgebaut ist, ich möchte sagen, die aus dem Ätherleib und dem physischen Leib herausfallenden Stoffe, die schon im Abbau sind, baut die Ich-Organisation neuerdings auf. Das ist eigentlich das Geheimnis der menschlichen Natur* (319, 213).

Aufbau aus der Mineralität

Das menschliche *Ich* bzw. die *Ich-Organisation* entfaltet ihre Tätigkeit an den dem Lebensprozeß des Gesamtorganismus entfallenen Substanzen, steht in besonderer Beziehung zu allem Mineralischen im Menschen, an dem sie umwandelnd, die Salzbildung aufhebend (B 35, 31) tätig wird (233, 130/132; vgl. die beispielhafte Ausführung anhand des Zentralnervensystems auf S. 524ff.). Dies gelingt der *Ichorganisation* offensichtlich primär dadurch, daß sie in den Wärmevorgängen zu wirken vermag. Leistet bereits der *Astralleib* die Überführung luftförmiger in flüssige Prozesse, so arbeitet die menschliche *Ich-Organisation* noch tiefer: *Sie taucht alle im Festen, Flüssigen und*

Luftförmigen verlaufenden Prozesse in die Wärmedifferenzierungen des Organismus. In den in sich mannigfaltig verlaufenden Wärmevorgängen des Organismus wandelt die Ich-Organisation fortwährend alles Substantielle und alle Vorgänge des Organismus partiell so um, daß der Organismus Träger des selbstbewußten Seelenlebens werden kann (B 118/119, 15).

das Wirken über den Wärmeprozeß

Die vom *Ich* geleistete Substanz-Umwandlung ist demnach die organische Voraussetzung für die Entwicklung des menschlichen *Selbst-Bewußtseins* – 1924 schrieb Steiner: *Das Selbstbewußtsein, das im „Ich" sich zusammenfaßt, steigt aus dem Bewußtsein auf. Dieses entsteht, wenn das Geistige in den Menschen dadurch eintritt, daß die Kräfte des physischen und des ätherischen Leibes diese abbauen. Im Abbau dieser Leiber wird der Boden geschaffen, auf dem das Bewußtsein sein Leben entfaltet. Dem Abbau muß aber, wenn die Organisation nicht zerstört werden soll, ein Wiederaufbau folgen. So wird, wenn für ein Erleben des Bewußtseins ein Abbau erfolgt ist, genau das Abgebaute wieder aufgebaut werden. An der Wahrnehmung dieses Aufbaues liegt das Erleben des Selbstbewußtseins* (26, 19). Das Phänomen des *Selbst-Bewußtseins*[223] setzt – als Bewußtsein des Bewußtseins – voraus, daß die bewußtseinsermöglichenden Abbauprozesse ihrerseits überwunden werden; der Wiederaufbau, die Wiederbelebung des *Herabgelähmten*, die Verwandlung der *empfindenden* Substanz in jene, *die dann Träger des selbstbewußten Geistes wird* (27, 37), ist nach Steiner eine Tat des individuellen menschlichen Wesenskernes, des *Ichs*, das sich in seiner schaffenden Tätigkeit erlebt, sich handelnd selbst gewahr wird: *Man kann in innerer Anschauung diesen Vorgang verfolgen. Man kann empfinden, wie das Bewußte in das Selbstbewußte dadurch übergeführt wird, daß man aus sich ein Nachbild des bloß Bewußten schafft. Das bloß Bewußte hat sein Bild in dem durch den Abbau gewissermaßen leer Gewordenen des Organismus. Es ist in das Selbstbewußtsein eingezogen, wenn die Leerheit von innen wieder erfüllt worden ist. Das Wesenhafte, das zu dieser Erfüllung fähig ist, wird als „Ich" erlebt* (26, 20).

Abbau und Bewußtsein, Wiederaufbau und Selbstbewußtsein

Obwohl nicht in den eigentlichen Zusammenhang dieses Kapitels gehörend, sei an dieser Stelle abschließend darauf hingewiesen, daß Steiner die Ermöglichung des *Ich-Bewußtseins* auch in den Vorträgen der letzten Lebensjahre von verschiedensten, sich gegenseitig ergänzenden Aspekten beleuchtete, die jeweils unterschiedlichen Ebenen menschlicher Konstitution angehören (vgl. hierzu auch S. 129ff. und S. 352ff.). So besprach er u. a. erneut (vgl. S. 352ff.) die wesentliche Bedeutung des Schlafes, der die Zeitkontinuität des Bewußtseinsleben periodisch unterbricht[224] und sagte: *Indem Sie zurückschauen auf Ihr Leben, nehmen Sie die Erlebnisse wahr, und Sie nehmen nicht wahr diese Unterbrechungen. Dafür nehmen Sie Ihr Ich wahr. Es ist also das Fehlen der Tageserlebnisse, das Ihnen in Wirklichkeit die Vorstellung Ihres Ich gibt, das heißt, indem Sie „Ich" sagen, nehmen Sie diejenige Zeit Ihres Lebens*

zur physiologischen Genese des Ich-Bewußtseins

wahr, die Sie verschlafen haben. In der Tat, das Ausgesparte im Leben, wenn Sie zurückblicken, ist die Veranlassung zu Ihrer Ich-Wahrnehmung (191, 168).

Diskontinuität des Bewußtseins und Ich-Wahrnehmung

Die Diskontinuität des Bewußtseins bildet die Grundlage, die *Veranlassung* der *Ich-Wahrnehmung* bzw. des *Ich-Bewußtseins* (235, 131), der *Ich-Vorstellung* (202, 177) oder vielmehr des *Ich-Gefühls* – das Steiner in dem Basler Vortrag vom 21.4.1920 explizit von der *Ich-Vorstellung* unterschied (301, 40). *Ich-Wahrnehmung, Ich-Bewußtsein* oder *Ich-Gefühl* fundiert der die Zeitkontinuität des Bewußtseins unterbrechende *traumlose Schlaf* nach Steiner dadurch, daß er ein *Bewußtsein unserer Gesamtmenschlichkeit als Organismus* vermittelt: *Durch den traumlosen Schlaf wissen wir von unserer Gesamtorganisation, allerdings dumpf und dunkel, aber wir wissen eben durch den Schlaf von unserer Gesamtorganisation* (17.12.1920; 202, 178f.). Während der träumend schlafende Mensch nur einzelnes aus seinen innerorganismischen Zuständen wahrnimmt (ebd.), ermöglicht der *traumlose Schlaf* ein derart ganzheitlich-innerleibliches Wissen, wie es das Bewußtseinsleben benötigt, um sich gegen den Verlust in der äußeren Welt (durch bewußte Tages-Erinnerungen) zu schützen und sich in seiner Inkarnation selbst zu erleben (ebd.; vgl. diesbezüglich auch Steiners Ausführungen zu den unteren Sinnen, S. 187ff.).

Vereinigung lateralisierter Wahrnehmungen

Erlebnis differenter Zeitigung

Als weitere physiologische Gesichtspunkte, die zu dem menschlichen *Ich-Bewußtsein* im Sinne notwendiger, doch keinesfalls hinreichender Bedingungen beitragen, nannte Steiner die Vereinigung von Wahrnehmungen der rechten und linken Körperhälfte, wie sie urbildlich in der Sehnervenkreuzung im Chiasma opticum gegeben ist[225] und der beim Menschen andere Bedeutung als im Tierreich zukomme (293, 50) – sowie das Erleben der unterschiedlichen Zeitigung von Haupt und übrigem Organismus: *Sie erleben sich [als Ich] dadurch, daß Ihr Kopf viermal langsamer läuft als Ihr übriger Organismus. Das ist das innere Sich-Spüren, das innere Sich-Wahrnehmen, dieses Nachlaufen hinter dem Tempo des Gliedmaßen-Stoffwechselorganismus mit dem, was die Hauptesfunktionen sind*[226] (20.10.1922; 218, 64f.; vgl. S. 361ff.).

Bedeutung der Nerven-Sinnestätigkeit

Darüber hinaus thematisierte Steiner wiederholt die Nähe der Nerven-Sinnestätigkeit zum menschlichen *Ich*, sprach davon, daß der Mensch sein Selbstbewußtsein im Bereich seiner *Denkorganisation* erlebe (26, 237) und betonte die enge Bindung des *Ich-Bewußtseins* an *den ganzen Umfang der Sinneswahrnehmungen* (206, 118). Prinzipiell gelte, daß die Kräfte, die dem Menschen sein Selbstbewußtsein geben, in enger Beziehung zur irdischen, sinnlich wahrnehmbaren Welt stehen bzw. selbst irdischer Herkunft sind (26, 180/197).

*

3. Das physiologische Wirken der vier Wesensglieder

die vier elementaren Organisationsstufen des menschlichen Leibes

Man betrachtet eigentlich den Menschen so, daß man nur dasjenige zu seiner Organisation zählt, was man sich in irgendeiner Weise fest oder fest-flüssig vorstellen kann. Gewiß, man betrachtet das Flüssige, das Luftförmige als in den Menschen einziehend und ausziehend, aber man betrachtet es nicht so, als ob es selber ein Glied der menschlichen Organisation sei. Die Wärme, die der Mensch so in sich hat, daß sie eine höhere Wärme als seine Umgebung ist, die betrachtet man als einen Zustand des menschlichen Organismus, aber man betrachtet sie nicht eigentlich als ein Glied der Organisation. [...] Man spricht vom Wärmezustand des Menschen, aber man betrachtet im Grunde doch nur das Feste als das Organisierende, und man sieht nicht hin darauf, daß man außer dem, daß man diese feste Gerüste hat, den ganzen Menschen auch als eine Flüssigkeit, sagen wir zunächst Flüssigkeitssäule zu sehen hat, daß der ganze Mensch durchsetzt ist mit Luft und daß er durch und durch einen gewissen Wärmezustand hat. Aber einer genaueren Betrachtung gegenüber ergibt sich doch, daß man ebenso, wie man das Feste oder Fest-Flüssige als einen Teil, als ein Glied der menschlichen Organisation anzusehen hat, man auch dasjenige, was der Mensch als direkte Flüssigkeit in sich hat, nicht als eine gleichgültige flüssige Masse, sondern als in Organisation, wenn auch fluktuierender, aber doch in Organisation begriffen sich zu denken hat, und daß diese Organisation, das Flüssige, ebenso etwas bedeutet wie die Organisation des Festen. Man hat also neben dem gewissermaßen festen Menschen den Flüssigkeitsmenschen ins Auge zu fassen. Denn, was wir als Luft in uns tragen, ist in bezug auf seine Gliederung, in bezug auf seine Teile geradeso ein Organismus, wie der feste Organismus ein Organismus ist, nur ist dieser Organismus luftförmig und in Bewegung. Und endlich dasjenige, was wir als Wärme in uns tragen, das ist nicht etwa eine gleichförmige, über den Menschen sich ausbreitende Wärmeräumlichkeit, sondern das ist ebenfalls in seinen Feinheiten organisiert wie der feste, der flüssige, der gasförmige oder luftförmige Organismus (Dornach, 17.12.1920 – 202, 166).

Wie zuvor bereits angedeutet, wies Steiner in den medizinischen Kursen der Jahre 1920–1924 eindringlich auf ein organisches Wirken der menschlichen *Wesensglieder* hin, das sich durch organisierte Strukturen innerhalb der *Wirklichkeitsbereiche des Physischen*, der *Aggregatzustände* oder vielmehr der *Elemente* vollzieht. Die erkenntnismäßige Wiedergewinnung der physiologisch bedeutsamen Qualitäten des Festen, Flüssigen, Gasigen (Luftförmigen) sowie der Wärme hielt Steiner für eine vordringliche Aufgabe einer medizinischen Anthropologie. In zahlreichen Vorträgen sprach er über wissenschafts- und bewußtseinsgeschichtliche Aspekte einer *medizinischen Abschattung* (204, 76), die wesentliche Bereiche des Organismus methodisch ignoriert und das Erkenntnisinteresse allein den *festen Bestandteilen* des menschlichen Leibes zukommen läßt. Die im 19. Jahrhundert kulminierende Etablierung eines *anorganischen Zeitalters* (204, 66) verfolgte Steiner bezeichnenderweise bereits im einleitenden Vortrag des ersten medizinischen Fachkurses anhand detaillierter Betrachtungen zur Geschichte der Humoralpathologie (vgl. 312, 15ff.). Er thematisierte die durch eine methodische *Abschattung* herausgebildete, durch einseitige und reduktionistische Organbetrachtungen von Anatomie und Pathologie untermauerte *Illusion des festen Menschen* (83, 153) in ihren biologisch-anthopologischen Konsequenzen und wies dabei u. a. darauf hin, daß dem Auftreten des neuzeitlichen Leib-Seele-Problems und den verschiedenen psychosomatischen Theorien ein defizitärer Leib-Begriff zugrunde liege (s. u.) – sowie darauf, daß die *Illusion der festen Organe* den Werdenszusammenhang von Bildung und Funktion, von Embryologie, Morphologie und Physiologie zerreiße, da dieser nicht primär im fest Gefügten aufgesucht werden könne. Steiner hob wiederholt die Notwendigkeit hervor, auch die scheinbar fertig ausgebildeten Organe und Organstrukturen prozessual, in stetem Werdensvollzug zu erkennen: Die *äußere räumliche Gestalt ist nur der im Augenblick festgehaltene Prozeß* (79, 68). *In Wirklichkeit sind Lungen, Magen, Herz, Leber, Nieren, sind alle Organe des Menschen nicht dasjenige, als was sie sich dem Blick darstellen, wenn dieser Blick sie anschaut in ihrer umschlossenen Gestalt, mit ihrer, ich möchte sagen, in der Hauptsache doch ruhenden Struktur, insbesondere ruhend für das menschliche sinnliche Anschauen. Nein, diese Organe täuschen nur diese Gestalt vor, denn im lebendigen Menschen sind diese einzelnen Organe in einer fortdauernden lebendigen Bewegung. Sie sind gar keine ruhig gestalteten Organe, sie sind lebendige Prozesse, und wir sollten eigentlich gar nicht sprechen von Lunge, Herz, Nieren, Leber. Wir sollten sprechen von einem Herzprozeß, von einer Summe von Herzprozessen, von einer Summe von Lungenprozessen, von einer Summe von Nierenprozessen; denn, was sich da abspielt, ist eine fortdauernde Metamorphose, die sich nur in solcher Verschlossenheit abspielt, daß das Ganze für eine Gestalt gehalten werden kann, ja, für die äußere Anschauung gehalten werden muß* (53, 161). Die *lebendigen Organprozesse* vollziehen sich in allen vier physischen Wirklichkeitsbereichen und sind nach Steiner nur durch deren Zusammenschau adäquat beschreibbar.

die „Illusion des festen Menschen"

die Realität der Organprozesse als fortdauernde Metamorphose

Der physische Leib und die mineralische Organisation

Festes, Flüssiges, Luftförmiges und Wärmehaftes bilden in ihrer jeweiligen Organisation einen essentiellen Bestandteil des *Physischen* im Menschen. Dabei liegen die vier *Wesensglieder* des *physischen*, *ätherischen* und *astralischen Leibes* sowie das menschliche *Ich* als wirkende geistige Entitäten dem Aufbau dieser gegliederten Organisationen zugrunde – sie schaffen sich durch den festen, flüssigen, gasförmigen und Wärmeorganismus unmittelbare Einwirkungsmöglichkeiten im *Physischen*.

Nur das Feste der menschlichen Physis ist dabei nach Steiner eigentliche Offenbarung des *physischen Leibes* (326, 134). Die *wie ein Stützgerüst [...] aus Knochen, Muskeln und so weiter* konstituierte feste Organisation (202, 171), die als *Einlagerung* im Flüssigkeitsorganismus betrachtet werden kann (314, 102), steht wie der gesamte *physische Leib* in Bezug zur Erde, zu den Zentralkräften der Erde (202, 168). Sie hängt mit dem *äußerlichen Mineralischen* zusammen (201, 195), ja besteht selbst wesentlich aus *salzartigen Ablagerungen* (212, 62). Diese sind in inniger Verbindung mit dem Lebensprozeß des menschlichen Organismus, sind in gewisser Weise an das Leben, den *Lebensäther* gebunden, in den Gesamtprozeß mit einbezogen. Das Feste oder *Erdige* ist im menschlichen Organismus *überhaupt nur im Status nascendi vorhanden* (316, 99), wird innerlich ausgeschieden oder abgelagert, ermöglicht bewußtes seelisches Sein – und wird auch wieder aufgenommen in die übergreifenden Substanzprozesse des Menschen.

salzartige Ablagerungen im „Status nascendi"

Der Ätherleib und die flüssige Organisation

Die Gesamtheit der flüssigen Vorgänge im menschlichen Organismus ist nach Steiner *organisiert, gegliedert* – es existiert ein realer *Flüssigkeitsorganismus*. Dieser besteht aus *lebendigem Flüssigen*, aus *durch und durch belebter* Flüssigkeit, die als solche nicht in der *äußeren unorganischen Natur* vorzufinden ist (314, 102). Dem beweglichen *Wogen und Weben* des Flüssigkeitsorganismus eignet eine *innere Gestaltungskraft* (234, 73), das Flüssige lebt in *fortwährender Organisierung und Entorganisierung* (314, 95), ist *fortwährend in Auflösung und Erneuerung* (313, 31) und liegt als vermittelndes Medium der Leibesbildung des Menschen auch dem eigentlich *physischen Menschen* zugrunde: *Die festen Knochen werden erst aus dem Flüssigen heraus im menschlichen Körper selber gebildet. Nichts Festes von außen kann jemals in den menschlichen Körper herein. Der menschliche Körper muß alles Feste selber aus dem Flüssigen entstehen lassen. Daher können Sie sagen: Wir haben das Feste in uns, und das bildet den physischen Körper. Aber der*

innere Gestaltungskraft, fortwährende Organisierung und Entorganisierung

Bildung aus dem Flüssigen

physische Körper ist ganz und gar aus dem Flüssigen heraus gebildet [...] (352, 49).

Die Flüssigkeitsströmung im menschlichen Organismus ist nicht abhängig von irdischen Kräften; irdische Kräfte greifen auch ein, aber sie ist nicht abhängig in ihrem Wesen von irdischen Kräften [...]. In dem Augenblicke, wo wir es zu tun haben mit dem, was zirkuliert, sei es die Zirkulation des Nahrungssaftes oder des schon im Blute verwandelten Nahrungssaftes, haben wir es als dirigierenden Kräften nicht mit irdischen [...] Kräften zu tun (316, 16). Im Bereich des Flüssigen hat man es, wie Steiner 1924 sagte, *mit lauter Auftrieben zu tun* (316, 92), mit einer ununterbrochenen Aufhebung der Physis und damit der irdischen Zentralkräfte, auch mit einem *Aufheben der Stoffzusammenhänge durch die außerstofflichen Kräfte* (Notizbuch vom 22.3.1920 – B16, 34). Denn der lebendigen Organisation des Flüssigkeitsorganismus, dem *Flüssigkeitsleib* (316, 90), liegt gemäß geisteswissenschaftlicher Anschauung der *Ätherleib* als bildendes, geistig-schaffendes, kosmisches Prinzip zugrunde; die flüssige Konfiguration ist weder mit den Gesetzen der Mechanik noch mit jenen der Dynamik begreifbar (316, 16), sie wird vielmehr *durchsetzt, durchzogen* von *ätherischen* Kräften (316, 28), von einem *ätherisch Impulsiven* (316, 90), das selbst nicht terrestrischer Natur ist. Das flüssige Element steht dabei nach Steiner speziell in immanentem Bezug zum *Chemischen Äther* (s. o.). 1924 sagte er vor Medizinstudenten und Ärzten, daß das Wasser überall dort, wo es *irgendwo organisierend* auftrete, nicht ohne den *Chemismus* anzutreffen sei (316, 99). Im Flüssigkeitsorganismus des Menschen, den der *Ätherleib* strukturiere, ist das Flüssige an eine chemische Wirksamkeit *gebunden* (ebd.): *Seien wir uns klar darüber, daß [...] alles dasjenige, was Saft, Säfteartiges ist, was Flüssiges ist im menschlichen Organismus, schon so ergriffen wird von dem ätherischen oder Bildekräfteleib, daß es in einer fortwährenden Mischung, Entmischung, chemischen Verbindung, chemischen Lösung, in einer fortwährenden Strömung ist, aber in Strömungen, die auch gerade wieder durch Mischung, Entmischung, Lösung, Verbindung herbeigeführt werden* (326, 134). Im Flüssigkeitsorganismus des Menschen ist der *ätherische Leib* die *treibende Wesenheit*, er bewirkt durch die selbst geschaffene flüssige Konfiguration *die organische Chemie im Menschen* (326, 127/128). Der *Chemische Äther* hebt die Stoffzusammenhänge auf, die *chemischen Ätherkräfte* sind, wie Steiner im zweiten medizinischen Kurs sagte, den *in den physischen Stoffen wirkenden Kräften polarisch entgegengesetzt* (313, 29; vgl. S. 471 ff.). In einem Dornacher Vortrag vom 17.12.1920 hob Steiner eindringlich hervor, daß die Wirkung des menschlichen *Ätherleibes* im Flüssigkeitsorganismus von dem in den Menschen eindringenden *Chemischen Äther* zu differenzieren sei (*Also bitte, unterscheiden Sie das ganz wohl.* – 202, 173). Der *Ätherleib* des Menschen, durch das Zusammenwirken aller

außerirdische Kräfte

lebendiger Chemismus

vier *Wesensglieder* bestimmte und gestaltete kosmische Entität, besteht aus den vier individualisierten und metamorphosierten *Ätherarten* (s. S. 471ff.) und konfiguriert das elementar Flüssige des menschlichen Leibes – darüber hinaus aber dringt der *chemische Äther* als spezifisch kosmische Kraft mit eigener Sphäre und evolutionärem Bezug zu Flüssigem *durch den Flüssigkeitsleib* ein und aus (ebd.). Das gestaltete Flüssige des menschlichen Organismus ermöglicht, so Steiner, ein *Ineinanderwirken von chemischem Äther mit dem ätherischen Leib im Inneren* (202, 174).

Der Astralleib und die luftförmige Organisation

astralisch bedingte Luftverteilung und Luftorganisierung

Dem *inneren Gasaustausch* des Menschen, dem *Ineinanderwirbeln der Gase*, dem funktionellen Aufbau und der Dynamik, der *inneren Formung* des Gas- oder Luftorganismus liegt, wie Steiner weiter sagte, ein *astralischer Organismus*, eine *astralische Gesetzmäßigkeit* zugrunde: *Diese Gesetzmäßigkeit würde im Menschen nicht da sein, wenn der Mensch nicht eben durchsetzt hätte seine feste und flüssige Organisation mit der luftförmigen Organisation. In das Feste und Flüssige greift nicht unmittelbar die astralische Organisation ein, sondern sie greift unmittelbar in die luftförmige Organisation ein, und erst mittelbar greift wieder die luftförmige Organisation in jeder Art in die feste und flüssige ein [...]* (314, 103). Der gasförmige Organismus des Menschen hat nach Steiner einen *inneren Zusammenhang* mit dem *Astralleib* (212, 57); *die Atmung des Menschen [muß] in ihrer physischen Offenbarung begriffen werden [...] als Funktion des astralischen Leibes* (316, 17), der als solcher *die Impulse enthält zum Atmen, zu alledem, was Luft im menschlichen Organismus ist, zu alledem, was als Luft pulsiert im menschlichen Organismus* (233, 140). Der *Astralleib* greift unmittelbar in den selbst konfigurierten, für ihn *durchlässigen, abbildlich* (212, 56) gestalteten Luftorganismus ein – das *Astralische* bewegt sich *auf den Wellen des Luftigen* (212, 56), zieht durch das, *was in der Atmung liegt*, in den Menschen ein und aus (212, 54). 1924 sagte Steiner in Dornach: *[...] Indem das Luftförmige seinen Weg durchmacht durch den Menschen und in ungeheuer feinem, zerstiebten Zustande im Haupte anlangt, wirkt in dieser Luftverteilung, Luftorganisierung, das Astralische* (234, 85; vgl. a. S. 619ff.).

ätherische Lichtqualität

Die wirkliche Luft ist nicht die phantastische Luft der Physiker, die unsere Erde umgibt wie eine andere Haut; die gibt es nicht. Die wirkliche Luft ist ohne irgendeinen Lichtzustand – denn Finsternis ist auch ein Lichtzustand – nicht denkbar. So daß Luft und Licht eine zusammengehörige Differenzierung sind, daß also in allem Luftorganismus Licht mitorganisierend ist. [...] Es gibt nicht nur äußeres Licht, sondern auch metamorphosiertes inneres Licht, das den ganzen Menschen durchdringt, das in ihm lebt. Mit der Luft lebt das Licht in ihm (316, 99). Der *Lichtäther [...] durchsetzt* die Luft (202, 173), er ist ihr – in abgeschwächter Weise – weiterhin immanent (s. S. 471ff.). Das Licht, der *Lichtäther* organisiert den menschlichen Luftorganismus, er liegt *zugrunde demjenigen, was da aus- und eingeht in unserem Luftorganismus* (202, 173). Wirkt der kosmisch-*chemische Äther* auf den Flüssigkeitsleib des Menschen, so dringt der *Lichtäther* in den Luftorganismus ein (ebd.) und steht damit in unmittelbarer Verbindung zum *astralischen Leib* (vgl. 317, 47; zum metamorphosierten *inneren* Licht s. S. 546ff.).

Das Ich und die Wärmeorganisation

ein innerlich differenzierter Wärmeraum

Schließlich sprach Rudolf Steiner auch über einen *Wärmeleib* des Menschen (201, 238), eine *Wärmeorganisation* (316, 17), einen *innerlich differenzierten Wärmeraum* des Organismus (316, 97). Steiner zufolge gibt es differenzierte Wärmezustände innerhalb des menschlichen Gesamtorganismus, ein *wogendes, warm-kalt Organisiertes* (234, 94) – die verschiedenen Organe des Menschen haben unterschiedliche *Wärmekapazitäten*, verhalten sich in abgestufter Weise zum *Wärmewesen*, haben eine ganz eigene *Wärmeempfänglichkeit [...] für das Wärmewesen selbst* (321, 14). Dabei wies Steiner wiederholt darauf hin, daß die Wärme wesenhaft als *Element* und nicht als *Materiezustand* angesehen werden müsse (318, 99), beschrieb sie in ihrer Übergangsstellung zwischen *unteren Elementen* (Erde, Wasser, Luft) und *oberen Elementen* (*Lichtäther*, *chemischer Äther*, *Lebensäther* – zu deren Bezeichnung als *obere Elemente* vgl. 317, 67). Die verschiedenen Wärmezustände des Organismus sind ihm zufolge darum auch als Differenzierungen innerhalb eines individualisierten *Wärmeäthers* zu bezeichnen (316, 98; vgl. S. 471ff.); der kosmische *Wärmeäther* oder *Wärmeprozeß* geht *ein und aus* (202, 174; vgl. vgl. S. 546ff.), er wird durch den Menschen zu einem *inneren Prozeß* umgebildet (319, 165) und für die verschiedenen Organe und Organsysteme in sich differenziert, d. h. zu einem Organismus gestaltet. Die inneren Organtätigkeiten sind, wie Steiner 1924 sagte, bei Nichtbeachtung des differenten *Wärmeäthers* nicht eigentlich verstehbar: Die ganze Tätigkeit der inneren Organe muß begriffen werden durch Verstehen der Organisation im *Wärmeäther* (316, 97).

physischer Ausdruck der Ich-Organisation

Den Aufbau des menschlichen Wärmeraumes vollbringt das *Ich*, die *Ich-Organisation*, das *eigentliche innere Selbst* des Menschen (304a, 165). *Das Wärmeartige wird dirigiert von der Ich-Organisation aus* (316, 17)[227], der Wärmeleib ist darum auch als der *physische Ausdruck* der *Ich-Organisation* anzusprechen (317, 45 – vgl. S. 444ff.). Die menschliche *Ich-Organisation* bewirkt den Wärmeorganismus, die Wärmedifferenzierungen – zugleich *lebt* sie wesentlich in ihnen, *perzipiert* sie sie (314, 194), was Steiner bereits im April 1921 deutlich herausgestellt hatte. Das *Ich* bedient sich der *Wärmeströmungen* für ein unmittelbares organisches Wirken (vgl. B20, 17). Eine besondere Bedeutung kommt hierbei dem menschlichen Blutorgan zu (vgl. S. 230ff.). In ihm *waltet* die *Ich-Wärme* als *höhere Wärme* (B 20, 26); das *Ich* wirkt *auf dem Umwege durch den Wärmeorganismus* auf die menschliche Blutzirkulation (202, 175). Am 13.3.1921 sagte Steiner: *Wir tragen [die Wirkung des Wärmeäthers] in unserem Blute in uns. Die Wirksamkeit unseres Blutes besteht [...] im wesentlichen darin, daß wir mit dem Blute als Träger die Vorgänge der Wärmung, der Erwärmung durch unseren ganzen Organismus durchleiten* (203, 263). Das Blut ist damit primäres *Ich-Organ* als *Wärme-Organ*. Die *Ich-Wärme* des menschlichen Blutes wirkt dann aber *auf alle gasförmige, flüssige und feste Organisation* des Menschen (314, 104), die *Ich-Wärmeorganisation* ergreift mittelbar über das Blutorgan die *aufeinanderfolgende Organisation* (316, 19):[228] *Nehmen wir [...] an, ich gehe, ich gehe einfach. Indem ich gehe, greife ich von meiner Ich-Organisation aus in die Wärmeorganisation meines Organismus ein. Dasjenige, was die Wärme, in dem Maße wie die Beine ausgefüllt sind mit Flüssigkeiten, die die festen Bestandteile der Beine ausfüllen, was die Wärme darin tut, ist zwar indirekt eine Folge der Ich-Organisation, aber direkt greift die Ich-Organisation nur ein in den Wärmeorganismus. Wir haben also im ganzen Organismus, in der festen, flüssigen, gasförmigen und Wärmeorganisation überall zu sehen das Eingreifen der Ich-Organisation, aber nur auf dem Umwege über die Wärmeorganisation* (316, 18). Entsprechend wies Steiner darauf hin, daß ein direktes, unmittelbares Ergreifen des Organismus durch den *astralischen Leib* lediglich über die Luftorganisation möglich sei – daß aber auf dem Weg der *Luftströmungen*, der inneren Atmung, der ganze übrige Leib des Menschen nachfolgend beeinflußt werde (ebd.).

der direkte Eingriff des Ichs in die Wärmeprozesse

Das *Ich* hat in organischer Wirksamkeit seinen *physischen Ausdruck* im Wärmeleib des Menschen – es hat ihn darin, wie Steiner 1924 während des *„Heilpädagogischen Kurses"* sagte, *auch* (317, 45). Bereits im April 1921 war von ihm angedeutet worden, daß das *Ich* sich *auf die verschiedenste Art [...] Abdrücke*, d. h. elementare Kräftesysteme oder Organisationen im Menschenleib aufbaut, auf die es unmittelbar einzuwirken vermag. So nannte Steiner dort auch einen *mechanischen* Kräfteabdruck, einen *Gleichgewichts- und dynamischen Kräfteabdruck* im Bereich des *Gliedmaßen-Stoffwechselsystems* (313, 27), auf den er auch im *„Heilpädagogischen Kurs"* hinwies. Während Steiners diesbezügliche Ausführungen weiter unten (vgl. S. 581ff.) zur Darstellung kommen, sei an dieser Stelle lediglich angemerkt, daß Steiner von einem *unmittelbaren* Bezug des *Ichs* zur terrestrischen Gravitationskraft sprach – und darauf aufmerksam machte, daß die *Ich-Organisation [...] mit allen Kräften der Erde, mit der ganzen physischen Welt [...] in direkter,*

„Abdrücke" der Ich-Organisation

Ich-Wirksamkeit in der Umwelt

unmittelbarer Beziehung steht (317, 45). Das *Ich* lebt in der Welt, es nimmt unmittelbar teil an den Gesetzmäßigkeiten menschlicher Umwelt, mit denen es handelnd in großteils unbewußtem, d.h. nicht leibgespiegeltem Wissen umgeht (vgl. S. 135ff.). In der Schrift „*Von Seelenrätseln*" hatte Steiner 1917 mit Blick auf das menschliche *Ich* und sein wollendes und handelndes Vermögen geschrieben: *[...] In einem Bewegungsvorgang hat man es physisch auch nicht mit etwas zu tun, dessen Wesenhaftes innerhalb des Organismus liegt, sondern mit einer Wirksamkeit des Organismus in den Gleichgewichts- und Kräfteverhältnissen, in die der Organismus gegenüber der Außenwelt hineingestellt ist. Innerhalb des Organismus ist dem Wollen nur ein Stoffwechselvorgang zuzueignen; aber das durch diesen Vorgang ausgelöste Geschehen ist zugleich ein Wesenhaftes innerhalb der Gleichgewichts- und Kräfteverhältnisse der Außenwelt; und die Seele übergreift, indem sie sich wollend betätigt, den Bereich des Organismus und lebt mit ihrem Tun das Geschehen der Außenwelt mit* (21, 158). Zugleich gilt es nach Steiner jedoch zu beachten, daß das menschliche *Ich* leibesgestaltend wirkt, daß es den Menschen nicht nur bewegt, sondern die Bewegungsorgane bildet, daß es den Menschen nicht nur aufrichtet, sondern die die Aufrichtung ermöglichende Leibesgrundlage schafft; *Gleichgewichts-* und *dynamischer Kräfteabdruck*, die sich das *Ich* in bezug auf den *Gliedmaßen-Stoffwechselmenschen* bildet, bedeuten damit auch, daß das weltwissende *Ich* den Menschen in statisch-dynamischer Hinsicht so gestaltet, daß er leiblich zum Träger und Instrument des selbstbewußten Geistes werden kann. Das *Ich* schafft sich *physische Abdrücke*, die ihm ein solches Wirken gestatten, das seinen irdischen Intentionen gemäß ist. *Wo es noch frei bleibt von anderen Mitwirkungen am menschlichen Organismus, da schafft es sich [...] einen reinen, ich möchte sagen, mechanischen Kräfteabdruck* (313, 27).

*

4. Zur funktionellen Dreigliederung des menschlichen Organismus

Weiterführende physiologische Hinweise zur Dreigliederung

Als Rudolf Steiner am 2.9.1923 in London vor eingeladenen Ärzten die Entstehungsmomente der anthroposophischen Medizin schilderte, sagte er u.a.: *Auf den Weg bin ich dadurch gebracht worden, daß ich glaube, daß ich in einer jetzt wirklich mehr als dreißigjährigen Forschung feststellen konnte, daß das allerwichtigste ist, um den Menschen zu durchschauen in seiner ganzen Konstitution, die fundamentale Differenz zwischen drei verschiedenen Arten des Funktionierens im menschlichen Organismus festzustellen. So habe ich denn unterscheiden gelernt im Menschen eigentlich ein dreifaches Funktionieren des Organismus* (319,38). Die Unterscheidung von *Nerven-Sinnessystem, Rhythmischem System* und *Stoffwechsel-Gliedmaßensystem*, die Steiner erstmals in dem Berliner Architektenhausvortrag vom 15.3.1917 ausgeführt und kurze Zeit darauf auch in schriftlicher Form („*Von Seelenrätseln*", geschrieben bis 10.9.1917, publiziert im November 1917) formuliert hatte, stand im Zentrum vieler *physiologisch-therapeutischer* Vorträge der Jahre 1920 bis 1924. Vor Ärzten und Naturwissenschaftlern bot sich Steiner die Gelegenheit, die 1917 in prägnanter Kürze geäußerten Ideen weiter zu vertiefen; von verschiedensten, Entwicklungsphysiologie, Kosmologie und Chemie mitumfassenden Gesichtspunkten wurde die medizinische Relevanz der funktionellen *Dreigliederung* nunmehr dargestellt. Ehe auf die nähere Charakterisierung der drei *Systeme*, wie sie Steiner in den letzten Lebensjahren entwickelte, eingegangen wird, seien einige prinzipielle Gesichtspunkte der – so Steiner – *für vieles* (315, 55), namentlich aber für das physiologische Verständnis, für die Erkenntnis des *inneren Gefüges der menschlichen Organisation* (325, 142) *lichtbringenden* (315, 55) Konzeption genannt.

mehr als dreißigjährige Forschung

eine „lichtbringende" Konzeption

Die drei funktionellen Systeme als organisierte, raumübergreifende Prozessformen des Organismus

In dem Londoner Vortrag hatte Steiner bezüglich der drei *Systeme* von *drei Arten des Funktionierens* (bzw. drei *Funktionsarten*), an anderer Stelle von drei *Prozeßformen* des *Funktionellen* (323, 98) gesprochen – und auf deren *fundamentale Differenz* hingewiesen. Die *Prozeßformen* des *Nerven-Sinnessystems*, des *Rhythmischen Systems* und des *Stoffwechsel-Gliedmaßensystems [...] erschöpfen*, wie bereits 1919 (vgl. S. 338ff.) dargelegt wurde, den funktionellen Spielraum des menschlichen Organismus: *Was sonst Funktionelles am menschlichen Organismus vorkommt, sind eigentlich Unterarten dieser drei Prozesse* (323, 98; vgl. a. 324, 30). Insofern der menschliche Organismus in physiologischer Hinsicht als *eine Summe und als ein Ineinanderwirken von Funktionen* betrachtet werden kann, konstituieren ihn diese drei Funktionen (323, 98). Jede *Prozeßform* oder *Funktionsart* kann nach Steiner für sich genommen als eine Ganzheit, als *System* oder auch als *Organismus* betrachtet werden[229]. Der Gesamtorganismus des Menschen ist zwar in sich einheitlich – *aber dieser einheitliche Mensch wirkt gerade als der komplizierteste Organismus, der uns zunächst bekannt ist, dadurch, daß er gegliedert ist, ich möchte sagen, in drei Teilorganisationen, die eine gewisse Selbständigkeit in sich haben, die aber dann gerade dadurch, daß sie alles das, was in ihnen liegt, durch diese Selbständigkeit ausbilden und dann wiederum zu einem Ganzen gestalten, die konkrete Einheitlichkeit der menschlichen Organisation zustande bringen* („*Naturbeobachtung, Experiment, Mathematik und die Erkenntnisstufen der Geistesforschung*", Vortragszyklus im Rahmen des anthroposophischen Hochschulkurses – 324, 29). Die *konkrete* Einheitlichkeit, die funktionelle Einheit des menschlichen Organismus entsteht dadurch, daß jedes der drei differenten *Systeme* oder *Teilorganisationen* aus *seinen Bedingungen heraus arbeitet* (83, 307).

funktionelle Ganzheit

autonome Teilorganisationen

Die Gliederung in *Nerven-Sinnessystem*, *Rhythmisches System* und *Stoffwechsel-Gliedmaßen-System* ist primär, wie Steiner bereits 1917 hinlänglich deutlich gemacht hatte, Ausdruck von *Funktionsabgrenzungen* und nicht von *Raumesabgrenzungen* (314, 40). So ist z.B. das *Nerven-Sinnessystem* nur bedingt als *Kopfsystem* zu bezeichnen – *es ist hauptsächlich im Kopfe, aber es dehnt sich dann über den ganzen Organismus aus, so daß der Mensch seine Kopforganisation über den ganzen Organismus verbreitet hat. Ebenso dehnt sich das rhythmische System nach oben und unten über den ganzen Organismus aus. Der Mensch ist also wiederum räumlich ganz rhythmisches System, ebenso ganz Stoffwechsel-Gliedmaßensystem* (319, 14). Es existieren keine *Raumesabgrenzungen* zwischen den funktionellen *Systemen*, diese durchdringen sich vielmehr *an jeder Stelle der menschlichen Organisation* (319, 41). In Leibesorganen, deren Sein durch die alleinige Wirksamkeit einer funktionellen *Prozeßform* bestimmt scheint, wirken die korrespondierenden *Prozessformen* stets *verborgen* und in geringerer Intensität (204, 41). Ein Sinnesorgan wie das Auge ist demnach in der Weise organisiert, *daß es am intensivsten die Nerven-Sinnesorganisation enthält, weniger stark die rhythmische und noch weniger stark die Stoffwechselorganisation* (319, 170). Die Stoffwechsel-

Funktionsabgrenzungen statt Raumesabgrenzungen

organisation offenbart sich durchaus im *Sinnesorgan* Auge – wenn auch in verhältnismäßig untergeordneter Weise; beispielsweise sind die Augen hinsichtlich der durch die äußeren Augenmuskeln bewirkten Augenbewegungen, wie Steiner an anderer Stelle (319, 14) explizit hervorhob, als *Gliedmaßen* zu betrachten. Daher gibt es ebensowenig *reine* Sinnesorgane, wie *reine* Ausdrucksorgane des *rhythmischen Systems* oder *reine* Stoffwechselorgane existieren: *Und man versteht den Menschen nicht, wenn man ihn so schildert, daß man sagt: hier sind Sinne, dort Verdauungsorgane. So ist es ja nicht. In Wirklichkeit verhält es sich ganz anders. Ein Sinnesorgan ist nur hauptsächlich Sinnesorgan; jedes Sinnesorgan ist auch in einem gewissen Sinne Verdauungsorgan und rhythmisches Organ. Ein Organ wie die Niere oder die Leber ist nur im hauptsächlichsten Sinne Ernährungs- und Ausscheidungsorgan; in einem untergeordneten Sinne ist es auch Sinnesorgan* (319, 170; zur Sinnesfunktion des Nierenorgans vgl. bereits die Prager Ausführungen von 1911 auf S. 223ff.). Die richtig verstandene und angewandte *Dreigliederung* ist daher Grundlage für die menschliche Organologie, für die Erkenntnis der *Spezifität der einzelnen Organe* (319, 12): *Es handelt sich darum, daß man den ganzen Organismus des Menschen ja nicht begreifen kann aus seinen einzelnen Teilen, sondern daß man die Betrachtung des Ganzen zugrunde legen und dann von dem Ganzen aus die einzelnen Teile betrachten muß* (201, 69).

Organdifferenzen als Ausdruck unterschiedlicher Funktionsintensitäten

Das Zusammenwirken der drei Systeme, die Polarität von Nerven-Sinnessystem und Stoffwechsel-Gliedmassensystem und das pathogenetische Prinzip der Prozessverlagerung

Steiner betrachtete in den pädagogischen und medizinischen Vorträgen der letzten Jahre das gleich- oder ungleichgewichtige *Ineinanderwirken* der drei *Prozeßformen* in physiologischen, pathophysiologischen sowie in wechselnden konstitutionellen Zuständen der verschiedenen Lebensalter[230]. Besondere Aufmerksamkeit wandte er dabei dem sich erstmals ausbildenden gleichgewichtigen Zusammenwirken der *Funktionssysteme* in den ersten *Lebensjahrsiebten* sowie dessen pädagogischer Beeinflußbarkeit zu (s. unten, S. 681ff.); die pathophysiologische Relevanz von *Prozeßverlagerungen* wurde dagegen anhand vieler Krankheitsbilder hoher Prävalenz (Migräne, Typhus abdominalis, Tuberkulose etc.) thematisiert, von denen Steiner sagte, daß bei ihnen *eine gewisse Tätigkeit, die in ein gewisses Organsystem gehört, an einem anderen Orte, in einem anderen Organsystem sich geltend macht* (319, 16). In pathogenetischer Hinsicht machte Steiner für viele Krankheitsformen damit ein verändertes Wirkungsgefüge der drei *Funktionsarten* in umschriebenen Organismusbereichen, d. h. die Entstehung neuer Gleichgewichte an Lokali-

das pathophysiologische Prinzip der Prozeßverlagerung

sationen, an denen sie in dieser Weise nicht tragbar sind, verantwortlich – *etwas, was an einer anderen Stelle berechtigt ist, ist in diesem Falle disloziert* (319, 125). Im einzelnen war dabei von großer Bedeutung, daß Steiner die *Prozeßformen* von *Nerven-Sinnessystem* und *Stoffwechsel-Gliedmaßensystem* einander polar gegenüberstellte. So betonte er in vielen Vorträgen, *daß im Stoffwechsel-Gliedmaßensystem die entgegengesetzten Prozesse desjenigen vor sich gehen, was im Nerven-Sinnessystem sich abspielt* (319, 178). *Nerven-Sinnessystem* und *Stoffwechsel-Gliedmaßensystem* wirken *in völlig entgegengesetzter Weise* (314, 53). Ohne im Rahmen dieser prinzipiellen Darstellung auf Einzelheiten eingehen zu können (vgl. hierzu insbesondere S. 519ff. und S. 579ff.), sei hervorgehoben, daß Steiner die Polarität der beiden *Prozeßformen* wesentlich anhand ihres gegensätzlichen Verhaltens zur Leibessubstanz beschrieb. So sagte er beispielsweise im dritten Vortrag des Kurses *„Physiologisch-Therapeutisches auf Grundlage der Geisteswissenschaft“* (Dornach, 9.10.1920): *Wir haben innerhalb alles dessen, was zusammenhängt mit dem Kopfsystem oder Nerven-Sinnessystem Abbauprozesse, so daß, während unser Vorstellen im wachen Zustande verläuft, während wir wahrnehmen und vorstellen, dieses Wahrnehmen und Vorstellen nicht gebunden ist etwa an Wachstums- und Aufbauprozesse, sondern an Abbauprozesse, an Ausscheidungsprozesse. […] Dagegen haben wir es da, wo die Willensprozesse sich vermitteln für den Menschen im Stoffwechsel-Gliedmaßensystem, mit Aufbauprozessen zu tun* (314, 43/44). Und in einem am 23.8.1923 in Penmaenmawr (England) gehaltenen Vortrag verdeutlichte Steiner die einander entgegengesetzten *Funktionsarten* von *Nerven-Sinnes-* und *Stoffwechsel-Gliedmaßensystem* anhand der Polarität von Nerven- und Leberzelle – und stellte damit indirekt einen Bezug zu der Thematik des Stuttgarter Vortrags vom 22.10.1922 her (vgl. Einleitung Kap. 4): *Geht man anatomisch vor, so sieht man eben, wie die kleinsten Teile im Gewebe des Organismus drinnen sind. Aber man sieht dieses Wirken von polarisch entgegengesetzter Tätigkeit nicht. An der Nervenzelle können Sie nur studieren, daß sie entgegengesetzt organisiert ist, sagen wir der Leberzelle. Wenn Sie ins Ganze des Organismus so hineinschauen können, daß er Ihnen eben in seiner Dreigliederung erscheint, dann merken Sie auch, wie die Nervenzelle eine Zelle ist, die fortwährend sich auflösen will, die fortwährend abgebaut sein will, wenn sie gesund sein soll, und wie eine Leberzelle etwas ist, was fortwährend aufgebaut sein will, wenn sie gesund sein soll. Das sind polarische Tätigkeiten* (319, 16).

Polarität des Nerven-Sinnes- und Stoffwechsel-Gliedmaßensystems

Abbau- und Aufbauprozesse

Nervenzelle und Leberzelle

Die *Prozeßform* des *Rhythmischen Systems* bezog Steiner insofern in diese Polarität von *Nerven-Sinnessystem* und *Stoffwechsel-Gliedmaßensystem* mit ein, als er ihr eine zwischen beiden *vermittelnde*, eine *ausgleichende*, eine die beiden gegensätzlichen *Funktionsarten* aufeinander *beziehende* Aufgabe zusprach: *Das rhythmische System steht in der Mitte und will eben immer den*

Ausgleich schaffen zwischen den einander entgegengesetzten polarischen Tätigkeiten des Nerven-Sinnessystems und des Stoffwechsel-Gliedmaßensystems (319, 16). *[...] Das mittlere System, das rhythmische System, stellt die Beziehung zwischen beiden her. Da wird gewissermaßen zwischen beiden hin- und hergependelt, damit ein Einklang zwischem dem Zerstören des einen Systems und dem Aufbauen des anderen Systems immer stattfinden kann* (319, 14). *Es wird gewissermaßen alles dasjenige, was die Abbauprozesse sind, die ganz notwendigen Abbauprozesse des Nerven-Sinnessystems, fortwährend in Einklang und Austausch gebracht mit dem, was die Aufbauprozesse sind des Gliedmaßen-Stoffwechselsystems* (314, 53).

Ausgleichsvermögen des Rhythmischen Systems

Die physiologisch-funktionelle Dimension des menschlichen Leibes wird nach Steiner durch die differenten *Prozeßformen* der drei *Systeme* in ihrem gegenseitigen Bezug konstituiert. In seinem vierten Vortrag während der Dornacher Hochschulvorträge über *„Physiologisch-Therapeutisches"* sagte Steiner, daß das *Leben des menschlichen Organismus* geradezu darin bestehe, *daß in völlig entgegengesetzter Weise das Nerven-Sinnessystem, kurz, das Kopfsystem und das Gliedmaßen-Stoffwechselsystem wirken, die dann durch das rhythmische System ihren Ausgleich erfahren* (314, 53).

Oberes, mittleres und unteres System

In vielen Vorträgen setzte Steiner – wie schon 1917–1919 – das *Nerven-Sinnessystem* dem *Kopfsystem* gleich bzw. gebrauchte beide Begriffe in annähernd synonymer Bedeutung (*das Nerven-Sinnessystem, kurz, das Kopfsystem;* s. o.). Er sprach von einem *oberen, mittleren* und *unteren System* bzw. davon, daß die Abbauprozesse des *Nerven-Sinnessystem [...] von oben nach unten, nach dem Gliedmaßensystem* wirken und vom *Rhythmischen System [...] aufgehalten* werden – wie dieses auch die *von unten nach oben* wirkenden *Aufbauprozesse [...] zurückstaut* (314, 48/49). Die rhythmischen Vorgänge *treiben* den Abbau in den Aufbau und den Aufbau in den Abbau *hinein* (314, 44).

oberes, mittleres und unteres System

Davon ausgehend, daß der *Dreigliederung* des menschlichen Organismus *Funktionsabgrenzungen* und nicht *Raumesabgrenzungen* zugrunde liegen (vgl. S. 338ff.), muß Steiners *räumliche* Dreiteilung (Oben/Mitte/Unten) im Sinne einer Dominanz der entsprechenden *Prozeßformen* in den differenten Bereichen des Organismus verstanden werden. Vornehmlich im Kopfbereich des Menschen lokalisierte *Nerven-Sinnes*-Prozesse werden mit Stoffwechseltätigkeiten im *Unterleib* durch das *mittlere Rhythmische System* in Beziehung gesetzt. Wenn Steiner hingegen von einem *oberen* und einem *unteren* Menschen, einer *oberen* und *unteren Organisationstätigkeit* und ihrem gegenseiti-

Dominanz der Prozeßformen

gen, vermittelnden Bezug sprach (vgl. z.B. 312, 39f.), so wurde damit meist auf ein den funktionellen Bereich der *Prozeßformen* übergreifendes, ja diesem vorausgehendes und zugrunde liegendes fundamentales Konstitutionsmoment des Menschen hingedeutet. Dieses charakterisierend, dehnte Steiner – frühere Ansätze (vgl. S. 359ff.) wiederaufgreifend und weiterführend – den Metamorphosegedanken auf menschliche Gestaltbildung (Morphologie) und Lebensprozessualität (*Funktionelles* 323, 97) aus.[231] Betrachtet man den Menschen unter morphologischen Gesichtspunkten, erfaßt man die Formen *innerlich in ihrem Werden* (315, 42), in ihren *Bildungstendenzen* (315, 46), so offenbaren sich gegensätzliche, scheinbar dualistische *Strukturkräfte* (vgl. 201, 121). In seinem dritten, im Januar 1921 gehaltenen naturwissenschaftlichen Kurs erläuterte Steiner dies primär an den Knochenbildungen von menschlicher Schädel- und Gliedmaßenorganisation (vgl. a. S. 362ff.). Ausgehend von Deckknochen des Schädels und Röhrenknochen menschlicher Gliedmaßen und in Anknüpfung an Arbeiten Goethes, Okens und Gegenbaurs sagte er: *Wenn man äußerlich einfach vergleicht, ohne auf das Innere einzugehen und ohne eine totale Erscheinungssphäre heranzuziehen, kann man nicht auf den morphologischen Zusammenhang kommen zwischen zwei polarisch einander entgegengesetzten Knochen, polarisch einander entgegengesetzt in bezug auf die Form. Man kommt nur darauf, wenn man die Innenfläche eines Röhrenknochens vergleicht mit der Außenfläche eines Schädelknochens. Denn dann bekommt man die entsprechende Fläche, um die es sich handelt und die man braucht, um den morphologischen Zusammenhang konstatieren zu können. Man kommt dann darauf, daß die Innenfläche des Röhrenknochens der Außenfläche des Schädelknochens entspricht […] und daß das Ganze darauf beruht, daß der Schädelknochen aus dem Röhrenknochen hergeleitet werden kann, wenn man sich ihn gewendet denkt nach dem Prinzip zunächst der Umwendung eines Handschuhs. Wenn ich die Außenfläche des Handschuhs zur inneren, die innere Fläche zur äußeren mache, so bekomme ich allerdings beim Handschuh eine ähnliche Form, aber wenn außerdem noch in dem Augenblick sich geltend machen verschiedene Spannungskräfte, wenn gewissermaßen in dem Augenblick, wo ich das Innere des Röhrenknochens nach außen wende, die Spannungsverhältnisse sich so verändern, daß dadurch die nach außen gewendete innere Form sich anders verteilt in der Fläche, dann bekommt man durch Umwendung nach dem Prinzip des Handschuhumdrehens die Außenfläche des Schädelknochens, hergeleitet von der Innenfläche des Röhrenknochens. Daraus aber geht Ihnen hervor: Dem Innenraum des Röhrenknochens, diesem zusammengedrängten Innenraum des Röhrenknochens entspricht in bezug auf den menschlichen Schädel die ganze Außenwelt. Sie müssen also als zusammengehörig betrachten in der Wirkung auf den Menschen: die Außenwelt, formierend das Äußere seines*

Metamorphose in Gestaltbildung und Lebensprozessualität

morphologische Zusammenhänge zwischen Röhren- und Schädelknochen

Hauptes, und dasjenige, was im Innern wirkt, gewissermaßen hintendierend nach der Innenfläche des Röhrenknochens. […] Sie müssen gewissermaßen die Welt im Innern der Röhrenknochen als eine Art inverser Welt zu derjenigen ansehen, die uns äußerlich umgibt (323, 185)[232]. In der Bildung der Schädeldeckknochen sah Steiner die Offenbarung einer kosmischen *Sphärenwirkung* (323, 190) – als die *Außenwelt, formierend das Äußere des Hauptes* betrachtete Steiner die wirkende *Himmelssphäre*: *Wir sind gewissermaßen mit Bezug auf unsere Hauptesorganisation aus der Himmelssphäre heraus organisiert* (323, 193). Der Mensch ist als *Hauptesmensch im Sphärensinn orientiert* (323, 209). Über die *inverse Welt*, die im Innern des Röhrenknochens gestaltend wirkt, die formbildend hintendiert nach der *Innenfläche des Röhrenknochens*, hieß es dagegen: *Mit Bezug auf den senkrecht zur Erdoberfläche gerichteten Bau des Menschen hat der Radius der Erde denselben kosmischen Wert, wie eine Kugelfläche, eine kosmische Kugelfläche mit Bezug auf die Schädelorganisation.* (323, 188) Für den Röhrenknochen des Gliedmaßensystems ist die Erde selbst wirksamer *Kosmos*. Der Übergang vom Schädelsystem zum Gliedmaßensystem als den beiden *Polen* oder *äußeren Enden der menschlichen Organisation* entspricht bezüglich der Knochenmorphologie einem Übergang *zwischen Radius und Kugeloberfläche*, zwischen Himmels- und Erdensphäre (323, 269).

Himmelssphäre und Erdenradius

Nach dem Hinweis auf die *extremen* Gestaltungsformen der *sphärenartigen oder sphärensegment-artigen* Schädelknochen (323, 201) und der Gliedmaßen-Röhrenknochen sowie auf das verbindende Umwendungs- oder *Umstülpungsprinzip* machte Steiner für die übrigen Knochen des menschlichen Skeletts geltend, daß sie *morphologische Zwischengebilde* und darum zwischen den geschilderten *polaren Gegensätzen* – die als solche *völliger Umwendung entsprechen mit Änderung der die Fläche bedingenden Kräfte* – anzusiedeln seien (323, 186). Sind die Bildungs- oder Strukturkräfte der menschlichen Organisation an den differenten Knochenformen von Schädel und Gliedmaßen am deutlichsten ablesbar, so beziehen sie doch alle Organbildungen des Menschen mit ein – für die *oberen* und *unteren* Organsysteme des Menschen aber bedeutet dies: *Wir haben […] zu unterscheiden dasjenige, was Bedingungen seines Sinneswesens sind und dasjenige, was Bedingungen seines Stoffwechsellebens sind, und diese beiden verhalten sich zueinander wie Himmelssphäre und Erdenradius* (323, 191). Zusammenfassend und mit Blick auf die *Dreigliederung* des Menschen formulierte Steiner im Vortrag vom 10.1.1921: *Wir haben also in all dem das Ergebnis der Himmelwirkung zu suchen, und wir haben, zu einer Resultierenden damit sich vereinigend, zu suchen in den Wirkungen in unserem Stoffwechsel dasjenige, was zur Erde gehört, was nach dem Erdmittelpunkt gewissermaßen tendiert. Diese zwei Wirkungsgebiete, sie treten auseinander im Menschen, sie konstituieren gewisser-*

morphologische Zwischengebilde

maßen zwei Einseitigkeiten, und es ist die Vermittelung das mittlere Gebiet, das rhythmische Glied, so daß wir im rhythmischen Glied in der Tat etwas haben, was uns eine Wechselwirkung des Irdischen und des Himmlischen, wenn ich mich des Ausdrucks bedienen darf, darstellt (323, 191). Das mittlere *Rhythmische System* bildet den Übergang von *Radialstruktur* zu *Sphäroidalstruktur*, von Erden- zu Himmelswirkung (323, 269).

Die genetischen und funktionellen Beziehungen zwischem oberem und unterem System

Wir können […] in der menschlichen Organisation auf drei in sich selbständige Systeme hinweisen, und wir werden, wenn wir in einer vernünftigen Weise dabei das Prinzip der Metamorphose zugrunde legen, das ja unbedingt in der organischen Natur zugrunde gelegt werden muß, uns Vorstellungen zu bilden haben darüber, wie sich nach dem Prinzip der Metamorphose diese drei Glieder der menschlichen Organisation zueinander verhalten (323, 267). Der Übergang von der Radial- zur Sphäroidalstruktur entspricht einem Werdensgesetz der Menschenbildung – die Metamorphose der Strukturkräfte des *Stoffwechsel-Gliedmaßensystems* in jene des *Nerven-Sinnessystem* bzw. des *unteren* in den *oberen Menschen* ist, wie zuvor gezeigt (vgl. S. 362ff.), wesentlicher Bestandteil der Leibesbildung des sich re-inkarnierenden Menschenwesens:

morphologische Metamorphose und Reinkarnation

Das, was menschliche Individualität ist, das wandelt ja um in der Zeit zwischen Tod und neuer Geburt die Kräfte, die in Lunge und Leber, im Gliedmaßen-Stoffwechselsystem, zum Teil auch im rhythmischen System liegen, um in Kopfesorganisation. Die Gliedmaßen-Stoffwechselorganisation wird erst wieder angegliedert von außen her (316, 201). Wie schon in früheren Ausführungen (vgl. S. 362ff.) betonte Steiner auch in der zitierten Aussage – neben der vollständigen Weiterverwandlung des *Stoffwechsel-Gliedmaßensystems* – die teilweise Umwandlung der Strukturkräfte des *Rhythmischen Systems*; am 2.7.1921 konkretisierte er den Gesamtzusammenhang durch den Hinweis, daß die Kräfte von *Lungen-, Nieren-, Leber- und Herzsystem […] auf dem Umwege durch den Stoffwechsel-Gliedmaßenorganismus formbildend* auf die *Hauptesanlagen* des sich re-inkarnierenden Menschen wirken (205, 106).

Die Schwierigkeiten, die sich der konkreten räumlichen Vorstellung von *radikalen* Organmetamorphosen im Sinne einer *vollständigen Wendung* (s. o.) ergeben, dikutierte Steiner u. a. am 15.1.1921 innerhalb des dritten naturwissenschaftlichen Kurses unter Verwendung der Cassinischen Kurven und dem Hinweis auf die nicht-euklidische (projektive) Geometrie (*Wenn ich […] genötigt bin, das Innere zum Äußeren zu machen, dann hört die Möglichkeit auf, mit denjenigen Vorstellungen rechnend fortzugehen, die ich im gewöhnlichen Raum habe* – 323, 270; zum weiteren Verständnis s. die editorischen Anmerkungen zu 323, 270/278). In Vorträgen der letzten Lebensjahre wies Steiner dagegen auf einzelne Organbeziehungen bzw. -metamorphosen zwischen *Stoffwechsel-* und *Hauptessystem* hin (vgl. z.B. 201, 128 bzw. 201, 142f.; 205, 102ff.; 323, 278f.), die in diesem Zusammenhang nicht weiter thematisiert werden.

Diese prinzipiellen Hinweise zu *oberem* und *unterem* Menschen (und damit auch zu *Nerven-Sinnessystem* und *Stoffwechsel-Gliedmaßensystem*), die wesentliche Bildegesetze menschlicher Leibeskonstitution vergegenwärtigten, bilden den ausgesprochenen oder unausgesprochenen Hintergrund vieler Aussagen Steiners zur funktionellen (physiologischen und pathophysiologischen) Beziehung zwischen *oberen* und *unteren* organischen Tätigkeiten. Mit anderen Worten: die subtile gegenseitige Bezogenheit, die Stoffwechseltätigkeiten und Nervenvorgängen eignet, gründet in einem Werdensbezug, der in der Bildung des einen *Systems* aus den umgewandelten Kräften des anderen besteht.[233] Wird bedacht, daß mit dem Begriff des *Systems* nicht allein die organische Struktur, sondern wesentlich eine Ganzheit wirkender *Prozeßformen* oder *Funktionsarten* gemeint war (die freilich mit der morphologischen Gestalt eine untrennbare Einheit bilden), so verdeutlicht sich die eminente physiologische Relevanz der geschilderten Zusammenhänge. Insbesondere im ersten medizinischen Kurs bemühte sich Steiner dann auch, den – wie er sagte – sprachlich nur *außerordentlich schwierig* zu definierenden *Dualismus* zwischen *oberer* und *unterer* Organisation zu erläutern (312, 51).[234] Es existiere, so Steiner 1920, *ein Grundunterschied zwischen alledem, was in der unteren Organisation des Menschen vorgeht, und dem, was in der oberen Organisationstätigkeit vorgeht* (312, 39). *Oberer* und *unterer Mensch* sind geradezu *umgekehrt* (315, 69), doch in ihrer Gegensätzlichkeit zugleich stets dialektisch aufeinander bezogen – was Steiner mit dem Begriff der *Spannung* (312, 95) zum Ausdruck brachte. So sagte er am 24.3.1920: *Für die heutige Naturwissenschaft und Medizin ist halt das Gehirn ein Eingeweide und ist auch das, was im Unterleib ist, ein Eingeweide. Daß man da denselben Fehler macht eben, wie wenn man sagen würde: positive und negative Elektrizität sind halt dasselbe, sind Elektrizität, das beobachtet man gar nicht. Und es ist um so wichtiger, das zu beobachten, weil geradeso, wie zwischen positiver und negativer Elektrizität Spannung entsteht, die sich Ausgleiche sucht, fortwährend im Menschen Spannung vorhanden ist zwischen dem Oberen und dem Unteren* (312, 95). Hatte Steiner genau neun Jahre zuvor, am 24.3.1911 im fünften Vortrag der *„Okkulten Physiologie“*, davon gesprochen, daß im *Spannungsverhältnis* von Epiphyse und Hypophyse die Polarität von (nach außen gewandter) Nerven-Sinnestätigkeit und organischem Innenleben gewissermaßen repräsentiert werde (vgl. S. 240ff.), so hieß es nun am 25.3.1920,

der innere Werdensbezug der polaren Systeme

Dualismus zwischen oberer und unterer Organisationstätigkeit

Ausgleich suchende Spannung

daß die *Spannung zwischen dem Oberen und dem Unteren* sich in den *Kräften* ausdrücke, *die auf zwei Organe konzentriert sind, in der Zirbeldrüse und der sogenannten Schleimdrüse. In der Zirbeldrüse drücken sich alle diejenigen Kräfte aus, die die oberen Kräfte sind, und stehen gespannt gegenüber den Kräften der Schleimdrüse, der Hypophysis cerebri, die die unteren Kräfte sind. Da ist ein wirkliches Spannungsverhältnis* (312, 95)[235].

Spannungsverhältnis zwischen Epiphyse und Hypophyse

Obere und *untere Organisationstätigkeit* sind gegensätzlich, stehen in *Spannung* zueinander, sind aufeinander bezogen und bedingen in gewisser Weise einander. *Will man in einer einfachen Weise diesen Unterschied ausdrücken, so könnte man etwa sagen: alles dasjenige, was im Unteren vorgeht, hat sein Negativ, sein negatives Gegenbild im Oberen. Es ist immer so, daß man zu allem, was mit dem Oberen zusammenhängt, ein Gegenbild finden kann im Unteren. Nun ist aber das Bedeutsame dieses, daß eigentlich eine materielle Vermittlung zwischen diesem Oberen und Unteren nicht stattfindet, sondern ein Entsprechen. Man muß immer das eine im Unteren auf das andere im Oberen richtig zu beziehen verstehen, nicht darauf ausgehen, eine materielle Vermittlung zu wollen* (312, 39). *Obere* und *untere Organisationstätigkeit* gehören *innig* zusammen (ebd.), *korrespondieren* (312, 50), spielen sich *in vollem Einklang* ab (312, 39) – die Tätigkeit des einen *Systems* ruft, so Steiner, eine *polarisch entgegengesetzte Tätigkeit* im anderen System hervor (319, 15). Diese Tätigkeiten *entsprechen* einander, sie *verlaufen zueinander*, sind *zueinander orientiert* – auf eine dem jeweiligen Menschen individuelle Weise (312, 40): *Das ist das Komplizierteste in der menschlichen Wesenheit, dieses Ineinanderwirken* (313, 45).

negatives Gegenbild und reaktive Prozesse

Das Verhältnis der Tätigkeiten in der *oberen* und *unteren* Organisation bezeichnete Steiner auch als ein sich gegenseitiges *Bezwingen* (312, 39/40), worin sich – mit Hilfe des *mittleren Systems* – ein zum *Einklang* kommen der Prozesse vollzieht (312, 39). *Was das eine erzeugt, zerstört das andere; was das andere zerstört, erzeugt das eine*, sagte Steiner in Penmaenmawr (319, 14) – und bezog sich dabei nicht primär auf Aufbau und Abbau der Leibessubstanz, sondern auf den jeweils differenten Prozeßvollzug zweier *Systeme*, die sich wechselseitig zu begrenzen, ja aufzuheben, in ihr Gegenteil zu wandeln versuchen (so sprach Steiner beispielsweise über eine *Ent-mechanisierung, Ent-physizierung, Ent-chemisierung* dessen, *was im unteren Menschen vom Stoffwechsel heraufkommt*, durch den *oberen Menschen* – 206, 60). Während eines pädagogischen Kurses hieß es 1923 in Dornach: *Niemand versteht […] im Menschen, sagen wir, das Gallensystem oder Lebersystem, der nicht den Kopf versteht, weil jedes Organ des Verdauungstraktes ein Gegenorgan im Gehirntrakte hat. Man weiß gar nichts über die Leber, wenn man nicht das Korrelat der Leberfunktion im Gehirn kennt* (311, 164). Und: *Während im Stoffwechselorganismus die Galle abgesondert wird, geschieht immer im*

gegenseitige Aufhebung

Kopforganismus ein polarisch entgegengesetzter dazugehöriger Vorgang (303, 107).

Die Stoffwechselfunktion oder -tätigkeit hat ein ihr *entsprechendes*, polarisch entgegengesetztes, funktionelles *Korrelat*, ein (prozessual zu verstehendes) *Gegenorgan* im Zentralnervensystem. Sind die einzelnen Stoffwechseltätigkeiten in ihrem aktuellen Vollzug auf abgrenzbare Organbildungen mit organspezifischer Leistungsfähigkeit *analytisch* verteilt (317, 15), so existieren die entsprechenden *Korrelate* (oder gar *Gegenorgane*) allesamt als Teil des einen Gehirnorganes. Das Zentralnervensystem ist darum, so Steiner im ersten Vortrag des *„Heilpädagogischen Kurses"*, als ein *synthetisches System* anzusprechen – *es faßt [...] alle Tätigkeiten des Organismus zusammen* (317, 14). *Wenn man spricht von der Lebertätigkeit, und man sollte eigentlich nur von der Lebertätigkeit sprechen – was ich als Leber sehe, ist der fixierte Leberprozeß –, so ist diese Lebertätigkeit natürlich ganz im unteren Leibe. Aber jedem solchen Funktionszusammenhang entspricht eine Tätigkeit im menschlichen Haupte. [...] Im Unterleib ist die Leber relativ abgesondert von den anderen Organen, von Nieren, Magen und so weiter. Im Gehirn fließt alles ineinander, da fließt die Lebertätigkeit mit den anderen Tätigkeiten zusammen, so daß der Kopf der große Zusammenfasser ist alles desjenigen, was im Organismus vor sich geht. [...] Im Kopfe fließen sie ineinander, fließt alles zusammen, da synthetisiert sich alles* (317, 14/15)[236].

funktionelle und korrelate Gegenorgane

synthetische und analytische Tätigkeitsformen

Den *Funktionszusammenhängen* der einzelnen Stoffwechselprozesse korrelieren zentralnervöse Vorgänge, die innerhalb des Gehirnes auf höherer Ebene *integriert* werden. Diese *synthetische* Natur des Zentralnervensystemes aber ist zugleich für die spezifischen Vorgänge dieses Systems von allergrößter Bedeutung – liegt sie doch, so Steiner weiter, *im wesentlichen aller Denktätigkeit zugrunde* (317, 15).

Obere und *untere* Prozesse *korrespondieren* damit nicht nur, sondern sind wesensmäßig im Sinne einer gegenseitigen Abhängigkeit aufeinander bezogen. Die Nervenvorgänge des Zentralnervensystems werden erst durch ihren Zusammenhang mit der Gesamtheit der *unteren* Stoffwechselvorgänge in der Form ermöglicht, die sie zur Grundlage menschlichen Denkens erhebt;[237] ist ein wirkliches Verständnis der Verdauungstätigkeit nicht ohne ein Verständnis des Gehirnorganes möglich (s. o.), so gilt dies stets auch umgekehrt. Im vierten Vortrag des Dornacher Medizinerkurses vom Frühjahr 1920 behandelte Steiner den damit angedeuteten Gesichtspunkt auch aus evolutionärer Perspektive. Hat jedes Verdauungsorgan sein funktionelles *Gegenorgan* im Gehirn, so gilt aus entgegengesetzter Perspektive, daß *obere Organe* ihre *Parallelorgane* (312, 94) im *Unteren* haben. Am 24.3.1920 wies Steiner – ohne ausdrückliche Bezugnahme auf Reinkarnation bzw. Organmetamorphosen – darauf hin, daß diesen *unteren Parallelorganen* eine kon-

Korrespondenz und gegenseitige Abhängigkeit

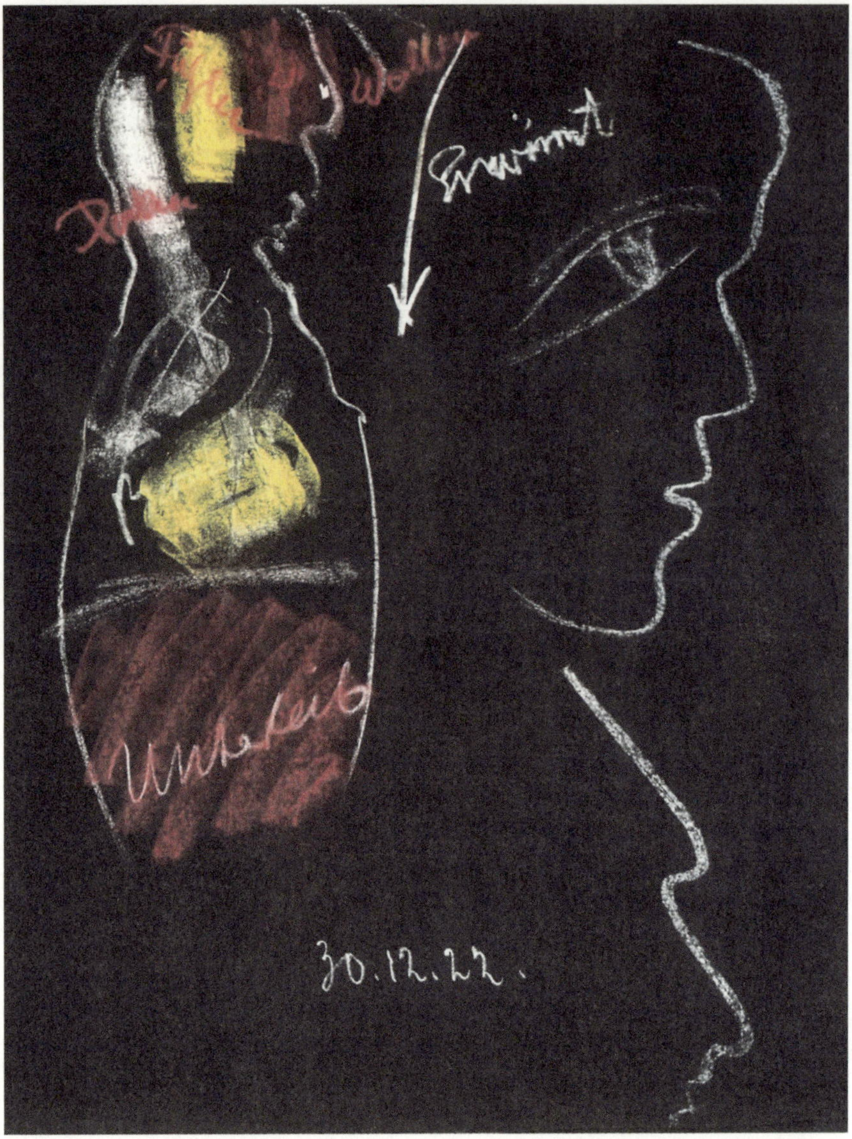

Die Entsprechung von Leibesbezirken im unteren und oberen Organismus
(30.12.1922; GA 348, Bd. XXV, Tafel 13)

stitutive Bedeutung für die Organentwicklung des Zentralnervensystemes beizumessen sei – in dem Sinne, *daß im Oberen gewisse Organe nicht entstehen könnten, wenn sich nicht die Parallelorgane, gewissermaßen die entgegengesetzten Pole im Unteren entwickeln könnten* (312, 94). Und er fuhr fort: *[...] Je mehr das Vorderhirn in der Tierreihe die Gestalt annimmt, welche es beim Menschen dann entwickelt, desto mehr gestaltet sich der Darm gerade nach der Seite hin aus, die zur Ablagerung der Nahrungsreste führt. Es ist ein inniger Zusammenhang zwischen der Darmbildung und der Gehirnbildung, und würden nicht im Laufe der Tierreihe Dickdarm, Blinddarm auftreten, so könnten auch nicht zuletzt denkende Menschen entstehen physischer Natur, weil der Mensch sein Gehirn, sein Denkorgan auf Kosten, durchaus auf Kosten seiner Darmorgane hat. Und die Darmorgane sind die getreue Reversseite der Gehirnorgane. Damit Sie auf der einen Seite entlastet werden von physischer Tätigkeit für das Denken, müssen Sie auf der anderen Seite Ihren Organismus belasten mit demjenigen, wozu Veranlassung ist zur Belastung durch den ausgebildeten Dickdarm und die ausgebildete Blase. So daß gerade die in der menschlichen physischen Welt vorkommende höchste geistig-seelische Tätigkeit, insoferne sie gebunden ist an eine vollkommene Ausbildung des Gehirnes, zugleich gebunden ist an die dazu gehörige Ausbildung des Darmes. Das ist ein außerordentlich bedeutsamer Zusammenhang [...]* (312, 94; vgl. bzgl. des Zusammenhanges zwischen Gehirn- und Darmfunktionen sowie der jeweiligen Bildeprozesse auch die Hinweise in 312, 169/199/202; 313, 123; 230, 137f.).

evolutionäre Gesichtspunkte

Darmbildung und Gehirnbildung

Funktionelle Dreigliederung und Wirksamkeit der Wesensglieder

Einführung

Nun sind [...] diese drei Systeme, trotzdem sie ineinandergreifen, streng voneinander unterschieden, so daß wir sagen können: In der Nerven-Sinnesorganisation arbeitet das, was physischer, ätherischer, astralischer Leib und Ich-Organisation ist, ganz anders als zum Beispiel in der rhythmischen Organisation oder in der Stoffwechsel-Gliedmaßenorganisation. Vorhanden sind diese vier Glieder der menschlichen Natur – physischer Leib, ätherischer Leib, astralischer Leib und Ich – in allen drei [...] Systemen, aber sie greifen in verschiedenster Weise in jedes dieser Systeme wiederum ein. Und nur wenn man zu sagen vermag, wie zum Beispiel in das Kopfsystem die Ich-Organisation oder der astralische Leib eingreifen, ist man imstande, von gesunden und kranken Menschen in einer exakten, sachgemäßen Weise zu sprechen (Den Haag, 16.11. 1923 – 319, 111).

differente Wesensglieder-Eingriffe

Die Beziehung der vier *Wesensglieder* zu den drei *Funktionssystemen* des menschlichen Organismus gehört zweifellos zu den schwierigsten Kapiteln von Steiners anthroposophischer Physiologie. Zwar liegen vielfältige Vortragshinweise und auch schriftliche Aufzeichnungen (GA 26) aus den Jahren 1920 bis 1924 vor, doch bereiten diese Ausführungen zu einer hochkomplexen und begrifflich wohl kaum in eindeutiger Weise fixierbaren Problematik erhebliche Verständnisschwierigkeiten – von denen auch die Hörer von Steiners medizinischen Kursen nicht frei waren (vgl. 313, 16). Dennoch führt angesichts der Bedeutung, die Steiner den angesprochenen Zusammenhängen in physiologischer und pathophysiologischer Bedeutung beimaß (s. o.), kein Weg an einer Darstellung vorbei, die sämtliche diesbezüglichen Äußerungen zu berücksichtigen und aus der Zusammenschau einzuordnen hat. Dies um so mehr, da aus Steiners prinzipiellen Darlegungen zur menschlichen Leibesbildung eindeutig hervorzugehen scheint, daß die vier *Wesensglieder* nicht nur in differenter Weise in die *Funktionsarten* oder *Prozeßformen* von *Nerven-Sinnessystem, Rhythmischem System* und *Stoffwechsel-Gliedmaßensystem [...] eingreifen*, sondern darüber hinaus diesen *Systemen* als bildende Entitäten zugrunde liegen, d. h. sie durch ihr unterschiedliches Zusammenwirken erst eigentlich konstituieren. Die *Funktionssysteme* sind in diesem Sinne als Phänomene einer differenzierten *Wesensglieder*wirksamkeit zu betrachten. Nachfolgend sollen einige Grundlinien aufgezeigt werden, die bei der Besprechung der drei *Funktionssysteme* (vgl. S. 519ff.) wiederaufgegriffen und im einzelnen betrachtet werden.

Wie zuvor (vgl. S. 366ff.) aufgezeigt, hatte Steiner im März 1917 auf bestehende Beziehungen zwischen menschlichem *Ätherleib* und *Kopf*, *Astralleib* und *Brustteil* sowie *Ich* und *niedriger Leiblichkeit* hingewiesen. Vorausgegangen waren Aussagen, die einen immanenten Zusammenhang *ätherischer* Wirksamkeit mit menschlichen Denkvorgängen ebenso betonten, wie sie Gefühlsvorgänge mit *astralischer* und Willensprozesse mit *Ich-Tätigkeit* verbanden (1915). Im August 1916 war – in polarem Gegensatz zu einem *Ich*-durchwirkten Stoffwechselgeschehen – von einer *relativ selbständigen*, nicht *innerlich organisierenden*, sondern vielmehr *durchflutenden Ich*-Aktivität im menschlichen Haupt gesprochen worden, dessen *Bildekräfte* nach Steiner *physischem Leib* und *Ätherleib* angehören (ebd.). Diese knappen Darstellungen wurden von Steiner in der Folgezeit, d. h. 1919–1924 inhaltlich voll aufrechterhalten und von verschiedenen Gesichtspunkten aus ergänzt.

Als Ausgangspunkt der nachfolgenden Betrachtungen, die sich den einzelnen *Systemen* in ihrer *Wesensglieder*-Beziehung zuwenden, werden schriftliche Aufzeichnungen Steiners, die in der Wochenschrift „Das Goetheanum“ am 4.5.1924 publiziert wurden, herangezogen. Dort hieß es: *In dem Haupte des Menschen ist die physische Organisation ein Abdruck der geistigen Indivi-*

dualität. Physischer und ätherischer Teil des Hauptes stehen als abgeschlossene Bilder des Geistigen, und neben ihnen in selbständiger seelisch-geistiger Wesenheit stehen der astralische und der Ichteil. Man hat es daher im Haupte des Menschen mit einer Nebeneinanderentwickelung des relativ selbständigen Physischen und Ätherischen einerseits, des Astralischen und der Ich-Organisation anderseits zu tun. In dem Gliedmaßen-Stoffwechselteil des Menschen sind die vier Glieder der Menschenwesenheit innig miteinander verbunden. Ich-Organisation und astralischer Leib sind nicht neben dem physischen und ätherischen Teil. Sie sind in diesen; sie beleben sie, wirken in ihrem Wachstum, in ihrer Bewegungsfähigkeit und so weiter. Dadurch aber ist der Gliedmaßen-Stoffwechselteil wie ein Keim, der sich weiter entwickeln will, der fortwährend darnach strebt, Haupt zu werden, und der fortwährend davon während des Erdenlebens des Menschen zurückgehalten wird. Die rhythmische Organisation steht in der Mitte. Hier verbinden sich Ich-Organisation und Astralleib abwechselnd mit dem physischen und ätherischen Teil und lösen sich wieder von diesen. Atmung und Blutzirkulation sind der physische Abdruck dieser Vereinigung und Loslösung. Der Einatmungsvorgang bildet die Verbindung ab; der Ausatmungsvorgang die Loslösung. Die Vorgänge im Arterienblut stellen die Verbindung dar; die Vorgänge im Venenblute die Loslösung (26, 28). Deutlich wird, daß Steiner die drei funktionellen *Systeme* oder *Organisationen* des Menschen in bezug auf das jeweilige Wirkverhältnis von *Ich-Organisation* und *Astralleib* einerseits sowie *physischem* und *ätherischem Teil* andererseits differenzierte. Im Haupt (oder *Nerven-Sinnessystem*) sind sie (relativ) getrennt, im *Stoffwechsel-Gliedmaßensystem* innig verbunden, im *Rhythmischen System* wechseln Vereinigung und Loslösung. Nachfolgend sollen die drei *Systeme* in derselben Reihenfolge betrachtet werde.

Hauptesorganisation

Gliedmaßen-Stoffwechselteil

rhythmische Organisation

Wesensglieder-Wirksamkeit im Nerven-Sinnessystem bzw. in der Hauptesorganisation

Die *physische Organisation* des Hauptes ist ein *Abdruck* der *geistigen Individualität* des Menschen – was aber war mit diesem „*Abdruck*" gemeint? Als Steiner im April 1921 während des zweiten medizinischen Kurses diesen Begriff erneut zur Darstellung desselben Sachverhaltes gebrauchte, versuchte er auf Nachfragen der Zuhörerschaft (313, 16), das Gemeinte näher zu erläutern. Vorausgegangen war eine Schilderung der *Organisation des menschlichen Hauptes* (313, 11), innerhalb derer Steiner das Haupt als *eine Art Abdruck, man könnte sogar sagen, eine Art Abscheidung des Ich, des astralischen Leibes und des ätherischen Leibes* bezeichnet hatte (313, 11) – *Das Ich schafft sich seinen Abdruck am menschlichen Haupt, der astralische Leib schafft sich seinen physischen Abdruck, der ätherische Leib schafft sich den physischen Abdruck [...]* (313, 12). Das Haupt des Menschen ist – *wie es als Prozeß dasteht – eigentlich im wesentlichen physischer Leib* (313, 17). Von diesem *physischen Leib* des Hauptes sagte Steiner, daß er gewissermaßen *in einer anderen Weise im Haupte vorhanden* sei *als dasjenige Physische, das Abdruck ist des Ich, des astralischen Leibes, des ätherischen Leibes* (313, 11). Demnach gibt es innerhalb der *physischen* Hauptesbildung zwei wesensverschiedene Anteile – derjenige Teil der Hauptesbildung, der *nicht physischer Leib ist, ist Abdruck von Ich, astralischem Leib und Ätherleib* (313, 17). Der Anteil des *physischen Leibes* an der menschlichen Hauptesbildung besteht dagegen in einem *wirklich physischen Prozeß*, der in *primärer Wirksamkeit* (313, 12) die irdische Komponente der Hauptesbildung darstellt (im Unterschied zu jenem Ergebnis der formenden *ätherischen*, *astralischen* und *Ich*-Kräfte, das nach Steiner den zweiten Bestandteil des *physischen* Hauptes ausmacht und in einem kosmischen Reinkarnationszusammenhang zu sehen ist – vgl. 313, 12).

Der *physische Leib* wirkt unmittelbar, sein *physisches Wirken* ist besonders am (knöchernen?) *Hinterhaupt* ausgebildet (313, 31); wie an mehreren Stellen hervorgehoben wurde, liegt hier – und nur hier – *ein reines physisches Wirken* vor (313, 26), das den Gesamtorganismus beeinflußt.[238]

Kräfteabdrücke im Physischen

Wie Steiner auf Nachfragen erläuterte, handelt es sich dagegen bei den *Abdrücken* der übersinnlichen *Wesensglieder* im *Physischen* nicht um primär materielle Wirksamkeiten, sondern um *Kräfteabdrücke*, d. h. um *Abdrücke* in *Kräftesystemen* (313, 27); so *drückt* sich das menschliche *Ich* beispielsweise in einem *Wärmekraftsystem* ab – *in den Wärmeverhältnissen des Hauptes, in der Art und Weise [...], wie das Haupt differenziert in seinen verschiedenen Organen durchwärmt wird* (313, 27). *Es organisiert sich hauptsächlich zunächst dadurch, daß es die Wärmeverhältnisse des Hauptes in sich differenziert* (313, 12). Bezüglich des *astralischen Leibes* sagte Steiner, daß dieser *vorzugsweise in demjenigen organisierend* (sich *abdrückend*) *enthalten* sei, *was das Haupt als gasige, luftartige Prozesse durchdringt* (313, 12). Indirekt auf die kraniale *Wärme-* und *Luftorganisation* beziehbar ist auch eine Passage aus einem Autoreferat, das Steiner dem neunten Vortrag des *„Französischen Kurses“* (6.–15.9.1922) zugrunde legte: *Die Kopforganisation stellt eine völlige Umwandlung dieses astralischen Organismus und der Ich-Wesenheit dar* (25, 74).

Schließlich schafft sich der menschliche *Ätherleib* seinen *Abdruck in dem wässerigen Gliede des menschlichen Hauptes* (313, 30): *Das ist organisiert, durchorganisiert, so daß dieses Wässerige ein Abdruck desjenigen ist, was ätherischer Natur ist* (313, 31).

Die Wärme-, Luft- und Wasserorganisationen sind als selbstgeschaffene *Abdrücke* der drei *höheren Wesensglieder* Anteile des *physischen* Hauptes

(313, 31) – in ihnen besitzen *Ich, Astralleib* und *Ätherleib* ihre primären Wirkungsmöglichen; sie sind für *Ich, Astralleib* und *Ätherleib [...] durchlässig* (*Nun handelt es sich darum, daß, wenn etwas Übersinnliches sich einen Abdruck geschaffen hat im Physisch-Sinnlichen, dann dasjenige, was da als Abdruck aufgetreten ist, daß das für das betreffende Übersinnliche durchlässig wird.* 313, 30).

„Durchlässigkeit" des Abdrucks

In dem Haupte des Menschen ist die physische Organisation ein Abdruck der geistigen Individualität. Physischer und ätherischer Teil des Hauptes stehen als abgeschlossene Bilder des Geistigen, und <u>*neben*</u> *ihnen in selbständiger seelisch-geistiger Wesenheit stehen der astralische und der Ichteil* (26, 28). In dem zitierten medizinischen Kurs vom April 1921 verwandte Steiner die Begriffe *Abdruck* und *Bild* in synonymer Weise – und sprach bezüglich der genannten (Wärme-, Luft- und Wasser-)*Organisationen* auch von *Bildern* der *übersinnlichen Glieder* (313, 26). Das *Geistig-Seelische* – im Sinne von *Astralleib* und *Ich* verwandt – schafft sich im Gehirn ein *bloßes Abbild* – hieß es dann auch am 26.10.1922 in Stuttgart (314, 93). Deutlich wird, daß Steiner seine Differenzierung zwischen unmittelbarer und mittelbar-*abdrückender* Wirkung, wie sie im April 1921 einerseits für *physischen Leib* und andererseits für *ätherischen, astralischen Leib* und *Ich* geltend gemacht wurde, in der obigen Formulierung von 1924 insofern modifizierte, als nunmehr *physischer und ätherischer Teil* als *Bilder* (oder *Abdrücke*(?)) des *Geistigen* bezeichnet wurden – *neben* denen in *selbständiger geistig-seelischer Wesenheit* der Hauptesanteil von *Astralleib* und menschlichem *Ich stehen* (dagegen hatte es im Juli 1921 – drei Monate nach dem zweiten medizinischen Kurs – noch geheißen, daß im Kopfbereich sowohl *ätherischer* als auch *astralischer Leib* und *Ich [...] verhältnismäßig selbständig* oder gar *frei* wirken und der Kopf selber *am meisten physischer Leib* sei, was inhaltlich eng an das im April ausgeführte anzuschließen schien – 205, 220/223). Es kann aus den vorliegenden Vortragsstellen nicht weiter erschlossen werden, inwiefern der *physische Abdruck* des *Ätherleibes* anders zu betrachten ist als die *Bilder* oder *Abdrücke* der beiden *höheren Wesensglieder* (auf deren Besonderheit nicht zuletzt die Aussage des *„Französischen Kurses"* hinzuweisen schien) – und damit auch nicht, ob Steiner wirklich den Begriff des *Abdruckes* oder des *Bildes* 1924 in gleicher Weise wie 1921 gebrauchte oder vielmehr verschiedene Konstitutionsaspekte der Hauptesbildung im Auge hatte.[239]

Abbild-Beziehung der vier Wesensglieder

Man hat es daher im Haupte des Menschen mit einer Nebeneinanderentwickelung des relativ selbständigen Physischen und Ätherischen einerseits, des Astralischen und der Ich-Organisation anderseits zu tun (26, 28). Im menschlichen Haupt (und damit im *Nerven-Sinnessystem*) sind *Astralisches* und *Ich [...] für sich tätig*, sind *durchaus frei, gewissermaßen freigelegt* (314, 272/273). Als eigentlich *Geistig-Seelisches* schaffen sie sich *im Gehirn ein bloßes Abbild* und bleiben *im übrigen draußen* (314, 93). In einem pädagogischen Kurs sagte Steiner am 13.6.1921: *[...] Eigentlich voll tätig ist in unserem Kopf nur der Ätherleib außer dem physischen Leib. Die anderen Wesensglieder, der astralische Leib und das Ich, erfüllen den Kopf, aber sie spiegeln darin ihre Tätigkeit; sie sind für sich tätig und der Kopf spiegelt nur ihre Tätigkeit ab* (302, 28). Ein wirklich inneres, *organisierendes* Wirken machte Steiner damit – wie schon im August 1915 (s. S. 366ff.) – im Bereich des Zentralnervensystems nur für *physischen* und *ätherischen Leib* geltend (diese sind in der *Nerven-Sinnesorganisation [...] viel wichtiger [...] als das Ich und die astralische Organisation* – 319, 197).[240]

innere Organisation und Spiegelungstätigkeit

Steiner setzte dabei die *physisch-ätherische Tätigkeit* in der Hauptesorganisation mit *Abbauprozessen* der Leibessubstanz gleich: *Im menschlichen Haupte, im menschlichen Kopfe sind im wesentlichen tätig Abbauprozesse des physischen Leibes und des Ätherleibes* (314, 272). Diese (nervösen) Abbauprozesse machen es – wie Steiner am 21.4.1924 in Dornach formulierte – *geradezu möglich, daß im menschlichen Haupte das Astralische und das Ich für sich tätig sind* (314, 272). Sie bilden die Grundlage des menschlichen Denkens, das Steiner – wie in früheren Vorträgen – mit dem *Ätherleib* (208, 111) bzw. mit einer physisch-*ätherischen [...] Wechselwirkung* in Verbindung brachte (*Wir müssen in ihm [...] sehen eine Wechselwirkung des Ätherleibes und des physischen Leibes.* 207, 51).

Andererseits gilt es auch zu berücksichtigen, daß die leibliche Denkgrundlage wesentlich mit einem verstärkten *Hineinergießen* von *Astralischem* und *Ich-Organisation [...] in die physische und ätherische Organisation* verbunden ist (314, 278 – vgl. auch 25, 79: *Die Beziehung des denkenden Seelenteiles zur Kopforganisation ist ein Hingegebensein des Geistig-Seelischen an das Physische*) – und daß die Abbauvorgänge von *physischem* und *ätherischem Leib*, die das freie Wirken der *höheren Wesensglieder* in gewisser Weise ermöglichen (s. o.), in dialektischer Spannung von diesen selbst initiiert und z.T. auch wiederaufgefangen werden.[241] Von daher konnte Steiner in scheinbar vollständigem Widerspruch zu dem oben Gesagten davon sprechen, daß im Bereich der *Hauptesorganisation, das heißt in der ganzen Nerven-Sinnesorganisation [...] in untergeordneter Weise die ätherische Organisation und die physische Organisation [...] hineinspielen* (314, 166).

Man hat es daher im Haupte des Menschen mit einer Nebeneinanderentwickelung des relativ selbständigen Physischen und Ätherischen einerseits, des Astralischen und der Ich-Organisation anderseits zu tun (26, 28). Anfang und Ende dieser Ausführungen verbindend, scheint trotz vieler offener Fragen festzustehen, daß Steiner ein (relativ) freies und indirektes Wirken des *Geistig-Seelischen* im *Nerven-Sinnessystem* über (selbstgebildete) *Wärme-* und *Luftkraftsysteme* beschrieb, während er die zusammenwirkende *physisch-*

ätherische Tätigkeit im engeren Sinne innerhalb der konstitutiven, fest-flüssigen Bestandteile der Hauptesorganisation lokalisierte und als eigentliche *Hauptestätigkeit* bezeichnete (zur *Wärme-*, *Luft-* und *Wasserorganisation* vgl. S. 487ff.). *[...] So daß eigentlich das menschliche Haupt dasjenige ist, was am stärksten beim Menschen vegetabilisch-mineralisch innerlich veranlagt ist [...]* (314, 274).

Wesensglieder-Wirksamkeit im Stoffwechsel-Gliedmassensystem

innige Verbindung der Wesensglieder

In dem Gliedmaßen-Stoffwechselsystem des Menschen sind die vier Glieder der Menschenwesenheit innig miteinander verbunden. Ich-Organisation und astralischer Leib sind nicht neben dem physischen und ätherischen Teil. Sie sind in diesen; sie beleben sie, wirken in ihrem Wachstum, in ihrer Bewegungsfähigkeit und so weiter (26, 28). Das *Geistig-Seelische* taucht, wie Steiner an anderer Stelle (314, 93) sagte, *in den Stoffwechsel vollständig unter, so daß es sogar als Geistig-Seelisches verschwindet. Astralischer Leib* und *Ich-Organisation* wirken nicht *von außen*, sondern die Leibesvorgänge direkt von innen verändernd, organisierend, bildend – sie sind *innerlich nicht freigelassen, sondern die Prozesse bewirkend*, sind im *physischen* und *ätherischen* Bereich unmittelbar *engagiert* (314, 273). Das *Stoffwechsel-Gliedmaßensystem* bildet daher die Sphäre des Organismus, die *am stärksten animalisch-menschlich veranlagt* ist (314, 274).

Die pathophysiologische Relevanz dieser Zusammenhänge deutete Steiner am 21.4.1924 für ein Stoffwechselorgan wie die Leber mit den Worten an:

pathologische Verlagerungen

In dem Augenblick, wo Ich und astralischer Leib sich etwas zurückziehen von diesem Organ, in dem Augenblick wird dieses Organ ähnlich dem Hauptesorgane, und man muß immer gegenwärtig sein, daß, wenn irgendein Stoffwechselorgan und auch das, was mit dem Stoffwechsel zusammenhängt, eine Unregelmäßigkeit zeigt, zu wenig an der Organisation dieses Organes beteiligt sind astralischer Leib und Ich-Organisation; und im Kopf ist es umgekehrt. Wenn da der astralische Leib und das Ich zu stark eingreifen, dann tritt der krankhafte Zustand im menschlichen Haupte auf; so daß eigentlich das menschliche Haupt dasjenige ist, was am stärksten beim Menschen vegetabilisch-mineralisch innerlich veranlagt ist, und die motorischen und Stoffwechselorgane diejenigen sind, die am stärksten animalisch-menschlich veranlagt sind (314, 274). Innerhalb des *Stoffwechsel-Gliedmaßensystem* sind *Ich* und *Astralleib* die *eigentlichen Akteure* (319, 188), sie prägen es zuinnerst; zwischen ihnen *spielt sich seelisch das Wollen ab* (207, 58 – vgl. a. S. 581ff.).

An dieser grundsätzlichen und 1915 (s. S. 318ff.) bereits angedeuteten Anschauung festhaltend, wies Steiner in Vorträgen der letzten fünf Lebensjahre auf einige Differenzierungen hin, die das Zusammenspiel der vier *Wesensglieder* betrafen. So sagte er beispielsweise am 16.7.1921 in Dornach, daß nur der *astralische Leib* im *Stoffwechsel-Gliedmaßensystem* mit *physischem* und *ätherischem Leib [...] innig verbunden*, das *Ich* jedoch als *relativ frei* zu betrachten sei: *So daß wir sagen können: Bei den Beinen ist es so, daß der ätherische Leib und der astralische Leib verbunden sind mit dem physischen Leib; nur das Ich ist relativ frei von den Beinen und nimmt die Beine nur mit, wenn sich die Beine bewegen. Und beim Stoffwechsel ist es auch so: die Stoffwechselorgane sind im wesentlichen mit dem ätherischen und mit dem astralischen Leib verbunden. [...] Der Stoffwechsel-Gliedmaßenmensch hat gebundenen Ätherleib, das heißt, an die physische Materie gebundenen Ätherleib, gebundenen astralischen Leib und nur freies Ich* (205, 221/223). Nur das menschliche *Ich* ist ohne Bindung an die *physische Materie*, ist frei wirksam in selbständiger *seelisch-geistiger Wesenheit*. In der Formulierung des zweiten medizinischen Kurses (11.4.1921): *Der Gliedmaßen-Stoffwechselmensch [...] ist eigentlich ein Ineinanderwirken von physischem Leib, Ätherleib und astralischem Leib [...] und ein Abdruck des Ich* (313, 17). Das menschliche *Ich schafft* sich, wie Steiner auf Nachfragen der Zuhörer ergänzte, in bezug auf das *Gliedmaßen-Stoffwechselsystem* einen *mechanischen Abdruck*, einen *Gleichgewichts-* und *dynamischen Kräfteabdruck – der Abdruck [...] ist ein Abdruck in einem Kräftesystem, das sich herausstellt, wenn man geht in einem ganzen Zusammenhang von Kräften, auch in dem Sichaufrechthalten* (313, 27)[242]. Das *Ich* wirkt demnach mittelbar über ein statisch-dynamisches Kraftsystem auf das *Stoffwechsel-Gliedmaßensystem* ein, an dessen materielle Substanz es nicht gebunden ist (*nur das Ich ist relativ frei von den Beinen und nimmt die Beine nur mit, wenn sich die Beine bewegen*). Für die eingehende Diskussion der damit angedeuteten *Ich*-Wirksamkeit im *Stoffwechsel-Gliedmaßensystem*, auf die Steiner in vielen Vorträge der Jahre 1919 bis 1924 zu sprechen kam, ist auf die spätere Darstellung (vgl. S. 572ff.) zu verweisen.

die Freiheit des Ichs

[...] Was heißt es sachlich: der Mensch geht? Das heißt, er belebt liebend innerhalb seiner Haut den menschlichen Organismus, das heißt, er strengt sein Astralisches oder die Ich-Organisation in entsprechender Weise an. Und wenn er geht, strengt er seine Ich-Organisation in der Weise an, daß er sie bis zu einem gewissen Grade herauszieht aus physischem und ätherischem Organismus. Wenn der Mensch denkt, strengt er sie so an, daß er sie hineinergießt in die physische und ätherische Organisation. Der Mensch zieht seine Astralgliedmaßen und Ich-Gliedmaßen zurück, wenn er geht; während er die Beine ausstreckt, zieht er im Gehen den Astralleib und das Ich zurück. Wenn er denkt, strahlt er sie hinein, natürlich nur bis zur Haut (314, 278).

Wesensgliederbewegung im Handlungsvollzug

Die rhythmische Organisation steht in der Mitte. Hier verbinden sich Ich-Organisation und Astralleib abwechselnd mit dem physischen und ätherischen Teil und lösen sich wieder von diesen. Atmung und Blutzirkulation sind der physische Abdruck dieser Vereinigung und Loslösung. Der Einatmungsvorgang bildet die Verbindung ab; der Ausatmungsvorgang die Loslösung. Die Vorgänge im Arterienblut stellen die Verbindung dar; die Vorgänge im Venenblute die Loslösung (26, 28). Das *Geistig-Seelische durchdringt* den Atmungsrhythmus, *versetzt* sich in ihn *hinein*, aber es *zieht* sich immer wieder rhythmisch *zurück* (314, 93). *Astralleib* und *Ich* sind *frei* (205, 223), sie gehen in rhythmisch abwechselnden Zeitintervallen tätige Verbindungen mit den *physisch-ätherischen* Kräften ein (die insbesondere in den Brustorganen eine *innige* Zusammenarbeit vollziehen – 313, 47f.): *Die Beziehung der fühlenden Seele an die rhythmische Organisation ist ein abwechselndes Hingegebensein und Sich-wieder-Zurückziehen* (25, 79), kein *Nebeneinander*, das *Reflektion* und damit Bewußtsein ermöglicht (vgl. 25, 74).

rhythmische Verbindung und Lösung der Wesensglieder

Wie bereits 1915 von Steiner betont wurde, hat der *astralische Leib* eine dominante Bedeutung im *Rhythmischen System*. Seine Tätigkeit im menschlichen Organismus ist *am allerregsten da, wo [...] zwischen Verdauung, Blutbereitung und Atmung sich im Menschen der mittlere Organisationsprozeß abspielt* (4.4.1920 – 312, 285). Zwischen ihm und dem *Ätherleib [...] spielt sich seelisch das Fühlen ab* (207, 58). Im feinen Zusammenwirken dieser beiden *Wesensglieder* wird nach Steiner im engeren Sinne die Grundlage des menschlichen Atmungsrhythmus geschaffen. In einer Fragenbeantwortung hieß es am 30.9.1920 in Dornach: *[...] Der Rhythmus, den wir im Grunde genommen nur als das Physisch-Sekundäre im Organismus wahrnehmen, der ist eigentlich immer ein Rhythmus, der sich im tieferen Sinne abspielt zwischen dem Astralleib und dem Ätherleib. Und letzten Endes kann man sagen: Mit dem astralischen Leib atmen wir ein, mit dem Ätherleib schaffen wir die Ausatmungsluft wieder heraus, so daß also in Wahrheit eine rhythmische Wechselwirkung stattfindet zwischen astralischem Leib und Ätherleib* (283, 62). *Der Einatmungsvorgang bildet die Verbindung (*von *Ich-Astralleib* mit *physisch-ätherischem Leib) ab; der Ausatmungsvorgang die Loslösung* (s. o.). Es vollzieht sich somit ein wechselnd intensives Zusammenwirken von *Astralleib* und *Ätherleib* – damit zugleich ein *Hingeben und Sich-wieder-Zurückziehen* des *Seelisch-Geistigen* an und vom *Physisch-Ätherischen,* tendenziell also ein realer Inkarnations- und Exkarnationsvorgang (vgl. a. Rudolf Steiners Fragenbeantwortung, S. 817ff.).

Astralleib und Ätherleib im Rhythmischen System

Im ersten Vortrag des medizinischen Kurses vom April 1921 hob Steiner das *freie* Wirken der beiden höchsten *Wesensglieder* im *mittleren System* her-

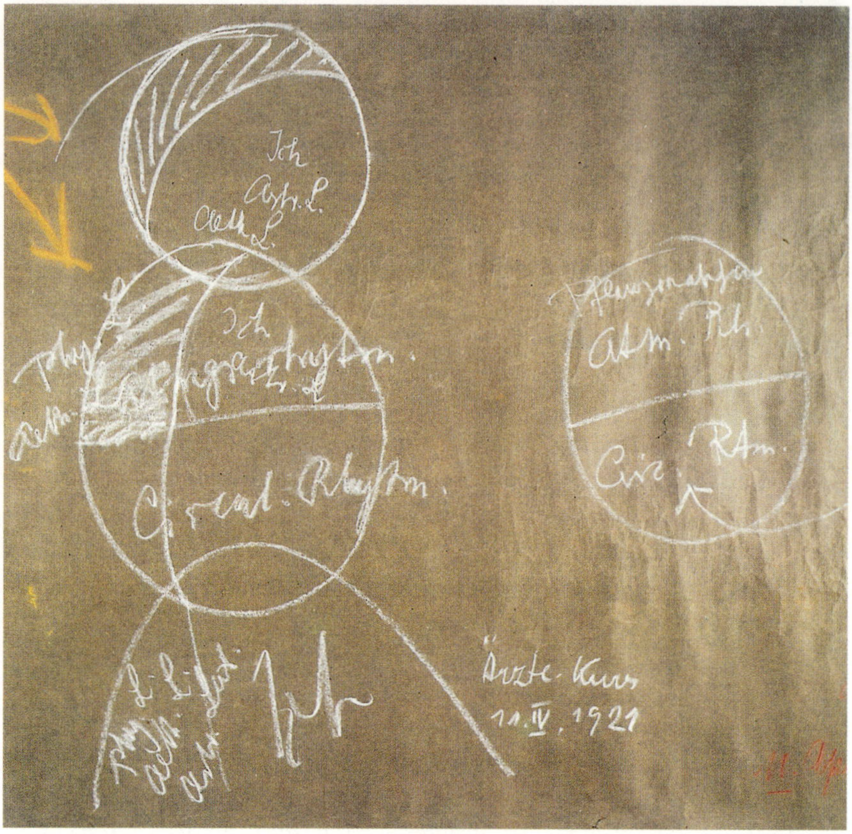

Funktionelle Systeme und Wesensglieder-Wirksamkeit
(11.4.1921; GA 313, Bd. XXII, Tafel 1, Ausschnitt)

vor – die *Organisation für das rhythmische Atmungssystems* besteht *primär* in einem *Zusammenspielen von Physischem und Ätherischem, in das sich die Abdrücke von Ich und Astralisches hineinverweben* (313, 18). *Astralischer Leib* und *Ich* sind *mehr oder weniger frei, weil sie sich Abdrücke geschaffen haben* (313, 19). Steiner ließ an dieser Stelle jedoch offen, ob diese *Abdrücke* in *Wärme-* bzw. *Luftorganisation* zu suchen sind (im zweiten Vortrag, der u.a. den *dynamischen Kräfteabdruck* des *Ichs* im *Stoffwechsel-Gliedmaßensystem* thematisierte, wurde betont, daß das *Ich* sich *auf die verschiedenste Art* seine *Abdrücke* bereite; im *Stoffwechsel-Gliedmaßensystem*, in dem das *Ich [...] noch frei* bleibe von anderen *Mitwirkungen* am menschlichen Organismus, schaffe es sich *eben einen reinen [...] mechanischen Kräfteabdruck* (313, 27)).

Weisen der Kräfteabdrücke

Von einem an die *physische Materie* gebundenen *Ätherleib*, einem *freien Astralleib* und *freien Ich* sprach Steiner bezüglich des *Rhythmischen Menschen* auch drei Monate später in Dornach (16.7.1921 – 205, 223).

Die rhythmische Organisation steht in der Mitte. Hier verbinden sich Ich-Organisation und Astralleib abwechselnd mit dem physischen und ätherischen Teil und lösen sich wieder von diesen. Atmung und Blutzirkulation sind der physische Abdruck dieser Vereinigung und Loslösung. Der Einatmungsvorgang bildet die Verbindung ab; der Ausatmungsvorgang die Loslösung. Die Vorgänge im Arterienblut stellen die Verbindung dar; die Vorgänge im Venenblute die Loslösung (26, 28). Atmung und Blutzirkulation sind der *physische Abdruck* des (wechselnden) Zusammenwirkens der *Wesensglieder* – wie aber gebrauchte Steiner hier den *Abdruck-*, nachfolgend den *Abbild*-Begriff? Der Zusammenhang legt nahe, im Sinne einer bloßen Manifestation – wofür zu sprechen scheint, daß *Abdruck* und *Abbild* mit *Darstellung* gleichgesetzt werden (*Atmung und Blutzirkulation sind der physische Abdruck dieser Vereinigung und Loslösung. Der Einatmungsvorgang bildet die Verbindung ab; [...] Die Vorgänge im Arterienblut stellen die Verbindung dar*); doch könnte zumindest auch angedeutet sein, daß Atmung und Blutzirkulation selbst jene *Kraftsysteme* sind, die von den übersinnlichen *Wesensgliedern* geschaffen werden und für sie *durchlässig* sind, d.h. durch die sie ihre organische Wirksamkeit in mittelbarer Weise entfalten (denn beachtet sollte werden, daß Steiner im selben Aufsatz das menschliche Haupt in seiner *physischen Organisation* als ein *Abdruck* der geistigen Individualität bezeichnet hatte – und damit sehr eng an die Ausführungen vom April 1921 anzuschließen schien – s.o.).

„Abdruck" und „Abbild"

Zusammenfassung

eine „Übersicht" über die menschliche Konstitution

Steiner versuchte in den zitierten Vorträgen und in dem Aufsatz von 1924, eine *Übersicht über die menschliche Konstitution* in differenzierter Weise und von verschiedenen Gesichtspunkten aus zu vermitteln (205, 223) – eine Übersicht, die *Wesensglieder* und *Funktionssysteme* in Beziehung setzte. Er charakterisierte dabei die drei Systeme durch die jeweilige Verbindung von *Geistig-Seelischem* bzw. *Ich* und *Astralischem* zu *ätherischem* und *physischem Leib* (Nebenordnung: *Nerven-Sinnessystem*; Durchdringung: *Stoffwechsel-Gliedmaßensystem*; wechselnde Vereinigung und Lösung: *Rhythmisches System*). Damit unterschied Steiner zwischen *Freiheit* und *Bindung* der *Wesensglieder* an das materielle Leibesgeschehen; das *freie* Wirken stellte er als mittelbares Eingreifen über differente *Kraftsysteme* dar, die von den *Wesensgliedern geschaffen* bzw. *organisiert* werden. Einzig das menschliche *Ich* blieb dabei in Steiners Darstellungen letztlich *leibfreie* und selbständige Wesenheit. Gegen Ende des mehrfach zitierten Dornacher Vortrag vom 16.7.1921 sagte Steiner: *Hier haben Sie eine Übersicht über die menschliche Konstitution von einem Gesichtspunkt aus, der außerordentlich wichtig ist, denn dadurch bekommen Sie einen Eindruck von dem, wie das Ich eigentlich gegenüber dem ganzen Menschen etwas Freies hat, wie das Ich eigentlich, und zwar vom Aufwachen bis zum Einschlafen, hineinwirkt in den Menschen, aber wie es verhältnismäßig immer frei von dem Menschen bleibt, wie es eigentlich verbunden ist mit der äußeren Wahrnehmung sowohl wie mit dem, was der Mensch als äußere Bewegung macht, wie es aber nicht eigentlich vollständig aufgeht in den menschlichen Leib* (205, 223)[243].

*

5. Das Nerven-Sinnessystem

Zum Nervensystem

Allgemeine Gesichtspunkte zur Nerventätigkeit

Die Physiologie wird nie zu Begriffen kommen, die für die Nervenlehre wirklichkeitsgemäß sind, so lange sie nicht einsieht, daß die wahrhaftige Nerventätigkeit überhaupt nicht Gegenstand der physiologischen Sinnesbeobachtung sein kann. Anatomie und Physiologie müssen zu der Erkenntnis kommen, daß sie die Nerventätigkeit nur durch eine Methode der Ausschließung finden können. Was im Nervenleben nicht sinnlich beobachtbar ist, wovon aber das Sinnesgemäße die Notwendigkeit seines Vorhandenseins ergibt und auch die Eigenheit seiner Wirksamkeit, das ist Nerventätigkeit. Zu einer positiven Vorstellung über die Nerventätigkeit kommt man, wenn man in ihr dasjenige materielle Geschehen sieht, durch das […] die rein geistig-seelische Wesenhaftigkeit des lebendigen Vorstellungsinhaltes zu dem unlebendigen Vorstellen des gewöhnlichen Bewußtseins herabgelähmt wird. Ohne diesen Begriff, den man in die Physiologie einführen muß, wird in dieser keine Möglichkeit bestehen, zu sagen, was Nerventätigkeit ist (1917 – 21, 157).

die „wahrhaftige Nerventätigkeit" und die „Methode der Ausschließung"

Die *wahrhafte* Nerventätigkeit ist, so Steiner, der auf Sinnesbeobachtung begründeten Naturwissenschaft nicht zugänglich – diese Nerventätigkeit ist ein Teil des *Nervenlebens*, dessen Vorhandensein und spezifische Wirksamkeit naturwissenschaftlich nur indirekt erschlossen werden kann. Die wesentliche Bedeutung dieses (materiellen) Nervengeschehens besteht in der Ermöglichung des bewußten, d. h. *gespiegelten* und *herabgelähmten* Denkens bzw. Vorstellens (vgl. S. 271ff.). In den Vorträgen bis zum September 1924 bemühte sich Steiner wiederholt, Erkenntnisse einer übersinnlichen Empirie darzustellen, die mit einer positiven Beschreibung der Nerventätigkeit zusammenhängen. An einer Vortragsstelle (313, 141) bezog er sich dabei explizit auf die zitierte Passage aus der Schrift „*Von Seelenrätseln*".

Mineralisierung und Substanzvernichtung im Nervenprozess

Unsere Nerven-Sinnesprozesse sind Prozesse, welche ganz gleichwertig sind mit dem, was in unserem Organismus vorgeht, wenn er ein Leichnam ist

(196, 25). Es sind nach Steiner die einzigen *richtig physischen Prozesse*, die sich innerhalb des belebten Organismus abspielen (302a, 129), die einzigen Vorgänge, die in der Kontinuität außermenschlicher, rein irdischer Gesetzmäßigkeiten verlaufen, die im übrigen Organismus nur post mortem und dann unter Auflösung der menschlichen Leibesgestalt zustande kommen (vgl. S. 97ff.). Diese *physischen Prozesse* werden durch eine seelisch-geistige Wirksamkeit initiiert, die im Nervenbereich vitale Naturprozesse *stoppt* (317, 30) und die materielle Substanz den übergreifenden *Organisationskräften* entzieht, wodurch diese *als organische Materie* aus dem Vitalprozeß *herausfällt*, unorganisch wird (207, 158). Daß es sich bei den fortwährend zerfallenden und sich *auf den Weg der leblosen, mineralischen Tätigkeit* begebenden Stoffen dabei im wesentlich um die *Proteinsubstanzen* des Nervensystems handelt, deutete Steiner lediglich in seinen medizinischen Ausarbeitungen mit Ita Wegman an (27, 45).[244]

dem Lebensprozeß entfallende Materie

Die *in Absonderung* aus den vitalen Organisationskräften herausgefallene (ehemalige) Proteinmaterie, das *ausgesonderte Leblose* (209, 125) ist nach Steiner in gewisser Weise mit der neuronalen Substanz selbst identisch (317, 31), d.h. die fixierten Nervenbahnen zeichnen jenen dynamischen Eingriff des menschlichen *Ichs* nach, der am Ausgangspunkt des geschilderten Geschehens steht. Am 11.2.1923 sagte Steiner in Dornach: *Wenn wir den menschlichen Organismus prüfen, dann kommen wir dazu einzusehen, daß diese unmittelbare Strömung, die […] vom Ich direkt in das Physische hineingeht und sich dann im Körper verzweigt, entlang den Nervenbahnen geht. So daß also, wenn die menschlichen Bahnen im Organismus sich ausbreiten, der äußere sichtbare Nervenstrang das äußere sichtbare Zeichen ist für die Ausbreitung derjenigen Strömung, welche direkt vom Ich nach dem ganzen Organismus geht, aber unmittelbar vom Ich aus in die physische Organisation hineingeht. Längs der Nervenbahnen läuft zunächst die Ich-Organisation. Diese ist für den Organismus eine wesentlich zerstörende. Denn da kommt der Geist direkt hinein in die physische Materie. Und überall, wo der Geist direkt in die physische Materie hineinkommt, liegt Zerstörungsprozeß vor, so daß also längs der Nervenbahnen, von den Sinnen ausgehend, ein feiner Todesprozeß im menschlichen Organismus sich ausbreitet* (221, 78). Dieser von Steiner gekennzeichnete *Todesprozeß* vollzieht sich nicht als einmaliger Degenerationsvorgang, sondern vielmehr fortwährend innerhalb jener Lebensspanne, die den Menschen als denkendes Wesen kennzeichnet (über die postnatal entstehenden *Todesprozesse* und ihre Bedeutung für die Bewußtseinsentwicklung des Kindes vgl. S. 352ff.). Der Nerv wird kontinuierlich an einer Zerstörung gebildet, die in ihren Wirkungen auch als Mineralisationsprozeß, als wirksames und weiterwirksames Entfremden, Absondern oder Ausscheiden nervöser Substanz aus dem Organismus beschreibbar ist.[245] Wiederholt

der Nervenweg des Ichs

sprach Steiner von einer *Salzentstehung* (B 20, 19), der Bildung eines *inneren Sedimentes* (206, 196)[246], einem *fortwährenden Ablagern von salzartigen Bestandteilen* im Bereich des Nervensystems: *Erdige, salzartige, aschenartige Bestandteile sondern sich aus dem Organismus ab, so daß, physisch gesprochen, das Denken, das Vorstellen ein Salzablagern ist* (226, 61)[247].

Der Prozeß der Mineralisation und Salzablagerung bzw. -ausscheidung, der dem Nervensystem eignet, geht dabei in Richtung einer *nicht zustande gekommenen Knochenbildung* (211, 110): *Ich möchte sagen: In unserem Gehirn ist immer die Tendenz vorhanden, sich einfach zu [...] Knochen zu bilden, das Gehirn ganz knöchern zu machen [...]* (212, 62). Es vollzieht sich ein *Schießen in die Verknöcherung, Sklerotisierung* (334, 260), ein realer Todesprozeß, der fortwährend im Entstehen gehemmt wird und gehemmt werden muß, damit Leben besteht. In diesem Sinne schrieb Steiner: *Man wird das Gehirn des Menschen nur begreifen, wenn man in ihm die knochenbildende Tendenz sehen kann, die im allerersten Entstehen unterbrochen wird. Und man durchschaut die Knochenbildung nur dann, wenn man in ihr eine völlig zu Ende gekommene Gehirn-Impulswirkung erkennt [...]* (27, 42; zu den vom Zentralnervensystem ausstrahlenden Ossifikationstendezen vgl. S. 703ff., zu den beteiligten Substanzprozessen S. 808ff.).

Knochenbildetendenz im Gehirn

Die Mineralisierungsprozesse oder Ablagerungsvorgänge konstituieren das menschliche Nervensystem – dessen funktionelles Dasein hängt, wie Steiner sagte, *von diesen Ablagerungen* (206, 157) bzw. von dieser *inneren Salzkraft* (230, 14) ab. In gewisser Weise ist das menschliche Nervensystem als *Salzorganismus* anzusehen, der das *Seelische fortwährend zurückstrahlt* und solchermaßen Bewußtsein ermöglicht (212, 63). Im zweiten Vortrag des *„Heilpädagogischen Kurses“* sagte Steiner am 26.6.1924: *Also im Gehirn wird der Anfang damit gemacht, daß die Naturprozesse gestoppt werden und die Materie fortwährend in Absonderung herausfällt. Die herausgefallene Materie, die also ausgeschiedene und unbrauchbar gewordene Materie: das sind die Nerven. Und diese Nerven bekommen dadurch, daß sie in dieser Weise vom lebendigen Denken bearbeitet werden, bekommen dadurch, daß sie fortwährend ertötet werden, eine Fähigkeit, die der Spiegelungsfähigkeit ähnlich ist. Dadurch bekommen sie die Fähigkeit, daß sich durch sie die Gedanken des umliegenden Äthers spiegeln, und dadurch entsteht das subjektive Denken, das oberflächliche Denken, das nur in Spiegelbildern besteht, das wir in uns tragen zwischen Geburt und Tod. Wir werden also dadurch, daß wir das lebendige Denken in uns wirkend tragen, fähig gemacht, der Welt unser Sinnes- und Nervensystem entgegenzustellen, die Eindrücke, die im umliegenden Äther leben, in Spiegelbildern zu erzeugen und in unser Bewußtsein zu schmeißen. So daß also dieses Denken und Vorstellen des oberflächlichen Seelenlebens nichts anderes ist, als der Reflex der im Weltenäther lebenden Gedanken* (317, 30).

„innere Salzkraft“

Nerven als ausgeschiedene Materie und Instrument der Spiegelung

Erneut – und deutlicher als zuvor – machte Steiner damit die realen oder *lebendigen* Gedankenprozesse als Voraussetzung der zentralnervösen Reflektions- oder *Spiegelungstätigkeit* kenntlich; seiner Darstellung zufolge werden die Nerven durch das innerhalb der menschlichen Gesamtorganisation wirksame *lebendige Denken* im Sinne einer Devitalisierung *bearbeitet* und so zur organischen Grundlage menschlicher Vorstellungstätigkeit.

Aufhebung bzw. Vernichtung der Substanz

Zu beachten ist ferner, daß Steiner nicht nur von Mineralisierungs- und Salzablagerungsprozessen im Nervensystem, von einem *Wachrufen* der *Kristallisationskräfte* sprach (315, 83), nicht nur von Behandlung und Verwandlung der Materie, sondern darüber hinaus auch von einer *vollständigen Umwandlung* (207, 21) im Sinne einer realen *Vernichtung* oder *Aufhebung* menschlicher Substanz (53, 144), die über den *Nullpunkt des Toten* hinausgetrieben und damit *toter als tot* wird (326, 144). Steiners diesbezüglichen Darstellungen zufolge ist das Nervensystem des Menschen ein *Herd der Zerstörung* (207, 30) und *der einzige Schauplatz, [auf] dem eine wirkliche Stoffvernichtung stattfindet* (201, 217). Die geisteswissenschaftliche Forschung ergebe eindeutig, *daß dort, wo das Denken sich entwickelt, ein Nichts von Materiellem zu erblicken ist* (53, 142).

Nerventätigkeit als abgeschwächtes Sinnesleben

In der Außenwelt wird Materie nirgends vollständig zerstört. Daher sprechen die neuere Philosophie und Naturwissenschaft für die Außenwelt von der Erhaltung der Materie. Aber dieses Gesetz der Erhaltung der Materie gilt nur für die Außenwelt. Im Inneren des Menschen wird Materie vollständig zurückverwandelt ins Nichts. Vollständig wird die Materie da in ihrem Wesen zerstört (207, 21). Diese *Vernichtung* vollzieht sich nach Steiner über eine Aufhebung der *inneren Zelltätigkeit* in den *Nervenfasern* bzw. eine Aufhebung der *Stofftätigkeit* durch die *Sinnes-Nerventätigkeit* (Notizbuch vom 22.3.1920; B 16, 24).[248] Es handelt sich um eine *noch über die mineralische Stufe hinausgehende Zerstäubung des materiellen Lebens* (208, 103), die zu einer Befreiung, einer *Heraushebung* des *Ätherischen* führt: *Indem gewissermaßen abstäubt das Materielle und das Ätherische bleibt, wird sich der Mensch bewußt seiner Vorstellung. […] Das Gedankenleben geht so vor sich, daß die Materie nicht in Anspruch genommen wird, daß es nur bis zu dem Ätherischen herankommt und das Bewußtsein in diesem Ätherischen lebt* (208, 104/112).

die „Heraushebung des Ätherischen"

Werden Steiners Aussagen zu seinen früheren Schilderungen (vgl. S. 269ff.) in Beziehung gesetzt, so verdeutlicht sich das fortgesetzte Bemühen um eine adäquate Deskription jenes körperlich-seelischen Vorganges, der dem bewußten Denken zugrunde liegt; Seelisch-Geistiges verwandelt nach Steiner in differenzierter Weise die materielle Nervensubstanz, um mit ihr in jene Beziehung treten zu können, bei der die Materie selbst aufgehoben wird. Nur indem die Materie ihrem Sein entfremdet wird, ist sie instrumentalisierbar – und kommt einem Wirken der übersinnlichen *Wesensglieder* gewissermaßen dienend entgegen. Das Denken wird bewußte Wahrnehmung seiender Gedanken,[249] wird Sinnesorgan, sofern es evolutionär gelingt, Materielles *abzustäuben* und im *Ätherischen* Bewußtsein zu entfalten. Denken und Wahrnehmen sind nach Steiner auch physiologisch verwandte Prozesse, das Nervensystem des Menschen ist ein *werdendes großes Sinnesorgan* (324, 67)[250] dadurch, daß es sich im Denkvollzug zu einem selbstlosen Instrument ausbildet, das den physischen (physikalischen) Sinnesorganen gleicht. In diesen (vgl. S. 282ff. und S. 530ff.) ist per se *abgesondertes ätherisches Wesen während der Wahrnehmung webend*, gibt es *eine Art freien ätherischen Prozeß. Der physische Apparat wird nichterlebt; das Geistige, das darinnen vorgeht, wird erlebt* (208, 104/123). In dynamischem Vollzug breitet der Mensch *im Vorstellen gewissermaßen die Sinnestätigkeit über die Nervenorganisation aus* (208, 123), distanziert sich dadurch vorübergehend von der – ihm immanenten – *ätherischen* Sphäre, wird aber alsbald vom Gesamtorganismus revitalisiert, wodurch ein *abgeschwächtes Sinnenleben* entsteht (208, 106). Dieser Gesamtprozeß ist Steiner zufolge tendenziell bereits in den Bildungsprinzipien einer jeden Nervenzelle erkennbar, die ohne dominierendes Eigensein, ohne Teilungsfähigkeit und *innere Bildefähigkeit* Äußeres *rein* aufnehmen kann, sich postnatal weiter an der Umwelt ausbildet, myelinisiert etc. (*Die Nervensubstanz wird beim Menschen noch während seines Lebens nach der Geburt weit hinaus von den äußeren Eindrücken abhängig nachgebildet. Also die innere Bildungsfähigkeit weicht da zurück gegenüber der Fähigkeit, sich den äußeren Einflüssen einfach anzupassen.* 312, 72). In Steiners Notizbuch für den Stuttgarter Vortrag vom 28.8.1919 steht: *Nerven-System schaltet sich vom Leben aus; ist daher geeignet: Erkennen sich innerhalb seiner Zone entwickeln zu lassen* (B 31, 10). Und in seinen medizinischen Ausarbeitungen hielt Steiner fest, daß die zerfallende Eiweißsubstanz die physische Grundlage für das *Durchströmen* ihrer selbst (und damit der Nerven) durch *ätherische* Tätigkeit schaffe – *ätherische* Wirksamkeit, die im Sinnesprozeß von außen aufgenommen, im Bewegungsorganismus jedoch eigens gebildet wird (27, 45).

das Nervensystem als „werdendes großes Sinnesorgan“

die Bedeutung der Eiweißsubstanz

Revitalisierung der nervösen Substanz durch Aufbauprozesse des Gesamtorganismus

Unsere Nerven-Sinnesprozesse sind Prozesse, welche ganz gleichwertig sind mit dem, was in unserem Organismus vorgeht, wenn er ein Leichnam ist. Nur solange wir leben, wird dieses fortdauernde Sterben unseres Nerven-Sinnesorganismus paralysiert, von den andern Lebensprozessen in unserem Organismus ausgeglichen. Wir müssen gewissermaßen in jedem Augenblick von unserem Rumpf- und Gliedmaßenorganismus aus zum Leben erweckt werden (196, 25). Wie Steiner bereits Jahre zuvor angedeutet hatte (vgl. S. 276ff.), wirken die Lebensprozesse des *Rhythmischen* und des *Stoffwechsel-Gliedmaßensystems* den Abbauvorgängen der Nerven entgegen. Salzablagerung und Substanzvernichtung werden immerfort im *Status nascendi* (319, 65) durch Aufbauprozesse *aufgehoben* (319, 63) – der *übrige Organismus* lehnt sich gegen die Nerventätigkeit auf (197, 84), verhindert mithin, daß sich der *Organismus der Nerven* vollständig zum anorganisch-physikalischen *Sinneswesen* gestaltet: *Damit er das nicht wird, durchdringt ihn wiederum das Vitalprinzip, das Lebensprinzip aus dem übrigen Organismus* (208, 105). Der *Ausgleich* der *Todeskräfte* durch *belebende Kräfte* wird dabei nach Steiner wesentlich durch die *Blut- und Herz-Organisation* bewirkt (334, 288) – dem *Stoffwechsel-Gliedmaßensystem* kommt dagegen im engeren Sinne die Aufgabe zu, die vom Nervensystem ausgehenden, den ganzen Organismus betreffenden mineralisierenden und sklerotisierenden Vorgänge *aufzulösen*, zu *entmaterialisieren* (303, 203/202). Denn das den menschlichen Leib durchdringende und nicht auf das eigentliche Haupt beschränkte Nervensystem vermittelt durch den ganzen Körper *die Abscheidung des Mineralisch-Physischen* (79, 150; vgl. a. S. 703ff.), bildet dem Organismus ein – wie Steiner in einem pädagogischen Kurs 1921 sagte – *Salzphantom* ein, das durch den Stoffwechsel wiederum aufgelöst wird (302, 60 – vgl. a. 218, 56f.). Am 20.10. 1922 erläuterte Steiner dies exemplarisch an den anatomisch-physiologischen Gegebenheiten des menschlichen Sehorganes[251] und sagte u. a.: *Im Auge breitet sich der Sehnerv einerseits aus, auf der anderen Seite aber Blutgefäße. Dadurch, daß sich Blutgefäße ausbreiten, haben Sie den Stoffwechsel-Gliedmaßenorganismus im Auge. [...] Das, was in der Aderhaut des Auges sich abspielt, das will schon im Auge auflösen dasjenige, was sich im Nerv des Auges konsolidieren will. Der Nerv des Auges möchte fortwährend konturierte Gebilde im Auge schaffen. Die Aderhaut mit dem Blute, das da fließt, will das fortwährend auflösen* (218, 63; vgl. S. 714ff.).

vitalisierende Blut- und Herzorganisation und entmineralisierendes Stoffwechsel-Gliedmaßensystem

das Beispiel der Sehtätigkeit

Ich-Tätigkeit im Nervenprozess

Sehr wesentlich erscheint, daß Steiner in seinen letzten Vortragsjahren erstmals das menschliche *Ich* als an jenen Vorgängen beteiligt beschrieb, die den *Todesprozessen* des Nervensystems *entgegenwirken* (s. a. S. 482ff.). Die *Ich-Organisation [...] läuft* zwar einerseits längs der Nervenbahnen und wirkt auf diese wesentlich zerstörend (s. o.); zugleich aber verhindert sie (und z.T. auch der *Astralleib*) das wirkliche *Zerbröckeln* des Nerven (314, 211), ist in ihrer organischen Wirksamkeit ein *fortwährender Kämpfer* gegen den nervösen *Sterbeprozeß* (206, 196), gewissermaßen Anfang und Ende der Nerventätigkeit und damit eigentlich bestimmendes Prinzip. Nach geisteswissenschaftlicher Erkenntnis ereignet sich im Nervensystem nicht nur ein Abbau- und Auflösungsvorgang, sondern ein damit verbundenes Gestalten, insofern ein substantieller, *Ich*-gewirkter Wiederaufbau: *Die Materie muß erst zerstört und die Zerstörungsprodukte plastisch geformt werden, damit sie die Grundlage abgeben können für das Funktionieren des Geistigen in uns, für die Gedanken* (319, 64)[252].

plastische Formung der Zerstörungsprodukte

Ausführlich schilderte Steiner dies in einem Dornacher Vortrag vom 28.12.1921: *Es kommt innerhalb unseres Organismus das Ich mit den leblos ausgeschiedenen Stoffen in Berührung. Es durchdringt sie. Es gibt also in unserem Organismus etwas, das sich so ausnimmt, daß auf der einen Seite das Ich durchdringt den organischen Prozeß, den Prozeß, innerhalb welchem die Stoffe als lebendige Stoffe enthalten sind, daß aber das Ich auch durchdringt dasjenige, was Lebloses, ich möchte sagen, Mineralisiertes in unserem Organismus ist. Wenn wir denken, so geht fortwährend das vor sich, daß, angeregt durch die äußeren Sinneswahrnehmungen oder auch durch die Erinnerungen, das Ich sich gewissermaßen bemächtigt dieser leblosen Stoffe, und sie im Sinne der äußeren Sinnesanregungen oder der Anregung durch die Erinnerungen aufpendelt, mit ihnen in uns, ich darf schon sagen, zeichnet. Denn es ist keine bildliche Vorstellung, sondern es entspricht durchaus der Realität, daß das Ich diese unorganischen Stoffe wirklich so verwendet, wie wenn ich etwa jetzt, vergleichsweise gesprochen, mir hier Kreide pulverisieren würde und dann mit dem Finger das Kreidepulver nehmen würde und dann mit diesem bekreideten Finger allerlei Figuren hinzeichnete. Es ist so, daß tatsächlich das Ich diese leblosen Stoffe aufpendelt, sich ihrer bemächtigt und in uns Figuren einzeichnet […]. Dasjenige, was sich so abspielt zwischen dem Ich und dem, was in uns mineralisch geworden ist, und zwar sich als sogar fein-feste, mineralisierte Substanzen absondert, das ist dasjenige, was als Materielles unserem Denken zugrunde liegt. Der inspirierten Erkenntnis ergibt sich also der Denkprozeß, der Vorstellungsprozeß tatsächlich als eine Behandlung des Mineralisierten im menschlichen Organismus durch das Ich.*[253] *Das ist die genaue Schilderung desjenigen, was ich oftmals abstrakt charakterisiert habe, wenn ich sagte: indem wir denken, sterben wir ab. Das in uns Ersterbende, das sich aus dem Leben Heraushebende, das sich Mineralisierende ist dasjenige, mit dem das Ich in uns zeichnet, und mit dem das Ich tatsächlich die Summe unserer Gedanken zeichnet* (209, 126). Und auch in einem im Rahmen des Den Haager Hochschulkurses gehaltenen Vortrag über *„Wichtige anthroposophische Forschungs-*

das „Zeichnen" des Ichs

das Gehirn als bewegliche Plastik

resultate" wies Steiner am 11.4.1922 darauf hin, daß die zentralnervöse Vorstellungstätigkeit immer mit einer *plastischen Bildung des Stoffes* verbunden sei (81, 163), einem *Herausplastizieren* der Substanz (81, 173),[254] das eine kontinuierliche Weiter- und Umbildung des Zentralnervensystems im Sinne einer *beweglichen Plastik* (81, 158) zur Folge habe: *[...] Wenn die Seele das Gehirn ergreift, benützt sie es nicht als fertiges Organ, sondern sie bildet fortwährend in diesem Gehirn das aus, was da im Gehirn als Prozeß sich abspielt* (81, 167).

Graue und weisse Gehirnsubstanz

die graue Substanz als Ernährungssystem

Dabei differenzierte Steiner die thematisierte Wirksamkeit des *Ichs* innerhalb des Zentralnervensystems mit dem Hinweis auf die *weiße* und *graue Substanz* weiter.[255] Er sah 1919 in der *grauen Substanz*, dem *peripherischen Gehirn* (27, 128), ein dem Stoffwechsel *naheliegendes Organ*, ein *Ernährungssystem* (293, 42), eine *Kolonie der Verdauungswerkzeuge zur Ernährung des [zentralen] Gehirnes* (1920; 312, 113); die graue Substanz enthalte in ihrer physischen Organisation *viel mehr vom Stoffwechsel-Gliedmaßensystem, etwas mehr vom rhythmischen System, aber am wenigsten vom Nerven-Sinnessystem* (27, 128). Sie stelle in evolutionärer Hinsicht ein *Zurückgehen des komplizierteren Gehirnes in ein mehr ernährendes Gehirn* dar, von dessen humanspezifischer Leistungsfähigkeit Steiner jedoch die kognitiven Möglichkeiten des Menschen abhängig machte (1919; 293, 42).[256]

die weiße Substanz als Denksubstanz und Ort der Sinnessynthese

Im ersten Medizinerkurs beschrieb Steiner dagegen 1920 die Bedeutung der Substantia alba im Sinne einer *Denksubstanz* (312, 113), die *auf das Funktionelle hingeht* und im Vergleich zur grauen Substanz *vollkommener organisiert* ist (302, 60). Von diesem *zentralen Gehirn* hieß es in Arnheim am 24.7.1924: *Was mehr in der Mitte des Gehirnes im menschlichen Haupte liegt, was die Organisation der Sinnesnerven nach innen ist, das ist eigentlich ein Wunderbau. Das ist im Grunde genommen dasjenige, was am vollkommensten in bezug auf die physische Organisation dasteht; denn da prägt sich das Ich des Menschen in seiner Wirksamkeit auf den physischen Leib am allerintensivsten aus. In jener Art, wie die Sinnesnerven nach innen gehen, sich miteinander verbinden, etwas wie eine innere Gliederung im ganzen Organismus bewirken, da strebt die menschliche Organisation über das Tierische weit, weit hinaus. Das ist ein Wunderbau* (319, 190). In der weißen Substanz vollzieht sich eine *die übrigen Sinne zusammenfassende Sinnestätigkeit*, in die *Ich* und *Astralleib* hereinwirken (27, 128) – eine Tätigkeit, die mit einem fortwährenden Abbauprozeß verbunden ist (*wenn der Abbau auch sehr langsam geht, so daß er mit grober Physiologie nicht verfolgt werden kann* – 319, 213). In den

Nervenfasern der Substantia alba wird bereits die *innere Zelltätigkeit* aufgehoben (Notizbuch, 22.3.1920 – B16, 24).

Wie Steiner dann aber im März 1924 in Dornach in Weiterführung der Arnheimer Ausführungen – anklingend an die schriftlichen Darlegungen und augenscheinlich als Modifikation früherer Außerungen – betonte, ist die Substantia alba im Grunde weniger als Instrument menschlicher Vorstellungsbildung und damit auch nicht eigentlich als *Denksubstanz* zu betrachten, sondern vermittelt als ein in die Sinnesorgane *hineingehendes* Organ die im Sinnesbereich gewonnenen Eindrücke bzw. Empfindungen dem Cortex, in dem sich die Vorstellungsbildung realiter vollzieht. So hieß es nun: *[...] Unsere Vorstellungen haben ihr Organ in der grauen Masse [...]* (235, 133). Der zentralnervöse Cortex ist im Sinne der im März 1924 von Steiner gehaltenen Vorträge nicht lediglich ein primitives, ursprüngliches und im Vergleich zum *zentralen Gehirn* minderwertigeres Organ; die *graue Substanz* baut sich vielmehr selbst aus den Degenerationsprozessen innerhalb der Substantia alba auf, bzw. wird – zumindest im Bereich des frontalen Cortex (319, 214) – durch die *Ich-Organisation* aufgebaut, aus dem Abbau der *weißen Denksubstanz* gewissermaßen *herausgerettet*. Das *peripherische Gehirn* ist als Stoffwechselorgan in stetem, *Ich*-gewirktem, *Ich-gezeichnetem* Aufbau begriffen, der in engem Zusammenhang mit den Vorgängen im Bereich der zentralen Nervenfasertätigkeit gesehen werden muß, jedoch in gewisser Weise über sie hinausweist.[257] Zwar durchdringt und organisiert auch die weiße Substanz das menschliche *Ich* (319, 190), doch dominieren hier noch die Zerfalls- und Mineralisationsprozesse.

die „Herausrettung" der grauen Substanz aus degenerierter weißer Substanz

Die Materie muß erst zerstört und die Zerstörungsprodukte plastisch geformt werden, damit sie die Grundlage abgeben können für das Funktionieren des Geistigen in uns, für die Gedanken (3.9.1923; 319, 64). Diese *plastische Formung*, als *Ich*-gewirkte *Herausrettung* der Substanz aus den im Bereich des Markes *lokalisierten* Degenerationsvorgängen verstanden, wird im Hirnmantel erreicht, der damit Wesentliches zur Vorstellungsbildung beiträgt.

Gehirnbildung und Ernährungsprozess

Nervensubstanz und Stoffwechselsubstanz

In verschiedenen Vorträgen seiner letzten Lebensjahre besprach Steiner den Ursprung der menschlichen Nervensubstanz im Zusammenhang mit den Ernährungsvorgängen des *Stoffwechsel-Gliedmaßensystems*. Dabei stellte er die Ausscheidungen durch den menschlichen Enddarm als *auf halbem Wege stehengebliebene* Substanzverwandlungen dar (230, 137), betrachtete die Ausscheidungsprodukte als *auf halbem Wege stehengebliebene Prozesse* (319, 135). Dagegen ist die menschliche Nervensubstanz *die bis zum Ende getrie-*

bene Stoffwechselsubstanz (314, 180),[258] die als vollständige *innerliche Ausscheidung* oder *Absonderung* von den Bildekräften des *ätherischen Leibes* ergriffen und zu *materiellen Entitäten* (319, 62) gestaltet wird: *Das Nervensystem ist dasjenige System im menschlichen Organismus, das eigentlich seinen substantiellen Gehalt einer innerlichen Ausscheidung verdankt, die aber im Organismus bleibt, nicht nach außen getrieben wird, natürlich nur bis zu einem gewissen Punkte im Organismus bleibt, und dort durch die plastischen Kräfte [...] [des] Äther- oder Lebensleibes geformt wird* (319, 61; vgl. u.a. 327, 200f.; 227, 104f.). Wie Steiner wiederholt hervorhob, gilt der angedeutete substantielle Bildevorgang *ausschließlich* für das Nervensystem – kein anderes Organsystem des Menschen wird materiell in direkter Kontinuität aus den aufgenommenen Nahrungssubstanzen aufgebaut (vgl. S. 542ff.), nur die Nervensubstanz ist *bis zum Ende getriebene Stoffwechselsubstanz*.

die Bildung des Nervensystems als innerliche Ausscheidung

Ist das solchermaßen aus dem Ernährungsvorgang *Abgesonderte* diejenige Substanz des menschlichen Organismus, *die zusammenhängt mit dem Vorstellen*, so spiegelt sich die Polarität zwischen Vorstellungs- und Willensprozessen in dem Gegensatz zwischen Bildung der nervösen Substanz und Ausscheidung des Harnes wieder: *Harn ist die Substanz des Menschen, die zusammenhängt mit innerem Wollen.* Und: *Im Harn wird der Mensch aufgelöst, in der Verdauung wird er geformt [...]* (B 35, 12f.).

Zur Frage des motorischen Nerven

das Nerven-Paradigma

Noch im September 1923 bezeichnete Steiner in einem Londoner Vortrag vor Ärzten die *Anschauung von der Einerleiheit der Nerven und von dem Zugeordnetsein des gesamten Nervenlebens nur zum Vorstellungsleben* – neben einer konzeptionellen Revision der Herzphysiologie – als eine aus der anthroposophischen Geisteswissenschaft gewonnene, für das Verständnis des humanen Organismus essentielle Vorstellung, *die nach und nach der Physiologie als der Grundlage der Medizin* die Basis geben müsse (319, 59).

Angesichts der damit von Steiner weiterhin der Problematik des *motorischen* Nerven zuerkannten, für die Humanphysiologie paradigmatischen Relevanz[259] ist verwunderlich, daß die Thematik in Steiners medizinischen Kursen nur einen vergleichsweise geringen Raum einnahm. Obwohl Steiner noch im Dezember 1919, d.h. wenige Monate vor dem ersten Ärztekurs deutlich gemacht hatte, sich *sehr gerne* einmal vor *physiologisch, biologisch vorgebildeten Leuten* über seine Ansichten zur Physiologie des *motorischen* Nerven näher äußern zu wollen (194, 169), fand dies im März/April 1920 im Verlauf des medizinischen Fachkurses nicht im einzelnen statt.[260] Und interessanterweise erfolgte die Aufforderung an die wissenschaftlich tätigen

Anthroposophen, sich mit der bestehenden, insbesondere angloamerikanischen Literatur zur *motorischen* Nervenphysiologie auseinanderzusetzen und eigenständig experimentell weiterzuforschen,[261] sechzehn Tage nach Beendigung des medizinischen Kurses in einem in Dornach gehaltenen Vortragszyklus (201, 135f.). Dafür, daß Steiner die von der – wie es im Oktober 1920 hieß – *physisch-empirischen Seite* her zu leistende *Detailarbeit* bzgl. der 1917 in *Leitlinien* skizzierten Nervenforschung (314, 41) nicht in erster Linie von den Ärzten, sondern vielmehr von institutsgebunden arbeitenden Naturwissenschaftlern erwartete, sprach dann auch, daß er im Oktober 1920 nicht das ärztliche Publikum direkt dazu aufforderte, in diesem Sinne tätig zu werden.

physisch-empirische Detailarbeit

Inhaltlich erweiterte Steiner nach 1919 die 1910 bereits formulierten und von 1917 bis 1919 ergänzten Ideen zur Sensitivität des *motorischen* Nerven (vgl. S. 174ff. und S. 334ff.) nicht wesentlich; jedoch sei nachfolgend auf drei Aspekte neuerlich hingewiesen.

Zu der Frage, was denn konkret Inhalt der Nervenwahrnehmung sei, nahm Steiner erneut in mehreren Vorträgen Stellung; daß – wie schon 1917 angedeutet – die *Wahrnehmung der Gliedmaßenbewegung* zugleich die Sensitivität für die mit ihr notwendig verbundenen Stoffwechselprozesse impliziert, wurde im ersten Ärztekurs neuerlich deutlich, wo Steiner ausführte, daß die sog. *motorischen* Nerven die Bewegungen der Glieder wahrzunehmen befähigt seien – und hinzufügte: *[…] Also dasjenige, was im Stoffwechsel unserer Glieder vor sich geht, wenn wir wollen* (312, 57). Wenige Wochen später sprach Steiner davon, daß der *motorische* Nerv die *Beziehung* des Willens zum Stoffwechsel bzw. *dasjenige, was durch den Willen im Zusammenhange mit dem Stoffwechsel geschieht,* rezipiere (301, 31). Im September 1920 hieß es in Stuttgart, er ermögliche die Sensitivität für *das bewegende Organ und den Bewegungsvorgang selbst* (302a, 43)[262]. Die Wahrnehmung des *Bewegungsimpulses* bzw. dessen, *was da während der Bewegung vorgeht*, hob Steiner dann noch einmal im Januar 1922 hervor – und erläuterte dies erstmals etwas detaillierter: *Wir nehmen dasjenige wahr, was eine Folge ist seelisch-geistiger Vorgänge in der Blutzirkulation, im übrigen Stoffwechsel und auch in der mechanischen Bewegung der Glieder* (303, 208)[263]. Nähere Explikationen aber gab Steiner weder zu Veränderungen im Bereich der Blutzirkulation noch zu den gemeinten Stoffwechselprozessen.

Wahrnehmung der Gliedmaßenbewegung anhand von Stoffwechselveränderungen

Des weiteren ging Steiner noch einmal kurz auf die im März 1917 erstmals angedeutete Beziehung zwischen Stoffwechsel- und Nerventätigkeit im Gehirn als Voraussetzung einer Bewußtwerdung von Willensimpulsen ein[264] und sagte im Oktober 1920 in Stuttgart: *Und dieser Zusammenhang [zwischen Willensprozessen und Stoffwechselveränderungen] ist dann wiederum so, daß in sekundärer Weise, weil der Stoffwechsel natürlich auch im Gehirn vor sich geht,*

Physiologie der bewußten Willensimpulse

das Stoffwechselsystem in seinen Funktionen an das Nerven-Sinnessystem heranschlägt und auf diese Weise wir innerlich zustandebringen die Vorstellungen von unseren Willensimpulsen, die sonst in einem dumpfen Schlafesleben innerhalb unseres Organismus spielen würden (314, 42). Demzufolge schien Steiner gewissermaßen von einer Projektion der bewegungsinduzierenden Stoffwechselveränderungen im Gliedmaßensystem in das Gehirn als Basis eines Ineinanderwirkens von Nerven- und Stoffwechseltätigkeit auszugehen – ein funktionelles Zusammenspiel, das auf seelischer Ebene die Bewußtwerdung der Willensintentionen ermöglicht.

die Unterbrechung des Nervenweges und die seelische „Einschaltung"

Schließlich ist in diesem Zusammenhang noch von Interesse, daß Steiner im September 1919 erneut die *Unterbrechung* des Nervenweges zwischen sensorischer Afferenz und *motorischer* Efferenz resp. zwischen Hinterhorn und Vorderhorn im Rückenmark hervorhob und als Stellen kenntlich machte, an denen – wie er nun sagte – das Seelische *berührt* wird, sich mit Sympathie und Antipathie in das Leibesleben *einschaltet* (293, 39).[265] Dabei sprach Steiner wie schon 1917 von einem *geraden Strom*, der die beiden nervösen Anteile verbinde bzw. von einem auf den anderen *überspringe*, d.h. negierte eine sensorisch-motorische Umschaltung und betonte damit einmal mehr die Kontinuität des wirksamen (Willens- oder Bewegungs-)Impulses.

Zum Sinnessystem

Die menschlichen Sinnesorgane als Bildungen und Wirkensorte der Aussenwelt

Rückblick

In den Vorträgen des Jahres 1917 hatte Steiner für die menschliche Sinnestätigkeit geltend gemacht, daß sich innerhalb der Sinnesorgane eine physikalische Wechselwirkung menschlicher Innen- und nichtmenschlicher Außenwelt vollziehe, wobei die Organe selbst als vom Gesamtorganismus weitgehend emanzipiert und als Teil der Außenwelt zu betrachten seien. Die Sinneswahrnehmung durch das entvitalisierte Sinnesorgan ereignet sich nach Steiner als Prozeß des Ertötens und Revitalisierens einer äußeren Lebensqualität durch den menschlichen *Bildekräfteleib*, die nach *Ich*-gewirkter Abdämpfung zu einer im *astralischen* Bewußtsein wahrnehmbaren inneren Sinnesqualität wird. An diese komplexen Sinnesleistungen schließt sich, so Steiner, die eigentliche Nerventätigkeit an, die dem Leibesleben zuzurechnen ist und eine am sinnlich Wahrgenommenen entzündete Vorstellungsbildung ermöglicht (vgl. S. 279ff.).

Auch in den Vorträgen seiner letzten Lebensjahre hob Steiner wiederholt die Emanzipation der Sinnesorgane vom Sein des Gesamtorganismus hervor

– es existiert eine *Differenzierung zwischen dem menschlichen Sinnesleben und dem menschlichen Gesamtleben, dem gesamten organischen Leben* (323, 136). Die menschlichen Sinnesgebiete sind *schon fast eine Außenwelt* (219, 109), sind *Golfe*, durch die sich *die Außenwelt in uns hineinerstreckt gerade durch das Unorganische* (314, 150): *Das Sinnesleben ist ein Leben, das, wenn man es darstellen würde, besser dargestellt würde der reinen Tatsächlichkeit nach als ein golfartiges Hereinragen der Außenwelt in unseren Organismus denn als etwas, was von unserem Organismus umfaßt wird. Es ist durchaus dem beobachteten Tatbestand gemäß richtiger zu sagen: Wir erleben durch das Auge ein golfartiges Hereinragen der Außenwelt, wir erleben durch diese Absonderung der Sinnesorgane die Sphäre der Außenwelt mit* (323, 130; vgl. a. 312, 277).

golfartiges Hereinragen der Außenwelt

Noch wenige Wochen vor seinem Tod publizierte Steiner einen Text, in dem es hieß: *Durch die […] geistig-imaginative Anschauung zeigt sich, daß der Mensch im Grunde sein Sinnessystem gar nicht intensiv mit sich verbunden hat. Es lebt eigentlich nicht er in diesem Sinnessystem, sondern die Umwelt. Diese hat sich mit ihrem Wesen in die Sinnesorganisation hineingebaut. Und der imaginativ-schauende Mensch betrachtet deshalb auch die Sinnesorganisation als ein Stück Außenwelt. Ein Stück Außenwelt, das ihm allerdings nähersteht als die natürliche Umwelt, das aber doch Außenwelt ist. Es unterscheidet sich von der übrigen Außenwelt nur dadurch, daß der Mensch in diese nicht anders als durch die Sinneswahrnehmung erkennend untertauchen kann. In seine Sinnesorganisation taucht er aber erlebend unter. Die Sinnesorganisation ist Außenwelt, aber der Mensch streckt in diese Außenwelt sein geistig-seelisches Wesen hinein, das er beim Betreten des Erdendaseins aus der Geist-Welt mitbringt. Mit Ausnahme der Tatsache, daß der Mensch seine Sinnesorganisation mit seinem geistig seelischen Wesen erfüllt, ist diese Organisation Außenwelt, wie es die um ihn sich ausbreitende Außenwelt ist. Das Auge gehört letzten Endes der Welt, nicht dem Menschen, wie die Rose, die der Mensch wahrnimmt, nicht ihm, sondern der Welt gehört. In dem Zeitalter, das der Mensch in der kosmischen Entwickelung eben durchgemacht hat, traten Erkennende auf, die da sagten: Farbe, Ton, Wärme-Eindrücke seien eigentlich nicht in der Welt, sondern im Menschen. Die „rote Farbe", so sagen sie, sei nichts da draußen in der menschlichen Weltumgebung, sondern nur die Wirkung von etwas Unbekanntem auf den Menschen. – Aber die Wahrheit ist das gerade Gegenteil von dieser Anschauung. Nicht die Farbe gehört mit dem Auge dem Menschenwesen an, sondern das Auge gehört mit der Farbe der Welt an. Der Mensch läßt während seines Erdenlebens nicht die irdische Umgebung in sich hereinströmen, sondern er wächst zwischen Geburt und Tod in diese Außenwelt hinaus* (26, 231f.). Und in seiner Zusammenfassung schrieb Steiner nochmals: *Die menschliche Sinnesorganisation gehört nicht der Menschen-Wesenheit an,*

erlebendes „Untertauchen" in die Sinnesorganisation

sondern ist von der Umwelt während des Erdenlebens in diese hineingebaut. Das wahrnehmende Auge ist räumlich im Menschen, wesenhaft ist es in der Welt. Und der Mensch streckt sein geistig-seelisches Wesen in dasjenige hinein, was die Welt durch seine Sinne in ihm erlebt. Der Mensch nimmt die physische Umgebung während seines Erdenlebens nicht in sich auf, sondern er wächst mit seinem geistig-seelischen Wesen in diese Umgebung hinein (26, 236).

Differenzierung zwischen Sinnes- und Nervensphäre

Einen über das bisher Dargestellte hinausführenden, deutlich zwischen Sinnes- und Nervenprozessen im Wahrnehmungsgeschehen differenzierenden Aspekt eröffnete Steiner sodann im siebten Vortrag seines pädagogischen Kurses über *„Allgemeine Menschenkunde"* (Stuttgart, 28.8.1919). Dort wies er zwar auch auf die in der Sinnessphäre sich abspielenden *realen Vorgänge* hin, *die sich immerfort hineinstellen in das Weltgeschehen*, machte jedoch zugleich deutlich, daß die Geschehnisse im Sinnesorgan selbst (ebenso wie ihre Fortsetzung in der *Muskel-Blutnatur*) *physikalisch-chemischer* Natur und damit mit den wesenhaften Qualitäten der Außenwelt nur mittelbar übereinstimmende Vorgänge des menschlichen Organismus seien (293, 122; vgl. hierzu die Ausführungen im Frühwerk über den Niederschlag einer wesenhaften Wahrnehmungsqualität in verschiedenen Wirklichkeitsbereichen, s. S. 66ff.). Dies ist dagegen, Steiners weiteren Ausführungen zufolge, in der zwischen peripherer Sinnessphäre und den zentralen Leibesbezirken gelegenen rein nervösen, aus dem menschlichen *Nervenapparat* bestehenden *Mittel-* bzw. *Zwischenzone* (näher als *das Gehirn, namentlich das Rückenmark, auch das Bauchmark* beschrieben – 293, 120) nicht so: *Das Auge verändert Ihnen Licht und Farbe. Dort aber, wo Sie Nerven haben, wo Sie hohl sind in bezug auf das Leben, da verändern sich Licht und Farbe nicht, da leben Sie Licht und Farbe mit. Sie sind nur in bezug auf die Sinnessphäre abgesondert von einer äußeren Welt, aber innen leben Sie, wie in einer Schale, die Außenvorgänge mit. Da werden Sie selbst zum Licht, da werden Sie selbst zum Ton, da breiten sich die Vorgänge aus, weil die Nerven dafür kein Hindernis sind, wie das Blut und der Muskel* (293, 122f.). Leider finden sich im weiteren Vortragswerk keine direkten Aussagen darüber, welche Bedeutung den Vorgängen in der neuronalen *Zwischenzone* für die Sinneswahrnehmung des Menschen im einzelnen zukommt und inwiefern eine humanspezifische *Nerven-Sinnestätigkeit* die menschliche Wahrnehmung bestimmend konfiguriert.

Nerven als „Hohlorgane"

Wesensglieder-Beziehungen am Beispiel des Sehorgans

Erneut (vgl. S. 285ff.) beschrieb Steiner am Beispiel des menschlichen Auges – der, wie er nun sagte, *radikalsten Sinnesorganisation*, einem *eklatanten Sinnesorgan* (314, 316) – in den Vorträgen der Jahre 1919–1924 *Natur und Wesen-*

heit menschlicher Sinnestätigkeit, damit aber auch wirkendes Sein von *physischem, ätherischem, astralischem* und *Ich-Leib*.

Das Auge ist nach Steiner als eine vom Gesamtorganismus *unabhängige Wesenheit* (219, 109), ein *nahe dem Sterben* (208, 86), dem *Zerfallen* (208, 104) sich befindlicher, aus *toter Materie* (208, 123) bestehender *physikalischer* bzw. *physischer Apparat* (208, 87/123), der dem Menschen als *fertige Bildung* (26, 32) durch die Außenwelt eingegliedert oder *eingelagert* wird: *Damit ist angedeutet, daß in der Bildung des Auges im wesentlichen außermenschliche Prozesse wirken. Das Auge wird nur umfaßt vom Menschen. [...] Es wird dem menschlichen Organismus ein Fremdkörper eingegliedert. [...] Es würde nie aus dem menschlichen Organismus heraus so etwas wie die Form der Linse oder des Glaskörpers, oder die substantielle Zusammensetzung der Linse oder des Glaskörpers erfolgen* (314, 316).

das Auge
als eingegliederter
Fremdkörper

Der menschliche *Äther-* oder *Bildekräfteleib* ist *nicht eingeschaltet* in den *physischen Apparat* des Auges (320, 59), er *durchzieht* ihn vielmehr: *Und in diesem Durchziehen eines Unorganischen, eines solchen, welches fortwährend zerfallen will, das eigentlich ein Mechanisches, man möchte sagen, ein Untermechanisches darstellt, in dem lebt frei das ätherische Wesen* (208, 104). Der *Ätherleib durchsetzt* den menschlichen Augapfel – dies verdeutlicht sich nicht zuletzt daran, daß die *physische Substanz* innerhalb des Glaskörpers (Corpus vitreum) *ziemlich stark*, aber keineswegs vollständig *wie eine physische Substanz wirkt* (314, 178). In den Stuttgarter Vorträgen vom 25.12. und 31.12.1919 wies Steiner dabei darauf hin, daß der Glaskörper im Vergleich zur (peripherischeren) Linse eine größere, *überphysische* Belebtheit bzw. eine weitergehende *Ätherisierung* aufweise – und sagte: *Da drinnen ist schon Vitalität, da drinnen ist Leben, so daß, je weiter wir zurückgehen im Auge, desto mehr dringen wir heran an das Leben* (320, 74). Bezüglich des differenten embryologischen Bildungsprozesses von Linse und Glaskörper führte er weiter aus: *Wenn man [...] die Bildung des Auges komparativ von der niederen Tierreihe aus verfolgt, so findet man, daß dasjenige, was äußerer Flüssigkeitskörper ist und Linse, daß das nicht von innen heraus wächst, sondern daß sich das ansetzt, indem sich die umliegenden Zellen ansetzen. Also, ich müßte mir die Bildung der Linse so vorstellen, daß das Linsengewebe und daß auch die vordere Augenflüssigkeit entsteht aus den benachbarten Organen und nicht von innen heraus, während beim Inneren das so ist, daß der Glaskörper entgegenwächst. Sehen Sie, da haben wir das Merkwürdige: Hier wirkt die Natur des äußeren Lichtes und bewirkt jene Umwandlung, die Flüssigkeit und Linse hervorbringt. Auf das reagiert das Wesen von innen und schiebt ihm ein Lebendigeres, ein Vitaleres entgegen, den Glaskörper. Gerade im Auge treffen sich die Bildungen, die von außen angeregt werden, und diejenigen, die von innen aus angeregt werden, in einer ganz merkwürdigen Weise* (320, 74).

ätherisches Durchziehen
des Unorganischen

Linse und Glaskörper

„abgesondertes ätherisches Wesen"

das Zusammenwirken von Astralleib und physischem Leib

Der menschliche *Bildekräfteleib* wirkt nicht notwendig mit dem *physischen Leib* der Sinnesorgane zusammen – er *durchzieht* und *durchsetzt* diesen vielmehr in relativer Unabhängigkeit: *In den Sinnen, also namentlich in den Hauptessinnen, ist abgesondertes ätherisches Wesen während der Wahrnehmung webend. [...] Insofern wir in den Sinnen leben, haben wir eine Art freien ätherischen Prozesses, der sich abspielt in der Sinnensphäre* (208, 104). Der *freie ätherische Prozeß* imprägniert das Sinnesorgan, durchsetzt, was in die Sinnesorgane *hereinströmt von der Außenwelt* (324, 56); er kommt demjenigen entgegen, *was in uns wirklich die Außenwelt hineinschiebt*, durchdringt vollständig, *was da hineingeschoben wird* (324, 57 – vgl. S. 285ff.).

Durch diese Selbständigkeit des *Bildekräfteleibes* im Bereich der menschlichen Sinnesorganisation wird eine *innige Verbindung* (320, 59) des *Ätherleibes* mit dem menschlichen *Astralleib* möglich, dessen Beziehung zum *physischen Leib* hinsichtlich des Auges von Steiner am 24.12.1919 mit den Worten beschrieben wurde: *Unser Astralleib ist im physischen Leibe drinnen. Wir müssen fragen, wie er drinnen ist. Denn er ist anders drinnen im Auge und anders im Muskel. Im Auge ist er relativ selbständig, trotzdem er drinnen ist wie im Muskel. Daraus sehen Sie, daß Ingredenzien einander durchdringen können und dennoch selbständig sein können. So können Sie Helligkeit und Dunkelheit zum Grau vereinigen, dann sind sie einander so durchdringend wie Astralleib und Muskel. Oder aber sie können sich so durchdringen, daß sie selbständig bleiben, dann durchdringen sie sich so wie unser Astralleib und die physische Organisation im Auge. Das eine Mal entsteht Grau, das andere Mal entsteht Farbe. Wenn sie sich so durchdringen wie Astralleib und Muskeln, so entsteht Grau, und wenn sie sich so durchdringen wie unser Astralleib und unser Auge, so entsteht Farbe, weil sie relativ selbständig bleiben, trotzdem sie im selben Raume sind* (320, 60; s. a. S. 507ff.).

Zur Problematik einer „allgemeinen Sinnesphysiologie"

Gilt für die Sinnestätigkeit nach Steiner prinzipiell, daß die Funktionen von *Astralleib* und *Ich* im Bereich der Sinnesorganisation *in möglichster Freiheit* gegeben sein müssen, in einer selbständigen, die physische Substanz des Sinnesorganes lediglich *ergreifenden* Wirkung (319, 112/113 und 317, 49), so existiert darüber hinaus ein Sinn-spezifisches Wirkungsgefüge menschlicher *Wesensglieder*. In einer Fragenbeantwortung sagte Steiner am 23.4.1924 in Dornach: *Wenn ich nach Art einer chemischen Formel schreiben würde, beim Auge ist das so, daß eng aneinander gebunden sind Ich und Astralleib, ebenso sind die beiden andern intensiv aneinander gebunden! Lose Affinität ist zwischen Ätherleib und Astralleib. Das ist nur so beim Auge der Fall. Bei anderen*

Sinnesorganen, zum Beispiel beim Ohr, ist es nicht so, da kann es nicht so ausgesprochen werden. Da ist schon eigentlich die lose Affinität zwischen der Ich-Organisation und dem Astralleib und wiederum zwischen physischem Leib und Ätherleib. Es ist bei jedem Sinn anders (314, 317).

Während Steiner in den Vortragsjahren 1919–1924 nicht detaillierter auf die 1917 getroffenen Aussagen zu dem *Wesensglieder*-induzierten Vitalisierungs- und Entvitalisierungsvorgang einging (vgl. S. 285ff.), hob er im Anschluß an den Hinweis auf die Sinnspezifität der *Wesensglieder*konstitution und die differente innerliche Bildung der Sinnesorgane (320, 130) wiederholt hervor, daß von einer allgemeingültigen *Sinnesphysiologie* nicht gesprochen werden könne. So sagte er im März 1920 in Stuttgart: *Als ob es so etwas [wie eine allgemeine Sinnesphysiologie] überhaupt gäbe! Als ob es etwas gäbe, wo man einheitlich sagen kann, es gilt für das Ohr wie für das Auge oder gar für den Gefühls- oder Wärmesinn. Es ist ein Unding, von einer Sinnesphysiologie zu sprechen und zu sagen, eine Sinneswahrnehmung ist dies oder jenes. Man kann nur sprechen von der isolierten Wahrnehmung des Ohres, von der isolierten Wahrnehmung unseres Organismus als Wärmeorgan und so weiter. Das sind ganz verschiedene Dinge, und man kann nur wesenlose Abstraktionen aufstellen, wenn man von einem einheitlichen Sinnesvorgang spricht* (321, 24; vgl. a. 323, 134). Innerhalb des menschlichen Organismus existiert nach Steiner vielmehr eine für jeden Sinn spezifische physiologische Situation und Dynamik, die auf einer differenten *Wesensglieder*-Konstitution der einzelnen Sinne bzw. einem je eigenen Bildungs- und Tätigkeitsvorgang der Sinnesorgane beruht: *Man müßte, wollte man richtig hier zu Werke gehen, mit einem konkreten Anschauungsvermögen zunächst überhaupt nur sprechen von der Betätigung des Auges, von der Betätigung des Ohres, von der Betätigung des Geruchsorganes und so weiter* (293, 93).

Existenz einer spezifischen Physiologie der Einzelsinne

die Betätigung der Einzelsinne

Astralleib- und Ich-Wirksamkeit im Sinnesprozess

Andererseits zeigen die zuvor zitierten Ausführungen, daß es auch innerhalb einer anthroposophischen Anthropologie durchaus gemeinsame physiologische Kennzeichen menschlicher Sinnestätigkeit, in gewisser Hinsicht also Elemente einer „allgemeinen Sinnesphysiologie" gibt (s. o.). In seinem Dornacher Vortrag vom 22.12.1922 bemühte sich Steiner dann auch über das bereits Gesagte hinaus, *das Wesentliche des Sinnesvorganges* (219, 107) kenntlich zu machen – und beschrieb dabei eine spezifische *Begegnung* der Atmungsluft mit dem menschlichen *Astralleib*: *Das, was in den Sinnen vorgeht, beruht darauf, daß der astralische Leib des Menschen den Atmungsrhythmus spürt* (ebd.). So verwirklicht sich beispielsweise die Tonwahrnehmung nach Steiner durch eine Berührung der schwingenden Luft mit dem *astralischen Leib* im menschlichen Gehörorgan, einer *Berührung*, die in dieser Form dem *Astralleib* nur im Sinnesbereich möglich ist: *Das kann [der Astralleib] nicht zum Beispiel in irgendeinem andern Organ des menschlichen Organismus, das kann er nur in den Sinnen* (ebd.). Und weiter sagte Steiner: *Die Sinne sind überhaupt im Menschen da, damit sich der astralische Leib mit demjenigen begegnen kann, was durch den Atmungsrhythmus in dem menschlichen Leibe entsteht. Und das geschieht nicht etwa nur im Gehörorgan, das geschieht in jedem Sinnesorgan. In jedem, auch in dem über den ganzen Organismus ausgebreiteten Tast- oder Gefühlssinn ist es so, daß sich der astralische Leib mit dem Atmungsrhythmus begegnet, also mit den Taten der Luft in unserem Organismus. […] Dieser Luftorganismus, der ein Webend-Lebendes darstellt, begegnet sich in dem Sinnesorgan mit dem astralischen Leib des Menschen. Das geschieht allerdings in den Sinnesorganen in der mannigfaltigsten Weise, aber im allgemeinen kann man sagen, daß diese Begegnung das Wesentliche des Sinnesvorganges ist* (ebd.). Der *Astralleib* begegnet im Sinnesorgan dem Luftorganismus, er *spürt* ihn geradezu – darauf beruht nach Steiner die Sinnestätigkeit bzw. dasjenige, *was in den Sinnen vorgeht.* Wird bedacht, daß die Atmung in geisteswissenschaftlicher Anschauung selbst eine *Funktion* des *Astralleibes* ist, daß im menschlichen Organismus stets ein *innerer Zusammenhang* zwischen Luftorganismus und *astralischem Leib* besteht, dergestalt, daß der *Astralleib* diesen Luftorganismus in abbildlicher Weise zu seinem Organ gestaltet (vgl. S. 491f.), so erscheinen die Sinnesorgane als Orte erhöhten Zusammenwirkens, in denen ein immanent gegebener Zusammenhang *gespürt* und damit wahrnehmbar wird: *Die Sinne sind überhaupt im Menschen da, damit sich der astralische Leib mit demjenigen begegnen kann, was durch den Atmungsrhythmus im menschlichen Leibe entsteht* (s. o.). Der *Astralleib […] spürt* den Atmungsrhythmus bzw. begegnet sich *substantiell mit dem, was durch den Atmungsvorgang durch den menschlichen Organismus geschickt wird*, d. h. mit der *zum Atmungsrhythmus gewordenen und natürlich veränderten Luft* (219, 108).

die Begegnung von Astralleib und Atmungsrhythmus im Sinnesvorgang

Diese Begegnung findet in der Sinneszone als der *äußersten Peripherie des Menschen* statt (ebd.), die als solche *schon fast eine Außenwelt* ist (219, 109). Gilt generell, daß der *Astralleib* im Schlafzustand des Menschen mit der Außenwelt, während des Wachens aber nur mit dem in Beziehung steht, *was innerhalb des menschliches Leibes* bzw. *innerhalb des menschlichen physischen und ätherischen Leibes vor sich geht* (219, 109), so ergibt sich in bezug auf die Wirksamkeit des *Astralleibes* auch, daß die Sinnestätigkeit an der Grenze der menschlichen Wach- und Schlafkonstitution steht: *[…] Wenn wir vollwillentlich an die Außenwelt sinnlich wahrnehmend hingegeben sind, ist unser astralischer Leib tatsächlich fast in die Außenwelt eingesenkt, nicht für*

Begegnung an der äußersten Peripherie

alle Sinne gleich, aber er ist fast in die Außenwelt eingesenkt. Ganz eingesenkt ist er, wenn wir schlafen, so daß der Schlaf gewissermaßen von diesem Gesichtspunkte aus eine Art Steigerung ist des sinnlichen Hingegebenseins an die Außenwelt. […] Sinnliches Hingegebensein an die Außenwelt ist […] nicht das, was man gewöhnlich meint, sondern es ist eigentlich eine Etappe auf dem Wege zum Einschlafen in bezug auf die Charakteristik des Bewußtseins. […] Wenn ich einer Farbe gegenüberstehe, gebe ich meinen astralischen Leib an dasjenige im Auge hin, was nahezu […] außen ist, nämlich an den Prozeß, der dadurch hervorgerufen wird, daß eine Farbe von der Außenwelt aus auf mein Auge einen Eindruck macht. Schließe ich das Auge, so ziehe ich meinen astralischen Leib in mich selber zurück. Wache ich auf, so ziehe ich meinen astralischen Leib aus der Außenwelt, aus dem ganzen Kosmos zurück. Ich mache […] oftmals, unendlich oft während des Tagwachens, zum Beispiel in bezug auf die Augen […], dasselbe mit meinem astralischen Leib, was ich – nur in Totalität, in bezug auf den ganzen Organismus – beim Aufwachen mache. Ich nehme meinen ganzen astralischen Leib zurück beim Aufwachen (219, 110). In der Sinneswahrnehmung als einem *sinnlichen Hingegebensein an die Außenwelt* tritt der *Astralleib* mit dem Atmungsrhythmus in der peripherischen *Außenzone* des menschlichen Organismus in Beziehung, ist damit schon fast Teil der Außenwelt, verwirklicht ansatzweise den Schlafzustand – insofern dieser als ein vollständiges In-der-Außenwelt-Sein des *Astralleibes*, als eine Steigerung der *Hingabe* an die Außenwelt bis zur Vereinigung mit ihr (und damit als Lösung vom Leib) beschreibbar ist. Das Erwachen des Menschen bedeutet dann einerseits Wiedereinzug des *Astralleibes* in den Zusammenhang des menschlichen Organismus – als Wiedereinsetzen der Sinneswahrnehmung aber zugleich Begegnung mit dem Atemrhythmus in der Leibesperipherie. In dem zitierten Vortrag vom 22.12.1922 wies Steiner darauf hin, daß das *Hereinkommen* des *astralischen Leibes* im Erwachen sich geradezu *auf dem Wege des Vollatmungsprozesses* vollziehe – und sagte erläuternd: *Der astralische Leib, der in den Sinnen tätig ist, berührt die feinen Verzweigungen des Atmungsvorganges, greift gewissermaßen in die feinen Rhythmen ein, in denen sich der Atmungsvorgang in die Sinnesgebiete fortsetzt. Der beim Aufwachen aus der Außenwelt in den physischen und Ätherleib hereinziehende Astralleib ergreift den ganzen Atmungsprozeß, der sich zwischen dem Einschlafen und Aufwachen selbst überlassen ist. Auf den Bahnen der Atmungsprozesse, der Atmungsbewegungen, kommt der astralische Leib hinein in den physischen und Ätherleib, breitet sich aus, wie sich der Atem selbst ausbreitet* (219, 112).

der Schlaf als Steigerung der Sinnesexposition

die Rückwendung des Astralleibes

Im Vollzug der Sinneswahrnehmung im tagwachen Bewußtsein ist der menschliche *Astralleib* zwar in der *Peripherie*, doch eindeutig noch innerhalb des Organismus tätig – er steht mit dem Atmungsrhythmus im *physischen* und *ätherischen Leib* in Beziehung. – Über die Wirksamkeit des menschlichen *Ichs* äußerte sich Rudolf Steiner in seinen Aussagen zur „allgemeinen Sinnesphysiologie" zwischen 1919 und 1924 kaum (zu den speziellen Sinnen s. u.). Lediglich in den Dornacher Vorträgen vom 13.2 und 15.2.1920 wurde thematisiert, daß die wesentliche Aufgabe der Sinnesorgane darin bestehe, die *Sinnesempfindung* dem *Ich-Bewußtsein* zu vermitteln (vgl. die Briefnotizen an W. J. Stein auf S. 285ff., die Aussagen zu *Ich* und *Ich-Bewußtsein* auf S. 129ff. sowie die Ausführungen zur *Objektivität der Sinnesempfindung* auf S. 66ff.). Die in der Sinnestätigkeit wahrgenommenen Qualitäten sind *objektive* Qualitäten der Außenwelt (s. o.), für deren Gewahrwerdung im menschlichen Bewußtsein die Sinnesorgane notwendig sind. Steiner sagte hierzu in den genannten Dornacher Vorträgen: *Dasjenige, was Vorgänge im Auge sind, das hat an innerer Wahrheit gar nichts mit dem Sehen zu tun. Das Auge ist nur eingeschaltet in die Vorgänge. Und weil das Auge eingeschaltet ist in die Vorgänge, so kann das Ich zusehen bei den Vorgängen des Sehens. Aber das Auge ist gar nicht dasjenige, was eigentlich den Inhalt der Sehvorgänge vermittelt oder bewirkt oder irgend etwas macht damit. Es ist nur der Auffangapparat für das Ich. Man könnte paradox sagen, wenn man sich nicht der Gefahr aussetzte, daß die heute mit einem etwas dicken Gehirn versehene Menschheit einen paradox fände: Unser Sinnesorgan des Auges hat mit dem Sehen gar nichts zu tun, aber alles damit zu tun, daß unser Ich von dem Sehen etwas weiß. […] Höhere Sinnesorgane sind nicht dazu da, die Sinnesvorgänge zu vermitteln, sondern dazu, daß ein Ich von den Sinnesvorgängen weiß. […] Es ist unrichtig, wenn man glaubt, daß das Auge durchaus der Hervorbringer der Sehempfindung ist; aber es ist richtig, wenn man weiß, daß das Auge der Vermittler der Sehempfindung für das Ich-Bewußtsein ist. Und das gilt ebenso für die andern, namentlich die höheren Sinne* (196, 200/229).

Sinnesorgane als Orte der Vermittlung von Sinnesempfindungen an das Ich-Bewußtsein

das Auge als „Auffangapparat für das Ich"

Der ätherische Atmungsprozess der Sinnesorgane

Die Sinnesorgane dienen der Bewußtwerdung der wahrgenommenen Sinnesqualitäten bzw. der Sinnes-*Empfindung* – sie sind darüber hinaus, wie Steiner in seinen letzten Lebensjahren wiederholt hervorhob, Aufnahme organe *ätherischer Kräfte*: *Die Sinneswahrnehmung ist nichts anderes als ein verfeinerter, das heißt ins Ätherische hinein getriebener Atmungsprozeß* (313, 101). Dieser *ätherische* Atmungsprozeß der Sinne spielt sich nicht wie die Lungenatmung im Luftförmigen, sondern als *Hauptesatmung* wesentlich im *Wärmeelement* ab: *Wir kommen hinauf zu einem verfeinerten Prozeß, der besteht in einer außerordentlich feinen Aufnahme von Wärme aus dem Makrokosmos, Einatmung von Wärme und Ausatmung von Wärme* (318, 100). In sei-

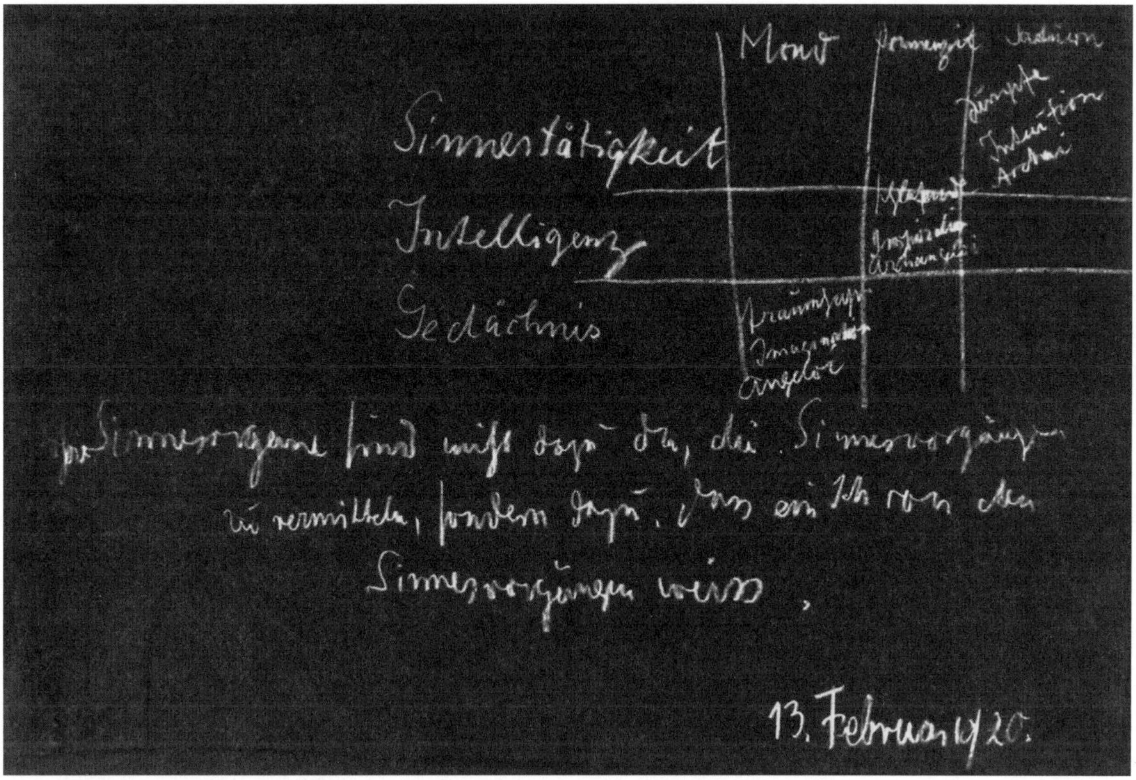

Sinnestätigkeit und Ich-Organisation (13.2.1920; GA 196, Bd. III, Tafel 11)

nem Dornacher Vortrag vom 14.9.1924 sagte Steiner weiter: *Die Wärme des Makrokosmos geht auf diesem Wege […] in den menschlichen Organismus hinein, aber nicht bloß die Wärme, sondern die Wärme trägt mit: Licht, makrokosmischer Chemismus, makrokosmische Vitalität, makrokosmisches Leben. – Lichtäther, chemischer Äther des Makrokosmos, Lebensäther des Makrokosmos wird auf dem Wege der Wärmeeinatmung hineingetragen, geht über in den menschlichen Organismus. Das Wärmeelement trägt das Licht verankert, trägt das chemische Element, trägt das vitale Element in den Menschen hinein […]. Das ganze, was da oberhalb des Atmungsprozesses liegt, was sich da darstellt als ein verfeinerter Atmungsprozeß, aber auch als ein metamorphosierter Atmungsprozeß, das studiert man ja nicht im eigentlichen Sinne heute, das fällt ganz aus der Physiologie heraus, nur fällt dadurch etwas in die Physiologie hinein, was dann in ihr wie ein Fremdkörper wirkt. […] Da fällt wie ein Fremdkörper hinein in die Sinnesphysiologie, was sich differenziert in Sehen, Hören, Wärmeempfindung abspielt. Es sind wie Glieder, äußere Ranken dieses Pro-*

das tragende Wärmeelement im Sinnesprozeß

zesses, der anfänglich Aufnahme von Wärme ist, beladen mit Licht, Chemismus, Vitalität. Das differenziert sich mit dem Sinnesprozeß hinaus. Aber nun kennt der Mensch im Sinnesvorgang nur das Peripherische, nicht das Zentrale, daher ist ihm die Sinnesphysiologie etwas wie ein völliger Fremdkörper. Da plätschert in den einzelnen Sinnen der Physiologe herum, dann dilettiert der Psychologe. Da wird Hypothese über Hypothese geschmiedet. Natürlich muß das so sein, weil man die einzelnen ganz spezifischen Prozesse des Sehens, des Hörens vor sich hat, aber ihren Zusammenfluß nach dem Inneren gar nicht überschaut. Man sieht nicht, wie das alles zusammenfließt in der Wärmeaufnahme, die in sich trägt Licht, Chemismus, Vitalität aus dem Makrokosmos herein […]. (318, 100f.) Der Sinnesvorgang ist nach Steiner in seinem Zentrum ein *ätherischer* Einatmungsprozeß, der – *vorzugsweise vom Haupt geregelt […], aber im ganzen Menschen in Abschwächung vorhanden* (ebd.)[266] – der Verinnerlichung der vier *Äther* dient.

physiologische Verinnerlichung ätherischer Qualitäten

Ist dieser *Sinnes-Einatmungsprozeß* (318, 105) erfolgt, so werden die *ätherischen* Qualitäten nicht wieder exspiratorisch in die Außenwelt abgegeben, *sondern die Ausatmung geht in den Menschen selber hinein, wird zum innerlichen Prozeß*: *Dasjenige, was […] vom Nerven-Sinnessystem ausgeatmet wird, verbindet sich dem Prozeß der Einatmung, der durch die Lunge vermittelten Einatmung. So daß wir haben nach dem Sinnes-Nervensystem hin einen Prozeß, den wir als einen verfeinerten Atmungsprozeß bezeichnen können, und der in seiner Einatmung richtig eine Aufnahme von außen ist; aber abgegeben wird dasjenige, was da hereinkommt, nicht wieder nach außen, sondern es wird übertragen an den gröberen Atmungsprozeß, geht an die Einatmung über, geht auf dem Einatmungsweg weiter in den Organismus* (318, 100). Die durch den Sinnesprozeß verinnerlichten *Ätherqualitäten* werden zur *inneren Tätigkeit*, indem die pulmonale Einatmung die *Nerven-Sinnes-Geistestätigkeit* aufnimmt, wodurch eine *Verbindung des Eingeatmeten mit dem, was von oben herunterkommmt,* entsteht (318, 103). Licht, Chemismus und Vitalität ziehen *auf Wärmewegen* (318, 106) bzw. *auf den Wegen des Wärmeäthers* (318, 104) in den menschlichen Organismus hinein[267] und werden dort in spezifischer Weise physiologisch bedeutsam. Dabei gibt das Wärmeelement, Steiners Aussagen vom 14.9.1924 zufolge, im eigentlichen Sinne nur Chemismus und Vitalität an die Atmung ab, während das Licht *zurückbleibt*, den Menschen als *inneres Licht* ausfüllt und mit *der* menschlichen Denktätigkeit in Zusammenhang steht, ja geradezu *zur Gedankentätigkeit wird*: *So daß Sie, wenn Sie den Prozeß von oben nach unten verfolgen, haben: Licht hereinkommen auf den Wegen des Wärmeäthers, stopp! Da, wo die Atmung eintritt, ist für das Licht stopp, es breitet sich das Licht aus, es wird nicht weiter aufgenommen von der Organisation des Menschen, kann sich als Licht ausbreiten. Wir tragen einen Lichtorganismus als reinen Lichtorganismus in uns, der denkt. […] Den*

Lichtäther und Nervensystem

ganzen Prozeß können wir […] in seinem physischen Abbild verfolgen. Nehmen wir alles dasjenige, was da oben (d.h. oberhalb der Atmungstätigkeit) *ist: innerlich zeigt es sich im Denken. Aber das ist sehr verfeinert. Hinter ihm steht alles das, was ich Ihnen jetzt beschrieben habe. Das alles geht auf dem Nervenwege vor sich. Die Nervenwege sind die äußerlichen physischen Leiter für alles das* (318, 104/105). *[…] Indem das Licht eindringt, wird es innerlich verwandelt, transsubstantiiert, und jeder Gedanke, der Ihnen aufsteigt […] ist verwandeltes Licht in Wirklichkeit […]* (343, 121). Der organisierte *Lichtorganismus* des Menschen ist dabei nicht nur für den aktuellen Vollzug der Denktätigkeit von Bedeutung, sondern bereits für die Bildung des Denkorganes: *Das ganze Nervensystem ist […] Ergebnis des Lichtes* (211, 98)[268].

Während das Licht im eigentlichen Sinne keine Beziehung zur menschlichen Atmungstätigkeit eingeht und im Hauptesbereich verbleibt, verbinden sich nach Steiner *ätherischer* Chemismus und *Lebensäther* mit der Einatmung des Menschen und werden auf unterschiedlichen Stufen des Atmungsprozesses wieder an den Organismus *abgegeben*; der Chemismus löst sich früher von der Atmung – nämlich an dem Punkt, wo Inspiration an Exspiration grenzt, bzw. in diese übergeht: *[…] Bis dahin trägt der durch den Nerven-Sinnesprozeß hineingetragene Chemismus* (318, 104). Der *chemische Äther* steht in Beziehung zu den seelischen Gefühlsprozessen des Menschen (*Innerer Chemismus, ein chemischer Organismus in uns, der fühlt.* 318, 104), auf der physischen Ebene zum *arteriellen Zirkulationsprozeß* (318, 105). Der *Lebensäther* dagegen bleibt in geisteswissenschaftlicher Anschauung am längsten mit der Atmung verbunden – bis in den Ausatmungsprozeß hinein, der seinerseits auf die Stoffwechseltätigkeit des Menschen verweist (die Ausatmung, so Steiner ebenfalls am 14.9.1924, *läßt die Kräfte für den Stoffwechsel zurück*, steht in Beziehung zum *eigentlichen Stoffwechsel-Verdauungsprozeß.* 318, 104). Die Vitalität geht bis in die *Wechselwirkung zwischen Ausatmung und Stoffwechsel* hinein und wird dann vom menschlichen Organismus *aufgenommen* (ebd.). Für das Seelenleben des Menschen aber bedeutet dies: *Der Lebensäther bildet […] eine menschliche Organisation, die will* (318, 105). Steiner brachte den *Lebensäther*-Prozeß, *der sich abspielt zwischen Ausatmung und Verdauungsstoffwechsel*, dabei mit den *venösen Zirkulationswegen* in Verbindung (ebd.).

chemischer Äther, arterieller Zirkulationsprozeß und Gefühlsleben

Lebensäther, venöse Zirkulation und Willensprozeß

In Parenthese sei darauf hingewiesen, daß Steiner im Vortrag vom 14.9. 1924 von der Notwendigkeit sprach, über die genannten drei Prozesse hinaus einen vierten Prozeß aufzusuchen, der seine *physische Projektion im Lymphprozeß und in den Lymphwegen* habe – einen Prozeß, *dem nun genommen ist von der Seite des Hereinkommens selbst die Vitalität, der sich seine eigene Vitalität von außen versorgen muß, von unten, von außen versorgen muß* (318, 105). Während Steiner in dem zitierten *„Pastoralmedizinischen Kurs"* diesen Prozeß von der geistigen Seite aus beleuchtete, kann auf der physischen Ebene die Hinzuziehung der Vortragsäußerungen vom 12.4.1921 weiterführend sein. In ihnen wies Steiner darauf hin, daß die menschliche Hauptesorganisation im wesentlichen nur für *Wärme-* und *Lichtäther [...] durchlässig* sei, dagegen lediglich *Spuren* von *chemischem Äther* und *Lebensäther [...] hereinlasse* (313, 33) – diese würden hauptsächlich durch den *Stoffwechsel-Gliedmaßenorganismus* von der Erde aufgenommen (*herausgesogen*), strömten dann in kaudo-kranialer Richtung *zentrifugal nach aufwärts*,[269] der kranio-kaudalen und *peripherischen* Wirkungsrichtung von *Wärme-* und *Lichtäther* entgegen (313,36).[270] Werden beide Vortragsdarstellungen in Zusammenhang gebracht, so liegt nahe, den *Lymphprozeß*, der seine Vitalität *von unten, von außen* versorgen muß, in Beziehung zur Aufnahme *lebensätherischer* Kräfte durch das *Stoffwechsel-Gliedmaßensystem* zu setzen, d. h. zu einer Verinnerlichung *ätherischer* Qualität, die nicht durch den *Sinnes-Einatmungsprozeß* realisiert wird.

aufsteigender Lebensäther und chemischer Äther

Mit dem Hinweis auf den *Nerven-Sinnesmenschen* als eines Aufnahmeorganes insbesondere für *licht-* und *wärmeätherische* Kräfte sowie auf die physiologische Relevanz dieser verinnerlichten Qualitäten sagte Steiner am 24.3.1920 in Dornach: *[Der Nerven-Sinnesmensch] ist [...] viel bedeutender für das Gesamtleben des Menschen, als man gewöhnlich glaubt. Dadurch, daß man die Wissenschaft zu einer solchen Abstraktion erhoben hat, hat man gar nicht die Möglichkeit gehabt, das in der entsprechenden Weise zu berücksichtigen, daß dieser Nerven-Sinnesmensch, durch den zum Beispiel das Licht und die mit ihm verbundene Wärme eigentlich doch eindringt, mit dem inneren Leben innig zusammenhängt, weil die Imponderabilien ebenso organbildend sind wie dasjenige, was in dem ponderablen Reiche existiert. Man hat gar nicht berücksichtigt, daß der Nerven-Sinnesmensch für die Organisation des Menschen von besonderer Bedeutung ist* (312, 91).

organbildende Imponderabilien

Der Sinnesprozess als ätherischer Ernährungsvorgang

Versuchte Steiner in dem ausführlich zitierten Vortrag vom 14.9.1924, die Verinnerlichung *ätherischer* Kräfte durch den menschlichen Sinnesprozeß in ihrem differenten Bezug zu seelischen Tätigkeiten und Organprozessen darzustellen (wobei der *Wärmeäther* nur im Sinne eines *tragenden Elementes*, nicht aber im Sinne seiner physiologischen Eigenbedeutung thematisiert wurde), so hatte er in vorausgehenden Vortragsdarstellungen (1923 und 1924) meist in allgemeinerer Weise auf den *Sinnes-Einatmungsprozeß* als auf einen *kosmischen Ernährungsprozeß* auf *ätherischem* Niveau hingewiesen. So war beispielsweise am 20.6.1924 in Steiners Tätigkeitsbericht über den in Koberwitz abgehaltenen *„Landwirtschaftlichen Kurs"* formuliert worden: *In* *einer ganz äußerlichen Weise stellt man sich heute die Ernährung vor. So ist es aber nicht, daß mit den Nahrungsmitteln, die der Mensch aufnimmt durch den Magen, aufgebaut werden Knochen, Muskeln, sonstige Gewebsmasse, – das gilt ausgesprochen ja nur für den menschlichen Kopf. Und alles dasjenige, was auf dem Umwege durch die Verdauungsorgane in weiterer Verarbeitung im Menschen sich ausbreitet, das bildet nur das Stoffmaterial für seinen Kopf und für alles dasjenige, was im Nerven-Sinnes-System und dem, was dazu gehört, sich ablagert, während dem zum Beispiel für das Gliedmaßensystem oder für die Organe des Stoffwechsels selber die Substanzen, die man braucht, also sagen wir, um Röhrenknochen zu gestalten für die Beine oder für die Arme, oder für Därme zu gestalten für den Stoffwechsel, für die Verdauung, gar nicht durch die durch den Mund und Magen aufgenommene Nahrung gebildet werden, sondern sie werden durch die Atmung und sogar durch die Sinnesorgane aus der ganzen Umgebung genommen. Es findet fortwährend im Menschen ein solcher Prozeß statt, daß das durch den Magen Aufgenommene hinaufströmt und im Kopfe verwendet wird, daß dasjenige aber, was im Kopfe, beziehungsweise im Nerven-Sinnessystem aufgenommen wird aus der Luft und aus der anderen Umgebung, wiederum hinunterströmt, und daraus werden die Organe des Verdauungssystems oder die Gliedmaßen. Wenn Sie also wissen wollen, woraus die Substanz der großen Zehe besteht, müssen Sie nicht auf die Nahrungsmittel hinschauen. Wenn Sie Ihr Gehirn fragen: Woher kommt die Substanz? da müssen Sie auf die Nahrung sehen. Wenn Sie aber die Substanz Ihrer großen Zehe, insofern sie nicht Sinnessubstanz, also mit Wärme und so weiter ausgekleidet ist – insofern wird sie auch durch den Magen ernährt –, sondern dasjenige, was sie außerdem an Gerüstessubstanz und so weiter ist, kennen wollen, so wird das aufgenommen durch die Atmung, durch die Sinnesorgane, ein Teil sogar durch die Augen. Und das geht alles […] durch einen siebenjährigen Zyklus in die Organe hinein, so daß der Mensch substantiell in bezug auf sein Gliedmaßen-Stoffwechsel-System, das heißt die Organe, aufgebaut ist aus kosmischer Substanz. Nur das Nerven-Sinnessystem ist aus tellurischer, aus irdischer Substanz aufgebaut* (327, 23 – vgl. a. 317, 127 u. 354, 237). Die Nervensubstanz ist *bis zum Ende getriebene Stoffwechselsubstanz* und Resultat einer *innerlichen Ausscheidung*, d.h. ist verwandelter, zur Organbildung verwandter Erdenstoff (s. S. 527ff.) – alle nicht-nervöse Leibessubstanz aber wird nach Steiner durch Atmung und *Sinnes-Einatmungsprozeß* der kosmischen Umgebung des Menschen entnommen. Während die menschliche *Kopforganisation* sich embryonal und postnatal weitgehend[271] aus *irdischer Materie* konstituiert (*Die Organisation des Embryos muß so eingerichtet sein, daß der Kopf seine Stoffe bekommt von der Erde aus.* 327, 198), d.h. der *innere Bau*, die *Bausteine* des Nervensystems vom *gewöhnlichen Stoffwechsel* geliefert werden (314, 181), wird die *kosmische Stofflichkeit* des

Aufbau des Nerven-Sinnessystems aus der Stoffwechselernährung

Aufbau des übrigen Leibes aus verinnerlichter kosmischer Substanz

ein siebenjähriger Zyklus

übrigen Leibes *aus der Luft und aus der Wärme über der Erde* entnommen (ebd.), wo sie sich als Substanz in *unendlich feiner Verteilung* befindet (233, 113). Das in *äußerst feiner Dosierung* durch Sinne und Atmung Verinnerlichte wird nach Steiner im Organismus *verdichtet* und später in *verhärtetem* Zustand an der Leibesperipherie wiederabgestoßen (327, 88) – die durch das *Nerven-Sinnessystem im Zusammenhange mit der Atmung* aufgenommene kosmische Substanz wird *von der Nerven-Sinnesorganisation in den Organismus eingegliedert* und ersetzt substantiell *dasjenige, was alles abgeht* (314, 182). *Wenn Sie also einen Nagel abschneiden, der wiederum nachwächst, so ist die Substanz, die da nachwächst, nicht aus der Nahrung, die ihrerseits nichts anderes zu bewirken hat, als das Nervensystem wiederum aufzubauen, sondern es ist dasjenige, was nachwächst, was wirklich die organische Substanz im Menschen substantiell ersetzt, aus dem Kosmos aufgenommen* (ebd.).

kosmische Ernährung in „äußerst feiner Dosierung"

Wie Steiner noch im September 1924 vor Priestern hervorhob, bedeutet dies insgesamt, daß sich die Substanzbildung des menschlichen Leibes durch zwei gegenläufige Strömungen – *eine abwärtsfließende und eine aufwärtsfließende* (346, 33) – vollzieht. Aufwärts, d. h. über den irdischen Ernährungsstrom bildet sich die Substanz der kosmischen Nerven-Sinnesorganisation, abwärts, d. h. aus dem Kosmischen diejenige des irdischen Stoffwechsel-Gliedmaßenpoles. Das Obere wird von unten, das Untere von oben gebildet – und: *Das, was im rhythmischen Menschen ist, hat eine nach beiden Seiten hin gehende ausgleichenede Bedeutung* (346, 133).

gegenläufige Substanzströme

Insgesamt muß dabei stets beachtet werden, daß Steiner die skizzierten Zusammenhänge – der kosmischen Bedingtheit aller Stoffe des *Stoffwechsel-Gliedmaßensystems* und der irdischen Prägung aller materiellen Vorgänge des *Nerven-Sinnessystems* – ausschließlich für die Substanz des Leibes geltend machte, nicht aber für die innerhalb der Systeme wirksam werdenden Kräfte. Für diese gilt vielmehr – so Steiner ausdrücklich am 21.10.1923 – ein geradezu *umgekehrtes* Verhältnis: *Während für Gliedmaßen und Stoffwechsel die Substanz geistig ist, sind die Kräfte drinnen, zum Beispiel für die Beine die Schwere, physisch. Und während die Substanz des Hauptes physisch ist, sind die Kräfte, die darinnen spielen, geistig. Geistige Kräfte durchspielen das Haupt, physische Kräfte durchspielen die geistige Substanz des Gliedmaßen-Stoffwechselmenschen* (230, 47). Auf diesen polaren Zusammenhang von *Substanz* und *Aktivität* (bzw. Bilde-/Funktionskraft; vgl. 227, 104) hatte Steiner auch zwei Monate zuvor, am 23.8.1923 in Penmaenmawr mit den Worten hingewiesen: *Der Kopf besteht aus Erdenstoff und wird seinen plastischen Formen nach aus der Himmelsaktivität gebildet. Die Gliedmaßen des Menschen und damit zusammen die Verdauungsorganisation sind ganz und gar aus Himmelssubstanz gebildet. Man würde sie nicht sehen, wenn sie nicht vom Kopf durchtränkt würden mit irdischer Substanz. Aber indem der Mensch*

polares Verhältnis von Substanz und Kraft bzw. Aktivität

Erdenstoff und Himmelsaktivität / Himmelssubstanz und Erdenaktivität

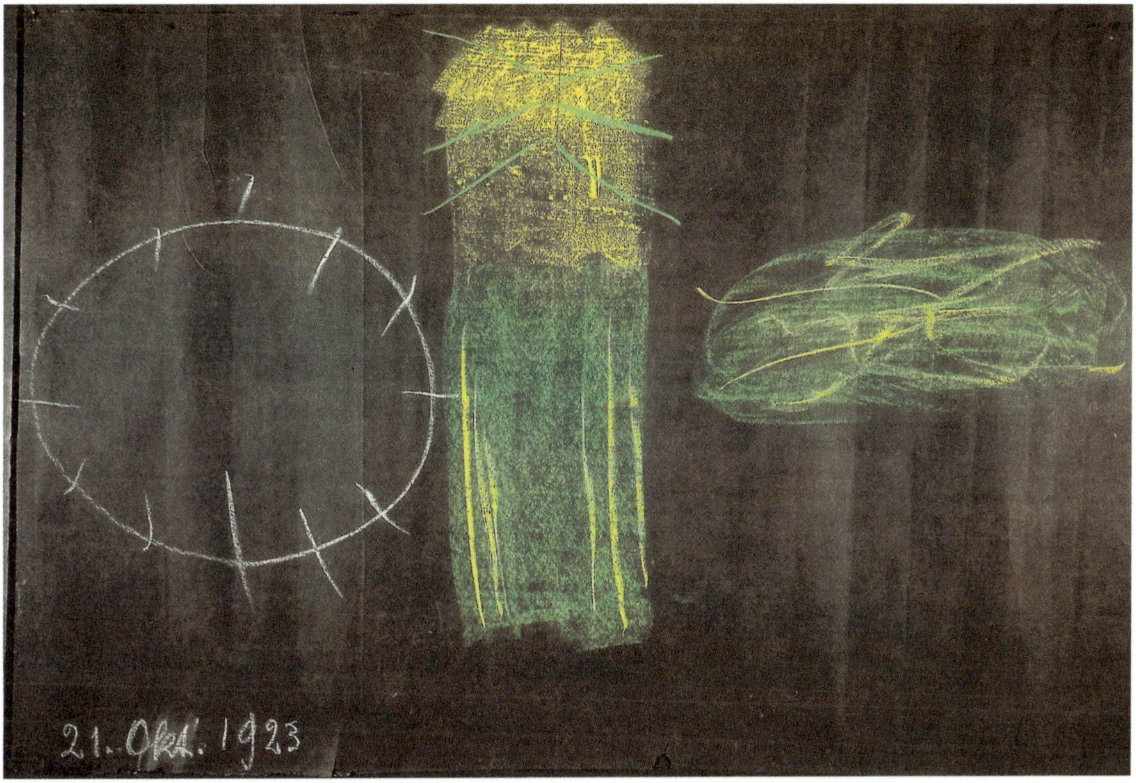

Zum Verhältnis und zur Herkunft von Substanz und Kraft im Hauptes- und Gliedmaßenorganismus (21.10.1923; GA 230, Bd. XIII, Tafel 4)

geht, indem der Mensch greift, indem der Mensch verdaut, bedient sich die Himmelssubstanz der irdischen Kräfte, um dieses Leben auf Erden von der Geburt bis zum Tode zu führen. […] Es hat also die geistige Welt ihrer Aktivität nach Anteil an seinem Kopfe, ihrer Substanz nach Anteil an dem dritten Organisationssystem des Menschen, an dem Stoffwechsel-Gliedmaßensystem. Es hat die unterste, die am meisten sinnliche Welt durch ihre Aktivität Anteil an dem Stoffwechsel und den Gliedmaßenbewegungen. Durch ihre Substanz hat sie Anteil am Kopfe; dagegen ist das Substantielle des dritten menschlichen Systemes ganz und gar ein Geistiges (227, 108). Für die verbindende Mitte, für das *Rhythmische System* dagegen gelte: *Im mittleren System, das die Atmung und die Blutzirkulation umfaßt, in dem gehen eben durcheinander geistige Aktivität, stoffliche Substantialität. Aber die geistige Aktivität, die durch unsere Atmungsbewegungen, durch unsere Herzbewegungen strömt, die ist wieder begleitet von Substantialität. Und ebenso ist die Substantialität des irdischen Wesens, insofern sie durch den Sauerstoff in die Atmung einströmt, etwas begleitet von irdischer Tätigkeit. Sie sehen also, in dem mittleren Menschen, in dem zweiten System des Menschen, da strömt alles zusammen. Da strömt himmlische Substantialität und Aktivität ein, da strömt irdische Aktivität und Substantialität ein* (ebd).[272]

die verbindende Mitte

Die Verinnerlichung von Wärme und Licht

Durch die Sinnestätigkeit *im Zusammenhange mit der Atmung* wird die Leibessubstanz aus dem Kosmos gewonnen, durch das *Nerven-Sinnessystem* dem Organismus eingegliedert (über die Beziehung zwischen Nervensystem und Leibesbildung vgl. S. 700ff.); in welcher Weise die vier Arten *ätherischer Wirksamkeit* im einzelnen beteiligt sind, wurde von Steiner nicht mehr ausgeführt. Daß es sich aber überhaupt um den zuvor thematisierten *ätherischen Sinnes-Einatmungsprozeß* handelt (vgl. S. 538ff.), scheint jedoch aus dem Gesamtzusammenhang hervorzugehen – nicht zuletzt der genannte *Zusammenhang mit der (Ein-)Atmung*, die Betonung von *Wärme und Luft* (314, 181) deuten in diese Richtung.

Die Bedeutung der Verinnerlichung von Wärme und Licht bzw. von *Wärme-*[273] und *Lichtäther*[274] durch das (Hauptes-)Sinnessystem des Menschen wurde von Steiner in den oben genannten medizinischen Vorträgen vom April 1921 und September 1924 angedeutet, in anderen Vortragszusammenhängen des betrachteten Werkzeitraumes aus differenten Perspektiven ausführlicher skizziert; ehe die Ausführungen zu den Einzelsinnen referiert werden, soll hierauf kurz eingegangen werden.

In seinen Dornacher Vorträgen vom 10.11.1923, 30.12.1923 und 3.1.1924 sowie in einem Arnheimer Vortrag vom 21.7.1924 wies Steiner darauf hin, daß unter physiologischen Bedingungen die außermenschliche Wärme vom Organismus nur in metamorphosierter Form verinnerlicht werde: *Die äußere Wärme […], sie muß, wenn sie vom menschlichen Organismus aufgenommen wird, umgewandelt werden so, daß tatsächlich die Wärme selbst im Menschen, wenn ich mich so ausdrücken darf, auf einem anderen Niveau liegt als außerhalb. […] Auch in jedes kleinste Wärmequantum muß der Organismus eingreifen. […] Ich darf nicht der Gefahr ausgesetzt werden, die äußere Wärme bloß wie einen Gegenstand in mich überfließen zu lassen. Ich muß in jedem Augenblick in der Lage sein, von den Stellen meiner Haut an sofort die Wärme zu ergreifen und zu meiner eigenen zu machen* (230, 183/84). *Es darf nichts im menschlichen Organismus so bleiben, wie es außerhalb dieses menschlichen Organismus ist* – diese Aussage bezog Steiner auch wenige Wochen später er-

umgewandelte äußere Wärme

neut auf die außer- und innermenschlichen Wärmezustände (233, 126). Doch beschrieb er die *auf einem anderen Niveau* liegende menschliche Eigen-Wärme nunmehr als Ergebnis einer originären Wärmeschöpfung im Innern; *Umwandlung* der Außenwärme bedeutet demnach, daß außermenschliche Wärmezustände lediglich *als Reiz wirken*, Eigenwärme *selber [zu] erzeugen* (ebd.) – *Die Innenwärme muß von innen aus erzeugt werden* (233, 127)[275]. Wo und wie dies geschieht, war nicht Thema von Steiners Vortragsausführungen; die auf den *Wegen des Wärmeäthers* in den menschlichen Organismus eintretenden Qualitäten des Lichtes, des Chemismus und der Vitalität (bzw. des *Lichtäthers*, des *Chemischen Äthers* und des *Lebensäthers*, s. o.) wurden nicht erwähnt (bzgl. der Problematik von Wärme und *Wärmeäther* vgl. S. 471ff.). Dagegen machte Steiner im Januar 1924 explizit deutlich, daß die Bearbeitung (bzw. Neuschöpfung) der Wärme durch die menschliche *Ich-Organisation* vollzogen werde (316, 35).

Erzeugung autonomer Innenwärme

Auch das Licht wird als *etwas rein Ätherisches* an der Grenze zwischen menschlichem Organismus und außermenschlicher Umgebung *umgewandelt* – so Rudolf Steiner am 24.3.1920 in Dornach (312, 86). *Dasjenige, was im Lichtleben ist, [wird] im Menschen abgebrochen – Wir finden in dem Augenblick, wo wir die Grenze des Menschen nach innen überschreiten, eine Metamorphose des Lichtes. […] Er macht es zu etwas anderem* (312, 86/87). Durch einen *Wechselprozeß mit dem umgebenden Sonnenlicht* (das, so Steiner, nicht von der Sonne kommt – 312, 220; vgl. S. 471ff.) tritt im Innern des Menschen ein *Umwandelungsprodukt des Lichtes* auf (312, 88/87). Faßte Steiner den Vorgang der *Wärmeumwandlung* augenscheinlich als Wärmeerzeugung auf einen äußeren *Wärmereiz* hin auf, so gilt Vergleichbares für den Prozeß der Lichtmetamorphose; denn am 31.3.1920 sprach er von einer *originären Lichterzeugung im oberen Menschen*, einem inneren *Lichtbildungsprozeß* (312, 216/217) und sagte: *Das äußerlich einwirkende Licht hat eigentlich nur die Bedeutung einer Anregung zur Entstehung des inneren Lichtes. Indem wir […] das Licht von außen auf uns einfließen lassen, lassen wir uns selber anregen zur Entstehung des inneren Lichtes* (312, 217). Wesentlich ist, daß *äußeres* und *inneres* Licht einander *gegenüberstehen*: *Wir sind in bezug auf unseren oberen Menschen so eingerichtet, daß äußeres Licht und inneres Licht einander entgegenwirken, miteinander zusammenspielen und geradezu das Wesentliche in unserer Organisation darauf beruht, daß wir da, wo diese beiden, äußeres und inneres Licht, zusammenwirken sollen, imstande sind, sie nicht ineinander verfließen zu lassen, sondern sie auseinanderzuhalten, so daß sie nur aufeinander wirken, aber nicht sich miteinander vereinigen. Indem wir, sei es durch das Auge, sei es auch durch die Haut, entgegenstehen dem äußeren Lichte, ist überall aufgerichtet gewissermaßen die Scheidewand zwischen dem inneren originären Lichte im Menschen und dem äußerlich einwirkenden*

Umwandlung des Lichtes

originäre Lichterzeugung im oberen Menschen

Lichte (ebd.). Das angedeutete *Aufeinanderwirken* der beiden Lichtarten wurden von Steiner nicht näher ausgeführt.

Die Vorträge vom März 1920, April 1921 und September 1924 lokalisierten den innermenschlichen Lichtprozeß im *oberen Menschen* – oberhalb des Atmungsbereiches wird der Lichtäther verinnerlicht. In seinem Dornacher Vortrag vom 1.4.1922 wies Steiner dabei mit Nachdruck darauf hin, daß dies durch mehrere Sinne geschieht: *Nicht bloß durch das Auge, sondern auch durch die anderen Sinne wird Licht vermittelt. Das Auge ist nur dasjenige, was im hauptsächlichsten Sinne Licht vermittelt. Wir können von blinden Menschen nicht sagen, daß sie vom Lichte ganz abgeschlossen sind. Das Licht arbeitet in ihnen; es ist nur ihre bewußte Wahrnehmung weg* (211, 98). Oberhalb des Atmungsbereiches entsteht in der Begegnung mit *äußerem* Licht *inneres, juveniles, originäres* Licht (312, 225); hier hat der Mensch den *Quell eines Außerirdischen* in sich (312, 220).[276] Das im Gebiet des *oberen Menschen* erzeugte Licht wird dabei im Bereich des Nervensystems wirksam und steht in engem Zusammenhang mit der menschlichen Denktätigkeit (ist der Lichtbildungsprozeß defizitär, so erkrankt der *obere Mensch* – 312, 88. Vgl. bzgl. Lichtprozeß und Denktätigkeit die Andeutungen in 229, 33 sowie 211, 98).

aufgespeichertes metamorphosiertes Licht im unteren Menschen

Während die innerliche Lichtbildung sich demnach im *oberen Menschen* auf Anregung des äußeren Sonnenlichtes vollzieht, existiert im Organismus auch immer *aufgespeichertes metamorphosiertes Licht* – und zwar augenscheinlich im *unteren Menschen* (312, 88): *Das ist nötig zu seiner [des Menschen] Organisation* (ebd.).

Die bisherigen Darstellungen verdeutlichen, welche Ausweitung der Begriff der Sinnestätigkeit in Steiners Vorträgen der letzten Jahre erfuhr. Sinnes-Tätigkeit impliziert demnach u.a. den Vorgang einer *kosmischen Ernährung* der nicht-neuronalen Leibessubstanz und – damit verbunden – die Verinnerlichung resp. autonome Neuerschaffung *ätherischer* Qualitäten innerhalb des menschlichen Organismus, die physiologisch von großer Bedeutung sind. Beide Prozesse stehen nicht im Dienste der *Ich-bewußten* Wahrnehmung der Außenwelt, die (zumindest zu Steiners Lebzeiten) von der Sinnesphysiologie und -psychologie als ausschließliche Bedeutung der Sinnestätigkeit gesehen wurde.

Prinzipielle Gesichtspunkte zur allgemeinen Sinneslehre – Willenssinne, Gefühlssinne und Erkenntnissinne

Es ist ein Unding, von einer Sinnesphysiologie zu sprechen und zu sagen, eine Sinneswahrnehmung ist dies oder jenes. Man kann nur sprechen von der isolierten Wahrnehmung des Ohres, von der isolierten Wahrnehmung unseres

Organismus als Wärmeorgan und so weiter (321, 24). *Die Sünden, die auf [dem] Gebiete von der modernen [Sinnes-]Physiologie gemacht werden, streifen geradezu ans Unerhörte aus dem Grunde, weil man wirklich solch einen Vorgang, wie zum Beispiel das Schmecken, in einer ähnlichen Weise der Seele gegenüberstellt wie, sagen wir, das Sehen oder das Hören. Und es gibt philosophische Abhandlungen, die einfach ganz im allgemeinen von sinnlichen Qualitäten und ihrem Verhältnis zur Seele sprechen. Locke, selbst Kant, sie sprechen im allgemeinen von einem Verhältnis der sinnlichen Außenwelt zu der menschlichen Subjektivität, während etwas ganz anderes vorliegt für alles das, was vom Sehsinn nach aufwärts vorgezeichnet ist, und in dem, was vom Geschmackssinn nach abwärts verzeichnet ist. Es ist unmöglich, diese beiden Gebiete mit einer einzigen Lehre zu umfassen* (206, 21).

wissenschaftliche Irrtümer

Wie schon 1909 formuliert (s. S. 183ff.), gehörte die Schaffung einer vollständigen Sinneslehre zu den von Steiner postulierten Aufgaben einer anthroposophischen Anthropologie. Auch noch im Juli 1921 bezeichnete er die verbreiteten sinnesphysiologischen und sinnespsychologischen Anschauungen als *eines der schwächsten Kapitel [der] gegenwärtigen Wissenschaft* (206, 10); wenige Monate zuvor hatte er in der Vortragsreihe *„Grenzen der Naturerkenntnis"* innerhalb des ersten anthroposophischen Hochschulkurses die Ansicht vertreten, daß die *äußere* Wissenschaft über kein *vollständiges System der Sinne* verfüge, damit auch über keine *vollständige Physiologie* (322, 93/94; vgl. a. 82, 43). Im Juli 1921 wies Steiner auf die Notwendigkeit hin, die Einzelsinne nicht nach den *gröberen Sinnesorganen* zu beschreiben, sondern zu einer *Analyse des* (sinnspezifischen) *Erlebnisfeldes* vorzudringen (206, 17) – und dieses adäquat begrifflich zu durchdringen: *Die meisten Begriffe, die heute gangbar sind, wenn die Wissenschaft von den Sinnen spricht, sind eigentlich von dem Tastsinn genommen* (206, 11). Die *sehr spärliche* und *sehr fragwürdige* Physiologie und Psychologie des *Tastsinnes* werde gemeinhin *durch Analogien auf die anderen Sinne übertragen* (323, 134; vgl. a. 206, 34).

das vollständige System der Sinne

An der bereits um 1910 zumindest ansatzweise formulierten zwölfgliedrigen Sinneslehre hielt Steiner auch in seinen letzten Vortragsjahren fest; gingen seine Bemühungen prinzipiell weiter in Richtung auf eine spezielle Sinnesphysiologie, die die spezifischen menschenkundlichen Voraussetzungen der Einzelsinne beschreibt, so versuchte er im achten Vortrag der *„Allgemeinen Menschenkunde"* (1919), eine *Untergliederung* der zwölf Sinne in drei differente Bereiche vorzunehmen – je nach der jeweils hauptsächlich geforderten Seelentätigkeit des Wahrnehmenden.

Für alle zwölf Sinne gilt, so Steiner am 23.8.1919, daß sie von einer *willentlichen* Aktivität des Wahrnehmenden gekennzeichnet sind: *Was uns zunächst in den Sinnen, ganz im Umfange der zwölf Sinne, in Beziehung bringt zur Außenwelt, das ist nicht erkenntnismäßiger, sondern willensmäßiger Natur*

(293, 49). Das *Aktive*, das der Mensch den Dingen willentlich entgegenbringt, ist wesentlich für die Ermöglichung der *Sinnesempfindung* (293, 50)[277]. Steiner sprach von einer *Aktivität des Willens-Sinneslebens* (293, 51),[278] die in physiologischer Hinsicht eine enge Verbindung menschlicher Sinnes- und Stoffwechseltätigkeit impliziert: *[...] Unser Sinnesorganismus, der ja ganz deutlich in dem Tastsinn, Geschmackssinn, Geruchssinn sein Verbundensein mit dem Stoffwechsel zeigt, ist bis in die höheren Sinne mit dem Stoffwechsel verbunden [...]* (ebd.). Am 28.8.1919 hob Steiner dann hervor, daß die menschliche Sinnesempfindung *willensartiger Natur mit einem Einschlag von gefühlsmäßiger Natur* ist – und sagte: *Sie ist zunächst nicht verwandt mit dem denkenden Erkennen, sondern mit dem fühlenden Wollen oder wollenden Fühlen* (293, 115). Dem entspricht im Sinnesbereich ein Bewußtseinszustand des *träumenden Schlafens* oder *schlafenden Träumens*: *[...] Wir schlafen nicht nur in der Nacht, wir schlafen fortwährend an der Peripherie, an der äußeren Oberfläche unseres Leibes*, d. h. in der Sinnessphäre. *Wir wissen gar nicht, daß [das] Schlafen etwas ist, was eine viel größere Verbreitung hat, was wir fortwährend auch tun an unserer Körperoberfläche; nur mischen sich an unserer Körperoberfläche in das Schlafen fortwährend Träume hinein. Diese Träume sind die Sinnesempfindungen, bevor sie vom Verstande und vom denkenden Erkennen erfaßt sind* (293, 116/117).

die Aktivität des Willens-Sinneslebens

Verwirklicht sich in allen Sinnesbetätigungen primär ein willentlicher Weltbezug, so gilt dies nach Steiner doch für einzelne Sinne oder Sinnesbereiche in unterschiedlichem Maße. Hauptsächlich durchdrungen von Willenstätigkeit sind vornehmlich die vier *unteren* Sinne – *Tastsinn*, *Lebenssinn*, *Bewegungssinn*, *Gleichgewichtssinn*. Sie sind im engeren Sinne *Willenssinne*, in ihnen realisiert sich eine *Auseinandersetzung* des menschlichen Willens mit der Umgebung. Die in diesem Sinnesbereich erlangten Wahrnehmungen bleiben weitestgehend unbewußt, der Mensch *verschläft* diese Sinne – *weil er ja im Willen schläft* (293, 134). *Geruchssinn*, *Geschmackssinn*, *Sehsinn* und *Wärmesinn* sind dagegen in erster Linie *Gefühlssinne* (ebd.), *Hörsinn*, *Sprachsinn*, *Gedankensinn* und *Ich-Sinn Erkenntnissinne* – *weil der Wille darin eben der schlafende Wille ist, der wirklich schlafende Wille, der in seinen Äußerungen vibriert mit einer Erkenntnistätigkeit* (293, 137). Die *höheren* Sinne kulminieren im *Ich-Sinn*, im Wahrnehmen des mitmenschlich begegnenden Du und in einem *Erkenntnisvorgang* (293, 130), der dann und nur dann gelingt, wenn das *Ich* des Wahrnehmenden vorübergehend in den Hintergrund zu treten vermag (s. u.). In den vier *Erkenntnissinnen* zieht sich – wie Steiner in seinem Notizbuch am 29.8.1919 notierte – der individuelle Wille sehr zurück, es *verleugnet sich das eigene Ich* (B 31, 13). Demgegenüber macht sich dies *eigene Ich* in den als *Willenssinne* bezeichneten vier *unteren* Sinnen *stark geltend* (ebd.); in ihrem Bereich wird etwas *rein Innerliches*

Willenssinne, Gefühlssinne und Erkenntnissinne

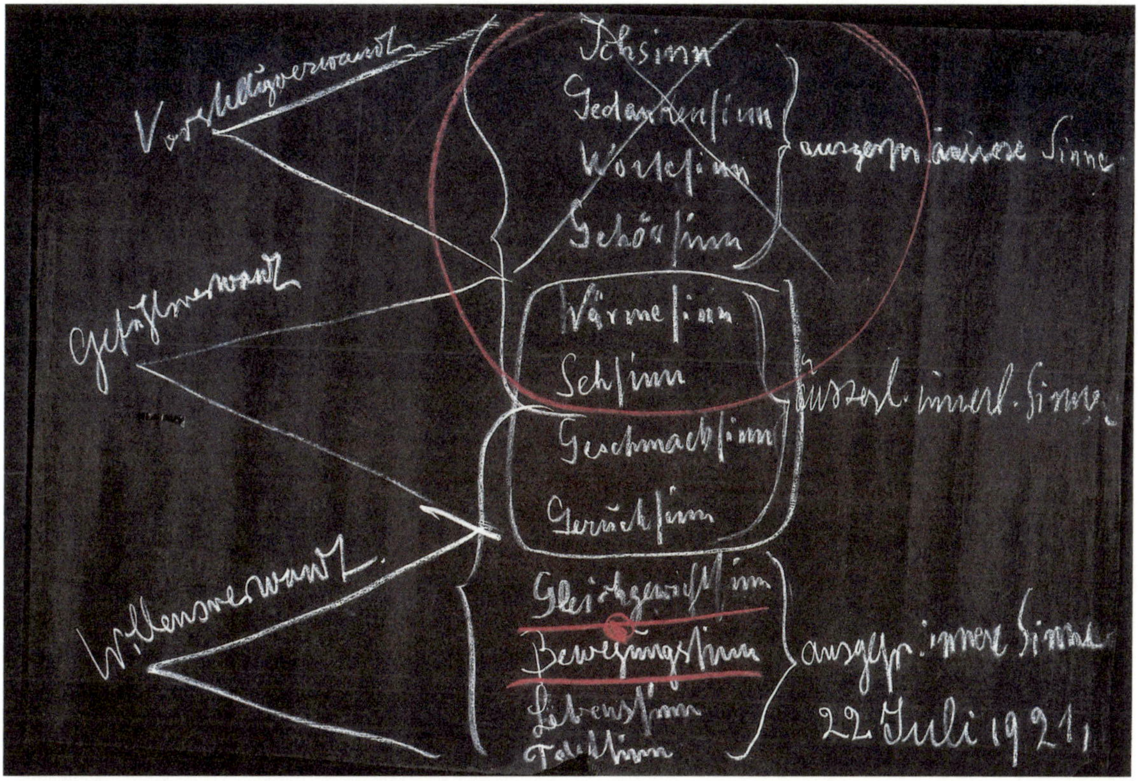

Kategorien der zwölf menschlichen Sinnestätigkeiten
(22.7.1921; GA 206, Bd. VII, Tafel 1)

wahrgenommen – werden die Lebenstätigkeiten des Menschen doch dort in der *umfassenden Synthesis Ich zusammengefaßt* (293, 130).

die „umfassende Synthesis Ich"

Den Ausführungen vom August 1919 zufolge umfassen die zwölf Sinne demnach vier *Willenssinne*, vier *Gefühlssinne* (in denen Erkennen und Wille nur *angedeutet* sind – B31, 13) und vier *Erkenntnissinne*.

Zwei Jahre später kam Steiner in einem Dornacher Vortragszyklus inhaltlich auf die skizzierte Gliederung der Sinne zurück – und sagte nun: *Bei allem, was Ihr Ichsinn, Ihr Gedankensinn, Ihr Wortsinn und Ihr Gehörsinn Ihnen vermitteln, indem diese Vermittelungen zum Seelenleben werden, bekommen Sie [...] im eminentesten Sinne alles dasjenige, was vorstellungsverwandt ist. In eben demselben Sinne ist alles, was Wärmesinn, Sehsinn, Geschmacks-, Geruchssinn betrifft gefühlsverwandt. [...] Dagegen alles das, was mit Gleichgewichtssinn, Bewegungssinn, Lebenssinn zusammenhängt und auch mit dem Tastsinn [...], alles das ist willensverwandt* (206, 24). Diese *Dreigliederung*

kategoriale „Verwandtschaften"

menschlicher Sinnestätigkeiten aber ist nun vor dem weiteren Hintergrund der übergeordneten Polarität des Gesamtorganismus zu betrachten (vgl. S. 502ff.). Steiner differenzierte in dem letztgenannten Dornacher Vortragszyklus daher zwischen den *Sinneserlebnissen des oberen Menschen* (*Ichsinn, Gedankensinn, Wortesinn, Gehörsinn, Wärmesinn, Sehsinn*) und den *Sinneserlebnissen, die mehr einem unteren Menschen angehören* (*Tastsinn, Lebenssinn, Bewegungssinn, Gleichgewichtssinn, Geruchssinn, Geschmackssinn*) (206, 26). Konstituieren die dem *oberen Menschen* angehörenden Sinneserlebnisse gewissermaßen das *eigentliche Seelenleben*, so steht der Inhalt der Sinneserlebnisse des *unteren Menschen* dem menschlichen Bewußtsein in ähnlicher Weise gegenüber *wie eigentlich äußere Erlebnisse, nur daß sie eben sich im Inneren des Menschen abspielen* (ebd.). Den Sinneserlebnissen des *unteren Menschen* liegen dabei als leibliche Innenwahrnehmungen (bzw. als Wahrnehmungen des *inneren Organismus* – 82, 42) ganz wesentlich *objektive Weltenvorgänge* zugrunde – mit dem, was der Mensch in diesem Bereich *in sich* wahrnimmt, stellt er sich zugleich *in die Welt hinein* (206, 21). Dagegen verhält er sich im oberen Sinnesbereich *einfach wahrnehmend [...] zur Außenwelt* (ebd.), erwirbt sich lediglich *Bilder* derselben (206, 32); diese sind keine realen Weltvorgänge, doch konfigurieren sie das Seelenleben: *Vergegenwärtigen Sie sich alles das, was Sie durch Ichsinn, Gedankensinn, Wortesinn, Lautsinn, Wärmesinn haben, dann werden Sie ungefähr den Umfang dessen haben, was Sie seelisches Leben nennen.* Zwischen *oberem* und *unterem Mensch* sowie zwischen ihren jeweiligen Sinnesbezirken und Sinneserlebnissen besteht demnach ein *gewaltiger, radikaler Unterschied* (206, 20).

Sinneserlebnisse des oberen und unteren Menschen

Die *vorstellungsverwandten* vier Sinne (*Ichsinn, Gedankensinn, Wortesinn, Gehörsinn*) sind als Sinne des *oberen Menschen* die *ausgesprochen äußeren Sinne* – wie Steiner in seiner Wandtafeldarstellung vom 22.7.1921 formulierte (206, 25). Ihnen stehen in gewisser Hinsicht *Tastsinn*, *Lebenssinn, Bewegungssinn* und *Gleichgewichtssinn* als *ausgesprochen innere Sinne* des *unteren Menschen* polarisch gegenüber. *Sehsinn* und *Wärmesinn* sowie *Geschmackssinn* und *Geruchssinn* schließlich bilden die Mitte der menschlichen Gesamtsinnesorganisation – als *äußerlich-innerliche Sinne* reichen sie sowohl in das Gebiet des *oberen* als auch in das des *unteren Menschen* (ebd.).

äußere, innere und äußerlich-innerliche Sinne

Das Zusammenwirken der Einzelsinne

1917 hatte Steiner in seinem Buch „*Von Seelenrätseln*" erstmalig darauf hingewiesen, daß der Mensch niemals vermittels eines *äußerlichen* oder *äußerlich-innerlichen* Sinnes Wahrnehmungen macht, ohne zur gleichen Zeit einen Eindruck aus dem Gebiet der vier *inneren* Sinne zu erhalten – jener vier Sinne, *die sich mit dem Eigen-Sein in engster Verknüpfung befinden* (s. S. 304ff.). So realisiert sich eine *Doppelbeziehung des Menschen zu der Objektivität*, durch die die Anerkennung des sinnlich Wahrgenommenen als eines Seienden möglich wird (*Ereignet sich zum Beispiel, daß ein Gegenstand gesehen wird, und zugleich der Gleichgewichtssinn einen Eindruck vermittelt, so wird scharf wahrgenommen das Gesehene. Dieses Gesehene führt zu der Vorstellung des Gegenstandes. Das Erlebnis durch den Gleichgewichtssinn bleibt als Wahrnehmung dumpf; jedoch es lebt auf in dem Urteile: „das Gesehene ist" oder „es ist das Gesehene"*, ebd.)[279].

Im achten Vortrag seines Kurses über *„Allgemeine Menschenkunde als Grundlage der Pädagogik"* sprach Steiner dann am 29.8.1919 erneut über die menschliche Sinneswahrnehmung als Betätigung mehrerer Einzelsinne und ihren Zusammenhang mit der Urteilsbildung; am Beispiel der Farb- und Formwahrnehmung versuchte er aufzuzeigen, wie Wahrnehmungen aus verschiedenen Sinnesgebieten erst in einem sie zusammenfassenden Urteil die Re-Konstitution der dinglichen Außenwelt im menschlichen Bewußtsein gestatten – und sagte: *Wir werden […] gewöhnlich nicht darauf aufmerksam, wie wir […] eigentlich wahrnehmen, wenn wir zugleich Farbiges und Formen wahrnehmen. Wenn der Mensch einen farbigen Kreis wahrnimmt, sagt er grob: Ich sehe die Farbe, ich sehe auch die Rundung des Kreises, die Kreisform. Da werden aber doch zwei ganz verschiedene Dinge durcheinandergeworfen. Durch die eigentliche Tätigkeit des Auges, durch die abgesonderte Tätigkeit des Auges sehen Sie zunächst überhaupt nur die Farbe. Die Kreisform sehen Sie, indem Sie sich in Ihrem Unterbewußtsein des Bewegungssinnes bedienen und unbewußt im Ätherleib, im astralischen Leibe eine Kreiswindung ausführen und dies dann in die Erkenntnis hinaufheben. Und indem der Kreis, den Sie durch Ihren Bewegungssinn aufgenommen haben, in die Erkenntnis heraufkommt, verbindet sich der erkannte Kreis erst mit der wahrgenommenen Farbe. Sie holen also die Form aus Ihrem ganzen Leibe heraus, indem Sie appellieren an den über den ganzen Leib ausgebreiteten Bewegungssinn* (293, 135). Der ganze Mensch *ergießt* sich mit einem *Umwege durch den Bewegungssinn* in den eigentlichen Sehakt hinein, wiedervereinigt aus *innerlicher Nötigung* das auf *zwei Umwegen* Wahrgenommene – eine Wiedervereinigung, die Steiner in dem genannten Stuttgarter Vortrag als Urteilsbildung faßte: *Und jetzt begreifen Sie das Urteilen als einen lebendigen Vorgang in Ihrem eigenen Leibe, der dadurch zustande kommt, daß die Sinne Ihnen die Welt analysiert in Gliedern entgegenbringen. In zwölf verschiedenen Gliedern bringt Ihnen die Welt das entgegen, was Sie erleben, und in Ihrem Urteilen fügen Sie die Dinge zusammen, weil das einzelne nicht bestehen will als Einzelnes. […] Die Dinge zwingen Sie innerlich, sie zu verbinden, und Sie erklären sich innerlich bereit, sie zu verbinden. Da wird die Urteilsfunktion zu einer*

Vereinigung von Einzelsinnen als Beispiel der Farb- und Formwahrnehmung

Urteilsbildung als Vereinigung von Sinneserfahrungen

Äußerung Ihres ganzen Menschen (293, 136). Wahrnehmend und die Wahrnehmungen im Urteilen zur Gestalt wiedervereinigend, nimmt der Mensch teil an dem *inneren Leben der Dinge* (293, 137; s. S. 66ff.).

die Bedeutung der innerlichen Sinne für die Ermöglichung eines Seinsurteils

Im Unterschied zu den schriftlichen Aussagen des Buches „*Von Seelenrätseln*" machte Steiner 1919 in Stuttgart nicht deutlich, ob bei jeder Sinneswahrnehmung der *äußeren* Sinne Erlebnisse aus dem Bereich der vier *innerlichen* Sinne – bzw. Erlebnisse des *Eigen-Seins* (21, 148) – beteiligt sind, die (so 1917) nur *dumpf* bewußt werden, doch in einem besonderen Maße ein Seinsurteil über das Wahrgenommene ermöglichen. Die Darstellung vom August 1918 schien vielmehr nahezulegen, daß die durch die vier *innerlichen* Sinne gewonnenen Wahrnehmungen gleichrangig mit den durch die acht übrigen Sinne ermöglichten Wahrnehmungen einer Urteilsbildung zugrunde liegen, die die außermenschlichen *Dinge* im Bewußtsein des Menschen resynthetisiert. Diese Urteilsfunktion ist eine *Äußerung des ganzen Menschen*, sie ist – wie die früheren Äußerungen Steiners nahelegen (vgl. S. 183ff.) – eine Leistung des menschlichen *Ichs*.

Nachfolgend sollen nun noch Vortragsaussagen der Jahre 1919–1924 referiert werden, die ergänzende Gesichtspunkte zu den zwölf Einzelsinnen eröffneten. Sinne, für die Steiner das bereits in früheren Vorträgen Dargestellte erneut geltend machte, werden dagegen nicht ausführlich thematisiert (vgl. hierzu S. 183ff. und S. 293ff.).

Über den Tast-, Geruchs- und Geschmackssinn

Die Organisation des ersten der vier *innerlichen* Sinne, des *Tastsinnes*, ist, wie Steiner in den pädagogischen Vorträgen zur „*Allgemeinen Menschenkunde*" hervorhob, *überhaupt noch gar nicht erforscht – auch nicht in nur so befriedigender Weise, wie es beim Auge und Ohr der Fall ist* (293, 93).

der Tastvorgang zwischen ponderablem und imponderabel-ätherischem Druck

Der *Tastsinn* gibt, wie 1916 dargestellt wurde, über ein *leiblich-innerliches* Erlebnis Kunde von der materiellen Beschaffenheit der Außenwelt (vgl. S. 294ff.). 1921 hieß es nun in Dornach: *Es ist immer eine Veränderung in der ganzen organischen Struktur, wenn wir wirklich tasten. Unsere Reaktion ist eine organische Veränderung in unserem Inneren* (206, 17). Diese *Reaktion* deutete Steiner in einem anderen Vortragszusammenhang auch als Äußerung einer *imponderablen*, d.h. hier: *ätherischen* Kraft, die innerleiblich der Wirkung der äußeren *ponderablen* Druckkraft entgegenwirkt: *[...] Dasjenige, was Ihnen [...] eine Druckempfindung gibt, ist nichts anderes als die Wechselwirkung des ponderablen Druckes von außen nach innen und des imponderablen Druckes von innen nach außen* (323, 323). In den eigentlichen Tastkörperchen findet dabei – wie Steinern vor dem Stuttgarter Lehrerkollegium ausführte – die Überleitung dieses *ätherischen (imponderablen)* Impulses auf das menschliche *Ich* statt: *Es ist nicht so, als ob die Tastkörperchen den Reiz vermittelten. Dasjenige, was geschieht, ist eine Reflexwirkung, wie wenn man Gummibälle eindrückt und sie wieder zurückgehen. Die Wärzchen sind dazu da, um es dem Ich zu vermitteln, um den Reiz im Ätherleib auf das Ich zu übertragen* (300a, 143).

die Tastkörperchen und das Ich

In bezug auf den *Lebenssinn* als Wahrnehmungsmöglichkeit für das *Gestimmtsein unseres Leibes* (293, 133), den menschlichen Bewegungssinn sowie den *Gleichgewichtssinn* (*Wir haben ein sinnlich geartetes Bewußtsein davon, daß wir im Gleichgewicht sind* – ebd.) finden sich keine ergänzenden Gesichtspunkte in den Vorträgen des betrachteten Werkzeitraumes.[280]

Geruchs- und *Geschmackssinn* gehören nach Steiner zu den *äußerlich-innerlichen* Sinnen, sie durchdringen den ganzen Menschen: *Der ganze Mensch schmeckt im Grunde genommen dasjenige, was er zu sich nimmt, aber es stumpft sehr bald ab, wenn sich das Gegessene dem Körper mitteilt. Der ganze Mensch entwickelt durch seinen Organismus hindurch den Geruchssinn, das passive Verhalten zu den riechenden Körpern. Dieses konzentriert sich wiederum nur, ich möchte sagen, auf das alleroberflächlichste, während eigentlich der ganze Mensch ergriffen wird von einer riechenden Blume oder von irgendeinem andern riechenden Stoff und so weiter. Gerade wenn man dieses weiß, wie der Geschmackssinn und der Geruchssinn den ganzen Menschen durchdringen, dann weiß man auch, was in diesem Erlebnis des Riechens, des Schmeckens enthalten ist, wie sich das fortsetzt nach dem Inneren des Menschen, und man kommt ganz ab von jeder Art materialistischer Auffassung, wenn man weiß, was Schmecken zum Beispiel ist. Und ist man sich klar darüber, daß dieser Schmeckvorgang durch den ganzen Organismus geht, dann ist man nicht mehr imstande, so bloß chemiehaft den weiteren Verdauungsvorgang zu schildern, wie er von der heutigen materialistischen Wissenschaft geschildert wird* (206, 19). Als Riechender ist der Wahrnehmende wesentlich *luftförmiger Mensch*, als Schmeckender *wässeriger Mensch* (348, 136). Im Geruchsvorgang ist der *astralische Leib* beteiligt (348, 134) – er hat mit den *Beziehungen des Ätherischen zum Astralischen* zu tun (312, 167); im Schmecken dagegen *leben wir eigentlich ganz im Ätherleib drinnen* (348, 130). Das Schmecken hängt *mit den Beziehungen des Ätherischen zum Physischen* (312, 161) zusammen, *beruht ganz auf Chemie* bzw. auf dem im Flüssigen wirksamwerdenden *chemischen Äther* (351, 151). Es ist damit – wie bereits 1909/1910 betont – *organisch-innerlicher* als das Riechen (312, 160), steht den vier *ausgesprochen inneren Sinnen* näher. Am 28.3.1920 sagte Steiner in Dornach: *Das Riechen spielt sich mehr an der Oberfläche ab. Das Riechen nimmt teil an den Prozessen des Außermenschlichen, die sich gewissermaßen ausbreiten, die im Raume ausgebreitet sind. So ist es beim Schmecken nicht der*

der gesamtorganische Charakter des Geschmacks- und Geruchssinnes

Riechen und Schmecken, Luft und Wasser, Astralleib und Ätherleib

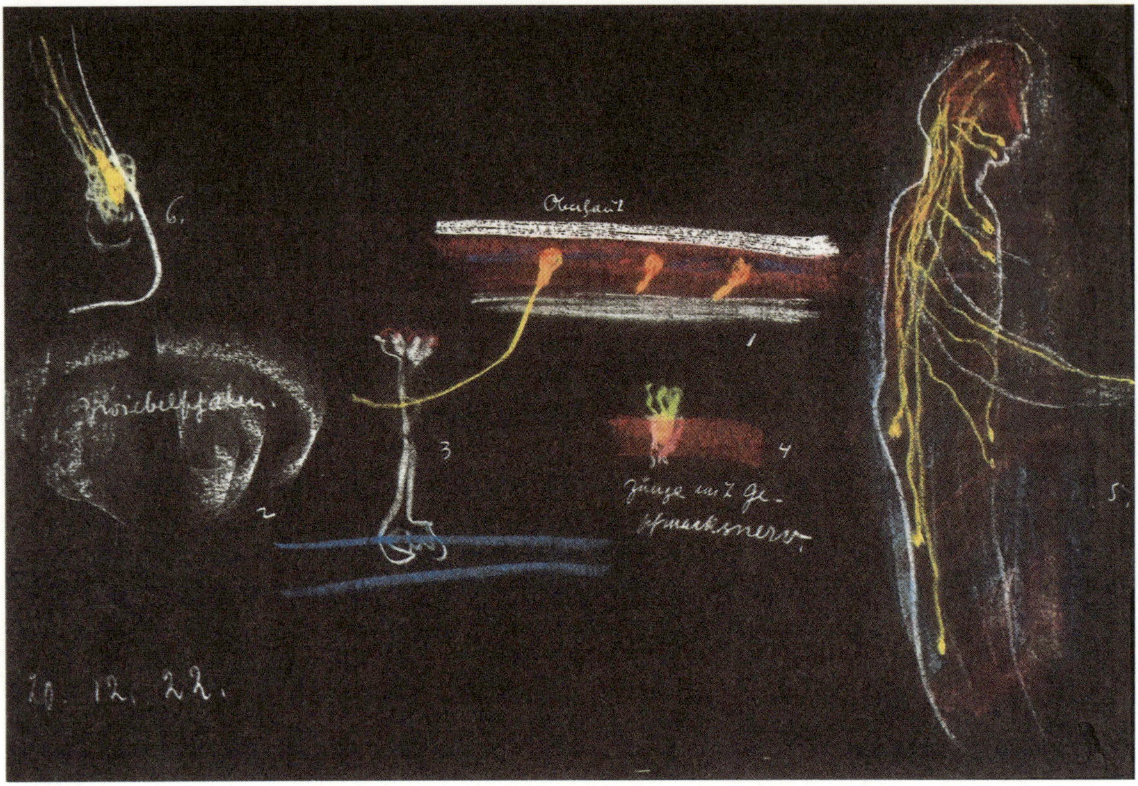

Zum Aufbau der Tast-, Geruchs- und Geschmacksorganisation
(20.12.1922; GA 348, Bd. XXV, Tafel 9)

Geschmackssinn und Substanzeigenschaften

Innerlichwerden äußerer Vorgänge

Fall. Durch das Schmecken kommen Sie mehr auf gewisse Eigenschaften, die innerlich in den Substanzen liegen müssen, die also mit dem Substantiellen selber verbunden sein müssen (312, 160). Im Studium des durch den ganzen Organismus sich vollziehenden Riechprozesses, insbesondere aber auch im Verstehen des Schmeckvorganges ist es möglich, *dasjenige, was äußerlich, verwandt dem Menschen, lebt, das Ätherische [zu] betrachten*, ist es möglich, zu erkennen, *wie das [Ätherische] sich verinnerlicht, wie wir in diesem gröbsten oberen Sinnesprozesse unmittelbar ein Innerlichwerden der äußeren Vorgänge sehen* (312, 161). Riechen und Schmecken sind die beiden *obersten* der sechs *unteren Sinne*, in denen sich *der äußere Verkehr des Menschen mit der Umwelt* zunehmend *verinnerlicht*; der menschliche Verdauungsprozeß ist bis zu dem Punkt, an dem die verinnerlichten Fremdsubstanzen resorbiert, d. h. an die *lymph- und blutbildende Tätigkeit* abgegeben werden, fortgesetzte, metamorphosierte Sinnestätigkeit, *die, je niedriger sie selbst ist, um so mehr organisch wirkt: […] So daß wir eigentlich in dem Verdauungsvorgang bis zu dem Punkte […] einen fortgesetzten Geschmacksempfindungsvorgang zu erkennen haben* (312, 364; vgl. S. 596ff.).

Über den Gesichtssinn

Der *unterste* der sechs Sinne des *oberen Menschen* ist der *Sehsinn* (früher auch als *Gesichtssinn* bezeichnet, vgl. S. 197ff.), den Steiner in bezug auf die ihm zugrunde liegende *Wesensglieder*-Konstitution und -Dynamik am ausführlichsten besprach. Seinem Bildungsprozeß nach als ein *fortdauernd ins Normale hinübergezogener, also nicht zum Ausbruch gekommener*, *verlangsamter* und *zusammengeschobener […] Entzündungsprozeß* beschreibbar (312, 268/269 sowie 312, 274 und 314, 190), fällt das Auge als Organ des *Sehsinn*es unter die zuvor (vgl. S. 530ff.) geäußerten Bestimmungen – in seinen peripherisch-vorderen Anteilen (Linse etc.) durch das von außen wirkende Licht geschaffen, besteht es in mehr rückwärtig-innerlicher Orientierung aus *leibeigenen* Bildungen (Glaskörper etc.), die von Kräften des *Bildekräfteleibes* durchzogen sind. Der Sehprozeß selbst verläuft *im Ätherischen* (312, 275), er *schwimmt* gewissermaßen mit seinem *Bildekräfteleib* im Licht (320, 100). Die *Wechselwirkung des Auges mit der Umwelt* ist dabei nach Steiner von einer *ätherischen* Kraftwirkung auf den Gesamtorganismus begleitet – es wird während des Sehvorganges ein *ätherisches Kraftgerüst* im Organismus *aufgerichtet*, in ihn *eingegliedert* (312, 265/266).

die Augenbildung als gehemmter Entzündungsprozeß

ätherischer Sehprozeß und Eingliederung eines ätherischen Kraftgerüstes

Dasjenige, was sich im Verlauf des Sehvorganges innerhalb der physisch-ätherischen Struktur des Auges ereignet, ist dabei in geisteswissenschaftlicher Anschauung *erst etwas Mittelbares*; was primär geschieht, vollzieht sich in der wahrgenommenen Außenwelt, ist *ein Spiel von Vorgängen im Ich und im astralischen Organismus* (vgl. a. S. 288ff.): *Sie können das eigentlich unmittelbar erkennen, wenn Sie nicht oberflächlich, sondern etwas intimer Ihr Sehen ins Auge fassen. Sie brauchen sich nur darauf zu besinnen, wenn Sie zum Beispiel irgendwo eine rote Farbe sehen, ob Sie sich selber in dem Augenblicke, wo Sie das Rot sehen, unterscheiden können in bezug auf Ihr Ich von diesem Rot. Sie können das nicht, Sie können sich nicht unterscheiden von diesem Rot, Sie sind dieses Rot. Dieses Rot ist etwas, was Ihr Bewußtsein ganz erfüllt. Sie sind nichts anderes als dieses Rot. […] Während Sie die große rote Fläche anschauen, während dieser Zeit ist das Rot und das Ich zusammengeflossen.*[281] *Und ebenso ist es mit dem astralischen Organismus des Menschen* (218, 52/53). Das dadurch sich bildende *astralische Bild* sowie dasjenige, *was durch das Ich entsteht*, wirken auf den *ätherischen* Organismus des Auges, *strömen* in ihn

Vorgänge im Ich und Astralleib

ein: *Dadurch aber kommen im menschlichen Auge und auch im menschlichen Sehnerven einmal der Eindruck von außen, der eigentlich zuerst im Ich und im astralischen Leib war, und dann von innen der physische Leib und der ätherische Leib; der physische Leib getragen auf den mineralischen Bestandteilen der menschlichen Natur, der ätherische Leib auf den flüssigen Bestandteilen der menschlichen Natur* (218, 54).

Gestaltbildungstendenz des optischen Eindrucks

Auf *astralischem* und *Ich-Niveau* bildet sich in der optischen Sinneswahrnehmung eine in den ganzen Organismus *hineinstrahlende* Kraft, *die gestalten will*: *Was da durch die Augen hineingeht, das will innerlich im Menschen Gestalt annehmen. Vor allen Dingen will es die Nerven, das Nervensystem so gestalten, daß gewissermaßen im Inneren des Menschen eine Art Abbild ist von dem, was als äußerer Eindruck da war* (218, 55). Die Bildung und Formung des menschlichen Nervensystems an den fortwährend empfangenen Sinneseindrücken der Außenwelt ist ein physiologischer Vorgang der frühen Kindesentwicklung (s. S. 155ff. und S. 157ff. sowie S. 705ff.); dieser Tendenz zu einer nachahmenden physischen Gestaltbildung im *Nerven-Sinnessystem*, zur Konsolidierung im mineralischen, salzartigen *Gebilde* wirkt, so Steiner, eine Kraft entgegen, eine aus dem Bereich des *unteren Menschen* aufsteigende *Flüssigkeitsstrahlung* – ein *warmer*, *ätherischer Flüssigkeitsstrom* begegnet den von oben kommenden plastischen Bildekräften und löst sie fortwährend auf (218, 57 – durch das wiederholte Zusammenwirken beider *Kraftströme* wird nach Steiner die menschliche Erinnerungsfähigkeit, das Bilden von Gedächtnisvorstellungen ermöglicht, s. S. 660ff.). Im Auge *prallen* im Sehakt gestaltende und auflösende Kraft vermittelt durch Sehnerv und Aderhaut aufeinander, d.h. vermittelt durch ein *astralisches* Nerven- und ein *ätherisches* Flüssigkeitsorgan: *Der Nerv des Auges möchte fortwährend konturierte Gebilde im Auge schaffen. Die Aderhaut mit dem Blute, das da fließt, will das fortwährend auflösen* (218, 64). In der Blutströmung der Aderhaut, die durch ein arterielles *Verfließen* bzw. *Ausströmen* und ein venöses *Wiederaufsaugen* des Blutes gekennzeichnet ist, *vibriert* der menschliche Zirkulationsrhythmus, in dem angrenzenden Sehnerv dagegen der (viermal langsamere) Atmungsrhythmus. Beide Rhythmen gehen im Auge *ineinander*: *So daß das Sehen eigentlich darin besteht, daß diese zwei Rhythmen im Auge aufeinanderprallen.* Erläuternd fügte Steiner hinzu: *Denken Sie sich, diese zwei Rhythmen wären gleich; dann würden wir nichts wahrnehmen. Nehmen Sie einmal an, Sie laufen neben einem Wagen her. Wenn Sie gerade so schnell laufen wie der Wagen, dann werden Sie nichts spüren vom Wagen. Wenn Sie aber viermal langsamer gehen und doch den Wagen halten, dann werden Sie einen Zug verspüren. Der Wagen, der wird weitergehen, und Sie werden zurückhalten müssen, wenn Sie ihn verlangsamen wollen. Und so ist es im Auge drinnen. Dasjenige, was Funktion des Sehnerven ist, das will aufhalten diesen (Zirkulations-) Rhythmus,*

auflösende Flüssigkeitsstrahlung

„aufeinanderprallende" Rhythmen und Entstehung der Gesichtswahrnehmung *der viermal schneller ist. Und in diesem Aufhalten, da bildet sich das, was die Wahrnehmung ist, die als Gesichtswahrnehmung auftritt […]* (ebd.).

Die optische Wahrnehmung beruht demnach in geisteswissenschaftlicher Sicht auf einem Zusammentreffen zweier Rhythmen, einem Zusammenwirken nervös-*astralischer* Formkraft und *ätherisch*-auflösender Blutwirkung, im weitesten Sinne einer Begegnung zwischen *Astralleib/Ich* und *Ätherleib/ Physischem Leib*. Das eigentliche *Bewußtseinserlebnis* im Sehvorgang brachte Steiner dabei in einem späteren Vortrag mit der Wechselwirkung zwischen dem *Bildekräfteleib* des Auges und den physischen Organen von Netz- und Aderhaut, den neuronal und vaskulär geprägten okulären Häuten in Zusammenhang. Erst dort, wo die durch *Ich* und *Astralleib* hindurchgegangenen und *ätherisch* gewordenen Vorgänge auf die physischen Organkräfte treffen, entzündet sich ihm zufolge ein wirkliches Bewußtsein des Wahrgenommenen. Der Mensch wird, so Steiner am 10.9.1924, im Sehvorgang vom äußeren Licht *gereizt*, er nimmt diesen *Reiz* in der Folge nach innen auf, läßt ihn bis zum *ätherischen Leib* gehen – *und vom ätherischen Leib aus schafft [der Reiz] Bewußtsein*. Weiter hieß es: *Der Reiz wird ausgeübt, wirkt zunächst im Ich, geht über in den astralischen Leib, in den Ätherleib, das, was im Ätherleib wirkt, stößt nach allen Seiten in das Physische hinein, das Physische stößt zurück, und der Rückstoß vom Physischen ist das eigentliche Augenerlebnis. Es ist ein fortwährendes Spiel zwischen dem Ätherleib und der Aderhaut, der Netzhaut. Dasjenige, was der Ätherleib in der Aderhaut und in der Netzhaut tut, ist dasjenige, was im gewöhnlichen Bewußtsein als Augenerlebnis eben erscheint* (318, 38)[282].

Begegnung
der Wesensglieder

Andeutende Hinweise auf solche *ätherischen* Vorgänge in der Ader- und Netzhaut finden sich in einer Fragenbeantwortung Steiners vom 21.2.1923 bezüglich des menschlichen Rot und Blauerlebnisses. Dem Roterlebnis liegt, so Steiner, die Regeneration der durch die wirkende Rotqualität initial verminderten Vitalität, liegt die sauerstoffgetragene Wiederbelebung eines partiell *Zerstörten* innerhalb der genannten Strukturen zugrunde: *Wenn das Auge dem Rot gegenübersteht, wenn das Rot hereinkommt, dann wird immer das Blut im Auge etwas zerstört, der Nerv mit zerstört. […] Wir müssen ins Auge Leben hineinschicken, das heißt Sauerstoff hineinschicken. Und an unserem eigenen Aufleben des Auges, an diesem Aufwachen des Auges merken wir: da draußen ist Rot* (291, 152). Dagegen werden Blut und Nerv durch das wirkende Blau nicht angegriffen; der menschliche Körper vermag vielmehr, sein *Wohlgefühl* ins Auge zu senden, wodurch das Blauerlebnis entsteht: *So daß man sagen kann: Je nachdem Nerv oder Blut im Menschen tätig ist, je nachdem empfindet er mehr rot, oder er empfindet mehr blau* (291, 154). *Dasjenige, was der Ätherleib in der Aderhaut und in der Netzhaut tut, ist dasjenige, was im gewöhnlichen Bewußtsein als Augenerlebnis eben erscheint* (s. o.).

das Beispiel
des Farberlebens

Darauf, daß der *Sehsinn* zu den *Willenssinnen* zu zählen ist, machte Steiner in der Kontinuität des 1919 in Stuttgart Ausgeführten im April 1923 noch zweimal aufmerksam. Am 19.4. sagte er vor Pädagogen in Dornach, daß das *Willensartige* oder *Willensmäßige* im Auge das *innere Bild* hervorbringe, am 30.4. hieß es in Prag, daß das Auge *aufnimmt das Äußere und durch Aufwendung der Willenskraft, durch das Werkzeug des Organischen innerlich aufbaut das Bild von dem, was als Eindruck auf das Organische ausgeübt wird* (84, 199). Auf die Dynamik dieses Vorganges ging Steiner während eines vor Naturwissenschaftlern gehaltenen Kurses im Dezember 1919 näher ein; seinen dortigen Ausführungen zufolge ist das menschliche Sehorgan im Unterschied zum Gehörorgan gleichzeitig von rezeptiver und produktiver Tätigkeit durchdrungen, vereinigt in sich gewissermaßen Ohr und Kehlkopf – im Sehakt geschieht im Auge dasselbe, *wie wenn ich höre und zu gleicher Zeit spreche*, die rezeptive Tätigkeit wird *auf einem höheren Gebiete* von einer Tätigkeit begleitet, *die ich nur mit dem Sprechen vergleichen kann* (320, 143). In diesem Sinne äußerte sich Steiner auch vor Theologen im September 1921: *Im Menschen ist der Anlaß vorhanden für das, was im Worte liegt, er bringt das Wort hervor, aber zugleich hört er sich auch selber. Im Auge, im Sehvermögen, ist dieser Prozeß, das aktive und das passive Element ganz zusammengedrängt, aber er ist auch da vorhanden, nur analysiert ihn keine Physiologie. Eigentlich ist er bei allen Sinnen vorhanden [...]* (343, 37).

Willenscharakter des Sehsinnes

rezeptive und produktive Aktivität

Weiter führte Steiner im Stuttgarter Kurs aus: *[...] Wenn man gewahr wird, daß [...] im Auge zweierlei vereinigt ist, was sonst beim Hören, beim Schall, auf scheinbar ganz verschiedene Körperorgane verlegt ist, dann wird man sich klar darüber, daß beim Sehen, beim Auge, so etwas vorhanden ist wie eine Verständigung mit sich selbst. Das Auge verfährt immer so, wie Sie verfahren, wenn Sie etwas hören, aber es erst, um es zu verstehen, nachsprechen. [...] Dann erst ist die ganze Sache vollzogen. So ist es beim Auge mit den Lichterscheinungen* (320, 143). Das Sehen ist in diesem Sinne ein „Selbstgespräch" auf *ätherischem* Niveau, wobei es den anterior gelegenen, weitgehend unbelebten Partien des Auges (Linse, Ziliarkörper und äußere Augenflüssigkeit, die Steiner in ihrem Zusammenhang als *Metamorphose des Kehlkopfes* ansprach – 320, 142) zukommt, den *nachsprechenden* Akt des Sehvorganges zu vollziehen: *Das, was durch die eigentümlichen Zusammenhänge in unser Bewußtsein eintritt, daß wir den vitalen Teil des Auges haben, das wird erst zum vollen Erlebnis des Gesichtes dadurch, daß wir es wiedergeben in demjenigen Teil des Auges, der dem Kehlkopf entspricht und der vorne liegt* (ebd.). Erst der Gesamtvorgang aus selbstlosem Aufnehmen durch Glaskörper und Netzhaut und aktivem, *willentlichem* Wiederhervorbringen bzw. *ätherischem Sprechen* (343, 205) durch die vorderen Augenpartien liefert die Wahrnehmungen des *Sehsinnes*. *[...] Ich habe also in dem menschlichen Organismus auf der einen Stufe das Auge, das da innerlich ein metamorphosiertes Ohr ist, äußerlich umschlossen wird von einem metamorphosierten Kehlkopf* (320, 142).

Über den Wärmesinn

der Gesamtorganismus als Organ der Wärmewahrnehmung

Wenn wir unsere Aufmerksamkeit den Lichterscheinungen zuwenden, so liegt die Sache so, daß wir die Lichterscheinungen im wesentlichen verfolgen mit einem Organ, das sehr stark isoliert ist in unserem Organismus. [...] Wenn wir [dagegen] Wärme beobachten, subjektiv, so ist dasjenige, was Empfindungsorgan bei uns ist, was Auffassungsorgan ist, unser ganzer Organismus. Unser ganzer Organismus entspricht da unserem Auge. Er ist nicht ein isoliertes Organ. Wir setzen uns als Ganzes dem Wärmezustand aus. Indem wir mit einem Glied, zum Beispiel mit einem Finger, uns der Wärme aussetzen, ist das nichts anderes als wie ein Teil des Auges gegenüber dem ganzen Auge. [...] Wir sind gleichsam ganz Wärmeorgan (321, 23 – vgl. a. 320, 124). Hatte Steiner 1916 in Dornach mit Nachdruck vertreten, daß der menschliche *Wärmesinn* im Gegensatz zum universellen *Tastsinn nur scheinbar* über den ganzen Organismus verbreitet sei, bei genauerer Betrachtung sich dagegen als *sehr spezialisierter Sinn* mit einem im *Rumpf* bzw. *Brustteil* des Menschen *konzentrierten* Sinnesorgan erweise (vgl. S. 294ff.), so sah er in den naturwissenschaftlichen Kursen von 1919 und 1920 gerade in der Nichtexistenz lokalisierbarer Sinnesorgane ein dem *Tast-* und *Wärmesinn* gemeinsames Merkmal.[283] Dabei betrachte er den menschlichen Gesamtorganismus insofern als Wärmeorgan, als dieser ein in sich differenziertes Wärmesystem besitze (s. o.), mit dem die äußere Wärme vergleichend in Beziehung gesetzt werden könne.[284] In einem Vortrag vor Arbeitern am Goetheanum hieß es 1922: *Und das ist eben beim Wärmesinn der Unterschied von den anderen Sinnen, daß es die Wärme selber ist, die von allen Organen abgesondert wird, und wir haben als Menschen ein Stückel Wärmewelt in uns, und das Stückel Wärmewelt nimmt die andere Welt um sich herum wahr* (348, 136). Die menschliche Eigenwärme als konstitutives Element des *physischen Leibes* ermöglicht ein *Erfühlen* der zwischen ihr und dem Wärmezustand der Umgebung bestehenden Differenz und damit die sinnliche Erfassung des außermenschlichen Wärmemaßes: *Dasjenige, was von Ihnen schwimmt in dem Wärmeelement Ihrer Umgebung, was ist es denn? Es ist Ihr eigener Wärmezustand, der durch Ihren organischen Prozeß herbeigeführt wird, der ist nicht etwas Unbewußtes, in dem lebt Ihr Bewußtsein. Sie leben innerhalb Ihrer Haut in der Wärme, und je nachdem diese ist, setzen Sie sich auseinander mit dem Wärmeelement Ihrer Umgebung* (320, 124). Obschon dies nach Steiner auf *ätherischem* Niveau (320, 110) in gewisser Weise auch

innere Wärme als Instrument der Wahrnehmung

für die *Begegnung* von inner- und außermenschlichem *Lichtzustand* Gültigkeit hat (wodurch der Mensch Helligkeit *mitteilend*, Dunkelheit dagegen *saugend* erlebt – 320, 108), so existiert im Bereich des *Wärmesinn*es im Unterschied zum Gesichts- oder *Sehsinn* kein zusätzliches isoliert-objektiviertes Sinnesorgan wie das Auge, was für die Eigenart der jeweils auftretenden Sinneswahrnehmungen und -empfindungen von zentraler Bedeutung ist. Hierzu bemerkte Steiner am 1.3.1920 in Stuttgart: *Denken Sie einmal, Sie würden mit dem Auge keine Farben sehen, sondern nur Helligkeit unterscheiden, und die Farben als solche würden ganz subjektiv bleiben, bloß Gefühle bleiben: Sie würden niemals Farben sehen. Sie würden von Hell-Dunkel reden, aber die Farben würden nichts in Ihnen bewirken. So ist es bei der Wahrnehmung der Wärme. Jene Differenzierungen, die Sie beim Licht wegen der Isolierung des Auges wahrnehmen, die nehmen Sie in der Welt der Wärme nicht mehr wahr. Die leben aber in Ihnen. Wenn Sie also von Blau und Rot sprechen bei der Farbe, so haben Sie dieses Blau und Rot außen. Wenn Sie von dem Analogon bei der Wärme sprechen, so haben Sie, weil Sie das Wärmeorgan selbst sind, das, was analog bei der Wärme blau und rot wäre, in sich, Sie sind es selbst* (321, 23). Der genannte Unterschied hat zur Folge, daß für die *Betrachtung des objektiven Wärmewesens* eine *ganz andere Methode* notwendig ist als für die *Betrachtung des objektiven Lichtwesens* (ebd.).

zur Frage erlebter Wärmedifferenzierung

methodische Differenz

Über den Gehörsinn und das Ohr

Über den *Gehörsinn* und über das Sinnesorgan des menschlichen Ohres äußerte sich Steiner zwischen 1919 und 1924 verschiedene Male, dabei in sehr ausführlicher Form und mit Skizzierung weitreichender physiologischer Zusammenhänge.

Ohrbildung als normalisierte Geschwulstbildung

Von der Bildung des menschlichen Gehörorganes sagte er 1920 und 1924, daß sie einem *geschwulstbildenden Prozeß* verwandt bzw. als eine *auf der rechten Stelle aufgehaltene* und dadurch *normalisierte* Geschwulstbildung zu betrachten sei: *Das Ohr ist eine Geschwulst im Innern des Menschen, aber eben ins Normale hin ausgedehnt* (312, 274 – vgl. a. 314, 190). Die angedeuteten ohrbildenden Kräfte liegen nach Steiner auch dem *Hörvorgang* als solchem zugrunde (312, 271), der *in der Luft* verläuft (312, 275), d.h. sich in der Begegnung eines innerleiblichen Luftorganismus mit einer äußeren differenzierten Luftbewegung realisiert: *Gerade so, wie wir selbst mit unserem Bewußtsein teilnehmen müssen an den Lichterscheinungen, damit wir in den Lichterscheinungen unserer Umgebung schwimmen können, wie wir teilnehmen müssen am Wärmeelement, damit wir in ihm schwimmen können, so müssen wir auch teilnehmen an dem Luftigen, wir müssen selber in uns differenziert etwas Luf-*

tiges haben, damit wir das äußere, meinetwegen durch eine Pfeife, eine Trommel, eine Violine differenzierte Luftige wahrnehmen können (320, 126 – s. u.).

Hörvorgang und Luftorganismus

Das Hören bedarf demnach eines differenzierten Luftorganismus' im menschlichen Leib – es steht mit der *Gesamttätigkeit des Organismus in einem organischen Zusammenhang*. Dies nicht zuletzt auch dadurch, daß sich nach Steiner viele Organe innerhalb des eigentliches Ohres befinden und das Gehörorgan in gewisser Hinsicht zu einem *getreuen Abbild* desjenigen werden lassen, *was im ganzen Organismus vor sich geht* (293, 90). Das Ohr kann so einer Bewußtwerdung der mit dem Hörvorgang gesamtorganismisch verbundenen Leibesveränderung dienen. In einem medizinischen Vortrag vom 7.1.1924 sagte Steiner: *Wenn der Mensch hört, so sind alle seine Organe in Mitschwingung mit den Schwingungen der Luft, nicht etwa nur die inneren Hörorgane. Der ganze Mensch schwingt mit, wenn auch leise, und das Ohr ist nicht deshalb Hörorgan, weil es schwingt, sondern weil es das, was im übrigen Organismus ist, durch seine innere Organisation zum Bewußtsein bringt. Es ist das ein großer, aber auch ein feiner Unterschied, ob man sagt, der Mensch hört durch das Ohr, oder der Mensch bringt sich durch das Ohr das Gehörte zum Bewußtsein* (316, 95). So beruht auch ein jegliches *musikalische Erlebnis* auf der wirksamen Verbundenheit von Gehörorgan und Gesamtorganismus, es *betrifft* den *ganzen Menschen*, wird mit dem ganzen Menschen erfahren, *kommt mit dem Ohr auf eine ganz eigentümliche Weise zum Bewußtsein* (283, 121). Diese *eigentümliche Weise* – von Steiner bereits 1917 als Begegnung des über den Liquor cerebrospinalis in das Gehirn hinein fortgesetzten Atmungsrhythmus mit einer durch Gehörorgan und Nervenvorgang ermöglichten *Vorstellung des Tongebildes* skizzenhaft umrissen (vgl. S. 322ff.) – wurde 1920, 1923 und 1924 in Vorträgen erneut kurz berührt.

das Ohr als Organ des Bewußtseins und die Oszillationen des Atmungsprozesses

Während sich in einem Arnheimer Vortrag vom 21.7.1924 lediglich der prinzipielle Hinweis auf die *Einverleibung* des Hörbaren in das *Rhythmische System* findet, der ein *Heraufrhythmen* in die Sinnesorganisation, ein *Heranrhythmen* an das Nervensystem und die Vorstellungsbildung des Gehörten folge (319, 168), bemühte sich Steiner 1919/1920 und 1923 in Stuttgart, die angesprochenen Vorgänge weiter aufzuhellen. So wies er in einem naturwissenschaftlichen Kurs (Dezember 1919/Januar 1920) erneut auf die gegebenen Beziehungen von Liquor- und Atmungsbewegungen hin, bezeichnete das *Gehirnwasser* als eine *etwas verdichtete Modifikation der Luft*, das in seinem inspiratorischen Steigen und exspiratorischen Fallen den Atmungsprozeß *abbilde* und sagte dann: *Lebe ich mit meinem Bewußtsein dadurch, daß teilnimmt mein Organismus an diesen Oszillationen des Atmungsprozesses, dann ist das eine innerliche Differenzierung im Erleben eines Luftwahrnehmens, und ich stehe eigentlich fortwährend durch diesen Vorgang […] in einem Lebensrhythmus darinnen, der in seiner Entstehung und in seinem Verlauf in* das „Zusammenstoßen" des innerlichen Schwingungsorganismus mit dem äußeren Ton im Ohr

Differenzierung der Luft besteht. Dasjenige, was da innerlich entsteht – natürlich nicht so grob, sondern in mannigfaltiger Weise differenziert, so daß dieses Auf- und Abschwingen der rhythmischen Kräfte [...] selber etwas ist wie ein komplizierter, fortwährend entstehender und vergehender Schwingungsorganismus –, diesen innerlichen Schwingungsorganismus, den bringen wir in unserem Ohre zum Zusammenstoßen mit demjenigen, was von außen, sagen wir, wenn eine Saite angeschlagen wird, an uns tönt. Und gerade so, wie Sie den Wärmezustand Ihrer eigenen Hand, wenn Sie sie ins lauwarme Wasser hineinheben, wahrnehmen durch die Differenz zwischen der Wärme Ihrer Hand und der Wärme des Wassers, so nehmen Sie wahr den entsprechenden Ton oder Schall durch das Gegeneinanderwirken Ihres inneren, so wunderbar gebauten Musikinstrumentes mit demjenigen, was äußerlich in der Luft als Töne, als Schall, zum Vorschein kommt. Das Ohr ist gewissermaßen nur die Brücke, durch die Ihre innere Leier des Apollo sich ausgleicht in einem Verhältnis mit demjenigen, was von außen an differenzierter Luftbewegung an Sie herantritt (320, 126/127). Die Auseinandersetzung zwischen dem innerlichen Luftorganismus und der äußeren Luftbewegung *lokalisiert* sich im menschlichen Gehörorgan (329, 129) – das reale *Gegeneinanderwirken* beider läßt dort die bewußte Wahrnehmung entstehen.

Neun Monate später, im September 1920, sprach Steiner in einem pädagogischen Vortragskurs erneut in detaillierter Weise über den menschlichen *Gehörsinn*, wies dabei v.a. auf dessen weitreichende Polarität zum *Sehsinn* hin. Er unterschied für beide Sinnesprozesse jeweils die eigentliche Sinneswahrnehmung von dem *Verstehen* des Wahrgenommenen sowie jenem *innerlichen Verarbeiten des Verstandenen*, das die Erinnerbarkeit des Wahrgenommenen ermöglicht. Spielt sich beim Sehvorgang die eigentliche Sinneswahrnehmung im Auge, d.h. im *Nerven-Sinnessystem* ab, so hängt das *Verstehen* des optisch Wahrgenommenen nach Steiner mit dem *Rhythmischen System* zusammen, die Gedächtnis- und Erinnerungsfähigkeit ist dagegen mit *feinsten inneren Stoffwechselvorgängen* verbunden (302a, 44; s. hierzu S. 653ff.).

das Verstehen optischer und akustischer Wahrnehmung mit Hilfe des Rhythmischen Systems

Daß das *Verstehen* der sinnlichen Wahrnehmungen im Zusammenhang mit Vorgängen im *Rhythmischen System* gesehen werden muß, machte Steiner für optische und akustische Eindrücke geltend. Am Beispiel der Wahrnehmungen des *Sehsinnes* sagte er diesbezüglich: *Durch das Nerven-Sinnessystem wird lediglich das Wahrnehmen vermittelt; und wir verstehen [...] irgendeinen Bildvorgang auch nur dadurch, daß sich der rhythmische Vorgang, der reguliert wird vom Herzen und von der Lunge, durch das Gehirnwasser in das Gehirn hinauf fortpflanzt. Jene Vibrationen im Gehirn, die dort vorgehen und die ihre Erregung im rhythmischen System des Menschen haben, vermitteln in Wahrheit körperlich das Verstehen. Verstehen können wir nur dadurch, daß wir atmen. [...] In Wirklichkeit [...] beruht [das Verstehen] darauf, daß das rhyth-*

mische System dasjenige in Empfang nimmt, was von uns wahrgenommen und vorgestellt wird, und es weiter verarbeitet. Dadurch aber, daß das rhythmische System mit dem Verstehen zusammenhängt, kommt das Verstehen in enge Beziehung zum Fühlen des Menschen. Und wer intime Selbstwahrnehmung pflegt, wird sehen, welche Zusammenhänge bestehen zwischen dem Verstehen und dem eigentlichen Fühlen. Im Grunde genommen müssen wir die Wahrheit eines Verstandenen fühlen, wenn wir uns dazu bekennen wollen. Es treffen da eben in uns zusammen dasjenige, was vom verstehenden Erkennen kommt, mit dem Seelischen des Fühlens durch das rhythmische System (302a, 43). Dies gilt, wie schon gesagt, für Seh- und Gehörsinn. – *Unsere Bildvorstellungen kommen mit unseren Gehörvorstellungen zusammen und verweben sich zu einem gemeinsamen inneren Seelenleben dadurch, daß sowohl die Bildvorstellungen wie die Gehörvorstellungen durch das rhythmische System verstanden werden* (302a, 46). Die Wahrnehmungen im Bereich des *Gehörsinnes* aber werden nicht durch das eigentliche *Nerven-Sinnessystem* im Gehörorgan vermittelt, sondern *durch den ganzen gliedlichen Organismus* bzw. *durch die in unsere gliedliche Organisation eingebetteten Nervenstränge* – d.h. das von *motorischen Nerven* durchdrungene Gliedmaßensystem des Menschen ist *im Ohr Sinnesorganisation* (302a, 45). Das Hörbare muß tief in den menschlichen Organismus eindringen (*und dazu sind die Nerven des Ohres schon organisiert*), muß *dasjenige ergreifen, wohinein sonst nur der Wille wirkt in den Nerven*, kann nur auf diese Weise vom Menschen wahrgenommen werden (ebd.). Das aber bedeutet: *Wo für die Sehvorstellungen erinnert wird, nämlich in den Willensbezirken, da wird wahrgenommen für die Gehörvorstellungen.* (ebd.) Und weiter: *[...] Erinnert wird das Musikalische, erinnert wird alles Hörbare [...] in demselben Bezirk, wo das Sichtbare seine Sinnes-Nervenorgane hat. Das sind zu gleicher Zeit diejenigen Organe [...], die zusammenhängen mit dem Stoffwechsel, die den feineren Stoffwechsel des Kopfes vermitteln und durch den die musikalischen Erinnerungen zustande kommen. [...] In denselben Bezirken, in denen wir das Sichtbare wahrnehmen, erinnern wir uns des Hörbaren* (302a, 46). Auch das musikalische Gedächtnis steht nach Steiner mit Stoffwechselvorgängen in Zusammenhang – jedoch nicht mit Stoffwechselvorgängen des *Gliedmaßensystems*, sondern mit der *feinen Organisation des Kopfstoffwechsels*; es ist damit in einem *ganz anderen Bezirk des Leibes lokalisiert [...] als das Erinnern der Gesichtsvorstellungen* (302a, 47).

akustische Wahrnehmungen und Gliedmaßenorganisation

akustische Erinnerung und feine Organisation des Kopfstoffwechsels

Damit hatte Steiner eine präzisere Charakterisierung des bereits 1917 angedeuteten Zusammenwirkens von rhythmischen Prozessen mit Nervenvorgängen gegeben, die für das *musikalische Erlebnis*, d.h. für die erfühlte Wahrheit der Tonvorstellung konstitutiv sind. Festzuhalten ist nicht zuletzt, daß die Vorgänge im Bereich des *Gehörsinnes* Steiners Darstellung vom September

1920 zufolge nur insofern mit dem *ganzen Menschen* in Verbindung stehen, als sie von der *Rhythmisierung* des Organismus, vom *Rhythmischen System* durchdrungen sind. Sowohl die nervenvermittelte Wahrnehmung als auch die stoffwechselverbundene Erinnerung spielen sich im Bereich des Ohres bzw. des Kopfes ab; beteiligt sind die (*motorischen*) *Nerven des Ohres* sowie der *feine* Stoffwechsel des Kopfes.

Dreigliederung des Ohrorganes

Auf eine entsprechende Nachfrage aus dem Stuttgarter Lehrerkollegium hin konkretisierte Steiner am 5.12.1922 die zitierten Aussagen vom September 1920 weiter. Er sagte nunmehr: *Die Gehörknöchelchen, Hammer, Amboß, Steigbügel und ovales Fenster, sind als Glied aufzufassen, als Arm oder Bein, das das Trommelfell abtastet. Ein Abtastesinn zum Verstehen des Tones. Die Schnecke, die mit Flüssigkeit gefüllt ist, ist ein höheres, metamorphosiertes Gedärm des Ohres; in ihr lebt das Gefühl des Tones. Die eustachische Trompete, darin wirkt das, was man selber im Sprachverständnis in sich trägt, was als Wille dem Verstehen entgegenkommt. In den drei Bogen, den drei halbzirkelförmigen Kanälen, wird der Ton im wesentlichen behalten; das ist das Gedächtnis für den Ton* (300b, 201f.). Hatte Steiner im September 1920 die akustischen Wahrnehmungen im engeren Sinne nicht mit Nerven-Sinnesprozessen, sondern mit dem Gliedmaßensystem und dessen neuronaler Struktur in Zusammenhang gebracht, so wurde zwei Jahre später deutlich, daß er damit offenbar die Organisation der Gehörknöchelchen meinte, die von ihm selbst als *Glied* bezeichnet wurde (*Wo für die Sehvorstellungen erinnert wird, nämlich in den Willensbezirken, da wird wahrgenommen für die Gehörvorstellungen.* 302a, 45). Der 1920 erfolgte Hinweis auf die Bedeutung des *Rhythmischen Systems* für das Verständnis der akustischen Wahrnehmung konkretisierte sich 1922 durch die Hervorhebung der Flüssigkeitsprozesse innerhalb der Schnecke, derjenige auf die Organe des *feineren Stoffwechsels des Kopfes* – als Orte des akustisch-musikalischen Gedächtnis – durch die Nennung der drei Bogengänge. (*Erinnert wird das Musikalische, erinnert wird alles Hörbare […] in demselben Bezirk, wo das Sichtbare seine Sinnes-Nervenorgane hat.* 302a, 46)

Weitere Aspekte zum *Gehörsinn* eröffnete Steiner dann drei Monate später, am 7.3.1923 (ebenfalls in Stuttgart). Dort thematisierte er nicht nur erneut die Frage, inwiefern die funktionelle *Dreigliederung* in bezug auf die Vorgänge des *Gehörsinnes verschoben* sei (283, 123 – s. o.), sondern erweiterte Andeutungen des naturwissenschaftlichen Kurses von 1919/1920, wo am Ende des achten Vortrages von einer nur indirekten Bedeutung der Luftschwingung für die Existenz des Tones die Rede war. Denn die *Luftschwingungen* haben, so Steiner am 1.1.1920, *innerlich wesenhaft* mit dem Ton nichts zu tun; der Bedeutung eines Vakuums für die ermöglichten Einströmungsprozesse vergleichbar, entstehe durch die Luftschwingung lediglich ein *Saug-*

prozeß, der den Ton *hereinholt*. Dabei besteht zwischen Ton und Luftschwingung nach Steiner ein prinzipielles Abbildungsverhältnis – dergestalt, daß die Tonvorgänge in den Schwingungsvorgängen *äußerlich abgebildet* sind (s. S. 66ff.) und *durch die Art der Luftschwingung dasjenige modifiziert* (wird), *was als Ton hereingeholt wird* (320, 145).[285] In der Tonwahrnehmung lebt der Mensch seelisch-geistig innerhalb des wesenhaften Tones, er lebt sich in das *Geistige* des Tones hinein: *Da bin ich drinnen, beim Schall, beim Ton, in dem Geistigsten, und dasjenige, was der Physiker beobachtet, der natürlich nicht das Geistige, nicht das Seelische beobachten kann, das ist die äußere sogenannte materielle Parallel-Erscheinung der Bewegung, die Welle* (320, 174). Dieser Luftschwingungen oder *Undulationen* wird der Mensch mit seinem *physischen Leib* gewahr, kann solchermaßen *dasselbe physisch wahrnehmen* (320, 175/174), was seiner Wesenhaftigkeit nach nur in seelisch-geistiger Hingabe erfaßbar ist.[286] Abgesehen davon, daß den physischen Luftschwingungen von Steiner eine mitentscheidende Bedeutung für das Zustandekommen des seelisch-geistigen Hörerlebnis zugesprochen wurde (sie ermöglichen den *Saugprozeß*, der die Töne *hereinholt*), blieb 1920 offen, welchen konkreten Anteil sie am menschlichen Hörvorgang haben.

der Abbildungscharakter der Luftschwingung und der „Saugprozeß" der wesenhaften Tonwahrnehmung

Am 7.3.1923 wies dann Steiner erneut darauf hin, daß das seelisch-geistige Tonerlebnis des Menschen nicht in einem inneren Zusammenhang mit der physischen Luftbewegung stehe, betonte aber nun, daß es *nichts mehr zu tun [hat] mit der Luft* und bezeichnete das Ohr als dasjenige Organ, *welches erst vor einem Tonerlebnis das Luftartige vom Ton absondert* (283, 121/122). Durch das die *Absonderung* vollziehende Ohr wird ermöglicht, daß der wesenhafte Ton *als Resonanz, als Reflexion* empfangen werden kann: *Das Ohr ist eigentlich dasjenige Organ, das uns den in der Luft lebenden Ton ins Innere unseres Menschen zurückwirft, aber so, daß das Luftelement abgesondert ist, und dann der Ton, indem wir ihn hören, im Ätherelemente lebt. Also das Ohr ist eigentlich dazu da, um […] das Tönen des Tones in der Luft zu überwinden und uns das reine Äthererlebnis des Tones ins Innere zurückzuwerfen. Es ist ein Reflexionsapparat für das Tonempfinden* (283, 122). Das von Steiner so bezeichnete *Gegeneinanderwirken* von innerlichem Luftorganismus und äußerer Luftschwingung im menschlichen Gehörorgan (s. o.) ist demnach nur insofern für die akustische Wahrnehmung von konstitutiver Bedeutung, als daß sie der Freiwerdung des *geistigen* Tones vom Luftelement dient und die *ätherisch-astralischen* Wahrnehmungserlebnisse ermöglicht.

die Absonderung des Tones vom Luftartigen im Ohrorgan

das „reine Äthererlebnis" des Tones

Das Ohr ist damit im engeren Sinne kein Sinnesorgan, das den Menschen mit der ihn umgebenden Welt in Zusammenhang bringt, sondern vielmehr *Reflexionsapparat*, der nach innen *vermittelt* und die Voraussetzung für die sehr *verinnerlichten* akustischen Sinneserlebnisse schafft (283, 123/122). Das heißt, das Gehörorgan ist als *Reflexionsapparat* nicht primär Sinnes-, sondern wesentlich Nervenorgan: *Für das musikalische Erlebnis müssen wir den Menschen betrachten zunächst als Nervenmenschen. [...] Die Sinneswahrnehmungen schalten als Begleiterscheinungen aus. Sie sind da, weil der Mensch Sinneswesen ist, und sein Ohr hat auch als Sinnesorgan eine Bedeutung, aber nicht die Bedeutung, die wir ihm für andere Verhältnisse der Welt zuschreiben müssen* (283, 122/123).

der Reflexionsapparat des Ohres und die assoziierten Tätigkeiten

Insofern Steiner den genannten *reflektierenden* Vorgang mit der nervösen Struktur des Gehörorganes in einen immanenten Zusammenhang brachte (*Für das musikalische Erlebnis müssen wir den Menschen betrachten zunächst als Nervenmenschen.*), scheint ein Rückbezug zu den im September 1920 geschilderten Sachverhalten möglich zu sein. Wie zuvor referiert, hatte Steiner in dem pädagogischen Vortrag vom 21.9.1920 auf die *Nerven des Ohres* bzw. auf die in den Gliedmaßenorganismus des Gehörorganes *eingebetteten Nervenstränge* und ihre Bedeutung für die Wahrnehmungsvorgänge im Bereich des *Gehörsinnes* hingewiesen. Dadurch scheint nahegelegt zu werden, daß an diesen neuronalen Strukturen nach Steiner die anfänglich gegebene Bindung des wesenhaften Tones an die Luftschwingung aufgehoben und der solchermaßen *befreite* Ton in das menschliche Innere *zurückworfen* wird. Ob allerdings die sich anschließenden *ätherisch-astralischen* Innenerlebnisse in eine Verbindung mit dem 1920 skizzierten *Verstehensprozeß* im *Rhythmischen System* zu bringen sind, mußte 1923 ebenso offen bleiben wie die Frage nach der Bedeutung beteiligter Stoffwechselprozesse. Von ihnen sagte Steiner lediglich, daß sie zwar im Verlauf des Gehörvorganges auftreten würden, für das eigentliche *musikalische Erlebnis* aber (im Gegensatz zu den Gliedmaßenbewegungen) keine Bedeutung hätten. Ihre mögliche Mitwirkung an der Bildung *musikalischer Erinnerungen* war 1923 nicht Thema des Steinerschen Vortrages, der sich ausschließlich dem Zustandekommen aktueller Tonerlebnisse widmete. Für diese kommen, so Steiner zusammenfassend, nur *Nervenmensch, rhythmischer Mensch, Gliedmaßenmensch* in Betracht (283, 123).

Über Sprach- und Gedankensinn

Der menschliche *Gehörsinn* ist der *unterste* der vier *vorstellungsverwandten, ausgesprochen äußeren* Sinne (s.o.). In bezug auf den *über* ihm stehenden *Worte-* oder *Sprachsinn* gab Steiner keinerlei Ausführungen, die über das in früheren Jahren Beschriebene hinausgingen; auf das *Organ* dieses Sinnes, 1916 erstmals als *Bewegungsorganismus* des Menschen gekennzeichnet (vgl. S. 300ff.), ging er nicht näher ein; in einem Dornacher Vortrag vom 2.10.1920 erwähnte Steiner lediglich, daß es sich beim *Sprachsinn* um keinen eigentlich *lokalisierten*, sondern innerhalb der menschlichen Organisation mehr *verbreiteten* Sinn handeln würde (322, 94).

Fast über unsere ganze Körperlichkeit ausgedehnt (322, 94) ist ebenfalls der *Gedankensinn*, die Sinnesfähigkeit der Gedankenwahrnehmung, die Steiner in einem Vortrag vom Juli 1921 noch einmal explizit von dem *eigentlichen Denken* unterschied: *Nur […] die grobe Art, wie heute Seelenerscheinungen betrachtet werden, die kommt nicht dazu, in dieser feineren Weise zu analysieren zwischen dem Denken, das wir als eine innere Tätigkeit unseres Seelenlebens entfalten, und der nach außen gerichteten Tätigkeit, die im Gedankenwahrnehmen des andern liegt. Gewiß, wir müssen, wenn der Gedanke des andern wahrgenommen wird, um diesen Gedanken zu verstehen, um diese Gedanken mit andern Gedanken, die wir auch schon gehegt haben, in Beziehung zu bringen, dann denken. Aber dieses Denken ist etwas völlig anderes als das Wahrnehmen des Gedankens des andern* (206, 10). Die ebenfalls 1916 thematisierte Bindung dieses Sinnes an den menschlichen *Lebensorganismus* wurde im Vortragswerk der letzten Lebensjahre nicht wiederaufgenommen oder weitergeführt.

eine „nach außen gerichtete Tätigkeit"

Über den Ich-Sinn

Hatte Steiner 1916 angedeutet, daß der *ganze Mensch* Organ des höchsten Sinnes, d.h. des *Ich-Sinnes* sei, der seinen organischen *Ausgangspunkt* im Haupt habe, jedoch die übrige Leiblichkeit als eine vom Haupt abhängige mitumfasse (s. S. 300ff.), so bezeichnete er ihn auch in später gehaltenen Vorträgen als einen *über unsere ganze Leibesorganisation ausgedehnten Sinn* (322, 94) und sagte am 29.8.1919 in Stuttgart: *Das Organ der Wahrnehmung der Iche ist über den ganzen Menschen ausgebreitet und besteht in einer sehr feinen Substantialität […]* (293, 130).

„eine sehr feine Substantialität"

Durch den menschlichen *Ich-Sinn* dringt, wie Steiner 1921 sagte, *in unser Erlebnisgebiet in unmittelbarer Weise hinein das fremde Ich* (206, 9). Auf die Art dieses *Eindringens*, 1918 in der Neuauflage der *„Philosophie der Freiheit"* erstmals ausführlicher als Verinnerlichung und anschließende erlebnismäßige Ergreifung *fremden* Denkens im eigenen Bewußtsein charakterisiert (s. S. 297ff.), ging Steiner in zwei Vorträgen vom August und Oktober 1919 durch weitere Erläuterungen ein.

In der ersten der beiden Darstellungen, die innerhalb des achten Vortrages der *„Allgemeinen Menschenkunde als Grundlage der Pädagogik"* erfolgte, sagte Steiner am 29.8.1919 mit Verweis auf die genannte Anmerkung in der *„Philosophie der Freiheit"*: *Stehen Sie einem Menschen gegenüber, dann verläuft das folgendermaßen: Sie nehmen den Menschen wahr eine kurze Zeit;*

da macht er auf Sie einen Eindruck. Dieser Eindruck stört Sie im Inneren: Sie fühlen, daß der Mensch, der eigentlich ein gleiches Wesen ist wie Sie, auf Sie einen Eindruck macht wie eine Attacke. Die Folge davon ist, daß Sie sich innerlich wehren, daß Sie sich dieser Attacke widersetzen, daß Sie gegen ihn innerlich aggressiv werden. Sie erlahmen im Aggressiven, das Aggressive hört wieder auf; daher kann er nun auf Sie wieder einen Eindruck machen. Dadurch haben Sie Zeit, Ihre Aggressivkraft wieder zu erhöhen, und Sie führen nun wieder eine Aggression aus. Sie erlahmen darin wieder, der andere macht wiederum einen Eindruck auf Sie und so weiter. Das ist das Verhältnis, das besteht, wenn ein Mensch dem anderen, das Ich wahrnehmend, gegenübersteht: Hingabe an den Menschen – innerliches Wehren; Hingabe an den anderen – innerliches Wehren; Sympathie – Antipathie. Ich rede jetzt nicht von dem gefühlsmäßigen Leben, sondern nur von dem wahrnehmenden Gegenüberstehen. Da vibriert die Seele; es vibrieren: Sympathie – Antipathie, Sympathie – Antipathie, Sympathie – Antipathie (293, 131). Das *Beeindrucktwerden* durch den Anderen, der Vorgang der Verinnerlichung *fremden Denkens* beruht auf einer sympathiegetragenen Hingabe, einem – wie Steiner sagte – temporären *Hineinschlafen* in den Anderen, das von einem antipathiegeleiteten Wiederergreifen des eigenen Bewußtseins, einem innerlichen Aufwachprozeß gefolgt werde: *Das ist ein sehr kurz dauerndes Abwechseln zwischen Wachen und Schlafen in Vibrationen, wenn wir dem anderen Menschen gegenüberstehen. Daß es ausgeführt werden kann, verdanken wir dem Organ des Ich-Sinnes* (293, 132).

Hingabe und innerliches Wehren, Sympathie und Antipathie

Das *Organ des Ich-Sinnes* erkundet in einem *schlafenden Willen* das *Ich* des Anderen. Es werden fortwährend *schlafende Augenblicke* in den Wahrnehmungsakt *eingesponnen* – die im Schlafbewußtsein vollzogene Erkundung aber wird immer wieder *in die Erkenntnis hinübergeleitet, das heißt, in das Nervensystem hinübergeleitet* (293, 132). Der Erkenntnisvorgang im Bereich des *Ich-Sinn*es – von Steiner als oberster der vier *Erkenntnis-Sinne* bezeichnet – vollzieht sich als *Metamorphose eines schlafenden Willensvorganges* (ebd.).

die Metamorphose eines schlafenden Willensvorganges

In seinem zwei Monate später in Dornach gehaltenen Vortrag skizzierte Steiner die Wahrnehmung eines anderen *Ichs* in sehr ähnlicher Weise – dort hieß es u.a.: *Wir stehen [dem Anderen] gegenüber: er nimmt gewissermaßen unsere Aufmerksamkeit in Anspruch und schläfert uns für einen ganz kurzen Augenblick ein. Er hypnotisiert uns, er schläfert uns ein für einen Augenblick. Unser Menschheitsgefühl wird dadurch tatsächlich für einen ganz kurzen Augenblick wie in Schlaf versetzt. Wir wehren uns dagegen und machen unsere Persönlichkeit geltend. Das ist nun wie ein Pendelausschlag: Schlafen in dem anderen, Aufwachen in uns selbst, wiederum dadurch Schlafen in dem anderen, Aufwachen in uns selbst. Und dieser komplizierte Prozeß des Hin- und*

Herpendelns zwischen dem Einschlafen in dem anderen und Aufwachen in uns selbst, der findet in uns statt, wenn wir dem anderen gegenüberstehen. Das ist ein Vorgang in unserem Wollen. Wir nehmen ihn nur nicht wahr, weil wir unser Wollen gar nicht wahrnehmen (191, 171).

„Einschlafen in dem anderen und Aufwachen in uns selbst"

Der Mensch nimmt *durch sein Wollen* den Anderen als *Ich*-Wesen wahr (191, 170), durch einen unbewußten, *schlafenden* Willensvorgang. In diesem Willen lebt substantiell das *Ich* des Wahrnehmenden, dort ist es – so Steiner – *eigentlich darin* (ebd.). *Das [Ich] geht gar nicht herein als ein reales Wesen in Ihre Sinneswahrnehmungen und in Ihre Vorstellungen, sondern das bleibt im Wollen unten und schläft da weiter auch vom Aufwachen bis zum Einschlafen. Deshalb können Sie es als ein reales Wesen nie sehen, sondern nur als den ausgesparten Kreis in der Mitte. Sie können das dunkle Gefühl haben, daß Sie ein Ich haben, indem aus dem Wollen heraus Ihnen etwas erklingt von dem, was Sie wie ein Loch in Ihren Seelenerlebnissen haben. [...] Die Wahrnehmung des Ich ist eben eine durchaus negative. Das ist außerordentlich wichtig einzusehen* (191, 169). Die *negative Ich*-Wahrnehmung oder *Ich*-Vorstellung des Menschen, für die eine durch periodische Schlafzustände fortwährend unterbrochene biographische Rückerinnerungslinie von konstitutiver Bedeutung ist (191, 168; s. S. 482ff.), ermöglicht erst das beschriebene *Eindringen* eines fremden *Ichs* (bzw. seines Denkens) ins eigene Bewußtsein. Der Mensch könnte, so Steiner, das *Ich* des mitmenschlichen Gegenübers niemals wahrnehmen, wenn sein *Ich* in jener Substantialität im Bewußtseinsleben existierte, die ihm im Willensleben zukommt: *Wäre das Ich in unserem Bewußtsein, dann wäre das Verhältnis von Mensch zu Mensch ein recht fatales; dann würden wir durch die Welt gehen und nur immer in unserem Bewußtsein innerhalb unserer Sinnes- und Vorstellungswelt Ich, Ich, Ich haben. Wir würden an den anderen Menschen vorbeigehen und sie nur als Schatten empfinden, und würden uns wundern, wenn wir die Hand ausstrecken, daß diese Schatten unsere Hand aufhalten. Wir würden uns das gar nicht erklären können, woher das kommt, daß wir nicht durch einen Menschen durchgreifen können. Das alles würde bewirken die Tatsache, daß wir das Ich substantiell, nicht bloß als Vorstellung eines Negativums in unseren Vorstellungen und in unserem Sinnesleben darinnen hätten. Wir haben es nicht darin. Wir haben es nur in unserem Wollen und in dem Gefühl, das aus dem Wollen ausstrahlt. Da ist das Ich eigentlich darin, aber nicht im Vorstellungs- und nicht im Sinnesleben unmittelbar* (191, 170; vgl. S. 581ff.).

die negative Ich-Wahrnehmung und der Ich-Sinn des Menschen

*

6. Das Stoffwechsel-Gliedmaßensystem

Allgemeine Gesichtspunkte

Über die Beziehung zwischen Gliedmassentätigkeit und Stoffwechselprozessen

In zahlreichen Vorträgen der Jahre 1919 bis 1924 erläuterte Steiner erneut und in detaillierterer Weise als 1917 die Notwendigkeit, von einem *Stoffwechsel-Gliedmaßensystem*, einem *Stoffwechsel-Bewegungssystem* (319, 58) oder *Ernährungs-Bewegungssystem* (311, 154) zu sprechen, denn: *Es könnte paradox erscheinen, daß ich diese zwei Dinge zusammenfasse: Stoffwechsel und Gliedmaßen* (319, 168). Stoffwechsel/Ernährung und Gliedmaßenbewegung bilden aber in *geisteswissenschaftlicher* Anschauung ein *einheitliches Ganzes* (ebd.), *die Gliedmaßen-Stoffwechselorganisation ist eine einheitliche* (307, 168).

ein einheitliches Ganzes

Stoffwechsel- und Bewegungsvorgänge bzw. Stoffwechsel- und Gliedmaßen-*Funktionen* hängen, so Steiner, notwendig zusammen (323, 99), was auch *ganz im einzelnen* nachweisbar ist (303, 104) – *jede innere und äußere Bewegung des menschlichen Organismus ist im innigen Kontakt mit einem Vorgang des Stoffwechsels und kann eigentlich nur mit diesem als Funktion in Zusammenhang betrachtet werden* (319, 38). Es besteht ein *organischer* Zusammenhang zwischen Stoffwechsel- und Gliedmaßenbewegungen (319, 13) – erstere sind *nach dem Innern* fortgesetzte Gliedmaßentätigkeiten (201, 134; ebenso 81, 166: *[…] Was im Inneren Stoffwechsel ist, ist im Äußeren Kraftwechsel*; 202, 18). Dies bedeutet, daß die menschlichen Bewegungen als *Ausdruck* von differenten Stoffwechselsituationen beschrieben werden können (204, 35) bzw. daß es immer Stoffwechselvorgänge sind, die – so Steiner 1921 (323, 99) – *als die eigentlichen organischen Funktionen den Bewegungen der Gliedmaßen zugrunde liegen.* Durch die Bewegung wiederum wird der Stoffwechsel seinerseits *unterhalten* (307, 168), *angeregt* (235, 128) oder *befördert* (319, 13) und tritt dann *charakteristisch* hervor (303, 104). In dem zuletzt zitierten pädagogischen Vortrag vom 28.12.1921 sagte Steiner weiter: *Der Stoffwechsel ist ja auch morphologisch gewissermaßen die Fortsetzung nicht des ruhenden, sondern des bewegten Menschen nach innen; daher ist er reger, wenn der Mensch bewegt ist* (ebd.).

Stoffwechsel und Kraftwechsel

Die Wesensverschiedenheit oberer und unterer Gliedmassen und ihre anthropologische Bedeutung

Ehe näher auf einzelne Wesenszüge des *Stoffwechsel-Gliedmaßensystems* (Beziehung zur Erde, *Wesensglieder*-Konstitution und -Dynamik) sowie insbesondere auf dasjenige eingegangen wird, was Steiner im engeren Sinn als *Stoffwechsel* und als *Ernährung* bezeichnete und im einzelnen beschrieb, sollte noch betont werden, daß er den *Gliedmaßen-Stoffwechselorganismus* zwar *im wesentlichen in den Gliedmaßen und in den unteren Teilen des Rumpfes* lokalisierte (210, 133), dabei aber wiederholt auf den Wesensunterschied zwischen oberen und unteren Gliedmaßen, zwischen Beinen/Füßen und Armen/Händen hinwies.

die Beziehung der oberen Gliedmaßen zum Rhythmischen System

Denn Arme und Hände sind – so Steiner am 17.3.1921 in Stuttgart – zwar in gewisser Hinsicht zum *Gliedmaßensystem* gehörig, weisen aber bereits eine *innige Beziehung* zum *rhythmischen System* auf, gehören nicht ausschließlich dem *Stoffwechsel-Gliedmaßensystem* an: *Sie sind durch ihr besonderes Ansetzen in der Nähe des rhythmischen Systems gewissermaßen durch das Leben, durch das Funktionelle am Menschen umgestaltet.* Das mit dem *rhythmischen System* zusammenhängende Gefühlsleben kommt in den an das Rhythmusleben *angepaßten* Armen und Händen im Sinne der Gebärde zum Ausdruck – Arme und Hände sind *um eine Stufe des Erlebens heraufgehoben*: *Sie sind veranlagt als Gliedmaßen, sind aber durchaus nicht so wie beim Tier in den Dienst gestellt, in dem eben die Gliedmaßen stehen, sondern sind befreit von dem Dienst des Gliedmaßenlebens und werden […] wie in einer unsichtbaren Sprache zu einem Ausdruck des menschlichen Gefühlslebens […]* (324, 33, vgl. a. 302, 32). Die *Verwandtschaft* zwischen Armen und Händen als *höherem Teil* des Gliedmaßenmenschen mit dem mittleren, rhythmischen Menschen (201, 139) impliziert, daß die oberen Gliedmaßen in ihrer freien Beweglichkeit nur noch bedingt den im *Stoffwechsel-Gliedmaßensystem* vorherrschenden *zentralen Kräften der Erde* unterworfen sind (233, 123 – s. u.), deswegen auch nicht mehr den Grad völliger Unbewußtheit aufweisen, den Steiner 1917 für das stoffwechselgetragene Willensleben geltend gemacht hatte (vgl. S. 323ff. sowie unten): *Man könnte eigentlich sagen: Durch jene metamorphosische Umformung, welche Arme und Hände beim Menschen erlangt haben, trotzt der Mensch der Unbewußtheit ab, was eigentlich Schlafesnatur des Gliedmaßenmenschen ist.* Die Arme wachen in ihrer Verbindung mit dem *Oberen des mittleren Menschen* auf, die Armbewegung wird *wenigstens traumhaft* erlebt (201, 137/139). In bezug auf die Wirksamkeit der menschlichen *Wesensglieder* im Organismus beinhaltet dies, daß nur innerhalb der Fuß-/Beinorganisation eine *sehr innige Verbindung* des *Astralleibes* mit dem *physischen Leib* existiert, wogegen er im Be-

die veränderte Bewußtseinsstufe der oberen Gliedmaßen und der Astralleib reich der Arme und Hände eher *loser* gebunden ist, mehr *von außen nach innen*, mehr *einhüllend* wirkt (312, 299).

Einen weiterführenden menschenkundlichen Aspekt der angedeuteten Gliedmaßendifferenz zwischen Armen/Händen und Beinen/Füßen eröffnete Steiner 1921 in einem pädagogischen Kurs. Im zweiten Vortrag des Zyklus *„Menschenerkenntnis und Unterrichtsgestaltung"* wies er in Stuttgart darauf hin, daß nur das menschlichen Vorstellen mit der zentralnervösen Tätigkeit innerhalb der Kopfesorganisation in Beziehung stehe, die Urteilsbildung dagegen an den *mittleren Organismus*, namentlich an Arme und Hände, das Schließen aber an Beine und Füße gebunden sei. Urteilen und Schließen beruhen nach Steiner auf dem *Mechanismus* der oberen und unteren Gliedmaßensysteme – nur das *vorstellungsmäßige Spiegelbild* dieser Ereignisse hat eine zentralnervöse Lokalisation. In bezug auf die relative Bindung des Urteilens an das gefühlsvermittelnde *rhythmische System* sagte Steiner: *Wenn wir ein Urteil fällen: Karlchen ist brav –, […] dann haben wir das Gefühl der Bejahung; und es spielt eine große Rolle im Urteil das Gefühl der Bejahung und Verneinung, überhaupt das Gefühl, das im Prädikativen, im Verhältnis zum Subjektiven ausgedrückt wird. Und nur weil das Gefühl so stark schon dem Halbbewußten angehört, achten wir nicht darauf, wie sehr das Gefühl am Urteilen beteiligt ist. Nun ist beim Menschen, weil er vorzugsweise ein urteilendes Wesen sein soll, sein Armorganismus in Einklang gebracht mit dem rhythmischen Organismus, aber in gleicher Zeit von dem fortdauernden rhythmischen Organismus befreit. So haben wir da auch in der physischen Verbindung zwischen rhythmischem Organismus und dem befreiten Armorganismus, physisch-sinnlich die Art ausgedrückt, wie das Gefühl mit dem Urteil zusammenhängt* (302, 29)[287]. Nur die dialektische Spannung zwischen Anpassung an und Unabhängigkeit vom *rhythmischen System* ermöglicht der oberen Gliedmaßenorganisation, Leibesgrundlage menschlichen Urteilens, d. h. rückhaltgebendes Organ des urteilenden *Astralleibes* zu sein (302, 30). Andererseits kann der Mensch nach Steiner nur Schlüsse bilden, weil er ein *auf Beine und Füße hinorganisiertes*, dem schließenden *Ich* organisch Rückhalt gebendes Wesen ist (302, 29/30 – bzgl. der Beziehungen menschlicher *Wesensglieder* zum *Stoffwechsel-Gliedmaßensystem* s. u.).

Urteilsbildung und Rhythmisches System

Schlußfolgerung und Stoffwechsel-Gliedmaßensystem

Der Erdbezug des Stoffwechsel-Gliedmassensystems und die Ermöglichung mathematischer Vorstellungen

Arme und Beine unterscheiden sich, wie oben betont, durch ihr unterschiedliches Hingegeben- oder Ausgeliefertsein an die *zentralen Kräfte der Erde*. Wie Steiner in vielen Vorträgen hervorhob, ist der *Gliedmaßen-Stoffwechsel-*

mensch – im Gegensatz zum kosmisch orientierten bzw. konfigurierten *Nerven-Sinnesmenschen*, dem Haupt als *Abbild des Universums* (208, 196) – den Kräften der Erde *unterworfen, der Physis der Erde hingegeben* (208, 195), *dem irdischen Leben ausgesetzt* (323, 48), in die Kräfte des Erdplaneten *eingegliedert* (201, 28); die Erde, so heißt es 1923 in einer Notizbucheintragung, *hat den Gliedmaßen-Stoffwechselmenschen in sich* (B40, 18), dieser ist in ihrem *vollen Besitze* (216, 38). Und vor dem Kollegium der Waldorfschule formulierte Steiner: *Das Gliedmaßen-Stoffwechselsystem ist von allen drei Systemen des Menschen am meisten darauf angewiesen, die äußeren materiellen Prozesse in sich fortzusetzen, so daß also, wenn man die Prozesse kennenlernt, die auf der Erde sich abspielen durch Physik und Chemie, so lernt man kennen, welche Prozesse sich in den Menschen hinein fortsetzen, insofern er ein Gliedmaßen-Stoffwechselsystem hat* (300b, 258).

Hingabe an die Physis der Erde

Die von der Erde in das Innere des Menschen *strömenden* Kräfte (B 40, 18) bestimmen dabei ganz wesentlich Bildung und Tätigkeit, Konfiguration[288] und Dynamik der menschlichen Gliedmaßen. Bereits in der Embryonalentwicklung machen sie sich nach Steiner als aus dem Mittelpunkt der Erde *herausstrahlende* bzw.von dort her *erkraftende* geltend und liegen der radialen Bildetendenz der Gliedmaßenorganisation zugrunde (202, 20/21); wie in dem Vortrag vom 8.7.1922 ausgeführt, werden die *Ursprünge der Formungen der menschlichen Gliedmaßen* sowohl in den irdischen *Schwerelinien* als auch in den *Schwunglinien, in denen sich die Erde dreht*, anschaulich, sind die Gliedmaßen darum als auf die Erde *hinorganisiert* zu betrachten (213, 165).

Hinorganisation der Gliedmaßen auf die Erde

Als metamorphosierte Fortsetzung der Gliedmaßenorganisation *nach innen* aber steht auch der Stoffwechsel des Menschen in einem engen Zusammenhang mit der Erde, ja ist in gewisser Hinsicht geradezu ein *Ergebnis der Erdenkräfte* (204, 225; vgl. a. die Formulierung vom 27.11.1924: *Der Stoffwechsel verläuft im Erden-Chemismus*). Die irdischen Kräfte, die den Stoffen *innewohnen* (204, 226), wirken auf den menschlichen Organismus ein, d.h. seine Stoffwechselorganisation ist denjenigen Kräften unterworfen, *die ausgehen von seinen Nahrungsmitteln und ihn durchdringen* (208, 195). Freilich bedeutet dies nach Steiner nicht, daß sich diese Kräfte im Menschen in unveränderter Form geltend machen – die *chemischen Eigenschaften der Erdsubstanz* gehen vielmehr innerhalb des Stoffwechsels einen *Wechselzustand* mit den inneren menschlichen Kräften ein, ebenso wie dasjenige, *was als Kraft in den Armen und Beinen ist*, einen *Kraftwechsel* mit den Erdkräften durchläuft und diesen nicht passiv folgt (202, 18).

Stoffwechsel und Erden-Chemismus

Die Bedeutung des Erdplaneten für Sein und Wirkensrichtung des *Stoffwechsel-Gliedmaßensystems* erstreckt sich – einigen Ausführungen Steiners zufolge – auch auf die seelische Ebene; die durch das *Stoffwechsel-Gliedmaßensystem vermittelten* (s. S.334ff.) menschlichen Willenskräfte hängen, im Gegensatz zu den *kosmischen* Erkenntniskräften zutiefst mit der Erde zusammen: *Die Kräfte, die willensartiger Natur sind, dringen in uns ein von dem Planeten aus. So leben in uns die Kräfte unseres eigenen Erdplaneten* (191, 37). In Notizbucheintragungen hatte Steiner bereits sechs Wochen zuvor notiert: *die Erde bringt alles das hervor, was Träger ist der Willenstätigkeit* (B 31, 8). Und am 9.11.1919 sagte er: *[Die] Willenskraft ist natürlich in ihren Äußerungen durch den menschlichen Organismus etwas sehr Kompliziertes. Allein alles dasjenige, was im Menschen willensartig ist, hat in einer gewissen Beziehung eine Ähnlichkeit, eine starke Ähnlichkeit, die bis zur Gleichheit geht, mit ganz bestimmten Naturkräften. So daß man schon sprechen kann von einem innigen Verhältnis der menschlichen Willenskräfte zu den Naturkräften* (191, 225). Die in seinem Schwerpunkt *konzentrierte* Willenskraft des Menschen impulsiert die auflösende, zersetzende Verdauungstätigkeit, sie hängt mit den *zerstörenden Kräften unseres Planeten* zusammen (191, 29/30).

Willenskräfte und irdische Naturkräfte

Zugleich gliedert sich der Mensch durch die Betätigung seiner Willenskräfte in die irdische, von physikalischen Gesetzen durchdrungene, *objektive* Welt ein; er steht als sich willentlich bewegender, handelnder Mensch *in der objektiven Welt drinnen*, handelt gemäß der irdischen Naturgesetzlichkeit, die sich in chemisch-physikalischer Hinsicht im Muskel, mechanisch am knöchernen Skelett geltend macht (227, 91): *Der Mensch stellt sich durch sein Stoffwechsel-Gliedmaßen-System in das Wirken der Erde hinein. Man sehe darauf hin, wie der Mensch geht: er setzt das Bein vor, das heisst er bringt es in eine ganz bestimmte Lage zur Schwerkraft der Erde. Und so verläuft das Bewegen des Menschen in der Erdendynamik drinnen* (Fragenbeantwortung, s. Epilog). Und in einem pädagogischen Vortrag sagte Steiner 1921: *Wenn ich gehe und mit den Beinen etwas mache, so ist dasjenige, was der Wille vollzieht, ein ganz objektiver Vorgang; das ist etwas, was in der Welt geschieht. In der Willensentfaltung ist es zunächst für den Anblick des äußeren Ereignisses im Grunde genommen gleichgültig, ob nur ein mechanischer Vorgang sich abspielt, oder ob mein Wille eingreift. Mein Wille dirigiert nur den Verlauf mechanischer Vorgänge. Das ist am stärksten vorhanden, wenn ich eben Funktionen entfalte, die sich nur mit Beinen und Füßen abspielen. Da bin ich im Grunde aus mir draußen, da fließe ich ganz zusammen mit der objektiven Welt, da bin ich ganz ein Teil der objektiven Welt* (302, 31). Innerhalb der Willensregion bedient sich der Mensch der physikalischen Erdgesetze,[289] er *dirigiert* den Verlauf mechanischer Vorgänge, bewirkt dadurch aber *objektive*, u.a. auch quantitativ meßbare Geschehnisse – wie zum Beispiel Gliedmaßenbewegungen (s.u.). Damit sind die Innenerlebnisse im Stoffwechsel-Gliedmaßenbereich gewissermaßen überpersönlicher, objektiv-realer Natur, erschließen Weltzusammenhänge; wie Steiner seit 1919 wiederholt be-

Gliedmaßenbewegung und Erddynamik

schrieb, erlangt der Mensch gerade dort eine *innere Anschauung von der Mathematik*, wo er sich in seinem *Willensverhältnis zur Außenwelt* bewegt, *Linien* beschreibenden Bewegungen vollführt: *Die mathematischen Wahrheiten haben wir daher, daß wir uns selbst mathematisch in der Welt verhalten* (194, 77). *Die Mathematik ist die abstrahierte Summe der im Raum wirkenden Kräfte. Wenn man sagt: die mathematischen Sätze gelten apriorisch, so beruht das darauf, daß der Mensch in denselben Kraftlinien darinnen ist wie die anderen Wesen und daß er abstrahieren kann von allem anderen, was nicht Raumes- etc. Schema ist* (324a, 135).

Kraftlinien und deren Abstraktion – die Ermöglichung der Mathematik

Da die Gliedmaßenbewegungen Fort- bzw. Weiterführungen der in ihnen enthaltenen terrestrischen Bildegesetze sind (s.o.), kann nach Steiner gesagt werden, daß der in mathematischer Weise den irdischen Raum beschreibende Mensch die ihn selbst konstituierenden und von ihm selbst instrumentalisierten irdischen Gesetzmäßigkeiten sekundär wiederum *in die Welt hineinlegt* (205, 149). Denn das unbewußt im *Stoffwechsel-Gliedmaßensystem* Erlebte wird in den *Bildern der Geometrie* lediglich *reflektiert* (293, 60), die Mathematik in das Vorstellungsleben aus dem Bewegungssystem *heraufgeholt*: *Wir hätten keine Geometrie, wenn wir nicht nach innerlicher Orientierung uns in die Welt hineinstellten. In Wahrheit geometrisieren wir, indem wir dasjenige, was sich im Unbewußten abspielt, in das Illusionäre des Gedankenschemas heraufheben* (326, 47). Der Mensch vermag demnach mathematische Anschauungen oder Vorstellungen auszubilden, weil er in der Lage ist, die Bewegungen oder Bewegungsmöglichkeiten seiner Gliedmaßen in das *Nerven-Sinnessystem heraufzuprojezieren* (231, 48); geometrische, arithmetische und Bewegungs-Vorstellungen steigen – entgegen allen anderen, an den Erfahrungen der Außenwelt gebildeten Vorstellungen – aus dem *intelligenten Teil des Willens*, d.h. aus dem Bereich der *Stoffwechsel-Gliedmaßenorganisation* auf (320, 170/171; vgl. a. 77a, 126f.), werden im Unterbewußtsein *durchgewußt* und dann durch das Gehirn *angeschaut* (316, 209).

Projektion von Gliedmaßenbewegungen in das Nerven-Sinnessystem

Der *innerlich zwingende* Charakter, der allein den mathematischen Vorstellungen zukommt, beruht auf dieser Eigenart ihrer Genese (321, 77). Noch in seinem letzten Lebensmonat schrieb Steiner in einem Aufsatz: *Der Mensch verbindet sich mit gewissen Erdenkräften, indem er seinen Organismus in diese Kräfte hineinorientiert. Er lernt aufrechtstehen und gehen, er lernt mit seinen Armen und Händen sich in das Gleichgewicht der irdischen Kräfte hineinstellen. Nun sind diese Kräfte keine solchen, die vom Kosmos hereinwirken, sondern die bloß irdisch sind. In Wirklichkeit ist nichts eine Abstraktion, das der Mensch erlebt. Er durchschaut nur nicht, woher das Erlebnis kommt, und so bildet er aus Ideen über Wirklichkeiten Abstraktionen. Der Mensch redet von der mechanischen Gesetzmäßigkeit. Er glaubt, sie aus den Naturzusammenhängen heraus abstrahiert zu haben. Das ist aber nicht der Fall, sondern*

das Orientierungsverhältnis zur Welt

alles, was der Mensch erlebt, ist an seinem Orientierungsverhältnis zur Welt (an seinem Stehen, Gehen usw.) innerlich erfahren (26, 256).

Im zweiten Vortrag seines Hochschulkurses vom März 1921 („*Naturbeobachtung, Experiment, Mathematik und die Erkenntnisstufen der Geistesforschung*") beschrieb Rudolf Steiner den angedeuteten Vorgang der *Heraufprojektion* von Bewegungsmöglichkeiten aus dem *Stoffwechsel-Gliedmaßensystem* in das Vorstellungsleben des *Nerven-Sinnessystem* unter dem Aspekt der dabei auftretenden Veränderungen innerlichen Erlebens;[290] die Dreidimensionalität, so Steiner in Stuttgart, ist *in ihrer Realität vorhanden in dem Willenssystem und physiologisch-physisch in dem Stoffwechsel-Gliedmaßensystem* (324, 42), dem menschlichen Bewußtsein dort aber nicht zugänglich; aus dem Unterbewußtsein der Stoffwechsel-Gliedmaßenorganisation wird sie in der Folge in die rhythmische Spähre heraufgehoben, dort aber nur noch als Zweidimensionalität erlebt – *die dritte Dimension, die noch im Willenswirken unmittelbar erlebt wird in ihrer Realität, diese dritte Dimension, die Höhendimension, ist bereits abstrakt geworden* (324, 41). Die erlebte Dreidimensionalität wird innerhalb des *rhythmischen Systems* durch Abstraktion der Höhendimension *zur bloßen gezogenen Linie, zum bloßen Gedanken* (ebd.), wird im Bereich des *Nerven-Sinnessystems* durch den erlebnismäßigen Verlust der Breitendimension dann aber noch einmal entscheidend reduziert. Nur von der dritten Dimension, der Tiefendimension, ist dort noch ein *leises Bewußtsein* vorhanden, nur durch sie ist der Mensch in der Lage, *überhaupt noch etwas zu wissen im gewöhnlichen Bewußtsein von der Realität der Dimensionen* (324, 41): *Würde durch unsere Organisation diese Tiefendimension, die wir eigentlich nur am Sehakt ordentlich studieren können, ebenso abstrakt, dann würden wir überhaupt nur drei abstrakte Linien haben. Wir würden gar nicht darauf kommen, Realitäten für diese drei Linien zu suchen* (324, 42). Das, was in der unterbewußten Sphäre des *Stoffwechsel-Gliedmaßensystems* noch unmittelbare Realität menschlichen Tun und Erlebens ist – die Dreidimensionalität –, kann im bewußten Vorstellungsleben für zwei Dimensionen (Höhe und Breite) nur noch *abstrakt verstandesmäßig* zum Ausdruck gebracht, d.h. kann nur noch gedacht werden (324, 41) – lediglich die Raumestiefe ist auch dort noch direkt erfahrbar. Die *Heraufhebung* oder *Heraufprojektion* impliziert demnach einen weitgehenden Verlust unmittelbaren Raumerlebens – was nach Steiner letztlich darauf beruht, daß der Mensch nur im Bereich des *Stoffwechsel-Gliedmaßensystems* realiter in die irdischen Gesetzmäßigkeiten *eingegliedert* ist, sie nur dort *zwingend* erfährt. Im Vorstellungsleben des *Nerven-Sinnessystem* sind die Raumesdimensionen bereits weitgehend abgeschattet, ist der Mensch ihrer erlebnismäßig fast völlig enthoben bzw. von ihnen nahezu befreit – er erlebt sich nicht primär als Teil der Erde und ihres gefügten Raumes.

der Verlust der Dreidimensionalität

Die *Stoffwechsel-Gliedmaßen*-Organisation, aber auch die seelische Willenskraft sind in gewisser Hinsicht *erdverbundene* Prozesse; ihr gegenseitiges Verhältnis aber besteht nach Steiners Ausführungen von 1917 darin, daß sich das menschliche Wollen auf Stoffwechselvorgänge *stützt*, wobei *toxische* Zustände oder Prozesse entstehen (vgl. S. 334ff.). Dies erläuterte Rudolf Steiner zwischen 1920 und 1924 in verschiedenen Vorträgen näher.

Wenn der Mensch Willenstätigkeit entwickelt, gehen *besondere* Stoffwechselprozesse vor sich (205, 50), die Steiner nun als eine *Art von Verbrennungsprozeß* charakterisierte (204, 51);[291] es ereignet sich eine Art *feiner, subtiler, intimer Verbrennungsprozeß* (243, 220), der zur Zerstörung der materiellen Substanz führt (81, 164). Dieser Prozeß ist dabei deswegen nur als *verbrennungsähnlich* (84, 124) zu bezeichnen, weil er sich in grundsätzlicher Weise von außermenschlichen Verbrennungsvorgängen unterscheidet – am 15.10. 1923 sagte Steiner: *Was draußen in der Verbindung von Sauerstoff Verbrennung ist, das ist totes Verbrennen, ist unorganisches Verbrennen. Was im Menschen geschieht, ist lebendiges, ist durchseeltes Verbrennen. Jeder einzelne Prozeß, der in der Natur draußen geschieht, ist nicht so im Menschen, sondern ist anders, ist durchseelt, ist geistig.* (302a, 116) Auch in seinen landwirtschaftlichen Vorträgen machte Steiner geltend, daß der innermenschliche Verbrennungsprozeß *etwas Lebendiges, sogar etwas Empfindendes* sei (16.6.1924 – 327, 196; vgl. a. 229, 71 und 318, 94f.). In ihm spielen sich bei wesentlich niedrigeren Temperaturen dieselben chemischen Vorgänge ab, die sich auch außermenschlich vollziehen (318, 95).

„feine, subtile, intime Verbrennungsprozesse"

Die der Willensentfaltung des Menschen in leiblicher Hinsicht zugrunde liegenden *organischen* Verbrennungsprozesse (319, 23) entfalten sich jedoch nicht im ganzen Organismus, sondern sind lediglich auf die *Bewegungsorgane* beschränkt (307, 128). Steiner sprach diesen Prozessen eine *unermeßliche, unbegrenzte Intensität* zu und wies darauf hin, daß sie vom Organismus in der richtigen Weise *abgedämpft* (307, 128), *geregelt* bzw. *gehemmt* werden müßten (319, 23). Dies aber leisten letztlich die menschlichen Bewegungen bzw. Bewegungsorgane: *Die Gliedmaßen als Bewegungsorgane unterhalten im wesentlichen den Stoffwechsel, indem sie durch ihre Bewegungen eigentlich die Verbrennungsprozesse regulieren* (307, 168)[292].

die Regulation der Verbrennungsprozesse durch die Gliedmaßenbewegungen

Die Verbrennungsprozesse sind Zerstörungsvorgänge, stellen eine *Zersetzung oder Auflösung* innerhalb der Ganzheit menschlicher Stoffwechselvorgänge dar (314, 93; vgl. 81, 164)[293], einen *absteigenden Prozeß*, dessen Beziehung zu den *aufbauenden*, mit der menschlichen Ernährung verbundenen Prozessen Steiner 1923 wie folgt charakterisierte: *Wenn wir diesen Verbrennungsprozeß verfolgen, haben wir nicht die Möglichkeit, da festzustellen, daß nur Materie umgewandelt wird, sondern es kommt dabei auf die Vernichtung derjenigen Prozesse an, die erst angefacht werden, indem der Mensch sich der gewöhnlichen Ernährung unterzieht. Alle diejenigen verbrennungsähnlichen Prozesse, welche sich abspielen als die Grundlage der Willensentfaltungen, alle diese Prozesse, die eben, wie gesagt, verbrennungsähnlich sind, spielen sich ab zwischen der Fortsetzung des Ernährungsvorganges und der Blutbildung. Wo wir das Blut sich bilden sehen, sehen wir in diese verbrennungsähnliche Prozesse hinein* (84, 124 – zu Ernährung und Blutbildung vgl. S. 210ff. u. u.). Alles menschliche Wollen hängt zwar generell mit einem *Stoffwechselumsatz* (324, 30), einem *plastisch Entstehendem und Vergehendem im Stoffwechsel* zusammen (206, 52), doch dies derart, daß es in der Fortsetzung des Ernährungsprozesses zu einem willensgetragenen *Verbrennen von Stoffwechselprodukten* kommt, einem *Zersetzen* und *Auflösen*, das seinerseits erst die Notwendigkeit menschlicher Ernährung begründet: *Eigentlich müssen wir immer deshalb die Stoffwechselprodukte erneuern, weil durch den Willen diese Stoffwechselprodukte fortwährend verzehrt, verbrannt werden* (226, 61). Dieser Verbrennungsprozeß entsteht *längs des ganzen Weges, den der Willensentschluß macht* (226, 61) – *Der Wille schafft erst weg dasjenige, was irgendwo im Organismus ist, damit er sich entfalten kann. [...] Es muß erst etwas Stoffliches vernichtet werden, damit der Wille sich hinsetzen kann. Da, wo Stoff ist, da muß das Geistig-Seelische sich festsetzen* (314, 93/94)[294].

Verbrennungs- und Ernährungsprozesse

Substanzvernichtung und Willensaktivität

Der gesamte Stoffwechsel des Menschen – von Steiner auch als *Innenarbeit des menschlichen Organismus* bezeichnet (314, 182) – gliedert sich demnach in eine *Verdauungsorganisation [...] im Stoffwechselgliedmaßensystem* (319, 188), die die Stoffaufnahme bewirkt und den Menschen *nach innen hinein aufbaut* (314, 64) – sowie in eine nachgeordnete Verbrennungsdynamik, die Steiner meist im engeren Sinn als das leiblich-funktionelle Korrelat menschlicher Willensbetätigung ansprach. Interessanterweise existieren aber auch vereinzelt Vortragspassagen, in denen er den aufbauenden Ernährungsvorgang explizit mit der leiblichen Verwirklichung seelischer Willenstaten in Zusammenhang brachte; in einem Dornacher Vortrag vom 14.8.1921 hieß es beispielsweise: *Es ist immer in uns ein Stoffwechselprozeß, ein Wachstums-, ein Ernährungsprozeß oder ein Ent-Ernährungsprozeß vorhanden, indem der Wille sich entfaltet* (206, 156). Drei Wochen später sagte Steiner in Stuttgart, daß alles seelisch-willenshaft Auftretende mit *Aufbau-* oder *Wachstumsprozessen* zusammenhänge (78, 145/146, s. u.). Zu berücksichtigen ist ferner, daß Steiner den ganzen Verdauungsprozeß als willensimpulsierten bzw. -getragenen Vorgang bezeichnete (191, 29f.) und von einem *unbewußten Willen* sprach, der dem *Gesamtstoffwechselprozeß* zugrunde liege; dieser *unbewußte Wille* metamorphosiere sich dann zu jenem *bewußten Willen*, der die *äußeren bewußten Bewegungen* ermögliche (319, 58).

Wirksamkeit der Wesensglieder im willensimpulsierten Handlungsvollzug

Eigenwahrnehmung von Willenstätigkeit

Wenn wir nun Vorstellungen von unserem eigenen Willen aufnehmen, wenn wir denken über den Willen, dann projeziert sich die Stoffwechseltätigkeit ins Nervensystem hinein. Erst mittelbar, indirekt, wirkt Wille im Nervensystem. Zur Wahrnehmung unserer eigenen Willenstätigkeit ist dasjenige, was sich im Nervensystem in bezug auf den Willen entwickelt (305, 51). Die *Projektion* derjenigen Stoffwechselvorgänge, die mit einem Willensimpuls notwendig verbunden sind, ins Nervensystem des Menschen besagt, daß das Stoffwechselsystem in seinen Funktionen *an das Nerven-Sinnessystem heranschlägt* (314, 42) – wodurch Vorstellungen von den Willensimpulsen möglich werden, der Wille sich, thematisch gebunden, seiner selbst bewußt wird. Ursprünglich sind die Willensbewegungen unbewußt, vollziehen sich in der Verborgenheit des Stoffwechsels – der, so Steiner (314, 92), *das Geheimnisvollste im Menschen* ist –, werden dabei vom menschlichen *Ich*, dem höchsten *Wesensglied*, initiiert.[295] Das menschliche *Ich [...] wurzelt* im Willen und *ergreift* den Stoffwechsel *als solchen* (203, 151). Das Geistig-Seelische taucht in den Stoffwechsel *vollständig unter*, ja es *verschwindet* dabei *als Geistig-Seelisches* (314, 93 – vgl. S. 513ff.). In einer Diskussion sagte Steiner am 5.1.1922: *[...] Der Willensimpuls geht im tätigen Menschen immer von den oberen Gliedern der menschlichen Wesenheit aus, von dem vereinigten Wirken von Ich und astralischem Leib. Wenn man nun den Willensimpuls und seine Gesamtbetätigung in der menschlichen Wesenheit verfolgt, kommt man durchaus für diesen Willensimpuls nicht auf die Nerven, sondern der Willensimpuls als solcher greift unmittelbar in den Stoffwechsel des Menschen ein, und zwar in alle Glieder des Stoffwechsels* (303, 341). Das menschliche Wollen impliziert eine *innige Verbindung* der vier *Wesensglieder* (s. S. 513ff.), es ist eine *leiblich-physische Betätigung* (208, 126), ein *Verbundensein* des Geistes mit der Materie (208, 110); der *tätige Wille* beinhaltet, daß die vom *Ich* ausgehenden Impulse über den *Astralleib* letztlich den *Bildekräfte-* oder *Ätherleib* dazu bewegen, die physische Materie zu ergreifen: *Wenn Sie den Muskel studieren, den Knochen studieren, was zum Gliedmaßensystem gehört, dann haben Sie das so, daß die Materie streng – am meisten beim Knochen – ergriffen wird von dem Ätherleib des Menschen* (208, 112). Mit dem *Ergreifen der Materie* ist zugleich ein Instrumentalisieren ihrer irdischen Gesetzmäßigkeiten, ein durch den *Ätherleib* bewirktes Inanspruchnehmen ihrer Kräfte impliziert. In der bereits zitierten Vortragsstelle vom 16.10.1923 hieß es: *Bei der Tätigkeit [...] des Gehens, Greifens und so weiter, da haben wir es im wesentlichen damit zu tun, daß dieselben Kräfte von dem Menschen benützt werden, die wir auch physikalisch konstatieren, nur daß der Mensch den ätherischen Organismus in*

Ich-Dimension der Willensimpulse und weitere Verwirklichung

Bewegung setzt und durch dessen Vermittlung das zustande kommt, was wir als eine Hebelwirkung beim Greifen oder Gehen konstatieren. Wenn wir die Geh-, die Greiftätigkeit ins Auge fassen, brauchen wir nur das, was wir in der physischen Welt haben als eingespannt in die Ätherwirkung, zu berücksichtigen, dann haben wir das, was im Menschen geschieht (302a, 126). Zusammenfassend kann demnach gesagt werden, daß sich menschliche Willenstaten dadurch verwirklichen, daß ein die Willensintention fassendes Ich über die *astralische* Organisation den Lebensorganismus des Leibes ergreift, woraus einerseits ein Substanzabbauprozeß, andererseits ein – physikalisch beschreibbarer – Bewegungsvorgang resultiert.

Über die geschilderten Zusammenhänge hinausgehende Aspekte der leiblichen Ermöglichung seelisch-geistiger Willensvollzüge beschrieb Steiner in einem Vortrag vom 23.12.1921 (GA 209), insbesondere aber in den im September 1922 gehaltenen Vorträgen vor französischem Publikum (GA 25/215). Zentrale Aussagen dieser beider Darstellungen sollen nachfolgend referiert werden.

Wie im obigen Kapitel über das *Nerven-Sinnessystem* (s. S. 524ff.) näher ausgeführt, beschrieb Steiner die menschliche Denktätigkeit in organischer Hinsicht als ein Wirken des *Ichs* im Unorganischen, als ein *Hineinversenken* und *Hantieren*, ein *innerliches Zeichnen* des *rein geistigen Ichs* in den *feinfesten* mineralisierten Substanzen des Zentralnervensystemes (209, 126/127). Bezüglich des Wollens aber sagte er in dem genannten Vortrag vom 23.12. 1921: *Betrachten wir [...] jene Lebensprozesse, in denen eben die nichtmineralisierten, die im lebendigen Prozesse befindlichen Stoffe sind, dann kommen wir [...] auf das Materielle der Willenswirkungen* (209, 127). Die organische Sphäre der menschlichen Willensentfaltung bilden diejenigen Orte oder *Stellen* des Organismus, *in denen alles lebt*, bilden Aufbauprozesse, *in denen in dem entsprechenden Augenblicke nichts Mineralisiertes sich ablöst, abscheidet* (ebd.). Durch diese – im Anschluß an den aufbauenden Ernährungsvorgang ermöglichten – Vitalprozesse aber wird das menschliche *Ich* partiell aus dem Organismus *herausgetrieben*: *Bei einer Willensbetätigung sind immer Teile des Ich außerhalb derjenigen Orte des physischen Leibes, denen sie eigentlich zugeteilt sind* (209, 128). Diese herausgetriebenen *Teile des Ichs* gliedern sich in die *geistige Außenwelt*, den *geistigen Teil des Kosmos* ein, bedienen sich seiner Kräfte und wirken von *außerhalb* auf den menschlichen Leib dergestalt ein, daß sich die Gliedmaßenbewegung vollziehen kann: *Wenn ich einen Arm bewege, so bewege ich ihn nicht durch etwas, was im Inneren des Organismus entspringt, sondern durch eine Kraft, die außerhalb meines Armes ist, und in die das Ich hineinkommt dadurch, daß es aus gewissen Orten meines Armes herausgetrieben wird. Im Wollen komme ich außerhalb meines Leibes, und durch Kräfte, die außerhalb meiner liege, bewege ich mich. [...] Das Wollen in*

Vitalprozesse und Ich-Dislokation

uns stellt dar ein Vitalisieren, ein Herausbreiten des Ich, ein Eingliedern des Ich in die geistige Außenwelt, und ein Wirken auf den Leib vom Ich aus, aus der geistigen Außenwelt herein (ebd.). Auf die 1921 in dem genannten Zusammenhang vertretene Anschauung, daß das handelnde bzw. die Handlung bewirkende *Ich* in die irdische Gesetzmäßigkeit eintaucht, um von ihr aus auf den Leib zu wirken, sich in einem irdischen Kräftesystem gewissermaßen *abdrückt* (12.4.1921 – 313, 26/27), war Steiner bereits in seinen Vorträgen über eine *„Allgemeine Menschenkunde als Grundlage der Pädagogik"* im September 1919 zu sprechen gekommen – jedoch ohne dort schon die Frage zu behandeln, wodurch die *Ich*-Dislokation eintritt. Im zwölften Vortrag des genannten Zyklus hieß es: *Denken Sie sich jetzt einmal, Sie könnten durch irgendeinen kniffligen photographischen Vorgang bewirken, daß, wenn der Mensch geht, vom Menschen nichts photographiert würde, aber all die Kräfte, die er anwendet, photographiert würden. […] Es würde da zunächst, wenn Sie diese Kräfte sich würden entwickeln sehen, ein Schatten photographiert und beim Gehen sogar ein ganzes Schattenband. Sie sind groß im Irrtum, wenn Sie glauben, daß Sie mit Ihrem Ich in Muskeln und Fleisch leben. Sie leben mit Ihrem Ich, auch wenn Sie wachen, nicht in Muskeln und Fleisch, sondern Sie leben mit Ihrem Ich hauptsächlich in diesem Schatten, den Sie da abphotographieren, in den Kräften, durch die Ihr Leib seine Bewegungen ausführt. So grotesk es Ihnen klingt: wenn Sie sich setzen, dann drücken Sie Ihren Rücken an die Stuhllehne an; mit Ihrem Ich leben Sie in der Kraft, die sich in diesem Zusammendrücken entwickelt. Und wenn Sie stehen, leben Sie in der Kraft, mit der Ihre Füße auf die Erde drücken. Sie leben fortwährend in Kräften. Es ist gar nicht wahr, daß wir in unserem sichtbaren Körper mit unserem Ich leben. Wir leben mit unserem Ich in Kräften* (293, 189). Und auch in der 1917 geschriebenen und publizierten Schrift *„Von Seelenrätseln"* hatte Steiner – ohne explizite Benennung der wirksamen geistigen Kraft bzw. unter Verwendung der allgemeineren Bezeichnung *Seele* – den Grundgedanken des sich in ein außerleibliches Kräftesystem einfügenden, und von dort aus die Gliedmaßenbewegung initiierenden *Ichs* bereits formuliert. Im sechsten Anhang des Buches hieß es nämlich: *[…] In einem Bewegungsvorgang hat man es physisch auch nicht mit etwas zu tun, dessen Wesenhaftes innerhalb des Organismus liegt, sondern mit einer Wirksamkeit des Organismus in den Gleichgewichts- und Kräfteverhältnissen, in die der Organismus gegenüber der Außenwelt hineingestellt ist. Innerhalb des Organismus ist dem Wollen nur ein Stoffwechselvorgang zuzueignen; aber das durch diesen Vorgang ausgelöste Geschehen ist zugleich ein Wesenhaftes innerhalb der Gleichgewichts- und Kräfteverhältnisse der Außenwelt; und die Seele übergreift, indem sie sich wollend betätigt, den Bereich des Organismus und lebt mit ihrem Tun das Geschehen der Außenwelt mit* (21, 158). Hatte Steiner damit bereits 1917

Eingliedern des Ichs in die geistige Außenwelt und leibzentrierte Rückwirkung

der Bewegungsvorgang und die leibübergreifende Seele

betont, daß ein (von seelisch-geistiger Tätigkeit impulsierter bzw. initiierter) Stoffwechselvorgang das letztendliche Bewegungsgeschehen zwar *auslöst* (evtl. die *Ich*-Dislokation bedingt), die Bewegung aber als solche in der nichtmenschlichen Außenwelt ihr Sein hat und ein *Wesenhaftes* innerhalb der äußeren Kräfteverhältnisse ist, so hob er – wie oben gezeigt – in den Vorträgen der späteren Jahre ebenfalls das *Eingliedern* und Wirksamwerden des *Ich* in den physikalischen Erdgesetzen als zentrales Moment hervor. Am entschiedensten formulierte dies dann Steiner 1921 – zu den bereits referierten Darstellungen vom März (Ärztekurs) und Dezember fügen sich Aussagen des Theologenkurses im September desselben Jahres, in denen es hieß: *Wer [...] studiert, was der Mensch in der Außenwelt vollbringt, der kommt darauf, daß das, was durch den Menschen in der Außenwelt geschieht, eigentlich so geschieht, daß es ganz aus den geistigen Zusammenhängen hervorgeht, und daß der Leib des Menschen nur die Gelegenheit dazu abgibt, daß er dabei sein kann. Wir sind nämlich [...] bei unserem Handeln so dabei, daß unser Leib nur eine Zutat ist. Was in unserem Leibe vor sich geht, das sind Bewegungsprozesse, Ernährungsprozesse, Auflösungsprozesse und so weiter; das, was in unserem Leibe vor sich geht, ist eine Zutat, etwas, was hinzukommt zu dem, was objektiv geschieht. Unser Leib nimmt eigentlich an unseren Handlungen nicht teil; wir verstehen unsere Handlungen nur, wenn wir sie abgesondert von unserem Leib verstehen* (343, 41). Und in seinen Notizbuchaufzeichnungen für den letztzitierten Vortrag vom 27.9.1921 hielt Steiner fest: *Der Prozeß, der sich im Handeln des Menschen abspielt, ist im Geiste – Das Ich gliedert den Körper in diesen Prozeß ein [...]* (343 (2), 65).

das „objektive" Geschehen und die leibliche „Zutat"

Aus dem von Steiner am 23.12.1921 zusammenhängend Dargestellten ergab sich, daß willentliche Handlungen *primär* auf einem lokalisierten vitalen Aufbauprozeß beruhen, der zu einer partiellen *Ich*-Dislokation und einer dadurch ermöglichten Wirksamkeit außermenschlicher Gesetzmäßigkeiten innerhalb des Organismus bzw. einem Ergriffensein des Organismus von ihnen führt, die der Gliedmaßenbewegung zugrunde liegt. Das *Ich* disloziert – es bildet sich im Bewegungssystem ab (313, 135), arbeitet mit den Kräften der Außenwelt. Indem es diese Kräfte in den Raum, *den die menschliche Haut umschließt* (313, 95/96), hineinarbeitet[296], drückt es sich in den *Astralleib* ab, begibt sich schließlich auch in den *Bildekräfteleib* hinein – *so handelt es sich darum, daß auch in diesem Ätherleib bewirkt werden muß ein fortwährendes Übergehen eines Dynamischen, eines Nichtgleichgewichtes ins Gleichgewicht* (313, 92). Der *Ätherleib* ist es letztlich, der sich der verinnerlichten physikalischen Gesetzmäßigkeiten bedient (s. o.).

Steiners Darstellung vom Dezember 1921 ließ offen, ob die zur *Ich*-Dislokation führenden *vitalen* Stoffwechselvorgänge primäre oder sekundäre Prozesse sind – und wodurch sie initiiert und lokalisiert werden. Sind sie umschriebene organische Reaktionen auf die beschriebenen Abbau- bzw. Verbrennungsvorgänge, d.h. liegt ihnen eine von den *höheren Wesensgliedern* ausgehende, zielgerichtete seelisch-geistige Kraftwirkung zugrunde, die primär zu einem lokalisierten Abbauvorgang, sekundär zu umschreibenden Vitalprozessen führt, die die *Ich*-Dislokation bedingen – oder vollziehen sich die zerstörenden Verbrennungsvorgänge erst im Vollzug der Gliedmaßenbewegung und damit nach dem Wirksamwerden der Außenkräfte? Wie aber werden dann die primären Vitalprozesse in den entsprechenden Gliedmaßenregionen *dirigiert*?

zur Herkunft der dislozierenden Vitalprozesse

Die skizzierten Zusammenhänge gewinnen noch an Komplexität, erfahren aber auch eine gewisse Erhellung, wenn zusätzlich die im September 1922 vor französischem Publikum gehaltenen Vorträge über Philosophie, Kosmologie und Religion Berücksichtigung finden (GA 215).[297] In der schriftlichen Vor-Fassung des 10. Vortrages über das *Erleben des Willensteils der Seele* schrieb Steiner: *Die Beziehung des denkenden Seelenteiles zur Kopforganisation ist ein Hingegebensein des Geistig-Seelischen an das Physische. Die Beziehung der fühlenden Seele an die rhythmische Organisation ist ein abwechselndes Hingegebensein und Sich-wieder-Zurückziehen. Der Willensteil aber steht zum Physischen in einer Beziehung, die er zunächst als ein unbewußtes Seelisches erlebt. Es ist ein unbewußtes Begehren nach dem physischen und ätherischen Geschehen. Dieser Willensteil geht durch seine eigene Wesenheit nicht in die physische Tätigkeit auf. Er hält sich von ihr zurück und bleibt seelisch-geistig lebend. Nur wenn der denkende Seelenteil seine Tätigkeit in die Stoffwechsel- und Gliedmaßen-Organisation hinein erstreckt, dann wird der Willensteil angeregt, sich an die physische und ätherische Organisation hinzugeben und in ihr tätig zu sein. Dem denkenden Seelenteil liegt eine abbauende Tätigkeit des physischen Organismus zugrunde. Im Bilden von Gedanken erstreckt sich dieser Abbau nur auf die Kopforganisation. Wenn ein Willensmäßiges entstehen soll, so ergreift die abbauende Tätigkeit die Stoffwechsel- und die Gliedmaßen-Organisation. Die Gedankenkraft strömt in den Rumpf- und Gliedmaßen-Organismus ein, in denen ihr eine abbauende Tätigkeit des physischen Organismus entspricht. Das regt den Willensteil der Seele an, dem Abbau einen Aufbau, der auflösenden organischen Tätigkeit eine bildende, gestaltende entgegenzusetzen. […] Im Wollen offenbart sich ein Leben-weckendes, Leben-erschaffendes* (25, 80). Wie Steiner dann in dem am 15.9.1922 gehaltenen 10. Vortrag näher ausführte, *pulsiert* eine *astralische* Tätigkeit in die *Stoffwechsel-Gliedmaßenorganisation* hinein, *wenn ein Mensch einen Gedanken hat, der eine Willensabsicht darstellt* (215, 163). Aufgrund dieses *den Willen beabsichtigenden Gedankens* bzw. der mit ihm verbundenen *astralischen* Tätigkeit entsteht im *Stoffwechsel-Gliedmaßensystem* ein Zerstörungsprozeß, den Steiner im mündlichen Vortrag erneut als *Verbrennung*

denkender Seelenteil und reagierender Willensteil, Abbau und Aufbau

bezeichnete (ebd.). Auch das anschließende *Wiederherstellen* dieser Zerstörung geht vom menschlichen *Astralleib* bzw. demjenigen *Teil des astralischen Organismus, der dem Willensteil der Seele entspricht* aus – zusammen mit der *Ich-Wesenheit* verbindet er sich mit dem physisch-*ätherischen* Organismus und entfaltet aufbauend eine leibliche Restitution, in der sich *der eigentliche Willenakt* (z. B. die Gliedmaßenbewegung) vollzieht (ebd.): *Indem man sieht, wie der Mensch seinen Willen entfaltet, schaut man also hinein, wie auf eine gewisse Veranlassung hin der menschliche astralische Organismus und die Ich-Wesenheit hineinfluten, sich hineinergießen in den physischen und ätherischen Organismus.* Dies geschieht – wie Steiner explizit hervorhob – auch dann, *wenn eine Willensentfaltung sich abspielt, die eigentlich nicht nötig macht, daß ich meine Gliedmaßen bewege, sondern die vielleicht deren Ergänzungsteil ist, oder die vielleicht selber nur ein etwas lebhafterer Wunsch ist. Da geschieht so etwas auch, nur werden da viel innerlichere Teile des menschlichen Organismus von dem realen Willensteil der Seele durchflutet* (ebd.).

Zusammenfassung

Eine Überschau und Zusammenfassung der von Steiner in zahlreichen Vorträgen dargestellten Teilaspekte menschlicher Willenstätigkeit muß damit zu folgender vorläufiger Gesamtansicht über die leibliche Grundlage seelischer Willenstätigkeit kommen: Willensimpulse urständen im menschlichen *Ich*, implizieren einen vom *Astralleib* getragenen Abbau-, Zerstörungs- oder Verbrennungsprozeß innerhalb des *Stoffwechsel-Gliedmaßensystems* (*längs des Weges, den der Willensentschluß macht*), der reaktiv von einer Dislokation der *Ich*-Tätigkeit aus den Zerstörungsherden und einer Eingliederung des *Ichs* in die außermenschlichen Gesetzmäßigkeiten gefolgt ist. Das solchermaßen verdrängte *Ich* wirkt zusammen mit dem menschlichen *Astralleib* auf die Stoffwechsel- und Bewegungsorganisation zurück, bewirkt darin einen wiederherstellenden Aufbauprozeß und damit eine begrenzende Regulation der Verbrennungstätigkeit; häufig ist mit dieser Restitution des Leibes eine Gliedmaßenbewegung verbunden, die sich nach den in der nichtmenschlichen Außenwelt wirkenden, vom *Ich* über den *Astralleib* auf die *Bildekräfteorganisation* übertragenen Gesetzmäßigkeiten vollzieht. Damit gilt für den Gesamtvorgang die bereits zitierte Aussage vom Oktober 1922: *Der Wille schafft erst weg dasjenige, was irgendwo im Organismus ist, damit er sich entfalten kann. [...] Es muß erst etwas Stoffliches vernichtet werden, damit der Wille sich hinsetzen kann. Da, wo Stoff ist, da muß das Geistig-Seelische sich festsetzen* (314, 93/94). Und: <u>Wollen</u>*: es wird weggenommen, aus dem Raum ausgespart – Geist – Muskel drängt nach, weil der physische Prozeß nachdrängt* (B 20, 26).

Der Ernährungsprozeß

Notwendigkeit und Gesamtbedeutung der Ernährungsprozesse

In den Vorträgen über *„Okkulte Physiologie"* hatte Steiner im Jahre 1911 erstmals die Vorgänge der menschlichen Ernährung unter dem Aspekt einer schrittweise sich vollziehenden Überwindung und Umwandlung der aufgenommenen Fremdsubstanzen in körpereigene Stoffe thematisiert; der menschliche Organismus muß – so Steiner im März 1911 (s. S. 211 ff.) – die *Regsamkeiten*, *Gesetzmäßigkeiten* bzw. *Rhythmen* der Nahrungselemente *vernichten*, ehe er sie selbsttätig im Sinne der humanen Physis neu konstituieren kann. Die primäre *Überwindung* und *Vernichtung* des Aufgenommenen steht – gemäß den Prager Ausführungen – unter der Ägide der *höheren Wesensglieder*; während der *Ätherleib* wirksames Prinzip der ersten Umwandlungsschritte ist, vollzieht sich die letztliche Vernichtung und Abstreifung der Fremdqualitäten durch die (vornehmlich) *astralisch* impulsierten Organe von Leber, Galle und Milz, die auf die Magentätigkeit zurückwirken. Das *Ich* seinerseits wirkt über den *Umweg* der Leber an der Bildung der Gallenflüssigkeit mit, trägt also auch dazu bei, daß die in den Organismus über Lymph- und Blutorgan verinnerlichten Substanzen keine eigenen *Regsamkeiten* mehr aufweisen. Während Steiner die nachfolgende *Neubildung* körpereigener, d. h. im Sinne des menschlichen Organismus aufgebauter Stoffe nicht eigentlich beschrieb, wies er in den genannten Vorträgen weiter auf die ausgleichende Wirkung der Milztätigkeit hin (die u. a. den unrhythmischen Gang der Nahrungsaufnahme mit den leibimmanenten Rhythmen harmonisiert) und besprach die Bedeutung von Lunge und Niere für den Ernährungsprozeß. Als *Absonderungsorgane* von Stoffen, die im Fortgang der Ernährungsvorgänge den Organismus verlassen, dienen diese einerseits der *Regulierung der Regsamkeit* der inneren Organe – und damit im engeren Sinne dem Ernährungsvorgang –, wirken darüber hinaus aber in grundlegender Weise an der leiblichen Selbstgewahrwerdung und damit an der Genese des *Ich-Bewußtseins* mit. Dabei sprach Steiner der Nierenwirksamkeit eine harmonisierende, zwischen *Leber-Galle-Milzsystem* und *Lungensystem* einen aktiven Ausgleich herstellende Funktion zu (*Im Nierensystem haben wir dasjenige, was sozusagen harmonisiert jene äußeren Wirkungen, die von dem unmittelbaren Berühren des Blutes mit der Luft herrühren, mit den Wirkungen, die von denjenigen inneren Organen des Menschen ausgehen, durch die die Nahrungsstoffe erst zubereitet werden müssen, damit ihre Eigennatur abgestreift wird. In dem Nierensystem haben wir also ein solches ausgleichendes System, durch das der Organismus in die Lage kommt, den Überschuß abzugeben, der sich ergeben würde durch ein unharmonisches Zusammenwirken*

Rückblick

der beiden anderen Systeme. 128, 77). Soweit die summarische Zusammenfassung des 1911 über die menschliche Ernährung Ausgesagten (vgl. S. 210ff.). 1919–1924 fanden diese frühen Darstellungen des Ernährungsprozesses als eines aktiven Wandlungs- und Überwindungsprozesses außermenschlicher Substanz zahlreiche vertiefende Ergänzungen.

Natur und Gegen-Natur

Der Natur ist es gestattet, Natur zu sein außerhalb der menschlichen Haut; innerhalb der menschlichen Haut wird dasjenige, was Natur ist, zu dem, was sich der Natur entgegenstellt (Oslo, 29.11.1921 – 79, 215). Wie Steiner in seinen letzten Lebensjahren in vielen Vorträgen betonte, ist dem menschlichen Organismus die – wie es im ersten *„Geisteswissenschaftlichen Fachkurs für Ärzte und Medizinstudierende"* hieß – *organische Tendenz* eigen, *das Entgegengesetzte irgendwo von dem auszuführen, was äußerlich geschieht* (312, 182); eine innere Welt aufzurichten, eine *ganz andere Welt* (230, 180) der *organischen inneren Vorgänge* (325, 26), die in keiner Weise durch die außermenschlichen Gesetzmäßigkeiten anorganischer und organischer Natur bedingt wird. Im Hinblick auf die Arzneimittelgewinnung sagte Steiner am 10.11. 1923 in Dornach: *Solange man sich dessen nicht gewahr wird, wird man immer wieder und wiederum darüber nachdenken, wie das oder jenes, das man in der Retorte oder sonst irgendwie untersucht, sich im menschlichen Organismus fortsetzt, und man wird den menschlichen Organismus selber nur wie eine kompliziertere Anordnung von Retortenvorgängen ansehen* (230, 180). Alle *physischen* Prozesse innerhalb des menschlichen Gesamtorganismus stehen unter dem Einfluß der *ätherischen*, *astralischen* und *Ich-Vorgänge* (319, 10), nicht zuletzt die Prozesse des menschlichen Stoffwechsels sind dadurch entscheidend konfiguriert; ihre differente Qualität deutete Steiner in mehreren Vorträgen u. a. durch den Hinweis an, daß sie – im Vergleich zu den entsprechenden Prozessen der Außenwelt – *nicht zu Ende geführt* werden und auch nicht *denselben Anfang* haben wie diese (Notizbuch vom 3.9.1919; B31, 24).[298] Im entsprechenden Vortrag des Kurses zur *„Allgemeinen Menschenkunde als Grundlage der Pädagogik"* hieß es: *Der Mensch vollzieht tatsächlich nicht die Naturprozesse so, wie sie sich in der Umgebung abspielen, sondern er vollzieht nur das Mittelstück; Anfang und Ende kann er nicht in sich vollziehen. [...] Die Naturprozesse entstehen im Menschen nicht und vergehen im Menschen nicht. Ihr Entstehen läßt er außerhalb; ihr Vergehen darf erst sein, wenn er sie ausgeschieden hat* (293, 186/187 – dies gilt inbesondere auch für die humanen *Verbrennungsorgänge*, s. S. 579ff.). Verglichen mit dem animalischen Stoffwechsel wird der menschliche Stoffwechsel in diesem Sinne vorzeitig *aufgehalten*, nicht zu Ende geführt (1.5.1920; 201, 152), was nach Steiner für das gesunde Sein des menschlichen Gesamtorganismus von entscheidender Bedeutung ist. Am 9.11.1923 sagte er: *Kein Stoffwechselvorgang darf in der menschlichen Natur bis zu Ende kommen, denn jeder Stoffwechselvorgang, wenn er zu Ende*

„Mittelstücke" der Naturprozesse

kommt, macht den Menschen krank. Die menschliche Natur ist nur gesund, wenn die Stoffwechselvorgänge auf einer gewissen Stufe gestoppt werden (230, 167)[299].

das „Stoppen" der Stoffwechselvorgänge

In bezug auf die Aufnahme von Fremdsubstanzen mit eigener Kräftestruktur und -dynamik in den Organismus (303, 277) wies Steiner denn auch in Weiterführung früherer Darstellungen auf die notwendige Metamorphose des *äußerlichen* in den *inneren Stoffwechsel* hin (204, 44), auf *Überwindung* (27, 25) und *Transformation* der zu verinnerlichenden Naturvorgänge (319, 165): *Es darf nichts im menschlichen Organismus so bleiben, wie es außerhalb dieses menschlichen Organismus ist* (233, 131). Denn bliebe es so, bewahrte sich die Eigenart der außermenschlichen Naturprozesse im anderskonstituierten menschlichen Organismus, so hätte dies nach Steiner toxische Folgen – in diesem Sinne ist jede Ernährung der *Anfang einer Vergiftung* (314, 142), ein *partieller Krankheitsprozeß* (218, 97). *In der Heilung setzt der Organismus nur einen Prozeß fort, der schon da ist im täglichen Abwehren der in den Menschen eindringenden Außenprozesse, die giftend sind* (221, 92).

Was in der Natur lebt, das darf sich eigentlich, wenn der Mensch Mensch bleiben soll, nicht gestatten, Natur zu bleiben. Die Naturwesen haben nur das Recht, Natur zu sein außerhalb des Menschen; innerhalb des Menschen wird die Natur ein zerstörendes Element. Da wird sie das, was diesen fortwährend auflösen will […] (209, 73). Der sich erhaltende, sich je neu bildende menschliche Organismus muß nicht nur die elementarischen Qualitäten der Wärme und des Lichtes in individueller Weise ergreifen und umgestalten (s. S. 546ff.), sondern auch insbesondere die Erdsubstanzen *gewaltig* umändern (218, 68), sie geradezu in ein *entgegengesetztes* Sein bringen (221, 86). Wie für Licht und Wärme bedeutet diese Substanz-*Verwandlung* de facto eine reale Neuschöpfung im eigengesetzlichen Sinne des Organismus.[300]

Wie Steiner im Juni 1924 in seinem *„Landwirtschaftlichen Kurs"* in Koberwitz sagte, ist das Wesen des Ernährungsvorganges keinesfalls mit einer Substanzanreicherung gleichzusetzen, besteht vielmehr in einem *In-Regsamkeit-Bringen* des menschlichen Körpers (327, 87 – vgl. a. 303, 278).[301] In London hieß es im September 1923 vor praktizierenden Ärzten: *Das Wesentliche für das Verdauungssystem ist die Tätigkeit, die […] hervorgerufen wird, wenn in den Körper die äußeren Stoffe hineinversetzt werden. Dasjenige, was der Organismus des Menschen genötigt ist deshalb zu tun, weil ein Fremdkörper in ihn hineinkommt, den er umgestalten, den er metamorphosieren muß, was der Mensch deshalb tun muß: darauf kommt es an, auf diesen Prozeß kommt es an bei der Verdauung […]* (318, 60). Der Mensch ist nach Steiner gezwungen zu essen, weil er die in der Nahrungsumwandlung innerlich entwickelten Kräfte benötigt; er lebt real von diesem zu leistenden *Widerstand* gegen die Kräfte des Erdplaneten, die der Nahrung immanent sind (218, 98): *Die Re-*

notwendiger Widerstand gegen Fremdprozesse

Ernährung als Ermöglichung aktiver Überwindungsleistungen

aktion in unserem Inneren gegen die Nahrungsmittel ist es eigentlich, was wir dann als dasjenige empfinden, was uns anregt und was unser Leben unterhält (303, 277). Der menschliche Organismus ist *im ganzen nichts weiter als eine Reaktion gegen dasjenige, was seine Umwelt ist*, ist nicht ein sich verbrauchender und erneuernder Stoffeszusammenhang, sondern ist *im Grunde genommen durch und durch Tätigkeit* (194, 147). Diesen fundamentalen Hintergrund der menschlichen Ernährungsprozesse, die Notwendigkeit, im Widerstand gegen die außermenschlichen Naturprozesse Eigenkräfte aufzurufen und zu entfalten[302] und damit *Ich*-Werdung zu ermöglichen, thematisierte Steiner auch in seinem theologischen Kurs vom September 1921. Dort hieß es im zweiten Vortrag: *Der Lebensprozeß der Ernährung ist ein Abwehrprozeß. Erst wenn man einsehen wird, wie der Organismus darauf hinorganisiert ist, die Anregung zu einer Abwehr zu erhalten […], erst wenn man einsehen wird, daß in der Abwehr einer von außen kommenden [Substanz die] Anregung zu dem Lebensprozeß der Ernährung liegt, wird man die Ernährung richtig verstehen können. Man hat es beim Ernähren mit einem Abwehrprozeß zu tun, bei dem das Aufnehmen von Substanzen nur als eine Begleiterscheinung [anzusehen ist], durch die in die feinsten Verfaserungen des Wesens des Menschen von außen die Anregungen zu Widerständen geleitet werden, damit bis in die äußeren Peripheriegebiete [des Organismus] diese Abwehr Platz greifen kann* (343, 42f.). Und schließlich hielt Steiner auch innerhalb der posthum veröffentlichten Ausarbeitungen zur Medizin an der Idee fest, daß die Aufnahme der Ernährungssubstanzen für den menschlichen Organismus im wesentlichen bloß die *Veranlassung* zur Entwicklung von Eigentätigkeiten darstelle (27, 49).[303]

Anregung zur Abwehr

Kräftespiel in der Gewebeflüssigkeit

Innerhalb seines zweiten medizinischen Fachkurses spezifizierte Steiner die bis dahin geäußerten Ideen zur Gesamtbedeutung des Ernährungsgeschehens dahingehend, daß er nun im einzelnen die Aufmerksamkeit auf den ernährungsbedingten *Unterhalt des lebendigen Kräftespieles in der Gewebeflüssigkeit* lenkte, dem er eine vitale Bedeutung zusprach (313, 106). Demzufolge wird die Tätigkeit der Gewebeflüssigkeit durch den Ernährungsprozeß aufrechterhalten, der zentral in einer Auseinandersetzung der im *Ätherisch-Flüssigen* verlaufenden Substanzumbauprozesse mit den organismuseigenen, im *Physisch-Festen* anzusiedelnden Eiweißkräften besteht (313, 105). Wörtlich sagte Steiner: *[Die] Ernährung ist eine Wechselwirkung zwischen der Gewebeflüssigkeit, also dem Wässerigen, indem sich die Ernährung und Ausscheidung vorzugsweise abspielt, und zwischen dem, was in relativer Beziehung außerordentlich stabil bleibt, was in einer gewissen Beziehung nur in der Wachstumsperiode labil ist, dann stabil wird und höchstens in der zweiten Hälfte des Lebens eine Art Abbau erfährt, dem eigentlichen Eiweißorganismus des Menschen. In der Gewebeflüssigkeit findet ein fortwährendes*

Aufnehmen und Zerstören des in der Nahrung befindlichen Eiweißes statt. Und in dieser Tätigkeit liegen die Attacken, welche ausgeführt werden auf dasjenige, was stabil in der Eiweißbildung bleiben will: Die menschlichen inneren Eiweißorgane überhaupt. Die wollen stabil bleiben. [...] In diesem fortwährenden Wechselwirken zwischen dem lebhaften Aufnehmen und Zerstören von Eiweißigem und dem Kräftespiel, was da entsteht, in diesem Wechselwirken zwischen diesem Kräftespiel, das außerordentlich beweglich ist, und dem nach Ruhe strebenden Kräftespiel, was da in diesem Wechselspiel des inneren menschlichen Eiweißes entsteht, beruht eigentlich dasjenige, was durch den Ernährungsprozeß bewirkt wird (313, 105f.; zum physiologischen Proteinstoffwechsel vgl. a. S. 779ff.).

Bedeutung der Ausscheidungsvorgänge

In dem weiter oben zitierten Vortrag vom 7.12.1919 wies Rudolf Steiner insbesondere auf die zentrale Bedeutung der Ausscheidung innerhalb des gesamten Stoffwechselprozesses hin; in gewisser Hinsicht geschieht die Nahrungsaufnahme demnach, *um die Tätigkeit vermitteln zu können, die zum Herausschaffen der Nahrungsmittel notwendig ist* (ebd.). Einerseits sind, den Vorträgen über die *„Okkulte Physiologie"* zufolge, *alle* Ausscheidungs- und Absonderungsprozesse organische Ermöglichungen menschlichen *Ich-Bewußtseins*, andererseits liegt gerade den Darmausscheidungen eine *Ich*-Tätigkeit zugrunde (352,158ff.).[304] Indem der Mensch sich im bewußten Denken als ein *Ich* erfährt, Selbstbewußtsein kognitiv entfaltet, stützt er sich leiblich auf das Organ des Zentralnervensystems, damit aber auf ein Organ, das nach Steiner als einzigstes Leibesorgan aus der Nahrungssubstanz gebildet ist, seine Entstehung einer *innerlichen Ausscheidung* (319, 61), einem über das Darmniveau hinausgeschrittenen Stoffwechsel- und Ausscheidungsvorgang verdankt; im Bereich des Zentralnervensystems wird *irdische Materie ausgeschieden, um als Grundlage für das Ich zu dienen* (327, 201; s. S. 524ff. und S. 527ff.). Das Gehirn besteht Steiner zufolge gewissermaßen aus *zu Ende geführter Darmmasse* (327, 201), *nur* dort spielen sich im Menschen wirklich solche Prozesse ab, *die das genaue Gegenteil von dem darstellen, was die Naturprozesse in der Außenwelt sind* (303, 278). Zwischen Darmbildung und Gehirnbildung, damit auch zwischen Darmtätigkeit und zentralnervöser Tätigkeit existiert ein *inniger Zusammenhang* (312, 94); der menschliche Darm ist das *Gegenbild* der Kopforganisation (Notizbuch 24.3. 1920; B16, 28) – dergestalt, daß der Darminhalt *physisch die Denkbewegungen*, der Kopfinhalt (als *negativer Darm*) dagegen *ätherisch die Darmbewegungen* vollzieht (Notizbuch B20, 27; vgl. a. S. 502ff.).

Darmbildung und Gehirnbildung

Ehe auf die speziellen, v.a. organologisch fundierten Ausführungen zum Ernährungsprozeß vom März 1920 und Oktober 1922 eingegangen wird, sei einleitend eine Betrachtung der im Verdauungsgeschehen prinzipiell wirksamen *Wesensglieder* vorangestellt.

Wie Steiner im zweiten medizinischen Fachkurs am eingehendsten erläuterte, liegt das menschliche *Ich* auch insofern dem übergreifenden Stoffwechsel- oder Ausscheidungsgeschehen im Darmbereich zugrunde (s. o.), als es im engeren Sinne das wirksame Prinzip der Stoffüberwindung und beginnenden Stoffverwandlung ist. Hierin besteht seine ureigene Befähigung und Tätigkeit (316, 30). Am 14.4.1921 hieß es im vierten Vortrag des zweiten Medizinerkurses: *Das Ich allein ist mächtig, ich möchte sagen, seine Fühlhörner bis hinunter zu erstrecken in die Kräfte der äußeren Substanzen. Ich möchte sagen, wenn Sie eine äußere Substanz haben […], so hat diese gewisse Kräfte, die dekombiniert werden müssen, wenn sie im menschlichen Organismus umkombiniert werden sollen. Ätherleib, astralischer Leib, die gehen gewissermaßen um die Substanzen so herum, die haben keine Kraft, in das Innere der Substanzen einzudringen, die gehen bloß um die Substanzen herum. Das Ich ist es allein, das nun wirklich etwas zu tun hat mit dem Hinunterdringen, mit dem Hineingehen in die Substanzen selber. Wenn Sie also eine Nahrungssubstanz dem menschlichen Organismus übergeben, so ist zunächst diese Nahrungssubstanz im Menschen drinnen. Das Ich aber übergreift den ganzen menschlichen Organismus und geht direkt in die Nahrungssubstanz hinein. Es entsteht eine Wechselwirkung zwischen den inneren Kräften der Nahrungssubstanz und dem Ich des Menschen. Da übergreifen einander Außenwelt in bezug auf Chemie und Physik und Innenwelt des Menschen in bezug auf Antichemie und Antiphysik. Das ist das Wesentliche* (313, 70). Das menschliche *Ich* – und nur dieses – vermag, in das *Innere* der Fremdsubstanz *hineinzugreifen*, sie dem eigenen Zweck gemäß *anzuordnen* und im menschlichen Organismus zur *Ich-Tätigkeit* aufzurufen – so Steiner im siebten Vortrag des genannten Kurses (313, 130). Sechs Monate später betonte er dann erneut die primäre *Ich*-Wirksamkeit in der menschlichen Substanzverwandlung (GA 343); er sprach in Dornach von einer *Anfachung* des *Ichs* im Ernährungsprozeß, die das individuelle Ergreifen des Stoffes impliziert, schließlich in eine Vereinigung mit der verwandelten Substanz – und damit in eine wirkliche Eingliederung des neugeschaffenen Stoffes in den Organismus – mündet: *Wir tauchen unter in diese verwandelte Materie, und indem wir die Stoffe der Außenwelt aufnehmen und unser Lebensprozeß darin besteht, sie zu verwandeln, indem wir mit unserem Geistig-Seelischen untertauchen in diese Verwandlung der Außenwelt, hat unser Ich fortwährend Nahrung, wird unserem*

Eindringen des Ichs in die Nahrungssubstanz

„Anfachung des Ichs"

Ich fortwährend nahegelegt die Vereinigung mit der durch diesen Prozeß verwandelten Substanz. Die Vereinigung mit der Substanz nach ihrer Verwandlung stellt die Ich-Werdung des uns im Menschen zugänglichen Geistigen dar (343, 45).

Ich-Werdung als Vereinigung mit der verwandelten Substanz

Die Stoffverwandlungsvorgänge sind primär durch das Eingreifen des *Ichs* in die Materie bestimmt – auch wenn Steiner im Dezember 1923 ergänzend darauf aufmerksam machte, daß die menschliche *Ich-Organisation* im engeren Sinne bzw. in alleiniger Wirksamkeit lediglich aufgenommenes *Mineralisches*[305] umwandelt. Bei der Betrachtung der Ernährungsvorgänge ist dabei prinzipiell zu beachten, daß das *Ich* im Bereich des Stoffwechsels eng mit *Astralleib* und *Ätherleib* zusammenarbeitet, tätig in diese *Wesensglieder* eingreift, aktiv mit seinen Kräften in sie *einströmt* (221, 77). So bezeichnete Steiner im Juli 1924 dann auch *Ich und Astralleib* als *die eigentlichen Akteure, die tätigen Motore für die Verdauungsorganisation [...] im Stoffwechsel-Gliedmaßensystem* (319, 188) und sprach im Oktober 1923 in Stuttgart über *das Ätherisch-Astralische* als *das eigentlich Tätige in der Ernährung* (302a, 127). Dort hieß es weiter: *In der Ernährungstätigkeit haben wir eine Verarbeitung der physischen Substanzen mit Astralischem und Ätherischem* (ebd.). Von Bedeutung scheint dabei zu sein, daß Steiner den Wiederaufbauprozeß der von ihrer Fremdqualität bereinigten Substanzen als einen *Wiedergestaltungsprozeß im Ätherischen* (220, 75) bezeichnete und in seinem Notizbuch festhielt: *Verdauung = ist Aufnehmen von Stoffen, auf die die ätherischen Prozesse im Organismus gestaltbildend wirken können* (B 20, 24). So ergibt sich die Andeutung einer abgestuften *Wesensglieder*-Wirksamkeit, auf die anhand der nachfolgenden Darstellungen genauer eingegangen werden kann.

das „Einströmen" des Ichs in Astralleib und Ätherleib

Wiedergestaltungsprozeß im Ätherischen

Die Vernichtung der Fremdqualitäten

Wie in den einführenden Beschreibungen bereits skizziert, besteht der menschliche Ernährungsvorgang in Steiners Sicht wesentlich in einer *Vernichtung* der Fremdqualitäten aufgenommener Nahrungsstoffe und einer anschließenden Neugestaltung der Substanzen.[306] Im ersten medizinischen Fachkurs formulierte er am 31.3.1920: *Ja, das ist eben so; es ist im menschlichen Organismus ein Herd für die Erzeugung der Stoffe, die außermenschlich sind, und zu gleicher Zeit eine Möglichkeit, diese Stoffe zu vernichten. Das wird natürlich von der heutigen Naturwissenschaft nicht zugegeben werden, denn sie kann sich ja eigentlich die Wirkungen der Stoffe nicht anders vorstellen als Ahasver-artig, daß sie bloß in ihren kleinsten Teilen herumwandeln. Sie weiß nichts von dem Leben der Stoffe, von der Entstehung der Stoffe und von dem Tode der Stoffe und weiß nichts davon, wie im menschlichen Organismus Tod und Wiederbelebung der Stoffe stattfindet* (312, 217; s.a. 343, 66f.). *Der*

Erzeugung und Vernichtung von Stoffen im Organismus

Mensch zerstört das, was er lebendig aufnimmt, vollständig, um dem Ertöteten das eigene Leben einzuflößen […] (217,188), es finden innerhalb des menschlichen Organismus *Stoff- und Kraftvernichtung*, ein *vollständiges Verschwinden der Materie* sowie nachfolgend *Stoff- und Kraftschöpfung, ein Wiederauferstehen von neuer Materie aus dem bloßen Raume* statt (79, 211). Diese menschliche Neuschöpfung der Substanz ist ein geistiges oder geistgetragenes Geschehen, die Ernährung insgesamt die von der menschlichen Individualität geleistete *Vergeistigung der äußeren materiellen Prozesse* (343, 43), durch die sich die *Ich-Werdung der Natur* (343(2), 66) vollzieht: *Dasjenige, was […] in der Außenwelt entsteht, das wird erst verwandelt im Innern des Menschen, das ist durchaus auf dem Wege nach dem Geistigen hin. In der Außenwelt kann es sich nicht bis zum Geistigen hin verwandeln, erst im Innern des Menschen kann es sich bis zum Geistigen hin verwandeln* (343, 43).

Ich-Werdung der Natur

Die primäre *Zerstörung* der Fremdsubstanz besteht in einem Auflösen der Gestalt (220, 75), einem *Aufheben der Stoffzusammenhänge* (B 16, 24) – durch die Aufnahme der Stoffe in die Verdauungssekrete wird *jede Spur* ihrer Herkunft aus einem mineralischen, vegetativen oder animalischen Stoff- bzw. Wesenszusammenhang *getilgt* (314, 106); d.h. die Substanz wird ihrer *ätherischen* oder *astralischen* Eigenqualität enthoben (218, 70) und damit auf ein anorganisches oder mineralisches Niveau überführt. Steiners Darstellungen zufolge wird dieses für den menschlichen Verdauungsvorgang obligate Stadium vor der Aufnahme der Nahrung in die Darmzotten bzw. in die Zirkulation der Lymph- und Blutgefäße erreicht: *Möglichst nahe kommt den äußeren physischen Prozessen der menschliche Nahrungsbrei in dem Momente, wo er vom Darm in die Lymph- und Blutbahn übergeführt wird. Der Mensch tilgt das, was der Speisebrei äußerlich hat, noch aus. Er will ihn möglichst ähnlich haben unorganischer Organisation. Das braucht er, und dadurch unterscheidet er sich wiederum vom Tierreiche. Wenn Sie das Tierreich anatomisch-physiologisch verfolgen, so werden Sie finden, daß das Tier nicht in demselben Grade die Konstitution desjenigen tilgt, was in den Körper übergeht; […] was in den Körper übergeht, das bleibt beim Tiere noch ähnlicher der äußeren Organisation als beim Menschen, ähnlicher also dem Vegetativen und Animalischen, setzt sich noch gemäß seiner äußeren Konstitution in die Blutbahn hinein fort in seiner inneren Gesetzmäßigkeit. Beim Menschen ist die Organisation eben so weit fortgeschritten, daß der Mensch eigentlich, wenn er durchläßt seinen Speisebrei durch die Darmwand, ihn möglichst unorganisch gemacht hat. Da ist eigentlich tatsächlich der rein physische Mensch vorhanden […].* (27.10.1922; 314, 106f.). Wie Steiner gleichfalls 1922 in einem pädagogischen Vortrag andeutete, sind diejenigen Substanzprozesse, die sich in dem *etwa vom Mund bis zum Magen* reichenden ersten Verdauungsbereich abspielen, zwar gegenüber dem substantiellen Sein in der Außenwelt bereits etwas

primäre Anorganisierung im Ernährungsprozeß

modifiziert – sie lassen sich jedoch insgesamt noch mit dem außermenschlichen Zustand vergleichen (303, 278). Dann werden sie immer weiter im Sinne einer progredienten *Mineralisierung* und damit Entorganisierung verändert; lediglich aufgenommene mineralische Nahrungsbestandteile werden nicht *unmetamorphosiert* (314, 289) bzw. erfahren die *wenigste Umgestaltung* (218, 69 und 327, 224) und werden als *äußere stoffliche Substanzen* dem Organismus verinnerlicht (218, 69).[307] Von den verinnerlichten Mineralien, d. h. von den Substanzen, die schon im Außermenschlichen Teil der mineralischen Welt waren (und nicht erst sekundär in den anorganischen Zustand überführt wurden), sagte Steiner im November 1923, daß sie im Organismus über einen flüssigen Zwischenzustand schließlich in *Wärmeäther* verwandelt bzw. *umgesetzt* werden, der seinerseits wiederum Ausgangspunkt für weitere Gestaltungsprozesse, nicht zuletzt auch Aufnahmeorgan für kosmische Bildekräfte ist (230, 181).

Innerhalb des ersten medizinischen Kurses (März/April 1920) gab Steiner erstmals nach den neun Jahre zuvor gehaltenen Prager Vorträgen wieder eine zusammenhängende, an übergreifenden Gesichtspunkten des Gesamtorganismus orientierte Darstellung des Ernährungsprozesses. Darin beschrieb er die skizzierte erste Stufe der Verdauung, die Vernichtung aufgenommener Fremdqualitäten als eine aktive Leistung des *oberen Menschen*, dem es – so Steiner im zweiten Vortrag (312, 41) – aufgegeben sei, die Nahrungssubstanzen *ganz zu durchfassen, zu durchkochen, zu durchätherisieren*: *Im gesunden Organismus muß es so sein, daß alle diejenigen Kräfte, welche in den Nahrungsmitteln selber wirken, welche den Nahrungsmitteln immanent sind, die wir also außen im Laboratorium an den Nahrungsmitteln untersuchen, durch das Obere überwunden sind, daß sie für die Wirksamkeit des Inneren im Organismus gar nicht in Betracht kommen, daß da gar nichts von äußerer Chemie, von äußerer Dynamik und dergleichen geschieht, sondern alles das ganz überwunden ist* (312, 40). Steiner ging dabei nicht auf die wirksamen *Wesensglieder* ein, beschrieb das Geschehen also lediglich innerhalb der polaren Kräftekonstitution des menschlichen Organismus.[308]

Tätigkeit des oberen Menschen

Die Überwindung der Fremdsubstanz durch den *oberen Menschen*, das *Durchfassen* der Nahrungsstoffe vollzieht sich als fortgesetzte, wenn auch verwandelte menschliche *Sinnestätigkeit* – der *obere Mensch* wirkt auch in der Verdauungstätigkeit als *Sinnesmensch* (312, 367), induziert die *organisch wirkende* Geschmacksempfindung: *Bis zu dem Punkte, wo die Nahrungsstoffe abgegeben werden von der Darmtätigkeit an die lymph- und blutbildende Tätigkeit, und sogar noch im Übergang zu diesem Punkte ist im Grunde genommen alles metamorphosierte, umgewandelte Sinnestätigkeit, die, je niedriger sie selbst ist, um so mehr organisch wirkt* (312, 364). Trotz des zwischen beiden Organisationen bestehenden *gewaltigen Gegensatzes* wirkt das *Obere*

fortgesetzte Sinnestätigkeit

im *Unteren* – die (*obere*) Geschmacks-Sinnestätigkeit gibt in dieser *Umkehrung* ihre Außenorientierung auf, nimmt innerleiblich wahr, wird zur *inneren Sinnestätigkeit* (312, 378). Diese *fortgesetzte Geschmackswirkung*[309] ist, so Steiner (312, 365), *zugleich ein Vorgang im Astralleibe* und löst reflektorisch *astralische* Tätigkeiten aus – wie zum Beispiel Schweiß- und Harnabsonderungen (ebd.). Mit ihr gehen innerhalb des Darmlumens vornehmlich Auflöseprozesse im Flüssigen, d. h. durch die Verdauungsenzyme der Drüsen initiierte Zersetzungsprozesse einher (*Das ist das Wesentliche.* – 312, 366). Auch in einem späteren Vortrag sagte Steiner über dieses erste Stadium des Ernährungsprozesses: *Da finden wir zunächst, daß, während sich die Geschmackswahrnehmung abspielt und der Ernährungsvorgang eingeleitet wird, die äußeren Stoffe aufgelöst werden in den Säften, die im menschlichen Organismus enthalten sind. [...] Darin besteht die eine Form der Vorgänge, welche sich im Menschen vollzieht, im Auflösen der gestalteten äußeren Natur. Das alles geht gewissermaßen in das Wässerige, in das Flüssige über* (220, 74/75).

primärer Wirkungsbereich der Ich-Organisation

In seinen medizinischen Ausarbeitungen schließlich akzentuierte Steiner, daß in den zur Substanzdegeneration führenden, enzymatisch impulsierten, im flüssigen Medium sich vollziehenden, anfänglich noch mit bewußten Sinnesempfindungen einhergehenden Verdauungsvorgängen die menschliche *Ich-Organisation* tätig sei – und schrieb: *Die Ich-Organisation wirkt von den Vorgängen, die in Begleitung bewußter Empfindung – in der Zunge, im Gaumen – vor sich gehen bis in die unbewußten und unterbewußten Vorgänge hinein – in Pepsin-, Pankreas-, Gallenwirkung usw. – Dann tritt die Wirkung der Ich-Organisation zurück, und es ist bei der weiteren Umwandlung der Nahrungssubstanz in Blutsubstanz vorzüglich der astralische Leib tätig* (27, 40).

Die Prozesse im Bereich der Lymph- und Blutbildung und die Ich-Wirksamkeit

einhüllende Gegenprozesse

Wie im zwanzigsten Vortrag des ersten medizinischen Kurses (9. April 1920) ausgeführt, haben die im anfänglichen Ernährungsstadium dominierenden Auflöseprozesse eine *Gegenwirkung* zur Folge, die nach der Aufnahme der veränderten Substanzen in die Lymph- und Blutgefäße zum Tragen kommt und wesentlich in der Leber- und Milztätigkeit besteht; das Geschehen innerhalb der Lymph- und Blutbahnen wird, so Steiner (312, 366), *von der Leber aus mit all ihrer Beziehung zu dem astralischen Leib des Menschen [...] dirigiert* und vollzieht sich gleichfalls im Wäßrigen, ist also auch *Flüssigkeitstätigkeit*: *Aber im Gegensatz zu der Auflösungswirkung im ersten Gebiete der Verdauung hat die Lebertätigkeit die Wirkung des Einhüllenden, des Umhüllenden, des wiederum Zurückverwandelnden dessen, was im ersten Teile des*

Prozesses getan wird.[310] *Es ist im wesentlichen ein Bild zu gewinnen für das, was da vorliegt, wenn man einfach nebeneinander sieht die Tätigkeit, die ausgeübt wird, wenn ich Salz in warmes Wasser werfe. Das Salz verteilt sich lösend im warmen Wasser: Bild der Tätigkeit bis zur Aufnahme der Nahrungsmittel in die Lymph- und Blutgefäße. Ich lege daneben ein paar sich rundende Quecksilbertröpfchen mit ihrem Bestreben zu runden, Abschließendes zu machen, zu organisieren, zu gestalten: Bild alles desjenigen, was beginnt von der Aufnahme der Nahrungsmittel an in die Lymph- und Blutgefäße […].* (ebd.) Während Steiner in dem genannten, vorwiegend therapeutisch ausgerichteten Vortragszusammenhang die angedeutete Lebertätigkeit nicht näher beschrieb, insbesondere nicht auf die Frage des Substanzaufbaues, der *gestaltenden* Leberwirksamkeit einging (312, 367), wies er abschließend noch kurz auf den dritten Schritt des Ernährungsprozesses hin. Hatte sich die Tätigkeit des *oberen Menschen* im ersten Verdauungschritt gewissermaßen nach unten und innen gewandt, wobei sich eine Umkehr der Wahrnehmungsorientierung vollzog, so ereignet sich in der Folge des zweiten Schrittes ein *Hinüberwirken* der unteren in die obere Organisationsform, ein sich nach Außen *Entladen* (312, 378), das – so Steiner – *Reaktionswirkungen* im *oberen Menschen*, vornehmlich innerhalb der Lungentätigkeit bewirkt.[311] Im einzelnen sagte Steiner: *Während der obere Mensch bei dem unteren Gebiete des Verdauens bestrebt ist, als Sinnesmensch zu wirken, in Geschmackswahrnehmung zu wirken, beginnt jetzt umgekehrt – die ganze Sache kehrt sich um – der untere Mensch mehr nach dem Wahrnehmen hin zu neigen und der obere Mensch mehr nach dem hin zu neigen, was nun auf die Wahrnehmung wirkt. Und die Folge davon ist, daß, während früher eine Art reflektorischer Wirkung eingetreten ist, die ich charakterisiert habe als vom Astralleib ausgehend, jetzt umgekehrt der Vorgang so stattfindet, daß gewissermaßen die reflektierende Wirkung von unten ausgeht, als von unten das kommt, was der Reflexion entspricht, und oben dasjenige beginnt, was der Flexion entsprechen würde. So daß oben angeregt werden […] die Flimmerepithelien, zum Beispiel in erregtere Bewegung geraten, und die Sekretion der Lunge befördert wird. Die umgekehrte Bewegung gilt da. Erst wird durch die einhüllende Lebertätigkeit das Auflösende, Zerstreuende, Erregende dessen, was über der Lebertätigkeit gelegen ist, der Lungentätigkeit, hervorgerufen, und statt der Auflösung unten die Sekretion in den oberen Organen. Das ist der Weg, der gemacht wird im menschlichen Organismus von der Aneignung der Stoffe durch die Auflösung zu der gestaltenden Wirkung und wiederum zu der zerstreuenden Wirkung, die zu vergleichen ist dem Verdunstungs- und Verbrennungsprozeß. Stellen Sie also hin neben die Quecksilbertröpfchen eine siedende Flüssigkeit, die fortwährend verdunstet, die also in lebhafter Verdunstungswirkung steht – was man eben phosphorige Sulphurwirkung nennen kann –, wo gleichsam das Un-*

Reaktionswirkungen im oberen Menschen und Lungentätigkeit

organische entzündet ist, dann haben Sie die Tätigkeit, die entwickelt wird in den Gegenorganen, also in dem unteren Menschen, aber auch in alledem, was im oberen Menschen nun mit der Lunge in Beziehung steht (312, 367). Dies führte Steiner im Frühjahr 1920 nicht weiter aus.

In dem ein Jahr später gehaltenen zweiten medizinischen Kurs, der – wie oben zitiert – eine eingehende Schilderung der *Ich*-Wirksamkeit in der Substanzergreifung und -umwandlung beinhaltete, brachte Steiner diese *Ich*-Tätigkeit explizit mit der 1920 dargestellten *inneren Sinnestätigkeit* des fortgesetzen Schmeckens in Zusammenhang. So geschieht das *erste Erfassen der äußeren Stoffkräfte*, das *erste Erfassen der inneren Kräfte* durch das tätige Ich *unter Begleiterscheinungen der Schmecksensation* – dies Schmecken setzt sich dann, wie Steiner am 14.4.1921 erneut hervorhob, *nach innen fort* (313, 75). Während er im April 1920 darauf hingewiesen hatte, daß der metamorphosierte Schmeckvorgang (und die mit ihm verbundene Auflösungstätigkeit – 312, 372) im wesentlichen bis zur Grenze der *lymph- und blutbildenden Tätigkeit* reiche, *im Übergang zu diesem Punkt* gerade noch vorhanden, jenseits desselben aber nur in pathologischen Zuständen anzutreffen sei (312, 371/372), beschrieb er nun (April 1921) ein sich *abschwächendes* Schmecken auch innerhalb des *inneren Verdauungsorganismus* – der *jenseits des Darmes liegt* und *ins Blut hinüberführt* (313, 75).[312] Dieses Schmecken geht dann, so Steiner weiter, *eigentlich hinauf*, bis es innerhalb des Kopforganismus *bekämpft* wird: *Da wird das Schmecken abgelähmt* (ebd.). Wie den knappen Ausführungen zu entnehmen ist, muß diese zentralnervöse Wendung gegen den fortgesetzten Ernährungs-Sinnesprozeß vollständig oder – wie Steiner sagte – *ordentlich* erfolgen, damit dann das menschliche *Ich* den Nahrungsstoff in noch *stärkerer*, weiter *hineingehender* Weise ergreifen kann (ebd.). Den damit implizierten Hinweis auf die – über das eigentliche Verdauungssystem hinausgehende – vollständige Stoffverwandlung durch das im Bereich des Zentralnervensystems tätige *Ich*, damit auch auf die Genese der nervösen Struktur als einer zu Ende geführten *Ausscheidung* (s. o. und S. 527ff.), führte Steiner 1921 nicht weiter aus. Das Skizzierte blieb so größtenteils als Andeutung ebenso komplizierter[313] wie weitreichender physiologischer Zusammenhänge stehen.

Schmeckvorgang und Ablähmung

Ätherisieren, Astralisieren und Individualisieren der umgewandelten Substanzen durch das Herz-Lungensystem, Nierensystem und Lebersystem

Eingehendere Darstellungen über die Ernährungsprozesse, die sich jenseits des Darmlumens, jenseits des Forschungsgebietes der herkömmlichen Physiologie abspielen und die *andere*, unmechanistische *Betrachtungsweisen* erfordern (während das Verdauungsgeschehen bis zur Aufnahme der Stoffe in die Lymph- und Blutgefäße von einer die unorganischen Gesetzmäßigkeiten verfolgenden Physiologie noch einigermaßen beschrieben werden kann – 314, 105/106), entwickelte Rudolf Steiner inbesondere in Vorträgen, die er im Oktober 1922 hielt (in Dornach am 22.10.1922 innerhalb des Vortragszyklus über die *„Geistige Gestaltung des menschlichen Organismus"* sowie im Rahmen der vom Klinisch-Therapeutischen Institut in Stuttgart veranstalteten „Medizinischen Woche" vom 22.10. bis zum 28.10.1923, dort namentlich am 27.10.1922).

In dem Dornacher Vortrag bezeichnete Steiner die menschliche Bauchspeicheldrüse als eine der *letzten Drüsen*, die die aufgenommenen Nahrungssubstanzen soweit ihrer Eigenqualität entheben und desorganisieren, *daß sie dann, indem sie der Lymphe entgegentreiben, belebt und in den Ätherleib aufgenommen werden können* (218, 75). Eine Woche zuvor hatte Steiner innerhalb des *„Pädagogischen Jugendkurses"* gesagt: *Der Mensch zerstört das, was er lebendig aufnimmt, vollständig, um dem Ertöteten das eigene Leben einzuflößen, und erst wenn die Nahrungsmittel in die* (mit dem *Astralleib* in Verbindung stehenden – B20, 25*) Lymphgefäße übergehen, wird im Innern des Menschen das Tote wiederum lebendig gemacht* (217, 188). Mit der Aufnahme der *toten*, mineralisierten Nahrungsstoffe in die Lymphgefäße, d.h. in das *Herz-Lungensystem*[314], beginnt die *aufsteigende Kurve* des Ernährungsprozesses (314, 141), das *Neubeleben* der Nahrungsmittel (218, 71), das *Einfangen des Unorganischen in das Organische* (314, 108) bzw. die *Umsetzung* des Speisebreis in die *ätherische* Organisation des Menschen (314, 118).

Neubelebung der Nahrungsstoffe im Herz-Lungensystem

Die *ätherische* Organisation greift in den Nahrungsstrom ein (27, 40); dies ist – Steiners Stuttgarter Darstellung zufolge – im menschlichen Gesamtorganismus nur durch die pulmonale Aufnahme von Sauerstoff möglich, der zur physischen *Fixation* der *ätherisch*-kosmischen Kräftewelt führt: *Es wird nur möglich gemacht dadurch, daß das ganze ätherische System nun heruntergerissen wird gewissermaßen in das Physische, eingegliedert wird in das Physische, und das geschieht durch die Aufnahme des Sauerstoffs in der Atmung* (314, 108). Auch eine Woche zuvor in Dornach hatte Steiner nach der Skizzierung einer beginnenden *Neubelebung* der Stoffe in der Lymph- und Blutzirkulation gesagt: *Sie würden nun aber zu wenig den Charakter des Irdischen haben, wenn bloß das geschen würde, was ich Ihnen bis jetzt beschrieben habe. Wir würden nämlich Wesen sein müssen, die bis zum Herzen hin bloß Mund- und Verdauungsapparat haben und dann müßten wir anfangen, Engel zu sein, denn es würde unser Ätherleib die Nahrungsmittel aufnehmen und ganz auflösen. Wir würden nicht irdisch sein können. […] Daß wir [Erdenmenschen] sein können, das wird dadurch bewirkt, daß nun der Sauerstoff der Luft aufgenommen wird. Es wird also in das, was durchdrungen ist an Nahrungsmit-*

die Bedeutung des Sauerstoffprozesses

teln vom Ätherleib, der Sauerstoff der Luft hereingenommen, und dadurch bleibt weiter für uns die Möglichkeit, daß wir irdische, fleischliche Menschen sind hier auf Erden zwischen Geburt und Tod. Also der Sauerstoff macht wiederum dasjenige, was sich sonst in unserem ätherischen Leib verflüchtigen würde, zu dem Irdisch-Lebendigen. Der Sauerstoff ist derjenige Stoff, der etwas, das sich sonst nur als ein Ätherisches bilden würde, ins Irdische hineinversetzt. Jetzt sind wir bis zu der Verbindung von Herz und Lunge gekommen. [...] Dadurch, daß das Herz mit der Lunge in Verbindung ist, den Sauerstoff aufnimmt, wird die Nahrungsaufnahme nicht nur ätherisiert, sondern auch verirdischt (218, 71). Wie schon 1911, doch mit deutlich präzisierter Inhaltlichkeit, brachte Steiner die Ernährungsprozesse – damit auch die Verdauungstätigkeit des (ehemals so genannten) *Leber-Galle-Milzsystems* – in einen engen Zusammenhang mit der pulmonalen Erschließung des Luftsauerstoffs. Innerhalb des *Herz-Lungensystems* vollziehen sich die belebenden und gestaltbildenden *ätherischen* Prozesse – nachdem dem zu Gestaltenden (d. h. der ehemaligen Fremdsubstanz) durch die Atmung die *anorganische Gestaltungsfähigkeit* vollständig und endgültig genommen und es so für die organische Gestaltung *zubereitet* wurde (Notizbuch; B 20, 24). Durch die Präsenz des Sauerstoffs vermögen die *ätherischen* Prozesse, sich an die materielle Substanz zu binden, wodurch einer möglichen Auflösung der Stoffe im reinen *Äther* entgegengewirkt wird; wie schon 1911 dargestellt, begegnen sich damit im Herzorgan prinzipiell die Wirkrichtungen von Lungen- und verdauendem Ernährungssystem (ehemals *Leber-Galle-Milzsystem* genannt). Das Herz ist nach Steiner dasjenige Leibesorgan, *das mit der Lunge zusammen die äußeren Substanzen in unser eigenes Ätherisches hineintreibt* (218, 76).

Hineinversetzung ins Irdische

Während Steiner 1911 in den Vorträgen zur *„Okkulten Physiologie"* die menschliche Nierentätigkeit als das den aktiven Ausgleich zwischen verinnerlichender Verdauungstätigkeit durch Leber/Galle/Milz und aufschließender Lungenfunktion herstellende Prinzip ansprach und im Rahmen seiner Ernährungsbetrachtung an dieser Stelle thematisierte, ging er interessanterweise auch 1922 nach der Besprechung der pulmonalen Sauerstoffaufnahme zum Nierenorgan über; durch dieses wird, wie es nun 1922 in Dornach hieß, die *ätherisierte* und vom Sauerstoff *durchtränkte* Nahrung in den menschlichen *Astralleib* aufgenommen. Durch die Tätigkeit des sich *über den ganzen Organismus erstreckenden* und *überall hinstrahlenden* Nierensystems wird der Nahrungsstrom *in den astralischen Leib hineinbefördert – so daß dieser jetzt mitarbeiten kann an der weiteren Gestaltung dessen, was durch die Nahrungsmittel in uns bewirkt wird* (218, 72/73). Die Beziehung zwischen physischem Nierenorgan und *astralischem Leib* skizzierte Steiner in Stuttgart detaillierter unter Berücksichtigung des menschlichen Luftorganismus als elementarischem Gesamtorgan seelischer Wirksamkeit (s. S. 491ff.); dabei

die astrale Nierenstrahlung

sagte er: *[Das] Astralische braucht ja unmittelbar auch ein physisches Organsystem. Wenn ich also dieses physische Organsystem [der Nieren] schematisch zeichne, so geht dasjenige, was ich zunächst meine, nicht von diesen physischen Organen aus, sondern von dem, was nicht nur flüssig, sondern was gasförmig mit diesen physischen Organen in Zusammenhang steht, also von der gasigen Organisation, die in Verbindung ist mit diesen festen Organen. Von dieser gasigen Organisation strahlt nun aus die astralisch-organische Kräfteentfaltung im menschlichen Organismus. Und das physische Organ ist selber erst durch die eigene Ausstrahlung auf dem Rückmarsch gebildet; es strahlt zunächst die gasige Organisation aus, macht den Menschen zu einem beseelten Organismus, durchseelt alle Organe, und strahlt dann erst auf einem Umwege wieder zurück, so daß dann auch ein physisches Organ wird dadurch, daß es nun an der physischen Organisation teilnimmt. Das ist das Nierensystem, das ja in der Hauptsache gewöhnlich betrachtet wird als ein Apparat für Absonderungen. […] Aber neben dem, daß die Niere als physisches Organ ein Absonderungsorgan ist – natürlich ist sie auch eingereiht in die Vitalität –, ist sie in ihrer gasigen Grundlage das Ausstrahlungsorgan für den astralischen Organismus, der nun das Gasige durchsetzt und von da aus unmittelbar das Flüssige und Feste im menschlichen Organismus* (314, 110). Die *Durchastralisierung* des Organismus (314, 112) von dem auf dem beschriebenen Weg gebildeten Nierensystem beinhaltet auch ein *Hereinfangen* (314, 113) der aufgenommenen, *getöteten*, *ätherisierten* und durchatmeten Nahrungssubstanz in den menschlichen *Astralleib*, der wesentlich zu einer vollständigen *Entgiftung* der Fremdsubstanz durch die von ihm geleistete *Beseelung* beiträgt (314, 142; vgl. S. 651ff.); durch die Aufnahme der Nahrung in die Kräftesphäre der Niere wird es dem *astralischen* Organismus möglich, *an der weiteren Gestaltung dessen, was durch die Nahrungsmittel in uns bewirkt wird*, mitzuarbeiten – worunter Steiner die im Zusammenklang von Nieren- und Nervensystem sich vollziehende plastische Organgestaltung verstand (s. S. 714ff.).

Beseelung der Substanz

Wenn alles das, was durch die Niere im Körper ausgestrahlt wird, allein vorhanden wäre, so würde es bloß vom Astralleib aufgenommen sein. Dadurch, daß die Leber vorhanden ist, von der Leber die Galle abgesondert wird und dem Speisebrei schon in dem Darm beigemischt ist, und so das ganze schon durchsetzt ist von Lebererzeugnissen, dadurch wird es dann in den Ich-Organismus hineingetrieben (218, 76). Die Leberwirksamkeit vollzieht durch ihre *innige Beziehung* zum menschlichen *Ich* (218, 80) die Aufnahme der Nahrungssubstanz in die *Ich-Organisation* – wie Steiner in Stuttgart sagte, strahlt die im Leber-Gallensystem vorhandene *Wärmesstruktur* so aus, *daß der Mensch durchzogen ist mit dem, was* (an Wärmedifferenzierungen gebundene) *Ich-Organisation ist* (314, 114).[315] Obwohl Steiner die Leberwirksamkeit einerseits eindeutig als letzte Stufe der verinnerlichenden, individua-

Aufnahme
in die Ich-Organisation

der Weg der Nahrungssubstanz

lisierenden Nahrungsverwandlung kennzeichnete – *Man kann sagen: aufgenommen die Nahrungsstoffe, getötet, belebt, astralisiert, in das Ich umgewandelt, dann erst versteht man Ptyalin, Pepsin in der aufgenommenen, ertöteten Nahrung. Übergeführt in die Lymphdrüsen, zum Herzen übergeführt, vom Herzen befeuert, von den Nieren durchstrahlt, alles astralisch gemacht, von der Leberfunktion aufgenommen und in das Ich überführt* (218, 86) –, so geht aus dem Zusammenhang doch auch hervor, daß die *Ich-Wirksamkeit* bereits innerhalb des Darmes beginnt, sich im Bildungsvorgang der Galle[316] ebenso wie in der anschließend stattfindenden innersten Ergreifung der Fremdsubstanzen (s. o.) manifestiert. Das *Hineintreiben* der Stoffe in den *Ich-Organismus* ist demnach Ziel und wirkendes Moment in allen Stadien der Substanzverwandlung, realisiert sich aber letztlich erst nach dem tätigen Vollzug der Darm-, Herz-, Lungen- und Nierenstufe, d. h. nach dem Stoffesgang durch ein *physisches*, *ätherisches* und *astralisches* Stadium.[317]

Zur Milzwirksamkeit

1911 sprach Steiner von einem *Leber-Galle-Milzsystem*, wobei die Milz – wie bereits 1907 – als ein *sehr geistiges* Organ bezeichnet wurde, deren am *leichtesten verständliche* physiologische (Partial-)Funktion als ein *Umrhythmisieren* oder Angleichen der unregelmäßigen Nahrungsaufnahme an die Rhythmen der menschlichen Zirkulation zur Darstellung kam (s. S. 216ff.). In einem vor Arbeitern am Goetheanum gehaltenen Vortrag nannte Steiner die Milz am 5.1.1923 neuerlich *eine Art Regulator des Nahrungsrhythmus* (348, 206f.) und führte dies in ähnlicher Weise wie 1911 auch in zwei öffentlichen Vorträgen vor Ärzten (London, 2.9.1923 und Den Haag 15.11.1923) aus. Die Milz reguliert demnach die *Unregelmäßigkeiten* der arhythmischen Nahrungsaufnahme (319, 36), versucht sie *auszugleichen* und zu *korrigieren – indem sich diese Milzfunktionen vereinigen mit der ganzen Verdauungsfunktion im weitesten Sinne* (319, 88).[318] Daß dabei die Milztätigkeit selbst von der Frequenz der Nahrungsaufnahme alteriert wird, hob Steiner in verschiedenen Vorträgen hervor.[319]

„eine Art Regulator des Nahrungsrhythmus"

Relativ ausführlich ging Rudolf Steiner auf das, wie er sagte, *eigentümliche Funktionieren der Milz im menschlichen Organismus* (312, 293) im fünfzehnten Vortrag des ersten medizinischen Fachkurses (4.4.1920) ein. Dort betonte er, daß die Milz wenig mit dem eigentlichen Stoffwechsel, in hohem Grade aber mit dessen Regulation zusammenhänge und bezeichnete sie als ein *starkes unterbewußtes Sinnesorgan*, als ein *Organ der Empfindung des mehr vergeistigten Menschen für den Rhythmus der Nahrungsaufnahme* (312, 294). Im Notizbuch hielt Steiner bei der Vorbereitung für diesen Vortrag fest: *Die Milz überträgt den Nahrungsrhythmus auf den Astralleib, sie ist sensitiv gegenüber dem Nahrungsaufnehmen –: sie bewirkt dadurch, daß sie dem Menschen unterbewußt verinnerlicht, wie er durch die Nahrungsaufnahme zur Außenwelt steht* (B 35, 31). Dies steht im Kontext der *unbewußten Verstandes- und Vernunfttätigkeit (*bzw. *Instinkttätigkeit)* des Menschen (312, 297/296), deren Gesamtorganisation eng mit der Milzaktivität verbunden ist: *Diese Milzfunktionen sind nun geradezu anzusprechen als wesentlich das unterbewußte Seelenleben regelnd* (312, 296; vgl. a. S. 757ff.).

Sinnestätigkeit und Regulation des unterbewußten Seelenlebens

Über die rein sensitive Aufgabe hinausgehend bzw. auf dieselbe antwortend, vermittelt das Milzorgan dem menschlichen Organismus einen zwischen Atmungsrhythmus und unregelmäßiger Nahrungsaufnahme, zwischen rhythmischem Menschen und Stoffwechselmenschen eingeschalteten *Zwischenrhythmus* (312, 295), den Steiner jedoch nicht im einzelnen darstellte.[320] Am 7.4.1920 deutete er im 18. Vortrag des ersten medizinischen Kurses lediglich an, daß die rhythmische Milztätigkeit zugleich die *Scheidung* zwischen erdverbundenen Organen des *oberen Menschen* und von kosmischen Kräften beeinflußten Organen des *unteren Menschen* bewirke bzw. reguliere (312, 333). Dies leistet ein – im Gegensatz zum *oberen* Atmungs- oder *Kopf-Brust-Rhythmus* (312, 338) – *unterer Rhythmus*, an dessen Genese nach Steiner jedoch nicht nur die Milz, sondern auch noch *andere Tätigkeiten* beteiligt sind (312, 33). Der *untere Rhythmus* drückt sich dabei u. a. im individuellen Schlaf-Wach-Verhältnis des Menschen aus (312, 333).[321]

der Beitrag zum „unteren Rhythmus"

Wie Rudolf Steiner 1921 in seinem *„Heileurythmie-Kurs"* sagte, besteht die menschliche Verdauungstätigkeit per se in einer sich nach dem Rhythmischen hin entfaltenden Stoffwechseltätigkeit: *Verdauungstätigkeit ist Stoffwechsel, der gewissermaßen aufgefangen wird vom Rhythmus der Zirkulationsorgane. Es spielt sich fortwährend ein Prozeß ab, der eine Zusammensetzung ist aus der Stoffwechseltätigkeit und dem Rhythmischen. Dasjenige, was sich abspielt als Stoffwechseltätigkeit in der Gewebeflüssigkeit, das wird, indem der Rhythmus heranschlägt, selber von diesem Rhythmus der Zirkulationsorgane mitgenommen, mitgerissen, und es geht die mehr chaotische Tätigkeit, das Chaos, das stattfindet in den Regungen der Gewebeflüssigkeit, über in den Rhythmus des Zirkulationssystems* (315, 80). Damit wurde einerseits indirekt auf die weite Sphäre der Milzwirksamkeit, andererseits auf die notwendige Berücksichtigung des *Rhythmischen Systemes* für das Gesamtverständnis des Ernährungsvorganges hingewiesen.

Stoffwechsel- und Rhythmustätigkeit

*

7. Das Rhythmische System

Allgemeine Aspekte zur Gesamtphysiologie

Wesen und Aufbau des Rhythmischen Systems zwischen Atmung und Blutzirkulation, Nerven- und Stoffwechselprozess

1917 führte Steiner in seiner Betrachtung des *dreigliedrigen* Organismus als *mittlereren*, zwischen *Nerven-Sinnes-* und *Stoffwechsel-Gliedmaßensystem* vermittelnd-ausgleichenden Funktionszusammenhang das *Rhythmische System* ein; darunter wollte er die Gesamtheit dessen verstanden wissen, was im menschlichen Leibe *einen rhythmischen Gang* hat; Steiner hob hervor, daß alle rhythmischen Phänomene des menschlichen Organismus vom zentralen Atemrhythmus *abhängig* und *begrenzt*, alle seelischen Gefühlsvorgänge aber von einer *Modifikation* dieses Atemrhythmus begleitet sind (s. S. 332ff.).

der Umfang des Rhythmischen Systems

1922 in Stuttgart charakterisierte Steiner innerhalb der „Medizinischen Woche des Klinisch-therapeutischen Instituts" den 1917 erstmals beschriebenen Funktionszusammenhang erneut mit dem Hinweis, daß dies *System* alles *im Funktionellen* umfasse, *was einem Rhythmus unterliegt, also hauptsächlich natürlich in erster Linie das Atmungssystem in Verbindung mit dem Blutzirkulationssystem, auch dann im weiteren Sinne jenen Rhythmus, der wenigstens im wesentlichen für den Menschen gilt, wenn der Mensch ihn auch vielfach durchbrechen kann, als Tag-Nachtrhythmus, als Rhythmus des Schlafens und Wachens, und auch alles übrige Rhythmische, auch das Rhythmische in der Nahrungsaufnahme und so weiter. Diese letzteren Dinge werden allerdings vom Menschen durchbrochen, allein dasjenige, was sich als Ergebnis der Durchbrechung herausstellt, muß wiederum in einer gewissen Weise durch Regulatoren, die sich im Organismus finden, ausgeglichen werden* (314, 119). Damit war wiederum auf *oberen* und *unteren*, Atmungs-/Zirkulations- bzw. Milzrhythmus als konstitutive Elemente des *mittleren Systems* hingewiesen. Erst die Einbeziehung des *Rhythmus der Ernährung* und des *Rhythmus der Entleerung* – der *Peripherie* des rhythmischen Organismus – ermöglicht es, so Steiner, das *völlige rhythmische System* in den Blick zu bekommen (313, 53).

Wenn auch Steiner 1917 schon das *Rhythmische System* als ausgleichende Mitte zwischen Nerven- und Stoffwechselprozessen dargestellt und die gegenseitig engen Bezüge, das Auf- und Ineinanderwirken aller drei *Tätigkeits-*

formen hervorgehoben hatte, so führte er dies doch erst in den Vorträgen nach 1919 im einzelnen aus. In einer Andeutung beschrieb er in London 1923 den *Grundtypus* aller rhythmischen Prozesse als ein Hin- und Herpendeln zwischen Stoffwechsel- und Nervenprozeß; wird der Stoffwechselprozeß als Vorgang der Substanzverwandlung bis an jenen Punkt geführt, an dem die Ausscheidung erfolgt, dann aber diese durch den Impuls des Nervenprozesses sofort *zurückgebildet*[322], so entsteht der rhythmische Vorgang im fortwährenden Hin- und Herpendeln zwischen den antagonistischen Polen (319, 69). Auch als gebildeter oder gewordener *Rhythmischer Organismus* bleiben die gesamten rhythmischen Vorgängen nach Steiner *labil*, bleibt es ein *labiles System* (313, 68), dessen Gleichgewicht immer von den zentralnervösen Vorgängen und den Stoffwechselvorgängen abhängig ist. In den menschlichen Brustorganen – als primären *Orten* des Rhythmischen (210, 133) – leben sich, wie Steiner (313, 48) sagte, nur *Wirkungen* dar, deren *Ursachen* sich in den Geschehnissen des *Nerven-Sinnes*- und des *Stoffwechsel-Gliedmaßensystems* finden. Er bezeichnete das *Rhythmische System* in diesem Kontext geradezu als einen *organischen Barometer* für das physiologische oder pathophysiologische Zusammenwirken der beiden anderen Systeme (300b, 264).

der Grundtypus aller rhythmischen Prozesse

labiles System und Ort der Wirkungen

Von entscheidender Bedeutung für das Verständnis dessen, was Steiner in seinen letzten Lebensjahren als *Rhythmisches System* und Mitte des Organismus beschrieb, ist die Vergegenwärtigung der Tatsache, daß er nunmehr die rhythmischen Vorgänge nicht mehr ausschließlich in ihrer Bindung an den – 1917 erstmals als *zentral* beschriebenen – Atmungsrhythmus darstellte, sondern von einem *oberen mittleren System* und einem *unteren mittleren System* sprach (219, 181), mithin ein *zweigliedriges* System, bestehend aus Atmungs- und Zirkulationsorganismus (sowie den Vorgängen, die zu ihnen jeweils *hintendieren*), skizzierte (313, 11)[323]: *[Die rhythmische Organisation] ist nach zwei Seiten hin polarisch in ihrer Wirksamkeit ausgebildet* (26, 240). Dabei steht nach Steiner die Atmung mit den zentralnervösen Vorgängen, die Blutzirkulation aber mit den Stoffwechselprozessen in einem engeren Zusammenhang.[324] In einem am 16.11.1923 gehaltenen Vortrag in Den Haag sagte er: *Atmungsfunktion verhält sich zur Sinnesfunktion im umgekehrten Verhältnis, wie sich verhält das Blutzirkulationssystem zu der Verdauungsfunktion. Also die Verdauungsfunktion ist, wenn ich mich grob ausdrücken darf, gewissermaßen eine verdichtete Blutzirkulation. Oder umgekehrt: was im Blut zirkuliert, ist ein verfeinerter Verdauungsprozeß. Und der Sinnesprozeß ist ein verfeinerter Atmungsprozeß. Ich könnte auch sagen: der Atmungsprozeß ist ein vergröberter sinnlicher Wahrnehmungsprozeß* (319, 112). Atmungs- und Zirkulationsrhythmus, die innerlich aufeinander bezogen sind und in *wunderbarer Relation* stehen (305, 48/49 – s.u.), sind mit zentralnervösen resp. mit Stoffwechselvorgängen *verschlungen* (312, 38); in ihnen konstituiert

Gliederung des Rhythmischen Systems: Atmungsrhythmus und Zirkulationsrhythmus

sich eine zweifache *Ausgleichung* des *Rhythmischen Systems* mit den Prozessen des *oberen* und *unteren* Menschen: *Es ist im Zirkulationssystem eben durchaus die Ausgleichung zwischen dem Stoffwechselsystem und dem rhythmischen System gegeben, während in dem Atmungsorganismus die Ausgleichung zwischen dem rhythmischen Organismus und dem Nerven-Sinnesorganismus gegeben ist* (313, 74). Dabei überträgt sich der Atmungsrhythmus auf die *Nervenbewegungen* des Menschen, ist *fein seelisch-geistig im Nervensystem enthalten* (276, 127; s. u.), entspricht seinerseits dem *Wechselverhältnis zur Außenwelt* und steht in kosmischer Relation, ist Weltenrhythmus (230, 169) bzw. *Weltgeschehen* (204, 42). Der Blutrhythmus dagegen *kommt* von der Erde, aus dem Stoffwechselsystem (276, 127): *Von dem, was [...] stofflich-substantiell in das Blut hineinkommt, hängt [...] der Rhythmus im Blute ab* (319, 188). Die Stoffwechselprozesse *schieben* sich in der Form von *Stoffwechselkräften* in die Blutzirkulation hinein, die für sich genommen *eine Summe von Bewegungen* ist (313, 74): *Der eine Stoff bewirkt schnellere, der andere langsamere Zirkulation im weitesten Sinne* (230, 169)[325].

Insgesamt ist, dem Gesagten zufolge, der rhythmische Organismus des Menschen *halb Kopf, halb Stoffwechsel-Gliedmaßensystem* (317, 78). Was im September 1921 für den Atmungsvorgang geltend gemacht wurde, gilt generell für die Prozesse innerhalb der *mittleren* oder rhythmischen Organisation des Menschen: *[...] Die Atmung ist halb Wahrnehmung und halb Ernährung. [...] Die Atmung ist die Synthese zwischen Wahrnehmung und Ernährung* (343, 42)[326]. Bezüglich des genaueren Zusammenhanges zwischen Atmungs-, Wahrnehmungs-, Vorstellungs- und auch Phantasietätigkeiten schrieb Steiner im Februar 1925: *In dem Lungen-Atmen ist der Vorgang am gröbsten; er verfeinert sich und wird als verfeinertes Atmen sinnliches Wahrnehmen und Denken. Was noch dem Atmen ganz nahesteht, aber ein Atmen durch die Sinnes-Organe, nicht durch die Lungen ist, das ist das sinnliche Wahrnehmen. Was dem Lungen-Atmen schon ferner ist und durch die Denkorganisation gestützt wird, das ist Vorstellen, Denken; und was schon nach dem Rhythmus der Blutzirkulation hinübergrenzt, schon ein innerliches Atmen ist, das mit der Gliedmaßen-Stoffwechselorganisation sich verbindet, das offenbart sich in der Phantasie-Tätigkeit. Diese reicht dann seelisch in die Willenssphäre, wie der Zirkulationsrhythmus in die Stoffwechsel-Gliedmaßenorganisation reicht. In der Phantasietätigkeit strebt die Denkorganisation an die Willensorganisation nahe heran. Es ist ein Untertauchen des Menschen in seine wachende Schlafsphäre des Willens* (26, 240)[327].

Atmung, Wahrnehmung, Vorstellung und Phantasie

Je mehr man sich einläßt auf eine Charakteristik des Atmungssystems einerseits und auf eine Charakteristik des Pulssystems andererseits, um so mehr merkt man, daß man alles dasjenige, was da als Organ vorhanden ist für die Bildung von Gedächtnis, Phantasie, von logischem Denken sogar, in Zusam-

menhang bringen darf mit dem Atmungsrhythmus, und daß man all das andere, was da zusammenhängt mit dem Willen, der die Organe durchströmt, in Zusammenhang bringen darf mit dem Pulsrhythmus, indem es sich nach oben äußert. So wie der Wille, der in unseren Organen ist, zusammenschlägt mit dem Willen, den wir beim Aufwachen aus dem Kosmos heraus mitbringen, so schlägt der Atmungsrhythmus mit dem Pulsrhythmus, mit dem Zirkulationsrhythmus zusammen. Und da haben wir in dem Ineinanderwirken von Atmungsrhythmus und Pulsrhythmus förmlich leiblich gegeben dasjenige, was dem Menschen von unten heraufstößt und was von oben herunterschlägt, aber so, daß das von oben Herunterschlagende viermal langsamer ist als das von unten Heraufschlagende (9.7.1921 – 205, 161f.). Das approximativ gültige, individuell jedoch unterschiedliche (218, 65) 4:1-Verhältnis zwischen Blutzirkulations- und Atmungsrhythmus gibt diejenige Beziehung wieder, die zwischen der Dynamik der Stoffwechsel- und der Nervenvorgänge besteht und sich – so Steiner am 27.10.1922 in Stuttgart – u. a. in der Wachstumsgestalt des Leibesorganismus manifestiert (*Alles, was zusammenhängt mit dem menschlichen Stoffwechsel, spielt sich in seinen Prozessen ungefähr mit viermal so großer Schnelligkeit ab, als alles dasjenige, was für das Wachstum des Menschen folgt aus der Nerven-Sinnesorganisation.* 314, 121; zur Entwicklungsphysiologie des *Rhythmischen Systems* vgl. S. 728ff.; zur unterschiedlichen Zeitdynamik von *Nerven-Sinnesorganisation* und *Stoffwechsel-Gliedmaßensystem* auch bereits S. 361ff.). Atmungs- und Blutzirkulationssystem sind *rhythmische Fortsetzungen* von *Nerven-Sinnes-* und *Stoffwechsel-Gliedmaßensystem* und der ihnen eigenen Bewegungsdynamik (27.10.1922; 314, 121).

Verhältniszahl der Rhythmen

Dabei ist insgesamt für das zwischen Zirkulations- und Atmungsrhythmus bestehende 4:1-Verhältnis zu beachten, daß nach Steiners Ausführungen vom 9.11.1923 (Dornach) der *nur* viermal schnellere Gang des Zirkulationsrhythmus bereits auf einer *Bändigung* desselben durch den Atmungsrhythmus beruht; letzterem ist es aufgegeben, die vom menschlichen Stoffwechsel und damit von der willkürlichen Ernährung abhängige Zirkulationsrhythmik, die den menschlichen Organismus fortwährend latent dem Kosmos *entfremdet*, wieder auf die *allgemeinen Verhältnisse des Kosmos* zurückzuführen – was von Steiner als *Urheilungsprozeß* bezeichnet wurde (230, 169). Im Notizbuch hielt er fest: *Es muß eine fortwährende Heilung der Blutzirkulation durch die Atmung stattfinden* (B 40, 9).

der „Urheilungsprozeß"

Das Rhythmische System als ausgleichend-harmonisierendes Funktionsprinzip

Innerhalb des *Rhythmischen Systems* begegnen sich Atmungs- und Zirkulationsrhythmus in ihren Bezügen zur Nerven- und Stoffwechseltätigkeit – im

Vollzug dieser *Begegnung* harmonisieren sie sich, vornehmlich unter der Direktive der kosmischen Atmungsrhythmik. Dadurch wird zugleich die prinzipielle Gegensätzlichkeit von *Nerven-Sinnes-* und *Stoffwechsel-Gliedmaßensystem* funktionell ausgeglichen; Steiner sprach von einer *rhythmisch-regulierenden Organisation* (303, 108), die – als das *Gesündeste im Menschen* (311, 69) – zwischen den beiden anderen Systemen *hin- und herpendelt* und zwischen den polarischen Gegensätzen vermittelnd eingreift (319, 14): *Wenn der Abbauprozeß der Nerven-Sinnesorganisation hineinwirkt durch den Rhythmus in das Stoffwechsel-Gliedmaßensystem, dann ist etwas vorhanden, was entgegenwirkt dem Stoffwechsel-Gliedmaßensystem, was für dieses Stoffwechsel-Gliedmaßensystem Gift ist. Und umgekehrt ist dasjenige, was im Aufbausystem vorhanden ist, wenn es im Rhythmus hineinwirkt in das Kopfsystem, für das Kopfsystem Gift ist. Und da die Systeme [...] über den ganzen übrigen Organismus ausgebreitet sind, so hat man es überall im menschlichen Organismus zu tun mit einem fortwährenden Giften und Entgiften, was durch den rhythmischen Prozeß zum Ausgleich gebracht wird* (314, 45f.). Das *Rhythmische System* gleicht nicht nur generell die den beiden Systemen immanenten Abbau- bzw. Aufbautendenzen miteinander aus, sondern auch diejenigen Prozesse, die reaktiv im einen System aufgrund einer entgegengesetzten Bewegung im anderen entstehen (319, 14f. u. 39 – s. a. S. 502ff.).

die rhythmisch-regulierende Organisation

Giften und Entgiften

Der rhythmische Organismus bildet die Mitte des Leibes, funktionell und morphologisch; 1921 sagte Steiner in einem pädagogischen Vortrag: *Wenn Sie sich [...] einen Sinn dafür aneignen, die Brustorganisation zu betrachten, dann werden Sie in der Skelettgestaltung, in der Gestaltung der Organe, überall den Übergang finden von der Gestalt der Kopforgane zu der Gestalt der Gliedmaßenorgane, der Stoffwechselorgane. Es steht das alles, was in der Brustorganisation ist, auch seiner Form nach, in der Mitte drinnen zwischen diesen beiden Polen der menschlichen Organisation* (303, 106). Das *Rhythmische System* hält demnach die Mitte zwischen der kosmischen Konstitution des Hauptes und der Erdenkonfiguration der Gliedmaßen, bzw. des ganzen *Stoffwechsel-Gliedmaßensystemes*; 1922 sagte Steiner zusammenfassend: *Im Gliedmaßen-Stoffwechselsystem ist die Erde, ich möchte sagen, in ihrem vollen Besitze vom Menschen. In diesem Teil überwiegt während des irdischen Lebenslaufes das Irdische das Kosmische. In der Brustorganisation hält das Kosmische dem Irdischen die Waage. In der Kopforganisation überwiegt das Kosmische* (216, 38). Kosmische *Umwelt* und *irdische Welt* sind innerhalb des *Rhythmischen Systems* als Bildekräfte ausgeglichen (323, 49); der rhythmische Organismus ist weder *Abbild des Weltalls* noch Werk der Erde, er ist vielmehr aus *Strömungen* geschaffen, *die um die Erde herumkreisen* (211, 100).[328] Aus dieser *Mitte* entstanden, kann er selbst Kosmisches und Irdisches, *Nerven-Sinnes-* und *Stoffwechsel-Gliedmaßensystem* im menschlichen Organismus *vermit-*

Balance zwischen Kosmos und Erde

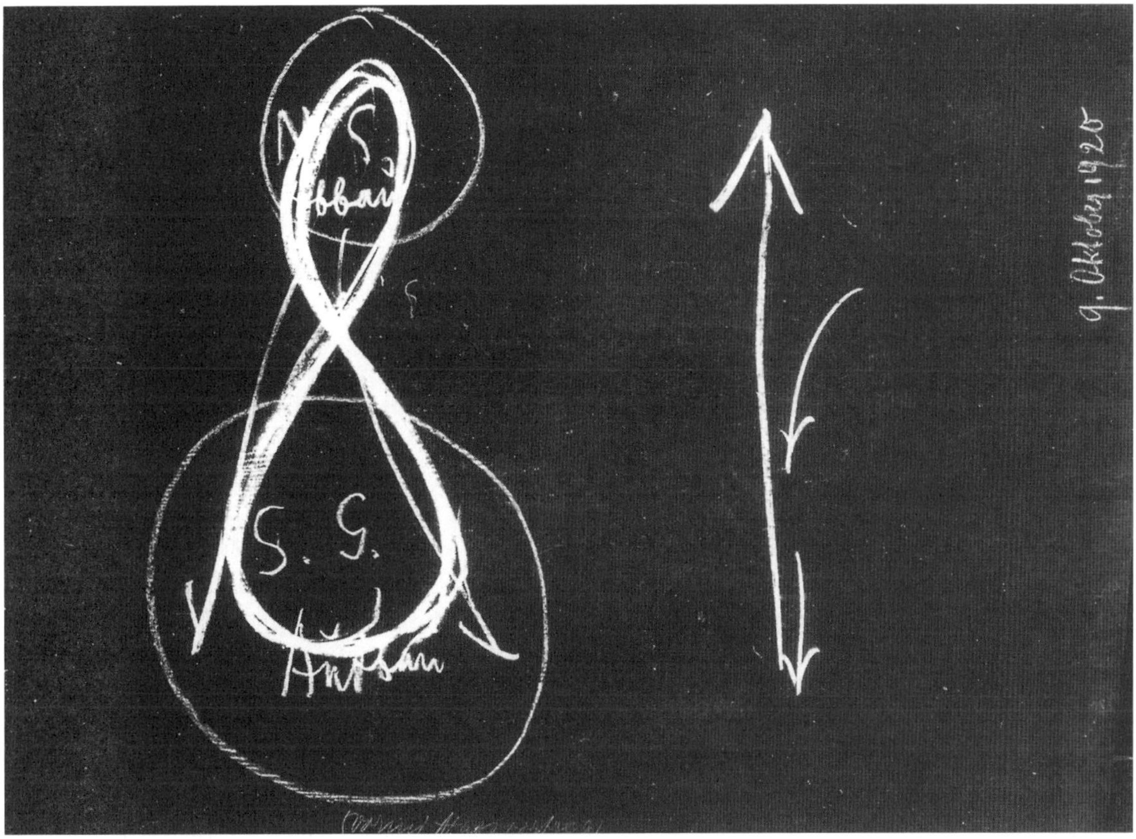

Die vermittelnde Wirksamkeit des Rhythmischen Systems
(9.10.1920; GA 314, Bd. XXII, Tafel 33)

Umkreis und Gerade

teln – dabei läßt er Kosmisches nach dem Irdischen *hinunterpendeln*, Irdisches nach dem Kosmischen *heraufpendeln*, macht fortwährend *die Gerade kreisförmig* und *den Kreis geradlinig* (202, 22/24). In dieser Spannung entwickelt sich u. a. die Gestalt des menschlichen Blutkreislaufes: *Was da wirkt, ist so, daß vom Kopfe aus eine Kraft webt, die fortwährend unser Blut kreisförmig leiten will, und von den Gliedmaßen aus fortwährend eine Kraft geht, die unser Blut geradlinig leiten will. Und aus dem Zusammenwirken der Kräfte – das fortwährende Umkreis-werden-Wollen der gesamten Blutzirkulation, und die fortwährend zur Geraden werden wollenden Kräfte – daraus entsteht der besondere Blutkreislauf, von der Atmung angeregt, in uns* (ebd.).

Wenn die rhythmische Organisation zwischen Nerven- und Stoffwechseltätigkeit situiert und aus den polaren Kraftrichtungen beider *Systeme* (mit-) konstituiert ist, so gilt dies nach Rudolf Steiner auch für die einzelnen, durch die rhythmische Organisation ermöglichten Tätigkeitsformen des Menschen, wie z. B. das Sprechen. Am 28.10.1922 sagte er diesbezüglich in Stuttgart: *Wir müssen uns nämlich klar sein, daß beim menschlichen Sprechen zwei Komponenten zusammenwirken. Die eine Komponente geht aus von einer gewissen Benutzung des plastischen Apparates […], von einer weiter nach innen gelagerten Schichte […] des Nervensystems. Da spielt das Vorstellungsmäßige hinein. Im wesentlichen setzt sich der Vorstellungsapparat im Sprechapparate allerdings in einer etwas komplizierten Weise bis in den Bau des Nervensystems fort, und das gibt dann eben in der weiteren Ausstrahlung, möchte ich sagen, die eine Komponente, die im Sprechen wirkt. Die andere Komponente kommt eigentlich aus dem Stoffwechselorganismus des Menschen herauf. Und wir haben in einer gewissen Weise ein Sich-Begegnen von einer Dynamik, die aus dem Stoffwechselsystem des Menschen kommt, und einer Dynamik, welche aus dem Nerven-Sinnessystem des Menschen kommt. Die beiden treffen sich so, daß das Stoffwechselsystem sich zunächst metamorphosiert in den Zirkulationsvorgängen, und das Vorstellungsmäßige, das aus dem Nerven-Sinnessystem kommt, sich metamorphosiert im Atmungssystem. Im Atmungssystem und Zirkulationssystem stoßen dann die beiden dynamischen Systeme zusammen, und indem das Ganze mit Hilfe des Sprachorganismus auf die Luft übertragen wird, ist auch der astralische Organismus imstande, sich hineinzuergießen in dasjenige, was da als Luftbewegungen erzeugt wird* (315, 99f.). Ein auf die zentralnervöse Substanz und Tätigkeit gestütztes Vorstellen und ein stoffwechselgetragenes Wollen[329] gliedern sich über ihre Fortsetzungen ins Atmungs- bzw. Zirkulationssystem *gewissermaßen zu einer Resultierenden zusammen* , die – durch den *Sprachorganismus* vorbereitet – den Eingriff des *Seelenleibes* über das Medium der Luft ermöglicht (315, 100 u. u.; zur prinzipiellen Wirksamkeit des *Astralleibes* in der rhythmischen Organisation s. S. 515ff. u.u.).

Nerven- und Stoffwechselkomponente des Sprechens

Zusammenstoß dynamischer Systeme

Steiners zitierte Ausführungen zur vorbereitenden Tätigkeit von *Nerven-Sinnessystem* und *Stoffwechsel-Gliedmaßensystem* von 1922 erfuhren eine inhaltliche Ergänzung bzw. Konkretisierung durch eine Eurhythmie-Ansprache in Torquai (Sommer 1924), die in Manuskriptform bewahrt wurde; dort sprach Steiner von im Sprechen *entstehen wollendenden* Gesten bzw. mimischen Bewegungen, die unterdrückt und durch den Gehirnorganismus in *Bildekräfte* umgesetzt würden.[330] Die durch das – die Bewegungen in Ruhe umwandelnde – Haupt geschaffenen Bildekräfte werden dann *mit der Tätigkeit des Willensorganismus vereinigt und durch den Kehlkopf*[331] *und seine Nach-*

barorgane auf die Luft übertragen (277a, 136). So bereitet sich der eigentliche Sprechvorgang durch einen *Zusammenklang* zwischen *Nerven und Wille* bzw. *Nervensystem und Blutzirkulation vor* (Tb 642, 130). Wie Steiner weiter am 27.12.1923 in Dornach ausführte, vollzieht sich später auch der durch den Sprachorganismus im *Rhythmischen System* getragene Sprechvorgang in einer Kommunikation mit den *über* und *unter* ihm gelegenen Leibesbezirken, den Bereichen des Zentralnervensystems und der in den Stoffwechselorganismus hineinreichenden Blutzirkulation. Über das *Gesamtbild* dessen, *was im menschlichen Sprechen webt und lebt*, sagte er: *Während [der] Aushauch, zu Worten geformt, aus unserer Brust nach außen strömt, geht nach unten die rhythmische Schwingung über in das ganze wäßrige, in das flüssige Element, das den menschlichen Organismus durchzieht. So daß der Mensch beim Sprechen in der Höhe seines Kehlkopfes, seiner Sprachorgane, die Luftrhythmen hat; parallel aber geht mit diesem Sprechen ein Durchwellen und Durchwogen des Flüssigkeitsleibes in ihm. Die Flüssigkeit, die unterhalb der Sprachregion ist, kommt in Schwingungen, schwingt mit im Menschen. Und das ist es ja im wesentlichen, daß wir das, was wir sprechen, begleiten vom Fühlen. Und würde nicht mitschwingen das wäßrige Element im Menschen, die Sprache ginge neutral nach außen, gleichgültig nach außen; der Mensch würde nicht mitfühlen mit dem Gesprochenen. Nach oben aber, nach dem Kopf, geht das Wärmeelement, und es begleiten die Worte, die wir dem Aushauche einprägen, die nach oben strömenden Wärmewellen, die unser Haupt durchdringen und die da bewirken, daß wir die Worte mit Gedanken begleiten* (233, 69; s. a. 343, 85). So ist das in der Mitte des Organismus und damit im *Rhythmischen System* beheimatete Sprechen nach Steiner in Vorbereitung und Vollzug ein Geschehen, das zwischen Nerven- und Stoffwechseltätigkeit ausgespannt und nur in stetem Bezug zu beiden polaren Tätigkeitsformen als Vorgang des Gesamtorganismus verstehbar ist (vgl. auch S. 735ff.: „Die Kräftedynamik des puberalen Stimmwechsels und die innerliche Aneignung gesprochener Sprache").

Luftrhythmen, Flüssigkeitsschwingungen und Wärmewelten – die gefühlte und bedachte Sprache

Wovon im Menschen geht eigentlich das Sprechen aus? Das Sprechen geht nämlich nicht unmittelbar vom Ich aus, sondern das Sprechen geht eigentlich vom astralischen Organismus aus (282, 58). Wie Steiner im September 1924 innerhalb seines *„Dramatischen Kurses"* weiter ausführte, liegt der *Impuls des Sprechens* im *astralischen Leib* des Menschen, der als solcher jedoch vom *Ich modifiziert* ist, d. h. im *Ich*-geprägten *Empfindungsleib.*[332] Dabei *stößt* der *Astralleib* im Sprachvollzug *nach oben an das Ich* sowie *nach unten an den Ätherleib.* Die Bildung der Konsonanten entsteht im Zusammenspiel von *Astralleib* und *Ich*, die der Vokale dagegen dadurch, *daß der Impuls des Sprechens beim Menschen vom astralischen Leib, wo er urständet, übergeht an den Ätherleib* (282, 62f.).

Wesensglieder-Dynamik des Sprechvorganges

Der Atmungspol des Rhythmischen Systems

Zur Physiologie und Bedeutung des Atmungsprozesses

Atmungsrhythmus und Zirkulationsrhythmus konstituieren die rhythmische oder *rhythmisierende* (301, 29) Organisation des Menschen, doch ist – Steiners obigen Darstellungen zufolge – der Zirkulationsrhythmus vom menschlichen Stoffwechsel abhängig und bedarf selber einer Rhythmisierung durch den übergeordneten *Weltrhythmus* (192, 77), der der Atmung zugrunde liegt. Durch die Atmung wird der Mensch in ganz grundlegender Weise *in eine Art inneren Rhythmus* versetzt (208, 85 – über die *primäre* Bedeutung des Atmungsrhythmus s. a. Steiners Ausführungen von 1917, S. 332ff.); wie Steiner am 26.10.1922 sagte, ist es von großer Wichtigkeit, den Atmungvorgang in seiner *Totalität* und Bedeutung für den Gesamtorganismus zu betrachten (314, 92). Das sei im folgenden durch die Skizzierung einiger geisteswissenschaftlicher Aspekte des Atmungsvorganges versucht.

menschlicher Atmungsvorgang und Makrokosmos

Im Atmungsvorgang verinnerlicht der Mensch die Umgebungsluft, er geht mit der Welt zusammen, gibt sich ihr hin (205, 76), lebt atmend als ein Glied derjenigen Welt, die um ihn ist (204, 42), steht in lebendigem Zusammenhang mit dem Makrokosmos (233, 82): *Wir sind in einer gewissen Weise, sobald wir zu diesem rhythmischen System übergehen, nicht mehr in derselben Weise organisch individualisiert, wie wir uns das vorstellen, wenn wir eben nur das Nichtluftmäßige in unserer organischen Bildung innerhalb unserer Haut in Betracht ziehen. Wenn der Mensch sich voll bewußt wird, daß er eigentlich seine Luftorganisation sehr rasch wechselt – bald ist die Luft draußen, bald ist sie drinnen und so weiter –, so kann er sich eigentlich nur vorkommen, wie sich der Finger vorkommen würde als Glied unseres Organismus, wenn er ein Bewußtsein erlangen könnte. Er kann nicht sagen: Ich bin etwas Selbständiges –, er kann sich nur fühlen als ein Glied unseres Menschenorganismus. So müssen wir uns fühlen als Atmungsorganismus. Wir sind eingegliedert unserer kosmischen Umgebung gerade durch diesen Atmungsorganismus, und wir betrachten diese Eingliederung nur aus dem Grunde nicht, weil wir dieses rhythmische Organisieren wie eine selbstverständliche, fast unbewußte Tätigkeit ausüben* (324, 89f.).

Einatmung und innere Regsamkeit

Durch die Einatmungsluft werden nach Steiner die organischen Prozesse des Menschen in Bewegung gesetzt, mit *innerer Regsamkeit* durchströmt (234, 104); leibliche Aufbauprozesse werden angestoßen bzw. modifiziert (202, 169). Diese organische *Verlebendigung* vollzieht sich in Form einer Durchatmung des menschlichen Leibes mit kosmischen Organbildekräften und nicht lediglich als vitalisierende Oxydation, denn: *[...] Man atmet ja nicht bloß die materielle Luft ein und verbindet sie mit sich, sondern mit der Luft atmet man auch Geistig-Seelisches ein, verbindet es mit sich* (324, 90). Im *kos-*

misch bewirkten Einatmungsvorgang (211, 100) nimmt der Mensch Gestaltungsimpulse in sich auf, atmet mit der physischen Substanz der Luft Organgestaltungskräfte (316, 94), *bildendes Leben* ein (208, 87). Innerhalb seines „*Pastoralmedizinischen Kurses*" sagte Steiner am 14.9.1924 in Dornach: *[Das] äußere Luftförmige ist [...] nicht eben ein bloß Passives, das von der fertigen Menschennatur aufgenommen wird und darinnen weiter so verarbeitet wird, daß sich der Sauerstoffaufnahmeprozeß in einen kohlensäurebildenden Prozeß verwandelt und so einfach die Einatmung in die Ausatmung übergeht, sondern dieser Einatmungsprozeß stellt sich in Wirklichkeit als ein fortwährender Erzeuger der menschlichen Wesenheit dar. Er arbeitet fortwährend an dem Aufbau der menschlichen Wesenheit von außen herein mit. Von der Welt herein wird im Einatmungsprozeß der Mensch fortwährend aufgebaut, und der Mensch nimmt wirklich nicht bloß den amorphen Sauerstoff auf, sondern in dem Sauerstoff, den er irrtümlich als amorph ansieht, in dem nimmt er auf Gestaltungskräfte, die seinem eigenen Wesen entsprechen. [...] Fortdauernd geht aus dem Makrokosmos eine werdende Menschengeburt, eine Luftmenschengeburt in den Menschen hinein* (318, 97f.). Und zwei Monate später formulierte Steiner schriftlich: *Die Lunge nimmt mit der eingeatmeten Luft Kräfte des Kosmos auf. In diesen Kräften strömen die Weltgedanken ein. Diese sind ja dasselbe, was im Menschen als Wachstums-, als Gestaltungskräfte wirkt* (Fragenbeantwortung, s. Epilog).

Einatmung und Gestaltungsimpulse: eine „Luftmenschengeburt"

Die *Bilder sämtlicher innerer Organe*, die Bilder seiner *inneren Organisation* gelangen auf dem Wege der Atmung zu dem Menschen, werden dann als *Organbilder* durch das Zirkulationsleben über den ganzen Organismus verbreitet und später substantialisiert (208, 87/88).[333] Mit anderen Worten: *Atemluft in der Lunge nach dem Blute des Herzens strebend, ist Begnadung des Menschen durch den Kosmos* (Fragenbeantwortung, s. Epilog). Dieser Prozeß ist, wie Steiner am 7.1.1924 vor Medizinstudenten andeutete, insbesondere während der Embryonalzeit von zentraler Bedeutung: *Wenn unsere Organe fertig sind, wenn wir eine fertige Lunge haben, dann geschieht das, daß die Gestaltungskräfte, die wir da einatmen mit der Substanz der Luft, sozusagen zusammenfallen mit der Form der Lunge, daß sie dann, wenn wir geboren sind, keine große Bedeutung mehr haben, nur zum Wachstum. Aber während der Embryonalzeit, während der physischen Absonderung von der Außenluft, da wirken zuerst durch den mütterlichen Leib die Gestaltungskräfte der Luft. Die bauen die Lunge auf, wie alle Organe des Menschen daraus auferbaut werden, mit Ausnahme der Muskeln und der Knochen. Alle inneren Organe, die das werdende Leben erhalten, sind auferbaut aus den gestaltenden Kräften der Luft* (316, 94f.)[334]. Ist die Phase der Organbildung abgeschlossen, dann dienen die genannten Gestaltungskräfte *nur* noch dem Wachstum der Organe und damit den leiblichen *Aufbauprozessen* (s. o.).

Bilder der inneren Organe

embryonale Organbildung

Hervorgehoben sei, daß die von Steiner angedeuteten Vorgänge lediglich mit der Inspirationsphase des Atmungsprozesses verbunden sind. Nur diese ist – vermittelt durch den *astralischen Leib – kosmosbewirkt* und trägt Bildekräfte bzw. *gestaltende Schwingungen* (317,95) in sich. Dabei ist nach Steiners Darstellung des *ätherischen Sinnesatmungsprozesses* (s. S. 538ff.) zu berücksichtigen, daß die auf den *Wärmewegen* verinnerlichten *Ätherqualitäten* gemäß den Ausführungen des „*Pastoralmedizinischen Kurses*" anschließend an die (pulmonale Luft-)Einatmung übergehen und über den Einatmungsweg weiter in den Organismus vordringen, wo sie ihre (von Steiner nur richtungsmäßig angedeutete) physiologische Aufgabe erfüllen. Beide Prozesse – Aufnehmen der Organgestaltungskräfte oder *Organbilder* durch die Luft und Verinnerlichung der *ätherischen* Qualitäten über die Sinne – wurden von Steiner im siebten Vortrag des letztgenannten Kurses thematisiert und in einen engen, wenn auch in bezug auf die atmungsvermittelte Organbildung bzw. das Organwachstum nicht weiter ausgeführten Zusammenhang gebracht.[335] Zu fragen bleibt daher, ob die für den Inspirationsvorgang geltend gemachten Aufbauprozesse (Organgestaltung, Organwachstum bzw. Durchströmen mit *innerer Regsamkeit*) nicht in wesentlicher Weise mit der Verinnerlichung von *Wärmeäther*, *Lichtäther*, *Chemischem Äther* und *Lebensäther* zusammenhängen bzw. sich derselben bedienen, um die *Organbilder* substantiell auszugestalten.

eingeatmete Gestaltungsimpulse und ätherische Qualitäten

Die Atemströmung ist die verfeinerte Wiederholung des Herabsteigens des Menschen aus der geistigen in die physische Welt durch die Geburt. (Fragenbeantwortung, s. Epilog.) Das kosmisch initiierte Inspirationsgeschehen beruht auf einer näheren Verbindung von *Ich* und *Astralleib* mit der belebten Physis (vgl. S. 515ff.), impliziert die Einatmung der menschlichen Geistseele und der ihr auf *physischem* und *ätherischem* Niveau entsprechenden leibbildenden und -erhaltenden Kraftstrukturen. Die Exspiration dagegen bedeutete ein Lösung des *Wesensglieder*-Gefüges (vgl. S. 515ff.) – sie geht von der Erde aus (211, 100), ist mit Abbauvorgängen im Organismus verbunden (202, 169) und stellt insgesamt einen partiellen Exkarnationsprozeß dar. Dies bezieht sich entsprechend auch auf den venösen, zur Ausatmung drängenden Blutprozeß: *Blut nach dem Herzen strebend ist der verfeinerte Prozess des Sterbens. Blut als Träger von Kohlensäure aus dem Menschen strebend stellt den verfeinerten Sterbeprozess dar.* (Fragenbeantwortung, s. Epilog.) Zugleich gilt es aber auch im Bereich der Atmung zu beachten, daß der Sterbeprozeß Voraussetzung des neu werdenden Lebens ist. Erst die devitalisierende Exspiration ermöglicht die nachfolgende Einatmung aufbauender Bildekräfte – was von Steiner am 9.11.1923 detailliert ausgeführt wurde: *Der Mensch atmet die Kohlensäure aus, aber in seinem ganzen Organismus wird durch das Auslassen zurückgelassen von dem Kohlenstoff, der in An-*

Inspiration und Exspiration, Geburt und Tod

spruch genommen wird von dem Sauerstoff, Äther. Dieser Äther dringt in den Ätherleib des Menschen ein. Und dieser Äther, der immerzu von dem Kohlenstoff erzeugt wird, ist dasjenige, was nun die menschliche Organisation geeignet macht, sich den geistigen Einflüssen zu öffnen, was die astral-ätherischen Wirkungen aus dem Kosmos aufnimmt. Da werden von diesem Äther, den der Kohlenstoff zurückläßt, die kosmischen Impulse angezogen, jene kosmischen Impulse, die wiederum gestaltend auf den Menschen wirken, die zum Beispiel sein Nervensystem so bereiten, daß es der Träger der Gedanken werden kann (230, 166f.; zu Kohlenstoff und Sauerstoff vgl. a. S. 784ff. und S. 786ff.).

Kohlenstoff, Äther und kosmisch-gestaltende Impulse

Das liquorgetragene Zusammenwirken von Atmungs- und Gehirntätigkeit

Wir haben ja doch, wenn wir die Einatmung betrachten, zunächst den Einatmungsweg zu verfolgen in seiner Ausbreitung zunächst im mittleren Teile des menschlichen Organismus, dann aber auch durch den Medialkanal, Rückenmarkskanal in das Gehirn hinein, und die Gehirntätigkeit ist ja im wesentlichen ein Zusammenklingen der in das Gehirn hinein verfeinerten Atmungstätigkeit mit der Nerven-Sinnestätigkeit. Es gibt keine Gehirntätigkeit, die für sich betrachtet werden kann, sondern es ist immer eine Resultierende da aus der eigentlichen Nerven-Sinnestätigkeit und aus der Atmungstätigkeit. Alle Gehirnvorgänge müssen auch so studiert werden, daß die Atmungstätigkeit dabei in Betracht gezogen wird (28.10.1922 – 315, 99).[336] Obwohl von Rudolf Steiner schon Jahre zuvor bei der Betrachtung der Entstehungsbedingungen des musikalischen Erlebens auf das Zusammenwirken von rhythmischen und zentralnervösen Vorgängen (s. S. 332ff., ebenso 301, 34f.), in früheren Vorträgen isoliert auf die Atemabhängigkeit der Flüssigkeitsbewegungen des Liquor cerebrospinalis hingewiesen worden war (s. S. 332ff.), deutete er erst in den Vorträgen seiner letzten Werkperiode die notwendige Bindung, das unabdingbare Zusammenwirken metamorphosierter (Ein-)Atmungsvorgänge und originärer Nerven-Sinnesprozesse (bzw. *Nerventätigkeit* – 283, 106) zur resultierenden *Gehirntätigkeit* an: *Das Innere des menschlichen Hauptes atmet mit dem Atmungsorganismus mit* (204, 41). *Wenn wir also als Menschen denken, haben wir niemals etwa bloß die Sinne und den Nervenorganismus als Werkzeuge des Denkens, sondern Sinnes- und Nervenorganismus werden fortwährend durchrhythmisiert, durchschlagen, durchströmt, durchwellt von dem Atmungsprozeß, von dem Atmungsrhythmus. Wir denken nicht, ohne daß dieser Atmungsrhythmus unseren Nerven-Sinnesprozeß rhythmisch durchsetzt* (212, 131). In der Formulierung eines pädagogi-

Gehirntätigkeit als Zusammenklang von Atmungsprozeß und Nerven-Sinnestätigkeit

Einzelheiten des Zusammenwirkens von Atmungsprozeß und Nerven-Sinnestätigkeit

schen Vortrags vom 28.12.1921: *Man wird sehen, wenn man den Blick zu der rhythmischen Atmungstätigkeit hinwendet, wie beim Einatmen gewissermaßen der Atmungsstoß bis zu jener Flüssigkeit geführt wird, die den Rückenmarkskanal ausfüllt. Diese Flüssigkeit setzt, indem sie den Atmungsrhythmus empfängt, diesen Atmungsrhythmus bis in die Flüssigkeit des Gehirns hinein fort, welche die verschiedenen Hirnhöhlen ausfüllt, und durch das Anschlagen dieser Atmung an das Gehirn wird fortwährend aus der Atmung heraus angeregt, was den Menschen bereit macht, durch seine Nerven-Sinnesorganisation, durch die Kopforganisation zu wirken* (303, 108). Die (Ein-)Atmung setzt ihre *Reize* (ebd.) über eine Umsetzung in Flüssigkeitsbewegungen (der bewegte Liquor ist eine *etwas verdichtete Modifikation der Luft* – 320, 126) ins Zentralnervensystem hinein fort, *verpflanzt* ihren Rhythmus ins Gehirn (293, 24/25), klingt harmonisch (83, 28) zusammen mit den *Bewegungen, die längs der Nervenstränge ausgeführt werden* (283, 105), *bearbeitet* solchermaßen das Nervensystem (311, 100) und regt den Menschen über die hervorgerufenen *Vibrationen* des Gehirnes (302a, 43) an, Nerven-Sinnesprozesse zu entfalten (ebd.; vgl. a. 323, 101f.).[337] Die durch den Atmungsvorgang impulsierte Bewegung des Gehirnwassers induziert gewissermaßen eine seelisch-geistige Tätigkeit.

Auf diesen Zusammenhang wies Steiner wiederholt hin – so auch in Dornach am 26. Juni 1921, wo es hieß: *Dadurch […], daß Sie eingeatmet haben, schlägt in den Raum, in dem das Rückenmark, aber auch die Rückenmarksflüssigkeit eingebettet ist, die Einatmungsluft hinein; durch den Arachnoidalraum wird dieses Wasser, das das Rückenmark umgibt, gegen das Gehirn hin rhythmisch geworfen. Das Gehirnwasser kommt in Tätigkeit. Diese Tätigkeit, in die das Gehirnwasser kommt, das ist die Tätigkeit des Gedankens. In Wirklichkeit wellt der Gedanke auf dem Atemzuge, der sich dem Gehirnwasser überträgt, und dieses Gehirnwasser, in dem das Gehirn schwimmt, das überträgt seinen rhythmischen Schlag nun auf das Gehirn selbst. Im Gehirn leben die Eindrücke der Sinne, die Eindrücke der Augen, der Ohren durch die Nerven-Sinnesbetätigung. Mit dem, was da von den Sinnen her im Gehirn lebt, schlägt der Atemrhythmus zusammen, und in diesem Zusammenschlagen entwickelt sich jenes Wechselspiel zwischen Sinnesempfinden und jener Gedankentätigkeit, jener formalen Gedankentätigkeit […], die dasjenige ist, was der Atmungsrhythmus bewirkt, indem er sich unserem Gehirnwasser im Arachnoidalraum mitteilt und dann dasjenige umspielt, was im Gehirn durch die Sinne lebt* (205, 75). Steiners Aussagen können dergestalt gelesen werden, daß der Atmungsrhythmus durch sein Auftreffen auf den Liquoir cerebrospinalis eine – von ihm nicht näher bestimmte – gedankliche Tätigkeit bewirkt, deren Ausdruck die Liquorbewegungen sind (die Liquortätigkeit *ist* Gedankentätigkeit, s. o.),[338] und die ihrerseits im Zentralnervensystem jenen

Sinnesempfindungen begegnet, die an der Außenwelt gewonnen wurden – wobei letzterer Prozeß sich gleichfalls unter Mitwirkung der Atmungsprozesse vollzieht[339]. Aus dem Zusammentreffen von Wahrnehmung und Denken entsteht die eigentliche *Gehirntätigkeit* (s.o.).

Diese primär funktionell zu interpretierende Aussagen ergänzte Steiner im September 1921 durch den Hinweis, daß sich durch die Atmungswirkung auf den Liquor auch eine fortwährende Formung bzw. Gestaltung der flüssigkeitsverbundenen zentralnervösen Strukturen vollzieht – und sagte vor Theologen: *Die Atmungsluft ist zunächst draußen, sie dringt in uns ein, sie wirkt gestaltend auf unser Gehirnwasser und formt dadurch auch mit die halbfesten Teile des Gehirns. Wir begreifen das Gehirn nur so, wenn wir es nicht nur ansehen als im Menschen gewachsen, sondern es sehen in fortwährendem Verkehr mit der Außenwelt* (343,38). Bildet sich das Gehirn realiter am Denken – wie Steiner schon im Frühwerk wiederholt hervorgehoben hatte (vgl. S.84ff.) –, und sind die Flüssigkeitsprozesse des Zentralnervensystems mit den Denkvorgängen unmittelbar verbunden, so wird nachvollziehbar, daß spezifische Zusammenhänge zwischen den Gestaltungskräften der Luft und des Gehirnes bestehen.

die Formung der halbfesten Gehirnorganisation

In Steiners Vortragswerk der letzten Lebensjahre finden sich keine weiteren detaillierten Ausführungen über die skizzierte Atmungs-Anregung zentralnervöser Sinnes- und Vorstellungstätigkeit, die genaue *Übertragung* des Atmungsrhythmus auf die *Nervenbewegungen*, das *fein seelisch-geistige* Sein, das dem Atmungsrhythmus innerhalb der *Nervenbewegungen* zukommt und die mit diesen Vorgängen verbundenen fortgesetzten Bildeprozesse des Zentralnervensystems (und eventuell damit assoziierter Leibesorgane); ergänzende Aspekte eröffnete Steiner jedoch in verschiedenen Vortragskontexten, die nachfolgend kurz skizziert werden sollen.

Wie bereits zuvor (vgl. S.562ff.) referiert, wies Steiner am 16.9.1920 in Stuttgart darauf hin, daß ein jedes *Verstehen* der mit der Sinnesorganisation empfangenen Wahrnehmungen an die Wirksamkeit des *Rhythmischen Systems* bzw. an jenen rhythmischen Vorgang gebunden ist, *der reguliert wird vom Herzen*[340] *und der Lunge* und sich *durch das Gehirnwasser in das Gehirn hinein fortpflanzt*: *Jene Vibrationen im Gehirn, die dort vorgehen und die ihre Erregung im rhythmischen System des Menschen haben, vermitteln in Wahrheit körperlich das Verstehen. Verstehen können wir dadurch, daß wir atmen.* (302a,43) Damit wurde auf eine Kommunikation zwischen Atmungs- und Sinnestätigkeit hingewiesen, die das Durchdringen des Wahrnehmungsbildes und damit die Vorstellungsbildung ermöglicht. Dies scheint in direktem Zusammenhang mit den obigen Äußerungen Steiners bezüglich eines *Zusammenklingens* metamorphosierter Atemungstätigkeit und Nerven-Sinnestätigkeit zur *Gehirntätigkeit* zu stehen. Am 29.10.1921 deutete Steiner darüber hinaus eine Mit-

rhythmusbestimmte Gehirnvibrationen und Verstehen sinnlicher Wahrnehmungen

wirkung der Atmungsvorgänge bei der Entstehung *bildhafter* Vorstellungen an und sagte: *Auf der Berührung des Atmungsrhythmus mit den Nervenströmungen beruht es, daß wir uns Bilder machen können von der äußeren Welt. Gedanken, abstrakte Gedanken sind noch durchaus an das Nervenleben gebunden, aber das Bildhafte ist an das Atmungsleben gebunden* (208, 87).

zur physiologischen Ermöglichung bildhafter Vorstellungen

Interessanterweise wies Steiner bei der erneuten Thematisierung der Frage, wie seelische Gefühle vorgestellt, d. h. bewußt werden können (s. S. 332ff.), auch auf die Bedeutung des zwischen Atmungsbewegung und Nerventätigkeit stehenden Liquors hin. Auf dem ersten anthroposophischen Hochschulkurs sagte er am 9.10.1920 in Dornach, daß erst durch die *Wechselwirkung des rhythmischen Systems mit dem Nerven-Sinnessystem, auf dem Umwege durch den Rhythmus des Gehirnwassers, der heranschlägt an das Nerven-Sinnessystem*, dieses *Nerven-Sinnessystem* als Träger des Vorstellungslebens in die menschliche Gefühlswelt eingeschaltet werde, *wodurch das dumpf-traumhafte Gefühlsleben von uns selber wahrgenommen und vorgestellt wird auf innerliche Weise* (314, 42). Während er im Oktober 1920 die Liquorbewegungen als *Umweg* bezeichnete und die Gefühlsvorgänge damit primär mit anderen rhythmischen Vorgängen in Zusammenhang brachte, hatte er im Januar desselben Jahres den (mit Atembewegungen und Modifikationen derselben notwendig verbundenen) *fortwährenden Rhythmus des auf- und absteigenden Gehirnwassers* als den *äußeren Träger des Gefühlsleben im Menschen* angesprochen: *Und durch die Wechselwirkung desjenigen, was die Gehirnnerven erleben, mit dem, was als solcher Rhythmus erfolgt durch das Gehirnwasser, entsteht das, was Austausch zwischen den Gefühlen und den Gedanken ist* (334, 52).

„Austausch" zwischen Gefühlen und Gedanken – zur physiologischen Ermöglichung der Gefühlswahrnehmung

Zusammenfassung

Dem Liquor cerebrospinalis scheint damit für die abstimmende Kommunikation zwischen Nerven- und rhythmischer Tätigkeit eine entscheidende Bedeutung zuzukommen; über ihn erfolgt die obligate Atemanregung zentralnervöser Vorgänge, er trägt die Atmungstätigkeit *verfeinert* in die menschliche Kopforganisation, ermöglicht so die eigentliche *Gehirntätigkeit*, das *Verstehen* des sinnlich Wahrgenommenen und ein bildhaftes Vorstellungsleben (*die Gehirntätigkeit ist ja im wesentlichen ein Zusammenklingen der in das Gehirn hinein verfeinerten Atmungstätigkeit mit der Nerven-Sinnestätigkeit*). Wird der Atemrhythmus des Menschen durch das Aufkommen einer Gefühlsregung spezifisch verändert, so überträgt sich dies ebenfalls auf den Wegen des bewegten Liquors ins Gehirn, wo in der Folge ein Bewußtsein für das Gefühlte, eine *Gefühlsvorstellung* entstehen *kann* (unklar mußte dabei bleiben, warum nicht jedes Gefühl zur Vorstellung wird, da die Bewegungen des Liquors nicht nur fakultativ, sondern in jedem Fall das leibliche *Gefühlsäquivalent* als Rhythmusmodifikation in die *Kopforganisation* tragen). Des weiteren scheint möglich, daß sich die von Steiner am 20.10.1922 angedeutete

Übertragung der Atmungsdynamik auf die *Hauptesgeschwindigkeit* auf dem Wege der Flüssigkeitsbewegungen des Liquors vollzieht (*Das Atmungssystem ist dasjenige, [...] was vom rhythmischen System aus hinauf nach dem Haupte wirkt und ihm das viermal langsamere Tempo beibringt.*). Ob diese *Übertragung* mit der skizzierten *Anregung* zentralnervöser Tätigkeit gleichzusetzen ist, blieb textimmanent offen. (Auf die Bedeutung der exspiratorischen *Senkung* des Liquors ging Rudolf Steiner übrigens kaum ein. In dem bereits zitierten pädagogischen Vortrag vom 28.12.1921 sagte er diesbezüglich lediglich: *Und wiederum, wenn wir nach unten gehen, wenn wir sehen, wie der Atmungsrhythmus sich gewissermaßen mehr erregt zum Pulsrhythmus, wie er in den Zirkulationsrhythmus übergeht, so lernen wir darauf blicken, wie nun wiederum bei der Ausatmung, wenn die Gehirnflüssigkeit und Rückenmarksflüssigkeit nach unten stößt, der Zirkulationsrhythmus auf die Stoffwechseltätigkeit wirkt [...]* (303, 108). Detaillierter führte Steiner diese exspiratorische Wirkung rhythmischer Tätigkeit auf Stoffwechselvorgänge in Vorträgen nicht aus.)

Zur Frage wirksamer Wesensglieder

Das Rhythmusgeschehen zwischen Ätherleib und Astralleib

Nachdem Steiner im neunten Vortrag seines Kurses über *„Die Philosophie, Kosmologie und Religion in der Anthroposophie“* über den *astralisch* impulsierten zentralnervösen Zerstörungs- bzw. Substanzabbauprozeß gesprochen und dabei die irdische *Umwandlung*, das ins Physische *Eingliedern* des ursprünglichen *Sternenleibes* als Voraussetzung der zerstörenden Wirkung kenntlich gemacht hatte (215, 148f. und 25, 74), sagte er: *Aber die astralische Organisation des Menschen hat nicht bloß diese Wirkung im Wachleben. Nur ein Teil von ihr hat diese Wirkung. Ein anderer Teil lebt sich mehr in derselben Art, wie er im vorirdischen Dasein tätig ist, auch in das irdische Dasein herein. Dieser Teil des astralischen Organismus des Menschen ist nicht in der Kopforganisation tätig, sondern er ist in alledem tätig, was im Menschen rhythmische Organisation ist, das heißt in denjenigen Organen des physischen Leibes, in denen sich Atmung, Blutzirkulation und die anderen rhythmischen Prozesse abspielen. Dieser Teil des astralischen Leibes, von dem ich jetzt spreche, lebt zwar im rhythmischen menschlichen Organismus, aber er verbindet sich nicht so mit diesem physischen rhythmischen Organismus, wie der andere Teil, der in der Kopforganisation tätig ist. Dieser andere Teil, der in der Kopforganisation tätig ist, ergreift diese Kopforganisation so stark, daß er sie fortwährend zum Sterben, zum Tode geneigt macht, weil er sie zerklüftet. Jener Teil des*

der Astralleib im Rhythmischen System

astralischen Leibes dagegen, der sich mit dem rhythmischen Organismus im Menschen vermischt, durchsetzt diesen rhythmischen Organismus; er lebt in der Atmung, lebt in der Blutzirkulation, aber weil er nicht in einer so intensiven Weise die Organisation ergreift, läßt er sie auch in einer gewissen Weise unbehelligt. Er ergreift sie nicht so, daß er sie zerstören will. Dadurch kommt aber auch kein Gedankenleben durch diese Verbindung des astralischen Organismus des Menschen mit der rhythmischen Organisation zustande. Was als Seelisches sich auslebt, das wird reflektiert an dem fortwährend nach dem Sterben hin tendierenden physischen Kopforganismus. Das bewirkt das vollbewußte Denken. Dasjenige aber, was immer im Durcheinanderströmen des Astralischen und der rhythmischen Organisation sich abspielt, das reflektiert sich nicht in derselben Weise, so daß es ein klares Bewußtsein gäbe wie das Gedankenleben; das lebt sich in der unbestimmteren Art des Seelenlebens als das Gefühlsleben des Menschen aus. Das ist das Fühlen. Es entsteht also dadurch, daß der astralische Organismus im Wachleben durchpulst das Atmen, die Blutzirkulation, daß er sie aber nicht zerklüftet, nicht so tief sich in sie hineinsetzt, sondern daß durch seine Wechselwirkung mit der rhythmischen Organisation sich dasjenige entzündet, was das Gefühlsleben des Menschen ist (14.9.1922 – 215, 149f.). Die Tätigkeit des *astralischen Leibes* ist – wie Steiner im ersten medizinischen Fachkurs hervorgehoben hatte – *am allerregsten* in den Leibesbezirken, in denen *zwischen Verdauung, Blutbereitung und Atmung sich im Menschen der mittlere Organisationsprozeß abspielt* (312, 285); wie in dem ausführlich zitierten Vortrag vom 14.9.1922 angedeutet, *durchmischt* er sich mit mit rhythmischen Organismus, *durchsetzt* dieses *Rhythmische System*, *durchpulst* Atmung und Blutzirkulation. Am Zusammenwirken der physischen Organsysteme und des wirkenden *Seelenleibes* entzündet sich das Gefühlsleben.[341] In diesen Wirksamkeiten verbindet der *Astralleib* sich nach Steiner nicht so tief mit der Physis, daß es zu einer Substanzzerstörung bzw. zu einem Substanzabbau kommt; wohl aber ereignet sich auch hier eine – der Substanz-*Aufhebung* des Zentralnervensystems nicht vergleichbare – *Herablähmung* des Materiellen (53, 144).[342] Im Gesamtkontext der rhythmischen Organisation arbeiten die aufbauenden Kräfte des *Bildekräfteleibes* mit den tendenziell degenerativen Impulsen des *Astralleibes* zusammen – der *eigentliche Rhythmus* des *Rhythmischen Systems* spielt sich zwischen *Astralleib* und *Ätherleib*, zwischen ab- und aufbauenden Kräften ab (283, 62). Am 3.1.1924 sagte Steiner vor Medizinstudenten: *Das stellen Sie sich nur vor: der ätherische Organismus ist da, er entwickelt das Leben; der astralische Organismus ist da, er lähmt ab. Nun muß im wachen Leben […] ein fortwährendes Hin- und Hergehen in einem labilen Gleichgewicht stattfinden zwischen Ätherischem und Astralischem. Dadurch fühlt der Mensch. […] Wenn [die astralische Tätigkeit] zurückgeschlagen wird, wenn […] im Status nascendi sogleich von*

die Ermöglichung des Gefühlslebens

„der eigentliche Rhythmus" des Rhythmischen Systems

der ätherischen Tätigkeit das Astralische zurückgewiesen wird, entsteht das normale Fühlen (316, 33).

Die Vorgänge innerhalb der rhythmischen Organisation können solchermaßen als ein *beseelter ätherischer Prozeß* bezeichnet werden (319, 70), wobei im Bereich des *Rhythmischen Systems* der *Astralleib* das Übergewicht gegenüber dem *Bildekräfteleib* hat – ein *Kräfteverhältnis*, das sich im primär aufbauenden Ernährungsvorgang umkehrt (302a, 127).

astralische Inspiration und ätherische Exspiration

In bezug auf die menschliche Atmungstätigkeit machte Steiner dabei geltend, daß der *Astralleib* dem Einatmungsprozeß, der *Ätherleib* aber der – von den Notwendigkeiten des belebten Organismus bestimmten – Ausatmung als aktives Prinzip zugrunde liege (283, 62 sowie 318, 98). In den rhythmischen, von *Seelenleib* und *Bildekräfteleib* impulsierten Vorgängen der Atmung wird das Leben *immer abgelähmt, facht* sich aber stets wiederum *neu an* (53, 145). Betrachtet man das *Rhythmische System* im oben ausgeführten Sinn erneut als *zweigliedrigen* Organismus, so wird wiederum deutlich, daß die Atmungssphäre – in der vorzugsweise *das Tote west* – dem entvitalisierten Kopfpol, der Bereich der Blutzirkulation aber den *ätherischen* Aufbaukräften des Stoffwechsels entspricht bzw. untersteht. Auch in bezug auf den jeweiligen Vitalitätsgrad sind Atmungs- und Blutzirkulationssystem demnach als *Metamorphosen* von *Nerven-Sinnes-* und *Stoffwechsel-Gliedmaßensystem* zu betrachten.

Die Mitwirkung des menschlichen Ichs – zur Dynamik der Wesensglieder im Nerven- und Blutprozess

Die bisherigen, von Steiner in mehreren Vorträgen in der dargestellten Weise entwickelten Betrachtungen sahen von der Wirksamkeit des menschlichen *Ichs* in der Sphäre des *Rhythmischen Systems* ab – sie sind folglich unvollständig. Denn es ist von wesentlicher, für die rhythmische Organisation des Menschen konstitutiver Bedeutung, daß sich im Einatmungsvorgang *Astralleib und Ich* mit der belebten Physis vereinen, um sich in der folgenden Ausatmung wiederum zu lösen (26, 28; s. a. S. 515ff.). Die physiologischen und seelischen Aspekte des *Rhythmischen Systems* – bis hin zur Verstehens- und Urteilsfunktion (vgl. 25, 74f. und 215, 150f.) – sind vor dem Hintergrund des in ihm wirksamen Seelisch-Geistigen, damit vor dem Hintergrund von *astralischer Organisation und Ich-Wesenheit* zu betrachten. Wichtige Hinweise für eine solche, alle vier *Wesensglieder* umfassende Betrachtung gab der Dornacher Vortrag vom 11.2.1923.

Astralleib und Ich

Dort sprach Steiner einleitend von der (v.a. im Zentralnervensystem lokalisierten) Gegebenheit eines *unmittelbaren*, nicht durch *Astralleib* und *Äther-*

zentripetal-abbauender Nervenprozeß und zentrifugal-aufbauender Blutprozeß

leib vermittelten Eingreifens des menschlichen *Ichs* in die physische Leibessubstanz und sagte: *Wenn wir den menschlichen Organismus prüfen, dann kommen wir dazu, einzusehen, daß diese unmittelbare Strömung, die also vom Ich direkt in das Physische hineingeht und sich dann im Körper verzweigt, entlang den Nervenbahnen geht. So daß also, wenn die menschlichen Nerven im Organismus sich ausbreiten, der äußere sichtbare Nervenstrang das äußere sichtbare Zeichen ist für die Ausbreitung derjenigen Strömung, welche direkt vom Ich nach dem ganzen Organismus geht, aber unmittelbar vom Ich aus in die physische Organisation hineingeht. Längs der Nervenbahnen läuft zunächst die Ich-Organisation. Diese ist für den Organismus eine wesentlich zerstörende. Denn da kommt der Geist direkt hinein in die physische Materie. Und überall, wo der Geist direkt in die physische Materie hineinkommt, liegt Zerstörungsprozeß vor, so daß also längs der Nervenbahnen, von den Sinnen ausgehend, ein feiner Todesprozeß im menschlichen Organismus sich ausbreitet* (221, 78). Dieser *Strömung* – zusammenfassend und abkürzend im Vortrag *Nerven-Sinnesprozeß* (221, 79) bzw. *Nervenprozeß* genannt (221, 80) – stellte Steiner eine zweite, polare, *vom Ich zum astralischen Leib, zum ätherischen Leib, zum physischen Leib* führende *Strömung* gegenüber und sagte über diese, daß sie in der *Gliedmaßen-Stoffwechselorganisation* verlaufe – *in alledem, was Bewegungskräfte sind, und was die innerlichen Bewegungskräfte sind, welche die aufgenommenen Nahrungsmittel in den ganzen Organismus tragen bis zum Gehirn hinauf* (221, 77). Zwar ist es berechtigt, so Steiner weiter, von einem im menschlichen Blute *strömenden Ich* zu sprechen, jedoch: *[…] Das Ich strömt so, daß es zuerst seine Kräfte durchseelt hat durch die Astralorganisation, durch die ätherische und durch die physische Organisation. Das Ich strömt, nachdem es zuerst die astralische, die ätherische Organisation mitgenommen hat, durch die physische Organisation im Blute von unten hinauf. Es strömt also der ganze unsichtbare Mensch in dem Blutvorgang als ein aufbauender, als ein Wachstumsvorgang, als derjenige Vorgang, der immer von neuem den Menschen erzeugt durch die Verarbeitung der Nahrungsmittel. Dieser Strom strömt im Menschen von unten nach oben, […] ergießt sich dann in die Sinne, also auch in die Haut, und kommt derjenigen Strömung entgegen, die direkt vom Ich aus die physische Organisation ergreift* (221, 78f.). So begegnen sich *Blutprozeß* (221, 80) und *Nervenprozeß* – von denen der erstere ein zentrifugaler, *immer nach der Peripherie* gehender Aufbauvorgang, der *Nervenprozeß* aber ein zentripetaler, *gegen das Innere des Menschen* strebender Abbauvorgang ist. *Und alle Vorgänge, die im Menschen stattfinden, sind Metamorphosen dieser zwei Vorgänge* (221, 80).

Von dieser, bisher indirekt durch die Begriffe *Nerven-Sinnessystem* und *Stoffwechsel-Gliedmaßensystem* umschriebenen Urpolarität des menschlichen Organismus ausgehend (vgl. a. S. 639ff.), beschrieb Steiner dann die

Metamorphosen in Atmungs- und Zirkulations-Vorgang; für den Atmungsvorgang machte er dabei geltend, daß in ihm das *Ich* bis zum *Astralleib* strömt, *dann aber direkt in die Lunge mit Hilfe der Luft* (221, 79). Das mit *Astralkräften* gewissermaßen *durchtränkte Ich*, d.h. die *Ich-Astralorganisation* ergreift dort den Sauerstoff und über ihn den Organismus. Dies bedeutet, daß der Atmungsvorgang ein abgeschwächter, im Verhältnis zum *Nervenprozeß* in seiner Intensität verminderter *Todesprozeß* ist (*Der eigentliche Todesprozeß ist der Nerven-Sinnesprozeß, ein abgeschwächter Zerstörungsprozeß ist der Atmungsprozeß.* 221, 79). *Würden wir mehr Sauerstoff aufnehmen, so würde unser Leben viel kürzer sein* (ebd.).

zur Situation des Atmungsprozesses als abgeschwächter Nerven- bzw. Todesprozeß

Dem Atmungsvorgang gegenüber steht *derjenige Prozeß, wo das Ich sich auch noch verstärkt dadurch, daß seine Strömung bis zum Ätherleib geht und dann erst aufgenommen wird. Dieser Prozeß, der schon sehr stark im Übersinnlichen liegt, so daß er von der gewöhnlichen Physiologie eben nicht verfolgt werden kann, wirkt im Pulsschlage noch äußerlich vernehmbar. Das ist ein Wiederherstellungsprozeß, der nicht so stark ist wie der direkte Stoffwechsel-Herstellungsprozeß, sondern ein abgeschwächter Wiederherstellungsprozeß. Und er begegnet sich dann mit dem Atmungsprozesse. [...] Unser Leben wird in dem Maße verlängert, je mehr der Kohlensäurebildungsprozeß durch das Blut entgegenkommt der Aufnahme des Sauerstoffes im Atmungsprozeß* (221, 79f.).

der „stark übersinnliche" Wiederherstellungsprozeß

Steiner sprach in den zitierten Vortragsdarstellungen nicht von einem der Atmung gegenüberstehenden Blutzirkulationsvorgang, sondern über einen von der empirischen Physiologie nicht beobachtbaren Prozeß, der die Kohlensäurebildung bedingt und im Pulsschlag noch äußerlich vernehmbar wirkt. Dieser Prozeß steht der Sauerstoffaufnahme bzw. dem abgeschwächten *Todesprozeß* der Atmung gegenüber, wobei das Verhältnis zwischen beiden eine wesentliche Manifestation der Beziehung zwischen *oberem* und *unterem Menschen* darstellt: *Wenn der Vorgang, der sich abspielt zwischen Puls und Atem, in Ordnung ist, dann ist der untere Mensch mit dem oberen in einer richtigen Verbindung [...]* (221, 80).

das Puls-Atem-Verhältnis

Das Atmungsleben als funktionelle Mitte der sieben Lebensprozesse des Organismus

Alle Vorgänge, die im Menschen stattfinden, sind nach Steiner Metamorphosen von *Nerven-* und *Blutprozeß* bzw. der in ihnen wirksamen *Wesensglieder*-Konstitution und -Dynamik. Das *Rhythmische System* aber bildet, wenngleich in sich differenziert, die leibliche Mitte der Lebensprozesse des Organismus. Diese Lebensprozesse sind, als *ätherische* Vitalitäts-Stufenfolge gefaßt, siedie sieben Lebensprozesse des Menschen

benfaltig; 1921 unterschied Steiner, mehrere frühere Ansätze (s. a. S. 191ff.) wiederaufgreifend, zwischen *Sinnesleben*, *Nervenleben*, *Atmungsleben*, *Zirkulationsleben*, *Stoffwechselleben*, *Bewegungsleben* und *Reproduktionsleben* (208, 86). Das *Sinnesleben* der entvitalisierten Sinnesorgane ist *ersterbendes Leben* (208, 87), das die Sinneseindrücke bewahrende, das *Sinnesleben* nach innen fortsetzende *Nervenleben* dagegen *ruhendes* oder eben *bewahrendes Leben* (ebd.). Das *Atmungsleben* bezeichnete Steiner als *bildendes Leben* – u. a. deswegen, weil es die *Bilder* der inneren Organe verinnerlicht, die dann vom *Zirkulationsleben* über den Organismus verbreitet, vom *Stoffwechselleben* anschließend mit Stoff *tingiert* und zu *stofflichen Organen* gebildet werden (208, 88; vgl. S. 612ff.): *Wir haben also durch unseren oberen Menschen, durch unser Atmungsleben unser inneres Bild, und die Bilder machen wir gewissermaßen zu Wirklichkeiten durch den tingierenden Stoff, der sich da hineinschiebt* (ebd.). Das *Bewegungsleben* schließlich ist *kraftendes Leben*, aus ihm *schiebt* sich in die stofflichen Organe die Kraft ein (ebd.). *Und das Reproduktionsleben ist dann das sich erneuernde Leben* (ebd.).

*

8. Die Stellung des Herzens im Organismus

Rückblick auf frühere Ausführungen

Spätestens im Jahre 1908 hatte Rudolf Steiner damit begonnen, seine geisteswissenschaftlich fundierte Ablehnung zeitgenössischer Theorien zur Physiologie der Herzaktion zu artikulieren; der mechanistischen Herztheorie, die das Herz im wesentlichen als *Pumpe* betrachtete und im Herzschlag die Erstursache der Blutzirkulation sah, stellte Steiner die Anschauung der Herztätigkeit als Folge einer Blutpulsation gegenüber, die ihrerseits *Ausdruck und Wirkung der Seelenvorgänge* ist (s. S. 173ff. bzw. 11, 176f).[343] Auch in den physiologischen Vorträgen vom März 1911 sprach Steiner davon, daß das menschliche Blutsystem (als *Werkzeug* der Individualität oder des *Ichs*) seinen Rhythmus im Herzen *zum Ausdruck* bringe (128, 79)[344] und beschrieb (wohl erstmals im mitstenographierten Vortragswerk) das Herz als Begegnungsort zweier Kraftströmungen. Im Bereich der Herzsphäre *prallen*, Steiners damaligen Ausführungen zufolge, ein atmungsverbundenes und ein ernährungsverbundenes *Kraftsystem* aufeinander, mithin eine luftförmige und eine flüssige Strömung (s. S. 225ff.).

das „edelste Organ" des Menschen

In manchen der Vorträge, die Steiner dann zwischen 1919 und 1924 hielt, führte er die früheren Angaben zum *edelsten* Organ des Menschen (239, 31) näher aus, erwähnte historische Vorarbeiten von nichtanthroposophischen Wissenschaftlern (Karl Schmidt und Moriz Benedikt, vgl. 312, 37 und 301, 52), wies wiederholt auf die embryologischen Befunde hin, die – so Steiner – die Bildung des Herzens aus der Gewebeflüssigkeit und das Auftreten der Blutbewegung vor Eintritt des Herzschlages belegen[345] und besprach *Gang und Aufgabe* des Herzorgans (301, 52) in seiner gesamtorganismischen Stellung – am ausführlichsten und in herausragender Position im ersten medizinischen *„Fachkurs"* (März/April 1920), worauf in den Pfingstvorträgen desselben Jahres in Bezug auf den Thomismus noch einmal besonders hingewiesen wurde: *Thomas konnte es nur bis zu einem abstrakten Statuieren dessen bringen, daß das Seelisch-Geistige wirklich bis in die letzten Tätigkeiten der menschlichen Organe hinunter wirkt. In abstrakter Form sprach das Thomas von Aquino aus: Alles das, bis in die vegetativen Tätigkeiten hinein, was im menschlichen Leibe lebt, wird von dem Seelischen aus dirigiert und muß von dem Seelischen aus erkannt werden. […] Vor einigen Wochen versuchte ich*

Gang und Aufgabe des Herzorgans

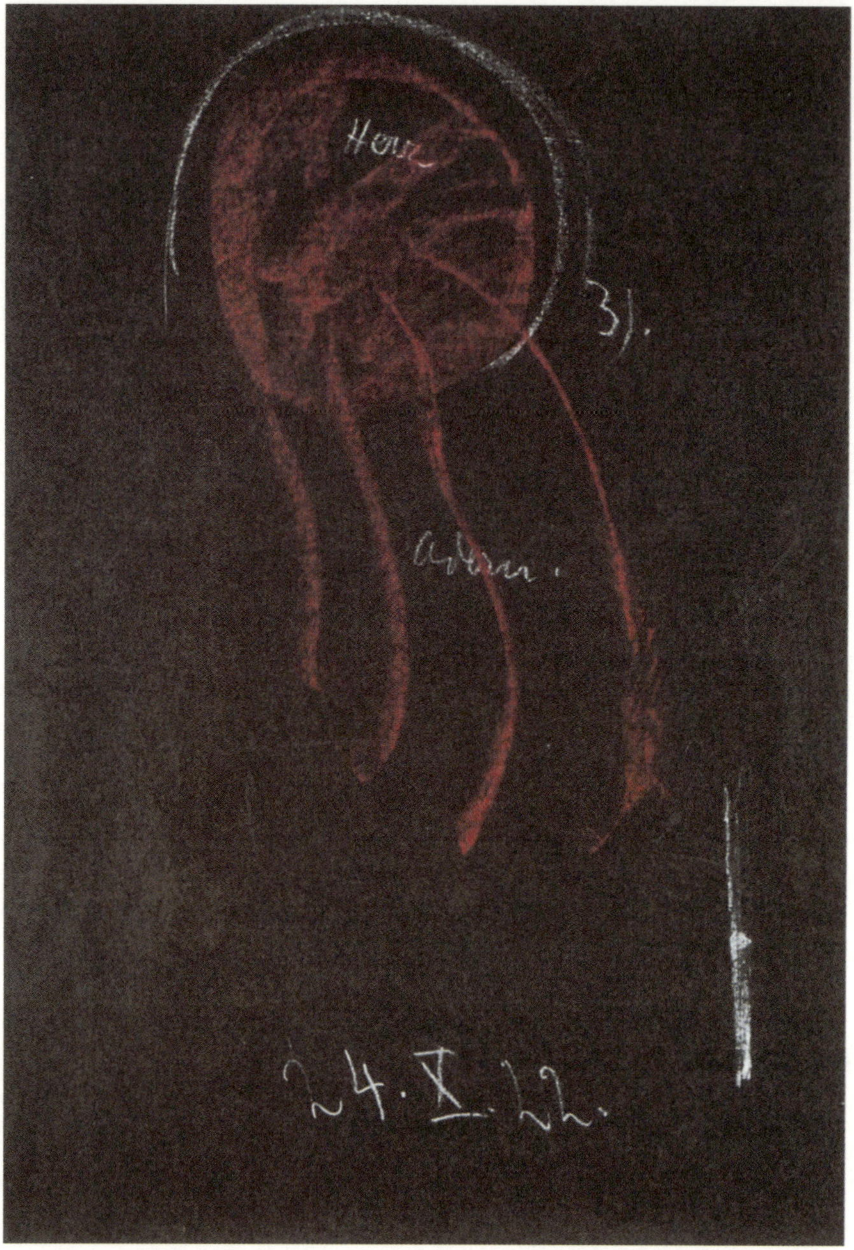

Das Blut-Herz-System
(24.10.1922; GA 348, Bd. XXV, Tafel 3)

hier auszuführen, wie unsere Geisteswissenschaft korrigierend der Naturwissenschaft sich gegenüberstellen will, sagen wir, in bezug auf die Lehre vom Herzen. Dieses Herz hat die mechanisch-materialistische Anschauung zu einer Pumpe gemacht, die das Blut durch den menschlichen Körper treibt. Es ist das Gegenteil, dieses Herz: Ein Lebendiges ist die Blutzirkulation – die Embryologie kann es exakt nachweisen, wenn sie nur will –, und das Herz wird durch das innerlich bewegte Blut in Tätigkeit versetzt. Das Herz ist dasjenige, worinnen sich die Bluttätigkeit schließlich statuiert, worinnen die Bluttätigkeit hereingenommen wird in die ganze menschliche Individualität. Die Tätigkeit des Herzens ist eine Folge der Bluttätigkeit, nicht die Bluttätigkeit eine Folge der Herztätigkeit. Und so kann man, wie es hier schon in bezug auf die Einzelheiten gezeigt worden ist in einem Kursus für Ärzte, in bezug auf die einzelnen Organe des Leibes durchaus zeigen, wie die Erfassung des Menschen als eines Geistwesens erst wirklich sein Materielles erklärt. Man kann in einer gewissen Weise real machen dasjenige, was wie in abstrakter Gestalt dem Thomismus vorgeschwebt hat, der da sagte: Das Geistig-Seelische durchdringt alles Leibliche. – Eine konkrete, reale Erkenntnis wird das (74, 92f.).

das Hereinnehmen der Bluttätigkeit in die menschliche Individualität

Die Herzfunktion als Vermittlung zwischen oberem und unterem System, Atmung und Stoffwechsel

Steiner hatte sich im zweiten Vortrag (22.3.1920) seines *„Geisteswissenschaftlichen Fachkurses für Ärzte und Medizinstudierende“* der Stellung und Aufgabe des Herzens im Gesamtorganismus durch eine vorausgehende Skizzierung der Polarität des *oberen* und *unteren Menschen*, des *Grundunterschiedes* (312, 39) zwischen Nerven-/Atmungs- und Stoffwechsel-/Bluttätigkeit bzw. der Wesensdifferenz von *Nerven-* und *Blutprozeß* genähert und ein Verständnis der Aussage: *Die Herztätigkeit ist nicht eine Ursache, sondern sie ist eine Folge* von der Erkenntnis oder Kenntnis dieser polaren Vorgänge abhängig gemacht: *Verstehen werden Sie diesen Satz nur dann, wenn Sie ins Auge fassen die Polarität, die besteht zwischen all denjenigen Tätigkeiten im menschlichen Organismus, die zusammenhängen mit der Nahrungsaufnahme, mit der weiteren Verarbeitung der Nahrung, mit ihrer Überleitung entweder direkt oder durch Gefäße ins Blut, wenn Sie verfolgen, ich möchte sagen, von unten nach oben gehend, im Organismus die Nahrungsverarbeitung bis zu der Wechselwirkung, welche zunächst besteht zwischen dem Blute, das die Nahrung aufgenommen hat, und der Atmung, durch die die Atemluft aufgenommen wird. […] Es findet eine Wechselwirkung statt, die zunächst besteht zwischen den flüssig gewordenen Nahrungsstoffen und zwischen dem, was luftförmig von dem Organismus durch die Atmung aufgenommen wird* (312, 36). Die Kräfte

die Herzttätigkeit als Folge einer Wechselwirkung der oberen und unteren Organisation der luftförmigen und der flüssigen *Strömung* (312, 37), des Atmungs- und Blutbildungsprozesses (312, 172), mithin des *oberen* und *unteren mittleren Systems* (s. S. 604ff.), zwischen denen eine *Spannung* besteht, die zum *Ausgleich* drängt (312, 95), begegnen sich, *spielen ineinander*; vor diesem gegenseitigen Ineinanderspiel aber *stauen* sie sich in einem Organ, einem *Stauorgan* – dieses ist das menschliche Herz (312, 36). In Steiners Notizbuch vom 22.3.1920 steht der Satz: *Das Herz ist keine Pumpe, sondern das Organ des Gleichgewichts zwischen der Stoffwechseltätigkeit und der Atmungstätigkeit – Wasser = Luft* (B 16, 24).

Organ des Gleichgewichts, Ausdruck des Ausgleichs

Im Herzen stauen und begegnen sich flüssige und luftförmige Strömung (312, 172); seine rhythmische Kontraktion und Expansion, Systole und Diastole sind die Folgen der *ineinandergehenden*, sich *ausgleichenden* Kräfte (312, 36/7 u. 172): *Der Ausgleich [der Ernährungsprozesse] mit der Atmung erfolgt [...] mit einer rhythmischen Tätigkeit. [...] Das Herz ist im wesentlichen dasjenige Organ, welches in seinen beobachtbaren Bewegungen der Ausdruck ist des Ausgleiches zwischen diesem Oberen und Unteren [...]* (312, 38)[346]; es ist Ausdruck dessen, *was zwischen Zirkulation und Atmung sich abspielt* (208, 95).

zwei Metamorphosereihen

Auch in den im April 1921 im Rahmen des zweiten medizinischen Kurses gehaltenen Vorträgen bemühte sich Steiner weiter um die Aufklärung der Stellung des Herzorganes im Gesamtorganismus. Mit morphologischer Akzentuierung schilderte Steiner nunmehr einen *oberen und hinteren*, aus der Metamorphosereihe von Kopf, Lunge und Leber sich konstituierenden Organzusammenhang – und stellte diesem ein *unteres und vorderes* Organgebiet gegenüber, das das Herzorgan sowie Verdauungs- und Sexualorganisation umfaßt; dabei ergeben sich letztere nach Steiner aufgrund einer stufenweisen Umgestaltung der Herzbildung (dem *Urorgan* dieser Metamorphosenreihe – 313, 108), die wiederum als solche *das polarisch Entgegengesetzte* der Lungengestaltung darstellt (313, 108f./132). Damit begegnen sich in Lunge und Herz *Atmungs-* und *Zirkulationswesen*, *oberer/hinterer* und *unterer/vorderer* Mensch – wobei das Herzorgan als gewissermaßen oberster Pol der unteren, dem Stoffwechsel und den Verbrennungsprozessen verpflichteten Organsysteme (313, 108f.) betrachtet und als dem *Zirkulationswesen* zugehörig beschrieben wurde (313, 132).[347]

Auch in einem im Dezember 1922 gehaltenen Vortrag betrachtete Steiner die Physiologie des Herzorganes vor diesem Hintergrund *oberer* Nerven-Sinnes-/Atmungstätigkeit und *unterer* Blutzirkulations-/Stoffwechseltätigkeit, denen er *entgegengesetzte*, sich gegenseitig aufhebende *Naturwirkungen* zusprach – und sagte wiederum: *Dasjenige Organ im Menschen, in dem der Ausgleich stattfindet, in dem eigentlich von unten nach oben und von oben nach unten fortwährend nach Gleichgewicht gestrebt wird, das ist das menschliche Herz, das nicht etwa im Sinne der heutigen Physiologie eine Pumpe ist, die das Blut durch den Leib pumpt, sondern welches darstellt das Gleichgewichtsorgan für das obere und untere System im Menschen* (219, 182f.).

Die mechanische Herztheorie, die das menschliche Herzorgan als einen physikalischen Pumpapparat betrachtet, *der durch eine Art Automatismus die rhythmische Zirkulation des Menschen hervorruft*, verkennt in Steiners Sicht damit nicht nur die Natur dieses Organes, sondern in fundamentaler und anthropologisch verheerender Weise die übergreifenden Prozeßzusammenhänge im Menschen und die in ihnen wirksamen seelisch-geistigen Kräfte (3.9.1923 – 319, 60; vgl. S. 502ff.).

Die Sinnestätigkeit des Herzorganes als Voraussetzung der Vermittlung polarer Prozeßformen

Sinnesorgan der inneren Wahrnehmung

Am 22.3.1920 machte Steiner erstmals auf die Sinnesfunktion des Herzorganes in aller Deutlichkeit aufmerksam und sagte: *Denn letzten Endes, was ist das Herz? Letzten Endes ist das Herz nämlich ein Sinnesorgan. [...] Ein Sinnesorgan zum inneren Wahrnehmen ist zuletzt das Herz. Als solches ist es anzusprechen* (312, 37/38). Das Herz ist dazu da, daß in *unterbewußter* Sinnestätigkeit *gewissermaßen die oberen Tätigkeiten wahrnehmen, empfinden können die unteren Tätigkeiten des Menschen* (312, 37f.). Als *unterpsychisches* Wahrnehmungsorgan vermag es nach Steiner aufgrund seiner sensitiven Fähigkeiten zwischen den beiden Polen der menschlichen Organisation zu *vermitteln*, d.h. den oben angedeuteten *Ausgleich* aktiv herzustellen (312, 38).

Das Herz ermöglicht, daß der Mensch *von seiten seines Oberen wahrnimmt sein Unteres* (312, 38) – im weitesten Sinne also dasjenige, was als *Blutprozeß* umschrieben wurde (s.a. S. 634ff.). Nähere Angaben machte Steiner im ersten Medizinkurs darüber nicht, wohl aber in nachfolgend gehaltenen Vorträgen. So wies er bereits zwei Monate darauf in Stuttgart erneut auf die Sinnesfunktion des Herzens hin und bezeichnete das Herz dort als ein Sinnesorgan, *das einzuschalten ist in den menschlichen Organismus, damit der Mensch in seinem Unterbewußtsein durch das Herz eine Art unterbewußter Wahrnehmung hat von seiner Zirkulation [...]. Das Herz ist im Grunde genommen ein in die Blutzirkulation eingeschaltetes Sinnesorgan* (197, 75). 1921 hieß es im zweiten medizinischen Kurs: *Wie das Thermometer nichts anderes ist als ein Ableseapparat für die Wärme und die Kälte, so ist das Herz nichts anderes als ein Ableseapparat für die menschliche Zirkulation und dasjenige, was aus dem Stoffwechsel des Blutes in die menschliche Zirkulation einfließt* (313, 107). Dies veranschaulichte Steiner exemplarisch am 13.1.1923 in einem vor Arbeitern am Goetheanum gehalten Vortrag, als ihm die Frage nach den physiologischen Konsequenzen des Nikotin-Genusses vorgelegt wurde. In

Wahrnehmung von Blutzirkulation und Stoffwechsel

seiner Antwort hieß es u.a.: *Die Wirkung des Nikotins zeigt sich vor allen Dingen in der Herztätigkeit, so daß durch das Nikotin eine größere, eine stärkere Herztätigkeit hervorgerufen wird. Das heißt aber, da das Herz nicht selber eine Pumpe ist, sondern nur anzeigt, was im Körper vorgeht – das Herz schlägt schneller, wenn das Blut schneller zirkuliert –, daß das Nikotin eigentlich auf die Blutzirkulation wirkt und die Blutzirkulation lebhafter macht* (348, 249). Der Rhythmus der Blutzirkulation unterliegt u.a. den im Ernährungs- bzw. Stoffwechselprozeß verinnerlichten Substanzen (s. S. 604ff.); die durch aufgenommene Stoffe eintretenden Veränderungen im Blutzirkulationsrhythmus werden durch das Herzorgan vom *oberen* Nervenprozeß des Menschen wahrgenommen[348] (und wohl auch regulativ beantwortet, worauf Steiner aber nicht einging).

Nervenprozeß und Blutprozeß

Da der über die Beschaffenheit des Blutes in die Gestalt des Blutzirkulationsrhythmus mündende Ernährungs- bzw. Substanzverwandlungsprozeß von den *höheren* menschlichen *Wesensgliedern* in ihren Organbezügen getragen wird (s. S. 592ff.), konnte Steiner in einem weiteren öffentlichen Vortrag (Wien, 29.9.1923) geltend machen, daß das Herz die Wahrnehmung dessen ermöglicht, *was ich in meinem Blute unbewußt durch meine geistig-seelischen Kräfte als Pulsation entwickele* (84, 256). Daß damit explizit die in den Stoffwechselorganen des *unteren Menschen* entfalteten, von den wirksamen *Wesensgliedern* impulsierten Tätigkeiten gemeint waren, wurde spätestens am darauffolgenden Tag deutlich, als Steiner – unter Bezugnahme auf den zuletzt zitierten Vortrag – vor Mitgliedern der Anthroposophischen Gesellschaft sagte: *Der Kopf nimmt unterbewußt durch das Herz wahr, was in den physischen Funktionen des Unterleibes und der Brust vorgeht. So wie wir durch das Auge die äußeren Vorgänge in der Sinneswelt wahrnehmen, so ist das Herz des Menschen in Wirklichkeit ein Sinnesorgan mit Bezug auf die angegebenen Fakten. Der Kopf – namentlich macht es das Kleinhirn*[349] *– nimmt unterbewußt durch das Herz wahr, wie das Blut sich mit den verarbeiteten Nahrungsmitteln speist, wie die Nieren, die Leber und so weiter funktionieren, was da alles im Organismus vorgeht. Dafür ist für das Obere des Menschen das Herz das Sinnesorgan* (223, 136). Demnach ermöglicht das Herzorgan des Menschen die Wahrnehmung all der Vorgänge, die sich im Verlauf des Ernährungsprozesses (der zugleich Blutbildungsvorgang ist und die Blutzirkulation beeinflußt) abspielen und der Herzbewegung zugrunde liegen[350]; das Herz gebiert ein *unterpsychisches* Wissen dieser Vorgänge im Zentralnervensystem bzw. im cerebellären System (auf das Steiner damit erstmals in physiologischen Darstellungen hinwies). Vor Arbeitern am Goetheanum hatte Steiner bereits drei Monate zuvor (am 6.6.1923) formuliert: *Das Herz ist eigentlich das innere Sinnesorgan, durch das der Kopf alles das wahrnimmt, was im Körper vor sich geht* (350, 59). Und im Notizbuch hieß es: *Herz: es setzt*

Wahrnehmung der Organtätigkeiten des unteren Menschen

um, was in den Stoffwechselorganen vor sich geht – macht es zum empfindungsfähigen Inhalt. (Notizbuch, B 16, 20.)

Verwandlung in Empfindung

Als ein *in einem hohen Grade innerliches Sinnesorgan* (319, 171) ist das Herz Wahrnehmungsorgan für diejenige Blutzirkulation, die *vom unteren nach dem oberen Menschen geht* bzw. für die in ihr wirkenden *Wesensglieder* – darauf wies dann Rudolf Steiner nach den genannten Wiener Vorträgen noch einmal ausdrücklich im Januar 1924 vor Medizinstudenten hin (316, 38/39 und 107).

Die Vermittlung als Ausgleich zweier Blutzirkulationen

oberer und unterer Kreislauf, Nerven- und Blutprozeß

1911 hatte Steiner in Prag erstmals von der grundlegenden Differenz des *oberen* und *unteren* Blutkreislaufes gesprochen, womit die über die Karotiden (Halsgefäße) getragene Blutzirkulation des Hauptes im Unterschied zur vaskulären Versorgung des übrigen Leibes gemeint war. Denn das Blut – so hieß es dort – unterliegt im Bereich der *oberen* Zirkulation den verwandelnden Einflüssen der Nerven-Sinnestätigkeit, im unteren Organismus aber dem Substanzernährungsstrom bzw. der Tätigkeiten der *inneren Organe*, was eine (von Steiner als *außerordentlich wichtig* bezeichnete) Differenzierung beider Kreisläufe notwendig mache (s. S. 217ff.). Aus der Perspektive des von Rudolf Steiner ab 1920 Dargestellten ist es beindruckend zu sehen, daß bereits 1911 *Nerven-* und *Blutprozeß* im Sinne der späteren Unterscheidung skizziert und ihre Metamorphosen in Atmungs- und Zirkulations-Vorgänge beschrieben waren, das Herzorgan aber bereits als *eine Art Mittelpunkt der ganzen menschlichen Organisation* (128, 29) bezeichnet wurde.[351] Jedoch wurde in Prag das Herz noch nicht als (*Oberes* und *Unteres*) ausgleichendes bzw. vermittelndes Organ dargestellt. Steiner thematisierte es dagegen u. a. in bezug auf die Bildung von – an der Sinneswahrnehmung und anschließenden Vorstellungstätigkeit entzündeten – Gedächtnisvorstellungen; dabei wies er, wie zuvor (vgl. S. 238ff.) dargestellt, auf einen vom Herz nach dem Kopf fließenden *Ätherstrom* hin, auf Strömungen im *Ätherleib*, die durch die Sinnes- und Vorstellungstätigkeit erregt werden.

Interessanterweise findet sich in Steiners Notizbuch ein vermutlich in der Vorbereitung für den ersten medizinischen Kurs festgehaltener Hinweis, wonach der *obere Kreislauf* im Organismus einem *Ätherorgan* entspreche, *das im Herzen seinen hauptsächlichsten physischen Repräsentanten hat.* Weiter heißt es dort: *Die Atemströmungen sind vergeistigte Nerven* (B 20, 29). Steiner sah demnach nach wie vor einen engen Bezug des Herzorganes zu den Vorgängen der Blutzirkulation des Kopfes, d.h. zur (blutbestimmenden) Nerven-Sinnestätigkeit, die in Gestalt des Cerebellums sich des Herzens als eines

Wahrnehmungsorganes für den Stoffwechsel und damit für den unteren Kreislauf bedient. Am 21.4.1920 – knapp zwei Wochen nach Beendigung des ersten Medizinerkurses – sagte er dann auch in Basel: *Das Herz ist nichts weiter als dasjenige Organ, welches gewissermaßen die beiden Blutzirkulationen ausgleicht, nämlich die des oberen Menschen, des Kopfmenschen, und diejenige des Gliedmaßenmenschen* (301, 53). Als *Gleichgewichtsorgan für das obere und untere System des Menschen* (s.o.) ist das Herz in die Gesamtzirkulation des Menschen *eingeschaltet* (197, 75) und gleicht die *Stoffwechselzirkulation* mit der *Nerven-Sinneszirkulation* durch die von ihm entfaltete rhythmische Bewegungstätigkeit aus.

Die Ich-Organisation und der Ursprung der systolischen und diastolischen Herzbewegung

der primäre Blutrhythmus

So ist die Herztätigkeit insgesamt betrachtet und im Sinne Steiners früherer Darstellungen durchaus weiterhin als *Geschöpf* oder Ausdrucksorgan der Blutbewegung (201, 94 und 201, 104), als *Ergebnis des Lebendigen der Zirkulation*[352] und der diese bewirkenden, spirituell dirigierten Organe (201, 50) zu beschreiben: *Es bringen ganz primäre Ursprünge unser lebendiges Blutsystem in rhythmische Bewegung, und das, was Bewegung des Herzens ist, rührt davon her, daß dieses Geistige sich einschaltet in diesen Blutrhythmus. Der Blutrhythmus ist das Primäre, Lebendige, und das Herz wird mitgerissen von diesem Blutrhythmus. Die Tatsachen sind also völlig entgegengesetzt dem, was heute von der gebräuchlichen Physiologie von allen Lehrkanzeln herunter verkündet und daher auch von der Schule und von frühester Kindheit an den Menschen eingepaukt wird* (197, 75).

die wirksame Ich-Organisation

Daß dabei in bezug auf die wirksamen seelisch-geistigen Kräfte dem menschlich *Ich* die letztlich entscheidende Bedeutung zukommt, führte Steiner nicht in Vorträgen vor anthroposophischen Medizinern, sondern vor Arbeitern am Goetheanum am 12.12.1923 aus.[353] Dort sagte er in einer Fragenbeantwortung: *[Die] Ich-Organisation greift ins Blut ein, und diese Ich-Organisation treibt eigentlich das Blut, und wie das Blut getrieben wird, so schlägt das Herz. In den Büchern finden Sie überall eine ganz falsche Darstellung. Da finden Sie dargestellt, wie wenn das Herz eine Pumpe wäre und von da das Blut überall hingepumpt würde in den ganzen Körper. Das ist Unsinn, weil in Wirklichkeit das Blut nicht gepumpt, sondern von der Ich-Organisation selber getrieben wird und infolgedessen überall in Bewegung kommt. Wenn jemand behauptet, daß das Herz es ist, welches das Blut treibt, dann soll der Betreffende auch gleich behaupten, wenn er irgendwo eine Turbine anbringt, so treibe die Turbine das Wasser. Jedermann weiß, daß das Wasser die Turbine treibt.*

Geradeso hat der Mensch solche Widerlagen. Da schlägt das Blut an und treibt das Herz. Nur daß das Blut einmal hinstößt, und indem der Sauerstoff mit dem Kohlenstoff sich verbindet, stößt es zurück; dadurch schnappt es einmal vor, einmal zurück. Dadurch entsteht der Herzstoß. Also es ist so, daß in der Blutzirkulation unmittelbar die Ich-Organisation eingreift (351, 215).

Entstehung des Herzstoßes

In der Herzbewegung *statuiert* sich die Bluttätigkeit und wird – wie Steiner in seinen Vorträgen über thomistische Philosophie sagte – *in die ganze menschliche Individualität* hereingenomen (74, 93). Erst im Einströmen in das Herz überwindet das Blut die *Sphäre von Erdendynamik und Erden-Chemismus*, dem es entstammt und kann – der Fragenbeantwortung aus der Zeit des Krankenlagers zufolge – ganz die *Impulse des menschlichen astralischen Leibes und des Ich* in sich aufnehmen (s. Epilog). Als *Blut-Herzsystem* bildet das menschliche Herzorgan somit das *eigentliche Mittelpunktsystem* des Organismus (1911 – 128, 30/31; zu entwicklungsphysiologischen Aspekten von Herzorgan und Karmabildung vgl. S. 732ff.; zu Herzorgan und *Erden-Bewußtsein* vgl. S. 777ff.; zu Herzorgan und moralischer Erinnerungstätigkeit vgl. S. 663ff.).

das „eigentliche Mittelpunktsystem"

*

9. Nerv und Blut

Werkgeschichtlicher Rückblick

Werk- bzw. ideengeschichtlich betracht, beschrieb Steiner schon viele Jahre vor dem umfassenden Dornacher Vortrag vom November 1923 (s. S. 607ff.) Aspekte der beiden polaren organischen Wirkungsrichtungen, die er dann

Berlin, 1906

als *Nerven-* und *Blutprozeß* bezeichnete. So wies er bereits im Oktober 1906 in einem Berliner Vortrag auf Polarität und psycho-physiologische Komplementarität von Blut- und Nervensystem hin, vorwiegend unter evolutionären Gesichtspunkten. Dort hieß es u. a., daß das menschliche Blut *leibesbildend* wirksam werde und sich dabei der durch das (Zentral-)Nervensystem verinnerlichten Sinneseindrücke bediene, aus *Bildern [...] Bildungskräfte* schaffe. Das zentrale Nervensystem ermöglicht nach Steiners damaligen Ausführungen neben der Sinneswahrnehmung ein Wissen um das menschliche Innenleben, während das autonom-vegetative Nervensystem auf der Empfindungsebene den Kosmos *spiegelt* und die Voraussetzung für das Entstehen der differenten Organbewußtseinsstufen bildet (s. S. 169ff. und S. 171ff.). Fünf

Prag, 1911

Jahre später führte Steiner dann in Prag 1911 diese Darstellungen weiter und berichtete über das unterschiedliche Zusammenwirken von Blut und Nerv im Bereich der Kopforganisation sowie in der Wirkungssphäre der inneren Organe. Der zentrale Nerv *schreibt*, so Steiner, im *oberen* Kreislauf die Wirkung der Sinneswahrnehmung dem Blut ein und verändert dieses; die inneren Organe dagegen verwandeln die aufgenommene Nahrung und sind so im *unteren Menschen* blutbildend wirksam (wobei der autonom-vegetative Nerv diese *unteren* Tätigkeiten nicht zu Bewußtsein kommen läßt). Weiter skizzierte Steiner eine Zusammenarbeit von Blut und Nerv beim Denkvorgang durch den Hinweis, daß dessen leibliche Grundlage in einem blutbewirkten Mineralisationsprozeß bestehe, der auf die nervöse Substanz zurückwirke, und stellte der Wirksamkeit bzw. Wesenheit des Blutsystemes insgesamt nicht das Nerven-, sondern vielmehr das Knochensystem polar gegenüber. Denn während das Blut nach Steiner den seelisch-geistigen Aktivitäten als *regsames* und bestimmbares Element zu folgen vermag, steigert der (tendenziell) entvitalisierte Knochen die gegebene Starrheit und Festigkeit der nervösen Substanz noch weiter und bildet so den anderen *Pol des physischen Daseins* (s. S. 231ff.).

Wiederum fünf Jahre später sprach Steiner im Juni 1916 in Berlin erneut über *Blut und Nerven* bzw. *Blut-* und *Nervenstoff*, die er nun explizit als zwei *ganz verschiedene [...] Arten des Stofflichen am Menschenstoffeswesen*, als *zwei Pole der menschlichen physischen Wesenheit* einführte (169, 35/36): *Und wenn man das Leben verfolgt, wie es sich entwickelt nach und nach, dann zeigt sich schon auch der große bedeutsame Unterschied im Blutstoff und im Nervenstoff, und wir könnten vieles anführen aus der allermodernsten Anatomie und Physiologie, wenn wir diesen Unterschied, diesen polarischen Gegensatz näher begründen wollten* (169, 37). Dies war jedoch nicht Steiners Vortragsintention; stattdessen ging er in dieser Berliner Darstellung näher auf die evolutive Bedingtheit des unterschiedlichen Vitalitätsgrades der beiden Systeme ein, von denen er im übrigen in funktioneller Hinsicht sagte, daß das Blut *von innen heraus* an den stofflichen Vorgängen des menschlichen Organismus, u. a. an der Muskel- und Knochenbildung beteiligt ist, wohingegen die Nerven als *Fortsetzungen* der Sinnesorgane zu betrachten seien (*Die Prozesse, die sich in ihnen abspielen, spielen sich mehr oder weniger durch äußeren Einfluß ab, durch dasjenige, was von außen auf den Menschen wirkt.* 169, 36).

Berlin, 1916

Die Nervensubstanz ist – wie auch in anderen, in derselben Werkperiode gehaltenen Vorträgen zur *Spiegelungs*-Thematik angedeutet wurde (siehe S. 269ff.) – weitgehend devitalisiert, sie ist *so, wie sie in uns lagert, tot* (169, 38). Dies führte Steiner auf ihren *kosmischen* Ursprung zurück und sagte: *Die Nervensubstanz hat ganz ihren Ursprung, ihren Prozeß-Ursprung, in Vorgängen, die vor der Bildung der Erde liegen. [...] Man könnte sagen, unsere Nervensubstanz ist so, daß sie eigentlich ganz und gar nicht von dieser Erde ist, sie ist uns eingewoben als ein Kosmisches, ein Außerirdisches, sie ist verwandt mit dem Kosmos. [...] Diese Nervensubstanz ist zum Leben angelegt gewissermaßen im Himmel, in allem Außerirdischen, und sie stirbt ab zu dem Grade des Totseins, in dem sie in unserem Organismus ist, dadurch, daß sie in die Sphäre des Irdischen hereingebracht wird. Das ist etwas höchst Merkwürdiges. Wir tragen in uns diese Nervensubstanz, die eigentlich kosmisch lebendig und irdisch nur tot ist. [...] Würde man ein Stückchen Nervensubstanz nehmen und hinauftragen da, wo die Erde nicht mehr hinwirkt, so würde man eine wunderbare, lebende, leuchtende Substanz haben, die sogleich wiederum überginge in diesen ruhigen, leblosen Zustand, in dem sie in uns lagert, wenn sie in die Erdensphäre hereingebracht wird. Wir haben es also in unserer Nervensubstanz mit einem Kosmisch-Lebendigen und Irdisch-Toten zu tun* (169, 38). Dagegen ist die Blutsubstanz – *mit alledem, was in ihr wallt und webt* – irdischen Ursprungs, *ganz und gar verwandt mit dem Irdischen* (169, 37); das Blut ist durch seine eigene Wesenheit lediglich zu *physischen und chemischen*, d. h. irdischen Vorgängen bestimmt und hat nur durch sein Sein im menschlichen Organismus *Teil an dem Leben des Universums* (169, 41). Damit hatte Steiner 1916 die Darstellung der funktionellen Polarität zwischen dem leibesbildenden, irdische Stoffe und Sinneseindrücke verwandelnden, erdvitalen Blutsystem und dem als Erkenntnisorgan dienenden, substantiell *ruhig und leblos* seienden kosmischen Nervensystem um einen fundamentalen Gesichtspunkt ergänzt. Ein Jahr später erfolgte die Formulierung der funktionellen *Dreigliederungsidee* (s. S. 318ff.), vor deren Hintergrund die skizzierte Polarität zwischen Blut und Nerv noch an Deutlichkeit gewann; diesen nächsten Schritt führte Steiner in den zur Eröffnung der Stuttgarter Waldorfschule vom 21.8.–5.9.1919 gehaltenen Vorträgen über „*Allgemeine Menschenkunde*" im einzelnen aus.

Berlin, 1917

Nerv und Blut, Denken und Wollen, Antipathie und Sympathie, Vergangenheit und Zukunft

Nerv und Blut sowie die ihnen assozierten organischen Prozesse bilden nach Steiner die leibliche Grundlage sowohl denkend/erkennender, als auch willentlicher Seelentätigkeiten. Dabei steht das vorstellende Denken – wie Steiner bereits 1917 ausgeführt hatte (s. S. 323ff.) – in einem inneren Zusammenhang mit der Präexistenz des Menschen (der Mensch *spiegelt* im Vorstellen diejenige Tätigkeit, die seine Seele *vor der Geburt oder Empfängnis* in der rein geistigen Welt ausübte, er *wirft* oder *strahlt* diese präexistente Realität durch seine Leiblichkeit *zurück*, wodurch sie nur noch den *unterrealen Bildcharakter* der Vorstellung bewahrt – 293, 31ff.), der Wille dagegen besteht in einem *Im-Keime-Behalten der nachtodlichen Realität*, ist somit in gewisser Weise *überreal* (293, 34). Als Grundkräfte des abschwächenden Zurückwerfens der vorgeburtlichen sowie des keimhaften Begrenzens einer erst nachtodlich werdenden Realität bezeichnete Steiner die bereits 1904 (GA 9) als seelenkonstitutiv beschriebenen Kräfte der *Antipathie* und *Sympathie* und sagte: *Wir werden […], weil wir nicht mehr in der geistigen Welt bleiben können, heruntervérsetzt in die physische Welt. Wir entwickeln, indem wir in diese heruntervérsetzt werden, gegen alles, was geistig ist, Antipathie, so daß wir die geistige vorgeburtliche Realität zurückstrahlen in einer uns unbewußten Antipathie. Wir tragen die Kraft der Antipathie in uns und verwandeln durch sie das vorgeburtliche Element in ein bloßes Vorstellungsbild. Und mit demjenigen, was als Willensrealität nach dem Tode hinausstrahlt zu unserem Dasein, verbinden wir uns in Sympathie. Dieser zwei, der Sympathie und der Antipathie, werden wir uns nicht unmittelbar bewußt, aber sie leben in uns unbewußt und sie bedeuten unser Fühlen, das fortwährend aus einem Rhythmus, aus einem Wechselspiel zwischen Sympathie und Antipathie sich zusammensetzt. […]*

Bild und Keim

Antipathie und Sympathie

Die Antipathie, die nach der einen Seite geht, verwandelt fortwährend unser Seelenleben in ein vorstellendes; die Sympathie, die nach der anderen Seite geht, verwandelt uns das Seelenleben in das, was wir als unseren Tatwillen kennen, in das Keimhafthalten dessen, was nach dem Tode geistige Realität wird (293, 35).

Sowohl die – anthipathisch ermöglichte bzw. getragene – Vorstellungstätigkeit, als auch das auf *gesteigerter Antipathie* beruhende Gedächtnis[354] und der aus dem Gedächtnis *hervorgehende* Begriff bzw. die Begriffsbildungsfähigkeit des Menschen sind, wie Steiner sagte, an die Leibesorganisation der Nerven *gebunden*. Was 1916 unter evolutionären Gesichtspunkten als Kosmosbedingtheit der nervösen Substanz dargestellt worden war, machte Steiner 1919 für die Individualentwicklung erneut geltend: die Bildung des Nerven als einen nicht-irdischen Prozess, der einem präinkarnatorischen Geistkosmos untersteht: *Indem die Nervenorganisationen gebildet werden im Leibe, wirkt darin für den menschlichen Leib alles Vorgeburtliche. Das seelisch Vorgeburtliche wirkt durch Antipathie, Gedächtnis und Begriff herein in den menschlichen Leib und schafft sich die Nerven. Das ist der richtige Begriff des Nerven* (293, 38). In einem späteren Vortrag wies Steiner ergänzend darauf hin, daß das Nervensystem nicht nur Zeugnis und physisch gewordene Fortführung einer vorgeburtlich-kosmischen Existenzweise, sondern gewissermaßen Instrument der Inkarnation und Ermöglichung des Überganges sei: *Wir kommen, wenn wir aus der geistigen Welt heraustreten und wieder Erdenbürger werden, durch die Ihnen bekannten Vorgänge in unseren physischen Leib herein. Was uns da dient, indem wir heruntersteigen in die physische Welt, das ist alles das, was mit unserem Nervenmenschen zusammenhängt. Wir setzen uns gewissermaßen in unser Nervensystem hinein, indem wir aus der geistigen Welt heruntersteigen. [...] Wir kommen auf die Erde, machen uns zum Nervenmenschen und sagen damit: Wir sind Himmelssprossen. Insofern wir Nervenmenschen sind, sind wir Himmelssprossen, und wir setzen geistig uns da fest, bleiben Himmelssprossen, insofern wir Nervenmenschen sind. Da ist gewissermaßen die Geistigkeit, die wir vorher waren, starr geworden.* Im Nervensystem ist der Geist zur Materie *verdichtet*, die geistige Substanz ist *erstarrt*, die Gedanken werden daher *zurückreflektiert* (224, 67/68). Auch der gebildete Nerv ist nach Steiner noch fortwährend im *Materiellwerden*, damit aber auch *im Absterben* (293, 39), *Abbröckeln* und *Zusammenfallen* (293, 196) begriffen, er *verwest fortwährend* (293, 121; vgl. S. 519ff.). Während die übrigen menschlichen Organsysteme vital sind und – wie Steiner am 28.8.1919 sagte – *direkte* bzw. unmittelbare Beziehungen zum Geistig-Seelischen vorweisen, hat nur das Nervensystem keine solchen; es ist jedoch gerade dadurch das vermittelnde Organ für das kognitive Leben des Menschen, *daß es sich fortwährend aus dem Leben herausdrückt, daß es dem Denken und Empfin-*

der „richtige Begriff" des Nerven

Organ der Inkarnation aus dem Vorgeburtlichen

„Hohlräume" für das Seelisch-Geistige

den gar keine Hindernisse bietet, daß es gar keine Beziehungen zum Denken und Empfinden anstiftet, daß es den Menschen leer sein läßt in bezug auf das Geistig-Seelische da, wo es ist. Für das Geistig-Seelische sind einfach dort, wo die Nerven sind, Hohlräume. Daher kann das Geistig-Seelische dort hinein, wo die Hohlräume sind (293, 121).

die Vergeistigungstendenz des Blutes

Das System des menschlichen Blutes dagegen ist, so Steiner weiter, Erdenelement, *irdischer Keim* (224, 68) und in allem Wesentlichen *Gegenteil der Nerven* (293, 39). Gewissermaßen aus der Sympathie zur geistigen Welt und damit zur individuellen Zukunft aus den Kräften der Erde herausgebildet, ist es ebenso wie die durch das Blut getragene Fähigkeiten des Wollens, der Phantasie und Imagination an das Keimhafte gebunden und darf nie zu einem wirklichen Abschluß kommen, muß vielmehr im Entstehen bereits wieder vergehen: *Wir haben etwas in uns, was materiell ist, aber aus dem materiellen Zustand fortwährend in einen geistigen Zustand übergehen will. Wir lassen es nicht geistig werden; daher vernichten wir es in dem Moment, wo es geistig werden will* (293, 39). Das Blut besteht nicht aus materiell gewordenem, erstarrtem Geist, kommt nicht aus dem Geistig-Kosmischen, sondern befindet sich als irdische, in *irdischer Metamorphose* (224, 68) gebildete Materie auf dem Weg zum Geist, zur (nachtodlichen) Zukunft. Die Materie des Blutes steht fortwährend mit dem Geistigen in *inniger Wechselwirkung*, wird fortwährend vom Geist *durchsprudelt* (224, 67), bis an eine kritische Grenze: *Damit nicht das Blut als Geist aufwirbele, damit wir es so lange, als wir auf der Erde sind, bis zum Tode in uns behalten können, deshalb muß es vernichtet werden* (293, 39). Das Blut wird innerhalb des menschlichen Organismus kontinuierlich gebildet und abgebaut bzw. vernichtet, steht werdend und vergehend dabei in einem (von Steiner nicht näher erläuterten) Zusammenhang mit der Atmung (*Bildung des Blutes – Vernichtung des Blutes, Bildung des Blutes – Vernichtung des Blutes und so weiter durch Einatmung und Ausatmung.* ebd.). Insgesamt gilt: *Das Blut will immer geistiger werden, der Nerv immer materieller; darin besteht der polarische Gegensatz* (ebd.).

„der polarische Gegensatz"

Den lange Zeit offensichtlich unausgesprochenen Hintergrund dieses *polarischen Gegensatz* zwischen Blut und Nerv eröffnete Steiner schließlich am 24.4.1920 in Dornach – und damit im 8. Vortrag eines Zyklus, den er direkt im Anschluß an den ersten Ärztekurs hielt. Im Rahmen einer Schilderung der nachtodlichen Metamorphoseprozesse menschlicher Leibesorgane sagte er dort: *Ihr ganzes Blutsystem erleben Sie in Umwandlung, natürlich immer nicht die Substanz, sondern die bewegenden Kräfte. Hier haben Sie Ihr Blutsystem in sich. Indem Sie zwischen Tod und neuer Geburt weiterleben, werden diese Kräfte, die im Blutsystem liegen, immer andere. Und wenn Sie wiederum hier ankommen in einem neuen Erdenleben, dann sind das die Kräfte des neuen Nervensystems geworden. Sehen Sie sich an auf den heutigen Tafeln der*

Anatomie oder der Physiologie das Bild der Nervenstränge und der Blutzirkulation; sehen Sie sich an die Blutzirkulation: eine Inkarnation. Daraus wird in der nächsten Inkarnation das Nervenleben (201, 125f.).

Reinkarnationsbeziehung zwischen Blut und Nerv

Nerven- und Knochensystem, Blut- und Muskelsystem

In seinen 1919 gehaltenen Vorträgen zur *„Allgemeinen Menschenkunde"* griff Steiner auch die 1911 skizzierte Polarität von Blut- und Knochensystem wieder auf, erweiterte sie nun aber zu der Entgegensetzung von Knochen-/Nerven- und Blut-/Muskelsystem (die freilich indirekt bereits in den Prager Vorträgen zur *„Okkulten Physiologie"* angelegt war). Er wies auf die *abgeschwächten todbringenden* bzw. knochenbildenden Kräfte im Nervensystem hin, auf die gegebene Ossifikationstendenz nervöser Strukturen, die nur durch den organischen Zusammenhang *mit nicht knochenmäßigen oder nicht nervösen Elementen der Menschennatur* nicht zur realen Knochenbildung fortschreite – und sagte: *Der Nerv will fortwährend verknöchern, er ist fortwährend gedrängt abzusterben, wie der Knochen im Menschen etwas in hohem Grade Abgestorbenes ist.* Im Knochen- und Nervensystem wirkt eine *todbringende Strömung* (293, 57). Ihr stehen *fortwährend Leben gebende Kräfte* (293, 61), Erneuerung stiftende Kräfte (349, 237 u. 291, 145), *bildende Kräfte* (312, 72) gegenüber, die das Muskel- und Blutsystem konstituieren[355] und u. a. das Verknöchern der nervösen Substanz verhindern: *Nerven sind nur deshalb überhaupt keine Knochen, weil sie mit dem Blut- und Muskelsystem so im Zusammenhang stehen, daß der Drang in ihnen, Knochen zu werden, den in Blut und Muskel wirkenden Kräften entgegensteht* (293, 57).

todbringende Knochen-Nervennatur und lebenschaffende Blut-Muskelnatur

Knochen-/Nerven- und Blut-/Muskelsystem bzw. *Knochen-Nervennatur* und *Blut-Muskelnatur* (293, 61)[356] wirken im menschlichen Organismus zusammen, ermöglichen die Bildung von Stoffen (!) und Kräften (293, 62 – dort nicht näher ausgeführt) – die physiologischen Bedingungen des Organismus ergeben sich ganz wesentlich aus der richtigen Wechselwirkung beider Pole. Hierauf ging Steiner am 14.2. 1923 – und damit drei Tage nach den zentralen Dornacher Ausführungen über *Blut-* und *Nervenprozeß* (vgl. S. 621ff.) – vor dem Stuttgarter Lehrerkollegium etwas näher ein. In (unausgesprochener) Anknüpfung an die Dornacher Darstellung charakterisierte Steiner bei Besprechung der kindlichen Verdauungsprozesse eine entlang des Blutes verlaufende Kräfteentfaltung – deren Wirkungsrichtung im Gesamtorganismus eher zentrifugal, von innen nach außen, von unten nach oben orientiert ist –, und stellte dieser einen Kräftestrom gegenüber, der entlang den Nervenbahnen geht (*Dieser Unterschied ist besonders wichtig für den kindlichen Organismus.* 300b, 286.). Weiter sagte er dann: *Man hat überall diese zwei im*

Stoff- und Kräftebildung in der Wechselwirkung beider Systeme

menschlichen Organismus vorliegenden Pole. Die Blutströmung geht zum Beispiel beim Auge von innen nach außen, während man dort die Nerven eben auch nur richtig betrachtet, wenn man sie von außen nach innen betrachtet. Den Nervenbahnen entlang gehen die zentripetalen Kräfte. Diese beiden Kräfte, die im wesentlichen ihre Harmonie erlangen durch das Atmungs- und Zirkulationssystem[357]*, die sind die beiden Pole der menschlichen dreigliedrigen Organisation. Die nervöse Organisation wirkt zentripetal. Die Stoffwechsel-Gliedmaßenorganisation wirkt zentrifugal längs der Bahnen des Blutsystems. Es handelt sich darum, daß von einem richtigen Ineinanderwirken dieser beiden Systeme, dieser beiden Kräfte, die Regsamkeit aller inneren Funktionen abhängt. In jedem einzelnen Organ müssen in entsprechender Weise rege gemacht werden zentrifugale und zentripetale Kräfte* (300b, 286f.).

zentripetale und zentrifugale Wirkrichtungen

Während auf die sich in pathologischer Orientierung ergebenden Krankheitszustände der polaren *Blut-* und *Nervenprozesse* hier nicht eingegangen wird (vgl. z.B. 230, 175f.), sei nachfolgend auf zwei *exponierte* (vgl. 21, 158) und anthropologisch fundamentale Felder ihres physiologischen Zusammenwirkens ausführlicher hingewiesen, die Steiner 1919 selbst anführte: auf die menschliche Sinneswahrnehmung und Willensbetätigung.

Das Zusammenwirken des Nerven- und Blutprinzips

Die menschliche Sinneswahrnehmung

Nerventätigkeit und Bluttätigkeit im Sehorgan

Am 26.8.1919 skizzierte Steiner im fünften Vortrag seines grundlegenden pädagogischen Kurses die Aufgabe der Blut- und Nervenwirkung im menschlichen Sehorgan und sagte dabei u.a., daß durch die okuläre *Fortsetzung* nervöser Strukturen Gedanken- bzw. Erkenntnistätigkeit in das Auge *hineinströme*, durch die Gefäßversorgung jedoch die menschliche Willensbetätigung. Nur durch ein Zusammenwirken beider Tätigkeiten entstehe die spezifisch menschliche Sinneswahrnehmung (zum Problem des humanspezifischen *Sinnesbewußtseins* s.a. S. 281ff.): *Würde in Ihrem Auge nur Nerventätigkeit sein, so würde Ihnen jeder Gegenstand, den Sie mit Ihren Augen ansehen, zum Ekel sein, er wäre antipathisch. Nur dadurch, daß sich in die Augentätigkeit hinein auch die Willenstätigkeit ergießt, die in Sympathie besteht, dadurch daß sich leiblich in Ihr Auge hineinerstreckt das Blutmäßige, nur dadurch wird für Ihr Bewußtsein die Empfindung der Antipathie im sinnlichen Anschauen ausgelöscht, und es wird durch einen Ausgleich zwischen Sympathie und Antipathie der objektive, gleichgültige Akt des Sehens hervorgerufen. Er wird hervorgerufen, indem Sympathie und Antipathie sich ins Gleichgewicht stellen und uns dieses Ineinanderspielen von Sympathie und Antipathie gar nicht bewußt wird* (293, 83). Dagegen ist die von Steiner bereits in früheren Vorträgen (s. S. 280ff.) hervorgehobene dominante Bluttätigkeit im tierischen Auge (*und so ist es auch bei den übrigen Sinnen*) Ausdruck einer größeren sympathischen Grundkraft im Weltbezug, einer *instinktiven Sympathie*, die das Tier – im Unterschied zum distanziert-reflektierenden und damit vitalitätsreduziert wahrnehmenden erwachsenen[358] Menschen – mit seiner Umwelt verbindet, ja vereint. Im Stuttgarter Vortrag sagte Steiner: *Das Tier hat viel mehr Sympathie mit der Umgebung, ist daher viel mehr mit der Umgebung zusammengewachsen, und es ist deshalb auch viel mehr angewiesen auf die Abhängigkeit vom Klima, von den Jahreszeiten und so weiter als der Mensch. Weil der Mensch viel mehr Antipathie hat gegen die Umgebung, deshalb ist er eine Persönlichkeit. Der Umstand, daß wir uns durch unsere unter der Schwelle des Bewußtseins liegende Antipathie absondern können von der Umgebung, diese Tatsache bewirkt unser gesondertes Persönlichkeitsbewußtsein* (293, 84).

Differenz zwischen Tier und Mensch

Wie Steiner selbst hervorhob, tragen diese Überlegungen zur menschlichen Sinneswahrnehmung bzw. zum menschlichen Weltverhältnis *ein sehr Wesentliches* zur Anthropologie bzw. *zur ganzen Auffassung des Menschen* bei (ebd.). Werkgeschichtlich betrachtet, führen sie auf physiologischer Ebene die von Steiner bereits in seinen erkenntnistheoretischen Frühpublikationen geäußerten Gedanken zum Weltbezug des Menschen fort; in ihnen hatte Steiner wiederholt auf die anthropologische Wahrnehmungsdefizienz und die Notwendigkeit zur begrifflichen Ergänzung des unvollständig Wahrgenommenen sowie auf die sich hieraus notwendig ergebenden Bewußtseinsmöglichkeiten des Menschen hingewiesen – und in dem humanspezifischen Verhältnis von Wahrnehmungs-*Sympathie* und Erkenntnis-*Antipathie* eine konstitutive Bedingung der menschlichen Stellung im Kosmos gesehen (s. S. 53ff.).

Die menschliche Willenstätigkeit

Blut- und Nerventätigkeit in der Willensorganisation

Wie zuvor für den Wahrnehmungsakt, beschrieb Steiner in der Folge des fünften Vortrages auch für die menschliche Willensbetätigung ein spezielles (spezifisch anthropologisches) Zusammenwirken von Blut und Nerv (bzw. der in ihnen wirksamen Kräfte). Denn dadurch, daß die Willenshandlung des Menschen vorstellungsdurchwirkt ist, ist sie nicht „reiner Wille" oder „reine Sympathie" im Sinne eines alleinig wirkenden *Blutprinzips*, sondern ergibt sich in ihrer Komplexität als Ergebnis der zwei polaren Wirkensrichtungen.[359] In dem am 26.8.1919 gehaltenen Vortrag hieß es: *Wir entwickeln immer, wenn wir irgend etwas wollen, Sympathie mit dem Gewollten. Aber es würde immer ein ganz instinktives Wollen bleiben, wenn wir uns nicht auch durch eine in die Sympathie des Wollens hineingeschickte Antipathie absondern könnten als Persönlichkeit von der Tat, von dem Gewollten. Nur überwiegt jetzt eben durchaus die Sympathie zu dem Gewollten, und es wird nur ein Ausgleich mit dieser Sympathie dadurch geschaffen, daß wir auch die Antipathie hineinschicken* (293, 85). Im Unterschied zur Sinneswahrnehmung als einem primären Vorgang des antipathiegeleiteten *Nerven-Sinnessystems* liegt das Schwergewicht der Willenshandlung auf der Seite des Sympathiebezuges zur Tat; durch das Mitwirken des *Nervenprinzips* aber bleibt die wirksame Sympathie ebenso wie die in der Sinneswahrnehmung führende Antipathie dem Menschen unbewußt, *unter der Schwelle des Bewußtseins.*[360]

Polarität zwischen Sinneswahrnehmung und Willenshandlung

Für die menschliche Sinneswahrnehmung und Willenshandlung hatte Steiner so nicht nur das *Ineinanderfließen der Seelentätigkeiten*, sondern insbesondere deren leibliche *Ausprägung* skizziert (293, 82) – wobei in dem genannten pädagogischen Vortragszusammenhang die psychologischen Implikationen ausführlicher dargestellt, die physiologischen Grundlagen dagegen allenfalls angedeutet wurden.

physiologische Einzeldarstellungen

Diese Andeutungen des differenzierten Zusammenwirkens von Blut- und Nervenprozeß führte Steiner für Sinnes- und Willenstätigkeit in seinen späteren Vorträgen, insbesondere jenen vom September und Oktober 1922, dann jedoch detaillierter aus; in Dornach sprach er in dieser Zeit über die Entstehung der optischen Wahrnehmung in ihrer Bindung an gestaltende Nerven- und auflösende Blutprozesse (20.10.1922) sowie über die leiblichen Grundlagen der Willenstätigkeit als Zusammenspiel abbauender, zentralnervös dirigierter Vorstellungs- und aufbauender, willensgetragener Stoffwechselprozesse (15.9.1922; beide Vorgänge wurden zuvor [vgl. S. 530ff. und S. 581ff.] im einzelnen dargestellt, auf eine erneute Thematisierung wird hier verzichtet).

aphoristische Andeutungen

Im Unterschied zu diesen subtilen Deskriptionen der physiologischen Grundlagen menschlicher Sinnes- und Willenstätigkeit erläuterte Steiner die 1919 aphoristisch angedeuteten Wechselwirkungen von Blut und Nerv in der Sphäre der Gefühlsprozesse in späteren Vorträgen nicht im einzelnen (zu den schriftlichen Ausarbeitungen s. u.); das *Entstehen* der Gefühle an den *Berührungen* von Blut- und Nervenbahnen (293, 90) war in dieser Form nicht weiter Vortragsthema. Auch auf das Zusammenwirken der Blut- und Nervenprozesse bei menschlichen Vorstellungstätigkeiten ging Steiner in den mitstenographierten Vorträgen nicht im einzelnen ein; obwohl er in physiologischen Ausführungen zu dieser Thematik meist über die menschliche Nerventätigkeit berichtete, einen mitbeteiligten Blutprozeß dagegen nicht explizit beschrieb,[361] liegt ein solches Zusammenwirken dennoch nahe – nicht zuletzt durch die Tatsache, daß Steiner selbst in psychologischen Darstellungen wiederholt auf die Willensentwicklung im Denken hingewiesen hatte. In der Formulierung der *„Allgemeinen Menschenkunde"*: *Die Denktätigkeit ist hauptsächlich Denktätigkeit und hat in ihrer Unterströmung Willenstätigkeit*

(293, 82). Wie sich diese leiblich *ausprägt*, wurde weder 1919, noch zu einem späteren Zeitpunkt im Vortragswerk näher dargestellt. Andererseits muß – wie zuvor (vgl. S. 524ff.) referiert – berücksichtigt werden, daß Steiner nicht ausschließlich über den zentralnervösen Substanzabbau, sondern vereinzelt auch darüber sprach, daß diese Abbauprozeß im Entstehen *aufgehalten*, die *Zerstörungsprodukte [...] plastisch* geformt werden (3.9.1923 – 319, 65/64). Möglich scheint, daß in dieser Tätigkeit ein *Ich*-impulsiertes Willens- bzw. Blutelement zum Tragen kommt.

Die Konstitution dreier Organismusbereiche durch das Zusammenspiel von Nerv und Blut

Schließlich widmete Steiner in seinen nachgelassenen und 1925 posthum edierten medizinischen Ausarbeitungen der Polarität und funktionellen Komplementarität menschlicher Blut- und Nervenprozesse ein eigenständiges Kapitel (vgl. 27, 40ff.); darin machte er geltend, daß durch die (unter dem Einfluß der differenten *Wesensglieder* und in Fortgestaltung der verinnerlichten Nahrungssubstanzen sich vollziehenden) menschlichen Blutbildungsvorgänge in ihrem Zusammenspiel mit den Kräften des dreigegliederten Nervensystems (vgl. S. 369ff.) drei abgrenzbare *Bereiche des Gesamtorganismus* entstehen, innerhalb derer sich spezifische Bildungsprozesse vollziehen – die wiederum als organische Voraussetzung der zeitlich nachfolgenden, im o. g. Sinne ebenfalls von Blut- und Nervprinzip beherrschten funktionellen Vorgänge zu betrachten sind.

drei Bereiche des Gesamtorganismus

So wirken, Steiners Aufzeichnungen zufolge, in dem *oberen* Bezirk des menschlichen Organismus *Ich*-impulsierte *Kopf*- bzw. *Gehirnnerven* mit – unter dem Einfluß von weitgehend devitalisierten Kohlesäureprozessen der Hauptesorganisation (s. S. 784ff.) stehenden – Blutprozessen zusammen, und liegen den (ausstrahlenden) Ossifikationsprozessen des Zentralnervensystems (s. S. 519ff., S. 703ff. und S. 809f.) zugrunde: *Während der Bildungsepoche des Menschen liegt hier der Ausgangspunkt für die Knochenbildung und für alles andere, das dem menschlichen Körper als Stützorgan dient* (27, 42). Dagegen bilden das vorrangig vom menschlichen *Astralleib* bestimmte Rückenmarks-Nervensystem[362] und die von *astralisch-ätherischen* Kräften beherrschten Blutprozesse in einem *mittleren Gebiet* des Gesamtorganismus den *Ausgangspunkt für die Entstehung der Organe, welche die äußere und innere Beweglichkeit vermitteln, z. B. für alle Muskelbildungen, aber auch für alle Organe, die nicht eigentlich Muskeln sind und die doch die Beweglichkeit verursachen* (27, 42; zur Bedeutung der *rhythmischen Organisation* für die Feingestaltung des muskulären Systems vgl. a. S. 732ff.). Im *unteren Bereich* schließlich ergeben sich aus dem Zusammenspiel *ätherischer* Kräfte des autonomen bzw. *sympathischen* Nervensystems mit Blutprozessen, die primär der Einwirkung der *Ich-Organisation* unterstehen, die Voraussetzungen für Organbildungen, *die mit der inneren Belebung des menschlichen Organismus zusammenhängen* (27, 41). In dieser Weise skizzierte Steiner drei eigenständige Organismusbezirke, in deren durch spezifisch konfigurierte *Blut-* und *Nervenprozesse*[363] bestimmten Kräftefeldern sich differente organbildende Prozesse vollziehen; auch die gebildeten Organe unterliegen dann weiter der jeweiligen Einflußsphäre, die sich in der oben angedeuteten Weise in den Lebensprozessen ausprägt.

Rückblick

Überblickt man in der skizzierten Weise die in ca. zwanzig Vortragsjahren unter verschiedenen Gesichtspunkten und mit unterschiedlichen Darstellungsintentionen zusammengetragenen Einzelheiten zu Blut und Nerv (bzw. Blut- und Nerven-*System*, *-Prinzip*, *-Prozeß*, *-Tätigkeit*, *-Leib*), so entsteht insgesamt ein exemplarisches Bild der Kontinuität von Steiners Bemühungen um die (zunehmend komplexer und detaillierter beschriebenen bzw. beschreibbaren) Gestaltungs- und Wirkprinzipien des menschlichen Organismus; sowohl die Idee der funktionellen *Dreigliederung* des menschlichen Organismus als auch die seit 1920 in Einzelheiten dargestellte Polarität der *unteren* und *oberen Organisation* formten sich vor dem Hintergrund des früh eingeschlagenen Themas – bzw. wurden selbst wieder durch dies Thema und seine Variationen eröffnet. In mehreren Schritten und mit einer Kulmination in der Dornacher Darstellung vom Februar 1923 skizzierte Rudolf Steiner durch den Aufweis der beiden polar konstituierten *Kraftsysteme* das fortwährende Werden des menschlichen Organismus in der Spannung zwischen Kosmos und Erde, Geist und Materie.

*

10. Ergänzende organologische Aspekte

Prinzipielles zu Organbildung, -funktion und -erkenntnis

In den medizinischen Kursen des betrachteten Werkzeitraumes trug Steiner in Fortführung früherer Bemühungen Aspekte zu verschiedenen Organtätigkeiten zusammen, die sich seiner geisteswissenschaftlichen *Innenschau des menschlichen Organismus* ergeben hatten (324, 111). Er betonte in mehreren Vorträgen die Notwendigkeit, zu einer *konkreten* (205, 99) bzw. *qualitativen* (316, 39) Organerkenntnis vorzudringen, durch eine ausgebildete geistige Forschung *innerlich anzuschauen*, was die Leibesorgane *an Kräften durchdringt, was sie durchsetzt, was in ihnen tätig ist* (205, 142). Eine solche Erkenntnis der von geistigen Kräften ausgebildeten *inneren Organik* des Menschen (325, 142) beinhaltet, daß die zum physischen Leibesorgan *erstarrte* organbildende Tätigkeit in ihrem Wesenszusammenhang mit der aktualisierbaren Organfunktion durchschaubar wird. Am 24.4.1924 sagte Steiner in Dornach vor Medizinstudenten: *Die Organfunktion ist das im Flüssigen gehaltene fortwährend Fluktuierende; dasselbe, was das Organ abgeschlossen hat, dasselbe bringt die Tätigkeit hervor. So daß Sie also sich sagen können: Was ist die Säftebewegung im Magen? Sie ist im Flüssigen gehalten dasselbe, was im Festgewordenen der Magen selber ist. Denken Sie sich die Säftebewegung erstarrt, dann haben Sie den Magen selber* (316, 234). Während Steiner im gleichen Kontext darauf hinwies, daß die *bloße Untersuchung der Struktur und der Beschaffenheit eines Organes* ein geringer Erkenntniswert für das Verständnis der Organbedeutung innerhalb des menschlichen Gesamtorganismus zukomme (316, 39), deutete er in einem Vortrag des Hochschulkurses in Stuttgart an, daß den naturwissenschaftlichen Kenntnissen jedoch eine gewisse *Orientierungsfunktion* für den Verlauf des anthroposophischen Forschungsweges zuzusprechen sei. Steiner verglich dort die geistige Organanschauung mit einem *innerlich mathematisch Ergriffenen* (z. B. dem allgemeinen Begriff des Dreiecks), die auf naturwissenschaftlich-empirischen Wegen gewonnenen Ergebnisse von Anatomie und Physiologie aber mit dem *in äußerer Anschauung Gegebenen* (z. B. einem bestimmten Dreieck) – und sagte im einzelnen: *Das einzige, worin einem die gewöhnliche Physiologie und Anatomie helfen kann, ist, ich möchte sagen, eine Art mathematischer Punkt. Höchstens daß man irgendwie einen Anhaltspunkt hat, wodurch man*

qualitativ-konkrete Organerkenntnis

Organfunktion und Organbildung

Stellenwert der naturwissenschaftlichen Organkenntnis

dasjenige, was man nun wirklich als eine ganz selbständige, durch Schauen errungene geistige Wahrnehmung in der Seele hat, was also durchaus einen in sich selbst bestimmten Inhalt hat, den man auf dieser Stufe des Erkennens erst eben wahrnehmen kann – wodurch man das, wenn es zum Beispiel das der Lunge entsprechende Innere ist, leichter auf die Lunge wird beziehen können, wenn man schon etwas von der Lunge durch äußere Physiologie und Anatomie weiß, als wenn man nichts davon weiß. Dagegen sind die beiden Dinge, der innere Anschauung und äußeres Wissen *Inhalt der inneren Anschauung des Lungenwesens und dasjenige, was man aus äußerer Physiologie und Anatomie weiß, zwei durchaus verschiedene Inhalte, die sich erst nachträglich zusammenfügen lassen, die gerade zeigen, wie sich auf dieser Stufe des Erkennens wiederholt das Verhältnis, in das man eingeht, zwischen dem innerlich mathematisch Erfaßten und dem in der äußeren Anschauung, im physikalisch-mineralischen Felde Gegebenen* (324, 117).

Die vier organologischen Hauptsysteme – Lungensystem, Lebersystem, Nierensystem und Herzsystem

Sieht man von wenigen Aussagen fragmentarisch-aphoristischen Charakters zur Anatomie und Physiologie einzelner Leibesorgane ab und läßt auch die der *Dreigliederungs*-Konzeption immanenten Organaspekte zu Gehirn, Gliedmaßen etc. außer Betracht, so fällt auf, daß Steiner in seinen organo- vier Hauptsysteme logischen Ausführungen vornehmlich zu den vier als *Hauptsystemen* (205, 105f.) apostrophierten Organen der Lunge, der Leber, der Niere und des Herzens (bzw. zu *Lungen-, Nieren-, Leber- und Herzsystem* – ebd.) geisteswissenschaftliche Gesichtspunkte entwickelte. Er wies in ausführlicher Darstellung auf deren organspezifische Beziehung zu Elementen und Ätherarten (s. u. und S. 471ff.), auf die besondere Bedeutung für den menschlichen Eiweißstoffwechsel (s. S. 783ff.), die Mitwirkung an der Erinnerungsfähigkeit (vgl. S. 653ff.), schließlich aber auch auf organgebundene psychologisch-psychopathologische Phänomene sowie Organkrankheiten und -heilmittel hin.

Der Lungenbildeprozess und seine Beziehung zu Erdelement und Lebensäther

Alle vier Organsysteme haben – wie Steiner im ersten Ärztekurs darstellte – einen wesentlichen Bezug zu den vier Elementen oder *Aggregatzuständen* (s. S. 487ff.). Sie schließen den menschlichen Organismus diesen Qualitäten gegenüber auf und bringen ihn *in Zusammenhang mit dem, was in der Nähe unserer Erde sich abspielt* – Lunge, Leber, Nieren und Herz sind im weitesten

Sinne *meteorologische* Organe (312, 176). Die Organtätigkeiten verwirklichen nach Steiner im Inneren des Leibesorganismus die Kräftedynamik der Elemente, sie *entsprechen* den äußeren elementarischen *Tätigkeiten* (312, 225).

meteorologische Organe

So hängt die Lunge nach Steiner mit dem Erdenelement zusammen, hat *mit der Außenwelt eine besondere Beziehung [...] in bezug auf das erdige Element* (205, 111), ist innerhalb des menschlichen Leibesorganismus *eine richtige kleine Erde* (312, 330). Der Feinbau des Lungenorgans ist von den lokalen Gegenheiten der geologischen Formation abhängig, vollzieht sich in Korrespondenz zu ihr – die Lunge kann, so Steiner, geradezu als ein *Spiegelbild der Erdverhältnisse* betrachtet werden (Notizbuch; B35, 13). Im neunten Vortrag seines ersten medizinischen Fachkurses sagte er am 29.3.1920 in Dornach: *Innig zusammenhängend ist das Lungenleben mit all dem, was nun der Ort einfach durch seine Erden-Konfiguration bietet, ob wir es zu tun haben mit einer Gegend, in der zum Beispiel wie in der hiesigen Gegend sehr viel Kalkboden ist, oder ob wir es zu tun haben mit einer Gegend, wo viel Kieselboden ist, wo also Urgebirge ist. Danach ist immer, und zwar bis in hohe Grade, verschieden das menschliche Lungenleben, denn die Lunge ist wesentlich abhängig von der festen Bodenbeschaffenheit des Ortes. [...] Das Studium der Geologie [einer] Gegend ist eigentlich eins und dasselbe mit dem Studium der Lungen der betreffenden Gegend* (312, 180). Dabei sprach Steiner keineswegs über die eigentliche Atmungstätigkeit der Lunge, sondern thematisierte die *Eigenlebungsvorgänge des Lungenwesens* (312, 224), den *Lungenbildungsprozeß* bzw. den Stoffwechsel der Lunge (312, 257), ihre *Innenbeschaffenheit* – also den *Innenstoffwechsel* der Lunge im Gegensatz zum äußeren Sauerstoffaustausch und den mit ihm verbundenen Vorgängen und Veränderungen (312, 225): *Es ist nur schwer, diese Prozesse [des pulmonalen Innenstoffwechsels] abzutrennen von denjenigen, die ganz unter der Einwirkung des Atmungsprozesses liegen. Man muß aber gerade bei der Lunge, weil sie nach zwei Seiten hin der menschlichen Organisation dient, in Betrachtung ziehen, daß sie auf der einen Seite funktionelle Aufgaben hat nach außen hin und auf der anderen Seite diese funktionellen Aufgaben hat nach innen* (312, 224). Die Lunge ist demnach in funktioneller Betrachtung nicht nur Organ der Durchatmung des Organismus – sie ist dies nur auf gewissermaßen *äußerliche Weise* (ebd.) – d.h. die menschliche Atmung ist lediglich Teil der pulmonalen Tätigkeit (351, 56) bzw. Gesamtbedeutung. Als das *ins Innere Gerichtete [...] des Stoffwechsel-Gliedmaßensystems* (316, 202), das durch den Stoffwechsel und die Gliedmaßenbewegung in *Regsamkeit* kommt (205, 102), ist die Lunge zugleich das Leibesorgan, *welches reguliert innerlich, tief innerlich im Menschen den Erdbildeprozeß* (312, 224). Ihre Bildung vollzieht sich in Kommunikation mit dem Erdelement, damit (s. S. 471ff.) aber auch

pulmonales Spiegelbild der Erdverhältnisse

Differenz zwischen Atmungsprozeß und Lungenbildungsprozeß

mit der Sphäre der *Lebensäther*-Wirksamkeit, die durch das Lungenorgan in den Organismus *hereingeholt*, d.h. verinnerlicht und im Leibe tätig wird (312, 224).[364]

Auf die Physiologie des durch die Lunge im Organismus regulierten *tief innerlichen Erdbildeprozeß* ging Steiner weder in den folgenden Vorträgen des Ärztekurses ein, noch kam er später explizit auf ihn zurück. In einer Fragenbeantwortung vor Arbeitern am Goetheanum jedoch wies er erneut auf die nur partielle Bedeutung des Atmungsvorganges für ein Verständnis der Lungenwirksamkeit hin und sagte dann: *Die Lunge hat noch etwas anderes zu tun. Geradeso wie die Leber die Galle absondert, so sondert die Lunge dasjenige ab, was man den Schleim nennt. Die Lunge also sondert den Schleim ab. Die Lunge kann ebensowenig wie die Leber dasjenige, was sie in sich hat, in sich behalten. Die Leber könnte nicht sich ganz anfüllen mit Galle, die Leber muß die Galle an den Körper abgeben. Aber die Lunge, die muß fortwährend Schleim aussondern, immerfort Schleim aussondern. Und nun ist es so, daß wenn die Lunge Schleim aussondert, so geht der Schleim dann über in alle anderen Teile des Körpers. Er geht mit dem Schweiß fort, er geht sogar in die Atmungsluft hinein, er geht mit dem Urin ab, er geht überallhin, der Schleim. Aber das Organ, das den Schleim absondert, das ist die Lunge* (351, 56f.). Im weiteren Fortgang dieser Fragenbeantwortung betonte Steiner dann noch, daß der in der Exspiration abgeatmete *Schleim* eine Kristallisationtendenz habe, daß er Kristalle bilde, die unter der Einwirkung des Sonnenlichtes sofort aufgelöst werden bzw. *verdunsten* (351, 57f.). Welcher Substanz und Wesenheit der von der Lunge sekretierte *Schleim* ist, auf den Steiner indirekt bei der Betrachtung des Ernährungsprozesses im ersten Ärztekurs bereits eingegangen war (s. S. 596ff.), mußte ebenso wie seine konkrete Wirksamkeit für den innerleiblichen *Erdbildeprozeß* offen bleiben. Insgesamt scheint jedoch ein Zusammenhang und -spiel mit den Substanzverwandlungs- bzw. Ernährungsvorgängen gegeben, nicht zuletzt auch dadurch, daß Steiner den Impuls zur Ernährung mit den *Eigenlebungsvorgängen* der Lunge in Beziehung brachte: *Und innig hängen mit der Innenbeschaffenheit der Lunge, gewissermaßen mit dem Innenstoffwechsel der Lunge, die Erscheinungen des Hungers und all dasjenige zusammen, was auf diesem Felde steht* (312, 225). Im Notizbuch hieß es direkt: *Hunger: geht von der Lunge aus* (B 35, 19).

Bedeutung der pulmonalen Schleimsekretion

Ursprung des Hungers

Die Leber, das Wasserelement und der chemische Äther

Im Unterschied zum erdverbundenen Lungenbildungsprozeß steht die menschliche Leber nach Steiner in einer unmittelbaren Verbindung zum Wasser bzw. zum *Wassersystem* (205, 111). Im März 1920 sagte er über die

Leber: *Wenn sie sich auch scheinbar abschließt im menschlichen Organismus, so ist sie doch im hohen Grade der Außenwelt zugeordnet. Und zwar können Sie diese Zuordnung zu der Außenwelt dadurch konstatieren, daß Sie gewissermaßen das Leberbefinden immer abhängig finden werden von der Wasserbeschaffenheit eines Ortes. Eigentlich müßte immer die Wasserbeschaffenheit eines Ortes studiert werden, um das Leberbefinden der Menschen, die diesen Ort bewohnen, richtig ins Auge fassen zu können.* Dabei sei es jedoch, wie Steiner weiter ausführte, außerordentlich schwierig, *die innere Beziehung des Leberlebens zur Beschaffenheit des Wassers an irgendeinem Orte selber gründlicher zu studieren, weil die Abhängigkeiten außerordentlich feine sind [...]* (312, 179/180). Die Leber ist in ihrer Bildung und Funktion von den gegebenen lokalen *Wasserverhältnissen* abhängig, sie ist – wie im Notizbuch festgehalten wurde – geradezu der *innere Wasserbehälter* (B 35, 13). Als solcher reguliert sie die Flüssigkeitssysteme des menschlichen Organismus und ist an der Durstempfindung wesentlich beteiligt (B 35, 19). Hierzu sagte Steiner im Vortrag vom 31.3.1920: *Aller Durst hängt mit dem Lebersystem zusammen. Das wäre schon eine interessante Aufgabe, einmal die Wechselbeziehungen der verschiedenen Dursteigenschaften in den Leberwirkungen zu studieren* (312, 225).

Leberbefinden und Wasserbeschaffenheit; Ursprung des Durstes

[...] Leber als kosmische Wasser-Gegenwirkung = das chemische Zentrum des Organismus [...] (B 35, 19). Die menschliche Leber steht als Flüssigkeitsorgan mit jener überirdischen Kraftsphäre in Beziehung, die Steiner als das Gebiet der chemischen Kräfte bzw. des chemischen Äthers beschrieb (s. S. 471ff.). Nach seinen Worten hat der leberbegabte Mensch etwas von der himmlischen Sphäre in sich, in der der Ursprung der chemischen Aktionen liegt (312, 221). Das Leberorgan ist – *wie die eigentlichen Sinnesorgane des Menschen* (s. S. 279ff. und S. 530ff.) – *im hohen Grade* der Außenwelt *zugeordnet* (312, 179), bildet eine *Enklave* innerhalb der menschlichen Organisation (316, 36) bzw. ist ein Funktionszentrum, das einen Teil der nichtmenschlichen Welt in weitgehend unverstellter Form wiedergibt: *Die Außenwelt wirkt in der Leber so, wie wenn der andere Organismus fast gar nicht da wäre* (319, 126). Die Leber bildet ein *Bett für die Außenwirkungen* (ebd.), in ihr hört der Mensch in seiner Innenorganisation gewissermaßen auf, Mensch zu sein: *Er wird Außenwelt, er hat im Inneren ein Stück Außenwelt* (316, 36). Daß die von Steiner gemeinte *Außenwelt* mit der außerirdischen Sphäre der *chemischen Aktionen* identisch ist, verdeutlichte der Vortragspassus vom 31.3.1920, in dem es hieß: *Und studieren Sie diese ganze merkwürdige Tätigkeit, welche die Leber im menschlichen Organismus entfaltet, all den Anteil, den sie hat auf der einen Seite, indem sie, ich möchte sagen, wie saugend wirkt für die Beschaffenheit des Blutes, auf der anderen Seite, indem sie regulierend wirkt durch die Gallenabsonderung im menschlichen Organismus, für die ganze Zubereitung der Blutflüssigkeit. Sehen Sie diese ganze ausgebreitete*

chemisches Zentrum, Sinnesorgan und Außenwelt-Enklave

Tätigkeit der Leber an, und Sie werden in ihr erblicken müssen dasjenige, was, wenn es zu Ende studiert wird, die Chemie, die wirkliche Chemie gibt, denn unsere äußerliche Chemie ist ja auf der Erde gar nicht in ihrer Wirklichkeit zu finden. Die müssen wir ja als ein Spiegelbild der außermenschlichen chemischen Sphäre ansehen. Aber wir können auch diese außerirdische Sphäre studieren, indem wir alle die wunderbaren Wirkungen der menschlichen Leber studieren (312, 221). Die Gesamtwirkung des Leberorgans kann, so Steiner, als die eines *Chemikators* bezeichnet werden (ebd.), der den *inneren organischen Chemismus* (312, 258) des Menschen impulsiert und reguliert. Die Leber vermag dieser Aufgabe nachzukommen, weil sie nicht nur die dazu notwendigen Kräfte in verinnerlichter Form in sich vereinigt, sondern als *materielles Sinnesorgan* (316, 39) eine Sensitivität für den *ganzen Menschen* besitzt, die im Ernährungsprozeß aufgenommenen Erdenstoffe wahrnimmt (*[...] Die Leber hat sozusagen zu sehen im Verdauungsprozeß, was, sagen wir, irgendein Kohlehydrat wert ist im Menschen.* 316, 38f.) und damit ein *außerordentlich feines Barometer* für die Art und Weise ist, *wie der Mensch der Außenwelt gegenübersteht* (305, 145; vgl. a. die Notiz: *Leber = sie ist die negative Stirne/um sie herum ist ein Haupt, das nach dem Mittelpunkt der Erde schaut.* B20, 28) Mit seiner Leber *riecht* der Mensch die inneren Vorgänge, die sich im Umkreis der Ernährung bzw. der Blutbereitung zutragen, sie ist nach Steiner in bezug auf die ihr eigene Sinnestätigkeit geradezu als eine Metamorphose des Geruchsorganes zu betrachten (325, 143f.). Insbesondere über das Instrument der Gallebildung wirkt das Sinnesorgan Leber aktiv auf den Gesamtstoffwechsel des Organismus, damit nicht zuletzt auch auf die Substanzbildung des Zentralnervensystems (vgl. S. 527ff. und S. 542ff.). Im Notizbuch hielt Steiner fest: *Die Leber bringt in der Gallenbildung eine Art Selbstregulierung des Chemismus zustande* (B 35, 19; vgl. a. 347, 76f./102ff.).

die „negative Stirn"

Mit dieser Charakteristik des Leberorganes als eines aus dem Flüssigen für das Flüssige gebildeten chemischen Zentrums im Organismus, das in leibbezogener Sensitivität die Qualität verinnerlichter Substanzen wahrzunehmen befähigt ist und regulierend-impulsierend die weiteren Substanzwege beeinflußt, ergänzte Steiner die zuvor (vgl. S. 463ff.) referierten Angaben über die hepatische Aufgabe im Ernährungsprozeß. Als chemisches Zentrum des Organismus ist die Leber in gewisser Weise das zentrale Stoffwechsel- und damit auch Willensorgan des Menschen; sie ist – wie Steiner am 25.6.1924 ausführte – im eminentesten Sinne dasjenige *Ich*-bestimmte Organ (vgl. S. 598ff.), *das dem Menschen die Courage gibt, eine ausgedachte Tat in eine wirklich ausgeführte umzusetzen* (317, 22).[365]

Relevanz für die Willensorganisation

Im Unterschied zum Erdenorgan der Lunge und zum Wasserorgan der Leber hängt – entgegen dem äußeren Augenschein (*es klingt paradox* 205, 111) – das Nierensystem mit der Luft zusammen, entspricht nach Steiner der inneren Nierenfunktion die außermenschliche Lufttätigkeit (312, 225), indirekt auch die *lichtätherische* Wirksamkeit (s. S. 481ff.). Atemregulierung, Atmungsbedarf, Atmungsbedürfnis und Atemnot stehen nach geisteswissenschaftlicher Erkenntnis nicht mit dem (ausführenden) Lungenorgan, sondern vielmehr mit den dirigierenden Nieren in einer wesenhaften Beziehung (312, 225). Sprach Steiner diesbezüglich vom Nierenorgan bzw. den Nierenorganen, so hatte er stets auch deren *ganz merkwürdige Verzweigungen* sowie die gesamte Prozessualität des renalen Organsystems im Auge (312, 185) – darunter insbesondere auch die Harnblase des Menschen bzw. den *zwischen der Niere und der Blase sich abspielenden Prozeß*, den er als von der substantiellen Beschaffenheit der Blase *abhängig* bezeichnete (327, 128). Die Nieren selber sind nur die *nach innen gelegensten Teile* des gesamten Nierensystems; der äußeren Lufttätigkeit entspricht darum nicht nur die Nierenfunktion, sondern vielmehr *all dasjenige, was sich an das Nierensystem im weiteren Sinne anschließt, was vor allen Dingen auch mit all den Harnfunktionen zusammenhängt* (312, 225). So hieß es denn auch in Steiners Notizbuch: *Atemnot: geht von Blase aus* (B 35, 19). Die Harnblase wurde von Steiner in diesem Sinne als eines der *meteorologischen* Organe bezeichnet (312, 176), im Notizbuch geradezu als *Luftloch* und *Raum, der saugt,* apostrophiert (B 35, 13). Im ausführlichen Vortragstext hieß es dann: *Die Blase ist eigentlich ein Zugmittel. Sie wirkt, ich möchte sagen, als Aushöhlung im menschlichen Organismus, sie zieht. Sie ist im Grunde davon abhängig, daß der menschliche Organismus an dieser Stelle ausgehöhlt ist* (312, 178). In ihrem physiologischen Zustand ist die Blase dabei von richtig vollzogenen Innenbewegungen (z. B. einem sorgfältigen Kau- und Eßverhalten) abhängig (312, 178 – die *ziehende* Wirkung der Blasenorgane wurde in ihrer physiologischen Relevanz von Steiner dort nicht weiter thematisiert).

Beziehung zum Luftsystem und zur Atmung

Bedeutung des assoziierten Harn-Blasensystems

Auch dem Nierensystem sprach Steiner eine Sinnesfunktion, eine *innere Sensitivität* zu (319, 119); die Niere ist Sinnesorgan für die *umliegenden* Verdauungs- und Ausscheidungsprozesse (319, 175), nimmt in *feiner Weise* wahr, was sich in diesen Prozessen vollzieht (319, 170). Wie auch die Lebertätigkeit innerhalb des Ernährungsvorganges unmittelbar an die Sinneswahrnehmung der Substanzprozesse gebunden, so erschließt erst die renale Sinnesfähigkeit die Möglichkeit, die Weiterverwandlung der Stoffe im Sinne einer *Durchseelung* zu realisieren. Dies dadurch, daß das Nierensystem nicht nur als Ganzes mit der außermenschlichen Luftdynamik in Beziehung steht und die pulmo-

Sensitivität für umliegende Verdauungs- und Ausscheidungsprozesse

astralisches Ausstrahlungsorgan

nale Atemtätigkeit reguliert, sondern in seiner *gasigen Grundlage* geradezu *Ausstrahlungsorgan* für jenen *Astralleib* des Menschen ist, der den innerleiblichen Luftorganismus konfiguriert und durchsetzt, d.h. sich seiner als eines Organes bedient (314, 110; s.a. S. 491ff.). Das Nierenorgan trägt damit zur weiteren Verinnerlichung und damit Humanisierung aufgenommener Erdenstoffe bei; es hebt durch seine luftgetragene, seelisch impulsierte Tätigkeit die Substanz um eine weitere Stufe empor (s. S. 598ff.).

Wird die Gesamtbedeutung des Nierensystemes für den menschlichen Organismus betrachtet, so ist nach Rudolf Steiner auch die Relevanz dieses Organes für die Flüssigkeitsdynamik des Leibes zu berücksichtigen – *so daß wir zu gleicher Zeit dieses Nierensystem als den Ausgangspunkt anzusehen haben von Wäßrigem, das nicht nur in der Absonderung vom Nierensystem zu sehen ist, sondern das durch den ganzen Organismus geht [...]* (218, 53). Das Wäßrige und damit die *ätherische* Organisation *strahlt* nach Steiner vom Nierensystem in den Gesamtorganismus *aus* (218, 53/54) – es strömt vom Nierensystem *das sozusagen lebendige Wasser aus nach dem ganzen Organismus* (218, 60). Diese im Flüssigen sich abspielende Wirksamkeit bildet gewissermaßen die Endgestalt, die finale Wirkung der renalen Gesamttätigkeit: *Das Nierensystem arbeitet sehr rasch und bringt das, was es innerlich arbeitet, bis zum Ätherischen hin, das auf den Wogen des lebendigen Wassers schwimmt* (ebd.). Im Unterschied zum Leberorgan steht die Niere primär mit allem Luftförmigen in Zusammenhang, drückt sich aber sekundär im strukturierten Flüssigkeitsorganismus des Menschen ab bzw. aus.

„das lebendige Wasser"

Das Herzorgan und die Wärme

Das Herz und die Nieren müssen immer zusammenstimmen. Es muß natürlich alles im Menschen immer zusammenstimmen, aber Herz und Niere sind in unmittelbarer Verbindung. Durch das *Zusammenstimmen* beider Organ- bzw. Organsystemtätigkeiten wird, so Steiner, die ganze menschliche Leibesorganisation *in Ordnung gehalten* (348, 252).[366] Die Lunge ist Erdorgan und im elementarischen Stufengang dem Wasserorgan der Leber benachbart; die Niere als Instrument des Luftförmigen aber kommt dem Herzorgan nahe, das mit der Wärme zusammenhängt, ganz aus dem Wärmeelement *herausgebildet* ist (205, 111).[367] In seinen Notizbüchern bezeichnete Steiner das Herz als einen innerorganischen *Wärmeherd*, als *eine Art Wärmeloch* (B 35, 13) und wies im Dornacher Vortrag vom 29.3.1920 auf die *Verwandtschaft* der Herztätigkeit mit dem *Impuls der Wärme* in derjenigen Welt hin, die den Menschen – als ein in der willensimpulsierten und stoffwechselgetragenen Bewegung sich erwärmendes Wesen – mitumfaßt. Das Herzorgan ist Wahr-

„Wärmeherd"

nehmungsorgan des *oberen Menschen* für das Stoffwechsel- und Verbrennungsgeschehen im Bereich der inneren Organe und der Gliedmaßen; es ist in seiner Tätigkeit Ausdruck dieser Prozesse (s. S. 625ff.). Wie Steiner in dem genannten Vortrag ausführte, ist die suffiziente Wärmeentwicklung in einem durch den intentionalen Bewegungsvollzug geprägten Lebensprozeß damit auch das gültige Maß für die Physiologie, für die Gesundheit des menschlichen Herzens (312, 177).

Wärmeentwicklung und Lebensprozeß

Gedächtnis und innere Organe

Rückblick auf frühere Darstellungen

1917 hatte Rudolf Steiner im vierten Kapitel seines Buches *„Von Seelenrätseln“* über das *Wesen der Erinnerung* u. a. geschrieben: *Die durch die Sinneseindrücke angeregten Vorstellungen treten in den Bereich des unbewußten menschlichen Erlebens. Sie können aus demselben wieder heraufgeholt, erinnert werden. Vorstellungen sind ein rein seelisch Wesenhaftes; ihr Bewußtsein im gewöhnlichen Wachleben ist leiblich bedingt. Auch kann sie die an den Leib gebundene Seele nicht durch ihre eigenen Kräfte aus dem unbewußten Zustande in den bewußten heraufheben. Sie bedarf dazu der Kräfte des Leibes. Für die gewöhnliche Erinnerung muß der Leib tätig sein, geradeso wie er für die Entstehung der Sinnesvorstellungen in den Vorgängen der Sinnesorgane tätig sein muß. Stelle ich einen Sinnesvorgang vor, so muß sich zuerst eine leibliche Tätigkeit in den Sinnesorganen entwickeln; in der Seele tritt als deren Ergebnis die Vorstellung auf. Erinnere ich eine Vorstellung, so muß eine der Sinnestätigkeit polar entgegengesetzte innere Leibestätigkeit (in feinen Organen) stattfinden, und in der Seele tritt als Ergebnis die erinnerte Vorstellung auf. Diese Vorstellung bezieht sich auf einen Sinnesvorgang, der vor Zeiten vor meiner Seele gestanden hat. Ich stelle ihn vor durch ein inneres Erlebnis, zu dem mich die Leibesorganisation befähigt. […] Die in das Unbewußte gegangenen Vorstellungen, welche später erinnert werden, hat man, während sie unbewußt bleiben, als Vorstellungen in dem Gliede der menschlichen Wesenheit zu suchen, das in diesen Schriften als Lebensleib (Ätherleib) bezeichnet wird. Die Tätigkeit aber, durch welche die im Lebensleib verankerten Vorstellungen erinnert werden, gehört dem physischen Leib an* (21, 129f./134). Wie zuvor (vgl. S. 307ff.) bereits erwähnt, beabsichtigte Steiner spätestens seit 1917, diese Kurzdarstellung in einer eigenständigen Publikation philosophisch und physiologisch weiterzuentwickeln, was ihm jedoch zu Lebzeiten nicht mehr gelang. Hingegen griff er in zahlreichen Vorträgen der letzten Lebensjahre das Thema erneut unter psychophysiologischen Gesichtspunk-

„Von Seelenrätseln“, 1917

ten auf und skizzierte dabei u.a. die angedeutete innere Leibestätigkeit der *feinen Organe*.

Die auf S. 307ff. entwickelte Übersicht zeichnete anhand zahlreicher Vortragsäußerungen den Weg nach, den Steiners Konzeption der menschlichen Erinnerungstätigkeit vornehmlich in den Jahren 1914 bis 1917 beschritten hatte. Dabei wurde nicht zuletzt durch die wechselnde Haltung zur Bergsonschen Vorstellung rein seelisch-geistiger Gedächtnisleistungen Steiners eigenständiges Bemühen um eine menschenkundlich fundierte Beschrei-
1914 bung des Gesamtprozesses deutlich; äußerte Steiner sich noch 1914 in eindeutig bejahender Weise zu Bergsons Ansichten und vertrat selbst die Anschauung, daß es die erinnerende Seele lediglich mit sich selbst zu tun habe – worunter er ein *astralisches* Lesen der in der Sphäre des *Lebensleibes* bewahrten Vorstellungen ohne Mitbeteiligung des *physischen Leibes* verstand
1915 –, so sprach er im April 1915 erstmals von *Zeichen* im *physischen Leib*, ein Jahr später von einem *Einprägen ätherischer Bewegungen* in diesen – und betonte in der Folgezeit die Bedeutung der körperlichen Spuren, denen sich der *Lebensleib* im Verlauf der erinnernden Reaktualisierung bewahrter Vorstellungen anzupassen habe (was mit einer zunehmenden inhaltlichen
1917 Distanzierung von Bergson einherging, die Steiner Ende 1917 auch in deutlicher Weise artikulierte). 1917 beschrieb er in verschiedenen öffentlichen Vorträgen eine die eigentliche Vorstellungstätigkeit begleitende Aktivität, einen unbewußten, körperlich gebundenen *Parallelprozeß*, der zu *Engrammen* oder *Dispositionen* im Leiblichen führt. Diese *erinnerungsbildende Kraft* ist, so Steiner, als *Nebenströmung des Bewußtseins* mit der bereits früher beschriebenen *ätherischen* Bewegungsaktivität identisch. Wie bereits im April 1914 ausgeführt, ermöglicht die *ätherische* Wirksamkeit auch ein *Aufhalten* bzw. Ablähmen der Sinnesempfindungen und Vorstellungen zu *Erinnerungen*, d.h. sie verhindert, daß diese vollständig in den *physischen Leib hineinrinnen* und zu organischen Tätigkeiten bzw. Bildungskräften werden; es entstehen dort lediglich *innere Spurenbildungen*.

Die Bedeutung der physisch-ätherischen Leibesvorgänge für das Entstehen menschlicher Gedächtnis- und Erinnerungstätigkeiten

Auch in den Jahren 1919 bis 1924 hielt Steiner an der spätestens seit 1915 in Ansätzen vertretenen Auffassung von Gedächtnis und Erinnerung als einer nicht ausschließlich seelisch-geistigen, sondern ganz wesentlich *ätherisch-physisch* fundierten Tätigkeit fest; in seinem *„Heilpädagogischen Kurs“* hob er im Juli 1924 noch einmal deutlich hervor, daß die Gedächtnisleistung des Menschen an eine *ordentliche Organisierung von physischem Leib und*

Ätherleib gebunden sei (317, 162) und sagte in einem pädagogischen Vortrag vom 27.12.1921 in Dornach: *Die Erinnerung ergreift [...] in ihrer Tätigkeit durchaus das Physisch-Leibliche. Der Leib, der Körper ist an unserer Erinnerungstätigkeit beteiligt. [...] Dasjenige, was Erinnerung wird, strömt in [den Menschen] hinunter, ergreift die physische Organisation und veranlaßt die physische Organisation zu einer Mittätigkeit. Es dringt hinunter in die physische Organisation* (303, 91/93). Der Vorgang der Gedächtnisbildung und des Erinnerns ist selbst *ein Seelisches*, doch er bedarf der *innerlichen Widerlage des Physisch-Leiblichen – es ist bei dem, was in der Erinnerung sich abspielt, durchaus ein Zusammenwirken mit leiblichen Vorgängen, die nur von der äußeren Wissenschaft heute noch nicht genügend erforscht sind* (323, 65). Die geistige Forschung bringe – wie Steiner am 28.11.1921 in Oslo betonte – zur Evidenz, *daß man mit der Erinnerung, mit den Gedächtnisvorstellungen jederzeit hinuntertaucht in den physischen Leib, daß man jederzeit, indem man eine Erinnerungsvorstellung hat, einen parallelgehenden physischen oder wenigstens ätherischen Leibesvorgang hat. Man lernt die materielle Bedeutung desjenigen Lebens kennen, das das gewöhnliche Gedankenleben ist. Man schreibt nicht mehr, wie es etwa der französische Philosoph Bergson tut, das, was in den Erinnerungen lebt, der selbständigen Seele zu, sondern man weiß, daß im gewöhnlichen Erinnerungsleben die Seele einfach in den Leib untertaucht und im Leibe das Instrument hat, die Erinnerungen heraufzuzaubern* (79, 90f.).

das Ergreifen der physischen Organisation als eines „innerlichen Widerlagers"

Der von Steiner 1917 erstmals so bezeichnete *ätherische Parallelvorgang*, der die bewußte Vorstellungstätigkeit begleitet und die eigentlich erinnerungsbildende Kraft darstellt, war weiterhin zentrales Thema vieler Darstellungen dieses Problemkreises. Ganz im Sinne und in der Sprache seiner 1917 gehaltenen Vorträge und klarer als in Oslo sagte Steiner noch 1924 in Dornach: *Während wir etwas wahrnehmen, erleben, geht fortwährend unter der Vorstellung, unter dem Denken etwas vor sich. Es ist ja so: wir nehmen denkend wahr. Aber das Wahrnehmen, das geht auch in unseren Körper hinein. Der Gedanke hebt sich nur ab. Es geht etwas in unseren Körper herein, und das nehmen wir nicht wahr. Das spielt sich ab, während wir darüber nachdenken, und das bewirkt einen Eindruck. Das ist nicht der Gedanke, der da hinuntergeht, sondern etwas ganz anderes. [...] Es handelt sich wirklich darum, daß sich da, parallel laufend dem bloßen Vorstellungsprozeß, ein ganz anderer Prozeß noch abspielt. [...] Aber dieses ganz andere ruft wiederum einen Vorgang hervor, den wir später wahrnehmen und über den wir uns Erinnerungsgedanken so bilden, wie wir uns an der Außenwelt den Gedanken bilden* (234, 110f.). Der an der Sinneswahrnehmung sich bildende, die bewußte Vorstellungstätigkeit begleitende *ätherische* Vorgang bewirkt eine Veränderung im *physischen Leib*, die in der Reaktualisierung des Wahrgenommenen im Sinne der Er-Innerung nunmehr in introvertierter Wahrnehmung erfaßt wird; an

der ätherische Parallelvorgang zur Vorstellungsbildung

dieser Eigenwahrnehmung gestalten sich dann in aktiver Weise die Erinnerungsgedanken bzw. -vorstellungen: *Kein Gedanke wird aufbewahrt, sondern etwas anderes wird aufbewahrt, an dem der Gedanke sich immer wieder neu entzündet. Es ist nicht anders, wenn ich mich erinnere und einen Gedanken fasse, als wenn ich mir an einem Vorgang in der Außenwelt einen Gedanken fasse. Das eine Mal ist es ein Vorgang der Außenwelt, an den es sich anschließt, das andere Mal ist es der Vorgang des inneren Erlebens* (301, 147). *Wenn Sie also sehen, was blau ist, so geht von dem Blau ein Eindruck in sie hinein; hier [im Bereich des Zentralnervensystems] bilden Sie sich die Vorstellung von Blau. Die geht vorüber. Nach drei Tagen beobachten Sie in Ihrem Gehirn den Eindruck, der geblieben ist. Und Sie stellen sich jetzt, indem Sie nach innen schauen, das Blau vor. Das erste Mal, wenn Sie das Blau von außen sehen, werden Sie von außen angeregt durch den Gegenstand, der blau ist. Das zweite Mal, wenn Sie sich erinnern, werden Sie von innen angeregt, weil die Blauheit in Ihnen sich abgebildet hat. Der Vorgang ist in beiden Fällen derselbe. Es ist immer eine Wahrnehmung, die Erinnerung ist auch eine Wahrnehmung* (235, 134).

die neuerlich aktive Vorstellungsbildung

Ursprung des ätherischen Parallelprozesses in der Sinnessphäre

Wie Steiner am 30.4.1922 in Dornach sagte, geht die *ätherische* Aktivität, die die Vorstellungsbildung begleitet, unmittelbar von den Sinnen oder Sinnesorganen aus – die Sinne *vollziehen einen Prozeß, den ich nicht wahrnehme, sie vitalisieren mir in mein Inneres den realen Vorgang für das [Erinnerungs-]Vorstellen* (212, 39). In der Sinnessphäre ist das menschliche *Ich* unmittelbar tätig, der *Astralleib* ermöglicht die an den Sinneswahrnehmungen sich entwickelnden Vorstellungen, der *Ätherleib* aber wird seinerseits in seiner Bewegungsdynamik von dem Wahrgenommenen unmittelbar affiziert und verändert: *[Das] Sinneserlebnis wird zunächst aufgenommen in das Ich. Es wird die Vorstellung daran geknüpft, indem es sich einlebt in den astralischen Leib; es wirkt die Kraft, die dann die Erinnerung möglich macht, indem es sich einlebt als Bewegung in den Ätherleib* (206, 124). Wie Steiner in dem letztzitierten Vortrag weiter ausführte, *drückt* sich die *ätherische* Bewegung in der Folge zwar innerhalb des *physischen Leibes* ab, doch dies nur in *gemäßigter*, abgeschwächter, bereits durch den *Ätherleib aufgestauter* Weise; der *physische Leib* darf nicht vollständig unter den Einfluß der Wahrnehmungen kommen, darf nicht durchdrungen werden, entwickelt stattdessen lediglich eine bildliche Metamorphose des Erlebnisses (206, 125): *Das Bild ist da, und Bild ist gewissermaßen im Menschen das letzte, wobei das äußere Erlebnis ankommt. Das andere, Vorstellen, Erinnern, sind Durchgangsmomente. Es darf nicht, was wir an der Außenwelt erleben, einfach durch uns durchgehen. Wir müssen ein Isolator sein; wir müssen es zurückhalten, und das tut zuletzt unser physischer Leib. Unser astralischer Leib verändert es, macht es blaß in der Vorstellung; unser Ätherleib nimmt ihm allen Inhalt und enthält nur*

aufhaftende Abschwächung durch den Ätherleib, Isolation durch den physischen Leib

die Möglichkeit, es wiederum hervorzurufen. Aber das, was in uns eigentlich bewirkt wird, das drückt sich bildhaft in uns ein. Mit dem leben wir weiter. Aber wir dürfen es nicht durch uns durchlassen (206, 126). Fände die Abschwächung, d.h. das durch den *Ätherleib* vollzogene *elastische Zurückwerfen* des Sinneseindrucks bzw. der an ihm gebildeten Vorstellung nicht statt, so würde der Mensch das sinnlich Wahrgenommene mit seinem ganzen Organismus zwanghaft nachzuahmen gezwungen sein, würde sich in steter Entsprechung und damit unfrei zur Umwelt verhalten: *Bei Komplizierterem läßt sich das gar nicht gut beschreiben, aber wenn ich zum Beispiel sehen würde, wie ein Mensch von rechts nach links sich bewegt, so würde ich gleich von links nach rechts tanzen, gleich alles nachmachen wollen, was ich sehe. Ich würde in mir, in meiner Gestalt alles dasjenige nachahmen wollen, was ich äußerlich erlebe. Es ist eben dieses angekommen zuerst im astralischen Leib, der gewissermaßen schon lähmend wirkt, dann in dem elastisch zurückwerfenden Ätherleib, dann namentlich in dem die ganze Sache stauenden physischen Leibe. In diesem ist eine Isolierung desjenigen da, was ich von außen wahrnehme. Und auf diese Weise wirkt das in mir, was ich an der Außenwelt erlebe* (206, 127). Die Wahrnehmungseindrücke sollen jenseits der frühkindlichen Epoche nicht als *organisch gewordene Erinnerung* (323, 66) in den Leibesaufbau und die Leibesbetätigung hineinwirken, sie sollen vielmehr vom Organismus weitgehend (s.u.) *aufgehalten* (324, 105) und in bildlicher Weise bewahrt werden. Die menschlichen *Wesensglieder*, insbesondere aber *Ätherleib* und *physischer Leib* konstituieren eine Grenze, an der die Sinneswahrnehmungen *gestaut* und in bildlicher Metamorphose im Erinnerungsvorgang *zurückgespiegelt* werden. Am 29.11.1921 sagte Steiner in Oslo: *Wir erfüllen unser Bewußtsein, indem wir die Sinneswahrnehmungen von außen empfangen. Wir empfangen die äußeren Sinneseindrücke, aber wir leiten sie nur bis zu einem gewissen Punkte. Da würden diese äußeren Natureindrücke […] wie vergiftend wirken. Wir strahlen sie zurück. Dadurch wird zwischen dem, was im Menschen Bewußtseinsorgane sind, die die äußere Natur aufnehmen und dem, wo sich nun die eigentliche Natur fortsetzt, wo sie ihre aufbauenden Kräfte im Menschen noch entwickelt, eine Grenze geschaffen. Die bewußten Vorgänge dringen nicht unter diese Grenze hinunter, sondern werden statt dessen zurückgespiegelt und bilden unser Gedächtnis, unsere Erinnerung. Und das, was in unserer Erinnerung lebt, ist zurückgespiegelte äußere Natur, die nicht tiefer in uns eindringt. Wie der Lichtstrahl an dem Spiegel zurückgestrahlt wird, so wird das Bild der Natur, nicht die Natur selbst, zurückgeworfen* (79, 215f.).

keine organisch gewordene Erinnerung

die Bedeutung der Rückstrahlung

Zurückgeworfen aber werden die *gestauten* und zu Bildern des Wahrgenommenen umgewandelten Eindrücke nicht ständig, sondern immer nur im tätigen Vollzug der Rück-Erinnerung, nur in der erneuten Aktualisierung einstiger Sinneserlebnisse. Dies impliziert, daß den erinnerungsfähigen Bildern im Unterschied zu den vorübergehenden Gestaltungen des Bewußtseins ein dauerhaftes Sein, eine fortwährende Realität zukommen muß, auf die Steiner noch in einem im Januar 1925 verfaßten Aufsatz eindringlich hinwies. Er schrieb: *Wenn der Mensch in der gegenwärtigen Epoche kosmischen Werdens mit den Sinnen wahrnimmt, so ist dies Wahrnehmen ein augenblickliches Aufleuchten von Weltbildern im Bewußtsein. Das Aufleuchten kommt, wenn der Sinn auf die Außenwelt gerichtet ist; es durchhellt das Bewußtsein; es verschwindet, wenn der Sinn sich nicht mehr an die Außenwelt richtet. – Was da in der Menschenseele aufleuchtet: es darf nicht Dauer haben. Denn brächte der Mensch es nicht rechtzeitig aus seinem Bewußtsein heraus, er verlöre sich an den Bewußtseins-Inhalt. Er wäre nicht mehr er selbst. Nur kurze Zeit, in den sogenannten Nachbildern, die Goethe so sehr interessierten, darf im Bewußtsein das „Leuchten" durch die Wahrnehmung leben.*[368] *Es darf dieser Bewußtseins-Inhalt auch nicht zum Sein erstarren; er muß Bild bleiben. Er darf ebensowenig real werden, wie das Bild im Spiegel real werden kann. An etwas, das sich als Realität im Bewußtsein auslebte, würde sich der Mensch ebenso verlieren wie an das, was durch sich selbst Dauer hätte. Auch da könnte er nicht mehr er selbst sein. […] Aber gleichzeitig mit jeder Wahrnehmung verläuft zwischen der Menschenseele und der Außenwelt ein anderer Vorgang. Ein solcher, der im mehr zurückliegenden Teile des Seelenlebens liegt. In diesem Teile des Seelenlebens prägt sich beim Wahrnehmen nicht nur ein vorübergehendes Bild, sondern ein dauerndes, reales Abbild ein. Das kann der Mensch ertragen, denn das hängt mit dem Sein des Menschen als Weltinhalt zusammen. Indem dies sich vollzieht, kann er ebensowenig sich verlieren, wie er sich verliert, da er ohne sein volles Bewußtsein wächst, sich ernährt. Wenn nun der Mensch seine Erinnerungen aus seinem Innern holt, dann ist das ein inneres Wahrnehmen dessen, was geblieben ist in dem zweiten Vorgang, der sich beim äußeren Wahrnehmen abspielt* (26, 213f.).

vorübergehendes Bild und dauerndes Abbild

Die inneren Organe als Gedächtnisinstrumente

Das *Abbild* der Sinneseindrücke ist (entgegen einer an der aktuellen Sinneserfahrung gebildeten Vorstellung) bleibender Natur – denn es *sitzt*, so Rudolf Steiner, *tiefer*, ist in der menschlichen Organisation *begründet* (206, 122). Die Spiegelbilder oder -abbilder der Sinneseindrücke leben in der menschlichen *Stoffwechsel-Gliedmaßenorganisation*, im *unteren System* (317, 79) – d.h. in der sulfurisierten Eiweißsubstanz des Willensorganismus (317, 80f.) –, und finden dort ihre *Resonanz*, prägen sich ein (317, 88/79). Obgleich nach Steiner zu berücksichtigen ist, daß am Gedächtnis- und Erinnerungsvorgang der *ganze Mensch*, d.h. *obere* und *untere Organe*, beteiligt sind (318, 72), und damit der Gesamtorganismus als *Erinnerungswerkzeug* wirkt (201, 110), so sind es im engeren Sinne die inneren (*unteren*) Organe – *die Organe, welche ihre Tätigkeit nach innen öffnen* –, die als Instrumente der Gedächtnis- und Erinnerungsprozesse im engeren Sinne dienen (ebd.): *Alle Organe des Menschen, die teilnehmen an dem menschlichen Flüssigkeitsstrome im Organismus, die da eingeschaltet sind in den Flüssigkeitsstrom – wie eingebettet die Nieren sind in den Absonderungsstrom, wie eingeschaltet die Leber ist in den Verdauungsstrom und so weiter –, alle diese Organe vibrieren mit, indem mitvibrieren mit unserem Gefühls- und Willensleben die Zirkulation und das Stoffwechselleben. Und so wie aus dem Auge das Nachbild kommt, so kommt aus unserem ganzen Menschen differenziert, spezifiziert in der Erinnerung, dasjenige zurück, was wir erleben an der Außenwelt. Der ganze Mensch ist ein Organ, welches nachvibriert, und die Organe, denen man gewöhnlich nur zuschreibt, daß sie da physisch eines neben dem anderen lagern, die sind in Wirklichkeit dazu da, um dasjenige, was der Mensch auch seelisch-geistig erlebt, innerlich zu verarbeiten und es in einer gewissen Weise aufzubewahren* (301, 54f.). Die verschiedenen inneren Leibesorgane passen sich den Erlebnissen bzw. Erlebnisarten an (201, 111) und ermöglichen durch ihre spezifischen Kräfte ein bildlich verwandeltes Zurückwerfen oder Zurückspiegeln der empfangenen Sinneseindrücke bzw. der an sie anschließenden seelischen Aktivität (205, 118). Steiner wies in den letztzitierten Vorträgen vom Juli 1921 darauf hin, daß diese Reflektion sich an einem, wie er sagte, *Grenzhäutchen* oder *Gedächtnishäutchen* zwischen *Äther-* und *Astralleib* vollzieht (ebd.), das augenscheinlich mit den Oberflächen der Organe identisch ist – denn: *Was wir wahrnehmen und auch was wir gedanklich verarbeiten, das spiegelt sich an der Oberfläche unserer sämtlichen inneren Organe, und diese Spiegelung bedeutet unsere Erinnerungen, unser Gedächtnis während des Lebens. Also was sich da, nachdem wir es wahrgenommen und verarbeitet haben, an der Außenfläche unseres Herzens, unserer Lunge, unserer Milz und so weiter spiegelt, das ist dasjenige, was die Erinnerungen abgibt* (205, 100). Die durch die Sinneswahrnehmung (oder Gedankenbildung) hervorgerufene Bewegung im Bereich des *Lebensleibes* veranlaßt die inneren Organe, *fortzuschwingen in demselben Sinne, wie der Äther schwingt*, sie läßt *Rhythmisches* zurück; *Zurückreflektion* oder *Zurückspiegelung* bedeutet dann, daß die physischen Organe unter Mitwirkung des – die willkürliche Erinnerung initiierenden – *Ichs* (206, 137) erneut in rhythmische Bewegung geraten und dasjenige wiederholen, *was sie ausgeführt haben unter dem Eindrucke des Erlebnisses* (301, 147; vgl. S. 310ff.). Als wiederkehrende *ätherische* Bewegung werden die Erinnerungsbilder aus dem Bereich des *Stoffwechsel-Gliedmaßensystems* daraufhin erneut in den zentralnervösen Bereich transloziert. Im August 1921 sagte Steiner: *Die Erinnerungen werden von dem, was wir unser Inneres nennen,*

nachvibrierende innere Organe

das „Gedächtnishäutchen“ zwischen Ätherleib und Astralleib als Spiegelungsfläche

erneute Organbewegung

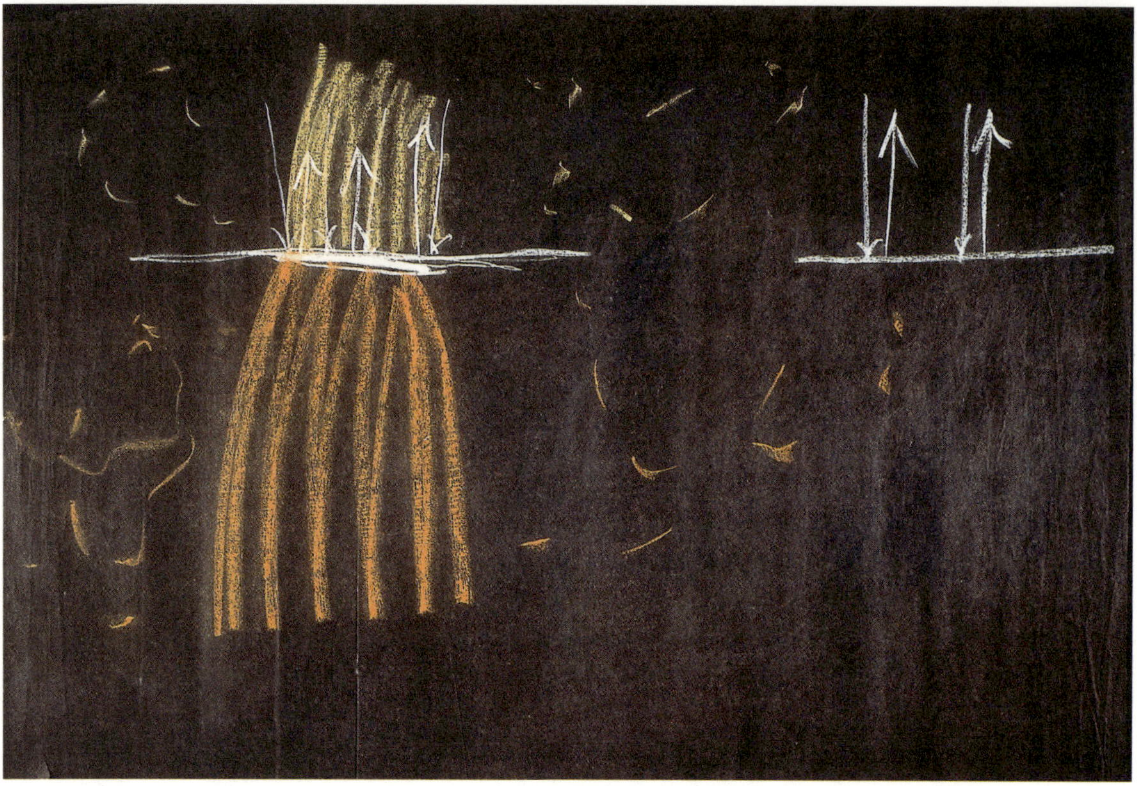

Der Erinnerungsspiegel der Leibesorgane (14.8.1920; GA 199, Bd. IV, Tafel 6)

„emporgetriebene" Erinnerungen

emporgetrieben. Indem sie emporgetrieben werden, stellen sie zunächst eine Betätigung im Ätherleib dar, und die regt wiederum Vorstellungen an im astralischen Leibe; doch kommen die jetzt umgekehrt. Aber sie müssen zuletzt stammen aus dem, was im physischen Leibe die Bilder sind (206, 136f.).

Die Bedeutung des Nervensystems

astralische Vorstellungsbildung an ätherischer Bewegung

Über die Mitwirkung des Nervensystems an den Vorgängen der Rückerinnerung bzw. über das erneute Vorstellungsbilden an den *ätherischen* Bewegungen ließ sich Steiner in dem zitierten Vortrag vom August 1921 nicht im einzelnen aus; jedoch hatte er wenige Monate zuvor im Stuttgarter Hochschulkurs angedeutet, daß auch die nervöse Substanz an den eigentlichen *Spiegelungsvorgängen* beteiligt ist. Dort hieß es: *[Es] besteht für den Menschen die Möglichkeit, die Spiegelung in eine willkürliche zu verwandeln, das heißt, aus dem ganzen Organismus herausspiegeln zu lassen, vor allem aus dem Nervenorganismus heraus dasjenige, was er seiner Erinnerung anvertraut hat* (324, 105). Ob damit die von Steiner nicht weiter ausgeführte Unterscheidung von willkürlicher versus unwillkürlicher Erinnerung berührt und lediglich für die erstere eine Mitwirkung des Nervensystems als *Spiegelungsorgan* geltend gemacht wurde, ging aus dem Vortragskontext nicht eindeutig hervor und mußte offen bleiben. Möglich aber scheint, daß auch in Stuttgart das Nervensystem lediglich als *letzte Etappe* des Erinnerungs- oder Spiegelungsvorganges und damit als Ort erneuter Vorstellungsbildung dargestellt wurde, als *letzte Etappe*, die als *astralische Tätigkeit* im Unterschied zu *physischem Abbild* und *ätherischer Bewegung* bewußt wahrnehmbar wird. In dieser Richtung äußerte sich Steiner in einem späteren Vortrag, in dem er davon sprach, daß ein organisch bewahrter, an einer optischen Außenwahrnehmung gebildeter Farbeindruck einer anschließenden, erinnerenden Innenwahrnehmung im Gehirn anschaubar sei – wobei die Tafelzeichnung des Vortrages den Weg des Sinneseindrucks in Richtung der *unteren* Organisation eindeutig festhielt (235, 134). Damit war die prinzipielle Gestalt des Wahrnehmungs- und Erinnerungsvorganges erneut umrissen, der vom wahrnehmenden *Ich* über eine *astralische* Vorstellungsbildung den Weg in die Tiefe der menschlichen Innenorgane findet, um an den Organoberflächen zurückgehalten und reflektiert zu werden, was in einer erneuten Vorstellungsbildung im Bereich des Nervensystems kulminiert.

die differente Beteiligung der Wesensglieder

Detailliertere Beschreibungen einer Mitbeteiligung der neuronalen Substanz am Wahrnehmungs-/Vorstellungsprozeß und am Vorgang der Wiedererinnerung eröffneten dann erstmals die Dornacher Ausführungen vom 15.4.1923, in denen Steiner darauf aufmerksam machte, daß sich der Wahrnehmungseindruck bzw. die Sinnesvorstellung und der Erinnerungseindruck (die Erinnerungsvorstellung) durch ein differentes Zusammenspiel von Blut und Nerv[369] ergeben. Am Beispiel des Sehvorganges wies Rudolf Steiner in diesem Zusammenhang darauf hin, daß sich die aktuelle Sinneswahrnehmung durch eine Begegnung des *Ätherleibes* mit den Vorgängen im Sinnesorgan vollzieht, wobei der ätherische *Bildekräfteleib* im Auge *im wesentlichen den äußeren physischen Nervenvorgängen folgt*, die Vorgänge in den Sinnen aber hauptsächlich durch das menschliche Blut bewirkt werden (84, 80/81). Der Wahrnehmungseindruck setzt, so Steiner, voraus, daß die Tätigkeit des *Ätherleibes [...] die Nervenendigungen [...] durchstößt* und bis zu den blutgetragenen Organvorgängen vordringt (84, 81). Dadurch aber geschieht etwas, *was sich durch den Nerv festlegt im Bildekräfteleib*, in der Folge (nach Bewahrung und Reflektion durch die inneren Organe) aber wiederum als (*ätherische*) Tätigkeit angeregt werden kann. Über diese erneute Bewegung innerhalb des *Bildekräfteleibes* sagte Steiner: *Da kommt man mit der Tä-*

optischer Wahrnehmungseindruck und optische Erinnerungsvorstellung im Zusammenspiel von Nerv und Blut

tigkeit des Bildekräfteleibes, des Nervensystems, bis dahin, wo die Nerven endigen. Man durchstößt gewissermaßen nicht den Nerv bis hinein zu den Vorgängen, die die äußere Welt spiegeln, man gibt nur dem, was in ihnen lebt im Bildekräfteleib, einen Anstoß, stößt diesen Bildekräfteleib bis dahin, wo die Nervenstumpfe auslaufen, dann bekommt man den Erinnerungseindruck (84, 79f.). Festzuhalten ist, daß Steiner damit die Einprägung der Sinneswahrnehmung in die Bewegtheit des *Ätherleibes* an das neuronale Substrat (bzw. den Nerven-Vorgang) knüpfte (ohne in dem genannten Vortragskontext auf die damit verbundene Vorstellungsbildung einzugehen) und die Erinnerungsvorstellung als einen Nervenprozeß beschrieb, der vom *Ätherleib* ausgeht und innerhalb des Nervensystems verbleibt, d.h. nicht neuerlich ins Sinnesorgan vordringt.

Übergang von Astralleib zu Ätherleib

Dabei ist bezüglich des Überganges des *astralischen* Nervenprozesses in die Bewegtheit des *Bildekräfteleibes*, ist für die *Festlegung* des *Ätherleibes* durch das Nervensystem (und damit für die Bewahrung der gebildeten Vorstellung) zu beachten, daß diese – Steiners Ausführungen vom 20.10.1922 zufolge – nicht *im Nu* geschieht, sondern auf einem prozeßhaften Geschehen beruht. Denn anfänglich verbleibt das Wahrgenommene nach Steiner im *Astralleib*, da eine (aus dem Bereich des *unteren Menschen* aufsteigende) *ätherische Flüssigkeitsströmung* der weiteren Einprägung des Sinneseindrucks bzw. der Sinnesvorstellung entgegenarbeitet und die beginnende Konsolidierung wiederum auflöst.[370] In dem genannten Dornacher Vortrag schilderte Steiner das erste *Verschwimmen* des ungefestigten Eindruckes innerhalb des *Ätherleibes* sowie die Notwendigkeit, die *astralische* Vorstellung über eine längere Zeit in sich zu konzentrieren – was innerhalb der nächtlichen Exkarnationsbewegung des Menschen gelingt:

Bedeutung des Schlafzustandes

[Im Schlaf] geht es [das Wahrgenommene bzw. die daran gebildete Vorstellung] mit dem astralischen Leibe und mit dem Ich heraus. Da verstärkt es sich etwas während des Schlafzustandes. Dann kommt es wieder mit dem Aufwachen herein, wird womöglich wieder ausgelöscht; und das geschieht in der Regel drei- bis viermal. Erst nach dem vierten Schlafe ist dann die auslöschende Kraft nicht groß genug mehr, und dann setzt sich das so fest, daß dieses plastische Gebilde, was da drinnen nicht mehr aufgelöst werden kann, die Grundlage für die Gedächtnisvorstellungen, für die Erinnerungen wird (218, 58). Wenn dagegen auch nach dem vierten Tag die auflösende Flüssigkeitsströmung (die u.a. vom Nierensystem ausgeht; vgl. S. 714ff.) noch die Oberhand behält, ist der Sinneseindruck bzw. die Sinnesvorstellung endgültig vergessen, nicht mehr erinnerungsfähig. Eindruck und Vorstellung gelangen nicht zur bildlichen Gestaltung innerhalb der Stoffwechselorgane, können nicht zurückgeworfen und erneut bewußt erlebt werden. Wie sich aber letztlich *Stärke* und *Schwäche* beider Kräfte konstelliert, welche Bedeutung beispielsweise dem wirkenden *Ich* zukommt, führte Steiner in Dornach im Oktober 1922 nicht näher aus.

Die spezifische Mitwirkung der vier Hauptsysteme an der menschlichen Gedächtnis- und Erinnerungstätigkeit

Was wir wahrnehmen und auch was wir gedanklich verarbeiten, das spiegelt sich an der Oberfläche unserer sämtlichen inneren Organe, und diese Spiegelung bedeutet unsere Erinnerungen, unser Gedächtnis während des Lebens (2.7.1921 – 205, 100). Obwohl Steiner explizit von einer Mitbeteiligung *sämtlicher* innerer Organe am Erinnerungsvorgang sprach und u. a. auch die Milz eigens erwähnte (s. o.), äußerte er sich in dem genannten Vortrag ausschließlich zu jenen Erlebnissen oder Erlebnisarten, die durch eines der vier organischen *Hauptsysteme*, d. h. durch Lunge, Leber, Nieren oder Herz in bildhafter Weise bewahrt und im Vollzug der Rückerinnerung von den Organoberflächen *gespiegelt* werden. Im Unterschied zu den meisten der bisher referierten prinzipiellen Darstellungen entwickelte Steiner darin nicht primär ein organgetragenes Bewahren und Zurückwerfen der verinnerlichten Sinnesqualitäten/Sinneserlebnisse, sondern sprach vornehmlich über die Reflektion unterschiedlicher (abstrakter bzw. gefühlsgefärbter) *gedanklicher Verarbeitungen* (s. o.), die sich an Sinnesempfindungen anschließen oder im Sinne des *reinen Denkens* ohne äußere Anregung erarbeitet werden können – sowie über ein Bewahren und Reaktualisieren von Gefühlen und ethisch-moralischen Urteilen.

Erinnerungsqualitäten von Lunge, Leber, Niere und Herz

So ist das *Erdenorgan* Lunge nach Steiner nicht nur an dem Zurückwerfen von gedankengetragenen *Bildern der äußeren Gegenstände*, von Gedanken, *die wir aufnehmen von der Art, daß sie [...] mehr an die Anschauung der Außenwelt anknüpfen* (205, 101f.), beteiligt, sondern trägt auch *außerordentlich stark* zu der Erinnerung *sehr abstrakter Gedanken* bei (205, 100). Die Leberoberfläche dagegen reflektiert stark *gefühlsgefärbte Gedanken, Gedanken also, die eine Gefühlsnuance haben* (205, 101); auch das *Wiederklingen* musikalischer Vorstellungen – auf deren Empfindungsbetonung Steiner bereits Jahre zuvor hingewiesen hatte (s. S. 279ff.) – wird im menschlichen Organismus von der Leber ermöglicht (201, 111). Lungen- und Leberreflektionen konstituieren insgesamt *die eigentlichen Gedächtnis-Vorstellungen* (205, 104). Im Unterschied zur pulmonalen und hepatischen Organoberfläche spiegelt die Niere *alles, was mehr [...] nach der Gefühls- und Emotionsseite hin gedächtnismäßig ist* (ebd.), während vom Herzen *Gewissensbisse* zurückgeworfen werden: *Die Gewissensbisse, die in unser Bewußtsein hereinstrahlen, sie sind dasjenige, was von unseren Erlebnissen durch das Herz reflektiert wird* (205, 105).[371]

Im Rahmen des zitierten Dornacher Vortrages vom 2.7.1921 deutete Steiner dabei erstmals an, daß die Erlebnisqualitäten nicht vollständig vom Leibesorgan *aufgehalten* und *zurückgeworfen* werden, sondern darüber hinaus Organtätigkeiten und -gestaltungen induzieren, d.h. funktionell und dauerhaft wirksam werden; sie werden zwar großteils reflektiert, gehen jedoch nach Steiner auch mit inneren Sekretionsvorgängen einher und werden in verwandelter Form Teil der latenten Organinnenkräfte. Wörtlich sagte Steiner: *Nun, ich sprach, indem ich vom Erinnerungsvermögen sprach, von der Oberfläche der Organe. Es schlägt gewissermaßen überall das, was wir erleben, an die Oberfläche, wird reflektiert, und das führt zu den Erinnerungen. Aber es geht auch etwas hinein in den Organismus. Im gewöhnlichen Leben setzt sich das um, macht eine Metamorphose durch, so daß das Organ eine Absonderung hat. Die Organe, die so etwas verrichten, sind ja meist Drüsenorgane; sie haben eine innere Absonderung, und da setzt sich während des Lebens zunächst dasjenige um, was an solchen Kräften hineingeht. Aber nicht alles wird in dieser Weise in organischen Stoffwechsel und dergleichen umgesetzt, sondern die Organe nehmen in sich etwas auf, was in ihnen dann latent wird, eine innere Kraft bildet* (205, 101). Diese latenten Organkräfte haben eine formbildende Potenz, die sich indes nicht innerhalb einer Inkarnation aktualisiert – die über Sinneseindrücke und Vorstellungstätigkeiten verinnerlichten Kräfte der als *Hauptsysteme* gekennzeichneten Organe tragen vielmehr erst post mortem zur Gestaltung bzw. Gestaltmetamorphose des menschlichen Leibes bei: *Dasjenige […], was wir […] im Lungen-, Nieren, Leber- und Herzsystem haben, das geht auf dem Umwege durch den Stoffwechsel-Gliedmaßenorganismus formbildend hinüber und bildet unser Haupt in allen seinen Anlagen in der nächsten Inkarnation* (205, 105f., s.a. S.359ff. und S.502ff.).

Reflektion, Absonderung und latente innere Organkraft

reinkarnatorische Bildekräfte

Die gekennzeichneten inneren, *elementarischen* Organe dienen allesamt der Substanzverwandlung durch den Menschen; sie tragen durch Verlebendigung, Beseelung und Individualisierung der irdischen Nahrungsstoffe zum Leibesaufbau, insbesondere zum Aufbau des Zentralnervensystems bei (s. S.527ff.). Sie ermöglichen aber auch die Gedächtnisfähigkeit des Menschen für seine Lebensgeschichte, für Außen- und Innenleben, Wahrnehmungs-, Gedanken-, Gefühls- und Willenstätigkeit. Sie bewahren das Erlebte und stützen die Erinnerung; sie tragen es in die Zukunft und bereiten die Bildung der künftigen Hauptesorganisation vor.

*

11. Der menschliche Schlaf

Rückblick auf frühere Ausführungen

Steiners Überlegungen zum Schlafzustand des Menschen, die er vor Anbeginn seiner eigentlichen medizinischen und pädagogischen Vortragstätigkeit mitteilte, wurden zuvor (vgl. S. 146ff. und S. 371ff.) in bezug auf relevante physiologische Gesichtspunkte referiert. Diesen Darstellungen zufolge vertrat Rudolf Steiner schon früh innerhalb seines geisteswissenschaftlichen Vortrags- und Schriftwerkes die Anschauung, daß es kulminierende Abbau- oder Zerstörungsprozesse innerhalb des *physischen Leibes*, namentlich aber im Bereich des Zentralnervensystems sind, die eine temporäre Konstitutionsänderung menschlicher Leiblichkeit, d.h. den Übergang vom Tages- in den Nachtzustand notwendig machen (was subjektiv als Ermüdung in Erscheinung tritt). Die mit dem bewußten Tagesleben des Menschen immanent verbundenen Degenerationsvorgänge werden im Schlafzustand aufgehoben bzw. in ihr Gegenteil verkehrt – in ihm dominieren organische Aufbauprozesse. Dies gelingt dadurch, daß *Astralleib* und *Ich* eine – wie Steiner formulierte – *andere Art des Daseins* annehmen, die Verbindung zum Leibesleben lösen und vorübergehend in der *seelisch-geistigen Umwelt*, in einem *rein geistigen Dasein* existieren, den belebten Körper des Menschen dabei aus der Distanz als *Objekt der Betrachtung* (Steiner 1915) vor sich haben. Sie gewinnen Anschluß an die Schöpferkräfte des Kosmos, an ihr eigenes präexistentes, der Inkarnation vorausgehendes Sein, sie dehnen sich in ihren Innenkräften über das *ganze Sonnensystem* aus. Insbesondere der *Astralleib*, dessen Wesen Harmonie ist (283, 16ff.) und der den *Lebensleib* mit den kosmischen Gestaltvorbildern begabt, arbeitet im Schlafzustand am Wiederaufbau der menschlichen Leiblichkeit. Während er gewissermaßen *von außen* wirkt, sind am Menschen zugleich innerliche makrokosmische Schöpfungsmächte tätig und tragen wesentlich zur organischen Regeneration bei. 1901–1911

Bereits im Jahre 1912 ergänzte Steiner diese Betrachtungen durch den Hinweis, daß *Astralleib* und *Ich* den belebten Körper nicht vollständig, sondern primär in seinem *oberen Teil* verlassen, sich im unteren Organismus dagegen im Schlafzustand noch stärker mit dem Leibesleben verbinden. Ein – wie Steiner 1916 sagte – *reges Leben* entwickelt sich namentlich im Bereich des *Ich*-durchdrungenen vegetativen Gangliensystems und der Region der 1912

Rückenmarksnerven, die unter dem Einfluß des *Astralleibes* stehen, wodurch das Zentrum des organischen Prozesses nunmehr im Stoffwechselbereich zu lokalisieren ist. Wie Steiner 1917 hinzufügte, kann generell von einer *Verbreiterung* des *Bildekräfteleibes* im Schlafzustand gesprochen werden, einer Ausdehnung seiner Wirksphäre, die nunmehr auch das Zentralnervensystem erfaßt.

1917

Die Notwendigkeit des Schlafeintrittes – organische Voraussetzungen im Zentralnerven- und im Stoffwechselsystem

Das bis 1919 über den Schlaf in physiologischer Hinsicht Ausgeführte spezifizierte Steiner im Vortrags- und Schriftwerk seiner letzten fünf Lebensjahre, ohne bisherige Angaben wesentlich korrigieren oder modifizieren zu müssen.

Stellt man die Frage der Notwendigkeit eines Überganges in die differente nächtliche Leibeskonstitution erneut an den Anfang der Betrachtung, so findet man bei Steiner wiederum die Thematisierung von organischen Degenerationsprozessen – nun aber differenziert nach den unterschiedlichen *Funktionssystemen* des *dreigegliederten* Organismus. Wie Steiner am 2.1.1922 in Dornach ausführte, liegen die Quellen menschlicher Ermüdung sowohl in den degenerativen, den Lebensprozeß gefährdenden Vorgängen des Zentralnervensystems, als auch in den Vorgängen des Gliedmaßenbereiches, wobei beide deutlich zu unterscheiden sind: *Das Kopfsystem wirkt Salze ablagernd, mineralische Einschläge im Organismus ablagernd. Das Gliedmaßen-Stoffwechselsystem wirkt so auf den Menschen, daß es ihn eigentlich durch Wärme fortwährend auflösen will* (303, 200). Beide Prozesse erfordern Gegenregulationen, um den physiologischen Bestand der menschlichen Organisation nicht zu gefährden. Bezüglich der mit menschlicher Willenstätigkeit notwendig verbundenen *Verbrennungsprozessen* (s. S. 579ff.) führte Steiner im August 1923 an, daß sie nur im Schlaf *wiedergutzumachen* seien und sagte: *Der Schlaf gleicht diesen inneren Verbrennungsprozeß aus. Er gleicht ihn namentlich dadurch aus, daß er ihn in den ganzen Organismus überführt, während sonst nur die Verbrennung über die Bewegungsorgane verbreitet ist* (307, 127/128). Die Gegenregulation besteht demnach in einer ausgleichenden Verteilung und damit Abschwächung der genannten Vorgänge, die durch den *Bildekräfte-* oder *Ätherleib* impulsiert wird (349, 85). Auf die mit dem menschlichen Tagbewußtsein bzw. den kognitiven Vorgängen notwendig verbundenen Zerstörungsprozesse innerhalb des Zentralnervensystems, die im Sinne einer progredienten Devitalisierung (*Ablähmung* – 208, 195) und Sklerotisierung das menschliche Vorstellungsleben begleiten (s. S. 519ff.),

die notwendige Gegenregulation von zentralnervösen Salzbildungs- und stoffwechselbetonten Auflösungsprozessen ging Steiner dagegen ausführlicher bereits in Vorträgen vom September 1922 ein. In seinem Manuskript für den neunten Vortrag des Kurses über *„Philosophie, Kosmologie und Religion"* hieß es: *Die innere Kopforganisation des Menschen ist [im Wachzustand] in einem fortwährenden Bestreben begriffen, aus dem physischen Zustand in einen geistigen umgewandelt zu werden. Aber diese Umwandlung tritt während des Erdendaseins nur als Anlage auf. Die physische Organisation leistet Widerstand. In dem Augenblicke, an dem die innere physische Kopforganisation als physische zerfallen müßte, tritt der Schlafzustand ein. Dieser führt der inneren Kopforganisation aus dem übrigen physischen Organismus wieder die Kräfte zu, durch die sie in der physischen Welt bestehen kann. Diese liegen im ätherischen Organismus. Dieser wird während des Wachzustandes innerhalb der Kopforganisation immer undifferenzierter; während des Schlafzustandes differenziert er sich innerlich zu bestimmten Gestaltungen. In diesen Gestaltungen offenbaren sich die Kräfte, die während des Erdendaseins für den physischen Organismus aufbauend wirken* (25, 71f.). Wie Steiner im entsprechenden Vortrag sagte, eignet dem *Astralleib* im zentralnervösen Bereich eine tagwache *Umbildungs*-Tendenz, die dahin zielt, die Hauptesorganisation zu einem *Geistorganismus* weiterzugestalten – *denn an den ist der astralische Leib gewöhnt vom vorirdischen Dasein her* (215, 146). Der Schlaf tritt zu jenem Zeitpunkt ein, an dem die Tätigkeit der abbauenden, haupteszerstörenden Kräfte[372] des *Astralleibes aus dem latenten Zustande in den realen Zustand übergehen würde* (215, 147; vgl. a. die Prager Aussagen Steiners von 1911, denen zufolge die *beim Denken gebildeten Salze* im Schlafzustand wieder aufgelöst werden – 128, 40 bzw. S. 229ff.). In bezug auf die zentralnervöse Konstitution des *Ätherleibes* führte Steiner die progrediente Entdifferenzierung desselben während des Tageslebens etwas detaillierter aus und sagte nun: *Man hat […] im wachen Menschen einen ätherischen Organismus vor sich, der stark innerlich differenziert, mit komplizierten Gestaltungen ausgerüstet in denjenigen Partien des physischen Organismus ist, wo die Lunge, die Leber, der Magen sitzen, wo die Gliedmaßen sitzen. Dort ist der ätherische Organismus während des Wachlebens vielgegliedert. In der Kopforganisation dagegen wird während des Wachlebens, je länger das wache Leben dauert, der Ätherleib immer undiffenzierter und undifferenzierter. Er wird zuletzt einfach wie eine gleichförmige Wolke im Kopfe, weil die aufbauenden Kräfte, die sonst in diesem Ätherorganismus sind, ihre Bedeutung verlieren und die abbauenden Kräfte des astralischen Organismus im Wachzustande ersterbend auf die Kopforganisation wirken* (ebd.). Im Schlafzustand sind dagegen ausschließlich die *ätherischen* Kräfte in der Hauptesorganisation tätig und konfigurieren sich wiederum zu einer differenzierteren Gestaltung – der *Bildekräfteleib* ist dasjenige, *was eigentlich der menschlichen Schlaflebewesenheit zugrunde liegt* (343, 76; vgl. a. S. 672ff.).[373]

Veränderungen der inneren Kopforganisation im Wachzustand

die Entdifferenzierung des Ätherleibes

Über die Umorientierung der Wesensglieder beim Übergang in die Schlafkonstitution und deren Folgen für den Stoffwechselprozeß

Die skizzierten Vorgänge innerhalb der Stoffwechsel- und der zentralnervösen Organisation machen den Übergang in die Schlafkonstitution notwendig, die wesentlich in einem Auflösen des *völligen Durchdringens* der vier *Wesensglieder* (27, 16) und in einer partiellen, *Ich*-impulsierten (27, 124) Exkarnation der menschlichen Geistseele besteht. Im Schlafzustand sind nach geisteswissenschaftlicher Erkenntnis *astralischer* Organismus und *Ich*-Wesenheit außerhalb der Kopforganisation des physischen Organismus (215, 143), verbinden sich dagegen intensiver mit den Stoffwechselvorgängen der unteren Leibesbezirke. Das heißt, sie lösen sich von den zentralnervösen, mit den Atmungsprozessen in Zusammenhang stehenden Vorgängen und nähern sich den Stoffwechsel- und Blutzirkulationsgeschehnissen, haben also nunmehr ihren Schwerpunkt im *unteren Pol* der *zweigliedrigen rhythmischen Organisation* (s. S. 604ff.). So betonte Steiner im zweiten medizinischen Kurs: *Im Schlafe gehen für die Hauptesorganisation Ich und astralischer Leib heraus aus physischem Leib und Ätherleib, aber in der Stoffwechsel- und Zirkulationsorganisation durchdringen sie ihn dadurch viel mehr. Es ist tatsächlich eine Umlagerung. Es ist die Parallelerscheinung zu dem, wenn auf der Erde Tag und Nacht wechseln. Da ist es nämlich auch nicht so, daß auf der ganzen Erde Tag und auf der ganzen Erde Nacht wird, sondern es lagern sich Tag und Nacht durch die Verhältnisse um. Genau ebenso ist es bei dem wirklich genauen Abdruck von Tag und Nacht beim menschlichen Schlafen und Wachen* (313, 43). *Das, was sonst vom Ich und vom Astralleib im Kopf ist*, orientiert sich in die Sphäre unterhalb des Zwerchfells (191, 159) – die Geistseele *ragt* im Schlafzustand in den *Gliedmaßen-Stoffwechselleib* hinein (212, 160).[374]

die „Umlagerung" von Astralleib und Ich

Ausdehnung und Eigenart der nächtlichen Stoffwechselprozesse

Dominanz der Stoffwechselprozesse im Schlaf

Allgemein gesprochen aber bedeutet dies, daß das Stoffwechselprinzip in der menschlichen Schlafkonstitution dominiert, der Mensch – wie Steiner am 20.10.1922 formulierte – schlafend *fast ganz Gliedmaßen-Stoffwechselmensch* ist (218, 67). Die Rhythmuskräfte des *mittleren Menschen* stehen dann vollständig im Zeichen der Stoffwechselprozesse, deren Dynamik jedoch nicht von *Astralleib* und *Ich*, sondern primär von *Ätherleib* und *Physischem Leib* bestimmt wird (25, 20 und 215, 38f.; s. u.). Wie bereits 1917 angedeutet,[375] vollzieht sich eine Ausdehnung der *ätherischen* Bildesphäre über den reinen Stoffwechselpol hinaus, gewissermaßen ein *Aufsteigen der organischen Tätigkeit von unten nach oben* (302, 16)[376]. Eine *mineralisch-vegeta-*

bilische Daseinsform beherrscht die nächtlichen Leibesprozesse (219, 157), mineralische und pflanzliche Wirkungsweisen dominieren;[377] dabei ist das vegetabilische Leben sommerlich *sprießend* und *sprossend*, das Mineralische aber entwickelt ebenfalls *eine Art Leben*, wird tendenziell aus einem atomisierten System zu einer in sich beweglichen, regsamen, *mineralflüssig-luftförmigen* Ganzheit, *die überall von sprossendem Leben durchzogen ist* (219, 185f.). Steiner bezeichnete diesen organischen Zustand als Wirkung einer *nachklingenden Welle* vorgeburtlicher Existenz (219, 186) bzw. als Ausdruck einer temporären Wirksamkeit embryonaler Bildekräfte (343, 179) – im Schlafzustand steht der Mensch mit den aufbauenden Kräften des Erdplaneten in Zusammenhang (191, 233). Die skizzierten Stoffwechselprozesse des schlafenden Organismus wirken dabei bis in das Zentralnervensystem hinein (218, 67), wirken auf das *verbrauchte Gehirn* (208, 197): *Wir versorgen unser Haupt, unseren Kopf während des Schlafes* (323, 293)[378]. Es ereignet sich eine *Umkehr* des Stoffwechselgeschehens, das nun nicht länger äußere Gliedmaßenbewegungen induziert, sondern der Restitution des Zentralnervensystems dient (323, 294).

mineralisch-vegetabilische Daseinsform

Restitution des Zentralnervensystems

Hier gilt es nun mancherlei zu beachten, um den von Rudolf Steiner eröffneten Gesamtzusammenhang nicht fälschlicherweise zu simplifizieren. Zum einen sind, wie Steiner in verschiedenen Vorträgen betonte, die geschilderten Vorgänge an der Grenze des Pathogenen, da sie immer dazu tendieren, den Organismus in einem ihm unzuträglichen Maß mit der Stoffwechseltätigkeit der unteren Organisation zu belasten, d. h. auf dem Wege der Blutzirkulation die Stoffwechselprozesse zu dislozieren. Im ersten Ärztekurs sagte Rudolf Steiner: *Man muß sehr vorsichtig sein, wenn man den Schlaf charakterisieren will. Denn es ist richtig: der Schlaf ist eines der besten Heilmittel, aber nur dann, wenn er gerade so lang geübt wird, nicht länger und nicht kürzer, als für die betreffende Individualität des Menschen notwendig ist. Ein für die betreffende Individualität zu langer Schlaf ist krankmachend. […] Es geht zu viel hinein von dem ersten Gebiet der Verdauung in die lymph- und blutbildende Tätigkeit* (312, 373; vgl. a. 27, 33). Sofern die Stoffwechselprozesse bereits in sich Unregelmäßigkeiten aufweisen, verbreiten sich diese im Schlafzustand über den Gesamtorganismus, werden nun nicht mehr durch die *Wachtätigkeit* der oberen Organe zurückgehalten – *wenn wir schlafen und es ist etwas in unserem Organismus krank, dann steigt es erst richtig auf* (302, 16).

physiologische Schlafdauer und Individualität

Und schließlich sind – wie Steiner im September 1924 vor Ärzten und Priestern hervorhob – die im Schlafzustand weitgehend autonomen, sich selbst überlassenenen *physischen* und *ätherischen* Prozesse per se nicht den Verhältnissen des menschlichen Organismus angepaßt, sondern wirken auf diesen krankmachend, sofern sie nicht wieder ausgeglichen werden. Im neunten Vortrag seines *„Pastoralmedizinischen Kurses"* sagte Steiner gar, daß durch

Induktion von notwendigen Abbauprozessen

die *physischen* Prozesse des schlafenden Organismus *Abbauprozesse* eingeleitet würden[379] – die in physiologischem Ausmaß dazu dienen, *daß der Wachzustand in dieser Quantität von Abbauprozessen sich entfalten kann vom Aufwachen bis zum Einschlafen* (318, 121). Ebensowenig wie der wirksame *Ätherleib* konstituiert der *physische Leib* in nächtlicher Tätigkeit eine „reine" Aufbausphäre; vielmehr bereitet er auch jene Entvitalisierungsvorgänge vor, die das Wachbewußtsein des Menschen ermöglichen. Wörtlich sagte Steiner: *Auf der einen Seite liegt im Schlafzustand des physischen und ätherischen Leibes die Grundlage für des Menschen geistige Entwickelung, auf der anderen Seite liegt durch ganz dieselben Vorgänge die Grundlage für das Krankwerden. [...] Wenn wir studieren dasjenige, was im physischen und Ätherleib des Menschen wirkt, so ist es eigentlich beim Schlaf im Grunde genommen die Basis der Pathologie* (318, 122).

„die Basis der Pathologie"

Damit aber ergibt sich ein sehr komplexes Bild der Vorgänge im organischen Schlafzustand: einerseits vollzieht sich eine Vitalisierung und Restitution der im Tagesleben degenerierten Organprozesse – insbesondere innerhalb des Zentralnervensystems – durch lebenskräftige vegetabilisch-mineralische Kräfte (s.o.), andererseits konstellieren sich Abbauvorgänge (bzw. deren Vorstufen), die reguliert bzw. abgeschwächt werden müssen, insgesamt jedoch für das anschließende Wachbewußtseinsleben von zentraler Bedeutung sind (vgl. S. 674ff.).

Zur Frage der substantiellen Wirksamkeit von Ich und Astralleib im Schlafstoffwechsel

Eine weitere Schwierigkeit ergibt sich dadurch, daß Steiner zwar auf der einen Seite die *umgelagerte* Wirksamkeit von *Astralleib* und *Ich* im Stoffwechsel- und Zirkulationsleben betonte (*Im Schlafe gehen für die Hauptesorganisation Ich und astralischer Leib heraus aus physischem Leib und Ätherleib, aber in der Stoffwechsel- und Zirkulationsorganisation durchdringen sie ihn dadurch vielmehr.*), in weiteren Darstellungen aber wiederholt die Gesamtthematik vor dem Hintergrund verselbständigter autonomer Prozesse des *physischen* und *ätherischen Leibes* darstellte – was didaktisch motiviert gewesen sein mag, inhaltlich aber zu Undeutlichkeiten führte. So hieß es beispielsweise am 16.9.1924: *Wenden wir den Blick auf den physischen und ätherischen Leib zunächst, so wissen wir ja, daß darinnen, vermöge dessen, was sie sind, dieser physische und ätherische Leib, gewisse Vorgänge geschehen, Vorgänge, die vom Einschlafen bis zum Aufwachen unabhängig sind von den Wirkungen des astralischen Leibes und des Ich* (318, 120). Inbesondere für die *ätherische* Wirksamkeit im Schlafzustand machte Steiner eindringlich gel-

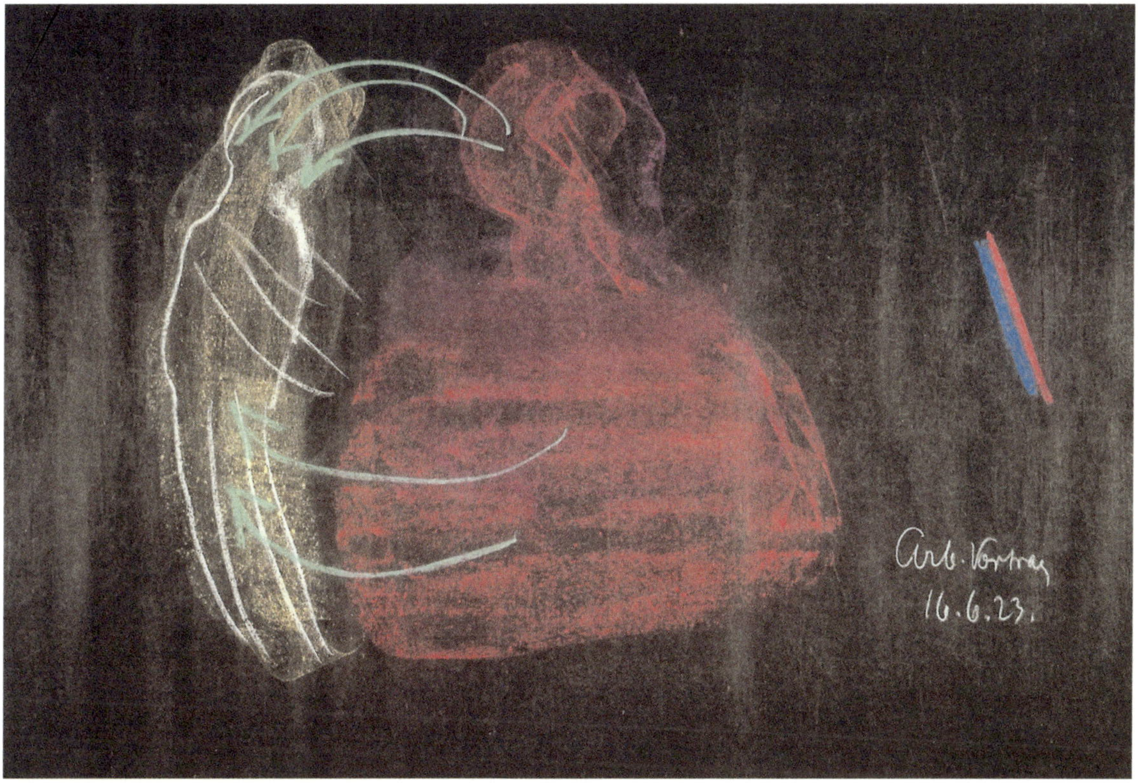

Zur Dislokation der höheren Wesensglieder im Schlafzustand
(16.6.1923; GA 350, Bd. XXVI, Tafel 9)

tend, daß sie sich unbeinflußt vom *astralischen Leib* und unbeeinflußt vom *Ich* vollziehe, sich selbst und damit ihren kosmischen Werdekräften überlassen sei und aufgrund dieser Selbständigkeit ihre spezifische Schlaf-Tätigkeit entfalte: *Und weil jetzt nichts hereinspielt vom astralischen Leib und vom Ich, deshalb strahlt der ätherische Leib das aus, was er eingegliedert, eingeimpft erhalten hat bei seiner Geburt. Der Ätherleib des Menschen wird strahlend* (208, 200). Diese Autonomie gegenüber den Tendenzen der beiden *höheren Wesensglieder* hob Steiner ebenso wie die Öffnung für den *kosmischen Umkreis der Erde* am 3.12.1922 für die gesamte belebte Physis hervor, wobei er u. a. sagte: *[…] Und [der Mensch] wird gewissermaßen von der Erde weggenommen und es spielen sich in ihm […] Himmelsprozesse ab, während er schläft, und zwar Himmelsprozesse im physischen und ätherischen Leib* (219, 47). Hier bleibt zu fragen, wie ein andersgeartetes Zusammenwirken der *höheren* und *niederen Wesensglieder* beschaffen sein mag, das sich im Schlaf-

der unbeeinflußte, strahlende Ätherleib

„Himmelsprozesse"

zustand im Bereich der *unteren Organisation* ergibt, zugleich auf gegenseitiger *Nichtbeeinflussung* und intensiver Zusammenarbeit beruht und zu einer differenzierteren *Ausstrahlung* über den Gesamtorganismus führt (denn 1921 sprach Steiner davon, daß auch die menschliche *Astralität* im Schlafzustand *von unten nach oben* wirke (313, 54), von dorther in den übrigen Organismus hineinspiele (313, 51); später machte er gleiches auch für das *Ich* geltend – 27, 100).

Diese Fragestellungen waren auch implizit Thema in Steiners medizinischen Ausarbeitungen, in denen es dann u. a. hieß, daß *physischer Leib* und *Ätherleib* im Schlafzustand *Nachwirkungen* der Wirksamkeit der *höheren Wesensglieder* in sich tragen (27, 16), die wesentlich in den zuvor von *Ich* und *Astralleib* impulsierten, mit einem *Beharrungsstreben* versehenen Substanz-Prozessen bestehen. Steiner schrieb: *Eine Substanz, die einmal innerlich so durchgestaltet ist, wie es von seiten der astralischen und der Ich-Organisation geschieht, die wirkt dann auch während des schlafenden Zustandes im Sinne dieser Organisationen, gewissermaßen im Sinne eines Beharrungsvermögens fort. Man kann also beim schlafenden Menschen nicht von einer bloß vegetativen Betätigung des Organismus sprechen. Die astralische und die Ich-Organisation wirken in der von ihr gestalteten Substanz auch in diesem Zustande weiter* (27, 38). Enden die Nachwirkungen von *Ich* und *Astralleib* im Substanzbereich, so muß Erwachen eintreten, denn: *Ein menschlicher physischer Leib darf niemals bloßen physischen, ein menschlicher Ätherleib niemals bloßen ätherischen Wirkungen unterliegen. Sie würden dadurch zerfallen* (27, 16). Demzufolge könnten Steiners entsprechenden Darstellungen eventuell dahingehend interpretiert werden, daß das *Zusammenwirken* der vier *Wesensglieder* im organismischen Schlafzustand lediglich ein Weiterwirken von *Ich* und *Astralleib* im Substanzbereich impliziert, nicht jedoch eine reale Einwirkung auf die nun weitgehend autonomen Kräftegesetzmäßigkeiten von *physischem* und *ätherischem* Bereich.

substantielle Weiterwirksamkeit von Astralleib und Ich

Die zentral (kranial) impulsierte Gestaltung des Stoffwechsel-Gliedmaßensystems im Schlafzustand

Daß die – in gewisser Hinsicht – vereinte Wirksamkeit der vier menschlichen *Wesensglieder* im Bereich der unteren Organisation allerdings nur einen Teil der Gesamtphysiologie des Schlafzustandes darstellt und sich erst durch eine komplementäre Hauptestätigkeit zur Vollständigkeit ergänzt, geht aus Steiners Aussagen vom 13.11.1921 hervor.

Während die skizzierte *Wirkung von unten nach oben* sich primär in der Sphäre des Stoffwechselgeschehens entfaltet und in eine substantielle Revitalisierung des Zentralnervensystems mündet, findet die *geistige und seelische Belebung* des menschlichen Organismus, genauer: die geistige *Schöpfung, Formung und Belebung des Stoffwechsel-Gliedmaßensystems* Steiner zufolge *von oben nach unten* statt (208, 197/198). In exemplarischer Weise von der Gesamtbedeutung des Sehorganes ausgehend, sagte er: *Das Auge hat, wie alle Organe des Hauptes, eine doppelte Aufgabe: erstens die Korrespondenz mit der Außenwelt durch das Sehen zu vermitteln. Das geschieht während des wachen Lebens. Während des Schlafeslebens wirkt das Auge mit seiner Umgebung, namentlich mit seiner Nerven- und Blutumgebung zurück auf den physischen Organismus, insofern dieser der Stoffwechsel-Gliedmaßenorganismus ist, und es wirken zum Beispiel während des Schlafes die Kräfte des geschlossenen Auges auf das Nierensystem des Menschen und prägen dem Nierensystem das kosmische Bild ein. Andere Organe des Hauptes prägen anderes aus dem Kosmos dem menschlichen Stoffwechsel-Gliedmaßensystem ein. Und so haben wir für den physischen Leib unsere Schlafenszeit vor allen Dingen dazu, daß die Kräfte des Hauptes gestaltend wirken auf den Stoffwechsel-Gliedmaßenmenschen. Gerade während des Schlafes geschieht es, daß, wenn ich schematisch zeichnen will, vom Haupte fortwährend gestaltende Kräfte nach dem unteren Menschen hin strahlen, so daß tatsächlich das Haupt sich während des Schlafes zum Stoffwechsel-Gliedmaßensystem als der geistig-seelische Gestalter verhält* (208, 196f.). Seelisch-geistige *Formung* und *Belebung* des *Stoffwechsel-Gliedmaßensystems* durch die Hauptesorganisation heißt demnach, daß die umschriebenen Elemente der menschlichen Hauptesorganisation den Stoffwechselorganen des unteren Menschen ihre kosmischen *Bilder* oder Gestaltungsimpulse vermitteln (vgl. S. 151ff.); die in kaudo-kranialer Richtung wirkende, vitalisierende Stoffwechselströmung begegnet seelisch-geistigen Gestaltungskräften, die das kosmische Urbild menschlicher Leibesgestaltung zur Wirksamkeit gelangen lassen und damit einer fortwährende Schöpfung der Organe dienen.[380] Ob *Ich* und *Astralleib* – exkarniert, in der präinkarnatorischen Seinssphäre weilend (81, 151) und *von außen* auf den Leib einwirkend – dabei wirksames Prinzip sind, ließ Steiner an dieser Stelle offen, setzt aber die Frage nach deren *anderer Daseinsart* und Wirkungsweise voraus.

Schöpfung, Formung und Belebung des Stoffwechsel-Gliedmaßensystems – das Beispiel von Auge und Niere

kosmische Bilder und Vorbilder

Die kosmische Daseinsart von Ich und Astralleib im Schlafzustand

Noch im Januar 1925 schrieb Rudolf Steiner: *Es ist so, daß sich der Mensch mit dem eigenen Ich-Sein aus dem Sein der Welt im Wachzustande herausheben muß, um zum freien Selbstbewußtsein zu kommen. Im Schlafzustande vereinigt er sich dann wieder mit dem Welt-Sein. Das ist im gegenwärtigen kosmischen Weltenaugenblicke der Rhythmus des irdischen Menschen-Daseins außer dem „Innern" der Welt mit Erleben des Eigenwesens; und des Daseins in dem „Innern" der Welt mit Auslöschung des Bewußtseins vom Eigenwesen* (26, 205). Im physiologischen Schlafzustand verbindet sich der menschliche Wesenskern mit dem *Welt-Sein*, dem *Innern der Welt*. Er wirkt dann in der *Erden-Umgebung* (26, 206) als einer *spirituellen Außenwelt* (215, 38), jenseits von Zeit und Raum (191, 181) – und öffnet sich kosmischen Einwirkungen, denen er aufgrund des wirksamen *physischen Leibes* im Tagwachen nicht in dieser Weise zugänglich ist.[381] Frei von *physischem* und *ätherischem Leib*, beide als *Objekte* der Anschauung vor sich habend, lebt sich die menschliche Seele im Schlafzustand des Organismus *tatsächlich als eine geistige Wesenheit in einem Kosmos von geistigen Wesenheiten hinein* (215, 89): *Der Mensch hat einfach, wenn er schläft, den physischen und den ätherischen Leib, die sonst sein Wesen ausmachen, als eine Außenwelt vor sich, und das, was in der sinnlichen Beobachtung Umwelt, Kosmos ist, das wird in einem gewissen Sinne zu einer Innenwelt* (215, 93). *Er fühlt sich jetzt, erlebt sich im Kosmos und schaut zurück als auf ein Objektives auf seinen physischen und ätherischen Organismus. So, wie er im Tagesbewußtsein seine Organe – Lunge, Leber, Herz und so weiter – in sich dumpf erlebt, so erlebt er jetzt während des Schlafzustandes den kosmischen Inhalt in sich; er wird gewissermaßen seelisch selber Kosmos. Nicht, als ob er sich zum ganzen Kosmos ausdehnte, sondern er erlebt etwas wie eine Nachbildung des Kosmos in sich* (215, 83).

Innenwelt wird Außenwelt, Kosmos wird Innenwelt

Erlebnisse der Geistseele in den drei Schlafstadien

In ihrem solchermaßen veränderten *Innensein* (25, 42), einem *Innensein im Kosmos* (215, 87), erfährt die menschliche Geistseele nach einem *ätherischen Vorstadium in Weltenangst und Gottessehnsucht* (218, 113; detailliert s. 25, 40ff. und 215, 81ff.)[382] eine zweite, von Steiner als *planetarisches Stadium* gekennzeichnete Schlafetappe, innerhalb deren sie in ihrem *astralischen Leib Nachbilder der Planetenbewegungen* erlebt (218, 113f.): *Es tritt in der Seele an die Stelle des individuellen, durch den physischen und ätherischen Organismus bedingten ein kosmisches Erleben. Die Seele lebt außerhalb des Körpers; und ihr Innenleben ist eine innere Nachbildung der Planetenbewegung.* (25, 42f.) Die Geistseele durchläuft nach Steiner im Unterschied zur In- und Exkarnationsbewegung nicht realiter die Planetensphären, erfährt stattdessen nur deren *kosmische Erinnerung* (218, 141) in Gestalt einer *inneren Nachbildung* der planetarischen Welt (215, 85), einer *Miniatur von unserem planetarischen Kosmos respektive seiner Bewegungen* (218, 22). Am 9.10.1922 sagte Steiner

Nachbilder der Planetenbewegungen im astralischen Leib

in Stuttgart: *Wie man [...] beim Tagesseelenleben in der Blutzirkulation drinnensteckt, so steckt man beim Nachtseelenleben in etwas drinnen, was eine Nachbildung ist unserer Planetenbewegungen unseres Sonnensystems. Wenn man sagt für den Tag: Es zirkulieren in einem die weißen Blutkörperchen, es zirkulieren in einem die roten Blutkörperchen, es kreist in uns die Atmungskraft, durch die wir einatmen, ausatmen –, so muß man für das nächtliche Seelenleben sagen: Es kreist in uns ein Nachbild der Merkur-, ein Nachbild der Venus-, ein Nachbild der Jupiterbewegung. – Ein kleiner planetarischer Kosmos ist gewissermaßen unser Seelenleben vom Einschlafen bis zum Aufwachen. Unser Leben wird aus dem Persönlich-Menschlichen ein Kosmisches vom Einschlafen bis zum Aufwachen* (ebd.). Und kurze Zeit später hieß es in Den Haag: *Im zweiten Stadium des Schlafes ist unsere geistig-seelische Innerlichkeit die Bewegung der Venus, die Bewegung des Merkur, die Bewegung der Sonne, die Bewegung des Mondes. Dieses ganze Wechselspiel der Planetenbewegungen unseres Sonnensystems, wir tragen es nicht direkt in uns, nicht die Planetenbewegungen selbst, aber Nachbildungen, astralische Nachbildungen davon, die sind dann unsere innere Organisation. [...] Was sich da in unserem Geistig-Seelischen zwischen dem Einschlafen und Aufwachen im zweiten Stadium des Schlafes zuträgt, das sind solche Zirkulationen der Planetenbewegungen in astralischer Substanz, wie – angeregt durch die Atmungsbewegung – während des Tages unser Blut durch unseren physischen Organismus zirkuliert. So daß wir in der Nacht gewissermaßen ein Nachbild unseres Kosmos als unser Innenleben in uns zirkulieren haben* (218, 112).

Zirkulationen der Planetenbewegungen in astralischer Substanz

In dieses *planetarische Stadium* treten *Astralleib* und *Ich* – Steiners Londoner Darstellung vom 30.8.1922 zufolge – bereits kurz nach dem Einschlafen (*Wir haben in der ersten Sphäre, mit der wir sogleich in Berührung kommen nach dem Einschlafen und mit der wir wiederum in Berührung sind unmittelbar vor dem Aufwachen, in uns die Kräfte der Bewegung der Planeten.* 214, 175*)*. Losgelöst von *ätherischem* und *physischem Leib* leben die höheren Wesensglieder zunehmend in kosmischen Zusammenhängen und haben beide Leiblichkeiten rückschauend als *ein Objektives* vor sich (215, 83). Dies wurde von Steiner in der Londoner Darstellung noch dahingehend erweitert, daß *Astralleib* und *Ich* am zurückgelassenen *Ätherleib* die eigenen kosmischen Erfahrungen *gespiegelt* bekommen. Insbesondere sind es dabei die *astralischen* Kräfte des Herzorganes, die in ihrer Lösung vom Leibesgeschehen die Wahrnehmungsfähigkeit für den Kosmos, zugleich für die Situation von *Ätherleib* und *physischem Leib* ausbilden. Steiner sprach geradezu von einem zurückblickenden *Herzauge* (214, 176) und sagte: *Und dasjenige, was Sie da innerlich erleben als das Bild der Planetenbewegungen in Ihrem Leibe, das strahlt Ihnen zurück von Ihrem eigenen Ätherleibe, so daß sie davon das Spiegelbild aus Ihrem eigenen Ätherleibe sehen* (ebd.).

Spiegelung der kosmischen Erfahrungen am verlassenen Ätherleib

Im weiteren Verlauf des Schlafes (*bei dem einen Menschen eine halbe Stunde nach dem Einschlafen, bei dem anderen nach längerer Zeit, bei manchen ganz kurz nach dem Einschlafen* – 214, 179) erlebt die Geistseele, erleben *Astralleib* und *Ich* dann in sich *das innere Fixsterndasein im Abbild*, die *Nachbildungen der Fixsternkonstellationen* (25, 44), d.h. Nachbilder der Verhältnisse, *welche zwischen den Betätigungen der geistigen Sternwesen bestehen* (225, 88). Wie Steiner ausführte, bedeutet dieses dritte Schlafstadium noch eine weitere Intensivierung seelischen Einlebens in kosmischen Gegebenheiten, auf das an dieser Stelle nicht näher einzugehen ist (vgl. 218, 24f.; 215, 88ff.; 25, 44ff.; 214, 88ff.). In London wurde hervorgehoben, daß bei Eintritt in dieses Stadium die vorausgehende Sphäre (und die ihr immanenten Erlebnisweisen) dabei in gewisser Weise fortbesteht – *die bleibt [dem Menschen] für seine Herzenswahrnehmung* (214, 178f.). Wahrnehmungsorgan für die nunmehr zusätzlich erlebten *Nachbildungen der Fixsternkonstellationen* – sowie für die *Spiegelung* derselben an der belebten Physis (214, 179) – wird jedoch ein *Sonnenauge* (ebd.). So bezeichnete Steiner ein Organ, das sich aus *astralischen* Kräften bildet, die während des Tagwachens in das sympathische *Sonnengeflecht* (Plexus coeliacus) und in die gesamte Gliedmaßenorganisation eingegliedert sind (ebd.).

Nachbildungen der Fixsternkonstellationen

ein „Sonnenauge"

Alle drei Schlafstadien gehen insgesamt mit einer je veränderten physiologischen Gesamtsituation einher – wie Steiner erstmals am 24. März 1922 in einem Dornacher Vortrag aufzeigte. Die Loslösung der menschlichen Geistseele aus Bereichen des Organismus vollzieht sich in ihnen stufenweise; daher sind die zuvor auf S. 668ff. und S. 670ff. skizzierten Prozesse im Grunde nur vor diesem zeitlichen Hintergrund zu betrachten. Es gibt nach Steiner eben realiter keinen einheitlichen „Schlafzustand", sondern lediglich qualitativ differente Schlafstadien. Vordergründige Widersprüche innerhalb der bisherigen Darstellungen (wie beispielsweise die Akzentuierung von vitalen Aufbau- und mineralisierenden Abbauvorgängen; vgl. S. 670ff.) lösen sich so möglicherweise auf, sind Ausdruck eines zeitlichen Geschehens, in dem unterschiedliche Qualitäten zum Vorschein kommen. Zugleich beschränkte sich Steiner jedoch auf knappe Andeutungen der mit den Schlafphasen je spezifisch verbundenen Leibessituationen.

So deutete er in dem genannten Dornacher Vortrag an, daß die menschliche Geistseele im ersten Stadium[383] noch *vieles* von dem *mitmache*, was ihre leibbezogene Aktivität im Wachzustand kennzeichnete: *[Der Mensch] nimmt noch teil, wenn auch nicht von innen, so von außen, an seiner Blutzirkulation und an den anderen Vorgängen des Körpers* (211, 38). Weiter hieß es: *Wenn der Mensch in der zweiten Gattung des Schlafes ist, dann nimmt er zwar nicht mehr an dem körperlichen Leben teil, aber man könnte sagen, er nimmt teil an einer Welt, die gemeinsam ist seinem Körper und seiner Seele. Es spielt so etwas hinüber, wie vom Lichte in die Pflanze spielt, wenn die Pflanze am Tage sich im Lichte entwickelt* (ebd.). Hinsichtlich des dritten Stadiums hob Steiner schließlich hervor, daß der Mensch in ihm *mit seiner Seele im Innern der mineralischen Welt* lebe und zugleich eine Mineralisationstendenz im gesamten Organismus vorherrsche: *Starke Salzablagerungen sind während dieser dritten Gattung des Schlafes im physischen Leibe des Menschen* (ebd.).

im Innern
der mineralischen Welt

Nachwirkungen der Schlafstadien auf die Leiblichkeit

Für die zweite und dritte Schlafphase, für das *planetarische* und für das *Fixsternstadium* (bzw. für die in beiden Schlafetappen gewonnenen Erfahrungen) beschrieb Rudolf Steiner Nachwirkungen auf die Leiblichkeit des wiedererwachten Menschen.[384] Er sagte dabei in bezug auf das *planetarische Stadium* am 10.9.1922 in Dornach: *Wenn wir […] den physischen und den ätherischen Organismus in dem Atmungssystem, in dem Blutzirkulationssystem, in dem ganzen rhythmischen System durchschauen, so leben darin, begleitend die Atmungsströmungen, begleitend die Blutzirkulation, Reize, Impulse, welche in das wache Leben hereinwirken aus demjenigen, was als planetarisches inneres Erleben zwischen Einschlafen und Aufwachen von der Seele erlebt wird, so daß in der Tat während des Wachens in unserem Atmen, in unserer Blutzirkulation als nachwirkender Reiz die Planetenbewegungen unseres Sonnensystems pulsieren* (215, 85). Im schlafenden Organismus wirken die in der vorangehenden Nacht erworbenen und im Tagwachen aktualisierten Rhythmus-Reize noch nach (sie *vibrieren* und *zittern* nach) und erneuern sich dann am Morgen als Folge der Bewegungserlebnisse der schlafenden Seele (ebd.). Auch vier Wochen später wies Steiner in Stuttgart erneut darauf hin, *wie, wenn wir abends ermüdet sind, zunächst dasjenige, was am Vortage* (d. h. an dem Tag, der mit der Ermüdung endet) *die Kräfte waren, die das Blut in Pulsation erhalten haben, durch sein eigenes Beharrungsvermögen die Vitalität in der Nacht aufrechterhalten kann, wie es aber braucht, damit es wiederum Tagesseelenleben werden kann, den Anstoß, der aus dem Erleben eines Nachbildes des planetarischen Kosmos in der Nacht kommt.* Die Nachwirkung des seelisch an der Nachbildung planetarischer Bewegungen Erlebten wird mit dem Aufwachen dem menschlichen Organismus *eingepflanzt*, seinem *physischen* und *ätherischen Leib eingeimpft* (218, 22) und erhält bzw. impulsiert die rhythmischen Atmungs- und Zirkulationsprozesse für ca. 24 Stunden (*Aus dem Planetenerlebnis bekommt man […] die Durchfeuerung des Atmungsprozesses und des Blutzirkulationsprozesses […].* 218, 24). Die belebte Physis des *mittleren Menschen* ist nach Steiner zuinnerst von den realen Erlebnissen der menschlichen Geistseele im zweiten Schlafstadium

nachwirkender Reiz
der Planetenbewegungen
in Atmung
und Blutzirkulation

Wirksamkeit im
physisch-ätherischen Leib

abhängig – gemäß den zuvor (vgl. S.615ff.) skizzierten Zusammenhängen von Atmungs- und zentralnervösen Vorgängen damit aber auch diejenige seelisch-geistige Tätigkeit, die sich auf beide Organprozesse stützt. So sagte dann auch Steiner in Stuttgart: *Alles dasjenige, was der Mensch in seinen Vorstellungs- und Empfindungskräften tragen kann als Kombinationskräfte, als Weisheitskräfte, als Klugheitskräfte, das ist Nachwirkung des planetarischen Erlebnisses. [...] Wir würden nicht vernünftig denken können, wenn wir nicht in unsere Atmungszirkulation, in unsere Blutzirkulation während des Tages die Nachwirkungen hereinbekämen von dem planetarischen Erleben während der Nacht* (218, 26).

seelisch-geistige Ermöglichungen des planetarischen Stadiums

In bezug auf die *physisch-ätherische* Wirkung der dritten Schlafetappe wies Steiner am 10.9.1922 in Dornach darauf hin, daß die *Konstitutionsart der menschlichen Gesundheit* und die *Frische des menschlichen Leibes* wesentlich eine Nachwirkung desjenigen sei, *was die Seele jeweilig während der Nacht unter den Sternenwesen durchmacht* (215, 89).[385] Der Mensch braucht diese nächtlichen Erlebnisse, *um überhaupt die Kraft zu haben, jederzeit seinen physischen Organismus von der Seele aus zu beherrschen und zu beleben* (218, 113). Vitalisierung und Harmonisierung der belebten Physis, Zubereitung derselben zum Instrument der Seele und anschließend tatkräftige Ergreifung dieser Physis – all dies ermöglicht das dritte Schlafstadium. Seine organische Wirksamkeit liegt in der Sphäre des Stoffwechsels, in den Substanzprozessen, die das gesunde Sein konstituieren, den Leib erhalten und durchwirken, die seelisch-geistige Willensverwirklichung gestatten: *Aus dem Planetenerlebnis bekommt man [...] die Durchfeuerung des Atmungsprozesses und des Blutzirkulationsprozesses; daß aber diese Prozesse substantiell sind, daß sie durchsetzt werden von dem, was sie brauchen, von Substanz, daß also diese Prozesse fortwährend Ernährungsprozesse des Organismus auch sind, dieses Forttreiben der Nahrungsmittel durch den Organismus, das ja scheinbar das Materiellste ist, das aber aus höheren Kräften heraus ist als die bloße Bewegung der Blutzirkulation, dieses Erlebnis beruht in seiner Anfeuerung für das Tagesleben auf einem Nachwirken des Fixsternerlebnisses. Wie wir als physische Menschen abhängig sind in unserem Geistig-Seelischen von der Art und Weise, wie diese oder jene Stoffe in uns zirkulieren, das hängt [...] mit höchsten Himmeln zusammen, das hängt damit zusammen, daß wir als geistig-seelische Wesen im dritten Stadium des Schlafes in uns fühlen Nachbilder der Fixsternkonstellationen [...]* (218, 24). Das Stoffwechselgeschehen, insbesondere aber die in der Bildung der zentralnervösen Substanz kulminierende Wandlung der Nahrungsstoffe steht im Zeichen der nächtlichen Seelenerfahrungen; die menschliche Willensorganisation konstelliert sich gesamthaft vor diesem Hintergrund und bietet die organische Grundlage für die tägliche Entfaltung von Kräften, die nicht nur Gliedmaßenbewegungen,

Fixsternstadium, Vitalität und Substanzprozesse

sondern auch Gedanken- und Gefühlsprozesse initiieren. Am 9.10.1922 sagte Steiner in Stuttgart: *[…] Alles dasjenige, was der Mensch in seinen Vorstellungs- und Empfindungskräften während des Tagwachens als Initiativkräfte tragen kann, alles das ist Nachwirkung des Fixsternerlebnisses während der Nacht. […] Unsere Nahrungsmittel würden nicht so in das Gehirn kommen, daß sie uns befähigen würden, Initiativkräfte zu entwickeln, wenn nicht dieser ganze Prozeß angefeuert würde durch dasjenige, was wir nächtlich erleben durch das Sternerlebnis* (218, 26).

Ernährung der Nervenorganisation und Initiativkräfte

Zusammenfassung

Wird versucht, das von Rudolf Steiner in den Vorträgen seiner letzten Lebensjahre über die Physiologie des Schlafzustandes Dargestellte zu überschauen, so verdeutlicht sich, daß Steiner die betreffenden Leibesvorgänge unter verschiedenen Gesichtspunkten betrachtete, dabei aber insgesamt sich ergänzende und gegenseitig erhellenden Aspekte beschrieb.

Nach Steiner verändert sich die organische *Wesensglieder*-Konstitution im Schlafzustand zugunsten einer partiellen Loslösung von *Ich* und *Astralleib*, was für die *abgetrennte* Physis von entscheidender Bedeutung ist; die in ihr dominierenden Lebensvorgänge vollziehen eine Restitution der angegriffenen Leibesstrukturen, vitalisieren insbesondere das Zentralnervensystem. Der Stoffwechselbereich weitet sich aus, wobei in ihm veränderte Bezüge zur organisch wirksamen Geistseele zum Tragen kommen. Gilt in vereinfachender Darstellung, daß sich *Ich* und *Astralleib* von der Leibeswirksamkeit vorübergehend zurückziehen bzw. die von ihnen dirigierten Prozesse nur *durch eine Art von Beharrungsvermögen* fortdauern oder *nachschwingen* (314, 166), so vollziehen sich im einzelnen doch subtile Einwirkungen, die dazu führen, daß die bewegten Substanzprozesse in einen anderen Gesamtzusammenhang kommen, der von Steiner abkürzend als *himmlisch* bzw. *kosmisch* bezeichnet wurde. Die Vorgänge innerhalb des *physischen* und *ätherischen Leibes* sind *himmlische Prozesse* (s. o.) dadurch, daß sie *von außen* durch die in kosmischer Verbindung stehenden *höchsten Wesensglieder* beeinflußt, gewissermaßen seelisch-geistig durchformt werden. Dieses Substanz- und Organbildungsgeschehen vollzieht sich ganz wesentlich unter Mitwirkung der menschlichen Sinnesinstrumente, was Steiner in seinem letzten medizinischen Vortrag noch einmal nachdrücklich hervorhob. Am 29.8.1924 sagte er in London: *Im Wachen wirkt von innen aus nach allen Seiten, überallhin, wo die Organe respektive die Kräfte der Organe dynamisch das hinführen, Ich-Organisation und astralischer Leib im physischen Leib und Ätherleib. Im Schlafe wirken sie von außen. Gewissermaßen so, wie sonst die Wirkungen des*

Kosmos in unsere Sinne eindringen und zum Inhalte unseres Bewußtseins werden als Sinneswahrnehmungen und Ideen, so sind wir schlafend eingehüllt von unserem astralischen Leib und unserer Ich-Organisation. Die senken sich

der Geist des Kosmos

außer uns in den Geist des Kosmos ein und Wirken durch Augen, durch Ohren, durch alles mögliche, was peripherische Organisation ist. […] Unser Ich und unser astralischer Leib wirken von außen mit den spirituellen Kräften des Kosmos auf uns zurück im Schlafzustande (319, 236f.). Zu dieser unmittelbaren Einwirkung seelisch-geistiger, mit kosmischen Kräften verbundener Tätigkeit[386] fügt sich die von Steiner im Herbst 1922 erstmalig beschriebene organische *Nachwirkung* der Schlaferlebnisse – auch die Tagesfunktionen des *physischen* und *ätherischen Leibes* sind *Himmelsprozesse*, da ihre wirkenden Impulse dem *kosmischen Innensein* der Geistseele im Schlafzustand entstammen.[387]

So sind Schlafen und Wachen vielfältig verbunden und verschlungen, bedingen und ermöglichen sich wechselseitig. Orientiert sich die Physiologie lediglich an den konstitutionellen Verhältnissen des tagesbewußten Menschen, so ignoriert sie in dieser Vereinseitigung einen wesentlichen Aspekt von Leben und Erleben; sie bleibt, so Steiner, unvollständig und letztlich unwahr.

*

12. Entwicklungsphysiologie

Steiners Darstellungen (1919–1924) zur vorkonzeptionellen, embryonal/fötalen, kindlichen und Jugend-Entwicklung werden nachfolgend referiert, um Hinweise aus früheren Werkperioden ergänzt bzw. mit ihnen verglichen und in Beziehung gesetzt.

Präkonzeptionelle Vorgänge und Konzeption

Das Urbild (der Geistkeim) des physischen Leibes

Im Erleben des kosmischen Gebildes, welches der geistige Keim seines künftigen physischen Organismus ist, ist der Mensch während des vorirdischen Daseins. Und dieses geistige Gebilde wird als eine Einheit mit dem ganzen geistigen Kosmos anschauend erlebt und offenbart sich zugleich als der kosmische Leib des eigenen Menschenwesens. Der Mensch fühlt den geistigen Kosmos als die Kräfte seines eigenen Wesens. Sein ganzes Dasein besteht darinnen, daß er <u>sich</u> in diesem Kosmos erlebt. Aber er erlebt nicht <u>nur</u> sich. Denn es trennt ihn dieses kosmische Dasein nicht wie später sein physischer Organismus von dem anderen Leben des Kosmos ab. Er ist diesem Leben gegenüber in einer Art Intuition. Das Leben anderer geistiger Wesen ist zugleich <u>sein</u> Leben. In dem tätigen Erleben des Geist-Keimes seines künftigen physischen Organismus hat der Mensch sein vorirdisches Dasein. Er bereitet selbst diesen Organismus vor, indem er in der geistigen Welt mit anderen Geistwesen an dem Geist-Keim wirkt. Wie er während des Erdendaseins durch seine Sinne eine physische Umwelt vor sich hat und in dieser tätig ist, so hat er im vorirdischen Dasein seinen im Geiste sich erbildenden physischen Organismus vor sich; und seine Tätigkeit besteht in der Teilnahme an dessen Gestaltung, wie seine Tätigkeit in der physischen Welt in der Teilnahme an der Gestaltung der physischen Dinge in der Außenwelt besteht (25, 49; vgl. a. 215, 98ff.). Der individuelle Wesenskern des Menschen, das von Inkarnation zu Inkarnation schreitende *Grund-Ewige* (131, 117) seiner Existenz hat nach geisteswissenschaftlicher Erkenntnis jeweils ein präinkarnatorisches Dasein im *tätigen Erleben des Geist-Keimes seines künftigen physischen Organismus*; in der, so Steiner, *wichtigsten Zeit* zwischen dem Tod und einer neuen Geburt ist das ganze menschliche *Weben und Wesen* ein

der kosmische Leib des Menschenwesens

Teilnahme an der Leibgestaltung

geistiges Arbeiten und ein geistiges Sein (226, 37); gearbeitet wird am *Geist-Keim*. Dieser *Geist-Keim* oder *kosmisch-geistige Keim* (215, 100) ist als *geistige Organisation* (221, 75) der universelle *Geistteil des physischen Leibes*, das *kosmisch-geistige Vorstadium des physischen Erdenleibes* (215, 101), ein *geist-physischer Organismus* (215, 103). Steiner umschrieb damit im September 1922 dasjenige, was er in anderen Vorträgen des betrachteten Werkzeitraumes als einen *geistigen Prototyp* bzw. als *Geistgestalt* des *physischen Leibes* bezeichnet hatte, zu dem sich der spätere *physische Leib* wie ein *Abbild* zum *Urbild* verhalte (220, 100f.). Der *Geist-Keim* ist die *Geistform* des *physischen Leibes* (218, 309), sein *Kraftbild* (231, 75), d.h. er konstituiert den *Kräftezusammenhang* des *physischen Organismus*, trägt als Geistwesenheit in sich die Kräfte, *welche dann den physischen Leib des Menschen organisieren* (219, 13/12). Der *Geistkeim* ist das (noch) nicht individualisierte *Urbild* des späteren *physischen Leibes – in der geistigen Welt weben sich die Menschen gleiche Geistkeime für ihren physischen Leib* (226,40).

die Geistgestalt des physischen Leibes

Bereits 1909 hatte Steiner darauf aufmerksam gemacht, daß die menschliche Individualität sich präkonzeptionell ein *Urbild* des künftigen Organismus schaffe (111, 195) und zwei Jahre später nachdrücklich darauf hingewiesen, daß dem wahrnehmbaren *physischen Leib* ein *Formleib* (131, 163), ein *Kraftleib* (131, 152) bzw. eine *Formgestalt* zugrunde liege, *welche als ein Geistgewebe die physischen Stoffe und Kräfte verarbeitet* (131, 150). Auf diesen präkonzeptionell in der *geistigen Welt* geschaffenen *Kraftleib* des *physischen Organismus* schien Steiner dann auch 1911 in den Vorträgen zur *„Okkulten Physiologie"* hinzuweisen, in denen er davon sprach, daß der *physische Leib* im Grunde ein *Kraftsystem* sei (128, 94) und im abschließenden achten Vortrag sagte: *Rechnen Sie die Nahrungsstoffe und was aus ihnen wird weg, so haben Sie dahinter den menschlichen Organismus nur als ein übersinnliches Kraftsystem zu denken, das die Verteilung der assimilierten Nahrungsstoffe nach allen Richtungen hin bewirkt. […] Es muß der Mensch schon bei der allerersten Nahrungsaufnahme den physischen Nahrungsstoffen eine innere Kraftwirkung entgegenstellen können, welche aus der übersinnlichen Welt stammt, und es muß in diesem inneren Kräftesystem der Mensch als solcher schon enthalten sein. Im Okkultismus nennen wir dasjenige, was so den eigentlichen physischen Ausfüllungsmaterialien vom Menschen zunächst entgegengehalten wird, was durchaus schon übersinnlich zu denken ist, das nennen wir im umfassendsten Sinne die menschliche Form. Wenn wir uns die allerunterste Grenze der menschlichen Organisation denken, so müssen wir uns vorstellen, daß sich gegenüberstehen die physische Materie und die übersinnliche Form, welche als ein aus den übersinnlichen Welten herausgeborenes Kraftsystem dazu bestimmt ist, die Materie aufzunehmen […] und dasjenige herauszubilden, was überhaupt den Menschen erst physisch-sinnlich erscheinen läßt*

Urbild, Formleib, Kraftleib

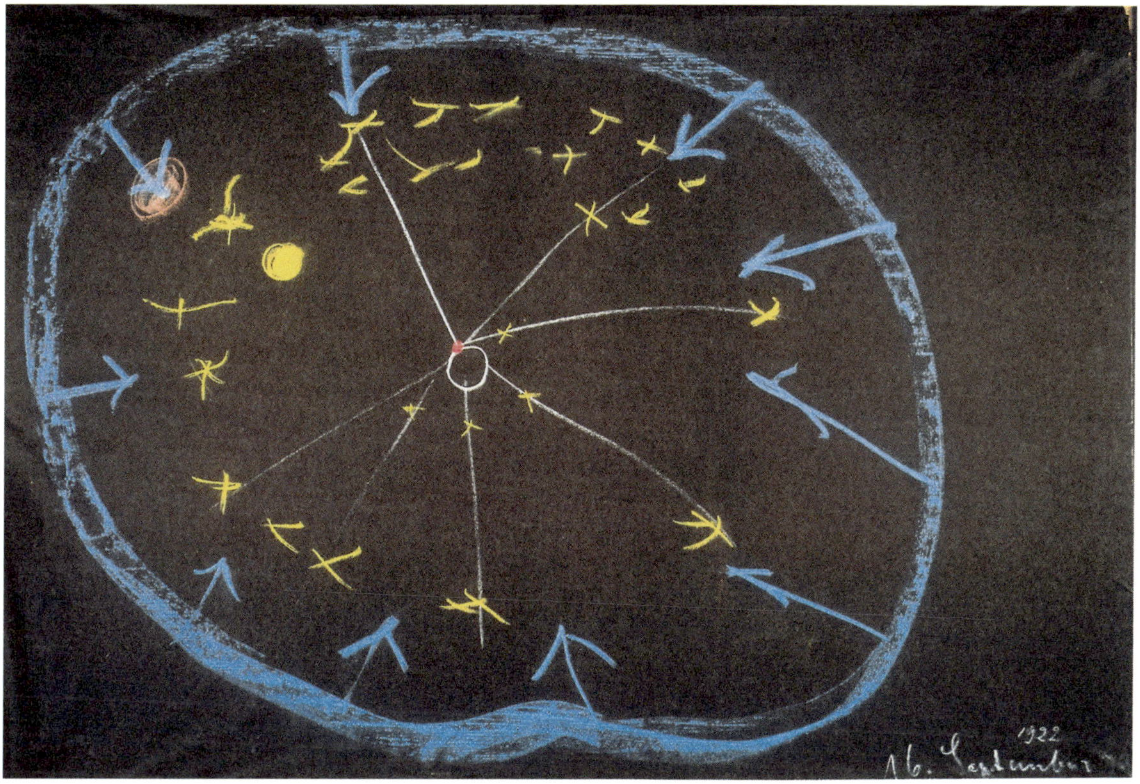

Die Kosmoserfahrung der Geistseele zur Zeit der Geistkeim-Bildung (16.9.1922; GA 216, Bd. XI, Tafel 2)

(128, 152). Dem sinnlich wahrnehmbaren *physischen Leib* liegt demnach eine Form- oder Kraftgestalt zugrunde, die – so Steiner bereits 1909 in Budapest – präinkarnatorisch von der menschlichen Individualität (im Zusammenhang mit wirkenden kosmischen Geistwesenheiten) gebildet wird. Der *physische Leib* des Menschen ist in seiner *wahren Gestalt* – d.h. in seiner *geistleiblichen […] Urgestalt* (131, 185/187) – darum lediglich dem *hellseherischen Bewußtsein* erkennbar (129, 125; vgl. a. S. 97ff.).

die geistleibliche Urgestalt des physischen Leibes

In dem tätigen Erleben des Geist-Keimes seines künftigen physischen Organismus hat der Mensch sein voriridisches Dasein. Er bereitet selbst diesen Organismus vor, indem er in der geistigen Welt mit anderen Geistwesen an dem Geist-Keim wirkt (Dornach, 11.9.1922). Die *geistigen Ingredenzien für den physischen Organismus* werden nach Steiner aktiv zu einer *Geistgestalt* des menschlichen Leibes verbunden (230, 207): *So sonderbar Ihnen das erscheinen mag: den physischen Menschenleib als geistigen Keim herauszuweben aus*

die „bedeutsamste Arbeit" im Weltall

dem kosmischen All, das ist die größte, bedeutsamste Arbeit, die überhaupt im Weltall denkbar ist. [...] Denn dieser menschliche Leib ist tatsächlich, so wenig wir mit dem gewöhnlichen Bewußtsein hier auf der Erde das beachten, das Allerkomplizierteste, das es im Weltall überhaupt gibt (218, 115/289). *[...] Es gibt nichts Erhabeneres in der Weltenordnung, als eben gerade aus allen Ingredenzien der Welt den Menschen zu weben* (226, 36f.).

„gewaltiges Gewebe von kosmischer Größe"

Den so geschaffenen *Geistkeim* bezeichnete Steiner als *mächtig* und *umfassend* – er ist *majestätisch und groß wie das Weltall selber* (227, 215; vgl. a. 218, 289), *ein gewaltiges Gewebe von kosmischer Größe und Grandiosität* (218, 115), *sozusagen ein Universum von unermeßlicher Größe, obwohl im eigentlichen Sinne von „groß" zu sprechen ja für diese Zustände nicht mehr ganz richtig ist* (219, 12).

Erst wenn die Organisation des *Geistkeimes* ausgebildet oder *gereift* ist, beginnt nach Steiner der eigentliche Inkarnationsprozeß, der *Herunterstieg* zu einem neuerlichen Erdendasein (25, 87): *Im [...] Verlauf des vorirdischen Daseins wird das bewußte Mit-Erleben am Werden des zukünftigen Erden-Organismus immer dumpfer. Es schwindet für die Anschauung nicht völlig dahin; aber es dämmert ab. [...] Die geistige Tätigkeit am Werden des physischen Organismus, die vorher der Mensch bewußt miterlebt hat, entfällt seinen Seelenorganen; sie geht über an die physische Tätigkeit, die sich in der Fortpflanzungsentwickelung innerhalb des Erdendaseins vollzieht. Das von der Menschenseele vorher Miterlebte geht über auf diese Fortpflanzungsentwickelung, um in derselben als dirigierende Kräfte zu wirken* (25, 50/52). Der *Geistkeim* dringt in die *physischen Erdenkräfte* ein (219, 12), lebt sich ein in die *Kräfte der Fortpflanzungsströmung* (218, 173), d. h. er verbindet sich mit dem *Menschlichen der Vererbungsströmung* (219, 12). Er senkt sich, wie Steiner am 7.12.1922 in Berlin sagte, in den befruchteten (*physischen*) Menschenkeim ein und *bildet da das Wachstumselement* (218, 298) – *Geistkeim* und *physischer Keim* vereinigen sich (227, 216). Durch die Konzeption (und auch noch durch die spätere Geburt) wird der ursprünglich ausgedehnte *Geistkeim zusammengeschoben, in sich verdichtet* (218, 115); er macht eine fortschreitende Involution durch (226, 35), die von Steiner als *physische Metamorphose* (215, 105; s. u.) bezeichnet wurde: *Die Prozesse, die der Mensch geistig oben durchgemacht hat, an denen er mittätig war, sie finden unten auf der Erde ihre physische Fortsetzung. [...] Da hinunter ist gewissermaßen sein geist-physischer Organismus geströmt, zieht sich zusammen in den kleinen physischen Menschenleib. Da ist das ganze majestätische Universum zusammengezogen und durchsetzt und durchdrungen von demjenigen, was die physische Vererbung hinzubringt* (215, 103). Die Vereinigung von *Geistkeim* und *physischem Keim* geschieht dabei postkonzeptionell nicht als ein singuläres, exakt datierbares Ereignis, sondern vollzieht sich *nach und nach* (215, 105) –

Vereinigung von Geistkeim und physischem Keim

Steiner beschrieb diese zunehmende Vereinigung auch als ein progredientes *Ausfüllen* des *Geistkeimes* durch den *physischen Menschenkeim* (231, 75f.). In anderer Wendung sagte er am 11.11.1923 in Dornach: *In das Embryonale fährt hinein diese Geistgestalt und trägt hinein das, was nun physische Kräfte, ätherische Kräfte werden [...]* (230, 207). Das ursprüngliche *Geistgewebe* metamorphosiert sich in Gesetzmäßigkeiten der physikalischen Welt und der Lebenswelt.

Die Vereinigung von Ei- und Samenzelle in der Konzeption und die Folgen für die Proteinstruktur der befruchteten Eizelle

Wie angedeutet, ermöglicht nach Steiners Aussagen allein der Vorgang der Konzeption, d.h. die Vereinigung von weiblicher Ei- und männlicher Samenzelle das *Einsenken* und damit Einwirken des vorgebildeten kosmischen *Geistkeimes* in die Sphäre der Erdenkräfte und -gesetzmäßigkeiten. Auf dieses Geschehen und die notwendigen biologisch-biochemischen Voraussetzungen ging Steiner in vielen Vorträgen der letzten Lebensjahre ein, wobei er es fast ausschließlich unter dem allgemeinen Aspekt der Eröffnung irdischer Vorgänge für kosmische Einflüsse diskutierte und in nur einem Vortrag (17.5.1923) ausdrücklich und namentlich auf das *Einsenken* des *Geistkeimes* zu sprechen kam.

das Einsenken des Geistkeimes

In vielfältigen sprachlichen Variationen und mit unterschiedlichen Akzentuierungen wies Steiner darauf hin, daß die Fortpflanzungsfähigkeit des Menschen (und anderer Lebewesen, s.u.) keinesfalls auf einer zunehmenden Höherstrukturierung und Komplexität ihrer organisierenden zellulären und substantiellen Bestandteile (insbesondere des Eiweisses) beruht, sondern vielmehr ein temporäres Stadium maximalster Entdifferenzierung benötigt. In Prag sagte er am 29.3.1924: *Die Naturwissenschaft glaubt, daß der erste Eikeim der komplizierteste Körper ist, der auf der Erde nur sein kann. Man denkt nach über die komplizierte Struktur, die der Eikeim haben kann. Man sagt, das Atom ist in letzter Zeit ein ganz wunderbares Wesen geworden, und nun erst das Molekül! Und nun so etwas wie eine Zelle, das ist etwas furchtbar Kompliziertes! – Aber das ist eben nicht der Fall beim Eikeim; in Wirklichkeit stellt sich der Eikeim gar nicht als komplizierter Körper dar, sondern der Eikeim stellt sich als ein Chaos dar. Alle chemisch-physikalische Struktur zerfällt, und bevor ein Lebewesen entstehen kann, muß der Eikeim in chaotischen Staub zerfallen sein. Gerade das ist der Sinn der Befruchtung, daß sie den Keim zum Chaos treibt, so daß im mütterlichen Organismus eine vollständig zerklüftete Materie besteht. Das ist der Sinn der Vorgänge im mütterlichen Leibe, daß da ein vollständiges Chaos ist. [...] Das ist der Sinn der Befruchtung, daß der Eikeim zum Chaos wird* (239, 14). Der befruchtete Eikeim (die befruch-

das „Chaos" des Eikeims und der Sinn der Befruchtung

tete, d. h. mit der Samenzelle vereinigte Eizelle) ist *gar nicht organisiert. Es ist gerade etwas, was ins absolut Unorganisierte, in sich Staubhafte zurückfällt. Und niemals würde eine Fortpflanzung entstehen, wenn nicht die unorganisierte, die leblose Materie, die ins Kristallinische, ins Gestaltige strebt, wenn nicht diese in sich ins Chaos gerade im Ei zurückfiele. Das Eiweiß [des Eikeims] ist nicht der komplizierteste Körper, sondern der allereinfachste, der gar keine Bestimmung in sich hat* (235, 45). Die Konzeption schaltet die Materie in ihrer Wirkungsweise völlig aus (343, 175), ja sie zerstört sie (226, 36) – *die befruchtete Keimzelle ist in bezug auf das Materielle direkt Chaos, Chaos, das zerfällt, Chaos, das wirklich zerfällt* (207, 128). Dabei hob Steiner hervor, daß die Entdifferenzierung bzw. Destrukturierung insbesondere der Eizellproteine nur die maximalste Ausprägung eines in der organischen Welt ubiquitär anzutreffenden Phänomenes sei und sagte diesbezüglich am 1.7.1921 in Dornach: *Je organischer ein Stoffzusammenhang wird, desto weniger bindet sich chemisch das eine an das andere, desto chaotischer werden die Stoffe durcheinandergewirbelt; und schon die gewöhnlichen Eiweißmoleküle, meinetwegen in der Nervensubstanz, in der Blutsubstanz, sind eigentlich im Grunde genommen innerlich amorphe Gestalten, sind nicht komplizierte Moleküle, sondern sind innerlich zerrissene anorganische Materie, anorganische Materie, die sich entledigt hat der Kristallisationskräfte, der Kräfte überhaupt, die die Moleküle zusammenhalten, die die Atome aneinandergliedern. Das ist schon in den gewöhnlichen Organmolekülen der Fall, und am meisten ist es der Fall in den Embryonalmolekülen, in dem Eiweiß des Keimes* (205, 89).[388] Vierzehn Tage vor dem zitierten Dornacher Vortrag hatte Steiner in Stuttgart vor Pädagogen darauf aufmerksam gemacht, daß sich die wechselseitigen Substanzkräfte in der Eiweißbildung *paralysieren*, daß sie aufhören, zu wirken, sich gegenseitig zu beeinflussen: *Die Stoffe werden in ihrem Zusammenwirken zum Chaos, wenn sie in denjenigen Zustand übergehen, wo sie als Eiweiß erscheinen; da kommen sie ins Unbestimmte* (302, 125). Die Dynamik dieser Vorgänge wird in den allermeisten Gewebezellen des menschlichen Organismus durch die sich abspielenden *mineralischen Verhältnisse*, d. h. hier: durch den Einfluß der mit der täglichen Nahrung aufgenommenen (bzw. dahingehend verwandelten, vgl. S. 593ff.) anorganischen Substanzen noch zurückgehalten – *bei den Zellen, die wir im Gehirn, in der Lunge, der Leber haben, bei diesen Zellen, indem sie Eiweiß sind, wirkt noch dasjenige, was wir als Nahrungsmittel bekommen, und übt noch seine Kräfte auf sie aus. Da sind sie nicht Chaos.* (ebd.) Die menschlichen Keimzellen dagegen sind, wie Steiner weiter ausführte, vor dem Einfluß der Nahrungsmittel, den mit der Nahrung aufgenommenen physikalisch-chemischen Kräften *geschützt*, so daß in ihnen *das Chaos fast vollständig da ist*, daß *alles Mineralische vollständig vernichtet, ruiniert ist als Mineralisches*. Dies gilt Steiner zufolge nicht

amorphe Gestalten

paralysierte Substanzkräfte

nur für die menschlichen Fortpflanzungszellen, sondern auch für die Geschlechtszellen im Tier- und Pflanzenreich (ebd.).

Obwohl letztlich unklar bleiben muß, ob Steiner in Stuttgart von Ei- und Samenzellen oder nur von den weiblichen Keimzellen sprach, so muß doch festgehalten werden, daß er zumindest für die Eizelle schon vor der Befruchtung von einem hohen Grad der Entdifferenzierung und Entstrukturisierung auszugehen schien.[389] So ist anzunehmen, daß Steiner im Konzeptionsvorgang nur die letzte Steigerung eines Protein-*Chaotisierungsprozesses* sah, der bis zu einem hohen Grad bereits in der unbefruchteten Eizelle vorhanden ist.[390] In einem Arbeitervortrag sagte er diesbezüglich: *Nur ein Gebilde gibt es im menschlichen Organismus, da muß alles zerstört werden und nur bloßer Stoff da sein [...], das ist das Ei, aus dem der Mensch entsteht. Und bei der Befruchtung geschieht noch der letzte Akt; da wird alles, was der Stoff hat an Bildung, weggemacht* (349, 126). Zugleich gilt nach Steiner, daß der prinzipiell auch im animalischen und vegetativen Organismus anzutreffende Destrukturierungsprozeß der Konzeption beim *humanen* Organismus seine Kulmination erreicht – am 17.5.1923 hieß es in Oslo: *Darinnen besteht das Wesen des Keimes – und des Menschenkeimes am allermeisten, des physischen Menschenkeimes –, daß er vollständig pulverisierte Materie ist, die gar nichts mehr für sich will* (226, 36).

„nur ein Gebilde"

Unter der wiederholt geltend gemachten Destrukturierung und *Chaotisierung*, dem *Zerfall* der Eikeimproteine (217a, 81) verstand Steiner nicht nur eine Aufhebung der chemischen Substanzwechselwirkung (s. o.), sondern eine vollständige Befreiung des Proteins von den (zuvor wirksamen) chemisch-physikalischen Kräften. Die chaotische Eikeimsubstanz ist von den *Gesetzmäßigkeiten sowohl des Chemischen wie des Physischen [...] verlassen* (208, 194), *alle chemisch-physikalische Struktur zerfällt* (239, 14). Die Substanz der befruchteten Eizelle schließt damit die *Kräfte der Materie* nicht mehr in sich (316, 154), ist faktisch von der Erdenwirksamkeit befreit. Dies impliziert – wie Steiner am 30.12.1923 in Dornach sagte –, daß die konstitutiven Bestandteile des Proteins in diesem Zustand analytisch nicht mehr nachweisbar sind: *Solange im Eiweiß chemisch irgendwie konstatierbar sind Schwefel, Kohlenstoff, Sauerstoff, Stickstoff, Wasserstoff, so lange ist das Eiweiß eben den physischen Erdenkräften unterworfen. Kommt das Eiweiß in die Sphäre der Fortpflanzung, dann wird es herausgehoben aus den physischen Kräften* (233, 124).

der Zerfall der Proteine

Dieses, durch den Konzeptionsvorgang vervollständigte *Herausheben* aus dem Wirkungsgebiet der Erdenkräfte ist nach Steiner für den menschlichen Eikeim und seine Weiterentwicklung zum Embryo von entscheidender Bedeutung: *[...] Durch die Befruchtung wird [...] dieser Keim, der sonst, wenn er einfach dem Erdeneinfluß überlassen wird, zugrunde geht, in eine ganz feine*

Materie eingehüllt, die ätherisch ist, und wird geschützt vor der Erde, und so kann er im Leibe der Mutter ausreifen; so daß also die männliche Befruchtung den Schutz des Menschenkeimes vor den Erdenkräften bedeutet. Jedesmal also, wenn eine Befruchtung eintritt, dann wird ein Menschenkeim geschützt vor der Vernichtung durch die Erdenkräfte (348, 144). Die Vereinigung von Ei- und Samenzelle führt zur Bildung einer *ätherischen Hülle*, die den in ihr sich weiterentwickelnden *physischen Keim* der Sphäre der (für den Eikeim destruktiven) Erdenwirksamkeit entreißt, ihn damit aber auch vom mütterlichen Organismus zumindest partiell isoliert (denn in diesem gelangen physikalisch-chemische Gesetzmäßigkeiten in modifizierter Form durchaus zur Wirksamkeit). Ist die sich ausbildende Eizelle vor der Konzeption in ihren Reifungsvorgängen vollständig Teil des mütterlichen Organismus, unterliegt sie bis dahin seinen Gesetzmäßigkeiten und Rhythmen, so ändert sich dies nach der erfolgten Vereinigung mit der männlichen Samenzelle radikal. Am 5.1.1921 erläuterte Steiner in Stuttgart: *Wenn Sie [...] die Funktionen des Eikeimes bis zur Befruchtung verfolgen, dann werden Sie finden, daß diese Funktionen vor der Befruchtung durchaus einbezogen sind in diesen inneren, 28-tägigen Prozeß. Sie sind gewissermaßen zugehörig diesem Prozeß. Sofort fällt dasjenige, was im Eikeim vor sich geht, aus diesem Innern des Menschen heraus, wenn die Befruchtung eingetreten ist. Da wird sofort ein Wechselverhältnis zur Außenwelt hergestellt, so daß wir, wenn wir den Befruchtungsvorgang beobachten, dazu geführt werden einzusehen, daß er nichts mehr zu tun hat mit inneren Vorgängen im menschlichen Organismus. Der Befruchtungsvorgang entreißt den Eikeim dem bloßen inneren Vorgang und führt ihn hinaus in den Bereich jener Vorgänge, die dem menschlichen Inneren und dem Kosmischen gemeinschaftlich angehören, die keine Grenze setzen zwischen dem, was im menschlichen Inneren vorgeht und im Kosmischen.*[391] *Was daher vorgeht nach der Befruchtung, was vorgeht in der Bildung des Embryos, muß man im Zusammenhang betrachten mit äußeren kosmischen Vorgängen, nicht mit irgendeiner bloßen Entwickelungsmechanik, die man am Eikeim und seinen aufeinanderfolgenden Stadien selbst betrachtet.* (323, 107) Die Vereinigung der Eizelle mit der männlichen Keimzelle führt zu einer Aufhebung der bis dato in der Eizelle noch wirkenden physikalisch-chemischen, *irdischen* Strukturgesetzmäßigkeiten – an die Konzeption anschließend kann dasjenige, *was aus dem Kosmos herauswirkt, ganz sich geltend machen, wenn keine irdische Struktur mehr da ist* (316, 154). Dabei schilderte Steiner den – zur maximalen Desorganisation führenden – Befruchtungsvorgang als einen potentiell toxischen Vorgang (wobei die modifizierte Toxizität möglicherweise Voraussetzung des Strukturverlustes ist) und sagte: *Die Wirkung ist eine eminent giftige, wenn die beiden polarisch entgegengesetzten Substanzen sich vereinigen. Also die Wirkung ist eine eminent giftige, aber sie wird isoliert*

Befruchtung als Schutz des Keimes vor vernichtenden Erdenkräften

Aufhebung der Grenze zwischen Mensch und Kosmos

und in der Isolierung exponiert den Kräften des Kosmos, die man sogar im einzelnen beschreiben kann (314, 200f.).

isolierte und exponierte Giftwirkung

Die dem entwicklungsmechanischen Denken verpflichtete naturwissenschaftliche Embryologie versäumt es, so Steiner, die Eikeimentwicklung vor dem Hintergrund von dynamischen Vorgängen zu betrachten, die die Dimension des – die Erdgesetze inkorporierenden und sie umwandelnden – Organismus transzendieren; sie versäumt es, zu Gesichtspunkten vorzudringen, die das beobachtbare Geschehen nicht einzig als Ausdruck wirkender physikalisch-chemischer Gesetzmäßigkeiten denkbar erscheinen lassen. In Stuttgart sagte er am 26.10.1922: *Wir fragen nicht danach, ob unter Umständen im menschlichen Organismus für den befruchteten Keim bloß die Gelegenheit gegeben ist, daß universelle Kräfte in der mannigfaltigen Weise auf diesen Keim wirken. Und wir fragen gar nicht danach: Können wir vielleicht überhaupt gar nicht die Gestaltung der befruchteten Keimzelle irgendwie dadurch erklären, daß wir innerhalb des Menschen stehen bleiben, müssen wir sie nicht auf das ganze Universum beziehen?* (314, 83f.) Nach geisteswissenschaftlicher Erkenntnis ermöglicht die eingetretene Konzeption die Öffnung des Eikeimes für kosmische Einflüsse – genauer: seine *Wiedereröffnung*. Denn die gebildete und durch den Konzeptionsvorgang labilisierte bzw. aufgehobene Struktur des Eikeimes ist – wie Steiner am 1.1.1921 in Stuttgart geltend machte – ursprünglich auch unter Mitwirkung kosmischer Kräfte entstanden, die dann in der erfolgten Strukturbildung *zu einem gewissen Gleichgewicht* gebracht wurden: *Diese Kräfte haben Gerüstform angenommen und sind in der Gerüstform in einer gewissen Weise zur Ruhe gekommen, gestützt durch den weiblichen Organismus* (323, 32). Die männliche Samenzelle dagegen hat den Makrokosmos in sich nicht zur Ruhe gebracht, sondern wirkt im Sinne einer *Spezialkraft* (313, 32); im Konzeptionsvorgang wird durch die Samenzelle die Eizelle *herausgerissen* aus der Ruhe, *wird wiederum zur Bewegung gebracht*, öffnet sich damit erneut kosmischen Einflüssen (313, 33), einer *peripherisch-kosmischen Wirksamkeit* (343, 175): *In der Befruchtung wird nur Veranlassung dazu gegeben, daß eine gewisse Wirkung von dem Kosmos in einen Menschenleib herein geschieht* (201, 122). Als *Weltenstaub* ist die desorganisierte, *zerklüftete* Proteinsubstanz der befruchteten Eizelle dazu in der Lage, *dem ganzen Kosmos unterworfen zu werden* (233, 121), das *Himmelswirken* (343, 176) bzw. der *ganze Makrokosmos* macht sich *als Miniatur* im Eikeim geltend (217a, 81). Wie Steiner in Andeutungen erkennen ließ, begrenzt bzw. beendet dieser kosmische Einwirkungsvorgang den Proteinzerfall – der *Makrokosmos* baut die Materie wieder auf, setzt dem Zerfall die *Neu- oder Wiederzusammensetzung* entgegen (217a, 81): *Die Kräfte des Umfanges des Weltenalls beginnen auf das zerklüftete Eiweiß zu wirken, und es entsteht neues Eiweiß als Abbild des ganzen Weltenalls* (323, 124).

die Wiedereröffnung des Eikeimes

Aspekte der Embryonalentwicklung

Die postkonzeptionelle Vereinigung von Geistkeim und physischem Keim, die Bildung des Ätherleibes und die Ergreifung des Embryos durch die höheren Wesensglieder

Was beim Werden des Menschen hier in der physischen Welt vor sich geht, das besteht, wenn man es etwas grob und radikal ausspricht, darin, daß im mütterlichen Leibe eigentlich zunächst die Substanz ins Chaos geworfen wird und daß dieser chaotischen Substanz, die verlassen hat die Gesetzmäßigkeit sowohl des Chemischen wie des Physischen, eingepflanzt werden aus dem Universum heraus die Kräfte, welche den Embryo konstituieren. Und in diesen Kräften, die aus dem Universum heraus im mütterlichen Leibe gestaltend wirken, in denen befinden sich ja auch eingeimpft, möchte ich sagen, die Kräfte, die der Mensch selber mitbringt, nachdem er die Zeit durchlaufen hat zwischen dem Tod und einer neuen Geburt. Man möchte eigentlich sagen: Der Mensch wird selbst seiner Form nach dem mütterlichen Leib eingepflanzt. Im mütterlichen Leib wird nur das Bett für den Menschen geformt, und es ist eben im Universum so eingerichtet, daß da, wo eine Gelegenheit geschaffen wird, daß etwas Bestimmtes entstehen kann, dann dieses Bestimmte entsteht (208, 194). *Die Kräfte, die der Mensch selber mitbringt*, das *wirklich Geistig-Seelische, das aus vergangenen Erdenleben kommt* (239, 14), wirken aus dem Kosmos auf den physischen Eikeim ein. Genauer: *Die physische Materie wird ganz zerstört, damit der geistige Keim sich in sie senken kann, und die physische Materie das Abbild des geistigen Keimes, der aus dem Kosmos heraus gewoben wird, werden kann* (Oslo, 17.5.1923 – 226, 36). Erst durch die beschriebenen Vorgänge der Konzeption wird die Möglichkeit geschaffen, daß der *geistige Keim* den *physischen Keim* ergreifen und schrittweise durchdringen kann, was zur Ausbildung des *eigentlich Physischen*, d.h. zur Embryonalgestaltung führt (207, 128).

Gestaltbildung aus dem Kosmos

Vereinigt sich nach erfolgter Konzeption der *Geistkeim* mit der befruchteten Eizelle – dem *physischen Menschenkeim* –, lebt er sich solchermaßen in die *Kräfte der Fortpflanzungsströmung auf der physischen Erde* ein, so impliziert dies zugleich eine temporäre Trennung dieser *Geistleiblichkeit* von jener *Geistseele*, die dem Werden des *Geistkeimes* wirkend zugrundelag (s.o.). Der *Geistkeim* entfällt, wie Steiner sagte, zum Zeitpunkt der eingetretenen Konzeption der menschlichen Individualität, vollzieht eine vergleichsweise akzelerierte Inkarnationsbewegung: *Er senkt sich früher herunter als der Mensch selbst, er wird einem Elternpaare übergeben, senkt sich ein in einen befruchteten Menschenkeim, bildet da das Wachstumselement, bevor der Mensch selbst herabgestiegen ist. Es ist also gewissermaßer eine Zeit da, wo der Mensch schon*

Trennung von Geistkeim und Geistseele

diesen physischen Keim dem Erdenleben übergeben hat, wo er gewissermaßen herunterschaut auf die Erde: Das soll er werden, der Mensch, dem ich zugehören werde –, wo der Mensch selbst aber noch für kurze Zeit frei im Kosmos lebt (218, 298). *Die geistige Tätigkeit am Werden des physischen Organismus, die vorher der Mensch bewußt miterlebt hat, entfällt seinen Seelenorganen; sie geht über an die physische Tätigkeit, die sich in der Fortpflanzungsentwickelung innerhalb des Erdendaseins vollzieht. Das von der Menschenseele vorher Miterlebte geht über auf diese Fortpflanzungsentwickelung, um in derselben als dirigierende Kräfte zu wirken. Die Menschenseele hat jetzt für einige Zeit in der geistigen Welt ein Dasein, in dem sie an der Bildung des physischen Menschenorganismus nicht mehr einen Anteil hat* (25, 52).

Bildung des Ätherleibes

Wie Steiner ausführte, vereinigt sich die dem Realerleben der bildenden kosmischen Geistigkeit bereits entfremdete Menschenseele zu diesem Zeitpunkt mit *ätherischen* Kräften, die sie aus dem Kosmos heranzieht – sie schafft sich einen individuellen *Ätherleib*, bildet ihn *im Sinne der Anlagen, die ihr aus dem Mitarbeiten an dem menschlichen Universum [des Geistkeimes] geblieben sind* (25, 52f.): *Aus dem kosmischen Äther zieht [...] der Mensch in [...] seine kosmische Bildwelt das Ätherische herein. Er zieht es zusammen; er füllt das, was nur noch als kosmische Erinnerung in ihm ist, mit Weltenäther aus, den er zusammenzieht, und er bildet sich so seinen ätherischen Organismus. Der Mensch bildet sich seinen ätherischen Organismus in der Zeit, in der ihm der physische Organismus entfallen ist, in der der physische Organismus unten seine Fortsetzung findet durch die Konzeption in der physischen Vererbungsevolution, und der Mensch kleidet sich ein in seinen ätherischen Organismus* (215, 104; vgl. 218, 173). Für kurze Zeit ist der Mensch ein Wesen *aus Ich, astralischem Leib und Äther* (227, 216).

Eingriff der höheren Wesensglieder

Im weiteren Verlauf des Inkarnationsprozesses ergreift schließlich die mit einem *Lebensleib* verbundene Geistseele den sich entwickelnden Embryo und durchdringt ihn bildend-gestaltend. Daß dieser Prozeß keineswegs bereits mit der Konzeption anhebt, hatte Steiner bereits im ersten Jahrzehnt seiner anthroposophischen Lehrtätigkeit geltend gemacht (vgl. S. 345ff.) – so z.B. in Stuttgart 1906, München 1907 und in Budapest 1909 (*Nun darf man sich nicht vorstellen, daß die höheren Wesensglieder von Anfang an in vollster Weise mit dem Embryo verbunden sind.* 26.8.1906 – 95, 53). Während Steiner aber 1906 noch die Ansicht vertrat, daß der *Ätherleib* in der siebten Woche, der *Astralleib* jedoch erst im siebten Monat damit beginne, *am Embryo zu arbeiten – vorher arbeitet am Kinde der Ätherleib und der Astralleib der Mutter* (95, 53; keine Angabe zum *Ich*)[391a] –, äußerte er sich erstmals am 29.5.1907 in München in der Weise, die auch in später erfolgenden Vortragsdarstellungen Bestand hatte. Dort sagte er: *Zwar ist dieser Mensch, der aus Ich, Astralleib und Ätherleib besteht, durchaus vom Moment der Empfängnis an in der*

„etwa in der dritten Woche"

Nähe der Mutter, die den befruchteten Menschenkeim in sich hat, aber er wirkt von außen ein. In dieser Zeit, etwa in der dritten Woche, fängt dieser Astral- und Ätherleib gleichsam den Menschenkeim ab und beginnt nun mitzuarbeiten an dem Menschen. Bis dahin geht die Entwickelung des physischen Menschenleibes vor sich ohne den Einfluß von Astral- und Ätherleib; von da an wirken sie an der Entwickelung des Kindes mit und gliedern selbst die weitere Ausgestaltung des Menschenkeimes (99, 55f.). Zwei Jahre später hieß es in Budapest: *In den Tagen nach der Befruchtung wirkt [...] die geistige Individualität [...] noch nicht auf die Entwicklung des physischen Menschen ein, aber sie ist sozusagen dabei, sie ist schon mit dem sich entwickelnden Embryo verbunden. Das Eingreifen geschieht etwa vom 18., 19., 20. und 21. Tage an nach der Befruchtung [...].* Von diesem Zeitpunkt an wirkt auch das *Ich* an der Ausgestaltung des physischen Keimes mit (7.6.1909 – 109, 201; ebenso im September 1909 vgl. 114, 116). In diesem Sinne sprach sich Steiner wiederholt in Vorträgen seiner letzten Lebensjahre aus (Oslo 17.5.1923, Penmaenmawr 29.8.1923 und Dornach 10.9.1924); *etwa in der dritten Woche* (Oslo; 226, 40), *drei bis vier Wochen nach der Empfängnis* (Penmaenmawr; 227, 216), *drei Wochen nach der Empfängnis* (Dornach; 318, 39) greifen *Ich*, *Astralleib* und *Ätherleib* in den bis dato gebildeten Keim ein: *[...] Erst [...] in der dritten, vierten Woche nach der Empfängnis, vereinigt der Mensch dasjenige, was sich in den ersten drei bis vier Wochen aus der Vereinigung von Geistkeim und physischem Keim gebildet hat, was also schon früher als er auf der Erde angekommen ist, das vereinigt er mit seiner Wesenheit, begabt es mit demjenigen, was er an Ätherleib gewonnen hat durch Anziehung aus dem Weltenäther, und der Mensch wird ein Wesen aus dem, was entstanden ist als schon früher heruntergeschickt, aus physischem Leib, Ätherleib, den er gewissermaßen im letzten Augenblick seines kosmischen Daseins um sich angesammelt hat, astralischem Leib und Ich, die durchgegangen sind durch das Leben zwischen Tod und neuer Geburt* (227, 216).

die Schaffung der Keimeshüllen durch die höheren Wesensglieder

In bezug auf die weitere Wirksamkeit der *höheren Wesensglieder* innerhalb der Embryonal- und Fötalperiode betonte Steiner in einigen Vorträgen, daß sie sich weniger in der Bildung des Embryos, vielmehr dagegen in der Schaffung der Keimeshüllen zum Ausdruck bringe, d.h. in den Organen, die *in ihrer Art am vollkommensten sind im Beginne der embryonalen Entwicklung* (343, 256), im weiteren Verlauf aber eine *absteigende Entwickelung* durchlaufen und stufenweise *zerstört* werden (314, 293): *So daß man, wenn man den physischen Embryo hat, sagen muß: Dieses Physische im Embryo, das ist allerdings wunderbar ausgebildet, aber daran hat der vorirdische Mensch zunächst den wenigsten Anteil. – Dagegen hat der Mensch, der vorirdische Mensch den größten Anteil an alledem, was rund herum ist. Darinnen lebt der vorirdische Mensch, in dem, was im Physischen eigentlich abgebaut wird, und als Abgebautes, Chorion, Amnion und so weiter weggeht. Darinnen lebt der vorirdische Mensch* (316, 147; vgl. a. 221, 75). Dabei bezeichnete Steiner das Amnion als das *physische Korrelat* des menschlichen *Ätherleibes*, brachte die Allantois mit dem *Astralleib*, das Chorion mit dem *Ich* oder der *Ich-Organisation* in Verbindung (314, 308; zur Beziehung zwischen Allantois und *Astralleib* s. a. 27, 112) und wies darauf hin, daß die fundamentale Bedeutung dieser Hüllenorgane für die Keimesentwicklung von der embryologischen Forschung nicht einmal ansatzweise gesehen werde: *[...] Um die gesamte menschliche Entwickelung kennenzulernen, müßte man während der Embryonalentwickelung die Anhangsorgane viel genauer untersuchen als die Vorgänge selbst, die sich aus der Spaltung der Keimzelle ergeben* (314, 112). Von den vier Hüllenorganen, in denen sich das *Geistig-Seelische* zu Anfang der Embryonalentwicklung inkarniert bzw. *festsetzt*, geht es – wie Steiner in seinem zweiten Theologenkurs sagte – nach und nach zum eigentlichen Eikeim über (343, 256) bzw. bildet die späteren leiblichen Organisationsformen aus; so hieß es in Steiners medizinischen Ausarbeitungen beispielsweise: *Die physische Allantois metamorphosiert sich, ins Geistige hinübergehend, in die die Tüchtigkeit der Kräfte des Astralleibes* (27, 112).

Beziehungen zwischen Keimeshüllen und Wesensgliedern

Das Amnion ist im Embryonal- und Fötalleben *das physische Korrelat* des kosmisch konfigurierten *Ätherleibes.* Wie Steiner im ersten Ärztekurs sagte, benötigt der *Ätherleib* insbesondere in der fötalen Entwicklungsperiode *unmittelbar Angriffspunkte*, von denen ausgehend er seine gestaltend-bildsame Wirkung auf den *physischen Leib* ausüben kann (312, 343). Im Verlaufe dieses monatelangen Vorganges treten dabei wesentliche Veränderungen des – kosmisch orientierten – *ätherischen* Organismus auf; wie Steiner darstellte, kommt es zu einer progredienten Metamorphose des *Ätherleibes* im Sinne einer fortschreitenden Anpassung an den *physischen Leib.* Im einzelnen sagte er: *[...] In geringem Maße während der Embryonalzeit, aber im höchsten Maße dann, wenn die Atmung eintritt, also bei der Geburt, dann, wenn die wirkliche Außenatmung eintritt, geschieht folgendes: dann gehen alle Kräfte, die der Ätherleib von den nicht im physischen Leib verankerten Stoffen hatte, über auf den astralischen Leib und der Ätherleib nimmt diejenigen Kraftformen an, die der physische Leib in sich verarbeitet. Also der Ätherleib macht eine sehr bedeutsame Metamorphose durch, die Metamorphose, daß er den Inhalt, die Konstitution des physischen Leibes annimmt und seine eigene Konstitution, seine Verwandtschaft mit der Umgebung des Menschen abgibt an den astralischen Leib* (316, 60). Die dem kosmisch gefügten *Ätherleib* zuvor immanenten Kräfte – wie beispielsweise das Vermögen zur differenzierten Metallbildung (vgl. S. 749ff.) – gehen durch den skizzierten Verwandlungs- und Anpassungsvorgang dem Organismus *physisch* verloren, bleiben jedoch als unbewußtes Wissen im *Astralleib* latent.

ätherische Wirksamkeit und Anpassung an den physischen Leib

eine „sehr bedeutsame Metamorphose"

Väterliche und mütterliche Gestalteinflüsse auf die Embryonalentwicklung

Rückblick

Während Steiner die ersten Stadien des Inkarnationsprozesses der menschlichen Individualität recht umfangreich und detailliert beschrieb, finden sich zur weiteren Embryonalentwicklung im Vortragswerk nur kurze Andeutungen. Wie schon in früheren Jahren (vgl. S. 345ff.), sprach Steiner in einzelnen Vorträgen über die Bedeutung des männlichen und weiblichen (resp. väterlich/mütterlichen) Beitrages zur Bildung des *Menschenkeimes*. Hatte er bereits 1909 in Kassel darauf hingewiesen, daß in der Fortpflanzungsentwicklung der männlich-väterliche Einfluß *individualisierend, spezialisierend, trennend*, der weiblich-mütterliche aber *generalisierend* wirke (112, 189) und 1911 in Prag geltend gemacht, daß das *väterliche* Gestaltungsprinzip die *Erdenfähigkeit* im Sinne einer – in der Bildung des knöchernen Skelettes kulminierenden – *Konsoldierung* des Organismus ermögliche, zugleich auch für dessen Aufschließung für Umweltprozesse durch die Eingliederung des Hauptsinnessystems Sorge trage, der weibliche Anteil der Keimanlage dagegen zur Ausbildung einer substantiell *weicheren*, in sich abgeschlossenen und ruhenden Gestaltung führe, so bemühte sich Steiner in späteren Vorträgen um die weitere Aufhellung der damit geschilderten Polarität.

Kassel, 1909

Prag, 1911

Ausgehend von der Abhängigkeit der weiblichen Geschlechtsorgane von kosmischen, gestaltenden Bildekräften und der männlichen Organe von irdischen Auflösungs- bzw. Deformationskräften (vgl. 312, 205f.) sagte Steiner im zehnten Vortrag seines ersten medizinischen Kurses über die unterschiedliche Bedeutung der väterlich-mütterlichen Geschlechtszellen für die Keimesbildung: *Dasjenige, was durch den männlichen Samen eingeimpft wird, das tritt ja erst im Laufe der Zeit auf, indem die Gestaltungskräfte, die der Kosmos da hineinversetzen will in den weiblichen Organismus, so deformiert werden, daß durch den männlichen Samen dasjenige, was er ausbilden will zur Gesamtgestalt, spezialisiert wird nach den einzelnen Organen hin. Der Anteil der weiblichen Organisation liegt in der Gesamtorganisation des Menschen, der Anteil der männlichen Organisation, der Anteil der Kräfte des männlichen Samens liegt in der Spezialisierung, Differenzierung nach den einzelnen Organen hin, im Herausschälen der einzelnen Organe also, im Deformieren der ganzen einheitlichen Gestalt. Man möchte sagen: durch die weiblichen Kräfte strebt die menschliche Organisation zu der Kugelbildung hin, durch den männlichen Samen strebt die menschliche Organisation hin, sich diese Kugel zu spezialisieren in Herz, Nieren, Magen und so weiter* (312, 207). Die mütterliche Gestaltungspotenz steht demnach in engem Zusammenhang mit kosmischen Kräften, führt zur Gesamtgestaltung im Sinne einer Kugelbildung; der männliche Einfluß hat analytischen (*spezialisierenden, trennenden*) Charakter, löst

Gesamtorganisation und organologische Spezialisierung

als wirkende Erdenkraft die Gesamtgestalt auf, zergliedert sie in einzelne Organe: *Im Weiblichen und Männlichen treten uns direkt entgegen die Polaritäten der Erde und des Kosmos* (ebd.). *Man könnte sagen: auf den Mann macht fortwährend die Erde ihre Ansprüche, sie organisiert ihn durch ihre Kräfte. Sie ist ja auch die Ursache der Entstehung der männlichen Sexualität. Auf die Frau macht fortwährend, wenn wir so sagen dürfen, der Himmel seine Ansprüche. Er bewirkt fortwährend ihre Gestaltung. Er ist es, der in allen inneren Organisationsprozessen den überwiegenden Einfluß hat* (312, 347f.).[392] Das Männliche bzw. das Vaterprinzip bestimmt dasjenige, *was der Mensch dem irdischen Dasein verdankt, was er Erdenkräften verdankt* – d.h. die Strukturierungkraft zu Schaffung einzelner Organe –, der weibliche Organismus aber in seiner kosmischen Orientierung dasjenige, *was aus dem außerirdischen Kosmos kommt*, die sphärische Gesamtgestalt (312, 347). Männlich-väterlicher sowie weiblich-mütterlicher Einfluß treffen dabei auf eine Eizelle, die als solche nicht den Bedingungen des weiblichen Gesamtorganismus unterliegt (312, 348; s.o.), zwar Geschöpf des weiblichen Organismus ist, doch zugleich eine *gewisse Selbständigkeit* hat (bzw. erwirbt), d.h. keine eindeutige kosmische Orientierung besitzt: *Wir müssen sagen, wenn wir einen ausgewachsenen weiblichen Organismus vor uns haben, wirkt [das] Außerirdische vorzugsweise im übrigen weiblichen Organismus. In demjenigen Teile des weiblichen Organismus, der zur Keimbildung Veranlassung gibt, wirkt das nicht mit, wirkt insbesondere nicht mit nach der Konzeption.* (314, 68) Die Eizelle wahrt eine gewisse *Neutralität*, öffnet sich daher den verschiedenen Einflüssen.

Polarität von Erde und Kosmos

Die im weiblichen Organismus wirkenden und zur Fortpflanzung beitragenden Kräfte sind – wie Steiner ein halbes Jahr nach dem ersten medizinischen Kurs in Dornach sagte – *tatsächlich die Übertragung desjenigen [...], was als Außerirdisches sich in die gesamte menschliche Wesenheit einorganisiert*, durch die Mitwirkung der männlichen Einflüsse wird dagegen der sich bildende Organismus *herunter[ge]holt in die irdische Welt* (314, 67). Dies impliziert u.a., daß die männlichen Einflüsse auf das Blut als einem herausragenden Erden- bzw. *Ich-Bewußtseins*-Organ dominieren, d.h. die Bildung des Blutorganes bzw. jenes Irdischen, *das gerade an der Bluttätigkeit haftet*, durch den väterlichen, *individualisierenden* Organismus vermittelt wird: *Dasjenige, was vorzugsweise dem Blute einorganisiert wird, was vorzugsweise nach der Ich-Tätigkeit hin wirkt, das wird auf dem Wege der Fortpflanzung von der männlichen Persönlichkeit her bewirkt; dasjenige, was mehr das Außerirdische im Menschen organisiert, was erst von der Ich-Tätigkeit durchzogen werden muß, das kommt mehr von der weiblichen Seite her* (314, 68). Generell gelte, wie Steiner im Juli 1921 hinzufügte, daß der väterliche Einfluß sich namentlich auf die Sphäre des *physischen Leibes* und der *Ich-Tätigkeit* erstrecke, die

die männliche Wirkung auf Blut- bzw. Ich-Tätigkeit

mütterlich-kosmische Einflußnahme sich dagegen vornehmlich auf die *ätherisch-astralische* Konfiguration auswirke (205, 106).

Gliedmaßen- und Kopforganisation

Nun dürfen wir nicht vergessen, daß in den Vererbungsverhältnissen das begründet ist, daß gerade die Gliedmaßenorganisation vom Vater am stärksten, während die Kopforganisation von der Mutter am stärksten beeinflußt wird („*Heilpädagogischer Kurs*", 3.7.1924 – 317, 123.). Für die embryonale Bildung der menschlichen Hauptesorganisation (und des gesamten Nerven-Sinnesorganismus) machte Steiner in verschiedenen Vorträgen geltend, daß diese sich ausschließlich vor einem kosmischen Wirk-Hintergrund vollziehe und *primär* keinem Verebungseinfluß (auch nicht dem mütterlichen) zugänglich sei. Am 13.6.1921 sagte er in Stuttgart: *Der Kopf wird hineinorganisiert aus dem Kosmos. Und wenn der Kopf auch Ähnlichkeiten zeigt mit den Eltern, so rührt das davon her, daß er sich an dem übrigen Organismus entwickelt, von dessen Blut gespeist wird, in das der übrige Organismus hineinwirkt. Aber dasjenige, was der Kopf für sich ist in seiner Formung, das ist ein Ergebnis des Kosmos* (302, 32f.). Die Bildung der Hauptesorganisation ist ein reines Werk des *Geistkeims*, d.h. jenem Organismus leibschaffender Kräfte, die die Individualität des Menschen sich vor Beginn des Inkarnationsvorganges im Kosmos neu konfigurierte.

kosmische Formung des Kopfes

Als eine Art *selbständiger Formwesenheit* hatte Steiner die Hauptesorganisation bereits 1918 bezeichnet (183, 75, vgl. S. 318ff.) und 1919 auf ihre alleinige kosmische Gestaltursache hingewiesen (*Wir erben nichts für unseren Kopf von unserem Vater und unserer Mutter* – 190, 19.). Gleichzeitig hatte er die realiter konstatierbaren Elterneinflüsse auf das sekundäre *Hineinspielen* der Vererbungskräfte in die Hauptesbildung zurückgeführt – ein Vorgang, den Steiner für Embryonal- und Postnatatzeit beschrieb (vgl. S. 359ff.). Daran hielt er, wie oben gezeigt, auch in der Folgezeit fest – die primäre kraniale Konfiguration ist ihm zufolge kosmische Tat: *Dasjenige, was zunächst im Embryonalzustand mit der Kopforganisation vor sich geht, ist in seinem ganzen Umfang fast ein Werk kosmischer Kräfte. Der mütterliche Uterus gibt die Stätte ab, wo gegen die irdischen Kräfte geschützt ist dasjenige, was geschieht. Sie müssen sich den mütterlichen Uterus als ein Organ vorstellen, welches den Raum abschließt, der die Wirkungen der irdischen Einflüsse nicht einläßt, so daß der Raum ausgespart wird für kosmische Wirkungen. Wir haben einen Raum, der unmittelbar mit dem Kosmos in Verbindung steht, in dem sich kosmische Wirkungen abspielen. Nun, da geht die Entwickelung der Kopforganisation vor sich* (317, 121f.).[393]

der Uterus als Wirkraum kosmischer Kräfte

Nicht nur im achten Vortrag seines „*Heilpädagogischen Kurses*" (3.7. 1924), sondern auch in den Ausführungen zu „*Menschenwerden, Weltenseele und Weltengeist*" (2.7.1921) brachte Steiner den (sekundären) Erbeinfluß auf die Hauptesbildung dann eindeutig mit dem mütterlichen Organismus in

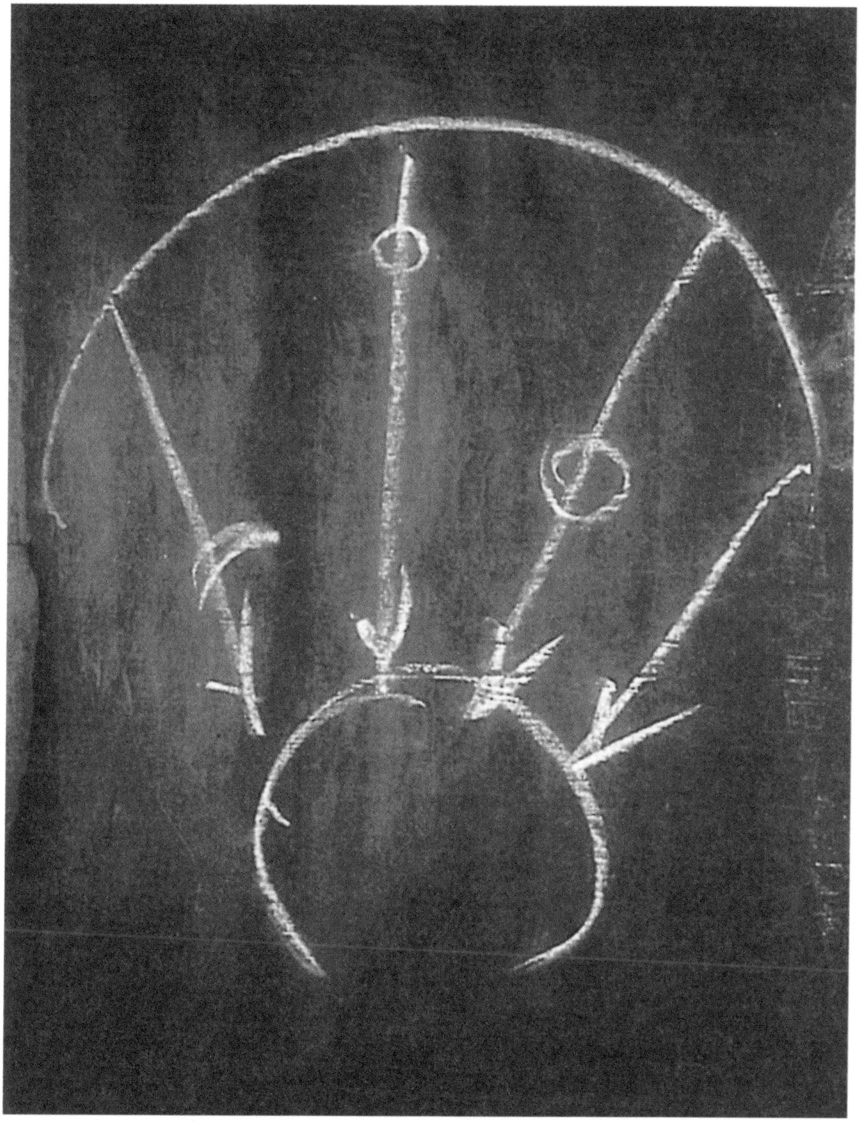

Die kosmisch bestimmte Hauptesorganisation
(4.1.1924; GA 316, Bd. XXIII, Tafel 3, Ausschnitt)

Zusammenhang. Die präinkarnatorischen Vorgänge, die u. a. von konstitutiver Bedeutung für die Hauptesgestaltung sind, bilden – wie Steiner im Juli 1921 sagte – *dasjenige, was im wesentlichen aus dem Kosmos herein die Mutter bestimmt* (205, 106). Angesichts der kurzen Ausführungen Steiners kann das Verhältnis, in dem der *kosmisch* geprägte mütterliche Organismus zu der gleichfalls *kosmischen* Hauptesbildung (die sich ohne Mitwirkung des mütterlichen und väterlichen Einfluß vollziehen soll), steht, nicht näher aufgeklärt werden. Festzuhalten aber bleibt, daß Steiner davon auszugehen schien, daß sich die Hauptesbildung primär ohne Mitwirkung des mütterlichen Organismus vollzieht, dieser sich aber sekundär in ihr geltend macht. Der mütterliche Einfluß geschieht dann auf dem Umweg über das *Stoffwechsel-Gliedmaßensystem*, denn: *Dasjenige, was der Mensch durch die Vererbungsströmung erhält, das geht durch seine Arm- und Beinorganisation. Durch diese nur ist er eigentlich ein Kind seiner Eltern* (302,32). In diesem Sinne kann auch Steiners Aussage aus dem *„Heilpädagogischen Kurs“* gelesen werden, die unmittelbar an die Passage über die kosmische Hauptesbildung im Uterus (s.o.) anschloß und in der es hieß: *Wenn die menschlichen Kräfte des Mutterleibes, insofern die menschlichen Kräfte des Mutterleibes das Kind in Empfang nehmen, auf es wirken, dann beginnt die Stoffwechsel-Gliedmaßenorganisation in diese sich orientieren zu lassen [...]* (317, 122). Andererseits – so Steiner weiter oben – beeinflußt der väterliche Organismus *am stärksten* die Gliedmaßenorganisation des Keimes. Wiederum kann *Einfluß* als eine sekundäre Modifikation einer gebildeten Struktur gelesen werden, die primär anderen Werdensgesetzen unterliegt. Nach Steiners Dornacher Ausführungen vom März 1919 vollzieht sich die ursprüngliche Bildung des *Stoffwechsel-Gliedmaßensystems* gemäß den wirkenden terrestrischen Gesetzmäßigkeiten: *Wir erben nichts für unser Stoffwechselsystem, denn das gibt uns nach der Befruchtung erst die Erde* (190, 19). Der väterliche Organismus hat zwar eine Affinität zur terrestrischen Sphäre, ohne jedoch kräftemäßig mit ihr identisch zu sein. Er inkliniert zu ihr, beeinflußt sie in modifizierender Weise; für ihn und seine Beziehung zur Gestalt des embryonalen *Stoffwechsel-Gliedmaßensystems* gilt demnach das gleiche wie für die Affinität des mütterlichen Organismus zur Hauptesbildung des Kindes.

Vererbungswirkung und Stoffwechsel-Gliedmaßensystem

Die primäre Gestaltungsaufgabe von mütterlichem und väterlichem Organismus bestimmte Steiner im März 1919 dagegen in der Sphäre des *rhythmischen Systems*: *Wir erben bloß innerhalb des Lungen-Herzsystems, wir erben bloß in all den Kräften, die im Atmen und in der Blutzirkulation leben; da erben wir. Nur ein Glied, das mittlere Glied des Menschen, das Atmungs-Zirkulationsglied, das ist dasjenige, was den beiden Geschlechtern den Ursprung verdankt* (190, 19). Von dieser, zwischen Kosmos und Erde ausgleichende Mitte, an deren Gestaltung mütterlicher und väterlicher Organismus mitbeteiligt sind, wirken beide in kranialer und kaudaler Richtung, modifizieren Hauptes- und Gliedmaßenbildung.

Bestimmung des Rhythmischen Systems

Während der Embryonal- und Fötalzeit hat die Hauptesorganisation im Organismus *die meist entwickelten Kräfte* (317, 92), der sich bildende Leib ist anfangs *durchaus Haupt – Man übertreibt nicht, wenn man geradezu den Satz*

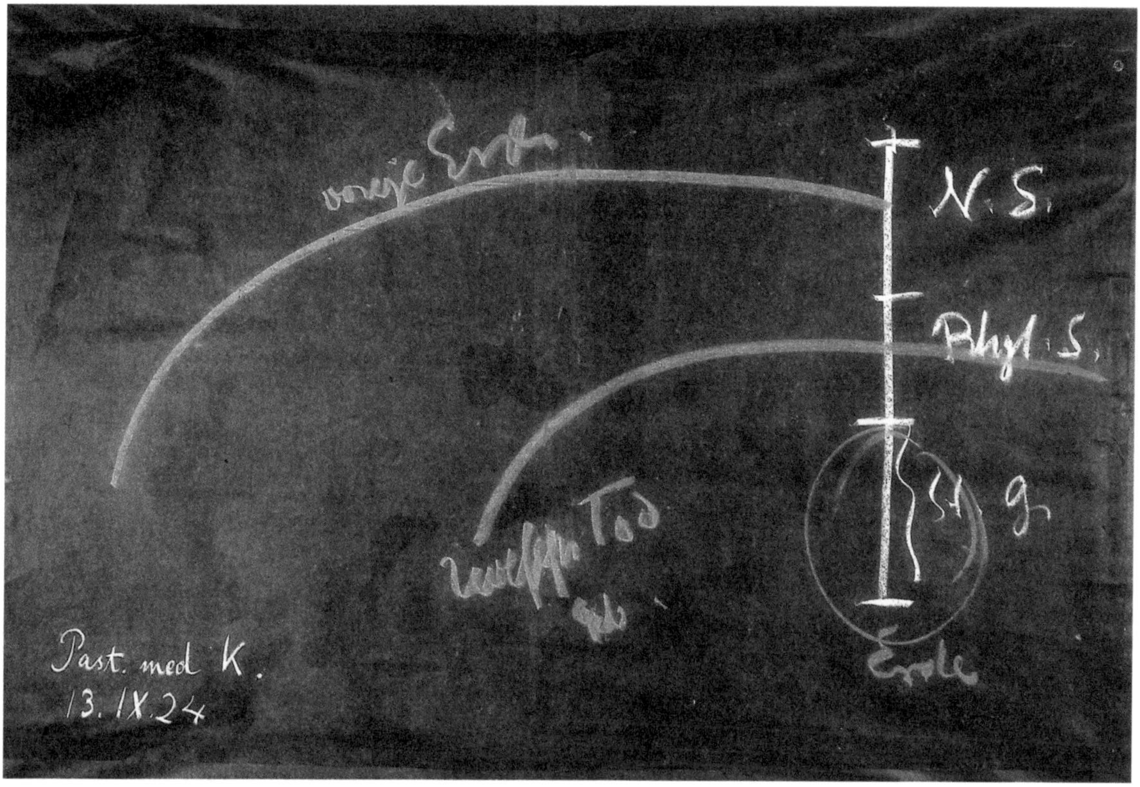

Die Herkunft der drei physiologischen Systeme
(13.9.1924; GA 318, Bd. XXIII, Tafel 7)

Kopfbildung und weitere Embryonalentwicklung

ausspricht: der Mensch ist anfangs Kopf, das andere ist im Grunde genommen Anhangsorgan (2.3.1924 – 235, 126). Bereits 1919 hatte Steiner gesagt: *Der Kopf ist das, was sich zuerst in einer gewissen Vollkommenheit in der menschlichen Embryonalbildung ausbildet* (190, 18). Nacheinander entwickeln sich dann die *Rhythmus-Organe* und schließlich der Gliedmaßen-Organismus (235, 127f.). Es ist, so Steiner, notwendig, die embryonale Bildungsphase als eine progressive Auseinandersetzung kosmisch-sphärischer mit radial-irdischen Gestaltungsimpulsen verstehen zu lernen, die sich u. a. in der Bildung der kranialen Schalenknochen, dem Nervensystem bzw. den Röhrenknochen der Extremitäten und dem Muskelsystem ausdrücken und in ihrer je polaren Einseitigkeit letztlich durch das *rhythmische System* vermittelt werden (323, 191). So erschließt sich ein Zugang zur Werdensdynamik des sich bildenden Organismus, entsteht ein Verständnis für die Wirklichkeit embryonaler Gestaltungsprozesse.

Kindliche Entwicklung bis zum Zahnwechsel

Die unmittelbare Impulsierung der Leibesentwicklung durch die kindliche Hauptesorganisation

Nun müssen Sie [...] denken, daß namentlich in den ersten Monaten der postembryonalen Entwickelung die Orientierung der Embryonalzeit im wesentlichen fortdauert, daß man in der Tat in den ersten Monaten beim Kinde auch außerhalb des Mutterleibes noch eine starke Ähnlichkeit dieser Entwickelung mit der Entwickelung im Embryonalzustand hat. Das kommt daher, daß ja die radikale Umänderung, die das Leibeswesen des Kindes erfährt, im Atmungssystem zunächst liegt. Das Kind kommt mit der äußeren Luft in Verbindung, aber diese Verbindung mit der äußeren Luft, die muß sich erst langsam einleben und ergreift erst nach einiger Zeit den ganzen Organismus. Wir wissen, sie beeinflußt ihn ja schon von Anfang an, ergreift aber doch erst nach und nach den ganzen Organismus (317, 121).

Wie Steiner in vielen pädagogischen Vortragskursen von 1919 bis 1924 darstellte, verbindet insbesondere der Entwicklungsvorsprung der Hauptesorganisation, d.h. die Dominanz des Nerven-Sinnesprozesses intrauterine und frühkindliche Entwicklungszeit. Trotz der akzelerierten embryonal-fötalen Entwicklungsdynamik des Hauptes folgt in den ersten Lebensjahren die weitere Ausbildung der zentralnervösen Strukturen, die mit der Formung der übrigen Leibesstrukturen einhergeht: *Das Kind ist innerlich der unglaublichst-bedeutende Plastiker in der Ausgestaltung seines eigenen Organismus. Kein Plastiker ist imstande, so wunderbar aus dem Kosmos heraus Weltenformen zu schaffen, als das Kind sie schafft, wenn es in der Zeit zwischen der Geburt und dem Zahnwechsel plastisch das Gehirn ausgestaltet und den übrigen Organismus. Das Kind ist ein wunderbarer Plastiker, nur arbeitet die plastische Kraft in den Organen als innerliche Wachstums- und Bildekraft* (276, 142). Die Ausgestaltung des frühkindlichen Leibes wird, wie Steiner betonte, vom Kind selbst, d. h. von seinem individuellen Wesenskern, seinem *Ich* vollzogen, das funktionell als *geistiger Bildhauer* (218, 245) in Erscheinung tritt. Eindeutiger aber als in früheren Darstellungen fügte er hinzu: *Vom Kopf geht das aus, was als Individualitätskraft des Kindes wirkt* (316, 201). Das Haupt als *plastisches Abbild* derjenigen Kräfte, *die der Mensch im vorirdischen Dasein als seelisch-geistiges Wesen hatte*, als *getreulicher Abdruck* aller vier menschlichen *Wesensglieder* induziert nicht lediglich seine eigene Reifung, sondern läßt die *plastische Bildungskraft* ausstrahlen: *Vom Kopfe strahlt in den übrigen Organismus das hinein, durch das der Mensch während seines Wachsens seine Organe in der entsprechenden Weise plastisch ausgestaltet erhält* (218, 55). In der eigenen Entwicklung weit fortgeschritten (wenn auch bis zum

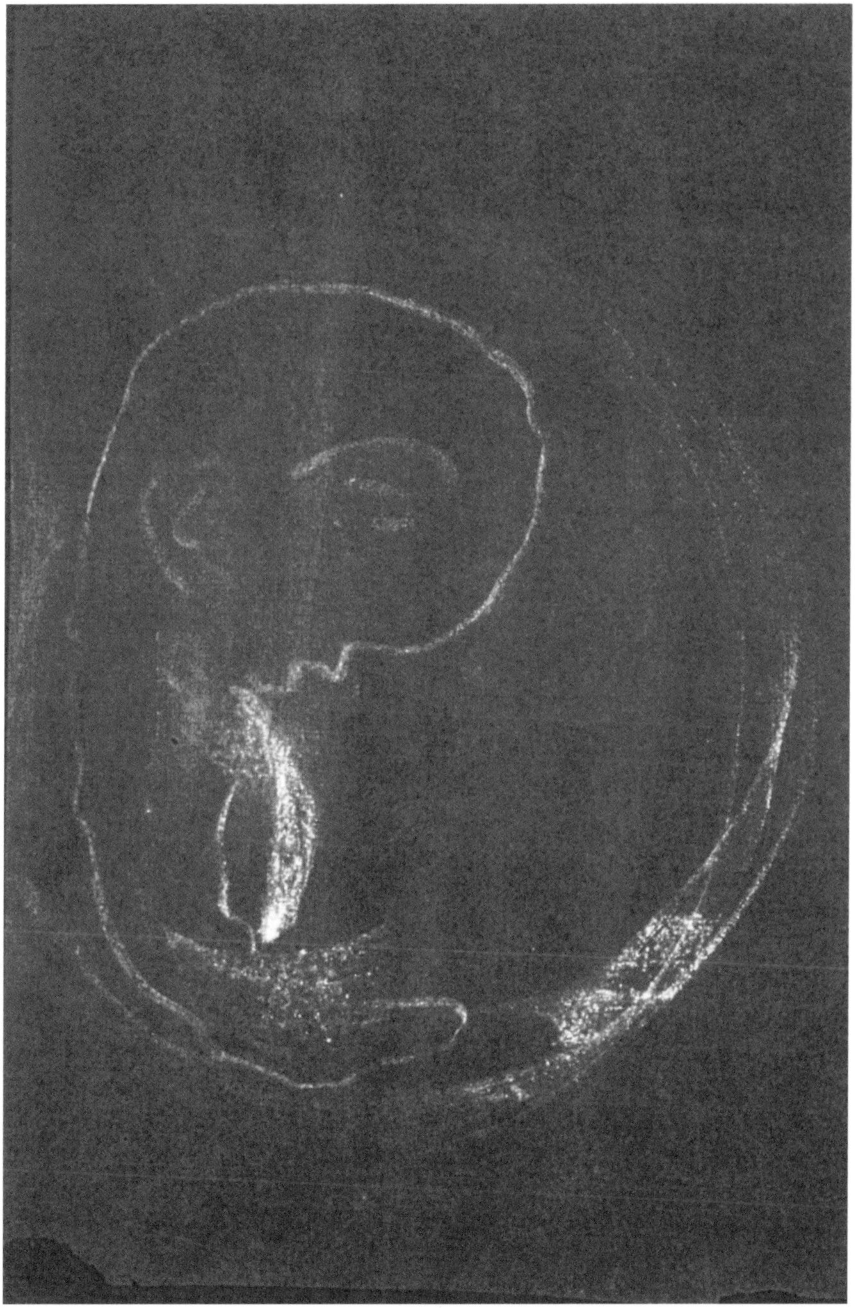

Die embryonale Dominanz der Hauptesorganisation
(27.1.1923; GA 348, Bd. XXV, Tafel 20, Ausschnitt)

Zahnwechsel in Weiterentwicklung, s. 349, 129/144 u. 310, 39), *verbreitet* das Haupt seine inneren Kräfte über den gesamten Organismus (311, 63). Es strömen Kräfte *von ihrer ausgiebigsten Tätigkeit in der plastischen Gestaltung des Gehirnes immer hinunter in den übrigen Organismus* (303, 157), wodurch die Kopforganisation zum *Hauptakteur* in der Leibesentwicklung bis zum Zahnwechsel wird (305, 55): *Das Kind entwickelt sich vom Kopf aus in der ersten Zeit seines Lebens* (311, 116). Dabei hob Steiner deutlich hervor, daß es die prädominierende *Gehirntätigkeit* (210, 64), d. h. der Nerven-Sinnesprozeß (314, 125; 319, 42) ist, dessen Kräfte im wirksamen *Strahlen* oder *Strömen* in den übrigen Organismus (317, 101) die *Körperorganisation* (307, 86), die Gestaltung aller Organe (314, 147) bewirken. In seinem heileurythmischen Kurs sprach er von einem *plastischen Apparat* als einer *weiter nach innen gelagerten Schicht [...] des Nervensystems* (315, 99), in seinen Vorträgen zur Heilpädagogik von einem *aufbauenden Teil des Nerven-Sinnessystems* (317, 14), der von konstitutiver Bedeutung für die gesamte Leibesgestaltung ist (die plastischen Kräfte gehen selbst *in das Haupt von innen hinein*, bauen es als kosmische Kräfte inwendig auf, strömen dann in den übrigen Organismus – 302a, 28).

ausstrahlende Gestaltungskraft der Gehirntätigkeit

Alle Kräfte der kindlichen Organisation, so sonderbar und paradox das für den heutigen Menschen klingt, gehen aus, gerade beim Kind, von dem Nerven-Sinnessystem. [...] Man kann sagen, bis zum Zahnwechsel hin gehen alle organischen Bildungen, alles organische Funktionieren vom Nerven-Sinnessystem aus (304a, 35/46). Das dominante Nerven-Sinnessystem ist *plastisch organisierend*, d. h. es wirkt in Wachstum (311, 116) und Ernährung (311, 155), *durchdringt* und *durchkraftet* den kindlichen Organismus (303, 202); seine Kräfte *greifen direkt ein in das Substantielle, in das Stoffliche des Menschen*, fördern *Stoffprozesse* (303, 158)[394]. Die zentralnervösen Vorgänge wirken bis in die Finger- und Zehenspitzen (302a, 26), gestalten die Blutgefäße, beeinflussen die Blutzirkulation (304a, 99), die gastointestinalen Vorgänge (348, 41) – der Gesamtorganismus des Kindes ist abhängig von dem, *was im ganzen Kopfe vorgeht* (314, 273). Mit Blick auf die funktionelle *Dreigliederung* des Organismus sagte Steiner über die physiologischen Bedingungen in der Zeit bis zum Zahnwechsel: *Beim Kinde sind Atmungs-, Blutbewegungsrhythmus, Stoffwechseltätigkeit Vorgänge, die in ihrem Wesen nur durchschaut werden, wenn man in ihnen die Nerven-Sinnestätigkeit fortschwingen schaut* (305, 62).

Umfang der physiologischen Einflußnahme

Die plastizierenden Äther-Kräfte der Hauptesorganisation

Die leibesgestaltenden *Skulpturkräfte* (302a, 27) des Zentralnervensystems, die auch in den übrigen Organismus hineinstrahlen, sind nach Steiner *ätherischer* Natur, sind Kräfte des *ätherischen Leibes* (303, 127 u. 349, 130). *Wärme-*

äther[395], *chemischer Äther*, *Lichtäther* und *Lebensäther* wirken in den Organen, bauen sie auf (301, 148); wie Steiner in seinem ersten medizinischen Kurs ausführte, greift der *ätherische Leib* in der frühen Kindheitsentwicklung mehr als später in die *physische Funktion* ein, hat *unmittelbar Angriffspunkte* der Einwirkung, befördert namentlich den *Chemismus* und damit (s. o.) die Substanzprozesse innerhalb des *physischen Leibes* (312, 343/344; vgl. den dortigen Hinweis auf die Mitwirkung von Schilddrüsen-[396], Nebennieren-[397] und Thymusorgan).

das Wirken der Ätherkräfte

Die von den *Ätherkräften* vollführten Tätigkeiten bezeichnete Steiner als *organisch-seelisch* und wies wiederholt darauf hin, daß leibliche, seelische und geistige Äußerungsformen der kindlichen Organisation als Einheit zu sehen sind (*Nur beim Kinde ist eine strenge Einheit im Körperlich-Seelisch-Geistigen.* 309, 37). Bis zum Zahnwechsel ist das Kind *einer noch nicht getrennten organisch-seelischen Tätigkeit in seinem Inneren hingegeben*, die gemäß den obigen Ausführungen wesentlich darin besteht, daß von der kindlichen Kopforganisation bzw. seinem Zentralnervensystem eine *geistig-seelische* Tätigkeit ausgeht, *die noch organische Tätigkeit ist und die den ganzen Organismus erfüllt* (303, 235): *Da wirkt alles Seelisch-Geistige so, daß es eigentlich in physisch-leiblichen Prozessen besteht, und alle physisch-leiblichen Prozesse sind zugleich seelisch-geistige* (303, 157). Wie Steiner bereits in früheren Jahren ausführte (vgl. S. 155ff.), wirken die späteren Seelenkräfte in der frühen Kindheit leiblich-bildsam; es sind *dirigierende Gedanken*, die vom Hauptesorganismus aus den Leib gestalten (303, 202), ein *unbewußtes Vorstellungsleben* mit *dynamisierender, plastizierender Kraft* (319, 69/68): *Wir haben die eine Seite des Gedankenlebens, die für das gewöhnliche Bewußtsein eben in den Vorstellungen, in den Gedanken, in den Begriffen zur Offenbarung kommt, und wir haben gewissermaßen die nach rückwärts gerichtete Kraft der Gedanken, die identisch ist mit jener plastizierenden Kraft [...]* (319, 68). Die *nach rückwärts*, in die organisch-bildende Sphäre gerichtete *ätherische* Gedanken- bzw. *geistig-seelische Organisationskraft* (314, 28) gestaltet Haupt und extrakranielles Leibesgefüge (zur Metamorphose der Kräfte zum Zeitpunkt des Zahnwechsels s. S. 722ff.).

organisch-seelische Tätigkeit

„nach rückwärts gerichtete Kraft der Gedanken"

Die ossifizierende Tendenz der kranialen Gestaltungskräfte

Die wesentliche Wirkung der Hauptesorganisation bzw. der in dieser wirkenden *Ich-Organisation* auf den kindlichen Organismus wurde von Steiner in den pädagogisch-medizinischen Vortragskursen seiner letzten Lebensjahre als eine *verhärtende*, die weiche Substantialität des kindlichen Leibes befestigend-stabilisierende beschrieben (vgl. a. S. 714ff.). Am 24.7.1924 sagte er vor holländischen Ärzten in Arnheim: *Studieren wir die menschliche Ent-*

wickelung von Kindheit auf, so finden wir, daß derjenige Teil des Organismus, der uns zunächst durch seinen äußeren Bau zeigt, wie er nach der Verknöcherung hinneigt, der uns durch seine ganze Organisation zeigt, daß er in der Verknöcherung sein Wesentlichstes hat, das Haupt, durch die ganze Entwickelung hin die Kräfte ausstrahlt, welche skelettbildend sind und damit verhärtend, versteifend in der menschlichen Wesenheit wirken (319, 186). Die Hauptesorganisation ist Steiner zufolge ein Organ, *welches durch den ganzen Körper hindurch die Abscheidung des Mineralisch-Physischen bewirkt* (79, 150), den Gesamtorganismus mit *salzartigen Ablagerungen* bzw. *mineralischen Einschlägen* durchdringt (303, 200), geradezu zur *Erdenbildung* führt (316, 84). Voraussetzung dafür ist ein *rein physischer Prozeß*, der so nur innerhalb des Hauptes vorhanden ist (vgl. S. 509ff.), von dort *durch den ganzen Organismus strahlt* und schließlich bei Eintritt des Todes den menschlichen Leib ganz dominiert (313, 39).

verhärtende Wirkrichtung der Hauptesorganisation

Die genannte physiologische Wirksamkeit des kindlichen Hauptes in den ersten Lebensjahren impliziert ein *Sich-Konzentrieren der ganzen menschlichen Organtätigkeit auf das Abscheiden des festen Gerüstes, auf das Einfügen des festen Gerüstes* (312, 241). Diese Bildung des knöchernen Skelettes ist von der zentralnervösen Haupteswirkung und der in dieser wirksamen Individualitätskraft des Kindes[398] abhängig (im ersten Ärztekurs sprach Steiner davon, daß Knochenbau und Knochenwachstum im wesentlichen vom *oberen Menschen* ausgehen – 312, 186). Dies gilt für menschlichen *und* tierischen Organismus – sieben Tage nach dem zitierten Arnheimer Vortrag sagte Steiner in Dornach vor Arbeitern: *Indem der Kopf selber zuerst immer härter und härter wird, gibt er die Kräfte an den Leib ab, damit der Mensch und die Tiere die festen Dinge, vorzugsweise die Knochen bilden können* (354, 98). Und bereits zwei Jahre zuvor hieß es ebenfalls in Dornach: *Wir wären niemals ein Wesen, das als Festes, als Irdisches anzusprechen wäre, wenn wir nicht unsere Kopforganisation hätten […]. Daß wir auch feste Bestandteile in den Gliedmaßen, in den Händen, in den Füßen haben, das ist eine Ausstrahlung des Kopfes. Der Kopf ist dasjenige, was uns zum Festen macht. Alles, was fest in uns ist, was irdisch ist, das geht in seinem Kraftverhältnis vom Kopfe aus. Wir können sagen: im Kopfe liegt das Feste, die Erde, in uns. Und alles das, was sonst fest ist in uns, das strahlt über den Menschen vom Kopfe hin. Im Kopfe liegt vorzugsweise der Ursprung der Knochen, der festen Knochenbildung* (210, 153f.). Während die knochenbildende Tendenz im Bereich der Hauptes- bzw. Gehirnorganisation selbst fortwährend gehemmt wird, strahlt die ossifizierende *Gehirn-Impulswirkung* in den übrigen Leib und kommt schließlich in der Ausbildung des Knochensystems *völlig zu Ende* (27, 42).

das „Einfügen des festen Gerüstes"

Die prädominierende Wirkung des Zentralnervensystems in der Zeit des *Kopfwirkens* (293, 180) führt zur leiblichen Gestaltbildung oder *Formgebung*

(293, 168), namentlich zur Bildung der menschlichen Gestalt *nach der Peripherie hin* (312, 241). In den Jahren des wirkenden *physischen Prinzips* – wie das Steiner 1907 genannt hatte –, der tätigen *physischen Organisation* (317, 105), konsolidiert sich der kindliche Leib, setzt sich seiner Umwelt aus, wächst in die Außenwelt hinein (310, 46).

Die für die kranialen Gestaltungsimpulse konstitutive Sinnesorgan-Natur des Kindes

Dabei sind plastische Leibesgestaltung und Umweltbezug dialektisch verbunden – durch seine Konsolidierung gliedert sich der kindliche Organismus der Außenwelt ein, zugleich gelingt ihm diese Formgebung nur durch einen intensiven Umweltbezug. Das Kind ist *ganz Sinnesorgan und Plastiker* (304, 198), d. h. es ist in dem Maße *Plastiker*, in dem es aufgrund seiner *allgemeinen Sinnlichkeit* in seiner Umgebung zu leben, sich seiner Umgebung hinzugeben vermag (304a, 35).[399] Das Nervensystem kann nur durch seinen immanenten Bezug zum *Sinnessystem* leibgestaltend wirken[400] – erst das *Nerven-Sinnessystem* ist das funktionell wirksame Prinzip, die *plastizierende Dynamik* (315, 114): *Das Nerven-Sinnessystem durchdringt als Hauptakteur den ganzen Organismus; und alle Eindrücke der Außenwelt wirken durch den ganzen Organismus hindurch, während sie im späteren Leben nur an der Peripherie des Sinnessystems physisch, aber weiter in den Körper hinein bloß seelisch wirken* (305, 55). Es *strahlt* die *sinnesgemäße Natur* in den ganzen Organismus des Kindes aus, gestaltet die Organe (218, 230). Am 28.10.1922 sagte Steiner vor Ärzten und Medizinstudenten in Stuttgart: *Beginnen Sie, wenn Sie sich dieses empirisch verifizieren wollen, zunächst mit den Sinnen, die in der Haut lokalisiert sind, über die ganze Haut hin ausgebreitet sind, mit dem Wärmesinn, mit dem Tastsinn, und versuchen Sie einmal zu sehen, wie durch diese Sinne die gesamte Formung des menschlichen Organismus plastisch ausgebildet wird, während durch andere Sinne spezielle Organe ausgestaltet werden in ihrer Form* (314, 147).

Sinnesorgan und Plastiker

Weisen der empirischen Verifikation

Damit führte Steiner auf der physiologischen Ebene näher aus, was er prinzipiell bereits in den pädagogischen Vorträgen von 1906/1907 geltend gemacht hatte – daß sich die feinere Organisierung des kindlichen Organismus unter entscheidender Mitwirkung der wahrgenommenen *Umwelt* (im weitesten Sinne) vollzieht (vgl. S. 155f.). In einer *Gesamtwahrnehmung intimster Art* (303, 127) steht das Kind in seinen ersten Lebensjahren zur Welt. Es nimmt in verwandelter Weiterführung vorirdischer *Welt*-Erfahrungen intensiv nachahmend wahr (200, 115), versenkt sich mit seinem *Ich* in die *geistigen Tatbestände der Umwelt* (B 21, 7), kann sich mit ihrer Geistigkeit verbinden (318, 53).[401] Als ein *Willenswesen* mit einem Körper begabt, der ganz *Willens-Sinnesorgan* ist (304a, 108/111) – was sich nach Steiner u.a. in den frühkindlichen Sinnesorganen durch eine (später aufgehobene bzw. ins Gegenteil verkehrte) Dominanz des *Blutprinzipes* gegenüber dem *Nervenleben* manifestiert (305, 15f.; vgl. S. 640ff.) – lebt das Kind bis zum Zahnwechsel in einer leiblich-seelischen *Hingabe* an die Umwelt: *Das ist das Wesentliche, was man einsehen muß [...], daß eigentlich ein naturhaft Religiöses in dem Kinde lebt, daß der Körper selber in religiöser Stimmung ist* (309, 34). Dabei ist nach Steiner der Zusammenhang des Kindes insbesondere zu seiner *handelnden Umgebung* (310, 49), zu *Gesten, Gebärden, Bewegungsverhältnissen* (310, 46) sehr groß: *[...] So sonderbar und paradox es für die heutigen Menschen klingt, die gar nicht an Geistiges in der Wirklichkeit, sondern nur in der Abstraktion denken, so ist es doch so, daß das ganze Verhältnis des Kindes zur Geste, zur Gebärde der Umgebung einen naturhaft-religiösen Charakter hat. Das Kind ist durch seinen physischen Leib hingeben an alles, was Gebärde ist; es kann gar nicht anders, als sich daran hingeben* (310, 49). *Man möchte sagen: wie wenn ich dasjenige einatme, was in meiner Umgebung als Luft, als Sauerstoff ist, die ich im nächsten Augenblick mit meinem eigenen leiblichen Wesen verbinde, ein Stück Außenwelt zu meiner Innenwelt mache, zu demjenigen, was in mir dann arbeitet, lebt und webt, so mache ich als Siebenjähriger mit jedem Atemzug, seelischen Atemzug dasjenige, was ich beobachte in jeder Geste, in jeder Miene, in jeder Tat, in jedem Worte, ja, in gewisser Beziehung in jedem Gedanken meiner Umgebung zu meinem eigenen Wesen* (304a, 34).

„ein naturhaft Religiöses"

In London sagte Steiner am 2.9.1923 vor Ärzten: *Bei der Kindheit haben wir es zu tun mit einer Menschenorganisation, bei der die Nerven-Sinnesorgane in viel intensiverer Weise in die beiden anderen Systeme heineingreifen als im späteren Lebensalter beim Menschen. Das Kind ist schon in gewissem Sinne ganz Sinnesorgan. Alle Prozesse spielen sich so ab, daß durch den ganzen Organismus hindurch Vorgänge, wenn auch in intimer, feiner Weise geschehen, wie sie sich sonst an der Peripherie des Menschen in den Sinnesorganen vollziehen. Das Kind ist durchaus eigentlich Sinnesorgan in intimerer, feinerer Weise. Dadurch ist der ganze Organismus des Kindes in ähnlicher Weise, wie eben Sinnesorgane sind, mehr der Außenwelt ausgesetzt als der Organismus des Menschen im späteren Lebensalter. Denn es ist ja so, daß alles das, was mit der Nerven-Sinnesorganisaton zusammenhängt, unmittelbar der Außenwelt exponiert ist, dem Einfluß der Außenwelt unmittelbar unterliegt. Die ganze Organisation des Kindes unterliegt daher dem Einflusse der Außenwelt – im weitesten Umfange natürlich gedacht – viel mehr als im späteren Lebensalter, wo man ganz auf die inneren Prozesse der Organe angewiesen ist, auch der Stoffwechselprozesse im Zusammenhange mit dem Bewegungsprozeß* (319, 42f.). Während beim erwachsenen Menschen der Sinnesprozeß und

„ganz Sinnesorgan"

die mit ihm verbundenen *Nachahmungsvorgänge* sich an die *Oberfläche* der Leiblichkeit zurückgezogen (218, 247), die Sinne sich vom übrigen Organismus abgesondert haben, ihre *eigenen Wege* gehen (309, 59), durchdringt *das Sinnenhafte* die ganze *Kindeswesenheit* (ebd.), durchdringt den Organismus *viel tiefer nach dem Inneren hin* (218, 247). Der Leib des Kindes ist – insbesondere bis zum dritten und vierten Lebensjahr (311, 27) – *ganz Kopf* bzw. *ganz Sinnesorgan* (305, 51; vgl. 309, 59; 304, 194 u.a.), *in einer feineren, nicht in einer groben Art ganz Sinnesorgan* (218, 229). Das *Mitmachen* des Lebens der Außenwelt, das sich in späteren Lebensphasen nur noch in exponierten, vom übrigen Organismus isolierten Organen wie dem Sehorgan in der Augenhöhle vollzieht, kennzeichnet die gesamten Lebensprozesse und Leibesregionen des Kindes (305, 17); in dieser Hinsicht kann der Organismus des Kindes als eine *Art von tastendem Auge* betrachtet werden (218, 229).

Umfang der kindlichen Sinnesorganisation

Als *feingestimmtes Sinnesorgan* (304a, 130) hat das Kind in den ersten Lebensjahren nicht nur ein *totales physisches Empfinden des anderen Menschen* (217, 160), sonderen erfährt auch singuläre Sinnesmodalitäten mit seinem ganzen Sein: *Alles das, was beim erwachsenen Menschen in den Sinnen lokalisiert ist, ist ausgebreitet über den ganzen Organismus des Menschen* (307, 105). So ist das Kind beispielsweise *ganz Geschmacksorgan* (218, 229), d.h. die Geschmacksempfindung ist (namentlich in den allerersten Lebenswochen – 305, 51) nicht ausschließlich im Mundbereich lokalisiert. Vielmehr schmeckt das Kind *mit dem ganzen Körper*: *Es schmeckt mit dem Magen, es schmeckt noch, wenn der Nahrungssaft von den Lymphgefäßen aufgenommen wird und in den ganzen Organismus übergeht. Das Kind ist ganz durchdrungen vom Schmecken, wenn es an der Mutterbrust liegt.* (ebd.) Der Säugling schmeckt die Muttermilch bis in seine Gliedmaßen hinein (307, 104), von der Geschmacksempfindung wird er *durchleuchtet und durchglänzt* (305, 52) – die *intensive Süße* der Muttermilch durchzieht seinen gesamten Organismus (303, 276; vgl. 309, 14). Indem es Nahrung zu sich nimmt, wird das Kind *ganz Geschmacksempfindung* (218, 247).

„ein totales physisches Empfinden des anderen Menschen"

Ohne auf Einzelheiten einzugehen, machte Steiner dies auch für andere Sinnesbezirke geltend (vgl. u.a. 218, 230) und sprach u.a. davon, daß im Organismus eines dem Licht ausgesetzten Kindes das Licht nicht nur durch das kindliche Nervensystem *vibriert*, sondern auch *durch seine Atmung, durch sein Blutsystem*, kurz: *durch den ganzen Organismus* (218, 247): *Der ganze Organismus wird ein Abbild dessen, was das Kind in der Umgebung schaut* (218, 249).

Alles, was man in der Nähe des Kindes tut, setzt sich im kindlichen Organismus in Geist, Seele und Leib um (311, 26).

Das Kind lebt die Wahrnehmungseindrücke *in sich weiter* (304a, 130), das im willentlich-rezeptiven Weltbezug[402] unmittelbar geistig Empfangene setzt

das plastische „Umwachsen" von Sinneseindrücken

sich *auf dem Umwege über das Nerven-Sinnessystem* (311, 156) fort in dem *physisch-körperlichen Leben* (304a, 154). Wie Steiner sagte, *umwächst* das Kind das Gesehene, Gehörte usw. *plastisch* (304, 195) – in ihm lebt ein Drang nach *innerlicher Gebärde*, nach einem *Nacherleben desjenigen, was wahrgenommen wird aus seiner ganzen Innerlichkeit heraus* (305, 15). So formiert sich durch die Aktivität des *ätherischen Leibes* (311, 25, s. o.) eine *innerliche Nachbildung* der Wahrnehmung, in der sich das Kind selbsttätig zu entfalten vermag (218, 230); d.h. es gestaltet mit Hilfe der Bildekräfte des *Nerven-Sinnessystems* die feine Gliederung seines physischen Organismus als *Abdruck* der empfangenen Wahrnehmungseindrücke (218, 250): *Das Kind bildet nachahmend die ganze Umgebung nach* (307, 106), es *preßt diese [Nachahmungstendenzen] durch die organisch-seelischen Kräfte in seine Körperlichkeit hinein* (303, 129). Wie Steiner in seinen pädagogischen Vorträgen wiederholt hervorhob (und bereits 1906 skizziert hatte), ist diese frühkindliche Strukturierung der *vegetativ-organischen Prozesse* (303, 68) von entscheidender Bedeutung für die sich ausbildende Konstitution des Leibes, für Wachstums-, Zirkulations- und Verdauungsprozesse (309, 15; s. a.o.): *[...] Der Mensch trägt das, was er unter einem solchen Nachahmungsprinzip sich angeeignet hat, durch das ganze spätere Leben mit sich als eine konstitutionelle Beschaffenheit* (304a, 111). Das *Nerven-Sinnessystem* bildet die Struktur der *feinsten Gewebe* aus (311, 39), führt in seiner umweltlichen Bezogenheit, seinem *plastischen Umwachsen* der empfangenen Eindrücke insbesondere zur Gestaltung von Lunge, Herz und Gefäßsystem (307, 115; ebenso 304a, 98f.) – *Was sich [...] einrichtet während der Zeit bis zum Zahnwechsel, was eine besondere äußere Organisation sich erwirbt, das ist das rhythmische System des Menschen* (310, 39). Wie in Den Haag am 14.11. und 19.11.1923 erneut (vgl. S. 155f.) hervorgehoben wurde, bildet sich im ersten Jahrsiebt aber auch die menschliche *Nervenorganisation* an der rezipierten Wahrnehmungswelt aus (304a, 111); auch in der *feinen Zusammensetzung* seines Nervensystems trägt der Mensch in sich, *was angestiftet worden ist [...] in der ersten Lebensepoche* (304a, 131).

Organisierung des vegetativ-organischen Prozesses, Prägung der konstitutionellen Beschaffenheit

Der Erwerb des Gehens und sein Bezug zur kindlichen Hauptesorganisation

Steiner thematisierte den frühkindlichen Erwerb des aufrechten Ganges in seinen ab 1919 gehaltenen pädagogischen Vorträgen erneut im Rahmen des entwicklungsphysiologisch-entwicklungspsychologischen Dreischrittes Gehen-Sprechen-Denken (vgl. a. S. 348ff.). Er sprach von einer *sinngemäßen Reihenfolge* (224, 114) der Ausbildung der drei Fertigkeiten, die sich die kindliche Individualität in der Auseinandersetzung mit den irdischen Gegebenheiten erwirbt.

So verweist das nachahmende Erlernen der Sprache auf den bereits vollzogenen Erwerb des aufrechten Ganges, den Steiner in Weiterführung des 1910, 1911 und 1914 Ausgeführten vor dem Hintergrund der kindlichen Bemühungen um ein selbsterrungenes *Gleichgewicht* betrachtete. Das Gehen ist bzw. beinhaltet *das Sich-im-Gleichgewicht-Hineinstellen in die Welt* (310, 38), ein *Gesamtorientieren des Menschen* (310, 67). Das Kind hat sich in die irdische Schwerkraft hineinzustellen (219, 15), d.h. in eine Gleichgewichtslage gegenüber der Welt zu versetzen (226, 41), sich durch die Entfaltung innerer Kräfte in die Raumesrichtungen einzufügen (226, 53) – das übende Kind sucht im ersten Lebenjahr die dem Menschen entsprechende Gleichgewichtslage zur Umgebung, im weitesten Sinne zum Weltall (311, 34). Am 18.5.1923 sagte Steiner in Oslo: *Wie da die Menschenkräfte sich hineinfügen in den Raumeszusammenhang der Welt, was da der Mensch unbewußt vollbringt als Kind, das ist das denkbar Großartigste an der Entwickelung mathematisch-mechanisch-physikalischer Kräfte. Wir bezeichnen das mit dem einfachen Ausdruck des Gehenlernens. Allein in diesem Gehenlernen liegt eben etwas ganz Großartiges* (226, 54).

„Sich-ins-Gleichgewicht-Hineinstellen in die Welt"

Der kindliche Organismus ordnet sich mit den ihm eigenen Bewegungsmöglichkeiten in das Gleichgewicht und die Bewegungsmöglichkeiten des Weltenalls ein und lernt so seine eigene physische und seelische Statik und Dynamik in bezug auf das Weltenall kennen (311, 54). Er organisiert sich mit seinem Bewegungsapparat in die Welt hinein (304a, 33), d.h. er gewinnt in der Auseinandersetzung mit den umweltlichen Verhältnissen ein eigenes *dynamisch-statisches System* (311, 50), eine *Dynamik des Lebens* (224, 191) und vermag so, in ein *dynamisch-statisches Verhältnis* zur Welt zu treten (226, 43). Wie Steiner in einem am 18.7.1924 in Arnheim gehaltenen pädagogischen Vortrag andeutete, vollzieht sich diese frühkindliche Errringung der Gleichgewichtslage unter Führung der Hauptesorganisation – *Es geht vom Gehirn aus das Ins-Gleichgewicht-Kommen des Menschen* (310, 39). Im ersten Lebensjahr *lagert* sich die Hauptesorganisation in einer Weise, die die drohende Kompression der Hirnbasisgefäße durch die Liquorauftriebskräfte verhindern kann (vgl. S. 466ff.), findet die notwendige *ganz bestimmte Gleichgewichtslage* (in der das Gehirn auf die Gehirnbasis *nur mit einem Gewicht von etwa 20 Gramm drückt* – ebd.) und wird so zur impulsierenden Kraft der gesamtorganismischen Aufrichtebewegung (*Das Physische muß sich einstellen in der Erringung der Gleichgewichtslage vom Haupte aus.* – 310, 40).

Bestimmung durch das Gehirn

Der Erwerb der Sprache, die Ausbildung des rhythmischen Systems und seine Rückwirkung auf die Gehirnbildung; die Ausbildung des Denkens

Wir suchen, während wir gehen lernen, jene eigentümlichen, nur beim Menschen auftretenden Verhältnisse zwischen der Betätigung der Arme und Hände und der Betätigung der anderen Gliedmaßen. Jenes Zugeteiltwerden der Arme und Hände zu dem seelischen Leben, während die Beine zurückbleiben und dem körperlichen Leben weiter dienen, das ist etwas ungeheuer Bedeutungsvolles für das ganze spätere Leben. Denn die Differenzierung in die Tätigkeiten der Beine und Füße und in die Tätigkeiten der Arme und Hände ist das Aufsuchen des seelischen Gleichgewichts für das Leben. – Zunächst suchen wir das physische Gleichgewicht im Aufrichten – aber im Freiwerden der Betätigung der Arme und Hände suchen wir das seelische Gleichgewicht (311, 34).

physisches und seelisches Gleichgewicht

Arm- und Handgliedmaßen emanzipieren sich im Aufrichteprozeß von der funktionellen Bewegungsgestalt der unteren Extremitäten, lösen sich vom unmittelbaren Stoffwechselbereich, treten in die Sphäre der *rhythmischen Organisation* und werden zu Ausdrucksorganen seelischer Gefühlsvorgänge (s. S. 573ff.). Diese Kräftedifferenzierung der oberen und unteren menschlichen Gliedmaßen ist nach Steiner in der Folge der weiteren Entwicklungsprozesse von wesentlicher Bedeutung für den einsetzenden Spracherwerb des Kindes, bildet die leibliche Grundlage desselben; am 16.4.1923 sagte er in Dornach: *Dasjenige, was mit den Beinen ausgeführt wird, das wirkt in einer gewissen Weise so, daß es in das ganze physisch-seelische Leben des Menschen den stärkeren Zusammenhang mit dem Taktmäßigen, mit den Einschnitten des Lebens hervorbringt. Wir lernen in dem eigentümlichen Zusammenstimmen zwischen der Bewegung des rechten und linken Beines uns ins Verhältnis setzen, möchte man sagen, mit dem, was unter uns ist. Dann lösen wir dasjenige, was in den Armen sich emanzipiert, eben von der Bewegungsbetätigung durch die Beine los: damit kommt in das Taktmäßige und Rhythmische des Lebens ein musikalisch-melodiöses Element hinein. Die Themen des Lebens, möchte man sagen, der Inhalt des Lebens, er tritt auf in der Armbewegung. Und das wiederum bildet die Grundlage für dasjenige, was sich ausbildet im Sprechenlernen […]. Aus demjenigen, was Sie da sehen können beim lebendig bewegten Menschen an Verhältnissen eintreten zwischen der Beinbetätigung und der Armbetätigung, aus dem bildet sich heraus das Verhältnis, das der Mensch zur Außenwelt gewinnt dadurch, daß er das Sprechen lernt. Wenn Sie hineinsehen in diesen ganzen Zusammenhang, wenn Sie hineinsehen, wie in dem Satzbildungsprozeß von unten herauf die Beine in das Sprechen wirken, wie in den Lautbildungsprozeß, also in das innere Erfühlen der Satzstruktur die Wortinhalte hineinsteigen, so haben Sie darin einen Abdruck dessen, wie das Takt-*

Kräftedifferenzierung der Gliedmaßenorganisation und Sprachentwicklung

mäßig-Rhythmische der Beinbewegungen wirkt auf das mehr Thematisch-Innerliche der Arm- und Handbewegungen. […] Es muß sich auf der Basis des Gehenlernens, des Armbewegenlernens in einer geordneten Weise das Sprechenlernen entwickeln […] (311, 35/36). Steiner betrachtete das Sprechen in gewisser Hinsicht als Ergebnis des Gehens, d. h. des Orientierens im Raume; die gliedmaßengetragene Geste verwandelt sich in das *Motorische des Sprechens*, die äußerliche Bewegung wird innerlich in die Sprachbewegung umgesetzt (307, 109/110)[403]. Im Vollzug dieser Entwicklungsmetamorphose steht die Beinbewegung in einem notwendigen Zusammenhang mit dem Satzbildungsprozeß, der Setzung *starker* Konturen (so sprach Steiner davon, daß ein mit den Fersen auftretendes Kind wie *gehackt* aussehende Sätze bilde, ein mit den Zehen auftretendes dagegen Sätze, die ineinander übergehen – 310, 47); der *Sprechtakt*, das *Betonen der Silben*, überhaupt die *Kraft der Sprache* offenbart eine wesenhafte Daseinskraft, die sich auf einer anderen Ebene im festen oder leichten Auftreten des Kindes aktualisiert (224, 191). Dagegen bietet, so Steiner weiter, die gestisch-durchseelte Bewegung der oberen Gliedmaßen die Grundlage des Lautbildungsprozesses, des *Biegens* und *Gestaltens* der Worte (307, 110) – die Modulation der Worte hat *einen gewissen Parallelismus* mit der Art und Weise, *wie das Kind lernt, geschickt oder ungeschickt seine Fingerchen zu biegen oder geradezuhalten* (224, 191). Ein gewandt mit den Fingern greifendes Kind hat so beispielsweise die sprachliche Tendenz, das Vokalische besonders zu betonen, ein ungeschicktes, mit dem ganzen Arm beim Greifen nachhelfendes Kind aber ist zum Konsonantischen veranlagt (310, 47; in dem unvollständig mitstenographierten Vortrag vom 14.11.1923 brachte Steiner die Konsonantenbildung selbst mit einer innerlich-organischen Metamorphose der unteren Gliedmaßenbewegung in Zusammenhang, s. 304a, 120).

Einzelheiten der Entwicklungs–metamorphose von Gehen und Sprechen

Alles, was im Laute, in der Sprache zutage tritt, ist, vermittelt durch das Innere der menschlichen Organisation, Resultat von Gesten (310, 46). Wie Steiner sagte, gestaltet der Mensch Kehlkopf und Nachbarorgane *auf der Grundlage seines aufrecht gehenden und mit den Armen agierenden Wesens* zu Sprachorganen aus (311, 38): *Was in der Gliederbewegung liegt, was zum Beispiel in den Füßen selber liegt, das geht auf eine geheimnisvolle Weise durch eine innere organische Metamorphose als Impuls in die vordersten Sprachwerkzeuge über* (304a, 120). Dies freilich unter Mitwirkung der in der Kindesumgebung realiter gesprochenen Sprache – die Ausgestaltung des kindlichen Zirkulations- und Atmungssystem vollzieht sich auch ganz wesentlich an der Sprache (310, 40), die *oberen Brust- und Mundorgane* des Kindes passen sich den *Weltvorgängen* an, *welche in der Sprache ablaufen* (310, 40).

Ausbildung des Sprachorganismus

Das solchermaßen an Außen- und (motorischer) Innenwelt sich ausbildende *Rhythmische System* wirkt seinerseits auf die Gestaltung des Zentralnervensystems zurück (307, 115) – die *ganze Beweglichkeit und Gleichgewichtslage des Menschen*, aber auch die an der (Sprach-)Umgebung gestalteten Kräfte der *rhythmischen Organisation* (s.o. u. 310, 40) *schießen* in das Gehirn *herauf* (226, 54), übertragen sich durch die *geheimnisvolle innere Organisation* auf das Zentralnervensystem, führen zur *Gehirnbildung* (307, 109).[404]

Von Gehirn wirken diese Kräfte in der Folge dann wiederum auf die Kehlkopfregion ein (226, 54), wodurch die Stimmbandbewegungen bzw. die ganze Einstellung des Sprachorganismus insgesamt in intimer Weise denselben Charakter wie die Geh- und Greifbewegungen annimmt (224, 192; *Alles, was im Laute, in der Sprache zutage tritt, ist, vermittelt durch das Innere der menschlichen Organisation, Resultat von Gesten.* 310, 46).

In der skizzierten komplexen Weise beruht nach Rudolf Steiner der kindliche Spracherwerb auch auf der erreichten Stufe der bewegungsmotorischen Entwicklung, setzt *Sprechen* mithin realisiertes *Gehen* voraus.

Beziehung zwischen Sprache und Denkfähigkeit

Das Denken wiederum entwickelt das Kind am Sprechen, gewissermaßen *aus der Sprache heraus* (311, 37) – aus der Sprachfähigkeit wird die Denkfähigkeit *herausgeboren* (311, 50). Denn die ursprüngliche Sprache des kleinen Kindes ist nach Steiner nicht gedankengetragen, sondern lediglich Ausdruck des Fühlens und Empfindens (224, 192). In Dornach sagte Steiner am 16.4.1923: *Indem der gehörte Laut von dem Kinde aufgenommen wird und das Kind zugrunde liegend hat jenes eigentümliche Verhältnis zwischen den Bewegungen der Arme und den Bewegungen der Beine, findet es Verständnis für diese Laute und ahmt sie nach, ohne zunächst mit den Lauten noch Gedanken zu verbinden. Zunächst verbindet das Kind mit den Lauten nur Gefühle […].* (311, 37) Das Kind lebt anfangs in der Sprache *als in Gefühlen*, die Gedanken entwickeln sich dann *aus den Worten* (226, 55). Dies impliziert einen organisch-physiologisch faßbaren Prozeß – wie Steiner sagte, *schießt* dasjenige, was im Sprachorganismus lebt und was gewonnen wird in Anpassung an die Sprache der Umgebung, *in die Denkorgane herauf* (226, 55), entwickeln sich die *feineren*, dem Denken zugrunde liegenden Organe des Gehirnes *aus der Sprachorganisation* (224, 192). So muß der Aufrichteprozeß dem Erwerb der Sprachfähigkeit, die Sprache aber der Ausbildung der Denkleistung vorangehen.

Die Wirksamkeit der Wesensglieder im Erwerb von Gehen, Sprechen und Denken

Das Ich ist es, das den Menschen aufrichtet, der Astralleib ist es, der in die Sprachempfindung hineinwirkt in den aufrechten Wesen, der ätherische Leib ist es, der alles mit Denkkraft durchdringt. Sie wirken aber alle hinein in den physischen

Leib (28.4.1923 – 224, 117). Steiner äußerte sich in den Vorträgen seiner letzten Werkperiode nicht im einzelnen zu der *Wesensglieder*-Dynamik, den wirkenden Kräften und Bedingungen der drei frühkindlichen Elementarschritte; wie in den bisherigen Ausführungen gezeigt, konzentrierte er sich vornehmlich auf die Darstellung des innerhalb der menschlichen Physis nachweisbaren Geschehens, auf die Physiologie von Gehen, Sprechen und Denken als Werk wirksamer, nicht weiter thematisierter Kraftentitäten (*Sie wirken aber alle hinein in den physischen Leib.*). Einzig die zitierten Bemerkungen des Prager Vortrags vom 28. April 1923 sowie die gleichlautenden Dornacher Äußerungen vom 4. April desselben Jahres (vgl. 349, 136f.) betonten den *Ich*-Bezug der Aufrichte- bzw. Gleichgewichtsbewegung (wobei Steiner den *Ätherleib* als *Gleichgewichtsträger* ansprach – 271, 195), den die Sprachfähigkeit ermöglichenden *Astral*- oder *Empfindungsleib*, schließlich das wirksame, die Denkbewegungen begründende Eingreifen des *Bildekräfteleibes* in den gleichgewichtigen, sprachbegabten kindlichen Organismus (in früher gehaltenen Vorträgen hatte Steiner dagegen die primäre *Ich*-Impulsierung aller drei Entwicklungsschritte betont – 7.1.1913, s. S. 348ff. –, jedoch bereits auf die im Bewegungsorganismus wirkenden, gehirn- und sprachorganbildenden *ätherischen* und *astralischen* Kräfte hingewiesen – 26.8.1911, ebd. – und wiederholt in prinzipieller Weise über die Bedeutung des *Ätherleibes* für Gehirn und Denkvorgang, des *Astralleibes* für die Sprache, des *Ichs* für die individuelle Erringung von Aufrichtung bzw. Gleichgewicht gesprochen).

Ich, Astralleib und Ätherleib – Gehen, Sprechen und Denken

Sich zwischen 1919 und 1924 solchermaßen nur in sehr beschränktem Umfang zum Ursprung der in Aufrichten/Gehen, Sprechen und Denken wirkenden Kräfte äußernd, ergänzte Steiner das im Juli 1923 Gesagte durch einige Hinweise, die die thematisierten, aus dem *Mittelpunkt* des Kindes heraus wirkenden bzw. gewirkten Entwicklungsschritte (309, 65) vor dem Hintergrund des gesamten individuellen Inkarnationsweges betrachteten (Dezember 1922, Mai 1923 und April 1924, Dornach, Oslo und Bern). Seinen Darstellungen zufolge sind Gehen, Sprechen und Denken *irdisch anspruchslose Abbilder*, *Nachbilder*, *Nachwirkungen* (226, 42) oder *Nachklänge* (226, 53) präkonzeptioneller Vorgänge bzw. desjenigen, *was der Mensch durchgemacht hat vor seinem irdischen Leben in der göttlich-geistigen Welt* (309, 65); sie sind Metamorphosen oder Umwandlungen *von gewissen Betätigungen im vorirdischen Dasein* (219, 61). Dabei machte Steiner für die mit dem *Ich*-gewirkten Aufrichteprozeß verbundenen, zur individuellen Gleichgewichtslage hinstrebenden Bewegungsgestalten des Kindes geltend, daß sie die Nachwirkung von Bewegungen seien, *die wir als Geistwesen unter Geistwesen durch Jahrhunderte ausgeführt haben* – und sagte am 17.5.1923 in Oslo: *Es ist wirklich etwas Wunderbares, in den einzelnen Bewegungen des Kindes, in dem Aufsuchen der Gleichgewichtslage die irdischen Nachwirkungen der*

irdische Nachklänge kosmischer Erfahrungen

himmlischen Bewegungen, die rein geistig ausgeführt werden als Geist unter Geistern, wieder zu sehen (226, 42).

Den Erwerb der (*astralisch* impulsierten) irdischen Sprachfähigkeit brachte Steiner dagegen mit Vorgängen jener späten Phase der vorkonzeptionellen Zeit in Zusammenhang, in denen die menschliche Geistseele nicht mehr handelnd im Geistigen wirkt und die umgebenden geistigen Kräfte nicht mehr in individualisierter Form erkennt, sondern diese nurmehr als allgemeine *Offenbarung* erfährt (*Da wird aus den einzelnen Wesen der Welt, die wir vorher individuell erlebt haben, der Weltenlogos.* – ebd.; zur Charakterisierung dieses präkonzeptionellen Inkarnationsstadiums vgl. u. a. 25, 50f. u. 215, 99f.). In bezug auf den von den *Bildekräften* getragenen kindlichen Denkprozeß sagte Steiner schließlich, daß in ihm ein Nachbild von *Verrichtungen* zu sehen sei, *die der Mensch vollzogen hat, indem er den Weltenäther aus allen Weltengebieten zum eigenen Ätherleib zusammengeformt hat* (226, 43) und verwies damit auf die Geschehnisse jener postkonzeptionellen Zeitspanne, in der sich der *Geistkeim* bereits mit dem befruchteten Eikeim verbunden hat (vgl. S. 690ff.).

Gemäß Steiners Anschauung rekapitulieren die Entwicklungsprozesse in den ersten drei Jahren kindlichen Werdens damit in metamorphosierter Form und in einer ungeheuer konzentrierten, zeitlich extrem verkürzten Weise die der eigentlichen Inkarnation vorausgehenden, sich über lange Zeiten erstrekkenden geistigen Handlungs- und Erlebnisvollzüge des Individuums – sie sind die *ganz zusammengefalteten, irdisch anspruchslosen Nachbilder desjenigen, was ins gewaltig Kosmische auseinandergerollt die Zustände darstellt, die zwischen dem Tode und einer neuen Geburt durchgemacht werden* (226, 43).

„zusammengefaltete" Nachbilder

Die Polarität von Hauptes- und Stoffwechselkräften und ihre Bedeutung für die Organgestaltung

Beherrschung des unteren Systems durch das obere

Gehen, Sprechen und Denken wirken – wie Steiner am 17.4.1923 in Dornach sagte – *vom Kopfe aus* (311, 63), sie beruhen auf einer *Beherrschung des unteren Systems durch das obere* (317, 95), d. h. gründen in den im ersten Lebensjahrsiebt gegebenen Kräfteverhältnissen des kindlichen Organismus (vgl. S. 700ff.). Für den Beginn des menschlichen Lebens gilt, daß die den Kopf durchdringenden (319, 186), im *plastizierenden Element des Nerven-Sinnesmenschen* wirksamen *höheren Wesensglieder* des Menschen, daß also *Ich-* und *astralische Organisation* (314, 125) über die (*physisch-ätherischen* – 302a, 26) Kräfte des *Stoffwechsel-Gliedmaßensystems* dominieren, die Vorgänge innerhalb des *Stoffwechsel-Gliedmaßenmensch* gewissermaßen *regeln* (317, 107). Erst der im ca. siebten Lebensjahr eintretende Zahnwechsel weist in der Folge der Entwicklungsprozesse auf *eine Art Schlußpunkt* des stark dominanten *Kopfwirkens* hin (293, 180). Er beruht auf einem *Zusammenwirken* von *Nerven-Sinnes-* und *Stoffwechsel-Gliedmaßensystem* (317, 94), ist *physischer Ausdruck* eines wirklichen *Kampfes* zweier *Kräftearten* (302a, 27); wie Steiner sagte, spielt sich in der Zeit des kindlichen Zahnwechsels der *stärkste Kampf* ab *zwischen den Kräften, die von oben nach unten streben, und denjenigen, die von unten nach oben schießende Kräfte sind* (302a, 26). Es kommt zu einem progredienten *Aufhalten* der plastischen Kräfte des Zentralnervensystems (302a, 31) durch ein *Heraufstoßen des Stoffwechselsystems bis in den Kopf* (314, 122) – wobei gemäß dem in den Stuttgarter Vorträgen vom Oktober 1922 Gesagten in dieser Begegnung der beiden Kräftearten das von den *höheren Wesensgliedern* getragene *plastische Prinzip* zunächst weiterhin dominiert: *Wir können also sagen: Wenn das Kind so um das siebente Jahr herum seine zweiten Zähne bekommt, so ist das ein Zusammenschlagen des Stoffwechselsystems und des Nerven-Sinnessystems, so aber, daß präponderiert die Wirkung des Nerven-Sinnessystems, und die Resultierende dieses Zusammenstoßes […] ist dasjenige, was dann zu der Entstehung der zweiten Zähne führt* (314, 122).

der Zahnwechsel als Kräfteauseinandersetzung

Das sich in der ersten Lebensperiode des Kindes allmählich entfaltende *Heraufwirken* der Stoffwechselprozesse bestimmte Steiner näher als eine Form der *Strahlung*, die ihren Ursprung im Nieren- und Leber-Gallensystem besitzt und vom Herzrhythmus nach oben *gestoßen* wird (314, 123/124; bzgl. der Mitwirkung des Herzorganes vgl. S. 625ff.). Es handelt sich um eine *ätherische* Flüssigkeitsströmung oder -strahlung (218, 55ff.), die sich auf den in der Nierensphäre weitergeführten Verdauungsvorgang gründet (s. S. 463ff.): *Das Nierensystem strahlt die Kräfte des Stoffes radial aus* (314, 146), *wir müssen gewissermaßen sehen, wie ausstrahlt aus dem Stoffwechselorganismus dasjenige, was den Stoff eben radial trägt […]* (314, 137). Die Bedeutung dieser *Strahlung* für die Organbildung des Kindes thematisierte Steiner wiederholt vor dem Hintergrund der von ihm für grundlegend erklärten Polarität zwischen *zentrifugal*-ausstrahlenden und *zentripetal*-plastizierenden Organbildeimpulsen (*Man wird überhaupt erst in die Lage kommen, richtige Physiologie zu treiben, wenn man jedes einzelne menschliche Organ in seiner Polarität wird betrachten können. Denn es sind diese Polaritäten darinnen, eine zentrifugale und zentripetale in jedem menschlichen Organ.* 315, 107f.). Dabei betonte Steiner am 28.10.1922 in prinzipieller Weise die für das *zentrifugale* Gestaltungsprinzip wesentliche Bedeutung der Substanzdynamik und -kinetik bzw. desjenigen, *was erstens im menschlichen Organismus aus der Eigendynamik der Substanzen der Welt kommt*, und demjenigen, *was in der Überwindung der Eigenvitalität der äußeren Wesenheit im menschlichen Organismus entwickelt wird* – und wies bezüglich der zentripetal-plastizierenden Bildekräfte auf die entscheidende Differenzierung der Wärme-

heraufwirkende Nierenstrahlung und polare Organbildeimpulse

verhältnisse sowie die Organisierung der Luftverhältnisse im Organismus hin (315, 108). Letztere aber werden – wie Steiner am 27.10. noch einmal (s. S. 487ff.) nachdrücklich hervorgehoben hatte – durch *Ich* und *Astralleib* bewirkt; im kindlichen Organismus existiert eine durch die *höheren Wesensglieder* impulsierte, *von oben nach unten* verlaufende ausgeprägte *Wärme-Luftvibration*, die als eine *zeitlich verlaufende organische Struktur* beschreibbar ist und die Grundlage der erörterten zentralnervösen Plastiziervorgänge bildet (314, 135).[405] Ihr wirkt in Weiterführung der Substanzprozesse eine von den zentralen Stoffwechselorganen ausgehende *Strömung* entgegen – *[...] dasjenige, was [...] im physisch-ätherischen Organismus des Menschen von unten nach verlaufend ist, das ist [...] die feste und flüssige Organisation des Menschen* (ebd.).

„Wärme-Luftvibration" und Stoffwechselströmung

Die lebenslang anhaltenden Organbildeprozesse (314, 148) vollziehen sich vor dem Hintergrund dieser zwei polaren *Bewegungsströmungen* (314, 124); die Leibesorgane werden, so Steiner (314, 147), *versorgt [...] durch dasjenige, was von den Nieren ausstrahlt mit dem Radialen.* Der von den Nieren *ausgestrahlte [...] Stoff* wird dann *plastisch abgerundet* von denjenigen *Nervenorganen*, die sich *von den Sinnen nach dem Innern des menschlichen Organismus* erstrecken (314, 147f.).[406] Die vom *Nerven-Sinnessystem* bzw. den entsprechend impulsierten Wärme-Luftverhältnissen dirigierte *plastische Prinzip* impliziert die *plastische Abstumpfung* (vgl. 314, 125) der substantiellen, flüssig-*ätherischen*, radial-halbradialen (314, 123) Ausstrahlungen des Stoffwechsel- bzw. des *Nieren-Leber-Galle-Systems*: *So daß wir [beispielsweise] die Form der Lunge dadurch begreifen, daß wir ihre Gestalt plastisch ausgestaltet denken vom Leber-Nierensystem, aber entgegenkommend diesen Komponenten diejenigen, die abrunden, vom Kopfsystem aus. [...] Auf diese Weise bekommen wir die außerordentlich wichtige Tatsache, die empirisch in allen Einzelheiten belegt werden kann, daß im menschlichen Organisieren, namentlich im menschlichen Wachstum, zwei Kräftekomponenten tätig sind: diejenigen Kräftekomponenten, die vom Leber-Nierensystem ausgehen, und die Kräftekomponenten, die abrunden die Formen, die sie gestalten, die ihnen die Oberflächen geben, diese Komponenten, die vom Nerven-Sinnessystem ausgehen* (314, 123).

Ausstrahlung und plastische Abrundung

Durch das Zusammenwirken der beiden polaren, mit eigenen Zeitstrukturen versehenen *Bewegungsströmungen* werden die Organbildungen im menschlichen Organismus ermöglicht. Formgestaltung und Oberflächenkonturierung vollziehen sich dabei unter der Einwirkung des zentralnervösen Wirkprinzipes, unter Führung von *Ich* und *Astralleib*. Nach den bisher zitierten Aussagen Steiners (vgl. S. 703ff.) sind diese plastizierenden Vorgänge notwendig mit Verhärtungs- bzw. Sklerotisierungsprozessen verbunden. So hieß es auch am 24.7.1924 in Arnheim erneut: *Studieren wir die*

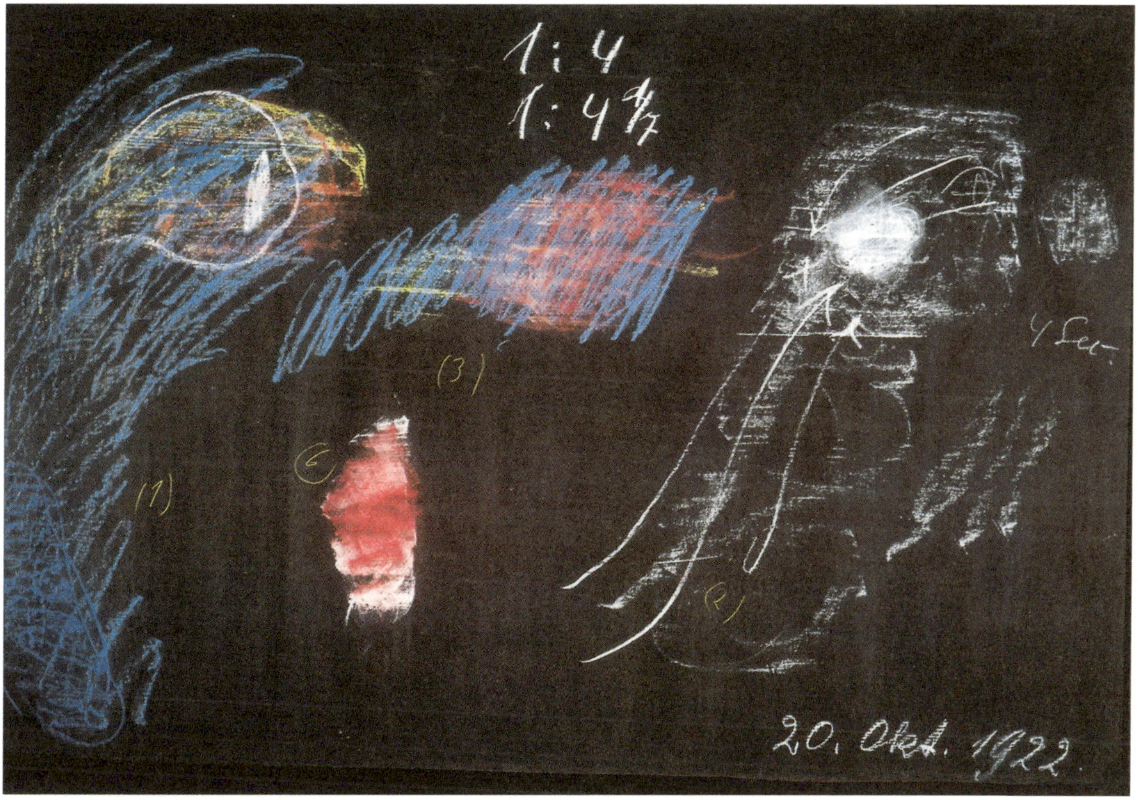

Organbildeprozesse zwischen Nerven-Sinnes- und Stoffwechsel-Gliedmaßen- bzw. Augen- und Nieren-Wirksamkeit (20.10.1922; GA 218, Bd. XI, Tafel 1)

menschliche Entwickelung von Kindheit auf, so finden wir, daß derjenige Teil des Organismus, der uns zunächst durch seinen äußeren Bau zeigt, wie er nach der Verknöcherung hinneigt, der uns durch seine ganze Organisation zeigt, daß er in der Verknöcherung sein Wesentlichstes hat, das Haupt, durch die ganze Entwickelung hin die Kräfte ausstrahlt, welche skelettbildend und damit verhärtend, versteifend in der menschlichen Wesenheit wirken. Wir kommen allmählich darauf, welche Aufgaben die Ich-Organisation und der astralische Organismus im Menschen haben, indem sie den Kopf durchdringen: sie wirken so, daß der Mensch vom Kopfe aus im wesentlichen diejenigen Kräfte ausstrahlt, die ihn innerlich verhärten, die namentlich dahin wirken, daß er feste Teile aussondert aus seiner mehr flüssigen Organisation (319, 186). Das in polarer Kräfterichtung wirksame Stoffwechselprinzip, die von der Leber-Nierensphäre ausgehende flüssig-*ätherische* Strahlung löst dagegen auf, *was*

mineralisierende Formgestaltung durch die Hauptesorganisation *sich vom Kopfe her verhärten will*, sie *entmaterialisiert, was der Kopf an uns materialisiert* (303, 202).

das Beispiel der optischen Wahrnehmung

Dies führte Steiner exemplarisch am 20.10.1922 in Dornach am Beispiel einer optischen Sinneswahrnehmung näher aus.[407] Seinen Darstellungen zufolge tendiert der primär im Bereich des *Ichs* und des *Astralleibs* beheimatete Sinneseindruck stets dazu, *innerlich im Menschen Gestalt an[zu]nehmen*, strebt danach, durch die Gehirnorganisation in die Flüssigkeitssphäre des Organismus einzudringen und sich dann zu konsolidieren, *eine Art mineralisches Bild, ein salzartiges Gebilde hervor[zu]rufen* (218, 55/57f.). Von den Sinnesbezirken geht in dieser Weise eine *gestaltende Kraft* bzw. eine fortwährende Tendenz zum Gestalten nach innen aus, die in erster Linie das Nervensystem gemäß den empfangenen Eindrücken konfigurieren möchte (218, 56/55). Diesen *plastisch* werden wollenden Sinneseindrücken wirkt aber ein *von innerer Körperwärme fortwährend durchpulsiertes Stoßen* entgegen (218, 61), eine von *Bildekräften* durchdrungene, vom Nierensystem ausgehende Flüssigkeitsströmung, die bis in das Auge hineinstrahlt (218, 53), in ihrer Stoffwechselrhythmik die dortige Blutzirkulation beeinflußt und fortwährend dasjenige auflöst, *was da gestaltet werden will* (218, 56): *[...] Das, was in der Aderhaut des Auges sich abspielt, das will schon im Auge auflösen dasjenige, was sich im Nerv des Auges konsolidieren möchte. Der Nerv des Auges möchte fortwährend konturierte Gebilde im Auge schaffen. Die Aderhaut mit dem Blute, das da fließt, will das fortwährend auflösen* (218, 63f.). Das skizzierte, *astralische-ätherische* Wechselspiel hat zur Folge, daß der empfangene Sinneseindruck sich vorläufig nicht materiell niederschlägt, sondern im Seelischen verbleibt[408].

sukzessive Entfaltung der Nierenstrahlung

Das *Heraufstoßen der Stoffwechselkräfte bis in den Kopf* (314, 122) bzw. die sogenannte *Nierenstrahlung* entfaltet sich nach Steiner erst schrittweise im Verlauf der kindlichen Entwicklungsphase, vorläufig kulminierend im Zahnwechsel des ca. siebten Lebensjahres (s. o.). Dieser entwicklungsphysiologische Sachverhalt bildet die Grundlage der überragenden Bedeutung der Hauptesorganisation für die frühkindliche Organbildung, erläutert im Kontext des zuletzt Ausgeführten die ausgesprochene Umweltabhängigkeit der frühkindlichen Organisation, d. h. die Hingabe und das Ausgeliefertsein des Kindes an seine *unauflösbaren* Wahrnehmungseindrücke. Erst nach Ausbildung einer sich langsam stabilisierenden, von *Bildekräften* durchdrungenen innerorganismischen Flüssigkeitsströmung gelingt es schrittweise, dem bis dahin alleinwirksamen *Nervenprinzip* ein stoffwechselgetragenes *Blutprinzip* entgegenzusetzen, die Gestaltungsbestrebungen der Hauptesorganisation durch den individuellen Ernährungsprozeß zu substantialisieren, gleichzeitig aber einer vorschnellen und damit vereinseitigenden organischen Strukturierung entgegenzuwirken. Dabei bleibt zu beachten, daß Steiner für die Zahnwechselepoche zwar von einem zunehmenden *Aufhalten* des zentralnervösen Gestaltungsprinzipes durch die Stoffwechselkräfte ausging, von einem *kämpferischen* Zusammenwirken beider *Bewegungsströme* sprach und den Zahnwechsel als eine *Art Schlußpunkt* ausschließlicher *Kopfwirksamkeit* betrachtete, jedoch auch die Ereignisse am Ende des ersten Lebensjahrsiebtes eindeutig unter dem Gesichtspunkt eines funktionellen *Präponderierens* der zentralnervösen Plastizierkräfte thematisierte (s.o.). Das erste Lebensjahrsiebt führt demgemäß (noch) nicht zu einem Gleichgewicht der polaren Wirktendenzen der *oberen* und *unteren Organisation*, steht vielmehr als Ganzes unter dem Zeichen einer *Beherrschung des unteren Systems durch das obere* (s.o.).[409]

Der Zahnwechsel und die Individualisierung des ererbten Leibes

Milchzahnbildung und Zahnwechsel

Die menschliche Hauptesentwickelung, […] wir sehen sie repräsentiert […] in der Zahnbildung, der ersten Zahnbildung, der Milchzahnbildung. […] Die Milchzähne sind an die Kräfte des menschlichen Hauptes gebunden. Die anderen Zähne sind an die Kräfte gebunden, die aus dem übrigen Organismus in das Haupt hereinschießen (201, 114/115). Die Milchzähne verdanken ihre Entstehung den Kräften der Hauptesorganisation, weisen nach Steiner aber zudem einen stark familiär geprägten Vergangenheitsbezug auf, sind *Erbzähne*: *Man sehe nur einmal darauf hin, daß der menschliche Organismus so geartet ist, daß er gewissermaßen durch ein Erbteil seine ersten Zähne mitbringt, oder eigentlich die Kraft sich mitbringt, aus dem Organismus heraus diese ersten Zähne, die im siebten Lebensjahre abgenutzt sind, hervorzubringen* (307, 47). Erst die aus dem eigenen *Ätherleib* herausgebildeten zweiten Zähne (309, 53) sind eine *individuelle Errungenschaft* des Kindes (254, 134); sie stehen – wie Steiner am 20.4.1920 in Basel sagte – *in einer viel innigeren Verbindung mit der Individualität […] als die ersten Zähne, die mehr auf Vererbung von den Vorfahren beruhen* (301, 21; vgl. a. die entsprechenden Aussagen von 1906, S. 155ff.). Auch in ihrem *Gesundheitswert* sind die zweiten Zähne nach Steiner Ausdruck der Organisation des Kindes, während die Milchzähne mehr in Zusammenhang mit der Gesundheit von Eltern und Vorfahren zu sehen sind (254, 134).

Vererbung und Individualität

Als Prozeß eines *Darüberstülpens* des gebildeten Eigenen über die vorbildliche Form des Ererbten (305, 58) ist nach Rudolf Steiner der Zahnwechsel paradigmatisches Beispiel bzw. *alleräußerstes Symptom* (316, 146) für das, was sich – über das bisher Betrachtete hinaus – in den ersten sieben Lebensjahren vollzieht: die Auseinandersetzung mit dem *Erbleib*. In einem in Torquay am 12.8.1924 gehaltenen pädagogischen Vortrag formulierte Steiner: *In den ersten sieben Lebensjahren hat man ja einen Körper, den einem*

„Modelleib" und zweiter Körper

eben die äußere Natur der Eltern und so weiter übergibt. Es ist ein Modell. Man ist mit seiner Seele gegenüber diesem Körper wie der Künstler gegenüber einem Modell, das er nachahmen soll. Der zweite Körper, den man mit dem Zahnwechsel herauszieht aus dem ersten – nach und nach natürlich, es geht durch alle sieben Jahre hindurch –, den hat man sich erst selber gemacht nach dem Modell, das einem von den Eltern gegeben worden ist. Den Körper, den man sich selber macht, hat man erst nach sieben Jahren. Alles, was heute die äußere Wissenschaft von der Vererbung und so weiter sagt, ist ja dilettantisch gegenüber der Wirklichkeit. In Wirklichkeit bekommen wir einen Modellkörper, den wir sieben Jahre an uns haben. Natürlich fängt er schon in den ersten Lebensjahren an, sich abzutöten und abzustoßen. Aber das geht weiter, und wenn wir den Zahnwechsel haben, bekommen wir den zweiten Körper (311, 18). Der sich unter Mitwirkung des – nicht individualisierten(!) – *Geistkeimes* aufbauende *Geburtsleib* (309, 11) des Kindes richtet sich primär nach den konstitutionellen Gegebenheiten der Familie, er ist ein gegebener-mitgegebener *Erbleib*, ein Ergebnis desjenigen, *was in der ganzen Reihe der Aszendenten liegt* (316, 146) – und dient in der Folge der frühkindlichen Entwicklung als vorbildliches *Modell* für den individuellen Erwerb eines eigenen *Lebensorganismus in physischer Körperlichkeit* (311, 24). Der *Erbleib* wird bereits in den ersten Lebensjahren anfänglich *abgestoßen* und *abgetötet*, die physische Materie wird aus der Form heraus *abgestreift* (318, 50): *Wir stoßen fortwährend von unserem Körper nach außen ab, es ist fortwährend eine zentrifugale Strömung nach außen, die den Körper abstößt* (317, 16). Der Eigenleib des Kindes – von Steiner einmal als *Menschenpersönlichkeitskörper* bezeichnet (317, 17) – zieht sich als vollständig erneuerter *physischer Leib* (316, 146) zunehmend aus dem degenerierenden *Modell* heraus und ist selbst zum Zeitpunkt des Zahnwechsels *fertig* ausgebildet (311, 24): *[...] In der Epoche des Zahnwechsels steht das Kind vor uns mit einem gegenüber dem Geburtsleib völlig neu gebildeten Leib* (309, 11). Gewissermaßen urbildlich wird der Vorgang am Zahnersatz per via naturalis deutlich – die Zähne sind in Steiners Sicht lediglich *das Extremste, was da am Menschen ausgewechselt wird* (318, 50), d. h. manifestieren nur in ausgeprägter und damit symptomatischer Weise den die ganze Leiblichkeit des Kindes erfassenden Gesamtprozeß.

zentrifugale Abstreifung des Erbleibes

individueller Aufbau des neuen Leibes

Ein ganz neuer Körper entsteht; dasjenige, was der Mensch an sich trägt nach dem Zahnwechsel, das wird nicht mehr durch die Vererbungskräfte aufgebaut, das wird ganz allein nach dem Geistig-Seelischen aufgebaut, das heruntersteigt, so daß der Mensch seinen Erbkörper substantiell nur bis zum Zahnwechsel trägt, und während er ihn abstößt, aus seiner Individualität einen neuen aufbaut (317, 16). Den Aufbau eines neuen, eigenen Leibes vollzieht die Individualität oder Geistseele des Kindes mit Hilfe ihrer *ätherischen* Bildekräfte (318, 52) – der nach dem (*fremdartigen, irdischen* – 316, 149) *Modell* arbeitende, leibschaffende *Künstler* besteht *aus Ätherleib, Astralleib und Ich* – wie Steiner in seinem *„Pastoralmedizinischen Kurs"* sagte (317, 51). Die Geistseele des Kindes bzw. *Ich* und *Astralleib* verarbeiten die aufgenommene Nahrungssubstanz erst im Sinne des *Modells* – so, *daß [sie] dem Modell nachgebildet werden kann* (316, 150) –, individualisieren dann aber zunehmend die Substanzverinnerlichung in Richtung auf einen selbständigen Gestaltaufbau: *Da arbeitet sich hinein in den physischen Leib, der lediglich der physischen Vererbung sein Dasein verdankt, das Ergebnis des Zusammenwirkens dessen, was der Mensch mitbringt auf die Erde, mit demjenigen, was er an Stoffen und Substanzen von der Erde aufnimmt* (309, 12). Das Ausmaß der erzielbaren Freiheit in der eigenständigen Leibesschöpfung (von der *besonders durchseelten, individuellen Gestalt* – 309, 13 – bis hin zum lediglich *sklavischen Abguß des Modells* – 317, 28) ist dabei von der *Stärke* der Individualität abhängig – *je nachdem das geistig-seelische Leben stark oder schwach ist, je nachdem wird dieses Geistig-Seelische leichter imstande sein, mehr individuell vorzugehen gegen das, was als Erbgestaltung da ist, oder es unterliegt der Erbgestaltung, es muß den zweiten Körper formen, wie der erste von den Eltern her geformt ist* (317, 16f.; s. a. 317, 27f. u. 318, 51: *Ist der Mensch eine starke Natur in bezug auf seine innere Individualität, bringt er sich eine innerlich intensive, starke Astralität und Ich-Wesenheit mit, die wiederum den ätherischen Leib stark machen, dann werden wir einen Menschen aufsprießen sehen, der aus seinem Inneren heraus sich wenig an das Modell hält, sondern nur in allgemeinen Formen sich an das Modell hält.*).

Nachahmung und Überwindung des Modelleibes

die „Stärke" der Individualität

Zu berücksichtigen ist dabei, daß der sich in den ersten sieben Lebensjahren vollziehende *individuelle* Leibesaufbau des Kindes im Sinne des zuvor Thematisierten aus der kommunikativen Begegnung mit der Umwelt erwächst und nicht in grober Vereinfachung des von Steiner Umrissenen als solipsistischer Ausdruck eines starken, autonomen *Ichs* gesehen werden kann. Auch das Kind mit intensivem geistig-seelischen Leben ist und bleibt *Weltwesen* – individuelle Ausgestaltung bzw. Veränderung des modellhaft fungierenden *Erbleibes* meint je schon Leibesaufbau durch ein umweltlich lebendes, sich in der Umwelt gründendes, diese aber auch erleidendes *Ich*. Vor diesem Hintergrund kann Steiners Aussage vom 19.8.1922 gelesen werden: *Das Kind wird zur Zeit seines Zahnwechsels aus einem Vererbungswesen ein Weltwesen* (305, 58).

Vererbungswesen und Weltwesen

Die progrediente Metamorphose ätherischer, leibgestaltender Bildekräfte in Seelenkräfte

die Lebensmetamorphose des Zahnwechsels

In geisteswissenschaftlicher Anschauung markiert der Zahnwechsel des Kindes – wie von Steiner bereits 1906 deutlich gemacht wurde (s. S. 154ff.) – einen realen *Lebensumschwung* bzw. eine *Lebensmetamorphose* (309, 41), impliziert eine *gewaltige innere Verwandlung* (310, 38). Nachdem der vorläufige Leibesaufbau zu einem ersten Abschluß gekommen, der erste, aus der eigenen Individualität heraus gewirkte Körper gebildet (309, 66), insbesondere das Gehirn in seiner Feingestalt vollendet ist (310, 39), vollzieht sich ein tiefgreifender Wandel im Konstitutionsgefüge des Kindes. Bis dahin eine *strenge Einheit* im Körperlich-Seelisch-Geistigen darlebend (309, 39; s.o.) und mit einem *Bildekräfteleib* versehen, der *ganz innig* mit dem *physischen Leib* verbunden (307, 76; s.a. 322, 58 u. 301, 24) bzw. kräftemäßig geradezu an ihn *gebunden* war (310, 70), erfährt das Kind innerhalb seines Organismus nun eine entschiedene Leibbefreiung, Verselbständigung und „Verseelung" *ätherischer* Kräfte: *Was vorher in die körperliche Organisation versenkt war und in dieser wirkte, wird selbständiges Seelenwesen und das Körperliche wird mehr seinen eigenen Kräften überlassen* (297a, 167f.).

Im einzelnen führte Steiner aus, daß die den Zahnwechsel impulsierende *ätherische* Kraft nicht in der Kieferregion lokalisierbar ist, sondern schrittweise aus der Gesamtorganisation des Kindes erwächst und sich im Kiefer lediglich manifestiert (191, 32; B107, 43; 79, 55f.; 307, 73) – *sie entwickelt sich langsam seit der Geburt und erreicht nur ihre Kulmination um das siebente Jahr herum, treibt aus der Gesamtheit der menschlichen Organisationskraft dann die zweiten Zähne heraus* (307, 48). Ist dieser Prozeß vollzogen, so wird die bis dahin leibgebundene *Bildekraft* aus ihrer intensiven Durchdringung mit dem *physischen Leib* zu einer eigenständigeren Wirkungsmöglichkeit befreit: *Wenn der Mensch die zweiten Zähne hat, so hat das Stück dieses Ätherleibes, das die Zähne heraustreibt, nichts mehr am physischen Leibe zu tun. Das ist jetzt sozusagen in seiner Tätigkeit emanzipiert vom physischen Leibe. Wir bekommen mit dem Zahnwechsel die Ätherkräfte frei, die unsere Zähne herausgedrückt haben […]* (307, 76). Die *Wachstumskraft der Zähne* oder die *Zahnwachskraft* emanzipiert sich dann *als Denkkraft* bzw. *wird Denkkraft im Menschen, selbständige, freie Denkkraft* (307, 76/77; vgl. S. 159ff.). Dabei standen die sich ausbildenden Zähne vor ihrem Durchbruch selbst mit dem erwachenden denkerischen Vermögen des Kindes in einem notwendigen Zusammenhang; sie waren nach Steiner vor dem Zahnwechsel geradezu die *allerwichtigsten Denkorgane*, wurden vom kindlichen Organismus – *so paradox es heute klingt – wegen des Denkens* hervorgebracht (307, 73): *Indem das Kind sich wie selbstverständlich im Verkehre mit seiner Umgebung hin-*

Leibemanzipation ätherischer Kräfte

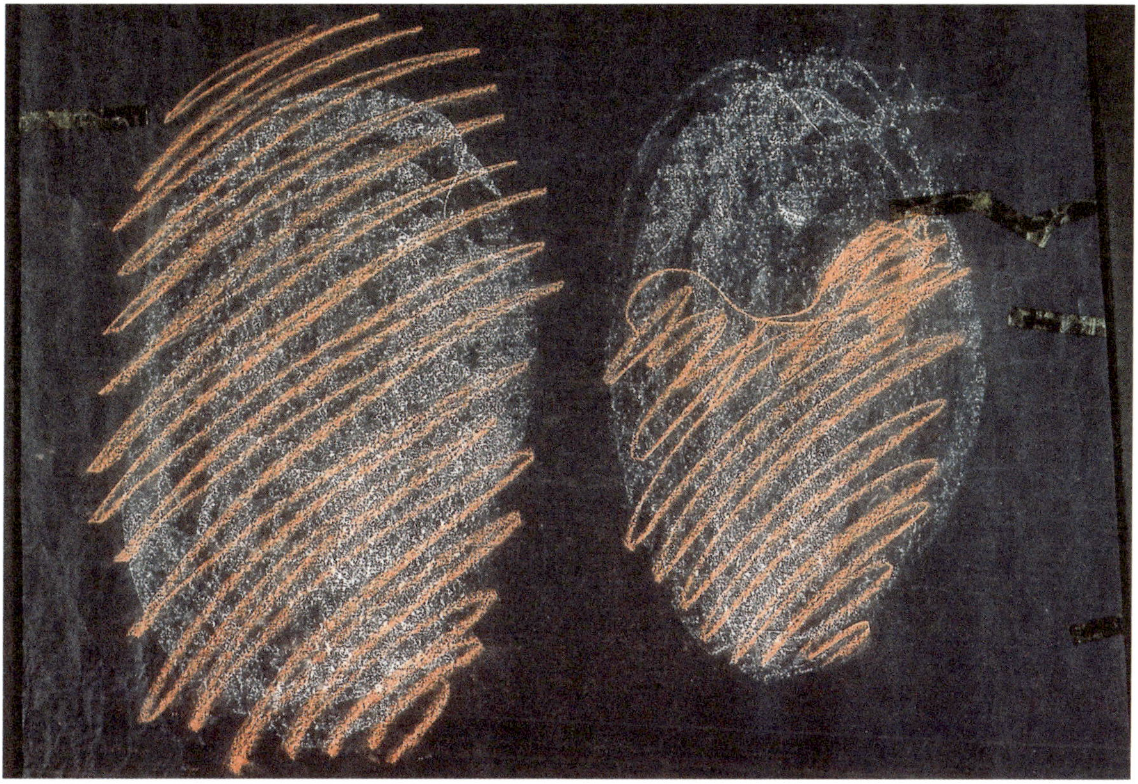

Der Rückzug (das Freiwerden) der leibbildenden Ätherkräfte aus dem oberen Organismus zum Zeitpunkt des Zahnwechsels (7.4.1921; GA 76, Bd. I, Tafel 3)

einfindet in das Denken, indem aus dem dunklen Schlaf- und Traumleben des Kindes herauftaucht das Gedankenleben, ist dieser ganze Prozeß gebunden daran, daß sich im Haupte des Kindes die Zähne durchdrängen, gebunden an die Kräfte, die aus dem Haupte des Kindes heraus sich drängen. […] In demselben Maße, in dem das Kind zahnt, lernt es denken (ebd.).[410]

Entfaltung des Denkvermögens

In der Hauptesorganisation des ca. siebenjährigen Kindes emanzipiert sich die *Zahnwachskraft* als *Denkkraft*. Wiederum verdeutlicht sich am Zahnwechsel, was nach geisteswissenschaftlicher Erkenntnis prozessual keineswegs auf ihn beschränkt ist: im Gesamtorganismus des Kindes metamorphosieren sich die bis dahin lediglich als organische Bildekräfte wirksamen, den individuellen Leib des Kindes gestaltendenden *ätherischen* Potenzen (311, 96). Bedeutete die durch verinnerlichte Wahrnehmungsvorgänge möglich gewordene organische Feindifferenzierung bzw. die Ausbildung von Blutzirkulation und Nervensystem bis zum Zahnwechsel zugleich die seedie Umorientierung ätherischer Kräfte

lisch-geistige Entwicklung des Kindes (307, 48), so beginnt sich nun die gegebene somato-psychische Einheit zugunsten einer zunehmenden Emanzipation eigenständiger seelischer Reifungsprozesse aufzulösen. Diese seelischen Entfaltungsvorgänge haben eine Umorientierung der zwischen *Astralleib* und *physischem Leib* vermittelnden Sphäre der *Bildekräfte* zur Voraussetzung; werden diese (wenigstens partiell) von der Aufgabe der Leibesbildung befreit, von ihrer *schöpferischen Substantialität* gewissermaßen *herunter verdünnt* (314, 25), so öffnen sie sich erneut der geistigen Seite menschlicher Existenz, werden vom *Ich* nach und nach *durchorganisiert* (302a, 55) und *zurückvergeistigt* (312, 340). Es gebiert sich eine leibbefreite, d. h. sich nicht zur organischen Gestaltung fortsetzende seelische Aktualisierungsmöglichkeit des Kindes, die *gebundene Seele* wird frei (310, 70). Am 11.12.1920 sagte Steiner in Dornach: *Es handelt sich nicht darum, daß wir das Geistig-Seelische auf der einen Seite annehmen, das Physisch-Leibliche auf der anderen, sondern daß wir verstehen lernen, wie sich, wenn wir den Zeitbegriff zu Hilfe nehmen, das Geistig-Seelische in das Physisch-Leibliche verwandelt, und das Physisch-Leibliche sich wieder zurückverwandelt in das Geistig-Seelische* (202, 112).

Wenn Rudolf Steiner auch in fast allen pädagogischen Vorträgen – wohl in didaktisch notwendiger Abkürzung der komplexen Sachverhalte – davon sprach, daß sich die Emanzipation der *ätherischen* Kräfte erst mit dem eingetretenen Zahnwechsel vollzieht, so muß doch von einem progredient sich entwickelnden Vorgang ausgegangen werden, welcher impliziert, daß der *ätherisch-physische* Zusammenhang am Beginn der kindlichen Leibesentwicklung am größten ist und sich dann schrittweise löst.[411] Explizit sprach Steiner über ein solches *allmähliches Freiwerden* der Bildekräfte innerhalb des ersten Lebensjahrsiebtes (303, 126) lediglich in einem Dornacher Vortrag vom 29.12.1921. Dort machte er geltend, daß drei *Etappen* dieses *Freiwerdens* zu unterscheiden seien und sagte: *[...] Wir können [...] sehen, wie durch zweieinhalb Jahre ungefähr von der Geburt an dieser Ätherleib für den Kopf frei wird, wie er dann vom zweieinhalbten Jahre bis gegen das fünfte Jahr zu für die Brust frei wird, und dann für den Stoffwechsel-Gliedmaßenmenschen bis zum Zahnwechsel* (303, 126f.). Wie Steiner dann noch erläuternd hinzufügte, ist bereits das ca. zweieinhalb Jahre alt gewordene Kind in bezug auf die Ausbildung seiner *Kopfplastik* so weit, daß ein Teil der bildsamen Kräfte von dieser Aufgabe befreit, ins Seelisch-Geistige metamorphosiert und so zur Grundlage der frühkindlichen Aufrichte- und Sprachprozesse werden kann (ebd.; hinsichtlich deren zentralnervöse Prägung vgl. S. 708f. und S. 710ff.). Dies ist möglich, da die nicht fortpflanzungsfähigen Nervenzellen auf einer *frühen Entwickelungsstufe* stehen bleiben (312, 67), das Nervensystem überhaupt eine organische Bildung *früher Entwicklung* ist, die – wie Steiner in seinem

das allmähliche, stufenweise Freiwerden der ätherischen Kräfte

Kopforganisation

Notizbuch festhielt – *in ihrer Entwickelungstendenz gehemmt wird, und die so die Unterlage wird, daß die Entwicklungskräfte seelisch zum Vorschein kommen, die sonst in die Formation der Organe untergegangen wären* (B 16, 27).

Als Ergebnis eines *Zusammenschwingens* der seelisch-geistigen Kräfte der Hauptesorganisation mit den zwischen dem zweiten und fünften Lebensjahr befreiten Bildekräften des Brustorganismus betrachtete Steiner in dem genannten Dornacher Vortrag die Heranbildung des *lebendigen kindlichen Gedächtnisses* und der *eigentümlichen kindlichen Phantasie* (303, 133) und sagte schließlich über die dritte *Etappe*: *Wenn es dann gegen das fünfte Jahr zugeht, dann ist von dem Ätherleib das frei geworden, was die Atmungsorganisation, die Blutzirkulation versorgt. Und es ringt sich allmählich bis zum Zahnwechsel hin dasjenige los, was von dem Bildekräfteleib aus dem Stoffwechsel-Gliedmaßenorganismus heraus frei werden kann. Da werden dann geistig-seelisch allmählich schon diejenigen Kräfte rege, die eigentlich erst voll herauskommen nach dem siebenten Jahr [...]. Aber sie leuchten schon in diesen letzten, den dritten Lebensabschnitt der ersten großen Lebensepoche herein* (303, 136; s. u.).

Brustorganismus

Stoffwechsel-Gliedmaßenorganismus

Die Zitate des Dornacher Vortrages vom 29.12.1921 verdeutlichen, daß Steiner den oben skizzierten Rückvergeistigungsprozeß bzw. den Vorgang der *ätherischen* Richtungswendung schon innerhalb des ersten Lebensjahrsiebtes beginnen sah und von einer dadurch ermöglichten Entfaltung des seelisch-geistigen Lebens bereits vor dem Zahnwechsel sprach – was jedoch nicht mit einer Relativierung der Lebensmetamorphose im ca. siebten Jahr gleichzusetzen ist. Denn wenn auch ein Teil der *ätherischen* Kräfte schon vor dem Erreichen der individuellen Gestaltbildung zur Zeit des Zahnwechsels von ihrer organismisch-organisierenden Tätigkeit entbunden und seelisch verfügbar wurde, so geschieht der hauptsächliche Wandlungsschritt doch erst im ca. siebten Lebensjahr. Dann entwickeln sich u. a. aus den bis dahin plastisch tätigen Kräften die Möglichkeiten eines neuartigen Vorstellungs- und Erinnerungsleben, die die weitere Entfaltung des kindlichen Seelenwesens kennzeichnen.

Metamorphose des Gedächtnisses

Insbesondere auf die Metamorphose des kindlichen Gedächtnisses von einem *mehr physisch-leiblichen Erleben* zu einem *geistig-seelischen Erleben* (84, 198) ging Steiner in verschiedenen Vorträgen exemplarisch ein. Diesen zufolge besitzt das Kind vor dem Zahnwechsel ein *gewohnheitsmäßiges* Gedächtnis (309, 66) bzw. ein *gewohnheitsmäßiges Verhalten der Seele* (309, 41), das einen starken Leibesbezug hat – die Erinnerungsfähigkeit ist *eine solche, die mit einer gewissen elementaren Kraft noch aus dem Organismus dasjenige, was das Kind in der Erinnerung vorstellt, herausschießen läßt* (319, 94). Das Gedächtnis vor dem Zahnwechsel ist die *Vollziehung von innen heraus sich äußernder Gewohnheiten* (84, 198), d.h. von Gewohnheiten, die gewissermaßen körperliche Eigenschaften sind (311,62) und als innere Geschicklichkeiten aus dem wiederholten, imitierenden Handlungsvollzug erwachsen (304a, 126). Insofern sprach Steiner bei Betrachtung der mnestischen Fähigkeiten dieser Lebensperiode von einem *physisch-leiblichen Erleben.* Die selbständige *Kraft des Erinnerns* arbeitet sich dann am Ende des ersten Lebensjahrsiebtes aus dem organischen Bezug heraus (218, 276) – der aktive Erinnerungsvollzug des Kindes wird seelische Leistung, die sich zwar auf die leibliche Organisation stützt (s. S. 653ff.), deren Inhalt jedoch nicht mehr situationsbedingt aus dem Körperleben *herausschießt.* Vielmehr muß das Kind nun eine Kraft aufbringen, *um sich die Dinge, die an es herantreten, wirklich zu merken, um sich an sie zu erinnern* (304, 40). Im so verwandelten Erinnerungsprozeß des Kindes tritt dann auch erstmals das Gefühl auf, *daß man zurückgeht auf das Erlebte* (319, 94), das Kind also innerlich in der Vorstellung *wie in einer Art von Rückschau die gehabten Erlebnisse überblickt* (304a, 126). Die nach dem Zahnwechsel mögliche *ganz andere Art von Gedächtnis* (304, 40) impliziert des weiteren, daß nun erstmals eine wirkliche Bildgestaltung des seelisch Erlebten auftritt, während es den für das frühe Gedächtnis konstitutiven Gewohnheiten nicht eigen ist, *innerlich verbildlicht* zu werden (309, 42), sie vielmehr selbst auf einer Aus-Bildung organischer Substanz beruhen: *Das Kind [vor dem Zahnwechsel] will mit seinen Bewegungen nachmachen, was es gesehen hat; es will nicht ein Bild entstehen lassen* (309, 55).

physisch-leibliches Erleben und selbständige Erinnerungskraft

Entfaltung der freien Vorstellungskraft

Neben der *veränderten Erinnerungskraft* verfügt das Kind nach geisteswissenschaftlicher Erkenntnis auch über eine *veränderte Vorstellungskraft* (304, 77), wobei letztere geradezu die Grundlage der ersteren zu sein scheint. Denn erst nach dem Zahnwechsel sondert sich *inneres Wollen* von *gedanklichem Erleben* (304a, 126), entsteht die Möglichkeit, gestützt auf einen innerlich verhärteten Organismus (311, 26), eine seelische Arbeit im Vorstellungsmäßigen bzw. *bewußt Willensgemäßen* auszuführen (304, 40) und damit Gedanken und Begriffe so zu konturieren, daß sie sich zu Erinnerungsvorstellungen zu *befestigen* vermögen (B 107, 43), *erinnerungsmäßig bleiben können* (301, 24). So ist die Entfaltung der *freien, selbständigen* Gedankenkraft nach Steiner mit der Möglichkeit eines geistig-seelischen Erinnerungsvollzuges notwendig verbunden und wird geradezu zum Kennzeichen des kindlichen Seelenlebens nach dem Zahnwechsel.

Etwas ausführlicher sprach Steiner in seinen Vorträgen auf dem ersten anthroposophischen Hochschulkurs (September/Oktober 1920) noch über eine weitere Metamorphose *ätherischer* Kräfte und brachte die nach dem Zahnwechsel sich entfaltende *Fähigkeit des Mathematisierens* mit vordem *lebensvoll tätigen* organischen Kräften in Verbindung, von denen er sagte: *Es existiert in uns etwas bis zu diesem Zeitpunkt [des Zahnwechsels], das mathematisiert, das uns innerlich durchmathematisiert* (322, 38f.). Damit aber meinte Steiner die frühkindlichen Tätigkeiten von *Lebenssinn*, *Bewegungssinn* und *Gleichgewichtssinn*; wie bereits in früheren Darstellungen zur Sinneslehre wies Steiner darauf hin, daß der Ausbildung dieser inneren Sinnesfähigkeiten am Lebensbeginn eine Wirksamkeit der entsprechenden *Sinnesformkräfte* vorausgeht, die dem Aufbau des *physischen Menschen* dienen –, der dann *in den entsprechenden Sinnesgebieten empfunden wird* (1910 – 45, 126). So sind die Sinnesformkräfte des *Lebenssinnes* in der *Vitalität* des kindlichen Organismus tätig, Entsprechendes gilt für die beiden anderen Sinne (322, 39f.). Alle drei Tätigkeiten der *Sinnesformkräfte* entsprechen zusammen einem *lebendigen Mathematisieren*, einer am werdenden Leib tätigen *ganzen Mathematik*, von der Steiner sagte, daß sie zwar mit dem Zahnwechsel nicht völlig *absterbe*, aber als organisch-organisierende Kraft *weniger deutlich* werde, denn: *Das, was da innerlich im Menschen tätig ist durch Gleichgewichtssinn, durch Bewegungssinn, durch Lebenssinn, das wird frei. Die latente Mathematik wird eine freie, wie die latente Wärme eine freie Wärme werden kann. Und wir sehen dann, wie dasjenige, was als Seelisches zunächst den Organismus durchwoben hat, durchseelt hat, wie das als Seelenleben frei wird, wie die Mathematik aufsteigt als Abstraktion aus dem Zustande, in dem sie zuerst konkret im menschlichen Organismus gearbeitet hat* (322, 41, vgl. a. 311, 26; bzgl. der im Gliedmaßenbereich tätigen und im mathematische Vorstellungsleben *gespiegelten* Kräften des erwachsenen Menschen s. S. 572ff.; zu weiteren Metamorphosen von Teilkräften des kindlichen *Ätherleibes* s. a. 276, 142).

Sinnesformkräfte und Sinnesfähigkeiten; leibliches Mathematisieren und mathematische Fähigkeiten

Mit dem Zahnwechsel bzw. den ihn bedingenden Veränderungen im Konstitutionsgefüge des Organismus wird die Art des Denkens und Vorstellens, aber auch des kindlichen Gefühls-, Empfindungs- und Willenslebens *ganz anders* als zuvor (79, 55); das Kind tritt aus der Entwicklungsphase des zentralnervös bestimmten, umweltlich geprägten Leibaufbaues heraus, entfaltet zunehmend ein leibbefreites Seelenleben, beginnt sein zweites Lebensjahrsiebt.

Vom Zahnwechsel bis zur Geschlechtsreife und Adoleszenz

Die Ausbildung des Rhythmischen Systems an der Umwelt – die Harmonisierung von Atmung und Blutzirkulation, Nerven- und Stoffwechselprozess

Bildungsfähigkeit des rhythmischen Atmungs-Herzsystems

Was ist am Kinde am regsten? Gerade die Gehirntätigkeit! Von dieser strahlt aus die plastische Gestaltung des ganzen Leibes. Am regsten ist diese bis zum Zahnwechsel. Beim Zahnwechsel überträgt sich diese Bildungsfähigkeit auf das Atmungs-Herzsystem und bis zur Geschlechtsreife hat man es mit diesem zu tun […] (19.1.1922 – 210, 64). Sich selber ausbildend und seine Gestaltungskraft der weiteren Leibesorganisation zur Verfügung stellend, steht das *Rhythmische System* nach Steiner im Mittelpunkt der physiologischen Werdeprozesse im zweiten Lebensjahrsiebt. Es *prädominiert organisch* (307, 122), ist *im weitesten Sinne das Maßgebende* innerhalb des kindlichen Gesamtorganismus (304a, 99): *Der Atmungs-Rhythmus, der Blut-Rhythmus, der ganze Rhythmus herrscht zwischen dem Zahnwechsel und der Geschlechtsreife des Kindes. Nur der Rhythmus!* (311, 116; vgl. a. 305, 109.)[412]

Bevor das *Rhythmische System* ausstrahlend in die Bildevorgänge des Leibes einzugreifen vermag, wird es selbst ausgebildet, entwickelt (307, 121). Dies geschieht – ebenso wie im ersten Lebensjahrsiebt, jedoch in modifizierter Weise – an der Umgebung, die nun den *ganzen inneren Rhythmus des Organismus* ergreift (304, 195). In seinem Notizbuch hielt Steiner am 23.11.1921 fest: *Mit dem Zahnwechsel tritt der Rhythmus ein – das Kind gibt sich der Umgebung und seinem Seelisch-Geistigen hin und nimmt deren Eindrücke willig und mit Gefühlsanteil auf. Es bildet sich die Brustorganisation an der Umgebung* (B 21, 8). Das Kind nach dem Zahnwechsel nimmt die Eindrücke *mit Gefühlsanteil* auf, d.h. es ist *aus dem Sinnesorgan ganz Seele geworden* (305, 18), lebt nicht mehr primär in der exponiert-imitierenden Nachahmung des Wahrgenommenen, sondern öffnet sich seelisch der Welt. Mit dem in der Zahnwechselepoche freigewordenen Gefühlselement (303, 172), mit einer Innerlichkeit, die aufgrund der seelisch-geistigen Emanzipation und konsekutiven Spezialisierung der Sinnesbezirke möglich geworden ist (309, 59; s. a. 218, 233), lebt es empfindend in der Welt und bildet an ihr den *Gefühlsmenschen* (307, 88), physiologisch gesprochen sein *Rhythmisches System* aus.

ein Sinnesorgan wird Seele – zur Entwicklung des „Gefühlsmenschen"

In dieser Zeit erfährt – so Steiner (303, 158) – das Kind einen innerlichen Drang, sein anfänglich leibbefreites Seelensein zu erleben – *allerdings unbewußt, instinktartig, als Rhythmus, als Takt, die sich zunächst im eignen Leib abspielen*. Es hat eine Sehnsucht nach dem *Abspielen* von Rhythmus und Taktmäßigem in der eigenen Organisation (ebd.). Der Außenwelt zugewandt, gehört das kindliche Interesse nun nicht mehr der Geste, sondern der

Sprache (310, 52; 304, 40f.); *ganz Zuhörer und Musiker* (304, 198), hat es – insbesondere vom Zahnwechsel bis zum ca. neunten Lebensjahr (303, 159f.) – das Bestreben, das Gehörte rhythmisch und taktmäßig in seiner inneren Organisation auszuleben, das Musikalische nicht wie bis dahin plastisch, sondern vielmehr in *inneres Taktmäßiges, Rhythmisches* umzusetzen: *Es vibriert mit. Es bildet innerlich dasjenige nach, was es äußerlich wahrnimmt* (303, 160). Die in Sprache und Musik wirkenden, die kindliche Hauptesorganisation lediglich als *Durchgangspunkt* benützenden Kräfte (302a, 28/30) ergreifen nicht primär die Leibessubstanz – sie (bzw. die *Nachbilder* der Eindrücke) sind nicht mehr stofflich-plastisch organisierend, sondern bleiben innerhalb des *Rhythmischen Systems*, im Sinne eines innerlich musikalischen Elementes (303, 160). Aus dem *plastischen Künstler nach innen* wird ein *musikalischer Künstler nach innen* (303, 176; s. u.), der nach dem neunten Lebensjahr dann in zunehmender Weise beginnt, wirkliches Verständnis für Rhythmus und Takt zu erwerben und dem anstelle der inneren Nachbildung die kognitive Vergegenwärtigung eines äußerlich-musikalisches *Gebildes* progressiv gelingt (303, 161).

„Zuhörer und Musiker"

Die Ausbildung des *Rhythmischen Systems* impliziert die Harmonisierung von Atmungs- und Blutzirkulationsrhythmik, d. h. die Entwicklung einer *innerlichen musikalischen Struktur* als *Verhältnisrhythmus* beider Bewegungen (310, 142) – und damit die Erringung eines Gleichgewichtes zwischen *oberem* und *unterem Menschen*, zwischen *Nerven-Sinnes-* und *Stoffwechsel-Gliedmaßensystem* (vgl. S. 495ff.). Dabei ist nach Steiner die sich zwischen Atmungs- und Zirkulationssystem abspielende *qualitative innere Dynamik* (304a, 27), ist das Ineinanderwirken von Atmung und Blutzirkulation dadurch gekennzeichnet, daß die Atmung bis zum neunten Lebensjahr *präponderierend* ist (311, 63), um sich dann schrittweise der Blutzirkulation anzupassen, sich in dieselbe richtig *einzuschalten* (311, 63/110). Am 26.3.1923 sagte er in Stuttgart: *Zwischen dem neunten und zehnten Lebensjahre liegt der Lebenspunkt, wo das, was vorher in der Atmung lag, was vorher im oberen Menschen noch verankert war, im wesentlichen übergeht auf die Blutzirkulation, wo innerlich-organisch in dem Kinde jene großartige Richtung ausgeführt wird zwischen eins und vier, zwischen den ungefähr achtzehn Atemzügen in der Minute und den zweiundsiebzig Pulsschlägen. Dieses Verhältnis zwischen Atmung und Blutzirkulation richtet sich in diesem Lebenspunkte ein* (304a, 46). Indem sich Atmung und Blutzirkulation und damit auch Nerven-Sinnesprozeß und Stoffwechseltätigkeit harmonisieren und das vorbestehende Übergewicht der oberen Prozeßformen zugunsten von Stoffwechsel und Blutzirkulation ausgeglichen wird, verändern sich – wie Steiner in seinem zweiten medizinischen Kurs im Frühjahr 1921 andeutete – u. a. die Ernährungs- und die Gleichgewichtsprozesse; war bis zum neunten/zehnten Lebensjahr das ich-

die Ausbildung des Rhythmischen Systems als Verhältnisgleichgewicht des oberen und unteren Menschen

die Änderung der Ernährungsprozesse – vom unteren „Einkapseln" des Ichs

hafte Eingreifen in die Substantialität der Stoffe vom Haupte geregelt, dominierte die vom *oberen Menschen* aus wirkende Individualität, das *obere, abbildlich* wirkende *Ich* (und indirekt der Atmungsrhythmus), so kommt es nun zu einem *Einkoppeln des Ich in den menschlichen Organismus von unten her* (313, 73), d.h. zu einem verstärkten Einwirken der Stoffwechsel-Blutprozesse auf die menschliche Mitte und damit konsekutiv zu einer Begegnung der ichdurchdrungenen Stoffwechselprozesse mit dem *oberen System: [...] Die Werkzeuge des Ich, die Polarität des Ich, also das Untere des Ich, das sich mit dem Oberen begegnet, das setzt sich erst in ein richtiges Verhältnis [...]* (313, 71). Das *tätige* (im Unterschied zum *abbildlichen*) *Ich* entwickelt nun eine *aufsteigende* Wärmeströmung, die das Gegenbild der frühkindlichen Durchwärmung über die Hauptesorganisation darstellt (vgl. S. 714ff. sowie Anmerkung 406) und *von dem Erfassen der aufsteigenden substantiellen Kräfte über die Nahrung, der Hinüberleitung in die Zirkulation, in das Atmen und dann in das Kopfsystem abhängt* (313, 78): *Es muß das Anfassen des Ich an den Kräften der äußeren Stoffe hinaufwandern durch Zirkulation und Atmung bis in das richtige Eingreifen in das Kopfsystem* (313, 75).

Änderung der Gleichgewichtsprozesse

Die physiologische Relevanz dieser Zusammenhänge für die kindlichen Ernährungsvorgänge nicht weiter ausführend, wies Steiner – ebenfalls in Andeutungen – weiter darauf hin, daß die *Entwickelung des Ich von unten nach oben* auch für die Aufrichte- oder Gleichgewichtsprozesse von Bedeutung ist; denn die vor dem Zahnwechsel entscheidende *elementare Aufrichtekraft* wird – so Steiner (313, 79) – *unterstützt von dem, was von oben nach unten strömt*, nimmt dann aber in der Mitte des zweiten Lebensjahrsiebtes zugunsten der von unten nach oben strömenden Kräfte ab, so daß nun ein neues Gleichgewicht in mittiger Begegnung erreicht werden muß.

Die Entstehung eines verinnerlichten Selbstbewusstseins

Das in der Zeit des neunten bis zehnten Lebensjahres gelingende Auffinden einer physiologischen Mitte in der Rhythmisierung von Atmung und Blutzirkulation ist, wie Steiner formulierte, organischer Ausdruck für tiefe seelische Vorgänge (ebd.), Manifestation einer hochbedeutsamen Umgestaltung des seelischen und des *leiblich-physischen* Erlebens (301, 124). In seinen pädagogischen Vortragskursen sprach Steiner von einem zu überschreitenden *Rubikon* (304, 47), einem *Knotenpunkt des Lebens* (194, 128) – neun- bis zehnjährig erlebt das Kind die mit dem stoffwechselzentrierten *Einkoppeln des Ich* verbundenen Konstitutionsveränderungen in der Weise eines veränderten *Ich-Bewußtseins* (194, 129). Aufgrund eines *Sichregens der Ichkraftnatur* (217, 153), einer nach innen gewandten *Ich-Geburt* (vgl. 313, 69), ist es dem Kind nunmehr möglich, *mit vollem Bewußtsein zu sich Ich zu sagen* (310, 73). Es vollzieht sich der Selbstvergegenwärtigungsprozeß des dritten Lebensjahres (s. S. 129ff. und S. 352ff.) neuerlich in gesteigerter, vergeistigterer Weise: *Das Ich-Bewußtsein kommt [...] in geistigerer Form zurück, während es mehr seelisch so im zweiten oder dritten Lebensjahr ist* (194, 129). Das ca. neunjährige Kind wird seines *verstärkten* und *vertieften* (B 31, 12), im oberen und unteren Organismus verankerten *Ichs* gewahr, lernt sich von seiner Umgebung, allem äußeren *Nicht-Ich* zu unterscheiden bzw. abzulösen (301, 83), differenziert erstmals zwischen Subjekt und Objekt (311, 43). Zuvor hatte es sein *Ich* zwar seelisch *erfühlt* (206, 102), doch waren ihm *Ich-Gefühl* und *Welt-Gefühl* nicht auseinandergefallen (309, 74), waren vielmehr stets miteinander verflochten (311, 109).[413]

Sichregen der „Ichkraftnatur"

Differenz zwischen Selbst und Welt

Mit dem sich entwickelnden *Begriff* der eigenen Individualität (206, 102) geht einher, daß das Kind aus seinem *Ich* heraus nun damit beginnt, empfangene Eindrücke innerseelisch zu verarbeiten; entgegen der bisher im Denken, Fühlen und Wollen gelebten Hingabe an die Umwelt wird nun das Denken gewissermaßen in das Kind *hineingenommen* (B 21, 7). Sich solchermaßen in seinem Selbst erfassend und ergreifend – ein Prozeßgeschehen, das sich nicht zuletzt am kindlichen Ringen um die seelische Durchdringung des gesprochenen Wortes entfaltet (304a, 40ff., s. u.) – wird das neunjährige Kind mitmenschlich begegnungsfähig, erkennt im Gegenüber ein wirkliches Du; am 31.12.1921 sagte Steiner vor Pädagogen in Dornach: *Die anderen Menschen, die das Kind vor dem Zahnwechsel in ihren Bewegungen, in der Sprache, selbst in den Empfindungen auf imponderable Weise nachahmt, die sind vom Kind noch nicht so empfunden, daß es auf deren eigenes Wesen, auf deren inneres Wesen hinschauen kann. Das Kind bis zum siebenten Jahre empfindet eigentlich den anderen Menschen in Wahrheit noch gar nicht ordentlich als anderen Menschen, sondern als etwas, mit dem es wie mit seinen Armen oder mit seinen Beinen verbunden ist. Es sondert sich noch nicht heraus aus der Welt. Mit dem Zahnwechsel, mit dem selbständig durch Atmung, Zirkulation wirkenden Gefühlssystem, sondert sich das Kind ab von dem anderen, und daher wird ihm der andere Mensch ein Wesen mit einer Innerlichkeit* (303, 172f.).

die Erfahrung des Gegenübers

„ein Wesen mit einer Innerlichkeit"

In dem skizzierten Entwicklungsalter, das zu einer vertieften Individualisierung des Kindes, zu einer verstärkten *Ich*-Durchdringung des Leibes und einer zunehmenden Distanzierung von Um- und Mitwelt führt, vollzieht sich erstmals während des Schlafes die wirkliche Loslösung der kindlichen Geistseele vom belebten Organismus. Am 7.8.1921 führte Steiner hierzu in Dornach aus: *Das [jüngere] Kind ist, namentlich mit seinem Ich, sehr innig verbunden mit seinem physischen und mit seinem ätherischen Leib, auch wenn es schläft. Aber von diesem Zeitpunkte an beginnt das Ich wie ein selbständiges*

Wesen aufzuleuchten, wenn eben Ich und astralischer Leib nicht an den Funktionen des Ätherleibes und des physischen Leibes teilnehmen (206, 102f.; vgl. a. S. 738ff.).

Die progrediente Ausbildung von Muskel- und Skelettsystem an der Rhythmischen Organisation und die Erlangung der Erdenreife

Das neun- bis zehnjährige Kind gewinnt eine Mitte, aus der heraus Leben und Erleben sich neu zu konfigurieren vermögen; wie Steiner wiederholt in Vorträgen deutlich machte, wird das *Rhythmische System* zum bildenden Zentrum des Kindesorganismus im zweiten Lebensjahrsiebt (304, 198; vgl. S. 728ff.). Zwar existiert auch weiterhin eine in kranio-kaudaler Richtung wirkende und gegen Ende des zweiten Lebensjahrsiebtes erneut an Intensität gewinnende Hauptesströmung oder -strahlung (317, 57/102), jedoch geht die entscheidende *Lebensentwicklung* des Leibes nun vom *Brustmenschen*, von Atmung und Zirkulation aus (293, 175). Bei abgeschlossener *Formentwicklung* (ebd.) – *der eigene Leib ist formgemäß aus dem Ganzen herausgebildet* (B 31, 21) – wird der kindliche Leib nun durch die rhythmische Organisation *zur Anpassung an sich selbst* gebracht (ebd.); *ausstrahlend* (314, 128; 311, 157) dominiert ein funktionelles System, das über große heilende Kräfte verfügt und den Organismus zu einer harmonischen *Lebensentwicklung* bringt (vgl. 229, 75; 314, 125; 316, 194; 348, 33/37/51).

Hinorganisation des Organismus auf das Musikalische

Rudolf Steiner sprach von einer rhythmusgeleiteten *Hinorganisation des ganzen menschlichen Organismus auf das Musikalische* (311, 170), die das Nervensystem ebenso wie die kindlichen Stoffwechsel- und Bewegungsfunktionen mitumfaßt und sich innerhalb der *ätherischen* oder *Bildekräfte*-Sphäre vollzieht (302a, 29f.). Besondere Betonung legte er dabei auf die sog. *Anpassung* des *Gliedmaßensystems* an die rhythmische Organisation (bzw. den *zweiten*, nach dem Zahnwechsel herausgebildeten Atmungsorganismus – 348, 51), die sich etappenweise innerhalb des zweiten Lebensjahrsiebtes vollzieht. Am 31.12.1921 sagte er vor Pädagogen: *Das Kind bildet sich ja in dieser Zeit durch die andersartige Wirkung seines Äther- oder Bildekräfteleibes auch so aus, daß sich die Gliedmaßen in dieser Zeit stark verlängern, daß das Muskel- und Knochenleben, das Skelettleben in dieser Zeit eine besondere Rolle spielt und sich dem Atmungs-, dem Zirkulationsleben anpassen will. Das Kind wächst in dieser Zeit so, daß die Muskeln mitvibrieren, zum Teil in besonders hervorragendem Maße mit dem Atmungs-, mit dem Zirkulationsrhythmus, daß das ganze Wesen des Kindes einen musikalischen Charakter annehmen will. Während das Kind vorher plastisch tätig war an seinem eigenen Leibe,*

Anpassung der Gliedmaßenorganisation an das Rhythmische System *fängt es jetzt an, ein Musiker zu werden, ein unbewußter, der nach dem Inneren hineinarbeitet* (303, 159). Im einzelnen machte Steiner geltend, daß ab dem ca. zehnten Lebensjahr die Muskeln des Kindes ein *intimes Verhältnis* zum Atmungs- und Zirkulationssystem gewinnen, sich gewissermaßen zur rhythmischen Organisation *hinüberneigen* (303, 204), sich nach Pulsschlag und Atmung richten (210, 64); das Kind lebt dann von seinem Blutsystem aus innerhalb der muskulären Organisation (305, 110), deren Wachstumsprozesse sich so vollziehen, *wie es das im Inneren abgeschlossene rhythmische System vermag* (303, 204): *Wenn das Kind gegen das 10. Jahr kommt, dann entwickelt sich dasjenige, was im Atmungs- und im Blutzirkulationssystem drinnen waltet, der Takt, der Rhythmus, der da drinnen ist, die entwickeln sich in das Muskelsystem hinein. Die Muskeln werden vom Blut versorgt, und das Blut vibriert in die Muskeln so hinein, wie der Mensch innerlich ist. So daß der Mensch zwischen dem 9. und 11. Jahre sein Muskelsystem so ausbildet, wie es seinen innerlichen rhythmischen Anlagen gemäß ist* (305, 109). Die Gliedmaßenbewegung des Kindes vollzieht sich in dieser Entwicklungsperiode in einem primären *Appell an das Muskelsystem*, der mit einem *Mitschleppen* der *Knochenform* bzw. des köchernen, in das Muskelsystem *eingeschalteten* und ihm folgenden Skelettes verbunden ist (303, 204f./305, 109); wie Steiner sagte, greift der seelisch-geistige Bewegungsimpuls unmittelbar an der muskulären Organisation an, die bewegungssensitiven *motorischen* Nerven nehmen wahr, was in den *Muskeln liegt* (303, 208f.).

die Ausstrahlung in das Knochensystem

Wenn das 11., 12. Jahr herankommt, dann strahlt dasjenige, was im rhythmischen System und im Muskelsystem ist, in das Knochensystem, in das ganze Skelett hinein (305, 109). Die Muskeln beginnen nun, *sich durch die Sehnen mit den Knochen zu befreunden* (210, 64; s. a. 303, 161), ihr Wachstum stellt sich in die Mechanik und Dynamik des Knochensystems hinein (303, 205), wird von diesem beherrscht (305, 110): *Da wenden sich die Muskeln von ihrem intimen Verhältnis zum Atmungs- und Zirkulationssystem ab und wenden sich zum Knochensystem, zum Skelett hin, entwickeln sich so, daß sie sich von da ab an das Skelett anpassen* (303, 204). Die Bewegungsgestalt ergibt sich nun dadurch, daß die Kinder *auf ihre Füße so treten, daß sie immer versuchen das Gleichgewicht zu finden, daß sie das Hebel-Gleichgewicht, das Maschinelle des Skelettsystems innerlich fühlen* (305, 110), wobei die sensitiven Nervenprozesse die damit verbundenen Vorgänge in Muskel und Knochen erspüren und vermitteln (303, 209). Im seelischen Bereich ist das Kind nach dem *Übergang vom weichen [Muskel-]System [...] zum ganz harten [Knochen-]System* (ebd.) nun dazu in der Lage, ein innerliches Verständnis *von Ursache und Wirkung, von Kraft und vom demjenigen, was als Aufrechtes gefühlt wird, was als Horizontales gefühlt wird u.s.w* zu entwickeln, d.h. es setzt sich nun seelisch-geistig bis ins knöcherne Skelett und die in ihm wir-

Umorientierung der Muskulatur

Kausalitätsbegriff und logisches Vermögen

kenden Gesetzmäßigkeiten hinein fort (305, 110). Ihm gelingt nun, sein denkerisches Vermögen in Verbindung mit den Willenskräften zu bringen (307, 88) und es erwirbt sich so schrittweise die Fähigkeit zur logisch aufgebauten Gedankenbildung. Am 31.12.1921 hieß es in Dornach: *[...] Dieses Einbeziehen des Sehnenlebens, der Verbindung von Knochen und Muskeln, das ist der äußere, physische Ausdruck für das Hineinsegeln aus dem bloß gefühlsmäßigen rhythmischen, taktmäßigen Elemente in dasjenige, was nun logisch ist, was nun nicht mehr Rhythmus und Takt hat* (303, 161).

Sinnenreife, Atemreife und Erdenreife

Steiner beschrieb den Entwicklungsprozeß im ersten und zweiten Lebensjahrsiebt damit als eine in kranio-kaudaler Richtung sich vollziehende seelisch-geistige (bzw. ichhafte – 302a, 55) Durchdringung des Organismus; das Geistig-Seelische erfaßt *vom Kopf aus den ganzen Menschen*, arbeitet sich dann von oben nach unten, von Atmung zu Blutzirkulation, durchdringt die Muskeln, *ergreift zuletzt die Knochen* (210, 64), wodurch *Sinnenreife*, *Atemreife* und schließlich *Erdenreife* sukzessive erreicht werden (317, 18); es ist dies der Prozeß einer progredienten Gewinnung der Leibesperipherie und damit ein etappenweise gelingendes Sich-Aufschließen gegenüber der Außenwelt – *das Kind geht gewissermaßen mit seiner Seele ganz von innen nach außen* (311, 109; s.a. 304, 114). Kulminierend in der Individualisierung der Bewegungsorgane (307, 88) und schließlich in der Fortpflanzungsfähigkeit der Pubertätszeit, erobert das Kind sich durch seine seelisch-geistigen, leibgestaltenden und -instrumentalisierenden Kräfte die eigene Lebenswirklichkeit und vollzieht eine innerliche Anpassung an die ihn umgebende Welt: *Beim ganz kleinen Kind sitzen die plastizierenden, gestaltenden Kräfte im Gehirn; die strahlen von da aus. Dann geht die Sache an die Muskeln über. Und wenn der Mensch im zwölften Jahr angekommen ist, setzt er seinen ganzen Menschen ins Skelett hinein, und dann geht es heraus in die Welt, dann erst geht es heraus. Der Mensch geht durch sich durch und kommt dann in eine Beziehung zu der ganzen Welt. Zuerst Kräfte des Kopfes; diese Kräfte des Kopfes werden dann später in die Muskeln hineinergossen, dann in die Knochen hinein; der Mensch setzt sich in die Knochen hinein, und wenn er geschlechtsreif geworden ist, setzt er sich in die ganze Welt hinein. Da steht er erst in der Welt in Wirklichkeit drinnen. [...] [Der Mensch] arbeitet sich durch das Atmungs-, durch das Zirkulationssystem bis zum Knochenansatz der Muskeln durch. Er arbeitet sich ganz an seine menschliche Peripherie heran und bricht mit der Geschlechtsreife in die Außenwelt hinein. Er steht dann voll in der Außenwelt darinnen* (303, 205f./238).

die Beziehung zur Außenwelt

Wesensgliederdominanz und Beziehung zur irdischen Kräftewelt

Das erste Lebensjahrsiebt bis zum Zahnwechsel ist durch die von *Ich-* und *astralischer* Organisation bestimmten zentralnervösen Gestaltungsvorgänge, die Zeit vom Zahnwechsel bis zur Pubertät vorzugsweise durch eine vom *Rhythmischen System* ausgehende *astralisch-ätherische* Wirkung (s.u.), die auf die Geschlechtsreife folgende Entwicklungsperiode aber durch ein Vorherrschen der *ätherisch-physischen* Organisation bestimmt (314, 130). Der skizzierte Gesamtvorgang kann nach Steiner auch als eine etappenweise sich entfaltende Anpassung der übersinnlichen menschlichen Wesenheit an die irdischen Verhältnisse verstanden werden – erst in der Pubertätszeit ist der jugendliche Mensch nach einer *grandiosen Metamorphose* (303, 242) verantwortlich[414] ganz in dieselben *hereingestellt* (316, 152f.) und von ihnen in gewisser Hinsicht auch abhängig (348, 54). Er steht erst in dieser Zeit in einer realen Beziehung zur irdischen Kräftewelt, gliedert sich in die Erde und die Erde in sich ein (316, 153 u. B31, 21),[415] was u. a. zu einem neuerlichen *Zusammenstoßen* von (erdverbundenem) *Stoffwechsel-* und (kosmisch organisierten) *Nerven-Sinnessystem* führt, wobei nunmehr im Unterschied zur Zahnwechselperiode der Einfluß der Stoffwechselkräfte überwiegt (314, 122).

Das *Hineintreten in die Welt* (303, 243) bzw. die *Erdenreife* (317, 18) bedeutet nach Steiner, daß der Jugendliche dazu in der Lage ist, in leibbefreitem Fühlen (307, 85) die *Kraft des Liebens für alles dasjenige, was in seiner Umgebung ist,* zu entwickeln (303, 243; s. a. 302, 73), worin Sexualität und Geschlechtsreife eingeschlossen sind (*Nur eine besondere Nuance, ein Herausgehobenes aus dem allgemeinen Lieben ist die Liebe zwischen Mann und Weib. Nur wenn man sie in dieser Spezialisierung ansieht, dann versteht man sie eigentlich recht, und dann versteht man auch recht ihre Aufgabe in der Welt.* 303, 243). Das Auftreten der Geschlechtsreife ist demnach *alleräußerstes Symptom* für die vollständige Wesensumwandlung des Kindes bzw. Jugendlichen im zweiten Lebensjahrsiebt (307, 79), die auch eine Veränderung des Gesamtstoffwechsels (durch die *Abgabe* von einem Teil der Stoffwechselkräfte zugunsten der Geschlechtsorgane) beinhaltet (314, 131).

„die Kraft des Liebens"

Die Kräftedynamik des puberalen Stimmwechsels und die innerliche Aneignung gesprochener Sprache

Deutlicher Ausdruck der zunehmenden Eingliederung in die irdischen Kräfteverhältnisse ist der zur Pubertätszeit einsetzende Stimmwechsel des Jugendlichen; in einem pädagogischen Vortrag sagte Steiner am 4.1.1922 in Dornach: *Dasjenige, was der Mensch an Verwandlung seiner Stimmlage aufbringt, ist etwas ihm von außen, von der Welt Aufgedrängtes, das ist etwas, wodurch er sich mit seinem innersten Wesen in die äußere Welt hineinstellt. Es ist einfach, daß nun beim Kehlkopf nicht nur die Weichteile nach der Anlehnung an die Knochen hinarbeiten, sondern es ist ein leises Verknöchertwerden des Kehlkopfes selber, was da auftritt, und im Grunde genommen ein Herausgehen des Kehlkopfes aus dem bloßen inneren Menschensein in das Weltsein* (303,

physiologische Situation des Stimmbruchs

242f.). Die dem Jugendlichen von der Erdenwelt *aufgedrängte* Stimmverwandlung wird physiologisch durch ein *Heraufschlagen* der Stoffwechselkräfte (314, 122) bzw. ein *Heraufwirken* der Verdauung bis in den Atmungsorganismus (348, 52) realisiert, wodurch die Stimme nicht länger alleinige *Ausdrucksform* des *Nerven-Sinnessystems* bleiben kann (314, 122), sondern vielmehr in die Einflußsphäre der *unteren Organisation*, des *unteren Ichs* (s. o.), seelisch gesprochen der menschlichen Willenskräfte, gerät. Diese lokalisieren (301, 23) bzw. *stauen* sich, wie Steiner (201, 150) sagte, *aufschießend* am Ende des zweiten Lebensjahrsiebtes in der Kehlkopf- bzw. Sprachorganisation (und *kämpfen* dort mit den innerhalb des *Rhythmischen Systems* verinnerlichten musikalischen Kräften der Außenwelt – 302a, 29ff.), um sich dann *filtriert* und *verseelt* in den Denkprozessen des Hauptes geltend zu machen: *[...] Von dem Zahnwechsel bis zur Geschlechtsreife, da drängt sich [...] der Wille so durch, daß wir beim Knaben das Erlebnis des sich durchdrängenden Willens in dem Stimmwechsel, in dem Mutieren der Stimme haben* (301, 58).[416] Dies hat nicht nur Auswirkungen auf die Stimmhöhe des Jugendlichen, sondern zeitigt vielmehr ein vollständig verändertes Spracherleben und -verhalten (*Das Kind bekommt zwischen dem Zahnwechsel und der Geschlechtsreife ein ganz anderes Verhältnis zur Sprache.* 304a, 47). Hatte bis dahin die kindliche Sprache unter dem Einfluß jener Umgebung ge-standen, an der sie nachahmend ent-standen war[417], so ermöglicht nun vornehmlich das Eindringen des *freien Willens* in die Sprache (334, 237) eine vollständige *Umgestaltung* derselben im Sinne einer *innerlichen Aneignung* (301, 23/22) oder Durchseelung des gesprochenen Wortes.

das Eindringen des freien Willens in die Sprache

An der Sprache ereignet sich im Verlauf des zweiten Lebensjahrsiebtes ein *Erfassen des Menschen gegenüber dem eigenen Selbst*, indem der Jugendliche den aus dem *Rhythmischen System* sich herausbewegende Laut *immer intensiver und intensiver mit seinen Gedanken, mit seinem Empfinden, mit seinem Wollen sich zusammengliedert* (304a, 40). In seinem Ilkleyer Vortrag vom 8.8.1923 hob Steiner besonders hervor, daß sich innerhalb dieses Prozesses die Sprache vom körperlichen Organismus loszulösen beginne und explizierte dies am Beispiel der gesprochenen Lippenlaute. Seiner Darstellung zufolge werden die Lippen noch am Ende des ersten Lebensjahrsiebtes durch eine rein *organische Tätigkeit* bzw. durch die unwillkürlich in die Lippen schießende Blut- und Säftezirkulation bewegt. Dagegen *rückt* ab dem ca. 12. Lebensjahr die seelische Aktivität des Fühlens *auf* und bewegt durch Willkür die Lippen, die dann das Gefühlsmäßige des Sprechens, *das Liebevolle, das mit dem andern Sympathisierende und ihm die Sympathie Übertragende* zum Ausdruck bringen (307, 82). Steiner sprach von einer sich entwickelnden Beherrschung der Lippenbewegungen durch das menschliche Gefühl (307, 93), einem *wunderbaren Übergehen von der organischen Tätigkeit der Lippen zu einem seelischen Aktivieren der Lippentätigkeit*, einem *Bilden der Lippen in dem organisch-seelischen Wesen des Menschen* (307,82). Indem das jugendliche, sich auf ein ausgebildetes *Rhythmisches System* stützende Gefühlsleben sich im Verlauf des zweiten Lebensjahrsiebtes zunehmend von der Körperlichkeit emanzipiert (307, 80/89) und sich verselbständigt (301, 148), vermag es unter Instrumentalisierung der noch leibgebundeneren Willenskräfte sich sprachlich-kommunikativ zu offenbaren. So kommt es zu einer progressiven *innerlichen Aneignung* jener Sprache, die ursprünglich Teil eines organischen Nachahmungsprozesses war.

innerliche Aneignung der Sprache

Der Zusammenklang von Denken und Wollen und das Weltverhältnis des Jugendlichen

Wie Steiner am 4.1.1922 in Dornach ausführte, metamorphosieren sich die organischen Rhythmuskräfte zum Zeitpunkt der Geschlechtsreife – d.h. nach abgeschlossener *Rhythmisierung* auch des Muskel- und Knochensystems – zu *freier seelischer Tätigkeit* im Sinne einer sich entfaltenden Sensitivität *für ideale Gebilde, für das Phantasiemäßige* (303, 238f.), die das Pubertätszeitalter und die frühe Adoleszenz kennzeichnen. Zugleich bildet die altersentsprechende Entwicklung des *mittleren Systems* resp. des *Gefühlsmenschen* die Grundlage dafür, daß sich nun *Nerven-Sinnes-* und *Stoffwechsel-Gliedmaßensystem*, Denken und Wollen harmonisieren, miteinander verbinden, ineinander einschalten können: *[...] Indem wir in der richtigen Weise den Gefühlsmenschen zwischen dem siebenten und dem vierzehnten Lebensjahre ausbilden, bringen wir das, was von oben nach unten geht und von unten nach oben, in das richtige Verhältnis* (307,88). Sich der Außenwelt mit seinem Innenwesen exponierend und mit Willenskraft seine Sinnes- (218,233) und Denkprozesse durchdringend, ist der phantasiebegabte, *erdenreife* Jugendliche nunmehr in der Lage, eigenständige, freie Urteilskräfte zu entfalten (304, 114; 301, 202 u.a.): *Dann erst, [...] wenn der Mensch geschlechtsreif geworden ist und auf diese Weise physiologisch ein ganz anderes Verhältnis zur Außenwelt gewinnt als früher, gewinnt er auch in seinem seelischen und leiblichen, in seinem körperlichen Leben im umfassendsten Sinne ein ganz anderes Verhältnis zur Außenwelt als früher. Jetzt erst erwacht der Geist im Menschen. Jetzt erst sucht der Mensch in allem Sprachlichen das Urteilhafte, das Logische* (305, 21). Der Zusammenklang von *Nerven-Sinnessystem* und *Stoffwechsel-Gliedmaßensystem* bzw. von Denken und Wollen ermöglicht die Entfaltung von Willenskräften im Vorstellungsprozeß, die logische Schluß- und Urteilsgewinnung, zugleich aber auch das Geltendmachen von Vorstellungen im Willensleben, d.h. ein ideenmotiviertes bzw. -geleitetes Handeln (vgl. B21, 9).

Sensitivität für Ideale

Das Erwachen des Geistes

Die bisher skizzierten Entwicklungsprozesse des Kindes und Jugendlichen im zweiten Lebensjahrsiebt vollziehen sich als phänomenale Gegebenheiten vor dem Hintergrund einer im Unterschied zur frühkindlichen Epoche in altersspezifischer Weise veränderten *Wesensglieder*-Dynamik. Dabei ist es nach Steiner insbesondere der menschliche *Astralleib*, der sich in leiblichen und seelischen Vorgängen verstärkt geltend macht und mit der Geschlechtsreife schließlich in seine *volle Berechtigung* innerhalb der Gesamtkonstitution *eintritt* (206, 104) bzw. durch die veränderte Art seiner Wirksamkeit diese hervorruft (349, 107). Am 18.8.1924 sagte er in einem pädagogischen Vortrag: *Was ist […] mit dem astralischen Leib bei dem Kinde zwischen dem 7. und 14. Lebensjahre? Der kommt zur vollen Tätigkeit eigentlich erst mit der Geschlechtsreife. Da wirkt er erst ganz im menschlichen Organismus drinnen. […] Während zwischen der Geburt und dem Zahnwechsel der ätherische Leib gewissermaßen aus dem physischen herausgezogen wird, selbständig wird, zieht man zwischen dem 7. und 14. Jahre den astralischen Leib nun nach und nach an; […] Der astralische Leib zieht langsam in den menschlichen Leib hinein von allen Seiten. Die Linien und die Richtungen, die er verfolgt, das sind die Nervenstränge. Den Nervensträngen nach, von außen nach innen, zieht der Astralleib ein. Er fängt da an, von der Umgebung, von der Haut aus allmählich und dann sich innerlich zusammenzuziehen, den ganzen Körper auszufüllen. Vorher ist er eine lose Wolke, in der das Kind lebt. Dann zieht er sich zusammen, ergreift innig all die Organe, verbindet sich, wenn wir grob sprechen, chemisch mit dem Organismus, mit dem physischen und ätherischen Gewebe* (311, 99). Wie Steiner weiter ausführte, ist der Jugendliche dann *auf dem Lebenspunkt der Geschlechtsreife angelangt*, wenn sein *Astralleib* den *physischen* und *ätherischen* Leib völlig zu durchdringen vermag (ebd.).

die „volle Tätigkeit" des Astralleibes

völlige Durchdringung der belebten Physis

Bereits die im Verlauf des zweiten Lebensjahrsiebtes gelingende Ausbildung des *Rhythmischen Systems* vollzieht sich unter der wesentlichen Führung des *Empfindungsleibes* – nach Steiner durchzieht der bildsame Musikimpuls (s. o.) den kindlichen Organismus nach dem Zahnwechsel *vom Astralleib aus* (309, 48). Bis dahin *Sternenmensch*, verwandelt sich das Kind im zweiten Lebensjahrsiebt dadurch zum *Luftmenschen* (348, 54), daß es über die Atmung nun intensiver von den erdatmosphärischen *Kräften des Umkreises* durchdrungen wird (191, 49); der Atmungsprozeß wird in dieser Zeit durch die verstärkt wirksame *Astralität* erstmals ganz in den *physischen Leib eingeschaltet*, beeinflußt nun auch die nervösen Vorgänge (311, 100; vgl. S. 615ff.). Denn die Luft ist das *Lebenselement* des *Astralleibes* (271, 198), in ihr inkarniert er sich (vgl. S. 491ff.), *vibriert* im atmungshaft Aufgenommenen (302a, 55) und durchwirkt den kindlichen Organismus in musikalischer

Astralleib, Luftorganismus und Geschlechtsreife

Weise. So ereignet sich nicht nur die rhythmisch-musikalische Bestimmung von Nervensystem, Atmung, Blutzirkulation, Muskulatur und Knochensystem (vgl. 310, 142), sondern auch die Geschlechtsreife, die in geisteswissenschaftlicher Betrachtungsweise als eine leibliche Folge des veränderten, *astralisch* imprägnierten Atmungsprozesses nach dem Zahnwechsel angesehen werden kann (206, 100). Am 7.8.1921 sagte Rudolf Steiner in Dornach: *Diesen Zusammenhang zwischen dem Atmen und der Geschlechtsreife durchschaut [...] die Naturwissenschaft noch nicht. Er ist aber durchaus vorhanden. Wir atmen eigentlich dasjenige ein, was uns geschlechtsreif macht, was uns aber auch im weitesten Sinne die Möglichkeit gibt, mit der Welt in ein Verhältnis des liebenden Umfangens zu treten. Das atmen wir eigentlich ein. In jedem Naturprozeß liegt ja auch ein Geistiges. Im Atmungsprozesse liegt eben ein Geistiges und ein Geistig-Seelisches. Dieses Geistig-Seelische dringt in uns ein durch den Atmungsprozeß. Es kann erst herein, wenn die Kräfte seelisch geworden sind, die vorher im Organismus gewirkt haben und die mit dem Zahnwechsel aufhören im Organismus zu wirken. Da strömt dann dasjenige in den Menschen herein, was aus dem Atmungsprozeß kommen will* (206, 100).

„ein Verhältnis des liebenden Umfangens"

In seiner Wirksamkeitsentfaltung innerhalb des kindlichen Lebensorganismus hat sich der *Empfindungsleib* mit den anderen *Wesensgliedern* in ein Verhältnis zu setzen, abzustimmen – und zwar insbesondere mit jener Kräfteorganisation, die ihm in körperlicher Orientierung die nahestehendste ist. Dabei ist nach Steiner zu berücksichtigen, daß der *Ätherleib* sich gleichfalls in einer fortdauernden Entwicklung befindet, im zweiten Jahrsiebt seine *besonderen Organisationen durchmacht* (206, 99), trotz der partiellen Kräftemetamorphose in der Zahnwechselperiode sich auch weiterhin in den physischen Organismus einarbeitet (312, 147) und ihm gegenüber eine eigenständige *Stellung* zu gewinnen versucht (312, 139). Während dieses Zusammenklingen von *ätherischer* und *physischer* Organisation durch den *Astralleib* gefördert wird[418], findet zwischen ihm und den unmetamorphosierten und organisch weiterwirksamen Kräften des *Bildeorganismus* ein wirklicher *Kampf* statt: *Es ist in diesem Lebensabschnitte des Kindes in ausgesprochenem Maße vorhanden ein Kampf zwischen den Wachstumskräften und denjenigen Kräften, die in uns hereinspielen durch die physische Inspiration, durch die Atmung. Das ist ein sehr bedeutsamer Prozeß im menschlichen Inneren, ein Prozeß, der, um den Menschen zu kennen, immer mehr und mehr wird studiert werden müssen* (206, 99). Das *Gegeneinanderstürmen* von *Astralleib* und *Ätherleib* (206, 102) findet seinen Ausdruck im physiologischen Ringen um eine Harmonisierung von Atmungs- und Blutzirkulationsrhythmik, das im neunten bis zehnten Lebensjahr kulminiert (s. o.): *Wir haben unser Stoffwechselsystem, das aber in unseren Blutrhythmus, in das Blutrhythmussystem hineinspielt; [...] Das ist dasjenige, was von seiten des Ätherleibes gewisser-*

„Gegeneinanderstürmen von Astralleib und Ätherleib"

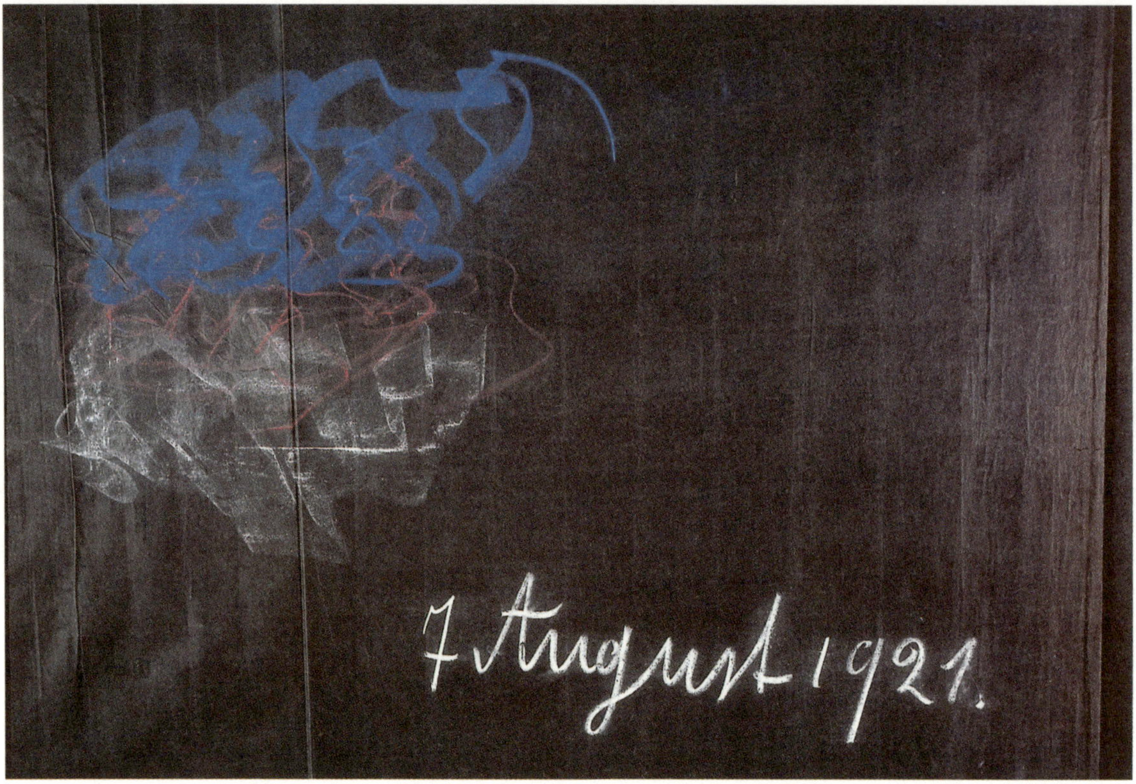

Zur Kräfteauseinandersetzung zwischen Blutzirkulation und Atmung bzw. Ätherleib und Astralleib im 9. Lebensjahr (7.8.1921; GA 206, Bd. VII, Tafel 8)

maßen im Menschen nach oben stürmt in dieser Zeit zwischen dem siebten und vierzehnten Jahre. Der astralische Leib wirkt dem entgegen. Wir haben daher einströmen dasjenige Rhythmische im körperlichen Korrelat, was vom Atmen herkommt, und es findet dieser Kampf statt zwischen dem Blutzirkulationsrhythmus und dem Atmungsrhythmus. Das ist das, was sich innerlich im Menschen in diesem Lebensabschnitt abspielt (206, 100f.).

Steiners Vortragsdarstellungen zufolge ist neben der Atmungs-Zirkulationsrhythmik auch die sich in der Mitte des zweiten Lebensjahrsiebtes ebenfalls verändernde Tag-Nacht-Beziehung Resultat des Gegeneinander- und Zusammenwirkens von *Bewußtseinsleib* und *Lebensorganismus*. Während Steiner nicht auf die quantitativen Aspekte von Wach- und Schlafperioden in dieser Entwicklungsperiode einging, hob er stattdessen hervor, daß sich durchschnittlich erst zwischen dem neunten und zehnten Lebensjahr eine *wirkliche Loslösung des Ich und des astralischen Leibes vom ätherischen Leib und vom physischen Leib* im Schlafzustand vollziehe – und damit erst in diesem Zeitraum sich die humanspezifische Schlafkonstitution (vgl. S. 146ff. und S. 665ff.) ausbilde (206, 102f.; über die Atmungs- und Wach-Schlafsituation des Kindes vor dem neunten/zehnten Lebensjahr s. a. 293, 24ff.). Daß dieser *Loslösungsprozeß* insbesondere auf den veränderten gegenseitigen Wirkbeziehungen von *Astralleib* und *Ätherleib* beruht, erscheint nach dem bisher Ausgeführten naheliegend, wurde von Steiner jedoch nicht weiter thematisiert.

Ausbildung der adulten Schlafkonstitution

Der insbesondere in und nach der Pubertätszeit sich abspielende Prozeß, durch den der *Astralleib* versucht, *selber sich in das richtige Verhältnis zum physischen Leib und Ätherleib zu versetzen* (312, 140), hat nach Steiner auch tiefgreifende Folgen für das Seelenleben des Jugendlichen. In Stuttgart sagte er am 16.6.1921: *Und wir sehen dann, wie äußerlich bemerkbar wird, daß eigentlich sowohl bei Knaben wie bei Mädchen in diesem Lebensalter etwas auftritt, was einem aus der bisherigen individuellen Entwicklung oftmals ziemlich unerklärlich ist, was oftmals sogar sehr stark dem bisherigen individuellen Charakter widerspricht, was aber ein gewisses Gemeinsames, ein Allgemeines aufweist, und was mit dem sexuell Reifwerden beginnt. Wir sehen, wie dasjenige auftritt, was wir bei Knaben – in anderer Form ist es bei Mädchen vorhanden – die Lümmeljahre und die Flegeljahre nennen. Diese Lümmel- und Flegeljahre haben durchaus ihren Ursprung in diesem zum besonderen inneren Erfühlen kommenden astralischen Leib, der das Ich in sich schließt, das aber noch nicht zur Entfaltung gekommen ist, und in dem Ringen, um in das richtige Verhältnis zum Erleben des Systems des Physischen und dadurch zur ganzen Umgebung zu kommen* (302, 74). Der *Astralleib* bemüht sich, mit dem Lebensorganismus, d. h. mit der bis in die erdverbundene Gliedmaßensphäre sich erstreckenden individuellen Leiblichkeit in eine tätige Beziehung zu treten, die eigene *Subjektivität* mit den *objektiven* Lebensvoraussetzungen zu harmonisieren (302, 73f.) – und kommt zu einer veränderten Selbstwahrnehmung, einem *besonderen inneren Erfühlen.* Die im Verlaufe dieses Prozesses sich ereignenden *Charakterveränderungen* bzw. die nun eintretende Verleugnung alles bisher Entwickelten (ebd.) differerieren dabei in typischer Weise je nach dem Geschlecht bzw. der *Astralität* des Jugendlichen. So machte Steiner für den wirksamen weiblichen *Astralleib* geltend, daß dieser in sich differenzierter, d.h. wesentlich reicher gegliedert sei als derjenige des männlichen Jugendlichen. Durch ihren *Astralleib* werde die weibliche Organisation (insbesondere zwischen dem 10. und 14. Lebensjahr und mit Auswirkung auf die Blutzirkulation – 305, 159f.) *mehr nach dem Kosmos hin organisiert* – der *Astralleib* habe für die Gesamtkonstitution eine größere Bedeutung als für den Jungen. Das Mädchen entwickle sich zwischen dem 13., 14. und 20., 21. Jahr so, *daß sein Ich in einer starken Weise beeinflußt wird*

seelische Umbrüche und Anpassungen

Astralleib und Ich beim Mädchen in Pubertät und Adoleszenz

von dem, was sich im astralischen Leib gestaltet. Man sieht, wie beim Mädchen das Ich allmählich, man möchte sagen, aufgesogen wird von dem astralischen Leib, so daß dann, wenn das 20., 21. Jahr eintritt, beim Mädchen eigentlich ein starker Gegendruck stattfindet, eine starke Anstrengung, zum Ich zu kommen (302, 74f.). Seelisch hat dies insgesamt zur Folge, daß das Mädchen aufgrund seiner partiell *überirdisch* orientierten Konstitution sich weniger selbst zum Rätsel wird, sondern vielmehr an der Außenwelt zweifelt, in ihr die Realisierung von Werten finden möchte (305, 162). Das Mädchen orientiert sich, so Steiner (305, 76), durch das vom *Astralleib* dominierte *Ich* weniger in Richtung der eigenen Subjektivität, hat dagegen einen starken Bezug zu den *objektiven* Gegebenheiten des Lebensorganismus, *lebt mehr in den Ätherleib hinein dasjenige, was vom Ich durchdrungener astralischer Leib ist, lebt sich sehr stark in den Ätherleib, damit sogar in die ganze Handhabung, in die äußere Beweglichkeit hinein.* Bei gesunder Entwicklung erwirbt sich das Mädchen ein freies Auftreten in Haltung und Gang, ein freies Hintreten vor die Welt, eine Selbstpräsentation im Sinne des Sich-Zeigenwollens in charakterologischer Hinsicht – *das alles ist durchaus eine Folge des besonderen Verhältnisses, in das der astralische Leib mit dem aufgesogenen Ich zu dem Ätherleib tritt* (ebd.).

Astralleib und Ich beim Jungen in Pubertät und Adoleszenz

Der männliche Jugendliche in Pubertät und früher Adoleszenz dagegen kommt nach Steiner *in ein Staunen hinein, in ein Kritisieren, Skeptizieren gegenüber sich selbst* bzw. in eine innere *Haltlosigkeit* (305, 162). Die intensiven Nervensinnes-Prozesse des pubertierenden Knaben erleben den *Ansturm* der heraufdrängenden (und z.T. im Kehlkopfgebiet gestauten) irdischen Stoffwechsel-Willenskräfte (305, 160/162); die seelische Mitte und deren Bezüge zu Individualität und Lebensorganismus aber sind in der Adoleszentenzeit labil: *Beim Knaben saugt der astralische Leib das Ich viel weniger [als beim Mädchen] ein. Es bleibt das Ich zwar verborgen. Es ist noch nicht recht wirksam, aber es bleibt doch, ohne daß es stark beeinflußt wird vom astralischen Leib, zwischen dem 14., 15. und 20. und 21. Jahr bestehen, so daß der Knabe durch dieses Bestehenbleiben des Ich, Nichtaufgesogenwerden des Ich und doch wieder Nichtselbständigsein des Ich viel leichter in diesem Lebensalter ein Duckmäuser wird als das Mädchen. Das Mädchen bekommt viel leichter in diesem Lebensalter etwas Freies, etwas, was auf äußeres Auftreten hingeht, als der Knabe. Und bei eigentlich tieferen Knabennaturen bemerken wir, daß durch dieses besondere Verhältnis des Ich zum astralischen Leib in diesem Lebensalter so etwas auftritt, wie oftmals eine Art Sich-Zurückziehen im Leben* (302, 75).

Innerhalb der männlichen und weiblichen Gesamtorganisation kommt es schließlich im Verlauf der Adoleszenzentwicklung (d.h. nach erreichter Geschlechtsreife) zu einem progredienten *Hereinnehmen* der *Ich-Organisation*

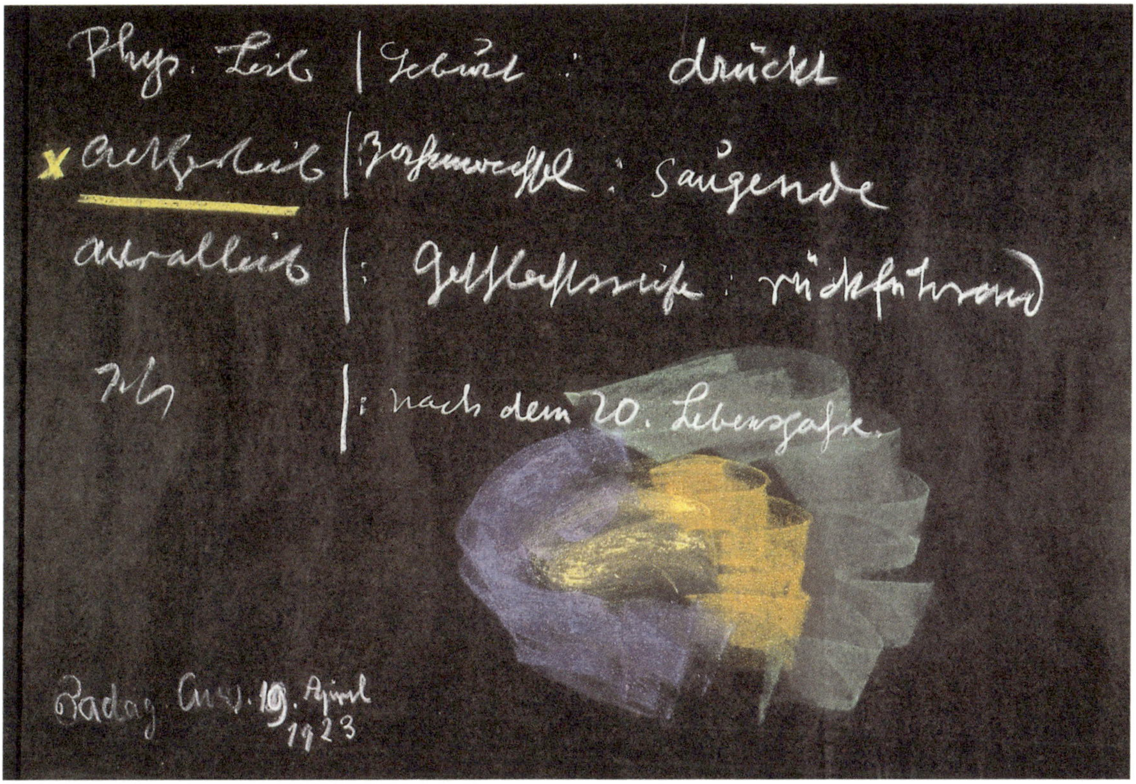

Die entwicklungsphysiologische Wirksamkeit der vier Wesensglieder (19.4.1923; GA 306, Bd. XXI, Tafel 9)

in das Wesensgefüge (318, 76), einem *Einarbeiten des Ichs* im Sinne einer *Erhöhung des Zusammenarbeitens* mit den übrigen *Wesensgliedern* (312, 147). Wenn auch die Durchdringung der kindlichen Leiblichkeit mit den *Ich*-Kräften nicht erst im dritten Lebensjahrsiebt einsetzt, ihre *Befestigung* im *physischen Leib*, *ätherischen Leib* und *astralischen Leib* vielmehr jeweils nach Geburt, Zahnwechsel und Geschlechtsreife sukzessive anhebt (302a, 55), wird das *Ich* bei beiden Geschlechtern letztlich erst vom *Astralleib* nach eingetretener Geschlechtsreife wirklich in die Gesamtorganisation *hereingezogen* (318, 70). Dieser Prozeß scheint in gewisser Weise mit dem ca. 21. Lebensjahr abgeschlossen zu sein, denn Steiner sprach diesbezüglich in jener Weise von einer *Ich-Geburt*, wie er sie für den *Astralleib* zum Zeitpunkt der Geschlechtsreife geltend gemacht und mit dem Hinweis versehen hatte, daß nun ein *selbständiges* Wirken der *astralischen* Kräfte möglich geworden sei (311, 102). Demzufolge sind – in Übereinstimmung und weiterer Explikation des

progredientes Einarbeiten des Ichs

„Ich-Geburt“

bereits 1906 Dargestellten (vgl. S. 154ff.) – die ersten drei Lebensjahrsiebte dadurch gekennzeichnet, daß sich *Ätherleib*, *Astralleib* und *Ich* sukzessive mit der Leibesorganisation verbinden müssen, um ihre Wirksamkeit zum 7., 14. und 21. Lebensjahr wiederum in ein *freieres*, d.h. nicht mehr notwendig leiborientiertes Wirken metamorphosieren zu können. In den Perioden ihres primären Einarbeitens in die Organisation des Kindes und Jugendlichen tragen sie dabei zum Aufbau einer jeweils veränderten Leiblichkeit wesentlich bei – es kommt zur Schaffung eines ersten, zweiten und dritten *eigenen* Leibes (vgl. S. 719ff.), wobei insgesamt der Anteil der unveränderten Substantialität zunimmt (*Es wird wirklich vieles Bleibegerüst im Menschen nach und nach. Von den Knochen wird, je älter der Mensch wird, immer weniger Materie ausgesondert und erneuert. Auch im übrigen Organismus brauchen gewisse Teile länger zur Aussonderung [...]* – 318, 58). Interessanterweise machte Steiner für die Zeit nach dem 21. Lebensjahr bzw. für die Entwicklungsetappe der endgültigen *Ich-Geburt* geltend, daß nunmehr – gewissermaßen als Vollendung des in der Mitte des zweiten Jahrsiebtes Begonnenen – den von der Hauptesorganisation nach unten strömenden Kräften gleichgewichtig aufsteigende Stoffwechsel- oder Willenskräfte entgegenwirken, das *untere Ich* sich also definitiv im Organismus inkarniert hat. Am 9.8.1923 sagte er in Ilkley: *Vom einundzwanzigsten Jahre ab bekommt der Mensch gewissermaßen von unten herauf einen Gegenstoß, eine Art von Auftrieb seines ganzen Blutes. Der Mensch setzt mit dem einundzwanzigsten Lebensjahre die Sohle seines Fußes anders auf die Erde auf, als das vorher der Fall war. [...] Es wirkt gewissermaßen mit jedem Fußaufsetzen eine Kraft von unten nach oben im menschlichen Organismus vom einundzwanzigsten Jahre an, die vorher nicht gewirkt hat. Der Mensch wird ein geschlossenes Wesen, das die von oben nach unten strömenden Kräfte paralysiert hat durch die von unten nach oben strömenden Kräfte [...]. Daß sich die Kräfte vom Kopfe zu den Füßen und von den Füßen zum Kopfe erst einrichten in den ersten zwei Lebensjahrzehnten, das ist eine bedeutsame anthroposophische Wahrheit [...]* (307, 86f.).

der Auftrieb des Blutes und das Gleichgewicht der Kräfte

*

13. Zur physiologischen Chemie

Prinzipielle Gesichtspunkte

Die Notwendigkeit kosmischer Betrachtungsweisen in Naturwissenschaft und Medizin

die Beziehungen des Menschen zum Kosmos

Nur *grober Materialismus* vermöge zu glauben, daß der menschliche Organismus ausschließlich mit irdischen Kräften in Zusammenhang stehe bzw. durch dieselben konstituiert werde, schrieb Steiner bereits 1905 und forderte dazu auf, die Realbeziehungen zwischen Mensch und Kosmos *zur klaren, wissenschaftlichen Erkenntnis zu erheben* (34, 396f.). Er skizzierte am Ausgangspunkt seiner geisteswissenschaftlichen Vortragstätigkeit nach der Jahrhundertwende die kosmischen Dimensionen von Leib, Seele und Geist (s. S.97ff.), wies in dem Prager Vortragszyklus über *„Okkulte Physiologie"* (1911) erstmals im einzelnen auf das Beziehungsgefüge zwischen menschlichen Leibesorganen und planetarischen Kraftsphären hin, und entwickelte schließlich in seinen letzten Vortragsjahren eine detaillierte kosmische Leibeskunde. Steiners seit 1920 vorgenommene *geisteswissenschaftliche Durchleuchtung* von Physiologie, Pathologie und Therapie wollte – einer Vortragsaussage vom 28.10.1922 zufolge – *nun wirklich ernst […] machen damit, daß der Mensch eben nicht ein isoliertes Wesen ist, sondern dem ganzen Kosmos angehört* (314, 160). Die anthroposophische Medizin sollte auf einem Ineinanderdenken von Mensch und Weltall (201, 103), einem wirklichen Verständnis der *intimeren Wirkungen, die im Weltenall wirkend sind,* beruhen (327, 41). Denn der menschliche Organismus ist nach geisteswissenschaftlicher Erkenntnis aus irdischer und außerirdischer Welt *herausgebildet* (314, 67) und kann nur in seiner Abhängigkeit von Erde und Weltall verstanden werden (191, 50).[419] Steiner zufolge ist die innere menschliche Organisation ein *wunderbares Ergebnis des ganzen Kosmos* (83, 151), gewissermaßen ein *Spiegel* makrokosmischer Verhältnisse: *Im Menschen sind alle Geheimnisse des Weltalls enthalten. Im Menschen wirken die ruhenden Fixsterne, im Menschen wirken die sich bewegenden Planeten, wirken die Elemente der Natur* (309, 88). Unterliegt der menschliche Organismus auch primär der unmittelbaren Einwirkung irdischer Kräfte (bzw. den *Elementen*), so stehen doch diese selbst innerhalb übergreifender, die irdischen Gegebenheiten konstitu-

die intimeren Wirkungen im Weltall

die mikrokosmische Dimension des Menschen

ierenden Evolutionsprozesse des transterrestrischen Kosmos: *[...] Im Menschen sind alle Kräfte, [...] die in der Erde und die auch im Weltraum sind. Die Erde hat diese Kraft wiederum vom Weltall. Der Mensch hat sie von der Erde* (351, 167; s.a. 312, 149ff. u.u.). Das Sein der menschlichen Organisation muß nach Steiner vor dem Hintergrund eines universalen Konzentrations- oder Verdichtungsprozesses von kosmischen Kräften betrachtet werden (226, 33; B107, 31; 301, 24) – im menschlichen Organismus sind in mikrokosmischer Konzentration *alle Weltenprozesse* enthalten (319, 10), er *klingt* solchermaßen mit der Konstitution des Kosmos *zusammen* (323, 314): *Der Mensch ist das ganze Weltenall, zusammengezogen, zusammengerollt. Er ist ein ungeheures Geheimnis, der Mensch, er ist ein wirklicher Mikrokosmos* (239, 34).

die „Verzweiflungen des modernen Arzttums"

Wie im ersten medizinischen Fachkurs (März/April 1920) näher ausgeführt wurde, besteht nach Steiner ein konstitutives Moment der *Verzweiflungen des modernen Ärztetums* in der ausschließlichen Berücksichtigung irdischer Kräfte und Gesetzmäßigkeiten bzw. darin, *daß man in der modernen Medizin nicht mehr hinschaut auf dasjenige, was eigentlich dem Irdischen zugrunde liegt, auf das Außerirdische, und daß man immer zurechtkommen will mit demjenigen, was nur im Irdischen daliegt* (312, 136). Steiner forderte für eine zukünftige Medizin das *Wiedererringen* eines methodischen *Hineinlebens* in den *Geist des Kosmos*, in das *Ganze des Weltalls* (309, 86; s.a. 218, 27), damit aber auch die Weiterführung der vorhippokratischen Bemühungen um die Erkenntnis der kosmischen Bedingtheit menschlicher Lebenskräfte (312, 15ff.) – und sagte in London am 14.4.1922: *Es gibt keine Medizin, keine Psychologie, keine Therapie, die etwas anderes ist als das Ergebnis des Probierens, wenn man nicht vorwärtsschreitet zu einer geistigen Erkenntnis des Weltalls* (211, 153). Diese Erkenntnis läßt den Menschen als Glied eines *durchgeistigten, durchseelten Universums* begreifen (314, 80; s.a. 196, 30; 215, 71ff.); erst durch die Eröffnung des kosmischen Horizontes wird ein *Totalzusammenhang* (323, 184) ansichtig, der für die Lebensprozesse des menschlichen Organismus von Bedeutung ist, ihnen ordnend und ausrichtend zugrunde liegt: *Wir müssen eben wirklich, wenn wir ein Ding oder ein Faktum verstehen wollen, in die Totalität hineingehen, aus der heraus dieses Ding oder diese Tatsache zu verstehen ist. Es kommt [...] überall darauf an, daß wir suchen nach der entsprechenden Totalität* (323, 324).

der zu erkennende Totalzusammenhang

Die Erde ist Glied eines planetarischen Systems, bildet für sich genommen keine *Realität*, ist in reduktionistischer Betrachtung lediglich *Herausgeschnittenes aus einem Ganzen* (320, 113). Sah Steiner generell das *Weltall* auf einer gewissen Ebene als eine Summe bzw. einen organisierten Zusammenhang von Kräften an (191, 51; 201, 24), so thematisierte er bei der Diskussion physiologisch-medizinischer Fragestellungen wiederholt das Sonnensystem als wirkende *Einheit* ehemals substantiell verbundener Planeten (vgl. diesbezüglich u.a. GA 13, GA 123). Dabei wies Steiner u.a. darauf hin, daß die Planeten Uranus und Neptun nicht Teil des ursprünglichen planetarischen Zusammenhanges sind, sondern erst in späterer Zeit in dessen Wirksphäre gelangten und sich dann der *früheren Einheit* anschlossen (316, 180; ebenso 219, 21). Auch im ersten medizinischen Fachkurs sagte er: *[...] Uranus und Neptun sind nur astronomisch zu unserem System zu zählen, sie gehören nicht in Wirklichkeit zu unserem System, sie sind dadurch in unser System hineingekommen, daß sich Fremdkörper, die außerhalb dieses Systems lagen, gewissermaßen diesem System angeschlossen haben [...]* (312, 120).

die Einheit des Sonnensystems

Uranus und Neptun

Die einzelnen, zum eigentlichen Sonnensystem gehörenden Planeten (Venus, Merkur, Erde, Mars, Jupiter und Saturn) sowie den Mond (vgl. 201, 67) betrachtete Steiner als *Kraftzusammenhänge* (323, 255) bzw. als wirkende Kraftsphären, die durch die Sonnenumlaufbahn des Planeten nach außen hin (sonnenfern) begrenzt sind (vgl. z.B.: *Dasjenige, was Mondumlauf ist, das ist nur die äußerste Grenze des Mondes.* 243, 131). Hatte Steiner bereits 1900 („*Die Rätsel der Philosophie*“) an Schellings Ausführungen über planetarische Wirkkräfte („Von der Weltseele“) erinnert,[420] so erfolgte 1920 erneut Steiners Hinweis auf Schellings naturphilosophisches Verständnis einer wirksamen Planeten-*Sphäre* (201, 69). Anwesend und einwirkend ist ein Planet demnach nicht lediglich am Ort seiner materiellen Konzentration (318, 57)[421] – am Beispiel des Planeten Merkur: *[Die] Merkurkräfte sind [...] nicht etwa bloß konzentriert in dem Weltenkörper Merkur. Sie erfüllen den ganzen uns zugänglichen Raum, und der physische Merkur ist bloß die im Mineralischen konzentrierte Ausgestaltung dessen, was da als Merkurkräfte vorhanden ist* (213, 55f.). Wie bereits erwähnt, markiert die planetarische Umlaufbahn in Steiners Verständnis ein *Sichtbarwerden* der jeweils gegebenen Sphärengrenze (323, 258), so daß beispielsweise der Mond geradezu als *dasjenige [...], das begrenzt wird von seiner Bahn,* bezeichnet werden kann (323, 328).

Kraftzusammenhänge und Kraftsphären

Die Wirksphären der einzelnen Planeten des Sonnensystems durchdringen sich wechselseitig, wodurch eine *Konfiguration der differenzierten Weltraumerfüllung* entsteht (323, 256); die *geistigen Kräfte* der Planeten (230, 14) bilden, so Steiner (323, 256), einen *substanzerfüllten Weltenraum.*

der substanzerfüllte Weltraum

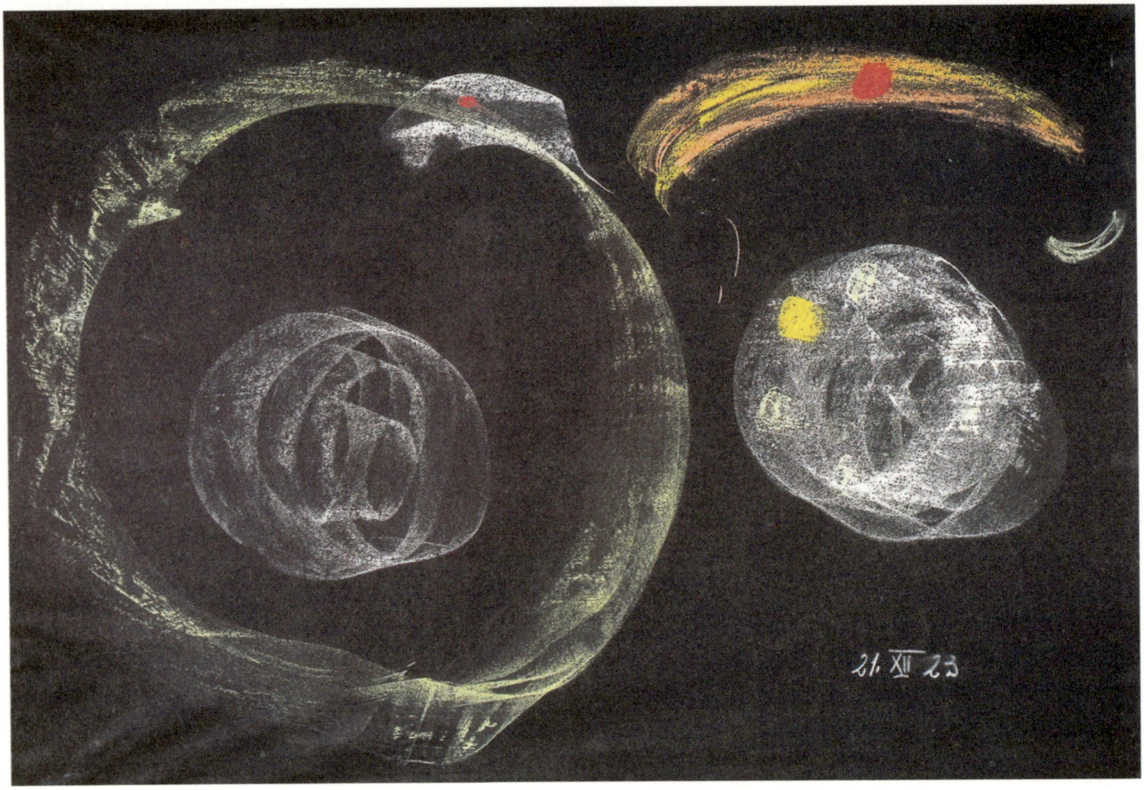

Planetarische Wirksphären und Metallprozesse
(21.12.1923; GA 232, Bd. XIV, Tafel 20)

Über Substanzbildeprozesse

Weltzusammenhang von Substanzprozessen

Rudolf Steiner betrachtete es als eine der fundamentalsten Aufgaben einer zukunftsfähigen Medizin, die Beziehung des Menschen zu der ihm innenwohnenden und ihn umgebenden materiellen Welt nicht aufgrund chemischer Analysen, sondern anhand des erkennbaren *Weltzusammenhangs* der Substanzprozesse beurteilen zu können (316, 41). Die chemisch faßbaren Erdsubstanzen müssen im Sinne eines *zur Ruhe gekommenen* (313, 10) bzw. auf einer gewissen Stufe *festgehaltenen* (318, 155) kosmischen Bildungsprozesses beschrieben werden. Forschungsgegenstand einer medizinisch relevanten Biochemie ist nicht die Erkenntnis von *fixierten* oder *erstarrten* Prozeßstadien (319, 149; 27, 129), sondern vielmehr die von wirkenden Kraftkonfigurationen (316, 30), von substanzbildenden Kräften (vgl. 316, 52) und damit von der Stellung der Substanz *im ganzen Weltenprozeß* (312, 107). So sprach Steiner u.a. in medizinischen Vorträgen wiederholt über die therapeutisch relevante Erkenntnis des *Kieselsäure-Bildungsprozesses* (319, 22) und wies vor Ärzten in London darauf hin, daß die prozessuale Denkweise ein essentieller Bestandteil der anthroposophischen Therapeutik sei: *Denn ich möchte sagen, das besonders Bedeutsame bei diesen Heilmitteln ist dieses, daß wir heilen möchten nicht durch Substanzen, sondern wir möchten heilen durch Prozesse* (319, 52).

„Heilen durch Prozesse"

In einem methodischen Studium des substantiellen Weltverhältnis des Menschen (312, 102/190/364) werden nach Steiner die irdischen und außerirdischen, ausstrahlenden oder einstrahlenden (27, 85) Kräfte erkennbar, die der Substanzwirklichkeit schöpferisch zugrunde liegen (197, 74; 312, 309 u.a.); zugleich wird es möglich, die Prozeßwertigkeit einer im menschlichen Organismus durch chemische Analysen vorgefundenen spezifischen Substanz adäquat zu beurteilen – was von Steiner in seinen medizinischen Vorträgen in exemplarischer Weise an der humanphysiologischen Bedeutung der Kieselsäure- und Kohlensäure-, Phosphor- und Calzium- sowie der Fluor- und Magnesiumprozesse dargestellt wurde (s.u.). In dieser Weise fundiert, leistet die *real* (326, 148) bzw. *physiologisch* gewordene Chemie (312, 211) nach Steiner einen unverzichtbaren Beitrag zur anthropologisch-anthroposophischen Menschenkunde.

Über die sieben physiologischen Metallprozesse

Die Einwirkung kosmischer Kräfte auf den menschlichen Organismus faßte Steiner sowohl substantiell als auch funktionell auf. Er beschrieb in detaillierter Weise kosmisch bedingte *Metallprozesse* als materielle und nicht materialisierte, den organischen Lebensprozeß jedoch wesentlich bestimmende dynamische Gegebenheiten. Für die Humanphysiologie machte Steiner dabei wiederholt geltend, daß der Mensch in gewisser Betrachtung als *siebengliedriges Metall* – bestehend aus Blei, Zinn, Eisen, Gold, Quecksilber, Kupfer und Silber – bezeichnet werden könne, wobei lediglich das Eisen grobstofflich, die übrigen Metalle dagegen *nur als Prozesse* vorhanden seien (312, 375),[422] denen Steiner jedoch übergreifende, richtungsgebende Bedeutung für die physiologische Gesamtsituation zuerkannte (312, 244).

der Mensch als siebengliedriges Metall

In bezug auf die Bildungsprozesse sämtlicher Metalle, insbesondere aber der sieben *repräsentativen Grundmetalle* Blei, Zinn, Eisen, Gold, Quecksilber, Kupfer und Silber (243, 55) hob Steiner wiederholt die entscheidende Mitwirkung der planetarischen Kraftentitäten hervor: *Es ist schon einmal so, daß [...] wirklich die gesamte Metallität der Erde, die gesamten Metalle nicht aus irgendwelchen Kräften aus dem Erdinneren heraus im wesentlichen gebildet werden, sondern daß sie wirklich von dem Kosmos herein in die Erde eingesetzt werden* (313, 155). *Das Metallische ist vom Kosmos herein; dasjenige, was von der Erde ist, das nimmt wie liebevoll auf das, was vom Kosmos hereinkommt* (232, 157). Steiner sprach von sieben irdischen Metall-Sphären als Spiegelbild des äußeren Kosmos und sah die heutigen Metalle als *Leichnam* (232, 151) ehemals *wärmeätherischer* Bildungsstadien an (316, 51). Ihm zufolge vollzogen sich die metallischen Bildungsprozesse zu einer Zeit, als die Erde selbst noch nicht intensiv ihre Kräfte entwickelt hatte und damit sensitiv für außerirdische Einflüsse war (204, 71) – vollzogen sich im Sinne eines durch einstrahlende planetarische *Kraftentitäten* (315, 85) bewirkten Substanz-*Gerinnung* (97, 283). Dabei machte Steiner bereits 1912 geltend, daß die sieben metallischen *Haupttypen* genetisch mit der einwirkenden *ätherischen Lebensströmung* je eines Planeten[423] in engerem, *unmittelbaren* Zusammenhang stehen (136, 182) und sagte am 26.3.1920 im sechsten Vortrag seines Ärztekurses: *Wenn, sagen wir, eine Konstellation im Außerirdischen besteht, daß auf einen Punkt der Erde besonders günstig wirken kann, sagen wir, aus unserem Planetensystem der Saturn, er dann günstig wirken kann, wenn möglichst von seiner Wirkungslinie weit weg sind […] die anderen Wirkungslinien, also Sonnenwirkung, Marswirkung und so weiter nicht in seiner Bahn oder nahe außerhalb seiner Bahn liegen, sondern möglichst weit weg sind, so daß gewissermaßen der Saturn allein wirkt, so wird, da unsere Erde durch andere Gründe spezifiziert ist, wenn gerade an dieser Stelle der Erde eine günstige Disposition vorliegt für diese Saturnkräfte, die nur wenig in diesem Falle beeinflußt werden von andern außerirdischen Kräften, in der irdischen Substanz eine Struktur bewirkt, die eben anders ist, als wenn zum Beispiel der Mars unter denselben Verhältnissen wirkt. […] So daß in dem Falle, den ich herausgeschnitten habe hier, wo der Saturn auf gewisse Stellen der Erde besonders günstig und durch lange Zeiten wirkt, uns die Wirkung in dem Produkt dann ersichtlich wird, indem wir es da zu tun haben mit der Entstehung von Blei* (312, 129f.). Wie Steiner an der genannten Vortragsstelle den Bleibildungsprozeß mit den *durch anderes nicht gestörten Saturnwirkungen* in Zusammenhang brachte, so Zinnbildung mit *ungestörter* Jupitereinwirkung, Eisenbildung mit Marswirkungen, Kupferbildung mit Venuswirkungen, Quecksilberbildung mit Merkurwirkungen und Silberbildung (bzw. Bildung von *Silbrigem*) mit *ungestörten* Mondenwirkungen (312, 131) – und: *Es ist reichlich Gelegenheit geboten zu anderen Substanzen dadurch, daß allerlei andere planetarische Wirkungen mit den angedeuteten nun eben in Konkurrenz treten, daß also zum Beispiel in die Linie der Saturnwirkung hineinfallen die Linien der Marswirkung und so weiter. Dadurch entstehen eben die weniger repräsentativen Metalle* (312, 132).

Metallbildung aus dem Kosmos

das Beispiel der Bleientstehung

Vor dem Hintergrund der angedeuteten Bildungsgeschichte beschrieb Steiner dann im einzelnenen die innere *Verwandtschaft* von Metallen und Planeten bzw. von den im Metallbildungsprozeß und in der jeweiligen Planetensphäre wirkenden Kräfte (213, 58) und sprach beispielsweise von einem *stofflich* und *planetarisch* existenten *Merkurhaften* in der Welt (213, 68). Dabei wies er wiederholt darauf hin, daß die einzelnen Metalle in ihrem Vorkommen nicht auf die Erde beschränkt sind, vielmehr in *überhomöopathischer Verteilung* auch in der Erdumgebung nachweisbar seien (232, 65). So *versprüht* Steiner zufolge der Saturn mit seinen *inneren Lebenskräften* beispielsweise das Blei im *planetarischen Raum* (232, 152) und erhält es *durch seine eigene planetarische Lebenskraft und durch seine eigene planetarische Wärme* (232, 151) – so daß *dieses selbe Blei, das in den Bleierzen der Erde vorkommt, […] in unendlich feiner Verdünnung im ganzen zum Menschen gehörigen Weltenraum* (bzw. im *ganzen Planetensystem* – 232, 151) *vorhanden [ist] und […] da seine Bedeutung [hat]* (232, 150).

„Verwandtschaften" von Planeten und Metallen

überhomöopathische Verteilungen

In diesem Kontext muß nach Steiner darüber hinaus berücksichtigt werden, daß die irdischen Metalle in den Weltraum *hinausstrahlen*.[424] In seinem zweiten Ärztekurs sagte er am 18.4.1921 in Dornach: *Wenn wir […] zum eigentlichen Metallprozeß kommen, wenn wir also an die eigentlichen Metalle herankommen, dann haben wir in den Metallen dasjenige, wodurch die Erde am meisten – wenn ich mich jetzt des Ausdrucks bedienen darf, der schon lange in der deutschen Sprache nicht mehr vorkommt, aber der einer Realität entspricht – ent-wird – werden, ent-werden. Und die Metalle tendieren nicht dazu, etwa immer mehr sich zu konservieren oder zu konsolidieren im Erdbereich, sondern sie tendieren dazu, zu versplittern, herauszusplittern. Also sie sind eigentlich dasjenige, was das Ent-werden der Erde darstellt, und deshalb entwickeln sie auch eine für die äußere Beobachtung verborgene, ausstrahlende Wirkung. Sie haben überall die strahlende Wirkung* (313, 139). Dabei ist der menschliche Organismus in seiner organologischen Differenziertheit dazu in der Lage, die unterschiedlichen Metallstrahlungsformen (vgl. 313, 140ff.) durch verschiedene Leibesorgane wahrzunehmen – ein Vorgang, den Steiner mit der Bildung des menschlichen Gefühlslebens in einen engen Zusammenhang brachte, jedoch nicht im einzelnen beschrieb (s. 220, 43ff.).[425]

die irdische Metallstrahlung

Sie müssen auf den Ätherleib als auf etwas hinschauen, das aus dem Kosmos hereingebildet wird. Nun, dieser Ätherleib, der aus dem Kosmos hereingebildet wird, der hat in sich in dem Moment, wo er sich zuerst vereinigt mit der physischen Organisation, die Kräfte, die dann für die physische Organisation nicht gelten, die Bleikräfte, die Zinnkräfte. Es ist nur scheinbar, daß der Mensch kein Mikrokosmos ist, indem er gewisse Stoffe nicht enthalten wird. Die Substanzen, die der Mensch im physischen Leib nicht hat, die sind die allerwichtigsten für die Konstitution des Ätherleibes, so daß im Ätherleib vorgehen, ehe er sich

Metallprozesse im menschlichen Ätherleib

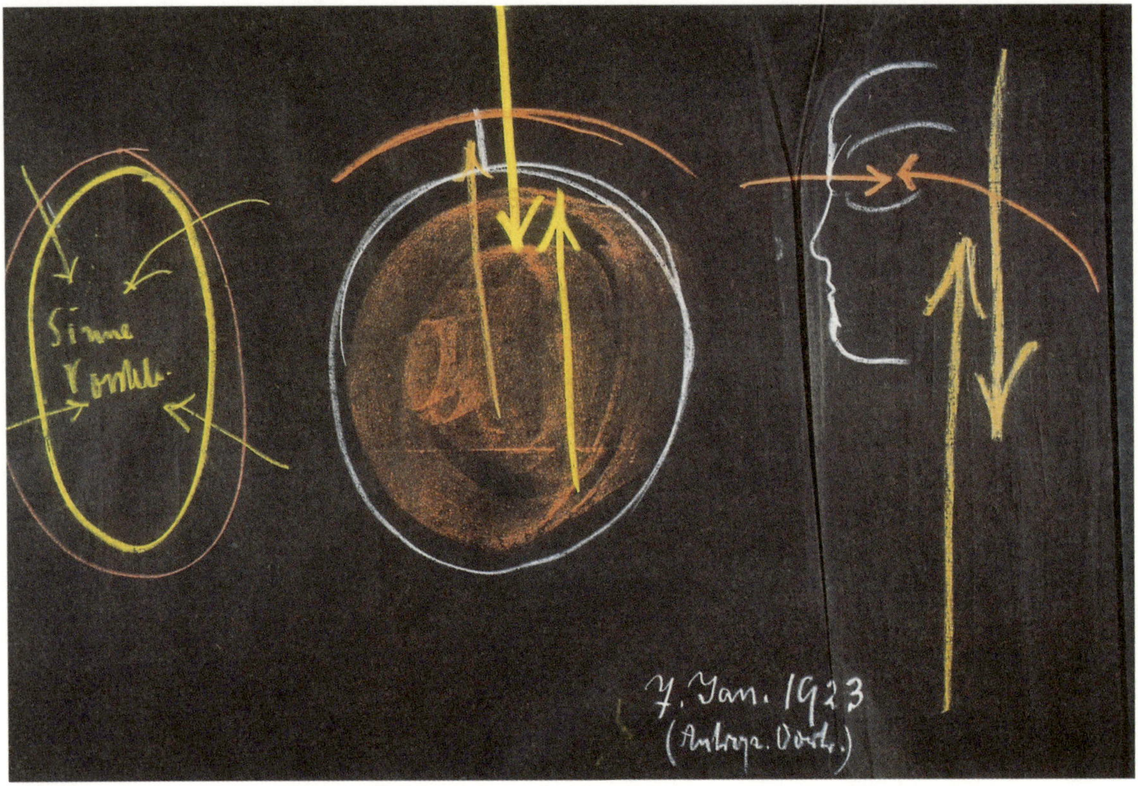

Irdisch-vertikale Metallstrahlungen und Gefühlsprozesse im Menschen im Kontrast zu horizontalen Kräften im Bereich von Sinneswahrnehmung und Vorstellungsbildung (7.1.1923; GA 220, Bd. XI, Tafel 3)

vereinigt mit dem physischen Leib, in der Tat Bleiprozesse, Zinnprozesse, Merkurprozesse und so weiter (316,60). Dem menschlichen *Äther-* oder *Lebensleib* – der nach Steiner genetisch als Extraktion kosmisch-planetarischer Kraftsphären angesehen werden kann (s. S. 685ff. u. 219, 22ff.) – sind die zur Metallbildung führenden *Kraftkonfigurationen* immanent und konstituieren innerhalb dieses *ätherischen* Organismus sieben *Lebensstufen*.[426] Die *Lebensstufen* – vom *ersterbenden* Leben in der Sphäre des *Bewußtseinspoles* bis hin zum *wuchernden* Leben innerhalb der Fortpflanzungsorganisation – ergeben sich so als Wirkungen differenter planetarischer Einflüsse: *[Die] sogenannten äußeren Planeten, Saturn, Jupiter, Mars, sie enthalten die Kräfte, die vorzugsweise nach [dem] Bewußtseinspol des Menschen hin wirken; während nach dem Stoffwechsel-Gliedmaßenmenschen hin die Kräfte wirken, die von Venus, Merkur, Mond, den sogenannten inneren Planeten ausgehen. Die Sonne selber*

planetarische Einflüsse und irdische Lebensstufen

steht in der Mitte drinnen und ist vorzugsweise unserem rhythmischen Menschen zugegliedert. [...] Durch diejenige [Lebensstufe], die mehr eine Art Abtötung, eine Unterdrückung des Lebens darstellt, damit Bewußtsein sein kann, durch diese sind wir für das Erdenleben dem Himmel ähnlicher, sind zugeordnet dem äußeren, dem ferneren Planetarischen. Durch dasjenige, was in uns eigentlich als Leben wuchert – die Stoffwechselkräfte, die Gliedmaßenbewegungskräfte –, sind wir zugeordnet den näheren Planeten, Merkur, Venus und dem Monde, der ja direkt zusammenhängt mit dem, was am meisten im Menschen als Leben wuchert, mit den Fortpflanzungskräften (209, 24f.).[427]

Kraftströmungen und Bewegungskräfte

Das von kosmisch-planetarischen Einflüssen modifizierte *Leben* (208, 96) gestaltet – wie Steiner weiter ausführte – auf seinen verschiedenen *Stufen* innere *Kraftströmungen* oder *Bewegungskräfte* (201, 83/86), die in der flüssigen Organisation des menschlichen Organismus (u.a. in Blut, Lymphe, *Nervenfluidum* (201, 92) und Nahrungssaft (316, 17)) wirksam sind und den einzelnen, zu den irdischen Aggregatstrukturen oder Elementen in Beziehung stehenden Organbildungen zugrunde liegen: *In ihnen kommen die Kreisläufe gewissermaßen zum Stillstand, werden metamorphosiert und gehen dann in anderer Weise weiter. [...] Was die Organe als ihre Funktion ausüben, das ist eingeschaltet in die lebendigen Bewegungen* (201, 82f./92; zu Organen und Elementen vgl. S. 646ff.). Die im Flüssigkeitsorganismus des Menschen wirkenden *ätherischen Impulse* (316, 90; vgl. S. 489ff.) stehen so in einem immanenten Zusammenhang mit den planetarischen Kraftkonfigurationen.

Kreisläufe, Organe und Funktionen

Physiologie des Bleiprozesses

Das ersterbende Sinnesleben

die Stufe des „ersterbenden Lebens"

Das erste, was der Mensch in seinem alltäglichen Bewußtsein gewöhnlich noch nicht als eine Lebensstufe ansieht, das ist das Sinnesleben. Die Sinne sind ja eingegliedert in die gesamte menschliche Wesenheit, aber sie liegen so sehr an der Peripherie, im Umkreis des Menschen, daß der Mensch im alltäglichen Leben vergißt, daß dieses Sinnesleben die äußerste Schicht seines Lebens ist. [...] [Der Ätherleib] lebt in der Sinnenschichte das Sinnesleben. Dieses Leben in der Sinnenschichte, das ist das Leben, das wir in der Tat kaum mehr als Leben empfinden. [...] Nun ist das bei den verschiedenen Sinnen in der verschiedensten Weise ausgebildet, daß sie auf der einen Seite ein physikalischer Apparat sind und dann vom Ätherleib durchdrungen sind. Aber im großen und ganzen ist es doch durchaus so, daß die Sinnesorgane eigentlich tote Organe sind, die eben nur einfach vom Ätherleib durchdrungen sind. So daß man das Sinnesleben schon nennen kann das ersterbende Leben. [...] Wenn der

Mensch bloß, auf der Erde sich entwickelnd, dem Sonnenleben ausgesetzt wäre, dann würde er das Leben seiner Sinne nicht entwickeln können. Nehmen wir die Augen – einen Sinn: sie würden sich nicht als physikalische Apparate absondern. Sie würden so wie irgendein anderer Teil des menschlichen Körpers dadrinnen sitzen. Sie würden etwa Muskelorgane oder so etwas sein, Gefäße. Also wenn der Mensch fortwährend der Sonne ausgesetzt wäre, würde er eben seine Augen, aber auch die anderen Sinne nicht entwickeln können. Daß er die Sinne entwickeln kann, das verdankt er dem Umstande, daß den Sonneneinfluß abschwächt der Saturn, der in der äußersten Sphäre sich herumbewegt. Also dieser Saturn trocknet gewissermaßen das Gefäß aus, und es entsteht dadurch ein physikalischer Apparat, grob gesprochen. So daß aus dieser instinktiven Erkenntnis heraus, auf die wir heute wieder kommen, der alte Mensch sagte: Das Sinnesleben ist hereingewirkt vom Saturn (29.10.1921; 208, 84/86f./92f.). *Saturn gibt die Sinne* (16.11.1922; 218, 151; zur Devitalisierung der Sinnesorgane vgl. a. S. 532ff.).

sinnesermöglichende Saturnwirksamkeit

Die Ausstrahlungen der Sinnesorgane

Der entvitalisierende Einfluß der Saturnsphäre ermöglicht nach Steiner die Bildung von Sinnesorganen, die an der Grenze des Lebendigen, d. h. auf der Stufe des *ersterbenden Lebens* stehen, bildet die Voraussetzung zur Entstehung *physikalischer Apparate* durch die Förderung von Verhärtungsvorgängen (B 20, 14). Entwickelt der Mensch dann seine (Nerven-)Sinnestätigkeiten, so geht damit wiederum ein Einfluß auf den Gesamtorganismus einher, der in Beziehung zur Saturnsphäre bzw. zum Bleiprozeß steht – wie Steiner ausführte, ereignen sich bleiverbundene *Ausstrahlungen* durch die tätigen Sinnesorgane. Am 18.4.1921 sagte er in Dornach: *Am gesunden Menschen sind diese strahlenden Wirkungen vorhanden, ich möchte sagen, wie die Residuen des Vorgeburtlichen, des präexistenten Seins in den Ausstrahlungen der Sinnesorgane. Die sind immer da. Was da in den Sinnesorganen ausstrahlt, das sind im Grunde Bleinachwirkungen, wofür das Blei nicht mehr da ist. Und bei aller Sinnestätigkeit durch den ganzen Organismus finden im Grunde diese Ausstrahlungen statt* (313, 141). Die strahlenden *Bleinachwirkungen* fördern innerhalb der Hauptesorganisation den physiologisch notwendigen *verfeinerten Sklerosierungsprozeß* (319, 122),[428] gesamtorganismisch die knöcherne Gestaltbildung, den vom *oberen Menschen* bzw. vom *Ich* (313, 134) impulsierten Ossifikationsprozeß (312, 154/186[429], vgl. S. 703ff.). In seinem ersten Ärztekurs sagte Steiner: *Es ist eben durchaus studiengemäß zu verfolgen der im Blei wirksame Prozeß und der Prozeß des Ossifizierens und des Sklerotisierens im Menschen* (312, 154).

Sinnestätigkeit und ausstrahlende Bleinachwirkungen

Dabei sind die solchermaßen organisch formenden Bleiprozesse als Reaktion gegen die präkonzeptionell in der Saturnsphäre erfahrene Bleiwirkung, gegen *Zerstäubungs-* bzw. *Ausbreitungsprozesse* anzusehen: *Die Sklerose und auch das Ossifizieren sind eigentlich Prozesse, welche ihre Gegenprozesse schon vor der Konzeption haben. Sie wirken entgegen ganz normal als organische Formprozesse demjenigen, was im Menschen vor der Konzeption als Zerstäubungsprozesse, als Ausbreitungsprozesse wirkt* (312, 142). Nach Steiner werden in der saturnverbundenen Bleisubstanz die *stärksten Zerklüftungskräfte* konzentriert (317, 138), impliziert seine *verborgene Naturgewalt* (313, 135) gestaltauflösende Potenzen, die den gestaltkonstitutiven *Zusammenhangskräften* polar entgegenstehen (316, 181f.) und zur materiellen *Zerstäubung* führen (316, 124f.): *Durch die Bleiwirkung werden dem Menschen als Organismus diejenigen Kräfte eingepflanzt, die ihn einfach heraussplittern möchten in die Welt, reaktiv* aber auch die genannten, final zur Ossifikation führenden Konsolidierungskräfte (313, 140).

präkonzeptionelle Zerstäubungsprozesse und reaktive Sklerosevorgänge

Die Bedeutung für die Wesensglieder-Konstitution

Einer Andeutung vom 5.5.1921 zufolge sah Steiner die skizzierten, von den Sinnestätigkeiten ausgehenden, bleiverbundenen Gestaltungsprozesse vor dem Gesamthintergrund der leiblichen Inkarnation des menschlichen Seelenwesens; nach seiner Darstellung ist der Saturn derjenige Weltenkörper, *welcher auf dem Umwege durch das menschliche Haupt ein richtiges Verhältnis des astralischen Leibes zum menschlichen physischen Leib und zum Ätherleib herstellt*, d.h. vermittels des in kranio-kaudaler Richtung einwirkenden Nervensystemes den gesamtorganismischen Zusammenhang von Seele und Lebensleib, damit aber auch von *oberer* und *unterer* Organisation konstituiert (204, 228/230).[430]

Ermöglichung des physiologischen Verhältnisses zwischen Astralleib und physisch-ätherischem Leib

Vorstellungsbildung an der Sinneswahrnehmung

Innerhalb der menschlichen Gesamtorganisation oszillieren originärer und überwundener (bzw. reaktiv umgewendeter) Bleiprozeß, wobei Steiner beide in bezug auf die von ihm an zentraler Stelle thematisierten Bleiprozeßwirksamkeit – der an der Sinneswahrnehmung entwickelten Vorstellungsbildung (s.u.) und den Vorgängen im Bereich der den Sinnesorganen nachgeschalteten Nerven (312, 375f.) – nur unzureichend differenzierte. So hieß es am 4.1.1924 in Dornach vor Medizinstudenten und Ärzten: *[Der Mensch] nimmt Dinge um sich herum war, und dann denkt er nach über die Dinge. Beides braucht er. Er muß Dinge wahrnehmen, damit er mit der Welt in Verbindung treten kann. Er muß auch nachdenken, muß zurückdrängen seine Wahrneh-*

Bleiprozeß und Sinnesvorstellung

Wahrnehmungsdistanz als Ergebnis der bleiüberwindenden Kräfte

mung, und im Zurückdrängen dann seine Selbständigkeit entwickeln. Würden wir nur wahrnehmen, gingen wir immer im äußeren Anschauen auf. Hingegen dadurch, daß wir zurücktreten von den Dingen, über sie nachdenken, sind wir erst eine Persönlichkeit, eine Individualität. Dadurch gehen wir nicht in den Dingen auf. […] Ich mache mich selbständig, ich lähme die Beobachtung ab […] (316, 52f.). Diese Ablähmung wird nun – so Steiner in dem genannten Vortragszusammenhang – durch die *bleiüberwindenden* Kräfte des menschlichen Organismus ermöglicht, durch die den Bleiprozeß bekämpfenden, abweisenden, überwindenden und ausscheidenden Vorgänge: *Die bleiüberwindenden Kräfte, die der Körper ausgebildet hat, haben eine große Bedeutung dadurch, daß diese selben bleiüberwindenden Kräfte machen, daß, wenn ich diese Kreide anschaue, ich nicht im einfachen Anschauen der Kreide befangen bleibe. […] So daß der Mensch diesen bleiüberwindenden Kräften verdankt, daß er eine innerlich geschlossene Persönlichkeit sein kann. Daß der Mensch sich von der Welt absondern kann, das verdankt er den bleiüberwindenden Kräften* (316, 52f.). Dagegen hatte Steiner im November und Dezember 1923 in Dornach geltend gemacht, daß die Distanzierung gegenüber der Wahrnehmungswelt (vornehmlich der *optisch* wahrgenommenen Welt – 232, 151) nur aufgrund der in *überhomöopathischen Verdünnungen* durch die Sinnesorgane (bzw. Atmung und Nahrung, vgl. 232, 65) in das Gehirn aufgenommenen Bleisubstanz ermöglicht werde: *[Der Mensch] würde ganz vom Sehen überflutet sein, wenn nicht diese Bleiwirkung da wäre. Diese Bleiwirkung ist es, die den Menschen in sich selbständig macht, die ihn als Ich gegenüberstellt der Empfänglichkeit für die Außenwelt, die in ihm lebt. Und diese Bleikräfte sind es, die zuerst in den Ätherleib des Menschen eintreten, dann aber vom Ätherleib aus im Menschen den physischen Leib in einer gewissen Weise mit sich imprägnieren* (232, 151f.; s.a. 232, 65). Demnach beruhen Vorstellungs- und konsekutive Erinnerungsbildung (232, 152) auf eine durch den *Lebensleib* vermittelte Verinnerlichung von Bleiprozeßkräften in die Sphäre des *physischen Leibes*. In diesem Kontext muß weiter berücksichtigt werden, daß Steiner in verschiedenen Vorträgen von einer *Selbstmetallisierung* im Sinne der Eigenproduktion auch des Bleiprozesses durch den menschlichen *Bildekräfteleib* sprach, der anschließend in den *physischen Leib […] hineingestrahlt* werde (18.4.1921, 313, 151; vgl. a. 352, 36f., wo Steiner die Rachitiserkrankung mit einer verminderten Blei-Eigenproduktion des Kindes in Zusammenhang brachte). Dabei ging Steiner in den genannten Vorträgen nicht auf eine (potentielle) Mitwirkung dieser Vorgänge an der sinnesorientierten und -distanzierten Vorstellungsbildung ein.[431]

ätherisch induzierte bleiprozessuale Imprägnierung des physischen Leibes

Insgesamt bleibt so festzuhalten, daß von Steiner auf die *Ablähmung* bzw. *Zurückdrängung* der Sinneswahrnehmung zugunsten einer sinnesorientierten, aber sinnesbefreiten Vorstellungsbildung als auf ein durch den physiologischen Bleiprozeß ermöglichtes Grundphänomen hinwies[432], ohne daß durch die vorliegenden Literaturstellen der Modus der Bleiprozeßwirkung in hinreichender Eindeutigkeit aufgeklärt werden kann. Prinzipiell schien Steiner sowohl von aktual auf den menschlichen Organismus einwirkenden und von diesem zu überwindenden Bleibildungsprozessen auszugehen, darüber hinaus aber auch reaktive Vorgänge auf früher (präkonzeptionell) stattgehabte Bleiprozeßeinflüsse sowie innerorganismische Bleibildungsprozesse zu beschreiben – die allesamt in differenzierter Weise am *ersterbenden Leben* im Bereich der Sinnesorgane, an der Ablähmung der empfangenen Wahrnehmungseindrücke und nachgeordnet an der ossifizierenden Gestaltbildung des menschlichen Organismus beteiligt sind.

Milztätigkeit und Bleiprozess

Hinterhaupt und Milz

Im abschließenden Vortrag seines 1911 gehaltenen Kurses über *„Okkulte Physiologie“* hatte Steiner auf *Entsprechungen zwischen Hinterhaupt und Milz* in bezug auf den Bleiprozeß und die Saturnsphäre hingewiesen, ohne dies näher auszuführen (128, 167). Explizit ging Steiner in den später gehaltenen Vorträgen nicht mehr auf diese Bleiprozeßbeziehung ein, machte auch keine weiterführenden Aussagen über den möglicherweise in Prag angedeuteten Reinkarnations-Zusammenhang der genannten Organe des *oberen* und *unteren Menschen.* Jedoch ist zu berücksichtigen, daß er am 4.1.1924 das *ätherische* Zentrum der ausstrahlenden und blutvermittelten (316, 53) bleiabweisenden Kräfte *ungefähr dort, wo die Haare ihren Wirbel bilden*, lokalisierte (316, 52), zugleich bezüglich des Hinterhauptes an anderer Stelle hervorhob, daß dort das (ebenfalls ausstrahlende) Zentrum *rein physischer* Wirksamkeit im Organismus liege (313, 26; vgl. S. 509ff.).[433] Andererseits gab Steiner in verschiedenen Zusammenhängen Hinweise zum Bleiprozeß, die eine indirekte oder direkte Mitbeteiligung des Milzorganes zumindest möglich erscheinen lassen. Denn dieses Organ vermittelt, wie Steiner am 5.4.1920 sagte, eine *unbewußte Verstandes- und Vernunfttätigkeit*, *unbewußte Willenszustände*, regelt das *unterbewußte Seelenleben*, insgesamt das instinktive, stoffwechselgebundene Vermögen des Menschen (312, 297/296, vgl. S. 572ff.). Der Saturn seinerseits bestimmt – den Vorträgen vom 25.6. und 1.7.1922 zufolge – die *chemische Zusammensetzung* des Organismus (213, 60), ermöglicht, daß sich der Mensch *gegen den in seinem Organismus wirkenden Chemismus als selbständige geistig-seelische Wesenheit fühlen kann*, beinhaltet die Kräfte im Kosmos, *die die Instinkte in die Menschennatur hineinverlegen* (213, 69). Fehlen beispielsweise die bleiabweisenden Kräfte des Blutes, so entstehen perverse Instinkte, Affinitäten *zu den äußeren Unreinigkeiten in der Welt* (316, 53), die Steiner therapeutisch mit Bleipräparaten zu behandeln empfahl

das ätherische Zentrum der bleiabweisenden Kräfte

Saturn, Chemismus und Instinkte

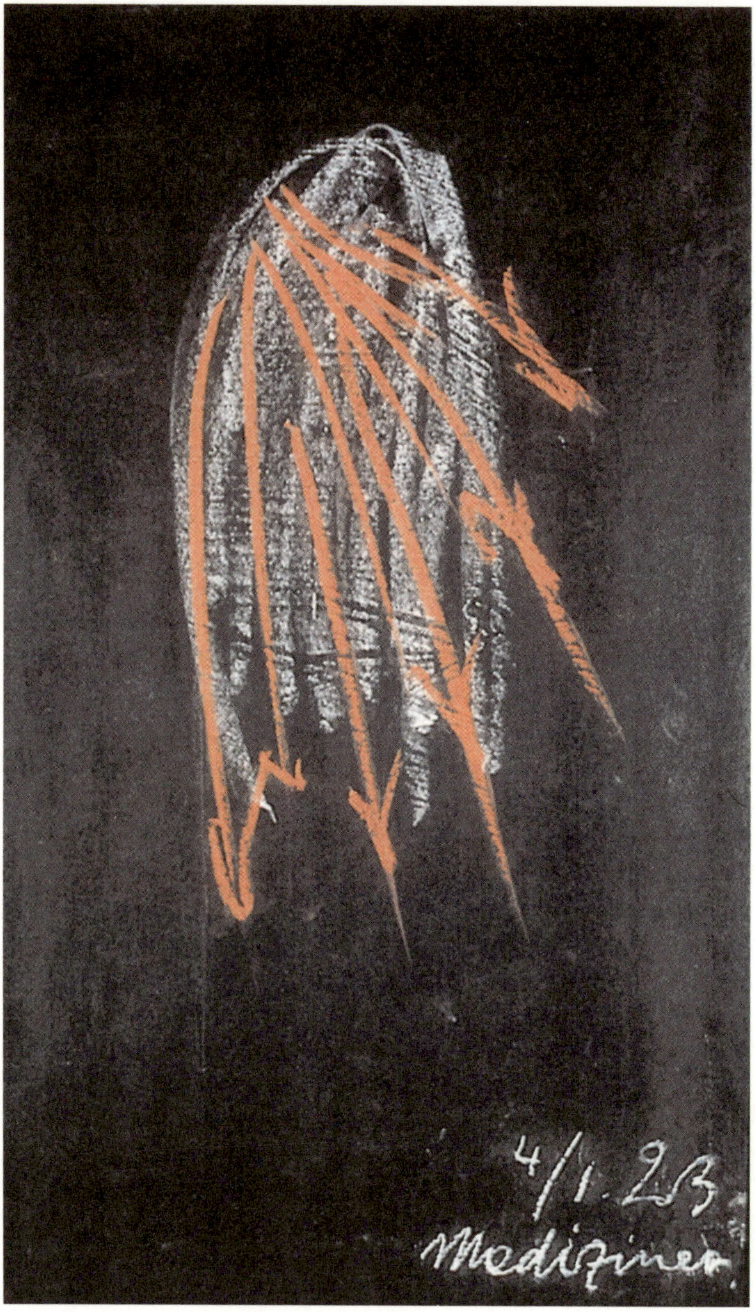

Die Ausstrahlung der bleiüberwindenden Kräfte
(4.1.1924; GA 316, Bd. XXIII, Tafel 4)

(vgl. z. B. B20, 15). So scheint funktionell eine große Nähe der saturnverbundenen Bleiprozessualität auch zu dem Milzorgan zu bestehen, so daß evtl. von einer fortbestehender Gültigkeit der Angabe von 1911 und damit organologisch vom einem oberen, zentralnervösen und einem unteren, stoffwechselzentrierten *Bleiorgan* mit nicht näher geklärtem gegenseitigem *Entsprechungs*-Verhältnis ausgegangen werden kann.

Physiologie des Zinnprozesses

Das bewahrende Nervenleben

Das Nervenleben [...], das bildet aus dem, was in den Sinnen erlebt wird, das, was das Sinnesleben dann bewahren kann. Auf dem Nervenleben beruhen alle Nachklänge, Nachwirkungen zum Beispiel, wenn wir das Auge betrachten, so daß wir im Nervenleben eine Art von ruhendem Leben haben, ein, wir können sagen, ruhendes oder bewahrendes Leben. [...] Wenn [der Mensch] dem Sonnenleben fortwährend ausgesetzt wäre, würde er nicht nur keine Sinne entwickeln können, sondern er würde auch sein Nervenleben nicht entwickeln können. Das Nervenleben trocknet aus, sonst würde es überwuchern. Die Nerven würden auch Organe sein so wie etwa die Muskeln. Dieses Austrocknende im Nervenleben, das ist der Einwirkung von Jupiter entsprechend. So daß der alte Mensch gesagt hat: Das Nervenleben wird angeregt vom Jupiter (208, 87/93). *Saturn gibt die Sinne. Jupiter gibt dann die Nervenfortsetzungen der Sinne [...]* (218, 151).

„eine Art von ruhendem Leben"

Jupiterwirksamkeit

Die durch die jupiterverbundene Zinnwirkung ermöglichte *ätherische* Vitalstufe ist nach Steiner die des *ruhenden, bewahrenden* Lebens der Nerventätigkeit. Im Bereich der den Sinnesorganen nachgeschalteten Nervenfortsetzungen kommt es zu einer Abschwächung der bleiprozessualen, sinnesgebundenen *Ausstrahlungen* (313, 141) und damit – *zinn-* bzw. *jupiterbedingt* – zur Schaffung jener Vitalstufe, die innerhalb des Physischen Grundlage menschlicher Vorstellungstätigkeit ist. Der Jupiter- oder Zinnprozeß hat es *vorzugsweise mit dem menschlichen Denken* bzw. mit dem *astralischen Durchorganisieren des menschlichen Gehirnes* als Voraussetzung seelischer Gedankenbildung zu tun (204, 230).[434] Dies impliziert die Fähigkeit zur Bildung eines autonomen, durch Verinnerlichung und Umwandlung von Licht bzw. *Lichtäther* erworbenen und sich gegenüber der Umgebung behauptenden Lichtorganismus: *Wir tragen einen Lichtorganismus als reinen Lichtorganismus in uns, der denkt* (318, 104; vgl. S. 538ff.). Die Jupiterkräfte bewahren, wie Steiner am 30.6.1922 in Dornach sagte, den menschlichen Organismus *vor dem Verfließen in dem Lichtelemente* (213, 59).

Gehirnorganisation, Lichtorganismus und Denktätigkeit

Die Gestaltungsprozesse der Kopforganisation

das „Härteverhältnis zwischen dem Kopf und den Weichteilen"

Die zinnvermittelte *Durchastralisierung* des Gehirnes geht mit strukturellen Werdeprozessen des Zentralnervensystems einher, die von Steiner im ersten medizinischen Kurs als Herausbildung fester aus flüssiger Substanz und dem Auffinden eines physiologischen Verhältnisses zwischen beiden in den entsprechenden Entwicklungsphasen beschrieben wurde. In seinem siebten Vortrag sagte er am 27.3.1920 in Dornach: *Eigentlich sind wir alle für die Hydrozephalie veranlagt, und sie muß auch dasein. Würde sie nicht dasein, so würden wir niemals zu einer ordentlichen Ausbildung unseres Gehirns und Nervensystems kommen. Denn das muß gewissermaßen aus dem im Menschen befindlichen flüssigen Elemente herausgeholt werden. So daß wir im kindlichen Alter immer einen Kampf anschauen können zwischen der Hydrozephalie und zwischen dem, was die Hydrozephalie bekämpft, was eintritt in die menschliche Organisation, um die Hydrozephalie zu bekämpfen. [...] [Es] könnte studiert werden ein Wechselverhältnis zwischen den Prozessen, die im Zinn sind, und alledem, was ich [...] charakterisiert habe als die Wechselwirkung zwischen der Hydrozephalie und ihrem Gegenteil, und man würde dann finden, daß in diesem ganzen Komplex des kindlichen Alters, das darauf ausläuft, [...] das richtige Härteverhältnis zwischen dem Kopf und den Weichteilen zu bewirken, dieselben Kräfte wirken wie im Zinn* (312, 143/154). Das *Zinnhafte* hat mit dem *Gestaltungsprinzip des Hauptes* zu tun (312, 186), mit der skizzierten Herausbildung der festen Gestaltung aus dem Flüssigen; dabei sind die zinnbildenden Kräfte nach Steiner vornehmlich im Bereich der grauen Hirnsubstanz bzw. den primär stoffwechselaktiven Bezirken des Gehirnes tätig, *durchseelen* den zentralnervösen Verdauungsprozeß und *regeln* ihn dadurch (312, 373; vgl. S. 526ff.).

Zinnwirksamkeit im Stoffwechselbereich – Leberorgan und Verdauungsprozess

„Entsprechungen" in der oberen und unteren Organisation

1911 hatte Steiner in Prag geltend gemacht, daß der jupiterverbundene Zinnprozeß innerhalb des menschlichen Organismus in Gestalt der *oberen Teile* des Kopfes – *mit allem, was als Vorderhaupt und als Gehirnbildung dazugehört* – sowie innerhalb des Leberorganes (des *inneren Jupiters*) präsent (wirksam) sei, wobei er zwischen beiden Organbezirken im *unteren* und *oberen* Menschen wiederum eine nicht näher charakterisierte *Entsprechung* konstatierte (128, 167/165). In Steiners späterem Vortragswerk findet sich kein weiter expliziter Hinweis auf eine Zinnwirksamkeit im Vorderhirnbereich[435], auch nicht auf die Leber als *Jupiterorgan*. Jedoch sprach Steiner im abschließenden Vortrag seines ersten Ärzte-Kurses über ein *wechselweise zugehöriges Entsprechen* der erwähnten zinnbestimmten Verdauungsbezirke des Gehirnes (s.o.) mit den *Übergangsprozessen vom Darm in die Lymph- und Blutgefäße* (312, 375) – und brachte letztere mit der Lebertätigkeit unmittelbar in Zusammenhang (312, 374). Darüber hinaus ist zu bedenken, daß die an anderer Stelle (vgl. S. 714ff.) skizzierten Organgestaltungsvorgänge als Zusammenwirken nervensinnesgetragener *Rundungskräfte* und hepato-renaler Substanz-*Ausstrahlungen* möglicherweise vor dem Hintergrund einer umfassenden Zinnprozessualität betrachtet wurden, zumal Steiner in seinen entwicklungsphysiologischen Darstellungen die Gestaltbildung des extrakraniellen Organismus mit der eigentlichen Ausbildung des Gehirnes in einen sehr engen Zusammenhang brachte (s. S. 700ff.). In diese Richtung könnte auch der schriftliche Hinweis von Steiner, wonach therapeutisch eingesetztes Zinn die Empfänglichkeit des *Bildekräfteleibes* für die Einwirkung der *Ich-Organisation* verstärkt (27, 114) – d.h. evtl. auch den ichhaften, nervensinnesgetragenen Gestaltungskräften einen entsprechenden Einfluß im Stoffwechselbezirk der *unteren Organisation* ermöglicht –, sodann auch die Notizbuchbemerkung: Jupiter *bringt das Ich an die Körpersubstanz (durch Nieren)* (B 20, 15), gelesen werden. So scheint insgesamt möglich – vom Textzusammenhang geradezu naheliegend –, daß die zitierten Ausführungen zur Gestaltbildung des Hauptes im Sinne einer physiologisch wirksamen Zinnsphäre in Korrespondenz mit entsprechenden Vorgängen des *unteren Menschen* von übergreifender Bedeutung für die Ausbildung des Gesamtorganismus sind.

Ich-Organisation und Bildekräfteleib

Physiologie des Eisenprozesses

Mars, Eisen und Atmungsprozess

Herkunft und physiologische Instrumentalisierung des Eisenprozesses

Den im menschlichen Organismus durch das Eisen zur Wirksamkeit gelangende *Funktionszusammenhang* (312, 239) sah Steiner im Zusammenhang mit der Marssphäre – er nannte den Mars nicht nur den *Schöpfer* des Eisenprozesses im Sonnensystem (351, 105), sondern sprach von ihm auch als einem *Träger* der Eisenwirksamkeit (317, 170) bzw. davon, daß der Mars dem menschlichen Organismus ermögliche, das (auch aus Kometen- und Meteoritenquellen stammende) Eisen[436] zu instrumentalisieren: *Der [Mars] erzeugt in uns diejenigen Einflüsse, die es möglich machen, daß wir das Eisen verwenden* (351, 106).

In seinen Ausführungen zur Humanphysiologie betrachtete Steiner das Eisen als das dem Menschen in gewisser Hinsicht *wichtigste Metall* (312, 373), das – auch substantiell und nicht nur prozessual vorhanden (312, 375) – am *inneren Aufbau* und *ganzen Funktionieren* des Organismus *direkt* und an zentraler Stelle beteiligt ist (312, 243).

Kehlkopf, Lunge und Galle

In organologischer Hinsicht wies Steiner erstmals im März 1911 auf die Beziehungen des Eisenprozesses zum Lungensystem bzw. zur Kehlkopfsphäre im Bereich der oberen Organisation sowie zur Galle im *unteren Organsystem* hin (128, 166), wobei er bereits innerhalb der Vorträge zur *„Okkulten Physiologie"* die Lungenatmung prinzipiell als ein zwischen organismischer Innenwelt und nichtmenschlicher Außenwelt vermittelndes physiologisches Zentralgeschehen thematisierte (s. S. 223ff.). Neun Jahre später, im ersten medizinischen Fachkurs, betonte Steiner dann erneut, daß das *Eisenhafte* mit dem Gestaltungsprozeß der Lunge zu tun habe (312, 186), all demjenigen *verwandt* sei, *was eben von der Lunge ausgeht, nach außen sich öffnet bis zum Kehlkopf hin und so weiter* (312, 375) – und hob ebenfalls die Außen- und Innenwelt verbindende Funktion der eisengestützten menschlichen Atmungsprozesse hervor: *Das Eisen ist dasjenige, was gewissermaßen die Vermittlerrolle übernimmt zwischen dem, was vom Menschen innerhalb seiner Haut liegt, und von dem, was außerhalb seiner Haut liegt. Dadurch können wir sagen: Das ganze System, das im Lungenmenschen auftritt, der ja wieder strebt, ein ganzer Mensch zu werden, ist etwas, was stark im Zusammenhang steht mit dem ganzen Verhältnis des Menschen zum universellen Naturerleben* (312, 243). Das eisenverbundene Atmungsleben *erneuert* beständig das Blut (208, 85), steht auf der Stufe des *bildenden Lebens*, ermöglicht in seinem funktionellen Zusammenwirken mit den Nervenprozessen plastische, an der Sinnesanschauung *gebildete* Vorstellungen und konsekutive innere Organgestaltungen (208, 87f., vgl. a. S. 612ff.), zugleich aber auch die menschliche Sprachfähigkeit (218, 151; 204, 69).

das Verhältnis des Menschen zum Naturleben

Während dies allesamt physiologische Eisen-Prozesse des *oberen Menschen* sind, kam Steiner im Juni 1922 anläßlich einer Patientenvorstellung in Stuttgart erstmals wieder auf die Galle-Beziehung des Eisens – und damit auf die Eisensphäre des *unteren* Menschen – zu sprechen. Nach Degenaar verordnete Steiner bei einer Patientin mit chronischer Gallenfunktionsstörung äußerlich Eisen (Eisenspangürtel), erläuterte dabei die Heilmittelwirkung auch unter Hinweis auf die vermittelnde Kehlkopffunktion des *oberen Menschen* – und sagte: *Gerade, wenn es sich handelt um ein träges Funktionieren der Galle, dann wirkt die Strahlung von Eisen. Ich rechne auf die Strahlung, die im Eisen vorhanden ist und die doppelt verwendet werden kann. Wenn man direkt auf die Galle wirken will, muß man von außen bestrahlen. Wenn man aber das Eisen innerlich gibt, wirkt das auf das ganze Kehlkopfsystem und was damit benachbart ist. […] Wenn man z. B. darauf rechnet, daß nur das Nervensystem der Galle angeregt werden soll, kann man […] vom Kehlkopf ausgehen* (Degenaar, 84).

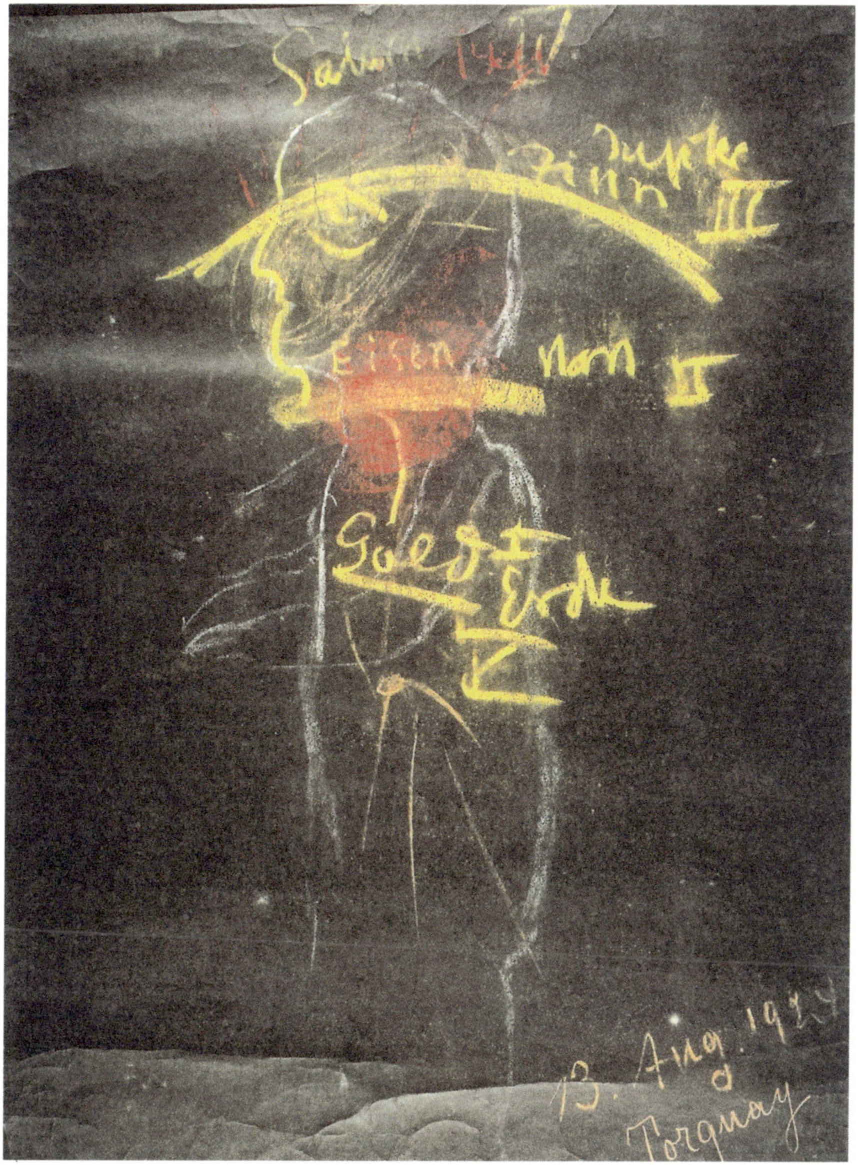

Metallprozesse und Bewußtseinsstufen
(13.8.1924; GA 243, Bd. XV, Tafel 4)

Nun entsteht die Frage: Warum braucht das Blut das Eisen? Das ist eigentlich eine Kardinalfrage der ganzen medizinischen Wissenschaft (312, 73).

Autonomie und Ich-Gestalt der menschlichen Wärmeorganisation

Eisen ist, so Steiner bereits 1911, das einzige Metall, das der Mensch in seinem Blut *als wesentlichen Bestandteil für das Werkzeug des Ich* haben muß (128, 165); es steht in Beziehung zur *Ich*-verbundenen Wärmeorganisation (und damit per se zum *Leber-Galle-System*, vgl. u. a. 314, 218 u. S. 598ff.) und ermöglicht, daß sich die menschliche Wärmeregulation autonom gegenüber der außerorganismischen Umwelt bewahren kann: *Würden die Marskräfte nicht in der richtigen Weise da sein, so würde der Mensch in der Wärme zerfließen. Er würde immerfort das Bestreben haben, zu zerfließen in dem Wärmeelement. Die Marskräfte halten ihn gegenüber dem Wärmeelement zusammen. Es ist das sogar das Wichtigste im Menschen, denn weil er in sich mehr Wärme hat, als in seiner Umgebung vorhanden ist, ist er fortwährend in der Gefahr, im Wärmeelemente auszufließen. Das ist das Allerwichtigste. Daher müssen die Marskräfte geradezu im Menschen konzentriert sein. Und das geschieht durch das Eisen, das der Mensch im Blut hat. Das Eisen enthält Kräfte, die mit den Marskräften gleich sind, und die den Menschen zusammenhalten gegenüber dem Zerfließen in der Wärme* (213, 59).

Die Polarität von Eisenstrahlung und Eiweisskräften – der Eisenprozess zwischen Atmung und Stoffwechsel, oberem und unterem System

die Heilung des Blutes durch das Eisen

Der physiologische Eisenprozeß konstituiert im Blut ein – wie Steiner schrieb – *im Sinne der äußeren, physischen Natur orientiertes Kräftesystem*, das von der *Ich-Organisation* überwunden und in dieselbe *hineingezwungen* wird (27, 46f.). Als solches ist es dem Blut im Sinne eines *Heilmittels* (314, 143) lebensnotwenig – Steiner zufolge ist das menschliche Blut diejenige Substanz innerhalb des Organismus, *die einfach durch ihre eigene Wesenheit krank ist und fortwährend durch das Eisen geheilt werden muß.*[437] *Dasjenige, was das Blut durch seine eigene Konstitution ohne das Eisen hat, ist eine Kurve oder eine Linie, die abwärts führt und die ankommen würde zuletzt bei der vollständigen Auflösung des Blutes,*[438] *während dasjenige, was das Eisen im Blute bewirkt, es fortwährend aufwärts führt, es fortwährend heilt* (312, 73/74). Obgleich Steiner in verschiedenen Zusammenhängen (u. a. im zweiten Vortrag seines Kurses über *„Allgemeine Menschenkunde als Grundlage der Pädagogik“*) von originären Krankheits- bzw. Auflösungstendenzen der Blutsubstanz sprach (vgl. S. 634ff.), betonte er im Kontext der *heilenden* Eisenprozesse insbesondere das pathogene Exponiertsein des Blutes gegenüber wesensfremden Einflüssen (*Das Blut muß fortdauernd alles Krankmachende über sich ergehen lassen.* 27, 47), deren Ursprung er im Bereich der menschlichen Stoffwechselorganisation lokalisierte (zur Abhängigkeit der Blutzirkulation vom *Stoffwechsel-Gliedmaßen-System* s. S. 444ff.). So hieß es im abschließenden Vortrag des ersten medizinischen Fachkurses, daß der Mensch fortwährend einer Erkrankung seines Blutes durch den *unteren Organismus* ausgesetzt sei (312, 373). Diesen schädigenden Einflüssen wirkt nun eine vom *oberen Menschen* (bzw. vom *Kopf* – 229, 19) ausgehende und nach allen Gliedern sich verzweigende, in alle Glieder einwirkende *Eisenstrahlung* entgegen (312, 238 u. B 35, 23) – eine *Eisenstrahlung im Blut* (327, 131), die sich der *Stoffwechselwirkung* (313, 142), den *stofflichen Bildekräften* (313, 144) bzw. dem nach oben wirkenden *ätherischen Leib* entgegenstellt (221, 85), den Stoffwechselprozeß *unterdrückt* (27, 129 und 313, 142) und *ausgleicht* (312, 375). So *regelt* (B 35, 23) bzw. *reguliert* (312, 375) der im Blut wirksame Eisenprozeß die Beziehung des *oberen* zum *unteren Menschen* (B 35, 23).

die stoffwechselpolare Eisenstrahlung des Blutes

Die aufsteigenden *stofflichen Bildekräfte* charakterisierte Steiner näher als mit dem menschlichen Wachstum sowie der Fortpflanzung in Beziehung stehend (317, 170), wies auf einen Zusammenhang mit den physiologischen Schwefelprozessen (229, 18f./92, s. S. 793ff.), insbesondere aber mit der gesamten Eiweißbildung im Bereich der Stoffwechselorganisation, in Leber-, Nieren-Harn-, Lungen- und Herzsystem (s. S. 783ff.) hin.[439] Er sagte über die vom *oberen Menschen* bzw. vom *Kopf* – als Ort der Entstehung von Eisen-Kohlensäureverbindungen (351, 40f.) – ausgehende *Eisenstrahlung*: *Man hat immer das Gefühl: das, was da ausstrahlt, das lokalisiert sich im menschlichen Organismus, das bleibt darinnen. Es ist etwas überall Entgegenwirkendes, das zur Stauung dieser eisenstrahlenden Kräfte Veranlassung gibt. Man möchte sagen, es ist so, wie wenn das Eisen positiv ausstrahlte nach der Peripherie hin und ihm negativ entgegengestrahlt würde, aber von etwas, das sich ihm wie in Kugelwellen entgegenwirft. Das sind eben die beiden Wahrnehmungen, das Ausstrahlende und das, daß man wiederum gehemmt ist, daß man mit den Strahlungen des Eisens anstößt, man kann nicht durch und kann vor allen Dingen nicht über die Körperoberfläche hinaus. Man merkt nach und nach, daß das Gegenstrahlende eben die Kraft des Eiweißes ist, so daß man durch das Eisen in den Organismus einen Funktionszusammenhang eingeführt hat, dem entgegenwirkt all das, was von den vier Organsystemen ausgeht […]. Sie stemmen sich entgegen. Dieser Kampf ist im Organismus immer vorhanden* (312, 238f., vgl. a. 313, 142f.; zu den vier Organen der Eiweißbildung s. S. 779ff.).

Eisenstrahlung und gegenstrahlende Eiweißkraft

Als die physiologische Entwicklungsperiode, in der es zu einer *richtigen Einstellung des Waagebalkens zwischen dem Eisen und […] der ganzen Eiweißbildung* kommt, bezeichnete Steiner die Pubertät und Adoleszenz, das dritte *Lebensjahrsiebt* (312, 242).

das Zusammenspiel der oberen und unteren Organisation

Das Eisen reguliert als Atmungs-Metall das Zusammenspiel der oberen und unteren Organisation im menschlichen Organismus, vermittelt zwischen kosmisch bedingtem Atmungsrhythmus und stoffwechselbeeinflußter Blutzirkulation, indem es – wie Steiner schrieb – unmittelbar nach dem Verdauungsprozeß den Stoffwechsel in den Blutrhythmus überleitet, was mit einer *Unterdrückung* der Stoffwechselvorgänge verbunden ist (27, 129). Solchermaßen spielt es eine bedeutsame Rolle in dem Gesamtprozeß *zwischen Blutzirkulation und Atmung* (27, 130; vgl. S. 604ff.) – bzw. im Ausgleich von oberer und unterer Organisation im Herzen (313, 143; vgl. S. 627ff.) –, ist dabei im Unterschied zum Sauerstoff aber in funktioneller Hinsicht nicht primär dem Atmungssystem, sondern dem Zirkulationssystem zugewandt, *gehört dem Zirkulationssystem an, insofern es sich in das Atmungssystem fortsetzt.*[440]

Eisenprozess und Nerventätigkeit

Zu berücksichtigen ist darüber hinaus, daß Steiner neben dieser ausführlich thematisierten stoffwechselbegrenzenden bzw. -regelnden Wirkung auch von einem – möglicherweise an der *Berührung* des Atmungsrhythmus mit den *Nervenströmungen* (208, 87) sich entfaltenden – *heilenden*, harmonisierenden Einfluß der blutgetragenen Eisenprozesse auf die degenerativen Nervenvorgänge ausging, was jedoch lediglich in kurzen Andeutungen in der mit Ita Wegman geschriebenen Arbeit anklang. Dort hieß es im siebten Kapitel, daß durch die innerorganismischen Eisenprozesse *überall Quellen* geschaffen würden für Vorgänge, *die auf die [abbauenden] Nervenvorgänge ausgleichend wirken* (27, 46). Möglicherweise in diesem Kontext könnten auch Ausführungen Steiners über das notwendige Zusammenspiel von Eisen- und Kohlensäureprozessen *im Kopf* stehen (351, 40ff.) – diese wurden als substantielle Voraussetzungen der lunaren Förderung des menschlichen Vorstellungslebens bezeichnet (*Dem Mond verdankt der Mensch das, daß er seinen Kopf gebrauchen kann.* 351, 43). Nach Steiners Darstellungen sind die Kohlensäureprozesse im Zentralnervensystem für sich genommen *todmachend*, devitalisierend, toxisch (*Ich könnte, ohne daß fortwährend eine Vergiftung in mir stattfindet, die ich nur fortwährend bekämpfen muß, gar nicht mein Nervensystem gebrauchen. Ich könnte nicht denken.* 348, 289; vgl. S. 786ff.), werden dabei möglicherweise durch die eisengebundenen oder -vermittelten Vorgänge begrenzt. Das kohlensaure Eisen des Kopfes jedenfalls ist die Voraussetzung für eine kosmische Verbindung zum und vom Mond (Steiner sprach von *Eisen-Kohlensäureströmungen.* 351, 42), die von essentieller Bedeutung für die menschlichen Vorstellungsprozesse (bzw. deren organischen Grundlagen) ist (*[...] Zum Denken brauchen wir den Mond [...]* 351, 43).

der Ausgleich abbauender Nervenprozesse

Einen übergeordneten, den bisherigen Ausführungen zum physiologischen Eisenprozeß wohl zugrunde liegenden Gesamtaspekt der Eisenbedeutung eröffnete Steiner schließlich noch am 24.7.1924 in Arnheim – dort sagte er: *Wir haben eigentlich immerfort ein Heilmittel in uns. Die menschliche Natur braucht immerfort ein Heilmittel [...]. Die menschliche Natur neigt nämlich dazu, daß die Ich-Organisation und der astralische Leib eigentlich zu stark in den physischen Leib und Ätherleib versinken möchten. Der Mensch möchte immer mehr oder weniger nicht hell, sondern dumpf in die Welt hinausschauen; er möchte auch nicht rührig sein, er möchte eigentlich ruhen, hat so eine Vorliebe für Ruhe. Er hat eigentlich immer die Krankheit des Ruhenwollens etwas in sich. Die muß ihm geheilt werden. Und wir sind nur gesund, wenn der menschliche Organismus fortwährend geheilt wird. Zu diesem Heilen ist das Eisen im Blute. Das Eisen ist dasjenige Metall, das immerfort auf den Organismus so wirkt, daß astralischer Leib und Ich sich nicht zu stark mit physischem Leib und Ätherleib verbinden.*[441] *[...] Das Eisen ist der Regulator des Zusammenhanges zwischen physischem Leib und ätherischem Leib einerseits und astralischem Leib und Ich-Organisation andererseits* (319, 189). Im engeren Sinne das – u.a. in der Beziehung zwischen Herz-, Lungen- und Nierentätigkeit zum Ausdruck kommende und sich im dritten Lebensjahrsiebt entwicklungsphysiologisch herausbildende – Zusammenspiel von *astralischem Leib* und *Ätherleib* regelnd (314, 144/154f.), bestimmt der Eisenprozeß so die Inkarnationsstruktur des Menschen, ermöglicht die abgestufte Verleiblichung seiner Geistseele – und damit die Freiheitssphäre des Menschen; vor diesem Hintergrund werden die skizzierte Begrenzung des Stoffwechsels als Schutz vor einer zu intensiven Leibbezogenheit (die sich beispielsweise durch aufsteigende Angst- und Furchtgefühle äußern kann – 229, 18) und die ausgleichende Hemmung der Nervenvorgänge als Regulativ für einen tendenziell überinkarnationsbedingten Substanzabbau verstehbar.

Hemmung der tendenziellen Überinkarnation

Der physiologische Eisenprozeß bewahrt das Individuum vor einem *Versinken* seiner Geistseele in die Sphäre der Lebensleiblichkeit und schafft damit die Entwicklungsvoraussetzungen der freien Willensentfaltung (351, 100/105; 231, 112f.). Organologisch fundiert ist diese durch die eisenverbundenen Leber- und Galleprozesse, die in enger Beziehung zur menschlichen Wärmeorganisation (vgl. S.598ff.) und Willensentfaltung (S.648ff.) stehen. Am 17.11.1923 sagte Steiner in Den Haag: *Wären wir Wesen, die kein Eisen in ihrem Blut hätten, so könnte in unseren Seelen ganz gut auch das Freiheitsgefühl, der Freiheitsimpuls auftauchen, aber wir hätten nie einen Körper, den wir benutzen könnten, um diesen Freiheitsimpuls zur Ausführung zu bringen* (231, 112).

Entwicklungs–voraussetzungen der freien Willensentfaltung

Physiologie des Kupferprozesses

Innerer Verdauungsprozess und Polarität zur Eisenstrahlung

aufsteigende Prozesse im Bereich der Blut- und Lymphbildung

[...] Das, was nun von dem unteren Menschen in den oberen Menschen aufsteigt durch die mit Cuprum verwandten Prozesse, das wird [...] reguliert, ausgeglichen durch das entgegenstehende Eisen (312, 375). Kupferprozesse stehen mit der Blut- und Lymphbildung der menschlichen Stoffwechselorganisation in Beziehung; sie gehören damit dem *inneren Verdauungsprozeß* an, der in Fortsetzung der gastrointenstinalen Vorgänge die Eigensubstanzbildung impliziert, die Steiner funktionell der *oberen Partie des unteren Menschen* zuordnete (312, 374). Kupferverbundene *einhüllende Stoffprozesse* vollziehen sich – im Zusammenhang mit Leberprozessen – jenseits der Darmwände (vgl. S. 596ff.)[442] und stehen *ätherisch-geistigen* Eisenstrahlungen der oberen Organisation diametral gegenüber (313, 143f.).[443] Steiner sprach (andeutend) von kupferprozessualen Strahlungen, deren Mittelpunkt unterhalb des Herzens liege (243, 63/73; bzgl. der Wirkbeziehung zur eisenverbundenen Kehlkopfregion vgl. 243, 75f.) – und hob hervor, daß Kupfergaben bei Zirkulationsstörungen im Gefolge von Unterernährung indiziert seien (313, 143f.).

Leberorgan und Flüssigkeitsorganismus – die Vitalstufe des kraftenden Lebens

vom ätherischen Wirken der Venuskräfte

Weiter betonte Steiner die engen Verbindung des Kupferprozesses zur menschlichen Lebertätigkeit (*[...] Keine Leber wäre im menschlichen Organismus, wenn ihm nicht diese Leber von Venus eingegliedert würde.* 204, 235) bzw. zur Gesamtsphäre des menschlichen *Bildekräfteleibes* (*Venus ist dasjenige, was vorzugsweise im menschlichen Ätherleib tätig ist [...].* 204, 232).[444] Als ein Zentralorgan des *Ätherleibes* reguliert die Leber nach Steiner die verschiedenen Flüssigkeitssysteme des menschlichen Organismus (s. S. 648ff.; bzgl. der Beziehung zwischen *Ätherleib* und Flüssigkeitsorganismus vgl. S. 489ff.) – *[...] Venuskräfte bewirken, daß der Mensch Besitz ergreifen kann von dem Flüssigen seines Körpers.* (213, 57)[445] Damit – und mit der Gesamtbeziehung des Leberorgans zur chemischen Sphäre – in Zusammenhang stehend, beschrieb Steiner die Kupferprozesse des menschlichen Organismus als wirksames Prinzip der Vitalstufe des *kraftenden Lebens* – das kupfer- bzw. venusverbundene *Bewegungsleben* (208, 96) durchdringt (evtl. im Sinne einer organkonstitutiven Flüssigkeitsorganisation – s. S. 645ff.) kräftemäßig die Leibesorgane, *schiebt [...] in die stofflichen Organe die Kraft ein* (208, 88). Dies wurde nicht im einzelnen ausgeführt.

Physiologie des Quecksilberprozesses

Der Übergang der Verdauungs- in die lymph- und blutbildende Tätigkeit

Ebenso verwandt nun wie der innere lymph- und blutbildende Vorgang dem Kupfer ist, so verwandt ist alles dasjenige, was auf dem Übergang steht, was gewissermaßen hinüberbefördert den äußeren Verdauungsprozeß in den inneren blutbildenden, lymphbildenden Verdauungsprozeß, mit der Leber und vor allen Dingen dem Merkur. So verwandt, wie der andere Prozeß dem Kupfer ist, so ist er verwandt dem Merkur, nur müssen wir beim Merkur die Vorsicht üben, daß er eigentlich etwas Rundes, Ausgleichendes hat, also gewissermaßen schon mit der Wechselwirkung der beiden Prozesse zusammenhängt (312, 374). Merkurielle, quecksilberartige Vorgänge stehen mit dem Übergang der *äußeren*, gastrointestinal-abbauenden in die *inneren*, eigensubstanzbildenden Funktionen in Zusammenhang, *befördern* – wie Steiner im zitierten Vortrag des ersten Ärztekurses sagte – den skizzierten Prozeßübergang (vgl. a. S. 596ff.). Darüber hinaus schien jedoch Rudolf Steiner auch von einer physiologischen Bedeutsamkeit der Merkurkräfte in beiden der genannten Verdauungsbezirken auszugehen; so notierte er u. a., daß merkurielle Kräfte wesentlich an der Destrukturierung aufgenommener Fremdsubstanzen beteiligt sind (*Merkuriale Vorgänge: das Gestaltete wird amorph gemacht.* B20, 24) und sprach über die Bedeutung der planetarischen Einflüsse des Merkurs für die Bildung der Magensäure (*Der Merkur ist es, der in unserem Magen die richtige Salzsäurezusammensetzung erzeugt.* 351, 107). Andererseits betonte er explizit die physiologische Relevanz merkurieller Kräfte in den *feineren Partien des Stoffwechselorganismus* – nämlich dort, wo *die Nahrungsstoffe umgewandelt werden in den lymphartigen Stoff [...] [und] dann übertragen werden in die Blutzirkulation hinein*, d. h. in der Sphäre der Lymph- und Blutbildung (230, 31).[446]

ausgleichende Wechselwirkung zwischen Abbau und Aufbau

die Komposition der Magensäure

Merkurwirksamkeit zwischen Zirkulation und Stoffwechsel

Prinzipiell wurde von Rudolf Steiner die merkurielle Wirkungssphäre *zwischen* Zirkulations- und Stoffwechselleben lokalisiert (208, 95), mit wiederum deutlicher Inklination zu beiden organismischen Funktionsarten. Denn einerseits hieß es im Notizbuch: *Der Prozeß, der im Merkur sich abspielt, ist der, der in der Zirkulation vor sich geht* (B 20, 19), andererseits wies Steiner auf die genannte Bedeutsamkeit im Ernährungsgeschehen (s. o.) sowie weiterführend auf die Quecksilbereinflüsse im Bereich des *Säftekreislaufs* (243, 104), der *inneren* und *äußeren Regsamkeit* des menschlichen Organismus hin

Vermittlung zwischen Astralleib und Rhythmischem System

(243, 102). Besorgen die Merkurkräfte in erster Linie die Vermittlung zwischen *astralischem Leib* und rhythmischer Organisation des Menschen (204, 232), wirken also zentral in das *Rhythmische System* des Menschen ein, bewirken den *Hin- und Herschlag des Oberen und Unteren* (B 20, 18)[447], so impliziert ihre *zwischen* eigentlicher Zirkulation und substantiellen Stoffwechselprozessen situierte Wirksamkeit einen Einfluß auf den Gesamtstoffwechsel, insofern dieser *dem Rhythmus unterliegt* und *auf die rhythmische Tätigkeit zurückwirkt* (ebd.). Sich in dieser Hinsicht mit der Wirksamkeit der Kupferprozesse in Steiners Darstellung vereinend (und z.T. auch überschneidend), kommt den Quecksilberkräften solchermaßen im Bereich der *unteren Organisation* eine konstitutive Bedeutung für den Stoffwechsel der Organe zu (243, 101). Sie dirigieren die im rhythmisierten Ernährungsprozeß umgewandelten Nahrungsstoffe in die übersinnlichen *Kraftsysteme* (vgl. S. 245ff.) und gestalten so die substantiellen Leibesorgane (*Das Merkurwesen schiebt also den Stoff durch den menschlichen Organismus hindurch in die einzelnen Organe hinein.* 208, 95).

Organstoffwechsel

Die Bedeutung für die Gliedmassenorganisation

Während Steiner in dem letztzitierten Dornacher Vortrag vom 29.10.1921 in der skizzierten Weise die Merkur-/Quecksilbersphäre mit der Vitalstufe des *Stoffwechsellebens*, die Venus-/Kupferwirksamkeit dagegen mit dem *kraftenden Bewegungsleben* in Zusammenhang brachte, thematisierte er in anderen Vorträgen explizit die merkuriellen Einflüsse auf den Bewegungspol des *Stoffwechsel-Gliedmaßensystems*. So hieß es beispielsweise in einem am 30.6. 1922 in Dornach gehaltenen Vortrag, daß es der Mensch nur aufgrund der in seinem Organismus wirksamen Merkurkräfte vermöge, das *Feste* seines Körpers, Skelett- und Muskelorganisation zu ergreifen bzw. im Sinne des Bewegungsvollzuges zu instrumentalisieren (213, 57; vgl. a. GA 233a). In einem anderen Darstellungszusammenhang machte Steiner darüber hinaus geltend, daß allein das physiologische Zusammenwirken von Eisen- und Merkurprozessen der gliedmaßenvermittelten freien Aktivitätsentfaltung zugrunde liege: *Der Marseinfluß muß richtig mit dem Merkureinfluß zusammenstimmen. Dann wird unser Wille richtig auf das auftreffen in unseren Gliedern, was eben in unseren Gliedern an Eisen notwendig ist und an sonstigem, damit wir unsere Glieder mit einem tüchtigen, freien Willen gebrauchen können* (351, 107).

die Ergreifung der Skelett- und Muskelorganisation und das Wirksamwerden des freien Willens

Fortpflanzung, Absonderung und Zinnpolarität

Eine besondere Aufgabe innerhalb der gesamten *Stoffwechsel-Gliedmaßen-Organisation* kommt den Merkur- oder Quecksilberkräften nach Steiner dann auch noch insofern zu, als sie mit den Fortpflanzungsprozessen in Beziehung stehen. Steiner schrieb: *Das Quecksilber ist derjenige erstarrte Prozeß, der mitten darinnen steht zwischen den Fortpflanzungsvorgängen, die innerhalb des Organismus dessen Wesen von ihm selber fast völlig absondern. Die Quecksilberkräfte haben nun die Eigentümlichkeit, diese abgesonderten Kräfte wieder zur Resorption im ganzen Organismus zu bringen* (27, 132f.). Durch den physiologischen Merkurprozeß werden demnach die zur Autonomisierung neigenden Generationskräfte mit dem Gesamtorganismus in einem lebendig-systemischen Zusammenhang gehalten. Das damit skizzierte Kräftespiel sah Steiner als zwischen den polaren Metallprozessen von Zinn und Quecksilber ausgespannt – Merkur ist dem Zinn (wie Kupfer dem Eisen) *verwandt* (243, 103) und zugleich *entgegengesetzt* (B 20, 19); seine *stofflichen Bildekräfte* wirken zinnverbundenen, *astralischen* Strahlungen entgegen, die mit der menschlichen Sexualität in Zusammenhang stehen (313, 144). Dies führte Steiner jedoch nicht weiter aus.

Resorption der abgesonderten Fortpflanzungskräfte

Merkurwirksamkeit zwischen Fortpflanzungsorganisation und Herzorgan

Abschließend sei darauf hingewiesen, daß Steiner von den zwischen dem *eigentlichen Sexual- und Ausscheidetrakt und dem Herzen* gelegenen Organbezirken im Sinne einer besonderen Leibessphäre sprach, die auf die *rechte Einwirkung* des Merkurplaneten angewiesen ist und mit dem Merkurmetall (dem Quecksilber) in Beziehung steht (312, 153) – was durch die bisher skizzierten funktionellen Einflüsse des Merkurs oder Quecksilbers bereits implizit angedeutet, im siebten Vortrag des ersten Ärztekurses aber aus einer differenten Perspektive nochmals fundiert wurde. Das *merkuriale*, in seinem Wesen übergangsgeneigte, *metallisch-flüssige* (243, 100), dem eigentlichen Quecksilbermetall übergeordnete Gattungsprinzip (ebd. u. 314, 133) konstituiert nicht nur einen *mittleren Zustand* zwischen Salzigem und Phosphorischen (312, 153), sondern in Gestalt des Quecksilbers auch eine *metallisch haltbare Tropfenform* (314, 156), die als devitalisierte, durch planetarische Einflüsse entwicklungsgehinderte Zellgestalt betrachtet werden kann. Einer älteren, auf intuitiven Erkenntnissen basierenden Medizin war, so Steiner (312, 153), alles Merkuriale etwas, *welches durch seinen Eigensinn zum lebenden Tropfen werden will, zur Zelle werden will, aber durch die planetarischen Wirkungen des Merkur verhindert wird daran und dadurch bloß der Leichnam der Zelle wird, eben das Merkurtröpfchen*. Übermäßige zelluläre Bildetendenzen (im Sinne des irdisch *Merkurialen*) zeichnen aber, wie Steiner weiter sagte, die oben genannten Organbezirke aus, deren physiologische Zuständlichkeit darum auf zellhemmende, kosmische Merkureinflüsse hin

das metallisch-flüssige Prinzip und die metallisch haltbare Tropfenform

Begrenzung der Zellenwirksamkeit

orientiert ist: *[...] Alles dasjenige, was bei uns am meisten hinneigt, zum Zelligen zu werden, [...] ist [...] am meisten darauf angewiesen, der rechten Einwirkung des Planeten Merkur ausgesetzt zu werden, also das sind diejenigen Teile des Unterleibes, die zwischen den eigentlichen Ausscheidungsorganen und dem Herzen liegen. Die sind ganz besonders darauf angewiesen, [...] nicht verhindert zu werden an einer gewissen Tendenz, die sie haben, das Zellige aufrechtzuerhalten und es doch nicht so weit kommen zu lassen, daß es vom Leben ganz überwuchert würde, also ausgesetzt zu bleiben dem lähmenden, dem das Leben lähmenden, ertötenden Merkurzustande. Sonst werden die Tätigkeiten dieser Organe gleich wuchernd, wenn sie in diesem Mittelzustande nicht erhalten werden* (ebd.). Das Metall Quecksilber – ein Individuum aus der Gattung des Merkurialen – bewahrt einen Gleichgewichtszustand zwischen hypertropher Zelltendenz und devitalisierenden kosmischen Merkureinflüssen; ihm kommt in prozessualer Form eine entscheidende Bedeutung für die *zwischen dem eigentlichen Sexual- und Ausscheidetrakt und dem Herzen* gelegenen Organsysteme des *unteren Menschen* zu.

das Erhalten des Mittelzustandes

Physiologie des Silberprozesses

Die Vitalstufe des erneuernden Lebens

Der im metallischen Silber wirksame lunare *Kräftekomplex* (316, 181) steht mit dem generativen, regenerativen und reproduktiven Vermögen des menschlichen Organismus in enger Beziehung. In Polarität zu den – durch den physiologischen Bleiprozeß – erzielten substanzdegenerativen, -abbauenden Wirkungen fördern die Silberfunktionen den Zusammenhang und damit Selbsterhalt des Leibes, ermöglichen darüber hinaus Fortpflanzungsvorgänge und embryonale Gestaltbildungsprozesse.

die Überführung ins Lebendige

Im einzelnen führte Steiner aus, daß die lunaren Silbertätigkeiten die Materie vitalisieren, *ins Lebendige überführen* (204, 232) und solchermaßen mit den organischen *Aufbaukräften* verbunden sind (316, 125). Gewissermaßen wirksames Prinzip des menschlichen *Lebens-* oder *Bildekräfteleibes* schlechthin[448], stehen sie auf der Vitalstufe des *erneuernden Lebens* (208, 88), regen die *innere* und *äußere* Reproduktion des Organismus an (204, 232). Dies bedeutet, daß die mit dem Mond – dem von Steiner insgesamt eine *verstärkende* (327, 153), *belebende* Kraft bezüglich des Erdplaneten zuerkannt wurde (273, 31) – verbundenen Silberprozesse die irdischen Wachstumsvorgänge so zu intensivieren vermögen, daß diese sich zur Reproduktion steigern (327, 153) und Fortpflanzung ermöglichen (vgl. die Ausführungen Steiners von 1910, wo es bezüglich einzelner *Lebensvorgänge* u.a. hieß:

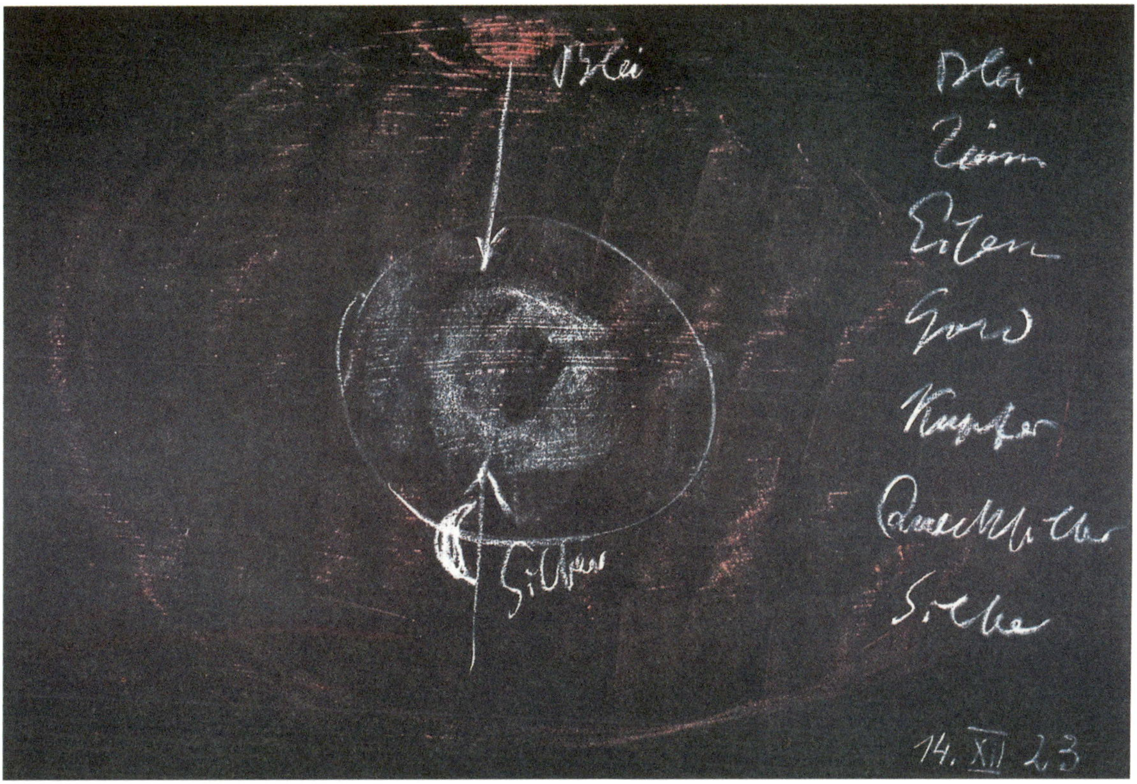

Zur Polarität von physiologischen Blei- und Silberprozessen (14.12.1923; GA 232, Bd. XIV, Tafel 16)

Erhaltung, Wachstum und Hervorbringung

Zu dem Erhaltungsprozeß, welcher den Leib so lassen würde, wie er in einem bestimmten Zeitpunkt ist, kommt ein anderer hinzu, welcher als Wachstumsprozeß bezeichnet werden kann. Ihren Abschluß erreichen Erhaltungs- und Wachstumsprozeß damit, daß in dem Menschen der fertige Leib in einer ganz bestimmten Form sich darstellt. Diese Gestaltung des Menschen von innen heraus zu einem ganz bestimmten Formgebilde sei die Hervorbringung genannt. Die Fortpflanzung stellt sich dann dar als eine Wiederholung dieser Hervorbringung. Was zum eigenen Leib gehört, wird so hervorgebracht, daß es mit dem Menschen vereinigt bleibt; bei der Fortpflanzung tritt das Hervorgebrachte nach außen. 45, 51f.).

Jedoch bedeutet dieser generativ-reproduktive Einfluß lunarer Silberkräfte in bezug auf den menschlichen Organismus nicht lediglich eine weitere Steigerung aufbauender Kräfte, sondern impliziert auch das Vermögen, die in den Fortpflanzungszellen existenten physikalisch-chemischen Gesetzmäßigkeiten zu durchbrechen, d.h. bisherige materielle Strukturzusammenhänge aufzuheben bzw. *abzubauen* (s. S. 685ff.). Daß Rudolf Steiner in diesem Protein-*Chaotisierungsprozeß* dirigierende Silberkräfte am Werke sah, wurde explizit am 29.10.1921 in Dornach deutlich; dort führte er aus, daß der lunare Einfluß auf den menschlichen Organismus eine zur *Aussparung* oder *Zurückschiebung* organischer Materie führende Abschwächung sonnengetragener Lebensprozesse mit sich bringe – eine Abschwächung, die ihrerseits die Grundlage bildet für das nachfolgende Gestaltungsgeschehen (208, 96; s.u.).

Beteiligung an der Protein-„Chaotisierung"

Inkarnations- und Aufwachprozess

Dabei sah Steiner die mondverbundenen Silberprozesse insgesamt vor dem Hintergrund des menschlichen Inkarnationsprozesses und wies darauf hin, daß sie – wiederum entgegen den polaren Saturn-/Bleikräften (219, 21) – mit dem *Hereinführen des Geistig-Seelischen in die physische Welt innig* in Beziehung stehen: *Der Mond hängt überhaupt mit alledem zusammen, was den Menschen aus dem geistigen Dasein zum physischen Dasein hinbringt* (218, 26/114). Diese mondbewirkte (oder -ermöglichte) Verbindung der menschlichen Geistseele mit dem *physisch-ätherischen* Organismus (215, 91) realisiert sich dabei einerseits in der vorgeburtlichen Inkarnationsbewegung (219, 22f.), darüber hinaus aber auch in der partiellen Dislokations- und Rückführbewegung von *Astralleib* und *Ich*, die der Mensch nächtlich-schlafend vollzieht; wie Steiner diesbezüglich wiederholt darstellte, sind es die Mondeneinflüsse, die die Geistseele in einem *außerordentlich komplizierten Vorgang* (218, 25) in den Lebensleib bzw. *zum Erdendasein [...] zurückrufen* (25, 45), in ihr eine *Begierde* zur Rückkehr entfachen (215, 94) und sie dann im Erdendasein *festhalten* (24, 46; 218, 167). *Silber [...] = es wirkt auf das Aufwachen – auf das Einziehen von astral. und Ich-Org. in den Org., d.h. auf Gestaltung/Verdauung/Blutstoß so, daß es diese normal der physischen Organisation eingliedert* (Notizbuch, B 20, 21).[449]

Hereinführen des Geistig-Seelischen in die physische Welt

Ermöglicht die Kräfteorganisation des Mondes die eigentliche Verleiblichung der menschlichen Geistseele, so bewahrt die innerorganismische Silbersphäre zugleich den erinnernden Rückbezug zum präinkarnatorischen Dasein; wie Steiner noch im August 1924 ausführte, steht die menschliche *Wärmeimpulsivität des Blutes* bzw. steht das *Geheimnis der Blutwärme* in einem silbervermittelten Vergangenheitsbezug – in ihm wirkt silbergetragen *dasjenige, was aus früheren Erdenleben heraus kraftet*, es ist Ausdruck einer aktuellen physiologischen *Einordnung in die fortwirkenden früheren Erdenleben* (243, 109f.).

Geheimnis der Blutwärme und Reinkarnation

Neben dieser Silberwirksamkeit im Blut bzw. generell innerhalb der Flüssigkeitsorganisation[450] thematisierte Steiner im Zusammenhang der silberermöglichten Fortpflanzungsvorgänge noch die Lymphe bzw. den Prozeß der *Blut-Lymphbildung* und sagte am 15.9.1924 vor Ärzten und Priestern: *Wenn man [...] nach der Richtung derjenigen Kräfte, die die Lymphe entwickeln, zur Blutbildung vorbereiten die Lymphe, wenn man nach dieser Richtung hin den physischen Leib ergreift, wird man die Mondenwirkungen gewahr* (318, 114). Steiner sprach von einer – nicht im einzelnen ausgeführten – Verbindung von Sonnen- und Mondenkräften *in dem Lymphgebiete des menschlichen Organismus*, die der Befruchtung von Ei- und Samenzelle zugrunde liegt resp. mit dieser einhergeht (318, 116; vgl. S. 685ff.). Die befruchtete Eizelle (mit desorganisierter Feinstruktur) ist beiden kosmischen Kräfteeinwirkungen unmittelbar ausgesetzt: *Es sind die konzentrierten Sonnen- und Mondenkräfte, denen [...] dasjenige, was aus der Vereinigung entsteht, exponiert wird* (314, 201). Dabei sind die Mondwirkungen nach Steiner wesentlich vor dem Hintergrund der kosmischen Gesamtsituation und als Modifikation weiterer planetarischer und fixsterngebundener Einflüsse zu sehen (316, 175f.) – diese werden durch die Monden- bzw. Silbersphäre *vermittelt* (202, 17) und wirken *auf dem Umwege des Mondes menschengestaltend* (202, 23). Von den so geschaffenen *Formen des physischen Leibes* (319, 120) thematisierte Steiner in erster Linie die embryonale Hauptesbildung, die *Konfiguration des menschlichen Kopfes*, von der er sagte, daß sie *durchaus vom Monde her* bestimmt wird (202, 16): *Die Mondenkräfte haben die Eigentümlichkeit, daß sie die Organisation in den Menschen hineinbringen, die das Denken, das Sinnen möglich macht* (213, 55).

Verbindung mit Sonnenkräften im Lymphgebiet

Vermittlung kosmischer Gestaltungsimpulse

Ermöglichung der Kopfkonfiguration

Über den Modus der mond- bzw. silbervermittelten embryonalen Gestaltungsvorgänge aus dem Flüssigen äußerte sich Steiner am 5.5.1921 dahingehend, daß die Mondenkräfte *von innen*, vom Stoffwechsel des Embryos aus ihre gestaltende Macht entfalten, ihr *ausstrahlendes Zentrum* im Bereich der embryonalen Stoffwechselorganisation besitzen (204, 224). Aus der Sphäre ihrer physiologischen Gesamtbedeutung, aus dem *unteren Menschen*, den Lymphbildungsbezirken, dem Übergang *äußerer* in *innere* Verdauung (der von Silberprozessen reguliert wird – 312, 375) wirken ihre Kräfte, arbeiten mit an der Ausgestaltung des Embryos – insofern sich diese in zentrifugaler, von der befruchteten Eizelle (und nicht vom umgebenden Chorion) ausgehender Wirkungsrichtung vollzieht (319, 119f.).[451]

Die sich im menschlichen Organismus entfaltende Silbersphäre entwickelte Steiner demnach ganz von den Aufbau-, Regenerations- und Fortpflanzungskräften aus, wie sie die *untere* menschliche Organisation ermöglicht (damit steht, auf seelischer Ebene – vgl. 293, 37ff. –, die silbergetragene Entwicklung von Phantasiekräften in Zusammenhang, vgl. 312, 150f. und 323, 51). Hier wirken Silberprozesse in Unmittelbarkeit und *strahlen* – in bleipolarer Wirkungsqualität – in rhythmische Organisation und *Nerven-Sinnessystem* ein.[452]

Physiologie des Goldprozesses

Ausgleich zwischen Gestaltung und Entdifferenzierung, oberer und unterer Organisation

Rhythmus zwischen Aufbau und Abbau der Menschengestalt

Der uns nächststehende Himmelskörper, der uns fernstehendste Himmelskörper, die regeln, was im Menschen ist: Der Mond die Gestalt, der Saturn von der Erde aus das gestaltenlose Geistige, indem er abbaut die Gestalt, sie immer auflöst nach innen, und die Sonne bewirkt den Rhythmus zwischen beiden (316, 181). Der physiologische Goldprozeß steht – vermittelnd und harmonisierend – zwischen Silber- und Bleifunktionalität; sein organologisches Äquivalent, das menschliche Herzorgan, konstituiert den *Ausgleich zwischen dem Gestaltungs- und Entgestaltungsimpuls* (B 35, 13). Doch beschränkt sich die ausgleichende Potenz des Goldprozesses nicht lediglich auf die Vermittlung *ersterbenden* Lebens im Sinnesbereich und *erneuernden* Lebens innerhalb der Fortpflanzungsorganisation – das goldgewirkte *innere Gleichgewicht* (243, 57) beruht nach Steiner vielmehr auf einem In-Beziehung-Setzen all der drei im *unteren* Menschen (312, 187) bzw. den *inneren Organen* (218, 151) tätigen Metallprozesse von Silber, Merkur und Kupfer (312, 187) mit den polaren physiologischen Funktionen von Blei, Zinn und Eisen im Bereich der oberen Organisation. Das Herz bzw. die in ihm konzentrierten, lokalisierten Goldprozesse (312, 199) sind insofern in den ganzen *Weltenprozeß* eingeschaltet, als in ihnen sich das Zusammenwirken *des Obersonnigen und des Untersonnigen*, mithin auch von Licht und Schwere, Äther und Physis (s. u.) mikrokosmisch abspiegelt resp. beide Pole in aktiver Weise vereinigt werden (312, 126). In Gestalt von Atmungs- und Blutbildungsprozeß begegnen sich in der Mitte des Organismus die zentralen funktionellen Ausläufer von oberer und unterer Organisation mit ihren wesensverschiedenen Metallprozessen und Vitalstufen (312, 172; vgl. S. 625ff.).

ausgleichende Vereinigung der planetarischen Metallprozesse, des Obersonnigen und Untersonnigen

Dabei beruht die harmonisierende Kapazität des Herzorganes bzw. der Goldprozesse nach Steiner ganz wesentlich auf der Fähigkeit, die differenten Kräfte der sechs Vitalstufen oder Metallprozesse in ihrem autonomen Wirkungsfeld gegenüber Fremdeinflüssen erhalten zu können, d. h. die jeweiligen Metallprozeßsphären gegeneinander zu schützen. *[Damit] dasjenige, was nicht zusammenfließen darf, auch wirklich nicht zusammenfließt*, bedarf es der physiologischen Präsenz der im Gold wirksamen Kräftekonstellation; am 30.6.1922 erläuterte Steiner in Dornach: *[...] Die sonnennahen Planeten haben es mehr zu tun mit demjenigen, was im Menschen physische Elemente sind: das Feste, das Flüssige, das Luftförmige. Die sonnenfernen Planeten, die haben es mehr zu tun mit dem, was im Menschen Ätherelemente sind. Die Sonne selbst trennt beides voneinander. Merkur-, Venus-, Mondenkräfte bringen den Menschen heran an das Feste, Flüssige und Luftförmige. Mars-, Jupiter-, Saturnkräfte bewahren ihn davor, daß er in der Wärme, in das Lichtvolle, in das Chemisch-Wirksame ausfließt. Sie sehen, es sind polarische Wirkungen. Und zwischenhinein, damit die beiden nicht durcheinander wirken, stellt sich das sonnenhafte Element. Würden die Marskräfte ohne weiteres wirken können – die Marskräfte würden ja zum Beispiel ohne weiteres auf die Mondenkräfte wirken können –, würden sich nicht die Sonnenkräfte mitten hineinstellen, so daß da gleichsam eine Scheidewand ist, die sie nicht einfach zusammenkommen läßt, so würden die Marskräfte, die den Menschen im Wärmeelement verselbständigen, ihn wohl bewahren vor dem Verfließen im Wärmeelement; aber was sich da verselbständigte, würde sogleich von der Luft Besitz ergreifen, und der Mensch würde ein Luftgespenst werden. Daß das beides getrennt vor sich gehen kann, daß der Mensch sowohl von seinem luftförmig-organisch Gestalteten Besitz ergreifen kann, aber auf der anderen Seite auch wiederum im Wärmeelement selbständig leben kann, dazu müssen die beiden voneinander getrennt sein. Und da ist das Sonnenhafte dazwischen* (213, 60f.).

Angleichung durch Scheidungsprozesse

Herzorgan und Leibesindividualisierung

Die durch das Herzorgan aufgenommenen[453] und von hier aus den Gesamtorganismus durchdringenden Sonnen- bzw. Goldwirkungen (229, 35) ergreifen auf den Wegen des *Rhythmischen Systems*, insbesondere aber über die luftförmige Organisation (230, 30; 316, 178) das menschliche Leibesgefüge und tragen zu dessen *Beseelung* bei (316, 178). Die Goldprozesse innerhalb des Herzorganes, die – so Steiner – das Herz *tragen* (243, 57), ermöglichen das menschliche *Erdenbewußtsein* als Tagesbewußtsein (243, 57). Rudolf Steiner sprach von einem *gewöhnlichen Herzbewußtsein* oder *Goldbewußtsein* (243, 60) und sagte: *In dem, wo physisch die Herzmuskeln liegen, da drängt sich zusammen all das, was uns einen festen Halt gibt. [...] Alles das, was einen im Erdenbewußtsein, im wachenden Erdenbewußtsein hält, was dieses Bewußtsein zu einem sogenannten normalen macht, [...] ist das in ungeheurer Feinheit in der Welt ausgebreitete, aber auf kein anderes Organ in solcher Unmittelbarkeit als auf das Herz wirkende Gold, Aurum* (243, 56f.). In diesem

Aufnahme durch das Herz und Wirkung auf das Rhythmische System

Ermöglichung des Erdenbewußtseins

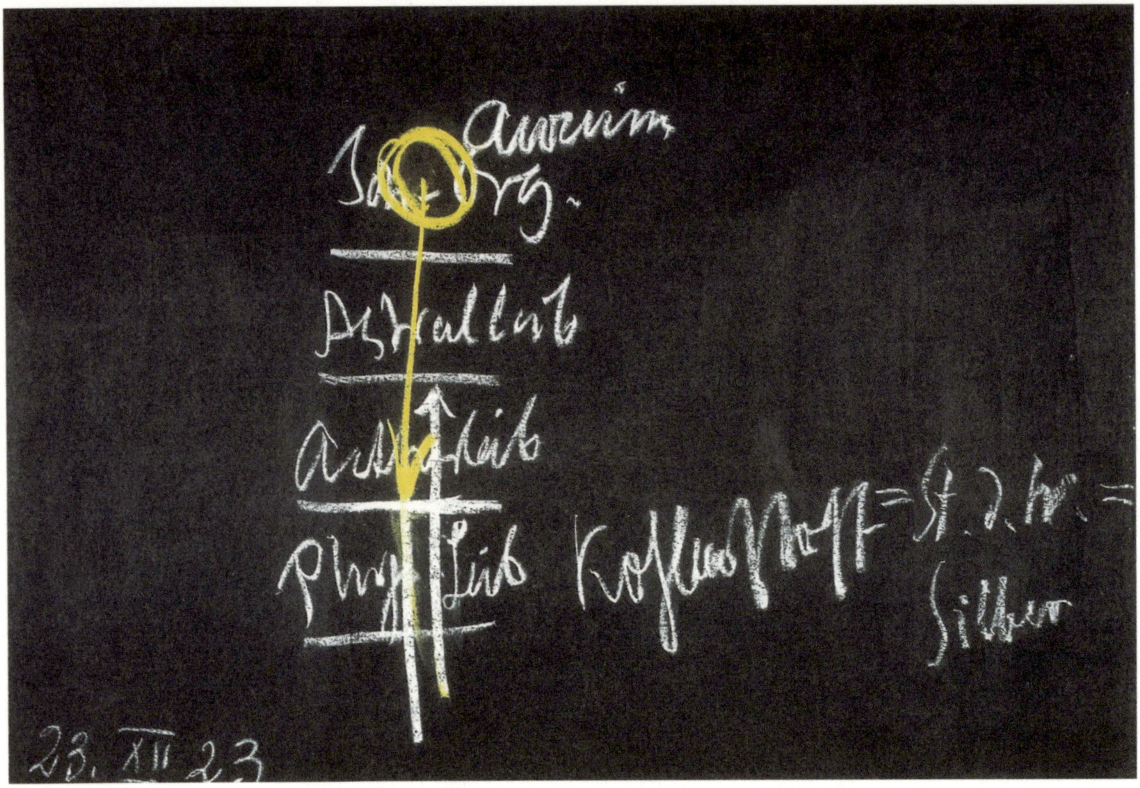

Zur Goldwirksamkeit im Organismus
(23.12.1923; GA 232, Bd. XIV, Tafel 24)

primäre Wirkung
auf die Gedankenwelt
der Ich-Organisation

Zusammenhang ist von Interesse, daß von Steiner im Dezember 1923 geltend gemacht wurde, daß die Goldprozesse primär ihre Wirkung auf die *Gedankenwelt der Ichorganisation* (232, 209) bzw. auf die von der *Ichorganisation* dynamisierte, *in Bewegung gesetzte* Gedankenentwicklung haben (232, 207). Sie ermöglichen, daß das Gedanken- oder Vorstellungsleben in *astralischen* und *ätherischen Leib* (über die Lebensvorgänge vermittelt auch in den *physischen Leib*) hinunterzuwirken vermag, die nervensinnesgestützten Kognitionsprozesse damit den Gesamtorganismus beeinflussen: *Vom Denken aus wird der Mensch durch das Gold belebt* (232, 207). Dies mag zu der – von Steiner in anderem Kontext ausgeführten – sonnen- und goldverbundenen Individualisierung des Menschenleibes bzw. zu jenem Vorgang beitragen, der die menschliche Gestalt *zu einem Abbild des Ich* macht (204, 223). Am 5.5.1921 sagte Steiner mit Blick auf die embryonalen, den lunaren und den – durch die verschiedenen Planetensphären modifizierten (230, 29) – solaren Einflüssen unterliegenden Gestaltbildungsprozesse: *Das Menschengeschlecht als physische Folge von Generationen ist das Ergebnis der Mondenkräfte, die es anregen. Der Mensch als einzelnes Wesen, als Individualität, ist das Ergebnis der Sonnenkräfte* (204, 226). Diese wirken bis in die mineralische Struktur hinein (354, 164),[454] evtl. vermittelt durch die physiologischen Galleprozesse, die – als ichhafte Wärmevorgänge – von zentraler Bedeutung für die Verinnerlichung und damit Individualisierung der Fremdsubstanzen sind (vgl. S. 215ff. und S. 598ff.) und von Steiner in einem Vortrag mit den Sonnen-/Goldprozessen in Beziehung gesetzt wurden (*Die Sonne bereitet in dem Menschen die Galle.* 351, 57).

Individualisierung des Menschen

Im sonnen- und goldgewirkten Herzorgan wird demnach nicht nur eine physiologische Mitte konstituiert, in der die differenten Metall-Wirkungssphären der oberen und unteren Organisation zum Ausgleich und damit zur Vereinigung kommen – nach Steiner eröffnet der physiologische Goldprozeß zugleich die Möglichkeiten zur Individualisierung der Leibesgestalt und damit den Raum einer Physiologie der Freiheit, innerhalb derer sich die Autonomie des *Ichs* gegenüber den Gesetzmäßigkeiten der physikalisch-chemischen Welt zu behaupten vermag. Obgleich Steiner innerhalb seines anthroposophischen Spätwerkes offensichtlich an keiner Stelle explizit auf früher vorgetragene Ausführungen zur Herzentwicklung (vgl. S. 180f. und S. 182f.) zurückkam, zeigen sich hier nachhaltige Verständnisbrücken für die zuvor geäußerten Ideen. Entwickelt sich das Herz im Verlauf der fortschreitenden evolutionären Entwicklung zu einem *willkürlichen Muskel*, zu einem Organ, dessen ichhafte Bewegungen *Wirkungen sein werden der inneren Seelenimpulse des Menschen* (11, 177), damit auch zu einem Stoffwechselorgan, das als zentrales Wärmeorgan (93a, 45) innerorganismisch den Photosyntheseprozeß zu vollziehen vermag (100, 181), so würde dies zweifellos im Sinne der von Steiner skizzierten Individualisierung der Leibesvorgänge sein.

Physiologie der Freiheit

Über den menschlichen Eiweißstoffwechsel

Der Mensch jedes Lebensalters trägt in sich als den Hauptstoff, die Hauptsubstanz, das Eiweiß (351, 67). Es ist die *wichtigste Substanz* des Organismus (233, 124).

die organismische Hauptsubstanz

Dem Eiweißstoffwechsel, der Aufnahme von Fremdeiweiß und dem Aufbau des humanen, körpereigenen Proteins, sowie der physiologischen Bedeutung des menschlichen *Eiweißorganismus* (313, 105) wandte sich Steiner wiederholt und in ausführlicher Form in seinen medizinischen und naturwissenschaftlichen Vortragskursen und Aufzeichnungen zu.

Überwindung der fremden „Ätherizität" und Anorganisierung des Fremdproteins durch die Pankreaswirkung

Für die Aufnahme des (pflanzlichen und tierischen) Fremdeiweißes aus der Nahrung betonte Steiner in verschiedenen Zusammenhängen die Notwendigkeit einer unbedingten Überwindung nichtkörpereigener *Ätherizität* (resp. der *Nachwirkungen der Äthervorgänge desjenigen Lebewesens, aus dem es entnommen wird.* – 27, 55) und sprach von einer *vollständigen Zerstörung* bzw. *Zerlegung* der aufgenommenen Proteine im Verdauungsvorgang (354, 112; zu den prinzipiellen Aspekten dieser Prozesse vgl. S. 593ff.). Dabei durchläuft das Fremdeiweiß einen *fast ganz* unorganischen Zwischen- oder *Durchgangszustand* (27, 55/57), innerhalb dessen es unter dem alleinigen Einfluß des menschlichen *physischen Leibes* steht (27, 55). Wie von Steiner ausgeführt, vollzieht sich die Anorganisierung durch die Einwirkung der Pankreasverdauungsenzyme[455], in erster Linie durch das Trypsin, dessen Sekretion wiederum von der *Kraft der Ich-Organisation in der Pankreasdrüse* abhängig ist (27, 57). Dies bedeutet, daß sich das menschliche *Ich* schon auf der ersten Stufe der Substanzverinnerlichung geltend macht, dabei mit dem von ihm dominierten Kräftezusammenhang des *physischen Leibes* zusammenwirkt[456]. Das bei der Begegnung mit dem Trypsinenzym *für einen Augenblick* entvitalisierte, leblose Eiweiß ist vorübergehend Teil des *physischen Leibes* und wird in diesen *gemäß der Ich-Organisation* (im Sinne einer *Ich*-gewirkten Vorbereitung zur Überführung in den Kraftzusammenhang des menschlichen *Bildekräfteleibes*) aufgenommen (27, 56)[457]. Flüssig geworden (27, 66; vgl. a. 352, 49) und in den *Ätherleib* integriert[458], folgt das umgewandelte Protein nicht länger seinen *unorganischen Stoffbindungen*, sondern den organismuseigenen *organischen Bildekräften* (27, 54; zur Bedeutung des *Ätherleibes* für den Proteinstoffwechsel vgl. a. 314, 313 u. 352, 49).

wirksame Wesensglieder

Die Neusynthese der körpereigenen Proteine, angeregt durch die Auseinandersetzung mit den Fremdsubstanzen (s. S. 587ff.) und ausgeführt durch die Kräfte des *Ätherleibes*[459], beschrieb Steiner innerhalb seines ersten medizinischen Kurses; im Zentrum dieser Ausführungen vom April 1920 stand die Aussage, daß die vier zentralen, umweltlich orientierten Organsysteme des *unteren Menschen* (312, 257) – Lungen-, Leber-, Herz- und Nieren-Harnsystem (vgl. S. 646ff.) – *Schöpfer der Struktur des menschlichen Eiweißes sind* (312, 232). Nach Steiner unterscheiden sich tierisches (insbesondere menschliches – ebd.) und pflanzliches Eiweiß wesentlich dadurch, daß nur letzteres seine Konfiguration aufgrund der immanent wirksamen Substanzkräfte erhält, tierisch-menschliches Eiweiß jedoch in seiner *inneren Konstruktion* Ergebnis organischen *Zusammenwirkens*, *Resultierende* der von den vier Organsystemen ausgehenden Wirkungen ist (312, 233): *Wir haben in die Organsysteme hinein das zu verlegen, was die heutige Chemie sucht in der*

organische Hauptsysteme als Schöpfer der humanen Eiweißstruktur

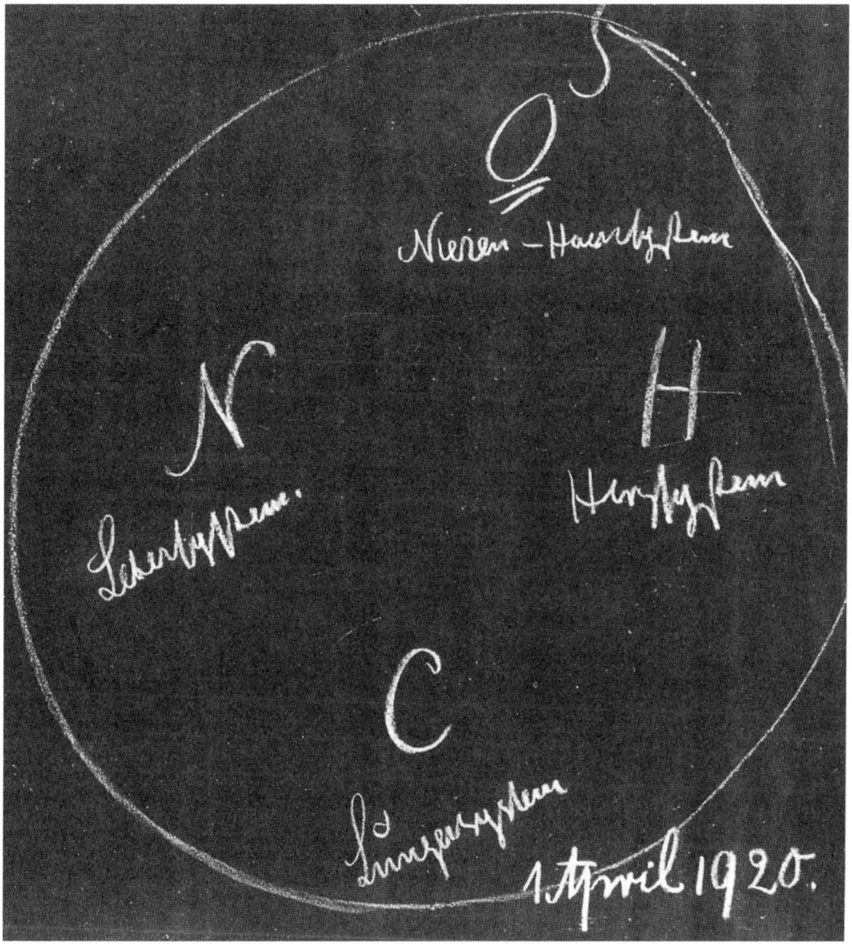

Die Leibesorgane als Schöpfer der menschlichen Eiweißstruktur
(1.4.1920; GA 312, Bd. XXII, Tafel 17, Ausschnitt)

Struktur der Substanzen selbst. […] Es ist in der äußeren menschlichen (d.h. außermenschlichen) *Natur an Bildekräften in diesen vier Stoffen* (Kohlenstoff, Sauerstoff, Stickstoff, Wasserstoff) *vorhanden, was in der innermenschlichen Natur individualisiert in den vier Organsystemen enthalten ist* (ebd.).[460] Steiner identifzierte den *außermenschlichen* Kohlenstoff bzw. die ihm immanenten Bilde- oder Prozeßkräfte mit dem *innermenschlichen* Lungensystem und seinen Eigenbildungskräften, brachte den Sauerstoff mit dem Nieren-Harnsystem, den Stickstoff mit dem Lebersystem in Zusammenhang und sagte schließlich bezüglich des herzverwandten Wasserstoffs: *Der Wasserstoff draußen ist in der Tat das Herz der äußeren Welt […]* (312, 234). Die Wirkungen der vier Organsysteme tragen auf *ätherischem* Niveau zur humanen Eiweißgenese Unverzichtbares bei, sie sind darüber hinaus aber auch zum Erhalt der gebildeten Struktur von essentiellem Charakter. Menschliches Eiweiß kann, so Steiner (312, 233), strukturell nicht weiterexistieren, *wenn es nicht unter dem Einfluß dieser vier Organsysteme ist* – es ist und bleibt in seiner Autonomie gegenüber den irdischen Stoffeskräften und seiner Einbindung in die Sphäre der *ätherischen* Lebenskräfte (27, 85) von diesen abhängig.[461]

Proteingenese und Proteinerhalt

Die weitere Verarbeitung des Proteins zur Organsubstanz

Formbildung, Wachstum und Neubildung des Leibes

In seinen schriftlichen Ausarbeitungen beschrieb Steiner den weiteren Weg des neugeschaffenen Eiweißes hin zu dem essentiellen *Bildestoff* (27, 56) des menschlichen Organismus, der die substantielle Grundlage der permanenten physiologischen Vorgängen von *Formbildung, Wachstum, Neubildung* ist (27, 62).

Aufnahme von „Luftförmigem" und Aufnahme von Kalk

Steiner skizzierte, daß das synthetisierte Humanprotein primär unter den *Einfluß der Aufnahme von Luftförmigem* komme und Umwandlungsprodukte der Kohlehydrate dem Protein einverleibt würden. Anschließend (?) werde das Eiweiß durch die Aufnahme von *kohlensaurem und phosphorsaurem Kalk usw.* mit mineralisierenden Kräften in Zusammenhang gebracht (27, 87) und damit *reif* gemacht – wodurch Steiner zufolge Substanzen entstehen, *die die Grundlage für die einzelnen Organbildungen abgeben können* (27, 67). Dabei handele es sich auf der gekennzeichneten Bildestufe noch um eine *undifferenzierte*, sich unter dem Einfluß des *Astralleibes* befindende *Organsubstanz*, in deren weiteren Weg dann entscheidend die menschliche *Ich-Organisation* eingreife: *Diese Ich-Organisation lebt ganz in Wärmezuständen. Sie holt aus der allgemeinen Astralwesenheit die einzelnen Organe heraus. Sie betätigt sich dabei an der allgemeinen, durch das Astralische herbeigeführten Substanz so, daß sie den Wärmezustand eines sich vorbereitenden Organs ent-*

weder erhöht oder vermindert. Vermindert sie ihn, so treten unorganische Substanzen in einem sich verhärtenden Vorgang in die Substanz ein, und es ist die Grundlage zur Knochenbildung gegeben. Es werden Salzsubstanzen aufgenommen. Erhöht sie ihn, so werden Organe gebildet, deren Tätigkeit in einer Auflösung des Organischen besteht, in einer Überführung in Flüssiges und Luftförmiges (27, 67; zu *Ich* und Wärme vgl. S. 492ff.).

Ich-Organisation, Wärmezustand des Organs und Substanzaufnahme

Die Eiweißsubstanz stellt sich aber nicht nur in der beschriebenen Weise selbst als *Bildestoff* für die plastische Organgestaltung (bzw. als *organbildende Substanz* – 312, 356) zur Verfügung, sondern entfaltet auch eine gesamtorganismisch wirksame (319, 21), die menschliche Leibesbildung befördernde Einflußsphäre. Diese macht sich u. a. im Blutsystem geltend, wo – wie Steiner wiederholt bemerkte (312, 355f.; 319, 19ff.; 27, 131) – die Eiweißkräfte die polare Kraftentität zu den blutgerinnende, dem Antimonprozeß nahestehenden Vorgängen konstituieren: *Diesen antimonisierenden Kräften wirken entgegen die von außen nach innen gerichteten Kräfte, die das Blut verflüssigen und verflüssigtes Blut plastisch in den Dienst der Körperbildung stellen. In der Richtung dieser Kräfte wirken auch diejenigen des Eiweißes. Die im Eiweißprozeß enthaltenen Kräfte verhindern fortdauernd die Gerinnung des Blutes* (27, 131). Die Eiweiß- oder eiweißbildenden (*albuminisierenden* – vgl. 314, 48) Kräfte wirken der Blutgerinnungs- und damit Verfestigungstendenz entgegen, sie erhalten die Blutsubstanz im Flüssigen und bewahren damit deren Mitwirkungsmöglichkeit an der substantiellen Organgestaltung.

Verflüssigung des Blutes und Körperbildung

Der menschliche Eiweissorganismus – stabiles Organeiweiss und labile Proteinverdauung

Einen weiteren Aspekt zum Eiweißstoffwechsel und zur physiologischen Gesamtbedeutung der körpereigenen Proteine fügte Steiner dann noch innerhalb des sechsten Vortrages seines zweiten Ärztekurses (16.4.1921) den referierten Hinweisen zur Proteinverdauung, -resynthese und organischen Integration hinzu, indem er kurz auf die Interaktion zwischen sich je neu vollziehender nutritiver Eiweißverstoffwechselung und gefügter Organbildung zu sprechen kam.

In dem genannten Vortrag führte Steiner im Anschluß an die Darstellung der polaren Organreihen von Kopf- und Herzmetamorphose (vgl. S. 627ff.) aus, daß die organgebundenen Proteine von Kopf, Lunge und Leber (und evtl. Magen – s. 313, 101) in ihrer Funktion einerseits auf Atmungsprozesse *nach außen*, andererseits auf stickstoffverbundene *geist-* bzw. *seelenbefreiende* Tätigkeit *nach innen* angelegt seien (313, 102f.) – wobei Steiner mit dem *Prozeß der Vergeistigung* als *anderer Seite der Atmung* in diesem Zusammenhang

geist- bzw. seelenbefreiende Tätigkeit

stabile Eiweißorgane des „oberen und hinteren Menschen" und Vorgang der Proteinverstoffwechselung

wesentlich dasjenige beschrieb, *was gestaltende, eigentlich plastische Kräfte in der Eiweißbildung* sind (313, 104; dort nicht näher erläutert). Atmung und *Vergeistigung* finden demnach statt in den genannten *inneren Eiweißorganen* des *oberen und hinteren Menschen* (313, 132) bzw. in seinem *eigentlichen Eiweißorganismus*, der nach Ruhe strebt (313, 106). Dem entgegen wirkt jedoch das in der Gewebeflüssigkeit und damit im *Ätherischen* sich permanent vollziehende Aufnehmen und Zerstören von Nahrungseiweiß (s. o.), d. h. ein im Bereich der Verdauungsorganisation des *unteren und vorderen Menschen* (313, 132) sich abspielender Vorgang, der nach Steiner mit *Attacken* auf die stabilen Eiweißorgane, auf die Stabilität der Eiweißgestaltung verbunden ist (313, 105f.). In der Wechselwirkung, der Auseinandersetzung des flüssigkeitsgebundenen Proteinumbaus mit der Eiweißstabilität der gestalteten Organe (von Kopf, Lunge und Leber) erblickte Steiner das Wesentliche des Ernährungsgeschehens – er sah in ihr geradezu die Grundlage für die Erhaltung des organischen Lebens (313, 106; s. S. 587ff.).

Obgleich Steiner die Bedeutung der chemischen Substanzkräfte für das Zustandekommen der Eiweißbildung zugunsten organbedingter Konfigurationsprozesse innerhalb des menschlichen Organismus relativierte (s. o.), widmete er den proteinimmanenten Bildestoffen ausführliche Darstellungen, insbesondere innerhalb des dritten Vortrages seines *„Landwirtschaftlichen Kurses"* (11.6.1924). Zentrale Aussagen Steiners zur physiologischen Relevanz von Kohlenstoff-, Sauerstoff-, Stickstoff-, Wasserstoff- und Schwefelprozessen, den *bedeutenden Ingredenzien* auch des humanen Eiweißes (327, 64/78), werden nachfolgend referiert.

Zum Kohlenstoff

„der große Plastiker"

Vom Kohlenstoff sagte Steiner, daß er prinzipiell als der *Träger aller Gestaltungsprozesse* in der natürlichen Welt anzusehen sei, als der *große Plastiker* (327, 66) – *[...] Wenn wir den Kohlenstoff auffassen in seiner lebendigen Tätigkeit, wie er durchgeht durch den Menschen, durch den Tierkörper, wie er aufbaut aus seinen Verhältnissen heraus den Pflanzenkörper, so erscheint uns das Amorphe, Gestaltlose, das man sich als Kohlenstoff vorstellt, nur als der letzte Ausläufer, als der Leichnam desjenigen, was die Kohle, der Kohlenstoff, im Haushalte der Natur eigentlich ist* (327, 66). In der vegetativen Welt ist der Kohlenstoff als *Träger aller Gestaltungsprozesse* konzentriert, bildet aufbauend die *Grundlage der gesamten Flora* (312, 78); im Hinblick auf humanphysiologische Prozesse aber sagte Steiner im ersten Ärztekurs: *Vergessen Sie nicht, daß dasjenige, was dieser [pflanzlichen] Bildung [als Kohlenstoffprozeß] zugrunde liegt, auch im menschlichen Organismus auftritt, daß aber der menschliche Organismus es in seinem Wesen hat, diese Bildung in der Bildung, gewissermaßen in einem weitergehenden Status nascendi, aufzuheben, zu zerstören und die entgegengesetzte Bildung an deren Stelle zu setzen* (312, 78f.).[462] Im menschlichen Organismus ist der Anfang des zur Pflanzenbildung führenden Kohlenstoffprozesses im Bereich der *unteren* Organisation existent (*Wir setzen den Kohlenstoff ab, beginnen gewissermaßen aus unseren eigenen Kräften heraus den Prozeß des Pflanzenwerdens [...]* 312, 79), er wird jedoch durch den Einfluß des *oberen Menschen* permanent überwunden: *Wir heben [das Pflanzenwerden] auf, indem wir dem Kohlenstoff den Sauerstoff entgegensetzen, ihn zur Kohlensäure verarbeiten und dadurch in uns den entgegengesetzten Prozeß des Pflanzenwerdens ausbilden müssen* (ebd.). Inhaltlich entsprechend hieß es in den Koberwitzer Ausführungen vor Landwirten, daß die *Geisttätigkeit des Weltenalls* mit Hilfe des Kohlenstoffs die *festere* Pflanzenform gestalte, *dann aber auch wiederum die im Entstehen schon vergehende Form des Menschen aufbaut, der gerade dadurch Mensch ist, nicht Pflanze, daß er die eben entstehende Form immer wiederum sogleich vernichten kann, indem er den Kohlenstoff, als Kohlensäure an den Sauerstoff gebunden, absondert. Eben weil der Kohlenstoff im menschlichen Körper uns Menschen zu steif, zu fest formt, wie eine Palme macht – er schickt sich an, uns so fest zu machen –, da baut die Atmung sogleich ab, reißt diesen Kohlenstoff aus der Festigkeit heraus, verbindet ihn mit dem Sauerstoff, befördert ihn nach außen, und wir werden so gestaltet in einer Beweglichkeit, die wir als Menschenwesen brauchen* (327, 66f.; vgl. a. 351, 103f.). Dem Menschen eignet durch die stete Einwirkung seiner *oberen* Organisation in die tendenziell vegetativ veranlagten Sphären des *unteren Menschen* ein *fluktuierendes kohlenstoffartiges Gerüst* im Sinne einer *beweglichen* (327, 67), *vorübergehenden* (327, 79) Kohlenstoffbildung; schöpferisches (327, 68) und dominierendes Prinzip dieses *Gerüstes* und damit individualisierter Vertreter der *Geisttätigkeit des Weltenalls* ist im Bereich des menschlichen Organismus das *Ich* (327, 67/70), das sich auch innerhalb des Blutsystems auf den *Bahnen* des *webenden, waltenden, sich gestaltenden und seine Gestalt wieder auflösenden Kohlenstoffs* bewegt und das der (kohlenstoffvermittelten) menschlichen Gestaltgebung geistig zugrunde liegt (327, 67).

Kohlenstoffprozesse im Menschen zwischen unterer und oberer Organisation

die bewegliche Gestaltung des Menschenwesens

Wie Steiner in seinem Notizbuch festhielt, ist der Kohlenstoff humanphysiologisch zur *Regulierung* des *physischen Leibes* von Bedeutung (B 35, 21); er *fixiert* gemäß den Vortragsaussagen vom 27.10.1922 die *eigentliche physische Organisation* (314, 109), bildet die substantielle Grundlage für deren unmittelbares Einwirken in den Gesamtorganismus[463]. Angesichts der Tatsache, daß Steiner – wie auf S. 646ff. referiert – die Lunge in ihrer innerlichen Struktur, ihrem *Bildungsprozeß* mit dem physiologischen *Erdbildeprozeß* in Zusammenhang brachte (*Die Lunge ist [...] das Organ, welches reguliert*

die Regulierung des physischen Leibes

innerer Lungenprozeß

innerlich, tief innerlich im Menschen den Erdbildungsprozeß. – 312, 224) und diesen wiederum als Instrument des *physischen Leibes* kennzeichnete (vgl. S. 460ff.), wird die vorgenommene *Identifikation* des Lungenorgans mit den chemischen Kohlenstoffwirksamkeiten im Rahmen der innerorganismischen Eiweißbildung (s. o.) verständlich. Ob speziell in der Kohlenstoff-Lungensphäre der Humanproteine das menschliche *Ich* – dem der *physische Leib* in seiner *Form* untersteht (27, 55/65) – genetisch (im Eiweißbildungsprozeß) und funktionell tätig ist, muß dagegen dahingestellt bleiben.

Zum Sauerstoff

Träger des Lebens

Wie Steiner in seinen landwirtschaftlichen Vorträgen hervorhob, wird das bewegliche Kohlenstoffgerüst des Menschen von einem *Ätherischen* durchzogen, von einer wesenhaften *Lebendigkeit*, deren *physischer Träger* oder materieller Angriffspunkt der Sauerstoff ist (27, 68/69); seine *wallende, vibrierende, webende Wesenheit* bewegt das *Ätherische* innerhalb der empfindenden (tierischen und menschlichen) Organismen (327, 69). Im dritten Vortrag des *„Landwirtschaftlichen Kurses“* sagte Steiner: *Wir nehmen durch den Atmungsprozeß den Sauerstoff auf. Der heutige Materialist spricht nur von diesem Sauerstoff, den er in der Retorte hat, wenn er die Elektrolyse von Wasser macht. Aber in diesem Sauerstoff lebt überall das niederste Übersinnliche, das Ätherische, wenn es nicht daraus getötet ist, wie es in der Luft getötet sein muß, die wir um uns haben. In der Atmungsluft ist das Lebendige des Sauerstoffs getötet, damit wir nicht ohnmächtig werden durch den lebendigen Sauerstoff. Wir werden, wenn sich ein höheres Lebendiges in uns hineinbegibt, dadurch ohnmächtig. Schon eine gewöhnliche Wachstumswucherung, die in uns auftritt, wenn sie lebt an einem Orte, wo es nicht sein soll, macht uns ohnmächtig und noch viel mehr als das. […] Der Sauerstoff um uns herum muß getötet sein. Aber ich möchte sagen, von Geburt an ist er der Träger des Lebens, des Ätherischen. Er wird auch hier gleich der Träger des Lebens, wenn er aus der Aufgabensphäre herauskommt, die ihm zugeteilt ist dadurch, daß er uns Menschen äußerlich um die Sinne herum umgeben muß. Kommt er durch die Atmung in uns hinein, wo er lebendig sein darf, so wird er wiederum lebendig. Es ist nicht derselbe Sauerstoff, der da in uns zirkuliert, wie er äußerlich ist, wo er uns umgibt. Er ist in uns lebendiger Sauerstoff […]* (327, 69f.), Träger der Lebenskräfte bzw. des im Sinne eines *Bildekräfte-Leibes* individualisierten *Ätherischen*[464].

das „getötete Lebendige“ des Atmungssauerstoffs

In organologischer Perspektive sah Steiner in der Tätigkeit des menschlichen Nierenorgans dasjenige, *was im Innern des Menschen sich abspielt als entsprechend im Äußeren der Lufttätigkeit* (312, 225). Die chemischen Wir-

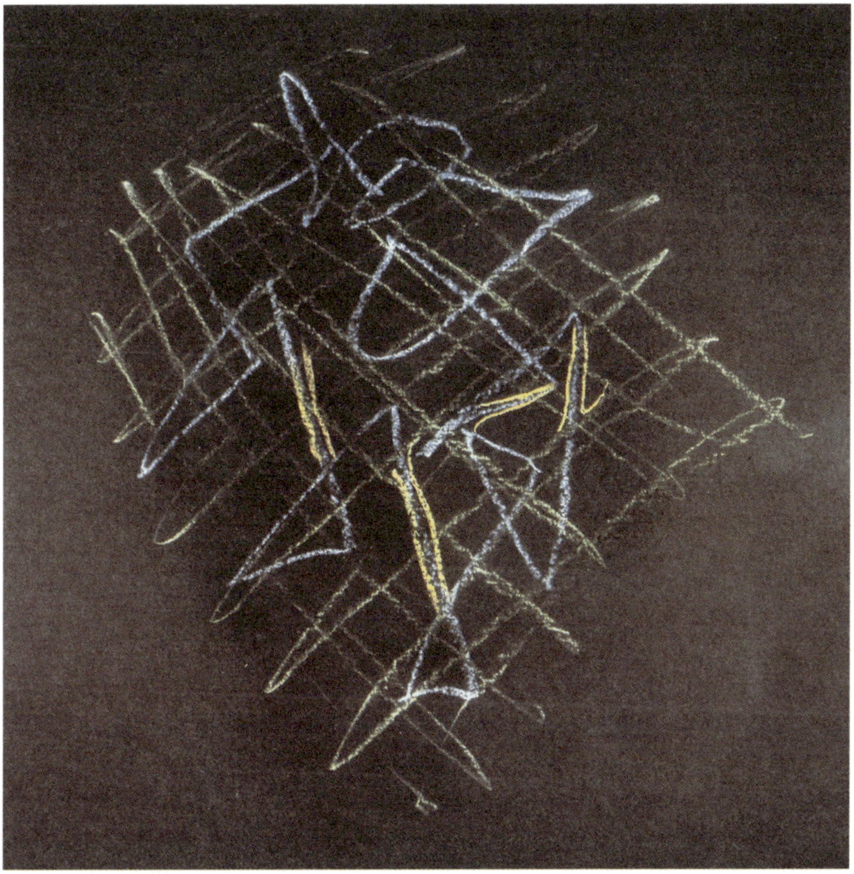

Die Substanzen des Proteins
(11.6.1924; GA 327, Bd. XXIV, Tafel 3)

kungen, die der außermenschliche, *unbelebte* Sauerstoff strukturell entfaltet, fließen innerhalb des Organismus in die Proteinstrukturgebung durch das Nierensystem ein (*Wir müssen, wenn wir ins einzelne eingehen und identifizieren würden mit inneren Organen dasjenige, was der Sauerstoff, wenn er sich außen aufhält, wirkt, es innerlich identifzieren mit dem Nieren-Harnsystem.* 312, 233f.). Dieser Niereneinfluß auf die Konfiguration des humanen Eiweißes, als Fortführung außermenschlicher Sauerstoffkräfte interpretiert, ist demnach nicht mit einer *Verlebendigung* der Substanz gleichzusetzen; Steiners Charakteristik des *toten* atmosphärischen Sauerstoffs und die Tatsache, daß die sauerstoffgebundene(!) *Ätherisierung* verinnerlichter Substanzen gemäß dem auf S. 598ff. Gesagten funktionell durch das *Herz-Lungensystem* geleistet wird, legen vielmehr nahe, daß innerhalb des menschlichen Eiweißproteins die Sauerstoffkomponente zwar den Eingriff organismischer *Bildekräfte* ermöglicht (bzw. *Träger* des *Ätherleibes* ist), die in der außermenschlichen Natur dem Sauerstoff eigenen chemischen Kräfte aber innerhalb des Organismus zugunsten organologischer (renaler) Gestaltungskräfte aufgehoben werden.

Sauerstoff und Nieren-Harnsystem

Wie bereits ausgeführt, wirken Sauerstoff- und Kohlenstoffprozesse in der Kohlensäurebildung zusammen – Steiner zufolge ist die Kohlensäure substantielles Korrelat der durch die *obere* Organisation überwundenen vegetative Kohlenstofftendenz des *unteren Menschen* bzw. Ausdruck des in Bewegung gehaltenen Kohlenstoffprozesses. Die gebildete Kohlensäure wird zum größten Teil exspiratorisch abgeatmet, entfaltet darüber hinaus durch den Atmungsprozeß (351, 67) eine physiologisch hochbedeutsame Wirksamkeit innerhalb des Zentralnervensystems, wirkt in die Vorgänge hinein, *die in der Kopforganisation ihren Mittelpunkt haben* (27, 40): *Diese Kohlensäure, die nicht ausgeatmet wird, die geht fortwährend nach dem menschlichen Kopf hinauf und die brauchen wir [...].* (351, 83). Im einzelnen sprach Steiner davon, daß die Kohlensäure als *Atemgift* auf das Nervensystem *abtötend* wirke (348, 289)[465], die in der Kopforganisation existente organische Neigung, *ins Leblose, Unorganische überzugehen* (27, 40), verstärke, Sklerotisierungs- und Absterbevorgänge befördere (293, 44) – und solchermaßen insgesamt für jene Devitalisierungsprozesse von Bedeutung ist, die als organische Grundlage menschlichen Vorstellungslebens zu betrachten sind: *Zum Denken also brauchen wir Kohlensäure* (351, 83; vgl. a. S. 766ff. und S. 809ff.).

Kohlensäureprozesse in der Kopforganisation und Absterbevorgänge

Zum Stickstoff

Im dritten, den Eiweißprozessen gewidmeten Vortrag seines *„Landwirtschaftlichen Kurses"* fuhr Steiner am 11.6.1924 nach Darstellung der Kohlenstoff- und Sauerstoffbedeutung mit den Worten fort: *Nun aber habe ich jetzt – gewissermaßen noch nebeneinander – auf der einen Seite das Kohlenstoffgerüst, in dem das Höchste auf Erden uns zugängliche Geistige seine Wirksamkeit zeigt, das menschliche Ich, oder das in den Pflanzen wirkende Weltgeistige. Und wir haben, wenn wir auf den menschlichen Prozeß hinschauen, die Atmung, den in dem Menschen auftretenden lebendigen Sauerstoff, der den Äther trägt; und dann das Gerüst aus Kohlenstoff, das dahintersteht und beim Menschen bewegt ist. Die müssen zueinander. Der Sauerstoff muß sich auf die Wege begeben können, die durch das Gerüst vorgezeichnet sind, und muß dahin gehen können, wo irgendeine Linie oder so etwas hingezeichnet ist vom Kohlenstoff, vom Geiste des Kohlenstoffs, und überall in der Natur muß das Ätherisch-Sauerstoffliche den Weg finden können zu dem Geistig-Kohlenstofflichen. Wie macht es das? Wer ist da der Vermittler? Da ist der Vermittler der Stickstoff. Der Stickstoff leitet das Leben hinein in die Gestaltung, die im Kohlenstoff verkörpert ist. Überall, wo der Stickstoff auftritt, hat er die Aufgabe, das Leben zu vermitteln mit dem Geistigen, das zunächst geformt ist im Kohlenstofflichen* (327, 70f.). Der Stickstoff bewirkt durch seine Affinität zum *Kohlenstoffgerüst* die *Brücke* zwischen Kohlen- und Sauerstoff (327, 71), vermittelt dadurch auch den Atmungsprozeß, der in seiner exspiratorischen Komponente auf die wirksame Verbindung beider Substanzen angewiesen ist: *Da kommt der innere Stickstoff, der nun den Sauerstoff hinschleppt überall da, wo Kohlenstoff, das heißt Gestaltetes, webendes, wandelndes Gestaltetes ist; da bringt er den Sauerstoff hin, damit er sich dieses Kohlige holt und hinausbefördert* (327, 72).

Vermittlung des Lebens mit dem Geistigen

Auf der Substanzebene im menschlichen Organismus zwischen dem *Ich-Träger* Kohlenstoff und dem *Lebensträger* Sauerstoff die Mitte bildend, steht der Stickstoff selbst im Dienst der *Astralität*, ist ein *astralischer Geistträger* (ebd.) bzw. ein *Träger des Astralischen* (327, 73). Als solcher wurde er von Steiner auch als *empfindender Vermittler* bezeichnet, mithin als eine Substanz, die *im menschlichen Nerven-Sinnes-System dasjenige ist, was die Empfindung vermittelt; er ist in Wahrheit derjenige, der Träger der Empfindung ist* (327, 74). Der Stickstoff ist *nötig zur Regulierung des Astralleibes* (B 35, 21)[466], d. h. er spielt eine wesentliche Rolle bei der nierengebundenen *Durchastralisierung* des Organismus (314, 112f.), die ihrerseits mit einer starken Veränderung der Stickstoffsubstanz einhergeht: *Der Stickstoff ist da schon nicht mehr das, was er äußerlich ist, denn der Stickstoff, der noch die Ähnlichkeit behält mit dem äußeren Stickstoff, geht dann durch die Harnsäure und den Harnstoff weg. Aber dasjenige, was da ausstrahlt von der Niere und verarbeitet wird, das ist eigentlich ein innerlich bis in die wirksamen Kräfte des astralischen Leibes hinein veränderter Stickstoff. Das ist etwas ganz anderes als der äußere Stickstoff* (218, 74f.).[467]

Träger des Astralischen bzw. der Empfindung

die Brücke zum Geistig-Seelischen des Kosmos

Träger des Astralischen, sensibilisiert der Stickstoff den menschlichen Organismus für kosmische Einflüsse, ermöglicht ein *Offenbleiben* gegenüber dem Weltall, bildet die *Brücke [...] zu dem Geistig-Seelischen des Kosmos* (213, 89/96; zum Kosmosbezug des *Astralleibes* vgl. S. 154ff. und S. 478ff.). Weiterhin sagte Steiner am 2.7.1922 in Dornach: *Dadurch, daß der Mensch Stickstoff in sich hat, oder Körper, die den Stickstoff enthalten, spart sich gewissermaßen die Gesetzmäßigkeit der Organisation überall aus: längs der Stickstofflinien im Körper hört der Körper auf, seine eigene Gesetzmäßigkeit geltend zu machen. Und dadurch kann die kosmische Gesetzmäßigkeit überall herein. Längs der Stickstofflinie im menschlichen Körper macht sich das Kosmische im Körper geltend. Sie können sagen: So viel in mir der Stickstoff tätig ist, so viel arbeitet der Kosmos bis zu dem fernsten Stern in mir. Was in mir an Stickstoffkräften enthalten ist, das führt die Kräfte des ganzen Kosmos in mich hinein. Wäre ich nicht ein stickstoffhaltiger Organismus, so würde ich mich gegen alles verschließen, was aus dem Kosmos hereinkommt* (213, 90). So sind auch die embryonalen Gestaltbildungsprozesse wesentlich auf die physiologische Wirkung der stickstoffhaltigen Substanzen in dem genannten Sinne angewiesen (ebd.).[468]

Regulation des Stickstoffgehaltes der Atmosphäre und Schlafzustand

Im Kontext der stickstoffermöglichten Kosmosbezogenheit wies Steiner auch auf die Bedeutung der Stickstoffprozesse für den menschlichen Schlafzustand hin. Bedarf der Organismus auf der Ebene der Lebensvorgänge des Luftsauerstoffs, so sind *Astralleib* und *Ich* auf den Stickstoffgehalt der Atmosphäre angewiesen – die der Mensch in seiner Umgebung in gewisser Weise durch seine eigene Stickstoffausscheidung aktiv reguliert (316, 41f. und 327, 72). Im Schlaf taucht die menschliche Geistseele in das *Stickstoffelement* unter, das die Brückenbildung zwischen individualiertem Geistig-Seelischem und kosmisch Geistig-Seelischem herbeiführt: *[Der Stickstoff] macht uns für das Kosmische bereit, wenn er in uns ist. Wenn er außer uns ist, läßt er das, was nicht für diese Erde ist, eigentlich in sich geistig-seelisch leben. [...] Wir wurzeln mit unserem irdisch-persönlichen Dasein in dem Kohlenstoff, mit unserem geistig-seelischen Dasein in dem Stickstoff* (213, 95).

Für den Sauerstoff-Stickstoff-Anteil der Atmungsluft machte Steiner in diesem Zusammenhang dann noch explizit geltend, daß beide Substanzen in ihrem chemisch ungebundenen *loseren Zusammensein* ein *kosmisches Abbild* der ebenfalls physiologisch *loseren Verbindung* zwischen menschlichem *Ätherleib* und *Astralleib* darstellen und sagte: *Wären Sauerstoff und Stickstoff in der Luft in einer chemischen Verbindung, hielten sie chemisch aneinander, dann wären auch der Ätherleib und astralische Leib so scharf verbunden, daß sie sich nicht lösen könnten, so daß wir niemals schlafen könnten. So spiegelt sich das, was wir innerlich als Beziehung zwischen astralischem Leib und Ätherleib haben, in der äußeren Konstitution der Luft; und umgekehrt, die äußere Konstitution der Luft in der Mischung von Sauerstoff und Stickstoff spiegelt sich innerlich in der Beziehung zwischen dem Ätherleib und dem astralischen Leib in der menschlichen Organisation. So ist der Mensch auf den Kosmos hin organisiert* (302a, 62f.).[469]

die äußere Konstitution der Luft als Spiegel des menschlichen Wesensgefüges

Der im Bereich der *oberen* menschlichen Organisation wirkenden Tendenz des Kohlenstoffs, mit dem Sauerstoff Verbindungen einzugehen (s.o.), steht im Bereich des *unteren Menschen* in Polarität ein *entsprechender* Prozeß gegenüber, der in der Stickstoffbindung des Kohlenstoffs kulminiert. Am 16.10.1923 sagte Steiner: *Diese Tendenz zur Verbindung von Kohlenstoff und Stickstoff führt zuletzt zur Bildung von Zyansäure, und tatsächlich besteht im Menschen nach unten fortwährend die Tendenz, Zyansäure zu erzeugen oder zyansaure Salze zu erzeugen. Wir haben nicht einmal einen ordentlichen Ausdruck für das, was da entsteht* (302a, 136). Die im Entstehen begriffenen, potentiell die organische Substanz zerstörenden Zyanverbindungen werden im Status nascendi durch die menschlichen Gallenwirksamkeit wieder aufgehoben (ebd.), wobei dem Gesamtvorgang eine eminente physiologische Bedeutung zukommt. Denn im Vollzug der Bildungshemmung, im *Paralysieren* der Zyanbildung aktualisiert sich ein organischer Prozeß, der die Grundlage für die menschliche Willensentfaltung im Bewegungsorganismus bildet: *[...] In diesem Moment zwischen dem Entstehen und dem sogleich Aufgelöstwerden der Zyansäureverbindungen ergreift der Wille das Muskelsystem.* (302a, 137) *Von [der] Widerstandskraft gegen die Zyankalibildung rühren unsere Bewegungen her. Darin besteht unser Leben als bewegter Mensch. Sogar die Blutbewegung hängt davon ab, daß wir dieses verhindern, daß sich Zyankali bildet* (10.10.1923; 351, 37). Im *Gleichgewichtszustand* zwischen Kohlensäurebildung im Bereich des *Nerven-Sinnessystems* und anfänglicher Zyanerzeugung im *Stoffwechsel-Gliedmaßensystem* realisiert der Mensch nach Steiner auf physiologisch-biochemischer Ebene seine Freiheitsfähigkeit als wahrnehmendes, seine Sinneseindrücke mit Vorstellungen begleitendes, d.h. anschaulich denkendes und handelndes, in der Welt verwurzeltes Wesen – *[...] Darauf kommt im menschlichen Leben eigentlich alles an, daß diese zwei Dinge* (Kohlensäure- und Zyan) *im Gleichmaß erzeugt werden* (302a, 138).

Bildung und physiologische Bedeutung der Zyansäure für den Bewegungsorganismus

Im zwölften Vortrag seines ersten Ärztekurses bezeichnete Steiner schließlich den Stickstoff als das Leberorgan der äußeren Welt (312, 234; s.o.); die *Verinnerlichung äußerer Wirkungen*, die der Mensch in seinem funktionellen Leibesaufbau mikrokosmisch vollzieht, impliziert die Bildung eines stickstoffverwandten Organes, das die Öffnung des Organismus gegenüber kosmischen Einflüssen – vornehmlich im Vollzug chemischer Abläufe in wäßrigem Milieu – ermöglicht, sensitiv gegenüber äußeren und inneren Einwirkungen ist (vgl. S. 648ff.). Die Stickstoffbildekräfte identifizierte Steiner

das Leberorgan der äußeren Welt

mit den Leberbildekräften – und sprach letzteren eine Mitwirkung an der humanen Proteinkonfiguration im Sinne einer innermenschlich-organologisch wirksamen Stickstoffsphäre zu (daß darüber hinaus der Stickstoff substantiell und – möglicherweise – leberunabhängig im Organismus von essentieller Bedeutung ist, geht aus dem von Steiner Ausgeführten deutlich hervor).

Zum Wasserstoff

Auf die biochemisch-physiologischen Aspekte der Wasserstoffwirksamkeit ging Steiner bei Betrachtung der Protein-*Ingredenzien* am kürzesten ein. Er charakterisierte den Wasserstoff in den landwirtschaftlichen Ausführungen als eine Substanz, die *so nahe es nur möglich ist, verwandt ist mit dem Physischen, und wiederum, so nahe es nur möglich ist, verwandt ist mit dem Geistigen*, was funktionell zur Folge habe, daß im Wasserstoffprozeß *das Physische ganz zersplittert*; die geschaffene Struktur (*alles dasjenige, was so in den Lebewesen ganz strukturhaft in feiner Zeichnung ausgebildet ist*) wird aufgelöst, das zuvor ins Physische hineinmetamorphosierte, sich *organisierende* Geistige des Irdischen enthoben und damit zu sich selbst befreit (327, 75f.). *Der Wasserstoff löst eigentlich alles auf* (327, 76).

auflösende Potenz des Wasserstoffs

Als das *Herz der äußeren Welt* bezeichnete Steiner den Wasserstoff im zwölften Vortrag seines ersten medizinischen Kurses, wies auf die Verwandtschaft des menschlichen Herzsystems mit den Wasserstoffbildekräften hin und betonte die physiologische Bedeutsamkeit der Wasserstoffwirksamkeit *für das ganze Obere des Menschen*: *Denn es wird gewissermaßen mit der Entwickelung des Wasserstoffs nach dem oberen Menschen hin dasjenige, was unten mehr tierisch ist, umgewandelt in das eigentlich Menschliche, in das, was nach den Vorstellungen und so weiter hingeht* (312, 234). Der Mensch bereitet sich durch das Herzorgan *seinen* Wasserstoff – dieser ist dann (in Zusammenhang mit den physiologischen Bleiprozessen) der *Träger für die Zubereitung des Denkapparates* (312, 235). Dies auf der substantiellen Ebene evtl. durch seine Mitwirkung an der Kohlensäurefunktion im Zentralnervensystem (s. o.; vgl. a. 351, 71ff./101), *ätherisch* möglicherweise im Sinne einer vom Herzorgan in die Hauptesorganisation verlaufenden Lebensströmung (s. S. 238ff.). In diesem Zusammenhang ist von Interesse, daß Steiner am 27.10.1922 in Stuttgart die Verbindung der *Ich-Organisation* zu der physiologischen Wasserstoffwirksamkeit betonte und als Wasserstofffunktion die Wärmedifferenzierung bzw. den Aufbau der Wärmeorganisation im Organismus geltend machte (314, 114). Von hier aus ergeben sich – nicht zuletzt durch die Bemerkungen zum wärmebestimmten Proteinweg (s. o.) – diverse

das Herz der äußeren Welt

„Träger für die Zubereitung des Denkapparates"

Verständnismöglichkeiten für die vorgebrachten Hinweise zum physiologischen Wasserstoffprozeß.

Zum Schwefel

Schließlich äußerte sich Steiner in verschiedenen Vorträgen zum Schwefel – als einem *für das Eiweiß in einer tief bedeutsamen Weise tätigen Stoff* (327, 64). Denn der Schwefel bzw. der Schwefelprozeß fördert nicht nur die proteinbildenden Kräfte und beschleunigt den gesamten eiweißbildenden Prozeß (312, 292), sondern verhindert darüber hinaus durch die Unterstützung der Bildekräfte den Abbau der organisierten Substanz: *Der Schwefel hat [...] die Eigentümlichkeit, daß er dem Aufhalten des Eiweißzerfalles dient; er hält gewissermaßen die organisierenden Kräfte in der Eiweißsubstanz zusammen* (27, 48). Dies dadurch, daß er *bei der Aufnahme der Eiweißstoffe in das Gebiet des menschlichen Ätherleibes eine Rolle spielt* (27, 3), generell seine Wirksamkeit *im Bereiche des physischen und des Ätherleibes* ausübt (27, 74) und – zumindest bei therapeutischer Gabe – *die physischen Tätigkeiten des Organismus dem Eingreifen der ätherischen geneigter macht* (ebd.).

Aufhalten des Eiweißzerfalles

Steiners Ausführungen im ersten medizinischen Kurs zufolge besteht die zentrale Schwefelwirksamkeit im Eiweißprozeß auch in einer *Vermittlung* der sich wechselseitig beeinflussenden Funktionen von Kohlenstoff, Sauerstoff, Stickstoff und Wasserstoff (312, 233/234); er sprach von einem *Durchhomöopathisieren* desjenigen, *was die anderen vier Stoffe tun* (312, 231).

„Durch-homöopathisierung" der Eiweißstoffe

In seinen landwirtschaftlichen Vorträgen (Juni 1924) dagegen führte Steiner den Schwefel in seiner Bedeutung für das Eiweiß mit den Worten ein: *[...] Der Schwefel ist gerade dasjenige innerhalb des Eiweißes, was den Vermittler darstellt zwischen dem überall in der Welt ausgebreiteten Geistigen, zwischen der Gestaltungskraft des Geistigen und dem Physischen. Und man kann schon sagen, wer eigentlich in der materiellen Welt die Spuren verfolgen will, die der Geist zieht, der muß die Tätigkeit des Schwefels verfolgen. Wenn auch diese Tätigkeit nicht so offen liegt, wie diejenige anderer Stoffe, so ist sie darum doch gewiß von der allergrößten Bedeutung, weil auf dem Wege des Schwefels der Geist in das Physische der Natur hereinwirkt, Schwefel ist geradezu der Träger des Geistigen* (327, 64). In der Folge des dritten Vortrages des genannten Kurses beschrieb Steiner dann, wie sich die übersinnlichen Kraftentitäten des *Ätherischen*, *Astralischen* und des *Ichhaften* nur *mit Hilfe* (327, 68) oder *auf dem Umweg* (327, 67) des Schwefelprozesses sich des Sauer-, Stick- und Kohlenstoffes zu bemächtigen vermögen, nur schwefelvermittelt die genannten Substanzen organisieren und durchdringen (327, 67ff.). Und für den Wasserstoff machte er geltend, daß in diesem das Physi-

Träger des Geistigen

sche *zersplittert* und *vom Schwefel getragen hineinflutet in das Ununterscheidbare des Weltenalls* (327, 75).

Träger des Geistigen, ermöglicht der Schwefel demnach die Substanzdynamisierung durch nichtmaterielle Wirklichkeiten und stellt (bzw. entläßt) die irdischen Stoffe in übergeordnete, von kosmischer Geistigkeit bestimmte Funktionszusammenhänge. So konstituiert das Schwefelprinzip innerhalb der Eiweißgesamtheit eine zwischen Geist und Physis vermittelnde, Verleiblichung wie Vergeistigung gleichermaßen fördernde Sphäre.[470]

Zusätzliche und insgesamt ergänzende Aspekte zur proteinverbundenen Schwefelwirksamkeit im menschlichen Gesamtorganismus eröffnete Steiner dann noch in dem (im Anschluß an den *„Landwirtschaftlichen Kurs"*) gehaltenen *„Heilpädagogischen Kurs"* (Juni/Juli 1924). In seinem fünften, vor Heilpädagogen und Ärzten gehaltenen Vortrag vom 30.6.1924 thematisierte er erneut die physiologische Ermöglichung menschlicher Gedächtnis- und Erinnerungstätigkeit durch die Organe des *unteren Menschen* (s. S. 658ff.), wies nun aber erstmals darauf hin, daß diese an den Schwefelgehalt der Proteine gebunden sei. In der Feinregulation des proteinimmanenten Schwefelanteils durch das *Stoffwechsel-Gliedmaßensystem* wird – so Steiner – entschieden, ob sich eine normale Gedächtnis- und Erinnerungsleistung realisieren kann – oder ob in pathologischer Deviation durch ein schwefelverarmtes resp. -übersättigtes Eiweiß sich ein ungenügendes/überschießendes Verinnerlichen empfangener Eindrücke vollzieht (die in extremis zu permanent wiederholter Eindrucksrekapitulation im Sinne von *Zwangsvorstellungen* im *oberen Menschen* resp. zum überstarken *Einsaugen* und unbewußten Tätigsein im Stoffwechselsystem ohne bewußte Wiedererinnerungsmöglichkeit führen – 317, 80ff.). Demzufolge ist der physiologische Schwefel-Eiweißprozeß für die Verinnerlichung von Sinneseindrücken oder Vorstellungstätigkeiten von essentieller Bedeutung, da er den Übergang seelisch-geistiger Aktivitäten in die materielle Substanzgestaltung als Voraussetzung der Gedächtnisbildung ermöglicht – d. h. auch hier der Einordnung physischer Vorgänge in übergeordnete Funktionszusammenhänge als vermittelndes Prinzip zugrunde liegt.[471]

Schwefelgehalt der Proteine und Erinnerungsfähigkeit des Menschen

Zusammenfassung

Die Einzelwirksamkeiten und das Zusammenspiel von Kohlenstoff C, Sauerstoff (O), Stickstoff (N), Wasserstoff (H) und Schwefel (S) hielt Steiner in seinen vorbereitenden Notizbüchern der Koberwitzer Vorträge mit den Worten fest: *Der Stickstoff ist der Empfänger der Gestaltung = es geht das Leben dorthin, wo es die N bedingte Gestaltung findet: dort wird der C übergeführt in die Gestaltung durch die Geistwesen – Es trägt die universelle Kraft das Wesen – aus dem H in den O; da findet sie das Aetherisch-Lebendige /: trägt sie hinüber in den N, da findet sie das Astralische / dann in den C. C: da ist der Geist zu finden, der gestaltet. N: da ist das Seelische zu finden, das nach Innen wirkt.*

O: da ist das Leben zu finden, das die Gestalt nach außen führt. H: da ist das zu finden, was in das Allgemeine zerstreut. S: ist diese universelle Kraft.

Zum Fett- und Kohlehydratstoffwechsel

Im Unterschied zu den ausführlichen Betrachtungen über verschiedene Aspekte menschlicher Eiweißprozesse äußerte sich Steiner in den mitstenographierten Vorträgen sowie im publizierten ersten Band seiner medizinischen Lehrwerkes nur sehr spärlich zu Substanzprozessen im Fett- und Kohlenhydratbereich. Die entsprechenden Passagen werden nachfolgend zusammenfassend referiert.

Aspekte des Fettstoffwechsels

„am wenigsten als Fremdstoff"

Im zehnten Kapitel der medizinischen Ausarbeitungen von 1923/4 hieß es bezüglich der Nahrungsfette: *Das Fett ist diejenige Substanz, die sich, indem sie von außen aufgenommen wird, am wenigsten als Fremdstoff erweist. Fett geht am leichtesten aus der Art, die es bei der Nahrungsaufnahme mitbringt, in die Art des menschlichen Organismus über. [...] Dieses Verhalten des Fettes ist nur dadurch möglich, daß es von der Natur eines fremden Organismus (von dessen ätherischen Kräften usw.) möglichst wenig in den menschlichen hinüberträgt. Dieser kann es leicht seiner eigenen Wirksamkeit einverleiben* (27, 58). Gleichwohl ist auch der Vorgang der Fettverinnerlichung – wie am 31.7. 1924 in Dornach ausgeführt – ein Überwindungsprozeß, der mit einer partiellen *Vernichtung* der körperfremden Substanz und einer daran ermöglichten Kraftentfaltung zur Eigensynthese einhergeht (354, 104f.; vgl. a. S. 587ff.); dabei machte Steiner geltend, daß nur pflanzliche Fette im Verdauungsprozeß vollständig vernichtet werden, während die aufgenommene tierische Fettsubstanz als solche – wenn auch in veränderter Form – zumindest teilweise verinnerlicht wird (*[...] Das tierische Fett geht in den Leib über.* – 354, 108).

Fett-Verarbeitung und Ich-Organisation

Wenn [...] die Ich-Organisation zu schwach ist, wird man finden, daß das aufgenommene Fett nicht in richtiger Weise verarbeitet wird (Ärztebesprechung, 23.4.1924 – 314, 313). Nachdem im wesentlichen die *astralischen* Kräfte an der Fettaufnahme (und Eigensynthese) beteiligt sind (27, 60; 352, 52f.), findet die wesentliche *Verarbeitung* der zugeführten Fettsubstanzen im Bereich der menschlichen *Ich-Organisation [...] als eine der spätesten Vorgänge des Stoffwechsels* statt und impliziert eine *Überführung* oder Metamorphose in Wärmeprozesse (27, 59/60). Fett spielt seine *besondere Rolle* im

Ich-Organisation und Wärmebildung

menschlichen Organismus bei der *Erzeugung der inneren Wärme*, die als solche von der *Ich-Organisation [...] umfaßt* und tätig *verbraucht* wird (27, 58/59; s. S. 492ff.). Steiner schrieb: *Von* jeder *im menschlichen Körper befindlichen Substanz kommt für die Ich-Organisation nur soviel in Betracht, als bei deren Wirksamkeit Wärmeentfaltung stattfindet. Fett erweist sich durch sein ganzes Verhalten als eine Substanz, die nur Ausfüllung des Körpers ist, nur von ihm getragen wird und allein durch diejenigen Vorgänge, bei denen sich Wärme entwickelt, für die tätige Organisation in Betracht kommt. Fett, das z.B. als Nahrung aus einem tierischen Organismus genommen wird, nimmt von diesem in den menschlichen Organismus nichts hinüber als allein die Fähigkeit Wärme zu entwickeln* (27, 58f.). Diese ist – einer Vortragsaussage vom 23.1.1924 zufolge – insbesondere für die Atmungsprozesse im Bereich des *Rhythmischen Systems* von Bedeutung (*Wenn sich der Kohlenstoff mit dem Sauerstoff verbindet, braucht man Wärme.* 352, 50), so daß Steiner die Fettaufnahme und -verarbeitung insgesamt in ihrer essentiellen Relevanz für die Erhaltung des *mittleren Systems* und in deutlicher Unterscheidung zur Eiweißabhängigkeit der *unteren* Stoffwechselorgane hervorhob: *[...] Die Fette gehen durch die Gedärme hindurch und wirken auf den Mittelleib des Menschen, auf die Brust sehr stark. So daß also der Mensch für den Mittelleib, die Brustgegend, für die ordentliche Ernährung von Herz, Brust und so weiter unbedingt fettige Stoffe aufnehmen muß* (352, 50). *Man muß wissen, [...] daß Fette vorzugsweise wirken auf Herz und Blutgefäße, Arterien und Venen [...]* (354, 111).[472] Insofern das mittlere, rhythmische und atmungszentrierte System des Organismus ganz vorrangig dem unmittelbaren Austausch mit der außerorganismischen Umwelt dient, kann auch Steiners Notizbucheintragung: *Fett verbindet den Menschen mit der Außenwelt* (B 40, 31) vor diesem Hintergrund gelesen werden.

Bedeutung für den „Mittelleib" des Menschen

Verbindung mit der Außenwelt

Zum Kohlehydratstoffwechsel

Auch die im Bereich der Kohlehydrate thematisierten Zuckerprozesse wurden in ihrem Bezug zur menschlichen *Ich*-Tätigkeit besprochen; dabei hob Steiner im Gegensatz zur protein- und fettbezogenen Substanz-*Vernichtung* die *Bearbeitungs*- bzw. Stoffverwandlungsvorgänge der Kohlenhydrate im Verdauungssystem besonders hervor (*Der Zucker wird am intensivsten im ganzen Organismus verarbeitet und aufgenommen.* 302a, 126; s. a. 354, 104f.), wobei primär die menschliche *Ich-Organisation* im Enzymbereich der Mundhöhle beteiligt ist (In ihrer Kräftesphäre geht *die erste Umwandlung des von außen Aufgenommenen vor sich.* 27, 50). Die weitere Verarbeitung der aufgenommenen Substanz vollzieht sich anschließend innerhalb des Ma-

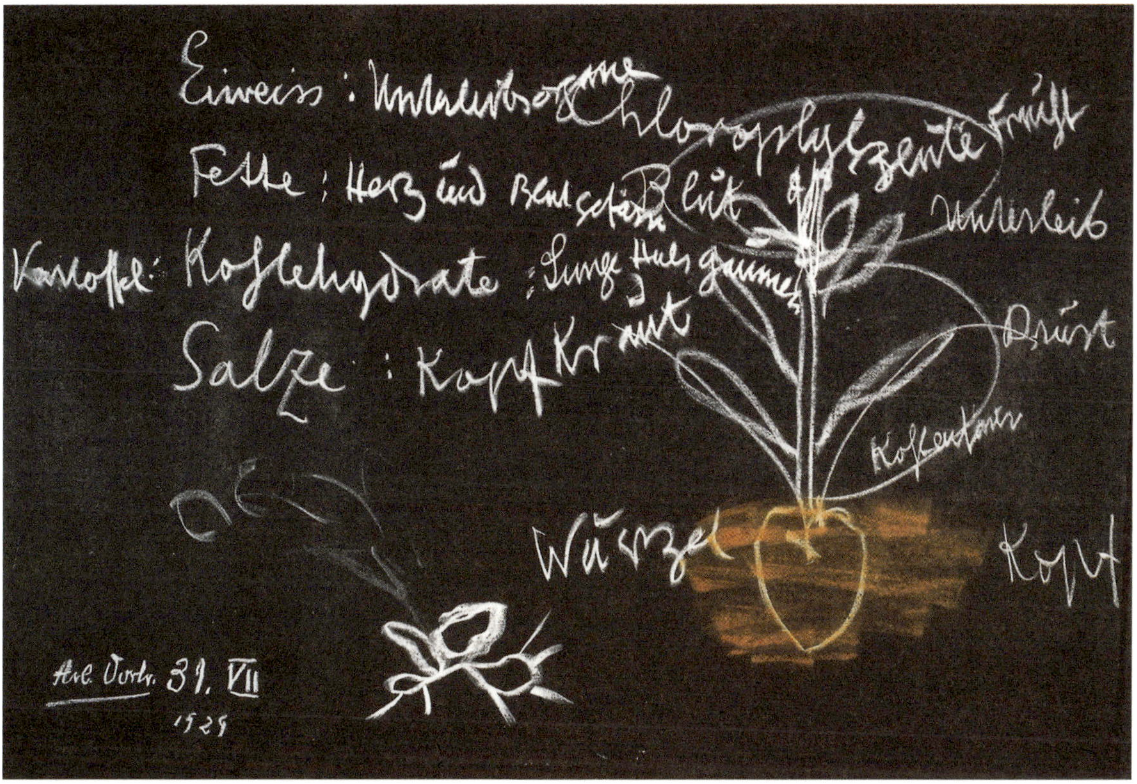

Organismuswirksamkeiten der Nahrungssubstanzen
(31.7.1924; GA 354, Bd. XXVIII, Tafel 9)

gens unter der Ägide des *Astralleibes*, der die weitergeführte *Ich*-Tätigkeit gewissermaßen *übertönt* (27, 51). So bewirken insgesamt die *oberen Kräfte* (B 40, 33), die vom *oberen Menschen* (und zumindest teilweise direkt von der Kopforganisation – 352, 55) ausstrahlenden *Ich*- und *Astralleib*-Einflüsse die entscheidende *Formung* der Kohlehydrate (B 20, 24).

Aufnahme und Verarbeitung der Kohlehydrate

Dabei hob Steiner hervor, daß nur direkt aufgenommener Zucker (etwa in Form des Traubenzuckers) *in der Ich-Organisation ist* (27, 51) bzw. *im Bereich der Ich-Organisation wirken kann* (27, 50), d. h. sich in deren Kraftsphäre gleichgerichtet integriert. Die Stärke bedarf dagegen einer vorausgehenden Verwandlung in Zucker (was nach Vorbereitung in der Mundhöhle durch die vom *Astralleib* dirigierten enzymatischen Magenprozesse erreicht wird – 27, 51; vgl. a. 314, 313: *Ist die Astralorganisation zu schwach, wird man finden, daß Kohlehydrate nicht richtig verarbeitet werden.*). Wird Zucker direkt aufgenommen oder im Verlauf der Substanzverwandlung gebildet,

Beziehung zur Ich-Organisation

so fügt er sich in die *Ich*-Sphäre ein. In den schriftlichen Aufzeichnungen hieß es: *Wo Zucker ist, da ist Ich-Organisation; wo Zucker entsteht, da tritt die Ich-Organisation auf, um die untermenschliche (vegetative, animalische) Körperlichkeit zum Menschlichen hin zu orientieren* (27, 51). Insofern impliziert die Kohlenhydrataufnahme eine *Anregung* entsprechender *Ich*-Tätigkeiten (313, 117 und 27, 127), die die Zuckerbildungsprozesse *bewältigen* (312, 284) und den zur Verfügung stehenden Zucker vollständig *durchdringen* müssen (316, 198). Dies kulminiert in der *Ich*-getragenen *Durchorganisierung des Organismus mit Zucker* (312, 284), wobei die *Ich-Organisation* in ihrer organischen Wirkungsentfaltung selbst auf die Anwesenheit des Zuckers angewiesen ist. So *trägt* nicht nur die *Ich-Organisation* den Zucker (27, 52), sondern wird in wechselweiser Umkehr auch von diesem physisch ermöglicht: *Indem das Blut Zucker enthaltend durch den ganzen Körper zirkuliert, trägt es die Ich-Organisation durch diesen.*

Ernährung des Lungen- und Halssystems

Bis auf einen knapp gehaltenen Hinweis, demzufolge die Verinnerlichung der Kohlehydrate insgesamt der Ernährung des *Lungen-* und *Halssystems* (*Lungen, Hals, Gaumen und so weiter* – 354, 111) zugute kommt, finden sich in Steiners Vorträgen und Aufzeichnungen keine weiteren substantiellen Hinweise zur Physiologie des Kohlenhydratstoffwechsels.

Über die Muttermilch

Über die Physiologie der Muttermilchbildung und -wirksamkeit äußerte sich Rudolf Steiner wiederholt im Verlauf seiner Vortragstätigkeit der letzten Lebensjahre, beginnend mit kurzen Ausführungen in dem zur Eröffnung der Stuttgarter Waldorfschule im August/September 1919 gehaltenen Zyklus über *„Allgemeine Menschenkunde als Grundlage der Pädagogik“*. (2.9.1919; die weiteren relevanten Hinweise erfolgten am 23.3.1920, 25.4.1920, 17.4.1921, 6.1.1922, 27.10.1922, 31.10.1923, 10.11.1923, 16.11.1923, 21.4.1924, 16.6.1924, 25.6.1924, 4.7.1924, 7.7.1924, 19.7.1924 sowie im 10. Kapitel seiner medizinischen Publikation.)

Die Bildekräfte menschlicher Muttermilch und ihre Voraussetzungen

Steiner zufolge ist die Muttermilch als Nahrungsmittel der menschlichen Organisation *am ähnlichsten* (314, 106), steht ihr ausgesprochen *nah* (230, 182) – die in der Muttermilch enthaltenen Substanzen sind bereits dem kindlichen Organismus gemäß *vorbereitet*, d.h. haben ihren außermenschlichen

Stoffcharakters zumindest partiell verloren (310, 45). Wie Steiner am 10.11. 1923 in Dornach erläuterte, wird dem Kind durch den mütterlichen Organismus in der Weise *vorgearbeitet*, daß die in der Milch enthaltenen mineralischen Bestandteile bereits einen Teil ihres Metamorphoseweges hin zur *wärmeätherischen Form* – in die sie im menschlichen Organismus obligat verwandelt werden müssen (vgl. S. 593ff.) – bewältigt haben. Im einzelnen sagte er: *Das Kind könnte überhaupt noch nicht Lebloses in Wärmeätherisches umwandeln; es hat noch nicht Kraft genug in seinem Organismus. Es muß die noch der menschlichen Organisation selbst so nahestehende Milch aufnehmen, um diese nun bis zum Wärmeätherischen zu bringen und seine Kräfte darauf verwenden zu können, das wirklich ausgebreitete Plastizieren, das notwendig ist während des kindlichen Alters in bezug auf die Körpergestaltung, ausführen zu können* (230, 182; vgl. a. 230, 192; 163ff.).

die wärmeätherische Vorarbeit für die kindliche Organisation

Die der Muttermilch immanenten *plastischen Kräfte* (319, 117) oder *organischen Bildekräfte* (B 16, 27), ihre *innere Bildungsfähigkeit* (312, 72), die den gesamten *physischen Leib* des Kindes *durchgestaltet* (279, 63), d. h. sich vom Verdauungssystem bis in das *Nerven-Sinnessystem* umsetzt (317, 136) und sich so *gleichmäßig* in ihrer Wirksamkeit über den ganzen Organismus erstreckt (303, 281) – diese Bildungsfähigkeit beruht auf der genannten Tatsache der Substanz-Vorbereitung; denn durch die erleichterte Mineralmetamorphose ist, dem genannten Vortrag vom 10.11.1923 zufolge, die Möglichkeit gegeben, daß die aufgenommene Milch *mit ihren Kräften sich rasch nach dem Haupte ergießt und vom Haupte aus die formbildenden Impulse entwickeln kann, wie sie beim Kinde notwendig sind. Wenn wir in den Kopf Milch hineinbringen, so werden diese gestaltenden Kräfte angeregt, solange wir Kind sind* (230, 192).[473] Demnach besteht eine – von Steiner nur knapp angedeutete – Beziehung der Muttermilchverstoffwechselung zu den Wärmeprozessen der kindlichen Hauptesorganisation als Instrument *Ich*-getragener, ausstrahlender, kieselsäureverbundener (351, 171; s. S. 753ff.) und bis in die Eiweißverwandlungen hinein wirksamer Organgestaltungsprozesse (*Wenn wir in den Menschen Milch hineinbringen, so werden diese gestaltenden Kräfte im Kopf angeregt, solange wir Kind sind.* 230, 192). Die *möglichst weit bis an die Ätherbildung* heranreichende Milchsubstanz ermöglicht ein unmittelbares Tätigwerden und eine *innige Berührung* der *höheren Wesensglieder* des Kindes mit der Milchsubstanz (316, 150/151) – *Man sieht es ja an der ganzen Art, wie das Kind die Milch trinkt, sieht, wie sein astralischer Leib und sein Ich die Milch abfangen* (316, 151) – , damit aber auch die zentralnervös impulsierte Leibeskonfiguration der frühen Kinderjahre (vgl. S. 700ff.). Insofern in den *wärmeätherischen* Prozessen der Milch dabei die mütterliche *Ich-Organisation* fettvermittelt tätig ist, beruht deren *bildsame Kraft* ganz wesentlich auf den Vorleistungen des mütterlichen *Ichs* (27, 59).[474]

organisch-plastische Bildekräfte

formbildende Impulse aus der Hauptesorganisation

Muttermilchbildung in der Gliedmassenfortsetzung des Rhythmischen Systems; Polarität zur Blutbildung

Im zwölften Vortrag seines *„Heilpädagogischen Kurses“* sagte Steiner am 7.7. 1924 in Dornach: *Die ganze Mutter lebt in der Muttermilch. Da haben wir durchaus etwas als Kraft lebend, was eigentlich seine Region nur geändert hat innerhalb der menschlichen Organisation. Bis zur Geburt des Kindes ist das im wesentlichen tätig in derjenigen Region, die hauptsächlich gehört dem Stoffwechsel-Gliedmaßensystem, nach der Geburt ist es hauptsächlich tätig in der Region des rhythmischen Systems. Es wandern also diese Kräfte in der Organisation um eine Etage höher. Indem sie um eine Etage höher wandern, verlieren sie ihren Ich-Inhalt, der im wesentlichen tätig war während der Embryonalzeit, behalten aber noch ihren astralischen Charakter* (317, 180). Demnach wirken in der im Bereich des *Rhythmischen Systems* sich vollziehenden mütterlichen Milchbildung im wesentlichen diejenigen Kräfte, die im Verlauf der vorausgehenden pränatalen Kindes- bzw. Fötal- und Embryonalbildung im mütterlichen *Stoffwechsel-Gliedmaßensystem* (und damit wohl auch im uterinen Bereich) tätig waren; bei der eintretenen Systemdislokation der Kräfte[475] geraten diese unter die Herrschaft des *Astralleibes*, nachdem sie zuvor (zumindest auch) *Ich*-bestimmt wirksam waren. Innerhalb des *Rhythmischen Systems* untersteht der Milchbildungs- und Absonderungsprozeß im wesentlichen *astralischen* Kräften – *So haben wir bei der Muttermilch noch astral formende Kräfte, die durchaus geistig wirken* (317, 180; zur substantiellen Mitbeteiligung des *Ichs* s. o.; hinsichtlich der *Wesensglieder*-Beziehungen innerhalb des *Rhythmischen Systems* vgl. a. S. 619ff.).

„eine Etage höher“

astral formende Kräfte

Zugleich aber ist der aus dem *Stoffwechsel-Gliedmaßen*-Bereich nach oben verwandelte milchbildende Vorgang in die Wirksphäre der *Kopfkräfte* gelangt (327, 206) und stellt letztlich *eine Art Metamorphose des Sinnesprozesses im Innern des Menschen* dar (313, 128). Insgesamt ist die menschliche Milch damit ein Geschöpf des gesamten *dreigliedrigen* Organismus bzw. des ganzheitlichen Menschen – der Milch *ist eingegliedert die Gliedmaßenwesenheit, die Brust- und Kopfwesenheit, ihre Liebe und ihr Bedürfnis* (B 31, 22).

Metamorphose des Sinnesprozesses

Während die Blutbildungsvorgänge sich in der inneren Fortsetzung des Stoffwechsel-Ernährungsprozesses vollziehen (und – daraus resultierend – den potentiell pathogenen Faktoren der *unteren Organisation* ausgesetzt sind), hat die in gewisser Weise polarische Milchbildung (312, 71ff.) ihren Ursprung in den *heilsamen*, kosmisch fundierten Rhythmusbezirken des *Mittleren Systems* bzw. in der *Fortsetzung* der *Gliedmaßennatur* hin zu den Rhythmusorganen des Menschen (201, 133f.). Dabei betonte Steiner im elften Vortrag seiner *„Allgemeinen Menschenkunde“* insbesondere die wichtige Beziehung der Milchbildungsprozesse zu den – unter dem Einfluß des *Rhyth-*

mischen Systems stehenden – oberen Gliedmaßen des weiblichen Organismus (S. 573f.) und beschrieb (wie auch sieben Monate später in Dornach – 201, 133f.) die Bedeutung des außenorientierten Bewegungsorganismus (im Unterschied zum innenorientierten, blutbildenden Stoffwechselorganismus) für die mütterliche Milchbildung: *Die milcherzeugenden Organe sind gleichsam dasjenige, was sich nach innen von den Gliedmaßen aus fortsetzt. Die Milch ist im Tier- und Menschenreich die einzige Substanz, welche innere Verwandtschaft hat mit der Gliedmaßenwesenheit, welche gewissermaßen aus der Gliedmaßenwesenheit heraus geboren ist, welche daher auch die Kräfte der Gliedmaßenwesenheit in sich hat* (293, 171). Die von Steiner in seinem ersten Ärztekurs angedeutete Polarität von Blut- und Milchbildungsvorgängen kann daher auch vor dem Hintergrund einer Wesensverschiedenheit von Stoffwechsel- und Gliedmaßenorganisation betrachtet werden, die – funktionell zusammenwirkend (s. S. 634ff.) – zu einer je eigenen Substanzbildung inklinieren. Beide gebildeten Substanzen, Blut und Milch, treten dann in eine spezifische Beziehung zur *Rhythmischen Organisation* des Menschen.[476]

innere Verwandtschaft mit der Gliedmaßenwesenheit

Kieselsäure- und Kohlensäureprozesse

Kieselsäureprozess und kosmosorientierte Sinnestätigkeit

Von den Kieselsäureverbindungen sagte Steiner innerhalb seines *„Landwirtschaftlichen Kurses"*, daß sie *die denkbar größte Rolle* im irdischen Leben bzw. im *Haushalt der Natur* spielen (327, 34/35); nicht nur in Quarzform essentieller Teil der Erdrinde, sondern auch *in außerordentlich feiner Verteilung* Bestandteil der Erdatmosphäre (327, 35), sind die in den Kieselprozessen wirksamen Bildekräfte für das gesamte Sein des Erdplaneten durch ihr Vermögen bedeutsam, die irdischen Substanzgeschehen für kosmische Einwirkungen sensibel zu machen – Steiner nannte die Kieselsäure ein *tief bedeutsames Reagens für alle kosmischen Einflüsse* (314, 212) und sprach von *einer Art Sinnesorgan der Erde* (233, 57) bzw. einem *allgemeinen äußeren Sinn im Irdischen* (327, 82). Die Kosmosbezogenheit der Erde substantiell vermittelnd, ist die Kieselsphäre *Durchgangsstation für das Geistige*, läßt *alles Geistige der Welt, das in der Welt webt und lebt, immer durch sich durchgehen* (319, 218/217). Neben der allgemeinen, kieselsäurebedingten bzw. -ermöglichten Sensibilität und Reagibilität für kosmische Einflüsse betonte Steiner dabei bereits bei Betrachtung der Kieselsäurewirksamkeit in der vegetativen Welt die besondere Bedeutung dieser Substanz für die Einwirkungen der *obersonnigen* Planeten Saturn, Jupiter und Mars – und sagte am 7.6.1924 in Koberwitz: *Sehen Sie, das alles, was im Kieseligen lebt, hat Kräfte, die nicht von*

Sinnesorgan der Erde, Reagens für kosmische Einflüsse

der Erde stammen, sondern von den sogenannten sonnenfernen Planeten: Mars, Jupiter, Saturn. Dasjenige, was ausgeht von diesen Planeten, wirkt auf dem Umwege durch das Kieselige und Verwandtes auf das Pflanzenleben. […] Das Kieselige schließt auf das Pflanzenwesen in die Weltenweiten hinaus und erweckt die Sinne des Pflanzenwesens so, daß aufgenommen wird aus allem Umkreis des Weltalls dasjenige, was diese erdenfernen Planeten ausgestalten […]. (327, 36/37; s. u.).

Bezug zu den obersonnigen Planeten

Der menschliche Kieselsäureorganismus

Der ausgebreitete, die Erdennatur durchwirkende Kieselsäureprozeß erfaßt auch den menschlichen Organismus, hat sein homöopathisiertes, funktionell wirksames *Gegenbild*[477] im Inneren des Menschen (312, 183). Im humanen Leibesgefüge existiert eine differenzierte Kieselsäureorganisation, ein spezieller *Kieselsäure-Organismus* (27, 77), der den ganzen Menschen *durchorganisiert* (313, 18). In seinem Arnheimer Vortrag vom 21.7.1924 beschrieb Steiner die innermenschliche Kieselsäureentstehung als Verbindung zwischen dem nach der Hauptesorganisation zustrebenden Luftsauerstoff und dem Silizium (319, 174) – und sagte bezüglich der Kieselsäureverteilung und -wirksamkeit im Gesamtorganismus: *Da ist nun ganz besonders das interessant, daß das menschliche Nerven-Sinnessystem, wenn es im sogenannten normalen, das heißt, gesund zu nennenden Zustande ist – was natürlich relativ zu nehmen ist –, abhängig ist von einem feinen Prozeß, der sich unter dem Einfluß der in den Organismus eindringenden Kieselsäure abspielt. Die Kieselsäure […] zeigt die Eigentümlichkeit, wenn sie in die menschliche Organisation eindringt und von ihr überwunden wird, aufgenommen zu werden von den Prozessen des Nerven-Sinnessystems; so daß man, wenn man geistig schauen kann, was im Nerven-Sinnessystem des Menschen vorgeht, einen wunderbar feinen Prozeß sieht, der in der Kieselsäuresubstanz wirkt. Aber wenn Sie auf der anderen Seite auf das schauen, […] daß der Mensch überall Sinn ist, dann werden Sie gewahr, daß nur in dem Umkreis des Menschen – da, wo die Sinne vorzugsweise konzentriert sind – ein intensiver Kieselsäureprozeß sich abspielt; daß aber, wenn man mehr ins Innere des Organismus kommt, wo die Organe Lunge, Leber, Niere sind, jener Kieselsäureprozeß weniger stark sich zeigt, wieder dünner wird, während er dann in den Knochen wiederum stark wird. So bekommt man auf diese Weise eine merkwürdige Gliederung des Menschen. Man hat sozusagen die Peripherie und den Umkreis, wo die Sinne konzentriert sind; man hat das, was die Gliedmaßen ausfüllt und trägt, das Knochensystem; dazwischen hat man das Muskelsystem, das Drüsensystem und so weiter. In dem, was ich als Umkreis und als das Zentrierte bezeichnet*

Bedeutung für die Nerven-Sinnesorganisation

Gliederung des Kieselsäureorganismus

habe, hat man den stärksten Kieselsäureprozeß; und man verfolgt in den Organen, die dazwischenliegen, spezifiziert überall eigene, aber schwächere Kieselsäureprozesse als im Umkreis. Da sagt man sich: nach außen hin, wo der Mensch von den Nerven weiter hinaus übergeht ins Sinnessystem, da braucht er immer mehr und mehr Kieselsäure; in der Mitte seines Organismus braucht er verhältnismäßig wenig Kieselsäure; dort aber, wo seinem motorischen System das Knochensystem zugrunde liegt, da braucht er wieder mehr Kieselsäure. Damit haben wir durch das Anschauen der ganzen Organisation auch erkannt, wie ein besonders spezifizierter Prozeß im Menschen sich abspielt: ein Kieselsäureprozeß im menschlichen Wesen (319, 172f.).

ein „besonders spezifizierter Prozeß im Menschen"

Kieselsäureprozesse als Grundlage der Ich-Tätigkeit

Auch in seinen schriftlichen Ausarbeitungen zur Medizin betrachtete Steiner einen in der eigentlichen Sinnessphäre konzentrierten, aber nicht auf diese beschränkten gesamtorganismischen Kieselsäureprozeß; dessen Prädominanzzonen und physiologische Gesdamtbedeutung in grundsätzlich ähnlicher Weise wie in Arnheim, jedoch detaillierter und mit übergreifenden Gesichtspunkten beschreibend, wies er einleitend darauf hin, daß die Kieselsäureprozesse die *physische Grundlage der Ich-Organisation* bilden (27, 76)[478] und *Ich*-impulsierte organische Gestaltungsprozesse ermöglichen. In deren Vollzug *braucht* oder *gebraucht* die *Ich-Organisation* den Kieselsäureprozeß blutvermittelt *bis in diejenigen Teile des Organismus hinein, in denen die Gestaltung, die Formgebung an die äußere und innere (unbewußte) Welt grenzt. In dem Umkreis des Organismus, wo die Haare die Kieselsäure tragen, wird die menschliche Organisation an die unbewußte Außenwelt angeschlossen. In den Knochen wird diese Organisation an die unbewußte Innenwelt angeschlossen, in der der Wille wirkt* (27, 76). In der Jugendzeit an Stellen, *wo die mit den Gestaltungskräften versehenen Gewebe liegen*, vorrangig von Kieselsäureprozessen durchdrungen, entfaltet der menschliche Organismus im Verlaufe seiner Entwicklung diese in Richtung der genannten *Grenzgebiete* (27, 77); an der äußersten Haarperipherie ermöglichen Kieselsäurewirkungen den *Anschluß* der menschlichen Organisation an die wirkenden Kräfte der Außenwelt, schaffen aber zugleich auch die Grundlage für Individualisierungsvorgänge im Sinne autonomer, von der terrestrischen Außenwelt unabhängiger (evtl. aber von ihr angeregter), ichverbundener Gestaltungsprozesse: *[Die Kieselsäure] schließt nach außen die bloßen Naturwirkungen von dem Innern des Organismus ab, so daß dieser innerhalb seines Bereiches nicht die Naturwirkungen zur Fortsetzung bringen muß, sondern seine eigenen entfalten kann* (27, 76). Dabei sind diese haargebundenen Kieselsäureein-

physische Grundlage der Ich-Organisation, Umkreis und Innenwelt

Grenzgebiete des Leibes

flüsse in *zentripetaler* Richtung (319, 239) für den Gesamtorganismus von Bedeutung – *feinste Kräfte gehen aus den Haaren wiederum zurück in den Organismus hinein* (313, 24; vgl. a. 312, 204).

Bedeutung der Kieselsäure im Bewegungsorganismus

Konzentration und physiologische Relevanz der Kieselsäureprozesse in dem (dem menschlichen Bewegungsorganismus zugrunde liegenden) Knochensystem erläuterte Steiner dagegen mit dem Hinweis, daß dort die Kieselsäureprozesse den *bloßen Wachstums-, Ernährungs- etc. -Vorgängen* eine Grenze setzen (27, 76), die Verbindung der organischen Strukturen zum volitionalen Seelenteil herstellen und so an der *Seelen- und Geistentfaltung*, d. h. an der willensgetragenen Ergreifung des Bewegungsorganismus und damit dem tätigen Ergreifen äußerer irdischer Gesetzmäßigkeiten mitwirken (27, 77).[479] Daß Steiner die Kieselsäurebedeutung im Knochensystem explizit mit der dort realisierten Auseinandersetzung mit außermenschlichen Erdenkräften in Zusammenhang brachte, zeigte sein Londoner Vortrag vom 28.8. 1924, in dem es nach Nennung der Kieselsäureprozesse in Sinnesorganen, Haaren und Knochen zusammenfassend hieß: *[…] Überall, wo der Mensch irgendwie mit den Kräften der Außenwelt in Berührung kommt, ist Kieselsäure* (319, 218).

Kieselsäurewirksamkeit und Sinnestätigkeit

Zwischen den skizzierten *Grenzgebieten* der äußersten Körperperipherie und der innersten, knöchernen Organisationsstruktur[480] schließlich eröffnet die Kieselsäurewirksamkeit einen Raum, in dem sich die *Organe des bewußten Lebens*, vornehmlich die Sinnesorgane, bilden können und in dem sich die Sinnestätigkeit (das *Sinnesleben*) im Bereich der inneren Organe zu entfalten vermag – d. h. die Kieselsäure ermöglicht die außen- und inwendig orientierten Sinnesprozesse des Organismus. Während Steiner in diesem Zusammenhang nicht auf die Sinnestätigkeit der spezifischen Sinnesorgane einging, wies er – ebenso wie in Arnheim – darauf hin, daß die kieselsäuregestützte Sinnesfunktion der Leibesorgane deren Feinabstimmung oder *Wechselwirkung* (im Sinne einer gegenseitigen Wahrnehmungsfähigkeit) und so der *gesunden Lebenstätigkeit* zugrunde liegt: *[…] Es ist […] der ganze menschliche Organismus von den sich gegenseitig beeinflussenden Wahrnehmungen durchzogen und muß es sein, damit alles in ihm gesund zusammenwirkt* (27, 77).

Zusammenfassung

Insgesamt resümierte Steiner im vierzehnten Kapitel seiner posthum unter dem Titel: *„Grundlegendes für eine Erweiterung der Heilkunst nach geisteswissenschaftlichen Erkenntnissen“* publizierten Schrift den physiologischen Kieselsäureprozeß mit den Worten: *Man kann geradezu von einem dem Gesamt-Organismus eingegliederten speziellen Kieselsäure-Organismus sprechen, auf dem die der gesunden Lebenstätigkeit zugrunde liegende gegenseitige Empfindlichkeit der Organe und deren richtiges Verhältnis nach innen zu der Seelen- und Geist-Entfaltung und nach außen für den richtigen Abschluß der Naturwirkungen beruht* (27, 77). Demnach sensibilisiert der substantielle

Kieselsäureprozeß die Leibesorgane des Menschen nicht nur gegenseitig für ihr je eigenes funktionelles Wirken (und wirkt so beispielsweise im *Übergang* von Atmung in Nervensinnestätigkeit – 27, 128f.; vgl. S. 615ff.), sondern orientiert sie in physiologischer Weise nach *außen* und *innen*, ermöglicht ihre Sensitivität für äußerliche Natur- und innerliche Seeleneinflüsse in einer dem Organismus zuträglichen Weise. All dies vollzieht sich als Ausdruck leibzentrierten Wirkens des *höchsten* menschlichen *Wesensgliedes* und ist mit leibgestaltenden Vorgängen verbunden.

Sinnessphäre und Demineralisierungsprozess

Der dominante Kieselsäureprozeß im Bereich der menschlichen Nerven-Sinnesorganisation, die Affinität der Kieselsäure zu dem *Peripher-Unorganischen* des menschlichen Organismus (314, 151; s. S. 530ff.), impliziert im obigen Sinne die zentralnervöse Öffnung des Organismus für außermenschliche Einflüsse der Erdenumwelt, das – wie es in Steiners Notizbuch hieß – Organisieren des Menschen *hin auf den Kosmos* (B 35, 16).[481] Der menschliche Nerven-Sinnesprozeß – mithin auch der sinnesorganbildende Prozeß – ist geradezu mit dem Kieselsäure- (bzw. kieselsäurebildenden) Prozeß identisch: *Wo wir in der Natur draußen Kieselsäure, wo wir Quarziges finden – es ist auch in anderen Substanzen der Natur vorhanden, aber am hervorragendsten im Quarz –, da haben wir in dem, was sich da abspielt, etwas, was beim Menschen demjenigen entspricht, was sich durch die menschliche Organisation zum Beispiel im Auge oder in einem anderen Sinnesorgane abspielt. Da ist nicht etwa die Behauptung gerechtfertigt, daß wir da drinnen substantiell Quarz haben; aber was wir im Auge oder in einem anderen Sinnesorgan haben, das ist funktionell, dem Prozesse nach dasselbe wie das, was sich draußen im Quarz abspielt* (319, 113).

Entsprechung zwischen Sinnestätigkeit und Kieselsäureprozeß

In der Sinnesperipherie ist der menschliche Organismus kieselsäurevermittelt und damit *Ich*-impulsiert in kosmische Verhältnisse eingegliedert (312, 198/201); im *Peripher-Unorganischen*, im devitalisiertesten Bezirk des Leibesgefüges wird der homöpathisierte Kieselprozeß tätig und überwindet durch seine *kieselzerspaltende Kraft* die vorherrschende Mineralisierungs- oder Salzbildungstendenz. Das wirksame *Ich* widersetzt sich physisch in Gestalt der Kieselsäureprozesse der Erde, nimmt teil *an dem, was ja auf der Erde gar nicht mehr geschieht, sondern außerhalb des Irdischen, wo Kräfte walten, die dahin gehen, daß alles irdisch Feste im Weltenraume zersplittert wird* (312, 289).[482]

das „Peripher-Unorganische" und die „kieselzerspaltende Kraft"

Die menschlichen Sinesorgane gehen – wie auf S. 530ff. skizziert – kräftemäßig nicht aus den Bedingungen der Leibesorganisation hervor, sondern sind vielmehr als innerleibliche, *Ich*-durchdrungene *Golfe* der Außenwelt umweltlich konfiguriert. Selbst Gestaltungen außermenschlicher Gegebenheiten, tragen sie Wesentliches zu den vom Zentralnervensystem (bzw. den hier tätigen *höheren Wesensgliedern*) ausgehenden Leibesbildungsprozessen bei (s. a. S. 705ff.).[483] Einem vor Arbeitern am Goetheanum am 1.12.1923 gehaltenen Vortrag zufolge durchdringt von der Kopforganisation ausgehend eine gestaltende *Kieselsäurekraft* den übrigen Organismus – eine *Kieselsäurekraft* oder kieselsäurebildende Kraft, die blutgetragen ist (351, 171; s. a. 27, 76), beim kleinen Kind im Zusammenhang mit der Milchernährung steht (351, 171) und tendenziell verhärtend-mineralisierend im Leib tätig wird: *Das ist sehr interessant. Wenn Sie da den menschlichen Kopf haben, dann strömt fortwährend vom Kopf herunter dasselbe, was die Erde einmal von innen nach außen hat strömen lassen, und was da oben hart geworden ist und zum Beispiel als Quarzkristalle sich absetzte. Das strömte da vom Inneren der Erde heraus; und beim Menschen strömt es vom Kopf nach dem ganzen Körper. Es ist das Quarz oder Kieselsäure. Nur läßt der menschliche Körper den Quarz nicht Kristall werden. […] So daß bei uns im Körper nur der Anfang der Quarzbildung ist, und dann wird es gestoppt; aufhören muß es* (351, 168f.). Wie Steiner an anderer Stelle vor Ärzten ausführte, wirkt diese von der Hauptesorganisation ausgehende *Kieselsäureströmung* im Gesamtorganismus *differenzierend*, gliedert die Organe *plastisch auseinander – die im Haupte organisch vorhandenen Kräfte werden differenziert für ihre Wirkung auf die einzelnen Organe* (313, 23).[484]

die „strömende" Kieselsäurekraft

organologische Differenzierung

Polarität zum zentralen Kohlensäureprozess des unteren Menschen: zentralnervöser Gestaltungs- und stoffwechselverbundener Auflösungsprozess

In den Vorträgen seines ersten medizinischen Kurses schilderte Steiner die für die menschliche Gesamtgestalt entscheidenden Kieselsäurekräfte der Peripherie (312, 204) explizit als das *formbildende, für den ganzen oberen Menschen* maßgebende Prinzip (B 35, 14) und betonte erneut (s. o.) deren Zusammenhang mit den Wirkungssphären der *obersonnigen* Planetenmetalle, d. h. mit dem physiologischen Blei-, Zinn- und Eisenprozeß. Am 29.3.1920 sagte er in Dornach: *Wenn wir einerseits auf dasjenige hinschauen, was den Menschen gestaltet, das Kieselhafte, so müssen wir nicht vergessen, daß diejenigen Regionen in der menschlichen Organisation, die diesem Kieseligen ähnlich sind, […] eine Verwandtschaft haben zu all dem Metallischen, was sich erschöpft in dem Bleihaften, in dem Zinnhaften und in dem Eisenhaften. Also wir können sagen: Wenn wir die Region oberhalb des Herzens ins Auge fassen, daß wir ins Auge fassen müssen das, was im Menschen da wirkt auf dieser Seite von dem Kieselsäurehaften und was auf der anderen Seite da im Menschen wirkt von dem Bleihaften, Zinnhaften, Eisenhaften* (312, 186; vgl. a. 312, 198).

gestaltende Kieselsäure- und Metallprozesse im oberen Menschen

Dem *Ich*-impulsierten, den Wirkungsphären von Blei, Zinn und Eisen verbundenen Kieselsäurebildungsprozeß setzte Steiner dann das *astralisch* (319, 218) konfigurierte *Kraftsystem* (s. 312, 204) der menschlichen Kohlensäurebildung als *polarischen Gegensatz* (312, 184) gegenüber; die im *unteren Menschen*, d.h. stoffwechselbezogen tätige und mit den entsprechenden Metallsphären von Silber, Merkur und Kupfer in Verbindung stehende Kohlensäurebildung (312, 187/198) bringt der gestaltend-formenden Tendenz ein auflösendes, gestaltvernichtendes Element entgegen (312, 186 u. B 35, 13). Für das *Stoffwechselsystem* des Menschen in dem Maße wie die Kieselsäurebildung für das *Nerven-Sinnessystem* wesentlich (319, 174; zur Kohlensäure-Wirkung im Zentralnervensystem vgl. S. 766ff. und S. 786ff.), steht die Kohlensäurebildung mit dem *mittleren Organisationsprozeß* des Menschen, mit Verdauung, Blutbereitung und Atmung – als Individualisierungsschritte des *zentralen Menschen* (312, 201) – in Zusammenhang (312, 285): *Der Mensch ist durch seine Peripherie in den ganzen Kosmos hineingegliedert, und er individualisiert sich heraus in seiner Verdauung bis zur Blutbildung hin, so daß dieses derjenige Trakt im Menschen wäre, wo der Mensch mehr Prozesse durchmacht, welche nicht mehr ganz entsprechen den äußeren Prozessen, wo er seine Eigenheit geltend macht gegenüber den äußeren Prozessen, mehr wenigstens als da, wo er ganz in die äußeren Prozesse eingespannt ist* (312, 198). Während die Kieselsäureprozesse den Menschen hin auf den Kosmos orientieren, organisieren die *zentral* wirkenden, die entsprechende Organtätigkeiten (mit dem *Grundbezirk* des Magens) fördernden Kohlensäurekräfte den menschlichen Organismus *auf die Erde* (B 35, 16). Sie tragen die Auseinandersetzung mit den Erdsubstanzen im Vorgang der – in der Blutbildung kulminierenden – Stoffverinnerlichung und lösen die gebildete, geformte Gestalt fortwährend zugunsten eines erneuerten Substanzstromes auf. Der physiologische *Lebensprozeß* des menschlichen Organismus (312, 186) beruht auf dieser Polarität kieselsäureverbundener, zentralnervöser Gestaltungs- und kohlensäureassoziierter, blutgetragener Auflösungsprozesse: *Wir leben als Menschen davon, daß wir uns fortwährend selber mit Bezug auf die Gestalt deformieren wollen und diese Deformationen immer wieder ausgeglichen werden vom Kosmos herein. Das ist eine Zweiheit, die im Menschen liegt, dieses Gestalten und dieses Deformieren. Sie wirkt in der menschlichen Organisation zusammen* (312, 205). Der begegnende *Ausgleich* der polaren *Kräftesysteme* des *oberen* und *unteren Menschen* – substantiell repräsentiert durch die *geistdurchlässige* und damit gestaltungsvermittelnde Kieselsäure sowie die *geistverinnerlichende*, individualisierende, eigensubstanzbildende Kohlensäure (319, 218) – aber vollzieht sich in der Goldsphäre des Herzorganes (312, 199/205).

auflösende Kohlensäure- und Metallprozesse im unteren Menschen

Kosmosbezug und Individualisierung

Deformation der Gestalt und kosmischer Ausgleich – vom vermittelnden Wirken der Herzsphäre

Phosphor- und Kalziumprozesse

Aspekte zur polaren Wesensgliederdynamik

Die physiologische Wirksamkeit von Phosphor- und Kalzium- (bzw. Kalk-[485]) Prozessen, die sich im menschlichen Organismus teilweise polar gegenüberstehen, thematisierte Steiner in weitgehend unsystematischer, viele unterschiedliche Gesichtspunkte in den differenten Funktionssystemen berücksichtigender Weise.

Verinnerlichung und Abweisung der „Imponderabilien"

Sich in der jeweiligen Substanzbildung durch den Grad der Verinnerlichung oder Veräußerlichung der imponderablen Qualitäten von Licht, Wärme etc. unterscheidend – Phosphoriges verinnerlicht dieselben, kalkig-Salzartiges (wie beispielsweise kohlensaurer Kalk) weist diese von sich, *stößt* sie ab (312, 105ff.) –, vermitteln beide Substanztypen in polar entgegengesetzter Weise den Zusammenhang der *höheren* mit den *niederen Wesensgliedern* bzw. das Verhältnis von *Ich-* und *Astral-* zu *Äther-* und *physischem Leib*. Dabei scheinen Steiners diesbezügliche Angaben von 1920 resp. 1921 und 1923 vordergründig widersprüchlich zu sein – während er noch am 25.3.1920 in Dornach in der Folge der vorgenannten Substanzcharakteristik geltend machte, daß therapeutisch angewandte Phosphorsubstanzen den genannten *Wesensglieder*-Zusammenhang stärken (*Daher ist der Phosphor, der die Imponderabilien verinnerlicht, ganz besonders dazu geeignet, den astralischen Leib und das Ich, wenn sie nicht recht heranmögen an den Menschen, zum Menschen zurückzudrängen.* 312, 106)[486], wies er am 16.11.1923 vor Ärzten in Den Haag darauf hin, daß zugeführte Kalksubstanzen die Ausscheidung von Wäßrigem im *Stoffwechsel-Gliedmaßensystem*, Luftförmigem im Bereich der *rhythmischen Organisation* und Wärmeartigem innerhalb des *Nerven-Sinnessystems* fördern (bzw. als im Organismus *lokalisierte* physiologische Kräftezusammenhänge diesen Vorgängen wirkend zugrunde liegen), Phosphorkräfte dagegen die Flüssigkeits-, Luft- und Wärmeaufnahme in den jeweiligen Systemen hemmen – und sagte dann: *Dadurch aber, daß der Kalk das Austreibende ist, macht er im menschlichen Organismus das Bett für das Funktionieren von astralischem Leib und Ich-Organisation; die können dann herein. Gerade durch das, was der Kalk heraustreibt, können der astralische Leib und die Ich-Organisation in den Menschen hinein. Durch dasjenige, was dagegen der Phosphor hineintreibt an physischer Organisation, treibt er den astralischen Leib und das Ich heraus* (319, 121f.).[487] Daß Steiner hier unterschiedliche, sich gegenseitig ergänzende Aspekte behandelte (evtl. – wie 314, 56ff. nahelegt – verschiedene Potenzierungsgrade und damit Wirkrichtungen im Auge hatte), in den summarischen Ausführungen darüber hinaus nicht auf die spezifische Eigenart der differenten Funktionssysteme mit unterschiedlichem *Wesensglieder*-Zusammenhang eingehen[488] sowie Gesichtspunkte der Physiologie, Therapie und Toxikologie nicht immer hinreichend abgrenzen konnte[489], scheint offensichtlich.

Phosphor- und Kalkprozesse im Zentralnervensystem

Im Verlauf des ersten anthroposophischen Hochschulkurses ging Steiner in seinen medizinischen Vorträgen auf – wie er sagte – *gewisse Funktionen* ein, die im Gehirn des Menschen physiologischerweise durch *sehr geringe Mengen Phosphor* bewirkt würden. Ausgehend von der antisklerotischen, *dem Verkalkungsprozeß der Knochen* tendenziell entgegenarbeitenden Phosphorwirkungen im Bewegungsorganismus (314, 58; s. u.), sagte er: *Diese Phosphortätigkeit [im Gehirn], man lernt sie auf der anderen Seite kennen in der Art, wie ich Ihnen das jetzt beschrieben habe, im Stoffwechsel-Gliedmaßenorganismus als den richtigen Abbau in die Verkalkungsprozesse hinein hemmend. Aber sie müssen vorhanden sein, diese Phosphorprozesse im Gehirn, wo der Abbau vorhanden sein soll, und wo vor allen Dingen dieser Abbau fortwährend fortwirken soll. Mit anderen Worten: Weil wir im Gehirn den Phosphorprozeß anwesend haben, haben wir im Gehirn fortwährend, ich möchte sagen, einen naszierenden Zustand, haben wir eine Art Rachitisentstehung. Darauf beruht gerade unsere Gehirntätigkeit, daß fortwährend der Knochen gebildet sein will, aber fortwährend diese Knochenbildung verhindert wird, nachdem einmal die Schädeldecke ordentlich herausgebildet ist um das menschliche Gehirn. Wir haben im menschlichen Gehirn […] ein fortwährendes Hinstreben zur Knochenbildung. Aber diese Knochenbildung ist einmal abgeschlossen in einem bestimmten Lebensalter. Dann wird diese Knochenbildetätigkeit aufgehalten. […] Wenn wir auf die merkwürdige Bedeutung des Phosphors für das menschliche Gehirn hinblicken, so müssen wir uns ja sagen: Indem der Phosphor aufgenommen wird, wird er verarbeitet bis zum Haupte hinauf. Da macht er innerhalb des menschlichen Organismus selber Veränderungen durch. Er folgt jener Richtung, die die Wachstumsrichtung des Menschen ist. Er gliedert sich ein in diese Wachstumsrichtung des Menschen. Und dieses Eingliedern reduziert gewissermaßen seine Wirksamkeit auf ein Minimum, das verdünnt ihn, und in dieser Verdünnung wirkt er so, daß eben die aufgehaltene Rachitis des Kopfes Träger sein kann gerade derjenigen seelisch-geistigen Prozesse, die durch Vermittlung des menschlichen Hauptes ausgeführt werden müssen* (314, 59f.).

Hemmung der Sklerose-Phosphorprozesse im Knochensystem und Gehirn

„eine Art Rachitisentstehung"

Die Phosphorkräfte der menschlichen Hauptesorganisation hemmen die dortigen Verkalkungs- bzw. Ossifikationsvorgänge; diese wiederum vollziehen sich unter dem Einfluß *der von der Ich-Organisation innerlich impulsierten Kopfnerven* durch die Calziumverbindung der zentralnervösen Kohlensäure (27, 43f.; vgl. S. 786ff.), stehen mit der epiphysären Tätigkeit in engem Zusammenhang (348, 54f.; vgl. a. Anm. 246) und sind für die Nervenprozesse von elementarer Bedeutung. Im einzelnen hieß es hierzu bei Steiner: *Der Teil der Kohlensäure, der mit dem Stoffwechsel nach dem Kopfe geht, wird da durch die Verbindung mit dem Kalzium geneigt gemacht, in die Wirkungen der Ich-Organisation einzutreten. Es wird dadurch der kohlensaure Kalk unter dem Einfluß der von der Ich-Organisation innerlich impulsierten Kopfnerven auf den Weg der Knochenbildung getrieben.* (27, 43f.; zu den Kalkprozessen der Epiphyse vgl. a. Anm. 246 und 247).

physiologische Voraussetzungen der Knochenbildetendenz des Gehirns

Im Zusammenwirken von Phosphor- und Kalkkräften ergeben sich so die physischen Bedingungen der *Gehirntätigkeit* im Sinne einer fortwährend aufgehaltenen Knochenbildetendenz.[490]

Dabei stützt sich – weiteren, schwer systematisierbaren Hinweisen Steiners zufolge – der zentralnervöse Phosphorprozeß nicht lediglich auf die ernährungsmäßig verinnerlichte Phosphorfremdsubstanz (s. o.), sondern auch auf eine Metamorphose diverser Nahrungsstoffe in Phosphor – am 16.9.1922 sagte Steiner vor Arbeitern am Goetheanum: *Es dringt viel [in den Kopf] herauf, Zucker, Glyzerin und so weiter, alles mögliche dringt herauf, aber ein Teil davon wandelt sich, bevor er heraufkommt, in Phosphor um* (347, 113). Und einen Tag später hieß es innerhalb eines Dornacher Vortragszyklusses: *Wenn das Blut bis zum Haupte gelangt, so gelangt es in einem außerordentlich verfeinerten Zustande dahin, in einem Zustande, den alte ahnende Hellseherkunst in richtiger Weise einen phosphorigen Zustand genannt hat. Das ist ein außerordentlich verfeinerter Zustand. Da hat die Nachbildung der kosmischen Tätigkeit Gewalt über die Materie, so daß die Materie nicht ihre eigenen Kräfte entfalten kann* (216, 33; zur *Ätherisation* des Blutes vgl. S. 241ff.). Demnach stehen die dem Zentralnervensystem durch das Blut vermittelten Substanzen unter dem Einfluß einer Phosphorbildesphäre, die die Einwirkung kosmischer Kräfte ermöglicht und evtl. im Zusammenhang mit den auf S. 803ff. angedeuteten kieselsäurevermittelten Entmineralisierungs- und Entsalzungsprozessen gesehen werden muß.[491]

der phosphorige Zustand der Blutzirkulation zum Gehirn

Insgesamt ermöglichen so die phosphorverbundenen Vorgänge innerhalb der menschlichen Hauptesorganisation die zentralnervösen Bedingungen einer jeglichen Vorstellungsbildung, wobei Steiner den Phosphor auf seelischer Ebene mit der Ich-verbundenen Anregung der Bewußtseinsprozesse (27, 74) bzw. der Willensimpulsierung des Denkens in Beziehung setzte (347, 114f.).

Phosphorkräfte, Blutprozess und Ich-Wirksamkeit

Von den den Nervenprozessen polar entgegengesetzten, prinzipiell *nach dem Phosphorigen* hindrängenden Vorgängen des menschlichen Blutsystems sprach Steiner in einem Dornacher Vortrag vom 9.11.1923 (230, 175). Die Phosphorkräfte sind demnach für den Gesamtzusammenhang des Blutorgans von besonderer Bedeutung, innerhalb dessen sie die Beziehung zwischen dem menschlichen *Ich* und dem von diesem *Wesensglied* im Blut geschaffenen physischen Kräftezusammenhang vermitteln bzw. regulieren (314, 56ff.). Daß dabei den zellulären Bestandteilen des Blutes bzw. den *Blutkörperchen* eine wesentliche Bedeutung zukommt, machte Steiner am 15.4.1921 innerhalb des zweiten medizinischen Kurses geltend (313, 93f.); das menschliche *Ich* ist *Phosphorträger, durchphosphorisiert* den Organismus bis an dessen Peripherie (313, 91), benötigt die chemisch gebundenen, unfreien Phosphorprozesse zu seiner leiblichen Ausprägung im menschlichen Bewegungsorganismus, in Muskulatur und Knochen (313, 94), wo es *am Statisch-Machen der menschlichen Dynamik, am Entwickeln von Gleichgewichten aus ungleichen Gewichten, gestörten Gleichgewichtslagen arbeitet – diese Arbeit wird im wesentlichen mit dem Phosphor ausgeführt* (313, 92). Weiter hieß es dann in dem genannten Vortrag: *[…] Dasjenige, was das Ich tut, indem es in die Bewegungsfähigkeit des menschlichen Organismus hineingreift, das kommt […] an den Blutkügelchen zur Grenze*, wird *aufgehalten* in einem Prozeß der *innigsten Wechselwirkung* zwischen menschlichem *Ich* und physischer Leibesorganisation (313, 93). Die *Ich*-gewirkten Bewegungsprozesse treffen auf die *ätherische* Flüssigkeitsströmung des Organismus, *schlagen* auf die *Blutkörperchen*, von denen Steiner sagte, daß sie *im wesentlichen so geartet [sind], daß sie gerade schon in ihrer Form zeigen, wie sie darauf berechnet sind, Bewegungen ins Gleichgewicht überzuführen* (ebd.). *Ich*-Phosphorkräfte begegnen sich demnach auseinandersetzend mit den blutimmanenten Wirkimpulsen bzw. demjenigen, *was im gestaltenden Blutprozesse liegt* (ebd.) und gleichen sich aus.[492] Insofern Kalziumkräfte bei der menschlichen *Blutbildung* mitwirken (27, 93f.), treffen auch hier polare Phosphor- und Kalziumtendenzen physiologischerweise aufeinander.

Bedeutung der Phosphorprozesse für das Blutorgan

Gleichgewichte aus gestörten Gleichgewichtslagen, Blutkörperchen und Ich-Tätigkeit

Kalk- und Phosphorprozesse im Gliedmassensystem

Dabei geht die ausgleichende, der Statik oder gleichgewichtigen Ruhelage verpflichtete Wirksamkeit der Phosphorprozesse innerhalb des *Stoffwechsel-Gliedmaßensystems* mit einer Hemmung oder Regulierung der bewegungsverbundenen organischen Verbrennungsvorgänge (319, 23f.; B 20, 20) sowie der im Knochensystem lokalisierten Verkalkungsprozesse einher (314, 58f.). Letztere implizieren wesentlich die Aufnahme und Umformung von kohlensaurem und phosphorsaurem Kalk durch die humane Eiweißsubstanz, die dadurch zu den im Mineralischen tätigen Gestaltungsprozessen der *Ich-Organisation* inkliniert: *Die bloße Eiweißwirkung muß in eine solche umgewandelt werden, in der mitwirkt, was im Kalkartigen durch die Ich-Organisation an gestaltenden Kräften hervorgerufen werden kann* (27, 88). Das Kalkskelett des menschlichen Organismus steht damit in Bezug zum *Ich* und seinen leibzentrierten Organisationsprozessen.

Kalkaufnahme in Eiweißprozesse und Gestaltung durch die Ich-Organisation

Dabei sollte beachtet werden, daß Steiner den Phosphoranteil des Knochenkalkes – im Unterschied zum erdverbundenen Kohlenstoffprozeß (im kohlensauren Kalk) – als den substantiellen Angriffspunkt für die kosmischen Gestaltungsimpulse im Skelettsystem charakterisierte. Vor Medizinstudenten und jungen Ärzten sagte er am 4.1.1924: *Wenn Sie also zum Beispiel einen solchen Röhrenknochen haben wie den menschlichen Oberschenkelknochen, dann würde dieser Oberschenkelknochen seine Ausdehnung von oben nach unten nicht haben können, wenn nicht dieses vermittelt würde durch den kohlensauren Kalk. Er würde aber den Schenkelhals nicht haben, wenn dies nicht vermittelt würde durch den phosphorsauren Kalk* (316, 49). Demzufolge sind Phosphorkräfte im Bewegungs- und Wahrnehmungs-/Vorstellungsorganismus des Menschen wesentlich für die Einwirkungsmöglichkeiten kosmischer Bildekräfte, ermöglichen die Inkarnation der Imponderabilien (vgl. a. 216, 33).

phosphor- und kohlensaurer Kalk – Angriffspunkte kosmischer und irdischer Kräfte

Insgesamt stehen sich so Phosphor- und Kalkprozesse auf verschiedenen Ebenen polar gegenüber, werden in gegenseitiger Ergänzung wirksam. Vereinseitigte Kalziumprozesse führen beispielsweise nach Steiner dazu, daß der Mensch ganz und gar unter der Dominanz seiner sklerotisierend-devitalisierenden Kopfkräfte steht, zu Angstzuständen, Anämie und reduzierter motorischer Initiative neigt. Über das Heilmittel *Calcium phosphoricum* sagte er in einer Stuttgarter Ärztebesprechung, daß es den Menschen *äquilibriere – es wirkt sowohl auf das Gehirn wie auf das Knochensystem. Es wird z. B. wirken, wenn jemand schleppende Gedanken hat, schleppende Logik; aber auch, wenn er schleppenden Gang hat* (Degenaar, Anhang, S. 116).

Polarität und Ergänzung

Fluor- und Magnesiumprozesse

Der Waagebalken zwischen Fluor und Magnesium und die Bedeutung für die Zahnbildung

Die in homöopathischer *Verdünnung* ernährungsabhängig im menschlichen Organismus existenten und wirksamen Fluor- und Magnesiumsubstanzen

(312, 241) betrachtete Steiner in seinen medizinischen Vorträgen der Jahre 1920, 1921 und 1924 in ihrer exemplarischen Bedeutung für den Zahnbilde- und (andeutungsweise) Zahnrückbildevorgang und beleuchtete diese wiederum in ihrer Beziehung zur Entwicklung des menschlichen Gesamtorganismus.

Wie im dritten Lebensjahrsiebt sich ein physiologischer Ausgleich zwischen den polar wirksamen Eiweiß- und Eisenkräften ergeben muß (s. S. 764ff.), so bedarf der gesunde menschliche Organismus im Verlauf der ersten sieben Jahre der richtigen Einstellung des *Waagebalkens* zwischen Fluor und Magnesium (312, 242). Beide wirken in je eigener, spezifischer Weise mit an der kindlichen Zahnbildung, die gesamtorganismisch sich als *Mineralisierungsprozeß von innen nach außen* vollzieht (312, 368) und in dem Zahnwechsel am Ende des ersten Jahrsiebtes kulminiert. Dabei geht von dem metallischen Magnesium eine – wie Steiner sagte – *strahlende* Kraft aus, die die Zähne gewissermaßen *aus der geistig-ätherischen Welt in die physische Welt […] hereinschiebt* (315, 86), die notwendigen Substrukturen der Zahnbildung wie *Faserbündel und dergleichen* organisiert (312, 241), den Zahn so insgesamt *substanziiert* (B 35, 22) und die Voraussetzungen für die anschließende Kalkeinlagerung schafft (312, 241). Die Magnesiumprozesse ermöglichen damit jenes konzentrierte *In-sich-Gliedern der Kräfte und Stoffe*, jene organische *Konsolidierung* oder *Verhärtung*, die von Steiner als Charakteristikum der Zahnwechselperiode beschrieben wurde (316, 54).

„hereinschiebende" Magnesiumkräfte

Im Unterschied zu den metallischen Strahlungs- bzw. *Schiebekräften* des Magnesiums verfügt die Fluorsubstanz über *abrundende* Kräfte (315, 86), die die Magnesiumstrahlen realiter *aufhält*, sie zur *Stauung* bringt (312, 240) und *befestigend* (vgl. 313, 156) zu Zahnzement und -schmelz[493] gestaltet: *Ein Zahn entsteht einfach dadurch, daß ihn in bezug auf seinen Umfang, seinen Zement und Schmelz der Plastiker Fluor bildet und daß hineinergießt dasjenige, was da plastiziert werden soll, das Magnesium* (312; 241f.).[494]

abrundend-befestigende Fluorkräfte

Magnesiumwirksamkeit nach dem Zahnwechsel – Milchbildung und Muskelbildung

Über diese eigentlichen Zahnbildevorgänge hinaus eignet den beiden polaren Substanzprozessen von Fluor und Magnesium nach Steiner eine weitergehende physiologische Bedeutung. Bezüglich des Magnesiums sagte er am 4.1.1924 in Dornach: *Nun ist der menschliche Organismus in bezug auf seine zeitliche Entwickelung ein Ganzes. Er muß Magnesium in sich entwickeln, in sich haben. Er hätte nicht die richtigen Konsolidierungskräfte, wenn er nicht diese Magnesiumprozesse in sich hätte. Er kann aber nicht aufhören, die*

Magnesium und Konsolidierung

Zahnbildung, Milchbildung und Muskelkonsolidierung – zur Zeitgestalt des physiologischen Magnesiumprozesses

Magnesiumkräfte zu erzeugen. Es geschieht dies nach dem Zahnwechsel ebenso wie vor dem Zahnwechsel. Die müssen im Organismus verarbeitet werden, und so wird nach dem Zahnwechsel das Wesentliche sein, daß das Magnesium überwunden wird, daß es ausgeschieden wird. Es zieht sich besonders in die menschliche Milchabsonderung, es wird besonders mit der Milch abgeschieden. Indem die Milchsekretion zusammenhängt mit der Geschlechtsreife, sehen Sie einen merkwürdigen zusammenhängenden Prozeß, einen periodischen Prozeß. Nehmen Sie das Magnesium; bis zum Zahnwechsel wird es sozusagen vom menschlichen Organismus konsumiert, nachher vom Zahnwechsel bis zur Geschlechtsreife wird es abgeschieden und unter den Kräften, die die Milchkräfte bilden, ist durchaus das Magnesium als Abscheidung. Nachher kommt ein Rückschlag bis zum zwanzigsten Jahre. Dann findet die Magnesiumkraft eine Verwendung zur feineren Konsolidierung der Muskeln (316, 54f.). Demzufolge nimmt die Magnesiumsubstanz in dem auf den abgeschlossenen zahnbildenden *Mineralisierungsprozeß von innen nach außen* im Verlauf des zweiten Lebensjahrsiebtes folgenden, von außen nach innen orientierten *Sexualisierungsprozeß* (312, 369) teil, indem sie *überwunden* in der Milchsekretion abgesondert wird – wie Steiner in einem anderen Zusammenhang sagte, beruht der milchbildende Prozeß geradezu auf einer *Abstoßung* der zu diesem Zeitpunkt physiologisch bedeutungslosen Magnesiumkräfte (313, 24). In der postpubertären Entwicklungsperiode des dritten Lebensjahrsiebtes dagegen wirken die strahlenden Magnesiumkräfte erneut leibesbildend und gestaltstrukturierend (*konsolidierend*) im Bereich des muskulären Systems.

Fluorprozess, geistige Entwicklung und Darmperistaltik

„vergeistigte Saugwirkungen nach innen“ und kognitive Entwicklung des Menschen

Über die weitere Fluorbedeutung nach der Zahnbildungsperiode äußerte sich Steiner in verschiedenen Vorträgen seines ersten medizinischen Kurses; so wies er im sechzehnten Vortrag vom 5.4.1920 darauf hin, daß von den menschlichen Zähnen – *solange sie es können – sehr feine, vergeistigte Saugwirkungen nach innen* ausgehen,[495] die zu dem *Ansaugen* des Fluors führen (312, 310; zur Konzentration von Fluor im Zahnbereich vgl. a. 312, 316f.; Steiner sprach auch von einem zahngebundenen *Fluorbildungsprozeß*, vgl. 312, 368). Die so akkumulierten *ganz kleinen Quantitäten von Fluor* spielen dann eine wesentliche Rolle für die kognitive Entfaltung des Menschen, indem sie einer möglichen Überintellektualisierung (bzw. einem, wie Steiner sagte, *Zugescheitwerden*) entgegenwirken (312, 310f.). Im folgenden siebzehnten Vortrag ergänzte dies Steiner dann dahingehend, daß er den Zahnbildeprozeß im Zusammenhang mit der feinmotorischen Entwicklung im ersten Lebensjahrsiebt betrachtete und dann auf einen mit der Zahnrückbildung und Destabilisierung der fluorbindenden Schmelzsubstanz einhergehenden, inhaltlich nicht näher bestimmten, in sich jedoch fluorbedingten und gesamtorganismischen Gestaltungsprozeß hinwies (312, 314). Ohne daß Steiners andeutende Hinweise ein detailliertes Verständnis des Fluorprozesses gestatten, wird zumindest deutlich, daß er diesen im Zusammenhang mit einer *runden*, harmonisch koordinierten Ausbildung des menschlichen Bewegungsorganismus sah; wörtlich hieß es in dem genannten Vortrag: *Denn alles das, was wir an Zusammenspiel von Hände- und Fußwirkungen haben, das sind nämlich makroskopisch angesehen die Fluorwirkungen, die Konstitution, die da entsteht, wenn gelenkig, beweglich die Finger werden, wenn gelenkig die Beine werden, das ist Fluorwirkung, nicht das, was man atomistisch dahinein phantasiert, sondern was im menschlichen Organismus an seiner Oberfläche erscheint, und das da nach innen fortgesetzt wird; dieses innere Fortsetzen desjenigen, was da geschieht an der äußeren Tätigkeit, das ist die Fluorwirkung* (312, 318). Dies wurde dann noch im abschließenden zwanzigsten Vortrag durch den Hinweis auf die Fluorbedeutung für die Darmperistaltik ergänzt: *[Der] Bewegungsprozeß des Gedärmes hängt innig zusammen mit der Verwertung des Fluors im menschlichen Organismus* (312, 369).

Zusammenspiel von Hände- und Fußwirkungen und Bedeutung für die Darmperistaltik

Die fluorbildenden Kräfte bzw. der Fluorprozeß – so ist zusammenfassend festzuhalten – wirkt im Zahnbildeprozeß des ersten Lebensjahrsiebtes den Magnesiumsubstanzstrahlen entgegen, instrumentalisiert dieselben aufgrund seines plastischen Vermögens zur Zahngestaltung, zur peripherisch-mineralischen Schmelzbildung; lösen sich die tätigen Bildekräfte nach Abschluß der aufsteigenden Zahnentwicklung partiell vom Ort ihres bisherigen Wirkens, so stehen sie der künftigen seelischen Entfaltung des Kindes zur Verfügung; dabei treten die kognitiven Prozesse des *oberen Menschen* einerseits mit den gastrointestinalen Verdauungsvorgängen des *unteren Menschen* (vgl. u. a. 312, 199) korrespondierend in Beziehung (s. S. 502ff.), sind jedoch andererseits auf eine entsprechende Ausbildung des menschlichen Bewegungsorganismus angewiesen und wirken selbst wiederum auf diesen zurück. All dies vollzieht sich, Steiner zufolge, im Zusammenhang mit jenen Kräften, die der außermenschlichen Fluorbildung wirkend zugrunde liegen.

Zusammenfassung

*

Epilog

„Wie steht das kommende Karma mit dem Herzen in Beziehung?“ und „Wie verhält sich das Blutgeschehen in der Lunge zu dem im Herzen?“ –

Zwei schriftliche Antworten Rudolf Steiners auf Fragen Ita Wegmans (1924/25)

Die nachfolgend in Faksimile und Transkription erstmals veröffentlichten Aufzeichnungen Rudolf Steiners aus der Zeit seines Krankenlagers (1.10. 1924 bis 30.3.1925) stammen aus dem Nachlaß Ita Wegmans. Der genaue Kontext und Zeitpunkt der von Ita Wegman niedergeschriebenen Fragen sind nicht bekannt.[495a] Verschiedene Abschriften datieren die Fragenbeantwortung auf den 27.11.1924: eine von Margarethe Kirchner-Bockholt gezeichnete Transkription in Maschinenschrift dagegen auf das Jahr 1925 (Ita Wegman Archiv, Arlesheim).

Frage. Wie steht das kommende Karma mit dem Herzen in Beziehung?

ad I.) Der rhytmische Mensch ist der Vermittler zwischen dem ~~oberen~~ Nerv. Sinnes- und dem ~~unteren~~ Stoffw. Gliedm. Menschen.

Der Nerven-Sinnes-Mensch dieser Incarnation ist das Ergebnis der Metamorphose des Stoffw.-Gliedm. Menschen der vorigen Incarnation.

Der rhytmische Mensch stellt ~~die~~ das Ergebnis der zwischen Tod und neuer Geburt wirksamen übersinnlichen Kräfte dar. Diese Kräfte wandeln sich so um, dass sie im Irdischen den mittl. Menschen bilden. Sie gliedern sich da in die äusseren Kräfte des Luftkreises ein, während sie zwischen Tod und neuer Geburt in äusseren Kräfte der Planeten-Umschwünge eingegliedert sind.

Das Karma ~~entsteht~~ bildet sich nun in dieser Art: Im Stoffwechsel-Gliedmaßen-Organismus ist völlige Unbewusstheit während des Erdenlebens. Da ist der Mensch (für das gewöhnliche Bewusstsein in fortdauerndem traumlosen Schlaf. In diesen schlafenden Teil der Seele wird ein von Urkräften (Archai), die diesen Seelenteil durchdringen, gebildetes Urteil über Wert oder Unwert der menschlichen Handlungen aufgenommen. Dieses wird mit der Metamorphose unterzogen, indem sich während der Zeit von Tod zu neuer Geburt der Stoffwechsel-Gliedmaßen-Mensch wandelt in den Nerven-Sinnesmenschen des nächsten Erdenlebens. Aber es tritt der metamorphosierte Impuls [d. i. vom Urteil über Wert oder Unwert der Taten in den Willen, verwandelte, auszugleichen durch andre Taten] nicht bewusst in den Menschen ein, sondern in das zu ihm gehörige Engel-Wesen. Karma bleibt für den Menschen (das gewöhnliche Bewusstsein) deshalb im Unbewussten.

Das Herz ist bei der Karma-bildung nur insoweit beteiligt, als es dem Stoffwechsel-Gliedmaßen Organismus angehört. Als Organ des rhytmischen Menschen nicht.

Frage II: Wie steht das kommende Karma mit dem Herzen in Beziehung?

ad I.) Der rhythmische Mensch ist der Vermittler zwischen dem Nerven-Sinnes- und dem Stoffw.-Gliedm.-Menschen.

Der Nerven-Sinnes-Mensch ist das Ergebnis der Metamorphose des Stoffw.-Gliedm.-Menschen der vorigen Incarnation (dieser Incarnation).

Der rhythmische Mensch stellt das Ergebnis der zwischen Tod und neuer Geburt wirksamen übersinnlichen Kräfte dar. Diese Kräfte wandeln sich so um, dass sie im Irdischen den mittl. Menschen bilden. Sie gliedern sich da in die (äusseren) Kräfte des Luftkreises ein, während sie zwischen Tod und neuer Geburt in äusseren Kräfte der Planeten-Umschwünge eingegliedert sind.

Das Karma bildet sich nun in dieser Art: Im Stoffwechsel-Gliedmassen-Organismus ist völlige Unbewusstheit während des Erdenlebens. Da ist der Mensch (für das gewöhnliche Bewusstsein) in fortdauerndem traumlosem Schlaf. In diesen schlafenden Teil der Seele wird ein von Urkräften (Archai), die diesen Seelenteil durchdringen, gebildetes Urteil über Wert oder Unwert der menschlichen Handlungen aufgenommen. Dieses wird mit der Metamorphose unterzogen, indem sich während der Zeit von Tod zu neuer Geburt der Stoffwechsel-Gliedmassen-Mensch wandelt in den Nerven-Sinnesmenschen des nächsten Erdenlebens. Aber es tritt der metamorphosierte Impuls [d. i. vom Urteil über Wert oder Unwert der Taten in den Willen verwandelte, auszugleichen durch andre Taten] nicht bewusst in den Menschen ein, sondern in das zu ihm gehörige Engel-Wesen. Karma bleibt für den Menschen (das gewöhnliche Bewusstsein) deshalb im Unbewussten.

Das Herz ist bei der Karma-bildung nur insoweit beteiligt, als es dem Stoffwechsel-Gliedmassen-Organismus angehört. Als Organ des rhythmischen Menschen nicht.

ad 2 Wie verhält sich das Blutgeschehen in der Lunge zu
dem im Herzen? 1.)

ad II) Blutgeschehen in Lunge und Herz.

Die Lunge nimmt mit der eingeatmeten Luft ~~die~~ Kräfte des Kosmos auf. In diesen Kräften strömen die Weltgedanken ein. Diese sind ja dasselbe, was im Menschen als Wachstums- als Gestaltungskräfte wirkt. Im Eintreten in den Organismus durch die Lunge metamorphosieren sich die Weltgedankenkräfte, indem sie sich zugleich gabeln. Das heißt ein Teil geht (im wesentlichen aufwärts) in die Nerven-Sinnes-Organisation und wird die physische Stütze der Menschen-Gedanken; ein andrer Teil geht (im wesentlichen abwärts, zum Herzen) in den Stoffwechsel-Gliedmaßen-Organismus und wird da einverwoben den Gliedern der Menschen-Organisation, die im weitesten Sinne mit den Kräften der Erde zusammenhängen.

Um in diesem Puncte richtig zu sehen, muß man das Folgende bedenken. Der Mensch stellt sich durch sein Stoffwechsel-Gliedmaßen-System in das Wirken der Erde hinein. Man sehe darauf hin, wie der Mensch geht: Er setzt das Bein vor, das heißt er bringt es in eine ganz bestimmte Lage zur Schwerkraft der Erde. Und so verläuft Bewegen des Menschen in der Erdendynamik drinnen. Der Stoffwechsel verläuft im Erdenchemismus. Diese Erdendynamik und dieser Erden-Chemismus hören über das rhytmische System hinüber auf. Es ist eine völlige Illusion, zu glauben, dass im Nerven-Sinnes-Menschen irdisches wirkt.

Man sieht daraus, dass mit der Atmung in die Lunge ausserirdisches aufgenommen wird. Dies wird dann übergeleitet in Irdisches. Die ~~Ath~~ Atemströmung ist die verfeinerte Wiederholung des Herabsteigens des Menschen aus der geistigen in die physische Welt durch die Geburt. Nur werden bei diesem Herabsteigen in die physische und aetherische Organisation die Kräfte geschickt, während beim Atmen die Kräfte einströmen, die

zu 2 Wie verhält sich das Blutgeschehen in der Lunge zu dem im Herzen? (1.

ad II) <u>Blutgeschehen in Lunge und Herz.</u>

Die Lunge nimmt <u>mit</u> der eingeatmeten Luft Kräfte des Kosmos auf. In diesen Kräften strömen die Weltgedanken ein. Diese sind ja <u>dasselbe</u>, was im Menschen als Wachstums- als Gestaltungskräfte wirkt. Im Eintreten in den Organismus durch die Lunge metamorphosieren sich die Weltgedankenkräfte, indem sie sich zugleich gabeln. Das heißt ein Teil geht (im wesentlichen aufwärts) in die Nerven-Sinnes-Organisation und wird die physische Stütze der Menschengedanken; ein andrer Teil geht (im wesentlichen abwärts, zum Herzen) in den Stoffwechsel-Gliedmaßen-Organismus und wird da einverwoben den Gliedern der Menschen-Organisation, die im weitesten Sinne mit den Kräften der Erde zusammenhängen.

Um in diesem Punkte richtig zu sehen, muß man das Folgende bedenken. Der Mensch stellt sich durch sein Stoffwechsel-Gliedmaßen-System in das Wirken der Erde hinein. Man sehe darauf hin, wie der Mensch geht: Er setzt das Bein vor, das heißt er bringt es in eine ganz bestimmte Lage zur Schwerkraft der Erde. Und so verläuft Bewegen des Menschen in der Erdendynamik drinnen. Der Stoffwechsel verläuft im Erden-<u>chemismus</u>. Diese Erdendynamik und dieser Erden-Chemismus hören über das rhythmische System hinüber auf. Es ist eine völlige Illusion, zu glauben, dass im Nerven-Sinnes-Menschen irdisches wirkt.

Man sieht daraus, dass mit der Atmung in die Lunge außerirdisches aufgenommen wird. Dies wird dann übergeleitet in Irdisches. Die Atem-strömung ist die verfeinerte Wiederholung des Herabsteigens des Menschen aus der geistigen in die physische Welt durch die Geburt. Nur werden bei diesem Herabsteigen in die physische und aetherische Organisation die Kräfte gestärkt, während beim Atmen die Kräfte einströmen, die

ad II) 2.)

dem physischen und aetherischen Correlat von Astralleib und Ich entsprechen. ~~S~~

So wird in der Atmung vom Kosmos in den Menschen hinein gebildet und gestaltet. Anders bei der Blutcirculation. Diese ~~lebt eingegliedert~~ kommt von dem her, was in Erdendynamik und Erden-Chemismus eingegliedert ist. Aber indem Blut aus der Sphäre von Erdendynamik und Erden-Chemismus in das Herz strömt nimmt es die Impulse des menschlichen astralischen Leibes und des Ich auf. Und so ist im Herzblut Geist und Seele des Menschen hinstrebend aus dem individuellen Sein zum Kosmischen Sein. Blut im Herzen nach dem Atem in der Lunge strebend ist Streben des Menschen nach dem Kosmos. Atemluft in der Lunge nach dem Blute des Herzens strebend ist Begnadung des Menschen durch den Kosmos.

Blut nach dem Herzen strebend ist der verfeinerte Prozess des Sterbens. Blut ~~verwandelt~~ als Träger von Kohlensäure ~~ist~~ aus dem Menschen strebend stellt den verfeinerten Sterbeprozess dar.

~~Es~~ So ~~wird~~ strömt im Blutlauf der Mensch fortdauernd in den Kosmos hinein, ein Vorgang, der nach dem Tode radical sich gestaltet, indem er vom Blute aus den ganzen physischen Menschen ergreift.

Von diesen Betrachtungen ausgehend findet sich dann die Brücke zu der Frage-Erweiterung in Bezug auf Chr. Jes. und die Mysterien. Es ist richtig, dass die südlichen Mysterien mehr auf die Geheimnisse des Blutlaufs – des Herzens – (des Menschen) die nördlichen mehr auf die der Atmung – der Lunge – (des Kosmos) giengen.

Das Chr. Mysterium ist die Enthüllung des grossen Wunders, das sich zwischen Herz und Lunge abspielt: Der Kosmos wird Mensch; der Mensch wird Kosmos. Die Sonne trägt den Menschen aus dem Kosmos zur Erde; der Mond trägt den Menschen von der Erde in den Kosmos. Ins Große umgesetzt: Was von der Lunge zum Herzen strömt ist menschliches Correlat

ad II)

des Herabsteigens des Christus auf die Erde; was vom Herzen nach der Lunge kraftet ist menschliches Correlat des Hindurchführen des Menschen ~~post mortem~~ nach dem Tode durch den Chr. Impuls in die Geistes-Welt.

Insoferne lebt das Geheimnis von Golgatha auf menschlich organhafte Art zwischen Herz und Lunge.

ad II) 2.

dem physischen und aetherischen Correlat von Astralleib und Ich entsprechen. F

So wird in der Atmung (vom Kosmos) in den Menschen hinein gebildet und gestaltet. Anders bei der Blutcirculation. Diese ~~lebt eingegliedert~~ kommt von dem her, was in Erdendynamik und Erden=Chemismus eingegliedert ist. Aber indem Blut aus der Sphäre von Erdendynamik und Erden=Chemismus in das Herz strömt nimmt es die Impulse des menschlichen astralischen Leibes und des Ich auf. Und so ist im Herzblut Geist und Seele des Menschen hinstrebend aus dem individuellen Sein zum Kosmischen Sein. Blut im Herzen nach dem Atem in der Lunge strebend ist Streben des Menschen nach dem Kosmos. Atemluft in der Lunge nach dem Blute des Herzens strebend ist Begnadung des Menschen durch den Kosmos.

Blut nach dem Herzen strebend ist der verfeinerte Prozess des Sterbens. Blut ~~[illegible]~~ als Träger von Kohlensäure ~~ist~~ aus dem Menschen strebend stellt den verfeinerten Sterbeprozess dar.

~~Es~~ So strömt ~~[illegible]~~ im Blutlauf der Mensch fortdauernd in den Kosmos hinein, ein Vorgang, der nach dem Tode radical sich gestaltet, indem er vom Blute aus den ganzen physischen Menschen ergreift.

Von diesen Betrachtungen ausgehend findet sich dann die Brücke zu der Frage=Erweiterung in Bezug auf Chr. Jes. und die Mysterien. Es ist richtig, dass die südlichen Mysterien mehr auf die Geheimnisse des Blutlaufs – des Herzens – (des Menschen) die nördlichen mehr auf die der Atmung – der Lunge – (des Kosmos) giengen.

Das Chr. Mysterium ist die Enthüllung des grossen Wunders, das sich zwischen Herz und Lunge abspielt: Der Kosmos wird Mensch; der Mensch wird Kosmos. Die Sonne trägt den Menschen aus dem Kosmos zur Erde; der Mond trägt den Menschen von der Erde in den Kosmos. Ins Grosse umgesetzt: Was von der Lunge zum Herzen strömt ist menschliches Correlat

ad II)

des Herabsteigens des Christus auf die Erde; was vom Herzen nach der Lunge kraftet ist menschliches Correlat des Hinaufführen des Menschen nach dem Tode ~~[illegible]~~ durch den Chr. Impuls in die Geistes=Welt.

Insoferne lebt das Geheimnis von Golgatha auf menschlich organhafte Art zwischen Herz und Lunge.

Anhang

Zur Physiologie des 19. Jahrhunderts

„Wenn jemand den Fortgang der physiologischen Lehren in der Geschichte verfolgt, wird sich ihm die Erkenntnis oft wiederholen, daß die theoretischen Irrtümer dieser Wissenschaft meist nur darauf beruhen, daß man die Erklärungsgründe aus andern Gebieten der Naturwissenschaft übertragend auf den Organismus anwandte. Es gibt fast keine Entdeckung eines allgemein wirkenden Wesens in der Natur, die nicht sofort das Prinzip für das Leben der organischen Welt für eine Zeitlang gegeben hätte. Und gleichwohl läßt sich schon auf bloßem Erfahrungswege die Wirksamkeit der organischen Wesen von jeder andern auf eine so scharfe Weise trennen, daß, wer jemals diesen Unterschied klar gefaßt, für immer behütet sein wird, Erklärungen aus der Physik und Chemie, welche auf das Leben der Organismen angewandt werden, für Erkenntnis dieses Lebens selbst zu halten." (Johannes Müller, Einleitung der Schrift „Über die phantastischen Gesichtserscheinungen", 1826[496].)

Der Begriff der Physiologie, der „wichtigsten theoretischen Grundlage der Medizin"[497], erfuhr im Gang der abendländischen Geistesgeschichte einen ebenso entschiedenen wie charakteristischen Bedeutungswandel. Nannte Aristoteles die sich mit den universalen Phänomenen des Natürlichen beschäftigenden Philosophen Empedokles, Anaximander, Demokrit und Leukipp „Physiologoi", war die „Physiologie" als Logos der Physis bei den Hippokratikern wesentlich „Lehre von der Stellung des Menschen im Kosmos", noch bei Jean Fernel im 16. Jahrhundert eine (leibliche und seelische Dimensionen einschließende) „Universia hominis natura"[498], so reduzierte sich das Interesse der „Physiologen" in der Mitte des 19. Jahrhunderts auf die Erkenntnis der naturwissenschaftlich zugänglichen physikalisch-chemischen Kräfte im sogenannten „animalischen" Organismus. Von den umfassenden naturphilosophischen Anschauungen der Antike, den Bemühungen um eine grundlegende Anthropologie menschlicher Leiblichkeit, blieb im „dunkelsten aller bisherigen Zeitalter" (Heidegger) alleinig der Versuch übrig, einen spezifischen Logos menschlicher Physis in grundlegender Weise zu leugnen und die Humanmedizin auf der Basis naturwissenschaftlich erforschter „Tierphysiologie" neu zu begründen. So hieß es bei Carl Ludwig 1852: „Die wissenschaftliche Physiologie hat die Aufgabe, die Leistungen des Thierleibes festzustellen und sie aus den elementaren Bedingungen desselben mit Nothwendigkeit herzuleiten."[499] Die „elementaren Bedingungen" des belebten und toten animalischen Organismus, der seit Descartes mehrheitlich als eine (auf äußere „Noxen" mit erzwungenen Zustandsänderungen „reagierende") „Maschine" betrachtet wurde, waren nunmehr die „objektiven" physikalischen und chemischen Gegebenheiten. „Brücke und ich, wir haben uns verschworen, die Wahrheit geltend zu machen, daß im Organismus keine anderen Kräfte wirksam sind, als die genauen physikalisch-chemischen" (Emil du Bois-Reymond, 1842[500]). „Die neueste Medizin hat ihre Anschauungsweise als die mechanische, ihr Ziel als die Feststellung einer Physik der Organismen definiert. Sie hat nachgewiesen, daß Leben nur ein Ausdruck für eine Summe von Erscheinungen ist, deren jede einzelne nach den gewöhnlichen physikalischen und chemischen (d.h. mechanischen) Gesetzen vonstatten geht" (Rudolf Virchow, 1845[501]). Carl Ludwigs Schüler gingen davon aus, daß im tierischen und menschlichen Organismus ein Kausalzusammenhang von mechanischen Gesetzen besteht („überall, wohin wir blicken, Causalität, Nothwendigkeit, Gesetzmäßigkeit" – Virchow 1858[502]), der analysiert werden kann, sich im experimentellen Tierversuch gezielt offenbart, einem jeglichen physiologischen und pathophysiologischen Zustand zugrunde liegt und damit auch jederzeit „therapeutisch" manipuliert werden kann (in Ludwigs physiologischem Lehrbuch hieß es dann auch, daß es Ziel des Arztes sei, „den Gang des leiblichen Lebens nach dem Belieben der menschlichen Vernunft zu lenken"[503]). Eine naturwissenschaftliche Methode – nach Virchow (1849[504]) zugleich die „einzige Methode, die überhaupt existiert" –, die physikalisch-chemische Gesetzmäßigkeiten eines maschinell vorgestellten Organismus analysiert, wurde so zur Grundlage einer Physiologie der zweiten Hälfte des 19. Jahrhunderts, innerhalb deren nicht nur die bis dahin im biologisch-medizinischen Denken vorzufindenden aristotelischen Gestaltbegriffe, sondern auch das Wirksamwerden einer menschlichen Geistseele im leiblichen Kräftespiel vollständig eliminiert bzw. negiert wurden. Daß der menschliche Leib auch als Werkzeug *und* Werk eines geistigen Ichs, das beobachtbare Substanzgeschehen als Instrument einer individuellen, in spezifischer Mensch-Umwelt-Relation sich vollziehenden Daseinsintention, d.h. Leiblichkeit im Sinne Oetingers als „Ende der Wege Gottes" in einem umfassenden Sinn versteh-, beschreib- und damit auch erforschbar ist, war zu Beginn des 19. Jahrhunderts andeutungsweise noch bei Heinroth, Carus und anderen zu lesen, seit der Mitte des Jahrhunderts jedoch zunehmend in „Vergessenheit" geraten. Derjenige, der nun das „Evangelium der naturwissenschaftlichen Methode" nicht anerkannte, verdiente fortan den „Namen eines Arztes (und Physiologen)" nicht mehr[505]. Unter Preisgabe aller umfassenden, den Menschen und seine Stellung im kosmischen Ganzen bedenkenden Anschauungen und mit vollständiger Nichtberücksichtigung einer die Humanphysiologie möglicherweise zuinnerst begründenden, leibstiftenden und -gestaltenden menschlichen Geistseele legte die Physiologie der zweiten Hälfte des 19. Jahrhunderts kategorisch fest: „Der Organismus ist ein gesetzlich arbeitendes, determiniertes, kausalgesetzlich funktionierendes physikalisch-chemisches System."[506,507]

Die „anthropologische Wende" und die Anthroposophie

> „Das Menschenbild der Naturwissenschaften, das auch die Psychiatrie und die Psychologie beherrscht, ist reformbedürftig und vom Fundament her zu erneuern. Dringend erforderlich scheint, daß der Mensch in seiner ganzen Fülle als Person wieder ernst genommen wird, daß neben seiner materiellen auch seine zeitlich-seelisch-geistige Existenz als Realität in der Diagnostik und in der Therapie klar gesehen und bei allen Krankheiten berücksichtigt wird; denn aus naturwissenschaftlicher Sicht ist der einzelne an das Materielle ausgeliefert, wird sein personales Subjekt dagegen weitgehend ausgeklammert oder gar ausgeschlossen. Person und Subjekt als individuelle Zeit- und Sinngestalten neu und fest zu integrieren, stellt sich uns heute als Aufgabe und muß als Forderung erhoben werden, um den Menschen in unserer Welt und Zeit wieder humanere Züge zu verleihen, damit er nicht ins Bodenlose der Unmenschlichkeit fällt." Bernhard Pauleikhoff (1983[508])

Im 20. Jahrhundert wurde von akademischer Seite dann jedoch gefordert, Physiologie wiederum als „allgemeine Lehre vom Menschen" zu definieren und als „Gewissen der klinischen Medizin"[509] zum anthropologischen Korrektiv jener naturwissenschaftlichen Medizin werden zu lassen, die ihrerseits nach Ludwig, Brügge, Virchow, Helmholtz und Du Bois-Reymond nicht „Heilkunde", sondern de facto angewandte Biotechnik geworden war. Hatte Naunyn noch 1902 die Ansicht vertreten, daß seit Beginn der naturwissenschaftlichen Ära der Medizin „noch nie" und „an keiner Stelle" ein Zeichen davon hervorgetreten sei, „daß wir nicht auf dem richtigen Wege seien, ununterbrochen, sicher und erstaunlich groß war bisher der Fortschritt und er wird es auch ferner bleiben, solange wir unserer Fahne, der Fahne der Naturwissenschaften, treu bleiben"[510], so wurde doch dem kritischen Teil der Mediziner spätestens seit Ludwig von Krehl und Victor von Weizsäcker deutlich, daß der positivistische Reduktionismus des 19. Jahrhunderts einen mechanistischen Organismusbegriff hervorgebracht hatte, der der Wirklichkeit des gesunden und kranken Menschen nicht gerecht wird und zu einer Enthumanisierung der Medizin führt („Menschlichkeit in der Medizin ist nicht nur eine Frage der außerwissenschaftlichen Haltung, sondern ist zuvörderst Ergebnis unseres Bemühens um den ‚Gegenstand', also dem Menschen *angemessene Begriffsbildungen.*" Matthiessen[511]). Der im 20. Jahrhundert einsetzende universelle „Selbstreflexionsprozeß der Medizin" (Schipperges) wies dabei u.a. nach, daß es der kausalanalytischen Methodik der Physiologie nicht gelungen war (und aus methodischen Gründen auch niemals gelingen konnte), zu einem Logos der menschlichen Physis, einem Verständnis des menschlichen Gesamtorganismus, seiner ihm innewohnenden organismischen Eigengesetzlichkeit vorzudringen – nicht zuletzt „das Abgestimmtsein, die Harmonie im Zusammenspiel der Teile ist [aber] keine Interpretation, sondern eine Tatsache, die immer wieder zum Nachdenken über das mehr als Kausale in den Organismen geführt hat, wenn es auch jahrzehntelang ganz in den Hintergrund des physiologischen Denkens trat, ja expressis verbis verurteilt wurde" (Rothschuh[512]). Die auf physikalisch-chemischen Methoden beruhende, kausalanalytisch vorgehende Organismusforschung erfaßt „immer kleinere Geschehensausschnitte aus dem Gesamtgeschehen", erreicht dabei aber eine Stufe des Biologischen, „in der die Vorgänge eine solche Verkettung und Verzahnung aufweisen, daß sie nur mehr in engsten Ausschnitten und ohne rechte Hoffnung auf vollständige Einsicht in das Zusammenspiel sämtlicher Teilfaktoren zu behandeln sind"[513]. Die „wirksame Einheit im Organismus" (V. v. Weizsäcker) ist der kausalanalytischen Forschungsrichtung nicht zugänglich, ja muß von ihr aus methodischen Gründen geradezu mißachtet werden – was weitreichende Folgen für die medizinische Begriffsbildung, für das Verständnis der medizinischen Grundkategorien von Gesundheit, Krankheit und Heilung zeitigt (Kienle[514], Matthiessen[515]). Dabei stellte sich nicht zuletzt in therapeutischer Hinsicht zunehmend heraus, daß physiologische Prozesse nicht isoliert, d.h. unabhängig vom Gesamtorganismus betrachtet werden können – sie sind darum auch nur in begrenztem Maße einer gezielten und „spezifischen", d.h. nur die intendierten Prozesse betreffenden Manipulation, zugänglich. Der Physiologe Herbert Hensel schrieb: „Teilfunktionen von Organismen sind grundsätzlich nicht isolierbar, ohne sie in nicht genau vorhersagbarer Weise zu verändern, und ebensowenig läßt sich eine Teilfunktion durch äußere Eingriffe isoliert manipulieren, ohne daß unvorhersehbare Rückwirkungen auf den Gesamtorganismus auftreten."[516] Neben beabsichtigten „Hauptwirkungen" medikamentös verwandter Substanzen treten insofern stets „Nebenwirkungen" auf[517], die die bereits von Ludwig (s. o.) vertretene Auffassung der Therapie als iatrogener Manipulation nicht wünschenswerter körperlicher Veränderungen in wünschenswerte „krankheitsneutrale" als fragwürdig und gefährlich erscheinen ließen. Der von Virchow lediglich als „Abstraction"[518] interpretierte Krankheitsbegriff wurde in eben dem Maße wieder Thema der Diskussion, wie erkannt wurde, daß er ohne die Idee eines biologisch verstandenen Gesamtorganismus und ohne ein anthropologisches Fundament nicht sinnvoll gedacht werden kann – für die Medizin aber unverzichtbar ist und bleibt.[519]

„Wir haben sehr viel erfahren über die Verknüpfungen der Organfunktionen untereinander, aber nichts über eine wirksame Einheit im Organismus, geschweige denn über einen seelischen Anteil und die Art, wie dieser im Körperlichen sich durchsetzen und Einheit bewirken könnte" (Victor von Weizsäcker[520]). Die menschliche Geistseele betrachtete die physiologische Menschenkunde des 19. Jahrhunderts als einen „bloßen kausalen Annex der materiellen Leiber" oder deutete ihn lediglich als eine „parallelistische Kausalreihe zur physischen Materialität" – wie dies Edmund Husserl in einer prinzipiellen Kritik positivistischer Wissenschaften formulierte.[521] Der menschliche Organismus wurde als „determiniertes, kausalgesetzlich funktionierendes physikalisch-chemisches System" vorgestellt, mithin als Maschine, „die derartig aus Knochen, Muskeln, Adern, Blut und Haut zusammengesetzt ist, *daß sie auch ohne Geist funktionieren würde,* da sie ja nicht der Regie eines bewußten Willens folgt, sondern einzig und allein dem Zusammenspiel ihrer Organe" (Descartes[522], Hervorhebung v. V.). Im Verlauf des medizinischen „Selbstreflexionsprozesses" des 20. Jahrhunderts wurde nicht nur der physikalische Organismusbegriff Carl Ludwigs und seiner Schüler einer anfänglichen Revision in Richtung eines biologischen Verständnisses des Gesamtorganismus unterzogen, sondern darüber hinaus – bzw. in eins damit – auch die wirksame Realität des Seelisch-Geistigen für Sein und Sosein des Leibes mitbedacht. Hatte es im Sinne einer materialistischen Anthropologie bei Ludwig Büchner zur Mitte des 19. Jahrhunderts noch geheißen: „Die Worte Seele, Geist, Gedanke, Empfindung, Wille, Leben bezeichnen keine Wesenheiten, keine wirklichen Dinge, sondern nur Eigenschaften, Fähigkeiten, Verrichtungen der lebenden Substanz oder Resultate von Wesenheiten, welche in den materiellen Daseinsformen begründet sind"[523], so formulierte Franz Büchner 1950 in seinem bemerkenswerten Lehrbuch der Allgemeinen Pathologie: „Menschliche Pathologie ist [...] nicht restlos in die Grenzen des Biologischen einzufangen, es sei denn, wir definieren den menschlichen Bios grundsätzlich als eine Einheit von Leib und Geist und sind uns bewußt, daß in der konkreten Wirklichkeit des menschlichen Lebens die Geistseele des Menschen fortgesetzt unmittelbar mit im Spiele ist, also auch bei Gesundheit und Krankheit des Menschen. Das bedeutet aber, daß der Mensch nicht nur aus den materiellen Gegebenheiten und Bezogenheiten seines Leibes erkranken kann, d. h. nicht nur aus den Einwirkungen seines Erbgefüges und seiner Umwelt, sondern auch aus den Bereichen seiner Geistseele."[524] Was hier bei Franz Büchner markant zum Ausdruck kam, hatten Ludwig von Krehl und Victor von Weizsäcker bereits zu Anfang des neuen Jahrhunderts eingefordert: die, wie Leibbrand sagte, Einführung des „geistigen Elementes" als gleichberechtigten Partner in die Naturwissenschaft der Medizin, die Einführung des „Subjektes" in Physiologie und Pathologie, das Ernstnehmen der Person oder auch Individualität des Kranken für das Sein der Krankheit (darauf, daß die vermeintliche „Einführung" besser als „Reinkarnation" eines einst im Bereich der Medizin anerkannten und erst durch den „Positivismus" ausgetriebenen „Subjektes" bezeichnet würde, wies u.a. Tellenbach[525] hin). Die „(Wieder-)Einführung des Subjekts in Physiologie und Pathologie", interpretiert als „Überwölbung" der naturwissenschaftlichen Medizin durch die medizinische Anthropologie (Büchner), kam einer „Revolutionierung der modernen Medizin" gleich (Schipperges). Die anthropologisch orientierte Medizin des 20. Jahrhunderts interessierte sich im Gegensatz zur naturwissenschaftlichen „Körpermedizin" erneut für den menschlichen – auf Denken, Fühlen und Wollen ausgerichteten – „Leib", sie fragte folgerichtig nach Krankheiten als Weisen des Menschseins, gar als Werdensweisen zur „Bestimmung des Menschen" (v. Weizsäcker): „Der Körper ist nicht das, was er dem naturwissenschaftlichen Zeitalter schien, er ist etwas anderes, und wir müssen es zu erforschen suchen" (v. Weizsäcker[526]). Die von Buytendijk 1967 in Ansätzen formulierte „anthropologische" bzw. „menschenkundlich orientierte" Physiologie bemühte sich als „positive empirische Wissenschaft" um einen „tatsächlichen" Nachweis, „daß das *spezifisch* Menschliche ein konstituierender Faktor ist in den *normalen* Funktionen von Organen und Organsystemen"[527]. In seinen einleitenden Bemerkungen zur Idee einer anthropologischen Physiologie wies der holländische Wissenschaftler darauf hin, daß unter einem „spezifisch Menschlichen" denn auch keineswegs nur „das sogenannte Geistesleben", der Verstand oder gar das reflexive Bewußtsein zu verstehen seien: „Die denkende ebenso wie die vollkommen unreflektierte und die unbemerkte Beziehung zur Außenwelt, zur eigenen Leiblichkeit, zur raumzeitlichen Kontinuität und zur Artikulation des Daseins, auch die Abhängigkeit und Freiheit gegenüber natürlichen und unnatürlichen Faktoren sind beim Menschen im Vergleich zu den Tierarten von andrer, besonderer Art. Diese

Besonderheit ist schon repräsentiert in der Organisation der Sinnesorgane und der Motorik in der Weise, wie der körperliche Bauplan der Säugetiere spezifisch vermenschlicht ist. Hierdurch erhalten die Organfunktionen, die endokrinen und nervösen Regulationen usw., eine Charakteristik, die in der gängigen „Physiologie des Menschen" nur zum Teil bemerkt wird. Diese funktionellen Eigentümlichkeiten werden ja als eine Variation der Säugetierphysiologie verstanden und *nicht* in ihrem Zusammenhang mit der von *allen* Tierarten verschiedenen historisch-kulturellen *Daseinsform* des Menschen" (ebd.; vgl. a. Scheler[528], Plessner[529] und Gehlen[530]). Damit aber wurde deutlich, daß von einer „Überwölbung" der naturwissenschaftlichen Medizin durch die Anthropologie nur in sehr eingeschränktem Sinne gesprochen werden kann – nämlich derart, daß die menschenkundlich „überwölbten" medizinischen Grundlagenfächer durch ihre Einfügung in ein neu gefaßtes Ganzes in ihrem *Kern* betroffen, d.h. modifiziert werden müssen. 1955 schrieb Victor von Weizsäcker[531]: „Es handelt sich nicht nur darum, daß man zu den verläßlichen Lehren der Physik, Chemie, Physiologie und Pathologie als weitere die Seelenkunde und die Psychiatrie hinzufügt. Keine zusätzliche Vermehrung der Fächer ist gemeint, sondern eine Veränderung der bisherigen Fächer selbst, und zwar auf Grund der Erkenntnis, die materielle Substanz des organischen menschlichen Körpers sei etwas anderes als das, was die Physiologie bisher gelehrt hatte."

Die „anthropologische Wende" in der Medizin war ein Werk jener Ärzte des zwanzigsten Jahrhunderts, die in engem Zusammenhang mit Lebensphilosophie, philosophischer Phänomenologie und existentialistischer Ontologie sich um eine Überwindung des positivistischen Reduktionismus und um eine geisteswissenschaftlich fundierte Re-Humanisierung der Medizin bemühten. Neben innerer Medizin und Neurologie (von Weizsäcker, Plügge) erfuhr namentlich die Psychiatrie durch die Arbeiten Blankenburgs, Tellenbachs, Binswangers, Strauß' u.a. eine methodenkritisch fundierte Horizonterweiterung in Richtung auf eine „geistige" (Tellenbach) oder zumindest geistgetragene Medizin, die dem 19. Jahrhundert undenkbar war.

Daß freilich in der konkreten Wirklichkeit des menschlichen Lebens die „Geistseele des Menschen fortgesetzt unmittelbar mit im Spiele ist", daß die Sinnstruktur der individuellen Biographie das leibliche Sein, mithin Gesundheit und Krankheit wesentlich konstituiert, sind Erkenntnisse, die dem „gesunden", durch wissenschaftliche Reduktionismen unverzerrten Menschenverstand keinesfalls zur Neuigkeit gereichen können. In einer Formulierung Victor von Weizsäckers[532]: „Wenn ich sage, diese Lungentuberkulose der Braut des Grafen Cavour ist die Folge einer mißglückten Verlobung, dann sage ich da nicht nur etwas, was schwer zu beweisen wäre, sondern etwas, was eigentlich jedermann glaubt. Man kann jetzt feststellen, daß wir mit lauter Einsichten leben, welche die Wissenschaft weder beweisen kann noch will. Der moderne Mensch zeigt sich hier als einer, der glaubt, was er nicht weiß, und mehr glaubt, als er weiß." Die „Inkarnation" von „Subjekt" oder „Geistseele" in die Physiologie, die Anerkenntnis der Tatsache, daß nicht nur das Nervensystem, sondern vielmehr die inneren Organe ausnahmslos „Ausdrucksorgane für seelische Vorgänge" sind (v. Weizsäcker[533]), daß ein „spezifisch Menschliches" die humane Physis konstituiert – dies sind Tatbestände, die dem „leiberfahrenen" Menschen geheuer, der neuzeitlichen Wissenschaft aber ungeheuerlich waren und wohl auch weiterhin sind. Daran vermochte bis heute eine nur von einzelnen Wissenschaftlern mitvollzogene und nur wenige Universitäten erfassende „anthropologische Wende" wenig zu ändern – blieb sie doch offensichtlich ohnmächtig angesichts des herrschenden medizinischen Zeitgeistes, der die paradigmatischen Denkvoraussetzungen des 19. Jahrhunderts weithin perpetuiert[534], angesichts einer ausschließlich in positivistischer Grundhaltung sich legitimierenden Körper-Medizin, die in Forschung und universitärer Lehre[535] untrennbar mit der von ihr ermöglichten medizinisch-industriellen Entwicklung verbunden ist. (Daß die „Arznei durch den Eigennutz zu einem Pflug, das ist Geschäft, geworden ist, welches doch wider das Licht der Natur ist", gilt fünfhundert Jahre nach Paracelsus[536] in gesteigerter Weise und trägt wohl dazu bei, daß Krankheitsauffassungen, die nach dem biographischen Sinn menschlichen Erkrankens fragen und nicht primär der Normalität des Normalen und manipulativen Wegen zu dessen Wiederherstellung verpflichtet sind, wenig gehört und wenig gelehrt werden.) Es kann nicht ernsthaft bezweifelt werden, daß die naturwissenschaftlich orientierte „Schulmedizin" den Paradigmen des 19. Jahrhunderts auch weiterhin verpflichtet, Victor von Weizsäcker aber als entschiedener und historisch herausragender Förderer einer anthropologisch gewendeten oder „revolutionierten" Medizin eine „tabuisierte Persönlichkeit" (Kienle) geblieben ist.

Doch muß in diesem Zusammenhang auch kritisch hinterfragt werden, inwieweit es beispielsweise von Weizsäcker mit den von ihm eingeschlagenen Wegen wirklich gelingen konnte, den selbstformulierten Zielen gerecht zu werden – nämlich herauszubekommen, „nicht nur *daß,* sondern *wie* Körper und Seele bei jeder Krankheit zusammenhängen"[537]; und auch, ob in hinreichendem Maße konkrete therapeutische Optionen von den Vertretern der „anthropologischen Wende" eröffnet werden konnten. Denn insofern sich die Humanmedizin in erster Linie als eine zur therapeutischen Hilfeleistung verpflichtete Handlungswissenschaft bzw. als ein „komplexes Handwerk"[538] versteht, wird sie sich stets zu fragen haben, inwieweit ihre methodische Erschließung der Leiblichkeit zu fruchtbaren Erkenntnissen in bezug auf mögliche Restitutionswege somatischer Vereinseitigungen bzw. leibimmanenter Krankheitswege beizutragen vermag. Nicht in erster Linie zur Sinngebung, sondern vielmehr primär zur Heilmittelfindung verpflichtet, bedarf die Medizin neben eines adäquaten Leib-Seele- auch eines adäquaten Leib-Umwelt-Begriffes, der substantielle therapeutische Möglichkeiten eröffnet. Ob die vorliegende anthropologische Leibeskunde in diesem Sinne die Qualität einer medizinischen Physiologie aufzuweisen hat, muß mit Sicherheit bezweifelt werden.

Das von der philosophischen Anthropologie in (zumeist abstrakt bleibenden und allgemein formulierten) Umrissen skizzierte „Wie" des Zusammenwirkens von Körper und Seele im Einzelnen beschrieben und aus einer „erweiterten" Welt- und Menschenerkenntnis die Grundlagen einer neuen „Heilkunst" eröffnet zu haben, beanspruchte zu Beginn des 20. Jahrhunderts der Philosoph und Anthroposoph Rudolf Steiner (1861–1925). Methodisch von Goethes phänomenologisch orientierter Organismusforschung ausgehend (s. Kap. 1) und diese in eigenständiger, mit einer weiteren Radikalisierung des Erfahrungsprinzipes einhergehenden Weise erweiternd (s. Einleitung Kap. 1 und 2), entwickelte Steiner zwischen 1882 und 1925 komplexe Ideen zur Erfassung des Menschen als eines körperlich-seelisch-geistigen Wesens und skizzierte Grundgedanken einer anthroposophisch fundierten, „menschengemäßen" Wissenschaft. Diese wurden in vielen Lebensgebieten (u.a. in Medizin, Pädagogik, Landwirtschaft) von seinen Schülern in fruchtbarer und – zumindest partiell – öffentlich anerkannter Weise aufgegriffen, umgesetzt und weiterentwickelt[539], ohne daß sich jedoch ein befriedigender Diskurs über die ideellen Grundlagen der Anthroposophie in akademischer Hinsicht etablieren konnte. Ob – wie von anthroposophischer Seite wiederholt behauptet – auch für zentrale physiologisch-therapeutische Fragestellungen durch die von Steiner vertretene Geisteswissenschaft der Anthroposophie möglicherweise „an einer entscheidenden Stelle"[540] ein wirklicher Erkenntnisfortschritt erreicht worden ist, wurde so von seiten naturwissenschaftlich und anthropologisch orientierter Medizin bis heute nicht wirklich hinterfragt; auch ein medizinhistorisches „Ernstnehmen und Verarbeiten"[541] der anthroposophischen Anthropologie und Physiologie fand in den sieben Jahrzehnten seit Steiners Tod faktisch nicht statt.[542]

Gemeinhin als „paramedizinisch" bzw. „parawissenschaftlich" eingestuft, wurden auch die physiologisch-therapeutischen Ansätze des „okkulten Journalisten Rudolf Steiner" (Ernst Bloch[543]) kaum erkenntniskritisch durchdrungen und aufgearbeitet, naheliegende Konvergenzen mit den skizzierten anthropologischen Bemühungen um eine Wesensbestimmung menschlicher Leiblichkeit in teilweise demonstrativ anmutender Weise ignoriert. (Victor von Weizsäcker beispielsweise verwahrte sich eindringlich gegen eine ihm „unangenehme Verwechslung" seiner medizinischen Richtung mit – wie er formulierte – „Christian Science, Anthroposophie und ähnlichen häretischen Richtungen"[544], ohne sich je zu den konzeptionellen Gesichtspunkten der anthroposophischen Medizin im einzelnen zu äußern.)

Neben paradigmatischen Totalitarismen[545] und akademischen Kompromittierungsphobien ist der überlieferte Zustand des Steinerschen Lebenswerkes wohl in erster Linie für die verblüffend geringe theoretische Rezeption der anthroposophischen Anthropologie verantwortlich zu machen. Zwar wurden die in Stenogrammen unterschiedlicher Güte aufgezeichneten Vorträge Steiners inzwischen fast vollständig ediert, doch fehlen bis heute in der Sekundärliteratur orientierende Übersichtsarbeiten und vollständige Darstellungen einzelner Themenbereiche der Anthroposophie, die – wie von Andrey Belyj bereits 1929 gefordert[546] – als objektive Diskussionsgrundlage dienen und spezielle Ausarbeitungen ermöglichen könnten. Darüber hinaus ist nur allzu offensichtlich, daß die anthroposophische Geisteswissenschaft von vermeintlichen Anhängern oftmals bis zur „Karikatur" verzerrt bzw. entstellt wurde (Steiner[547]), innerhalb der öffentlichen Diskussion häufig in dogmatischer Verengung und begrenzter Selbstrelativierungs- und Diskursfähigkeit präsent ist und so in ihrem tragenden ideellen Gehalt bis heute nur bedingt ansichtig wurde („Ein Jeglicher aber hat meine Lehre nach seinem Kopf gesattelt." Paracelsus[548]). Diese Voraussetzungen von Apologie und Ablehnung der Anthroposophie lassen sich anhand der einleitenden Bemerkungen Hegels zum zweiten Teil der „Enzyklopädie der philosophischen Schriften im Grundriß" explizieren, in denen Hegel die Rezeptionsgeschichte idealistischer Naturphilosophie skizzierte – und die dabei wirksamen Prozesse mit den Worten beschrieb: „Es ist allerdings geschehen, was bei einer großen Anregung nicht auszubleiben pflegt, daß die *Idee der Naturphilosophie,* wie sie in neueren Zeiten sich aufgetan hat, man kann sagen in der ersten Befriedigung, welche die Entdeckung gewährt hat, von ungeschickten Händen roh ergriffen worden, statt durch die denkende Vernunft gepflegt zu werden, und nicht sowohl von ihren Gegnern als von ihren Freunden breit und platt geschlagen worden ist. Sie ist vielfältig, ja größtenteils in einen äußerlichen Formalismus verwandelt und in ein begriffloses Instrument für die Oberflächlichkeit des Gedankens und eine phantastische Einbildungskraft verkehrt worden. [...] Es ist dann nicht zu verwundern gewesen, daß ebensowohl das sinnigere Naturanschauen als der rohe Empirismus, ein durch die Idee geleitetes Erkennen sowohl als der äußere abstrakte Verstand solchem ebenso barocken als anmaßenden Getue den Rücken zugewendet haben, welches selbst rohen Empirismus und unverstandene Gedankenformen, völlige Willkür der Einbildung und die gemeinste Weise, nach oberflächlicher Analogie zu verfahren, chaotisch vermengt und solches Gebräue für die Idee, Vernunft, Wissenschaft, für göttliches Erkennen, und den Mangel an aller Methode und Wissenschaftlichkeit für den höchsten Gipfel der Wissenschaftlichkeit ausgegeben hat. [...] Ein ganz anderes aber ist es, um solcher Verirrung und Mißkennung der Idee willen die Naturphilosophie selbst zu verwerfen. Es geschieht nicht selten, daß Mißbrauch und Verkehrung der Philosophie denjenigen, welche vom Hasse gegen die Philosophie befangen sind, erwünscht ist, weil sie das Verkehrte gebrauchen, um die Wissenschaft selbst zu verunglimpfen, und ihr gegründetes Verwerfen des Verkehrten auch nebuloserweise dafür geltend machen wollen, daß sie die Philosophie selbst getroffen haben."[549]

*

Anmerkungen

197 Vgl. a. die entsprechenden Dornacher Aussagen vom 10.12.1920: *Aber ich muß doch manchmal darauf hinweisen, daß diese Geisteswissenschaft, wie sie hier gepflegt wird, rechnen könnte mit den allerausgebildetsten wissenschaftlichen Vorstellungen, wenn dazu die Gelegenheit vorhanden wäre, wenn mit anderen Worten die Möglichkeit vorhanden wäre, dasjenige, was heute geistlos betrieben wird, namentlich in den sogenannten exakten Wissenschaften, mit Geist wirklich zu durchdringen. Diese Möglichkeit ist leider nicht vorhanden; [...] Und daher ist schon einmal Geisteswissenschaft, wie ich neulich beim öffentlichen Vortrag in Basel auch betonte, vorläufig darauf angewiesen, [...] vor gebildeten Laien sich geltend zu machen. Würden die Gelehrten nicht so faul sein gegenüber geistigen Bestrebungen, so hätte Geisteswissenschaft nicht nötig, sich bloß vor gebildeten Laien geltend zu machen [...]* (202, 99). Und auch im Verlauf des Stuttgarter Hochschulkurses sagte Steiner am 18.3.1921: *Wenn es meinerseits noch nicht mehr gelungen ist, Widerhall zu finden mit dieser anthroposophisch orientierten Geisteswissenschaft in der Welt, wenn es immer wieder und wiederum notwendig geworden ist, für diejenigen zu sprechen, die weniger auf die Einzelheiten eingehen können, weil sie nicht wissenschaftlich geschult sind, und wenn es wenig möglich gewesen ist, für die wissenschaftlich Geschulten zu sprechen, so liegt es, wie die Erfahrung gezeigt hat, im wesentlichen an diesen wissenschaftlich Geschulten. Sie haben bisher nur in sehr mäßiger Weise dasjenige hören wollen, was der Geistesforscher über seine Wege zu sagen hat. Hoffen wir, daß das für die Zukunft anders werden kann* (324, 58).

198 Zit. n. J. E. Zeylmans van Emmichoven, Bd. 1, S. 79.

199 „Dr. Steiner war äußerst streng in der Zulassung der Zuhörer. Es wurde nur Ärzten und Medizinstudierenden die Erlaubnis an der Teilnahme gegeben. Immer wieder baten andere unter allen möglichen Vorwänden um eine Ausnahme. Wenn ich Dr. Steiner diese Bitten vortrug, erklärte er scharf, daß er die Vorträge ganz anders halten würde, wenn eine Ausnahme gemacht werden würde." (Dr. O. Schmiedel, Aufzeichnungen, zit. n. J. E. Zeylmans van Emmichoven, Bd. 1, S. 80.)

200 Von dieser hängt, so Steiner 1920, *ein wirkliches, zukunftssicheres Arbeiten auf dem medizinischen Felde* ab (312, 13).

201 Darauf, daß sich dies keinesfalls von selbst versteht, die neuzeitliche Medizin vielmehr ihren therapeutischen Auftrag zugunsten selbstgenügsamer Wissenschaftlichkeit zunehmend in den Hintergrund drängte – und selbst klinische „Therapiestudien" sich nicht selten lediglich der Therapie des Patienten zum Zwecke der Forschung bedienen – verweist die bereits 1845 (!) getroffene Feststellung Dietls: „So wie sich unsere Vorfahren mehr um den Erfolg ihrer Curen bekümmerten, so bekümmern wir uns mehr um den Erfolg unserer Forschungen." (Zit. n. H. Schipperges, 1982, S. 121.)

202 Vgl. z. B. 243, 196: *Und man wird schon sehen an dem ersten Band des Buches, das von Frau Dr. Wegman und mir zusammen geschrieben wird und jetzt im Drucke ist, wie dieser Weg [zu einer wirklich initiierten Medizin] gegangen werden muß* (20.8.1924). Und: *„Es werden zunächst nur die Anfänge im ersten Band dieses Werkes erscheinen. Das Werk wird seine Fortsetzung finden, und es wird dann weitergeschritten werden von dem, was zunächst in mehr elementarer Weise entwickelt wird, zu demjenigen, was gerade von [...] der medizinisch-pathologischen Seite her, eine Menschenerkenntnis geben kann."* (14.9.1924; 238, 83; vgl. a. 319, 220f.; 318, 145).

203 Vgl. W. Holtzapfel, S. 245f. und E. Zeylmans, Bd. 3, S. 181f.

204 Spätestens seit 1905 hatte Steiner engeren Kontakt zu Ärzten. Dr. Ludwig Noll begann 1907 in Kassel mit der Herstellung von Heilmitteln nach Steiners Angaben; Dr. Felix Peipers wandte sich 1908 brieflich an Steiner mit der Frage nach einer Farbentherapie und entwickelte diese dann unter Mithilfe Steiners in seiner Münchener Privatklinik (vgl. 57, 208). Steiner besuchte Peipers Sanatorium bei Aufenthalten in München regelmäßig, sah die Patienten und gab therapeutische Hilfestellungen. Die Heilmittelherstellerin Marie Ritter stellte Steiner am 27.2.1908 ebenfalls brieflich die Frage nach einem Krebsmittel; drei Wochen später sprach Steiner in einem Vortrag erstmals über die Mistelpflanze. Frau Ritter stellte in der Folgezeit nach Beratung mit Steiner ein Viscum-Mali-Präparat her. Dr. Schmiedel begann 1914 mit Steiners Unterstützung die Produktion pharmazeutischer Präparate in seinem Goetheanum-Laboratorium (vgl. 260a, 723). 1917 erbat sich Dr. Ita Wegman aus Zürich therapeutische Ratschläge für verschiedene Patienten, darunter Krebspatienten, woraufhin u.a. das Mistel-Präparat weiterentwickelt wurde.

205 Vgl. beispielsweise die entsprechenden Aufforderungen Steiners im Hinblick auf neurophysiologische Fragestellungen (S. 528f.).

206 Zu Steiners Konsultationen vgl. J.E. Zeylmans van Emmichoven, Bd. 1, S. 95ff. Zu den von Steiner in Arlesheim mitbehandelten Patienten vgl. Hilma Walter: Grippe, Encephalitis, Poliomyelitis, 1950 (Band 1). Der Krebs und seine Behandlung, 1953 (Band 2). Abnormitäten der geistig-seelischen Entwicklung in ihren Krankheitserscheinungen und den Behandlungsmöglichkeiten, 1955 (Band 3). Die sieben Hauptmetalle, 1965 (Band 4). Die Pflanzenwelt, 1971 (Band 5) sowie GA 27, 314 u. 317. Über Steiners Konsultationen in Stuttgart s. Degenaar (Hg.): Krankheitsfälle und andere medizinische Fragen, besprochen mit Dr. Rudolf Steiner, o.J., sowie ebenfalls GA 314.

207 Genau ein Jahr nach Eröffnung des ersten Ärztekurses am Goetheanum sagte Steiner im Rahmen eines anthroposophischen Hochschulkurses in Stuttgart: *Ich weiß allerdings, wieviel ich im Laufe der Zeit habe im Grunde genommen leiden müssen unter denjenigen Anthroposophen, welche, ohne irgendwelche Ahnung zu haben von der Bedeutung und Aufgabe der heutigen Wissenschaft, immer wieder und wieder über diese Wissenschaft losgezogen haben und geglaubt haben, sie könnten über dasjenige, was in sorgfältigen, gewissenhaften Methoden erarbeitet worden ist, ein Urteil fällen, wenn sie sich ein paar anthroposophische Floskeln angeeignet haben* (21.3.1921 – 324, 84).

208 So in Dornach über *„Grenzen der Naturerkenntnis"* (acht Vorträge) und über *„Physiologisch-Therapeutisches"* (vier Vorträge); in Stuttgart über *„Mathematik und anorganische Naturwissenschaft"* sowie über *„Organische Naturwissenschaft und Medizin"*; in Berlin über *„Wege anthroposophischer Menschenerkenntnis und Medizin"*.

209 Vgl. diesbezüglich Steiners Aussagen vom 7.4.1920, wo er auf eine Hörerfrage nach dem Verhältnis von Anthroposophie zu Theosophie darauf hinwies, daß seine eigenen geisteswissenschaftlichen Positionen unverändert Bestand hätten, *wenn auch selbstverständlich fortwährend gearbeitet wird und gewisse Dinge heute präziser, voller, intensiver charakterisiert werden können, als sie selbstverständlich vor fünfzehn, zehn, fünf Jahren noch eben haben präzisiert werden können. Das eben ist gerade der Charakter des Arbeitens, daß man weiterkommt, daß man namentlich auch in der Formulierung beim Sich-verständlich-Machen von etwas so Schwierigem, wie es Geisteswissenschaft ist, weiterkommt* (314, 253).

210 Daß diese *Erdenkräfte* eine durchaus gestaltende Potenz in sich tragen, akzentuierte Steiner 1923 mit den Worten: *Die Erde gestaltet uns, während wir auf der Erde wandeln zwischen Geburt und Tod, zu Erdenmenschen, und alles, was da von der Erde aus gestaltet wird, wird aus Tiefen gestaltet, die an allem, was die einzelnen Formen des geringsten Organes an uns sind, mittätig sind. Es ist da vorzustellen: Die Erde ist ein Wesen im Weltenraum, das unendliche Geheimnisse in sich birgt und das gestaltend wirkt. Wie Ihr Auge, Ihr Ohr gestaltet ist, wie jedes einzelne, wie das geringste Glied an Ihrem Körper gestaltet und geformt ist, dafür liegen die schöpferischen Kräfte innerhalb der Erde* (345, 49).

211 *Aus den Kräften der Erde hat der Mensch nur dasjenige, was ihm das Selbstbewußtsein verleiht. Auch die physische Leibesgrundlage dieses Selbstbewußtseins stammt aus dem, was die Erde bewirkt. Alles übrige im Menschenwesen ist außerirdisch-kosmischen Ursprungs.[...] Die Erde als Stern impulsiert von ihrem Mittelpunkte aus das menschliche Ich* (26, 180/226; s.a. 25, 60 und 215, 119).

212 Daß hierbei nicht nur oder nicht einmal vorrangig *ätherische* Kräfte per se wirksam werden, führte Steiner dagegen am 19.9.1922 vor Priestern aus. Vielmehr handelt es sich um ein komplexes Zusammenspiel aller vier *Wesensglieder*, hinsichtlich der aufstrebenden Kräftedynamik wohl insbesondere um ein *ätherisch-astralisches* Phänomen; nach Erläuterung des wirksamen archimedischen Prinzipes in der flüssigkeitsvermittelten Aufhebung der Gehirnschwere sagte Steiner dort: *Wir leben als Menschen in den hinunterziehenden und in den hinaufwirkenden Kräften; unser Inneres steht in den hinaufwirkenden Kräften, unser Äußeres in den hinunterziehenden. Der physische Leib ist schwer, der ätherische Leib ist neutral gegenüber der Schwere, der astralische Leib zieht hinauf und das Ich wird durch den astralischen Leib hinaufgetragen, nicht hinuntergetragen. So gliedert sich der Mensch als äußerer Mensch dem Kosmos ein* (344, 159).

213 Weitere Darstellungen u.a. in Dornach, 16.4. und 24.4.1920; Stuttgart, 8.1.1921; Dornach, 19.4.1923 sowie Dornach, 20.4.1923.

214 Dies ist möglicherweise auch der reichlich komplexe Hintergrund vordergründig einfacher Aussagesätze wie: *Durch das Physische wird uns die ätherische Form sichtbar; aber diese ätherische Form ist das, was wir eigentlich sehen, das Physische ist sozusagen nur das Mittel, damit wir das Ätherische sehen* (214, 35).

215 Vgl. u.a. den Berliner Vortrag vom 30.9.1905, in dem Steiner bereits von *Lebensäther*, *Chemischem Äther*, *Lichtäther* und *Wärmeäther* sprach (93a, 44ff.), sowie die vielen kosmologischen und kosmogonischen Ausführungen im Frühwerk (z.B. GA 122), insbesondere auch in der *„Geheimwissenschaft im Umriß"* (GA 10); 1915 sprach Steiner dann von einer *Viergliedrigkeit* des *Ätherischen* (272, 167 – 16.8.1915) und wies 1916 auf die *organisierte innige Verbindung* der vier Qualitäten im menschlichen *Ätherleib* hin (165, 118).

216 *Es ist ein rechtes Unding, zu glauben, daß unser irdisches Licht von der Sonne kommt. [...] Unser irdisches Licht kommt von dieser Zone. Da schießt es auf, da wird es erzeugt, da wächst es, wie bei uns auf der Erde die Pflanzen wachsen* (312, 220).

217 Als *Metamorphosen der (Lebens-)Funktionen* zwischen den Polen organisch-seelischer Verinnerlichung und umweltorientierter Extroversion betrachtete Steiner die sieben *Lebensstufen* auch innerhalb seines astronomischen Kurses am 5.1.1921 (vgl. 323, 98ff.).

218 Vgl. a. 26, 224, wo von Steiner davon gesprochen wurde, daß *Astralisches* über *Ätherisches* zur Erdenwirksamkeit gelange, daß *mit den Ätherkräften, die aus dem Umkreis des Kosmos auf die Erde einströmen*, auch diejenigen Weltimpulse kommen, die *im astralischen Leibe des Menschen wirken*.

219 So formulierte dies Steiner im Januar 1924 in seiner *„Einleitung unseres ‚Vademecums' in einer kurzen Skizze, für van Leer niedergeschrieben"* (vgl. B 118/119, 15).

220 Dabei: *Es kommt [...] nicht darauf an, daß der Organismus Stoffe nach außen absondert, sondern daß er diejenigen Tätigkeiten vollzieht, die zu den Ausscheidungen führen* (27, 70; zur Beziehung zwischen *Astralleib* und Nierenausscheidung s.a. 27, 124).

221 Vgl. B 31, 10: *Empfindung = gehört zum Fühlen; ist in die Leiblichkeit geworfenes Fühlen / Im Fühlen ist Lust oder Unlust / In der Empfindung ist davon nur ein Nachklang.*

222 Nach Steiner wird der *physische Leib* bei jeder Nahrungsaufnahme *neu belebt* (345, 59).

223 Zu Steiners Begriffsdifferenz von *Selbst-* und *Ich-Bewußtsein* vgl. z.B. B 31, 13: *Ichbewußtsein = Ich höre den Ton / Selbstbewußtsein = Ich bin mir bewußt, daß ich den Ton höre.*

224 Vorträge vom 19.10.1919 (191, 168ff.), 23.10.1919 (191, 182), 21.4.1920 (301, 40), 17.12.1920 (202, 177) und 2.3.1924 (235, 130f.).

225 23.8.1919 (293, 50) und 9.4.1920 (201, 22f.), vgl. bereits Vortrag v. 21.1.1914 (158, 117).

226 Vgl. a. 215, 38: *Im gewöhnlichen Bewußtsein wird [das] Ich dadurch wahrgenommen, daß das Zirkulationssystem des Menschen durchzogen wird von den Stoffwechselvorgängen. In diesen in der Zirkulation selbst pulsierenden Stoffwechselvorgängen wird dasjenige gespürt, empfunden und gefühlt, was das gewöhnliche Bewußtsein als das Ich wahrnimmt.*

227 Vgl. bereits 128, 176 (1911): *Der Erwärmungsprozeß ist [...] das Höchste, in diesen greift unsere Ich-Seelentätigkeit unmittelbar ein.*

228 Dies hatte Steiner prinzipiell bereits zehn Jahre zuvor geltend gemacht; am 28.3.1911 hieß es in den Prager Vorträgen zur *„Okkulten Physiologie“: Wir haben in diesen Erwärmungsvorgängen des Blutes den unmittelbaren Ausdruck des Ich und damit das oberste Niveau zu sehen, und darunter sich abspielend die anderen Prozesse des menschlichen Organismus. [...] Wir sehen [...], wie das Geistig-Seelische von oben nach unten gehend durch den Erwärmungsprozeß eingreift in das Organische, das Physiologische [...].* (128, 176; s. S. 230ff.).

229 In einem öffentlichen Vortrag sprach Steiner am 30.11.1921 in Oslo so auch von einem *Nerven-Sinnes-Organismus*, einem *Rhythmus-Organismus* und einem *Stoffwechsel-Gliedmaßen-Organismus* (79, 254).

230 *Denn in einer anderen Weise wirken im Kinde, in einer anderen Weise im reifen Alter und in einer noch anderen Weise im Greisenalter diese drei Glieder des menschlichen Organismus zusammen. [...] Die drei Glieder der Menschennatur wirken [...] ganz verschieden ineinander, und sie müssen aufeinander abgestimmt werden* (303, 112/116).

231 *Nun aber handelt es sich darum, daß man alles dasjenige, was im Organischen vorkommt, so aufzufassen hat, daß dasjenige, was scheinbar neben dem anderen steht, doch wiederum durch eine Metamorphose mit diesem anderen zu verbinden ist. Man ist heute abgeneigt, makroskopisch zu betrachten, allein in einer gewissen Weise muß man wiederum zum Makroskopischen zurückkommen, sonst wird man eben aus dem Mangel an jeder synthetischen Lebensbetrachtung überall zu Problemen kommen, die nicht an sich unmöglich zu lösen sind, sondern durch unsere methodologischen Vorurteile unlösbar werden* (323, 98).

232 Vgl. auch Steiners Betrachtungen über die inneren Organe als *inneres Weltsystem* (s. S. 217ff.) sowie die entsprechenden Tafelzeichnungen in den Vorträgen zur *„Okkulten Physiologie“* (128, 50ff.).

233 *Der Nerven-Sinnesmensch <u>dieser</u> Inkarnation ist das Ergebnis der Metamorphose des Stoffwechsel-Gliedmaßen-Menschen der <u>vorigen</u> Inkarnation* (Fragenbeantwortung, s. Epilog.).

234 Ein Jahr später hieß es im dritten naturwissenschaftlichen Kurs: *Es ist ein zunächst undefinierbarer Zusammenhang zwischen dem, was sich in dem dritten menschlichen System, im Stoffwechselsystem mit seinen Organen abspielt, und dem, was sich im Haupte abspielt. Dieses Verhältnis, das da vorhanden ist, das ist [...] schwer zu fassen* (323, 176). Im ersten Ärztekurs begründete dies Steiner damit, daß die deutsche Sprache fast keine Mittel habe, *um dasjenige, was den physischen und organischen Prozessen* (der unteren Organisation in der oberen Organisation) *entgegengesetzt ist, anzudeuten* (312, 51).

235 Daß Steiner bereits viele Jahre vor 1920 direkt oder indirekt von einer grundsätzlichen Polarität zwischen *oben* und *unten* bzw. von *Nerven-Sinnessystem* und *Stoffwechsel-Gliedmaßensystem* ausging, zeigen mehrere Stellen seines Vortragswerkes. Explizit vom *oberen Menschen* wurde beispielsweise schon fünf Jahre vor den Prager Ausführungen am 22.10.1906 in einem Berliner Vortrag über *„Heilweise und Ernährung im Lichte der Geisteswissenschaft“* gesprochen (B 35, 8).

236 Trotz dieser allgemeinen *Synthese*-Tendenz des Zentralnervensystems existieren funktionelle Prädominanzzonen auch dort, *spiegeln* sich die einzelnen Organprozesse des *unteren Menschen* durchaus in differenten Partien des Zentralnervensystems. Wäh-

rend der genannte Sachverhalt in Steiners Begriff des *Gegenorganes* bereits anklang, verdeutlichte sich dies – unter Konkretisierung des *Spiegelungs*-Vorganges – in einem Vortrag vor Priestern (September 1922), in dem es hieß: *Wenn der Mensch zum Beispiel verdaut und sein Nierensystem und sein Lebersystem wirken zusammen, um die Verdauung in der richtigen Weise zu regeln, dann geschieht im Nierensystem, im Lebersystem ein Vorgang, der sich auch in einer Art Spiegelbild im linken Teil des Gehirnes abspielt. [...] Diejenigen Kräfte, die im linken Teile des Gehirns sind, wirken unten in Leber und Nieren; diejenigen Kräfte, die rechts oben im Gehirn sind, wirken unten im Magen* (344, 160; zur Wirkbeziehung im Schlafzustand vgl. S. 672ff.). Eine andere konkrete *Spiegelungs*-Beziehung eröffnete Steiner in Stuttgart im Rahmen einer Ärztebesprechung: *Das Wärmezentrum im Gehirn ist die Spiegelung des Sexualorgans im Gehirn. Jedes Organ im Gehirn ist eine Spiegelung eines Organs im Organismus* (Degenaar, Anhang, S. 115). Eine prinzipielle Orientierungslinie zeigte Steiner dagegen in einem Arbeiter-Vortrag (30.12.1922) auf, in dem er die Beziehungen zwischen vorderem Gehirn, *Unterleib* und seelischem Willensvermögen, mittlerem Gehirn, rhythmischer Herztätigkeit und Gefühlsleben sowie *hinterstem Teil des Gehirnes*, Atembewegung und Denkvermögen (vgl. S. 509ff., S. 615ff. und S. 757ff.) skizzierte. (348, 186f.; bereits 1905 [!] sprach Steiner davon, daß daß menschliche Gehirn durch *drei wirkliche Teile* aufgebaut sei – und sprach von einem *Denk-, Gefühls- und Willenshirn* [93a, 56].)

237 Vor diesem physiologischen Gesamthintergrund sind auch Steiners Aussagen zu sehen, wonach die bei psychiatrischen Erkrankungen vorhandenen Veränderungen des Gehirnes immer als *sekundär* zu interpretieren sind. Als *primär* dagegen wurden von ihm pathologische Prozesse im *unteren Menschen* bezeichnet (312, 257).

238 *[...] Dasjenige, was da vom Menschenhaupte eingeleitet wird und von da aus durch den ganzen Organismus strahlt, das ist der rein physische Prozeß, der im Moment, wo der Tod eintritt, sich in den ganzen Organismus ergießt. Dieser Moment, der ist im menschlichen Haupte, wenigstens von ihm zentralisierend ausgehend, immer vorhanden. Er wird nur paralysiert durch den Vitalisierungsprozeß vom anderen Organismus* (313, 39). Wie Steiner weiter hervorhob, wird dem *physischen Prozeß* des Hauptes lebenslang durch das *Ich* entgegengearbeitet, ein Vorgang, an dem sich das *Ich-Bewußtsein* entzündet (313, 40/39); s. a. S. 482ff.

239 Zu beachten bleibt u. a. auch, daß in der Formulierung von 1924 vom *physischen Teil* des Hauptes als einem *Bild* des *Geistigen* die Rede war – was mit den früheren Aussagen nur insofern in Einklang zu bringen ist, als der *physische Teil* mit *dem Physischen* und keineswegs mit dem *physischen Leib* in Verbindung gebracht wird, der ja seinerseits gerade nicht *Bild* oder *Abdruck*, sondern *primär Wirksames* ist (s. o.). Daran schließt sich notwendig die Frage an, ob ein *ätherischer Teil* mit dem *Ätherleib*, *astralischer Teil* mit *Astralleib* und *Ichteil* mit wirksamem *Ich* gleichgesetzt werden kann – oder ob Steiner grundsätzlich verschiedene Ebenen beschrieb, was die Fortsetzung des Textes (s. d.) jedoch nicht nahelegt.

240 Vgl. auch die etwas anders akzentuierte Formulierung in 27, 43: *Im Gehirn ist das Ich als geistige Wesenheit tätig. Seine formbildende, ins Physische hinein wirkende Kraft wird aber da ganz vom ätherischen Organisieren, ja von den Eigenkräften des Physischen überwältigt. Dem Gehirn liegt die organisierende Kraft des Ich nur leise zugrunde; sie geht im Lebendigen und in den physischen Eigenwirkungen unter. Gerade das ist der Grund, warum das Gehirn der Träger der geistigen Ich-Wirkung ist, daß die organisch-physische Betätigung da von der Ich-Organisation nicht in Anspruch genommen wird, diese daher als solche völlig frei sich betätigen kann.*

241 Vgl. die entsprechenden Aussagen Steiners bei Thematisierung des zentralnervösen *Spiegelungsprozesses* auf S. 269ff., insbesondere das Unterkapitel: „Seelisch induzierte Degenerationsprozesse innerhalb des Zentralnervensystems".

242 Daß die *Abdrücke* des *Ichs* (und des *Astralleibes*) auch innerhalb der vom *Ätherleib* dominierten Flüssigkeitsorganisation von entscheidender Bedeutung sind, hob Stei-

ner in 313, 92f. hervor. Auch in ihr muß sich ein – *Ich*-gewirktes – *fortwährendes Übergehen eines Dynamischen, eines Nichtgleichgewichtes in Gleichgewicht* ereignen. Im einzelnen wies Steiner in diesem Zusammenhang auf die Bedeutung der *Blutkügelchen* hin – bzw. darauf, daß die Gleichgewichtsprozesse innerhalb des *Ätherischen* dadurch reguliert werden, *daß gewissermaßen in einer Art freischwebende und doch wieder mit der ganzen Bewegung des Organismus, auch der inneren Bewegung zusammenhängende Kügelchen im menschlichen Leibe sind.* Weiter hieß es: *An diese Blutkügelchen muß aufschlagen dasjenige, was das Ich tut, indem es in die Beweglichkeit, auch zum Beispiel in innere Wärmebeweglichkeit hineinspielt. Diese Blutkügelchen, diese Blutkörperchen, die sind also keine Kügelchen, aber sie sind im wesentlichen so geartet, daß sie gerade schon in ihrer Form zeigen, wie sie darauf berechnet sind, Bewegungen in Gleichgewicht überzuführen. Ich möchte sagen: dasjenige, was das Ich tut, indem es in die Bewegungsfähigkeit des menschlichen Organismus hineingreift, das kommt gerade an den Blutkügelchen zur Grenze; und da muß es aufgehalten werden, da muß jene, ich möchte sagen, innigste Wechselwirkung stattfinden zwischen dem menschlichen Ich und dem ganzen menschlichen Organismus.*

243 Vgl. diesbezüglich bereits Steiners Ausführungen von 1917: *Unbefangene Beobachtung zeigt, daß beides [Sinneswahrnehmung und Bewegungsfähigkeit] nicht in demselben Sinne zum Organismus gehört wie Nerventätigkeit, rhythmisches Geschehen und Stoffwechselvorgänge. Was im Sinn geschieht ist etwas, das gar nicht unmittelbar dem Organismus angehört. In die Sinne erstreckt sich die Außenwelt wie in Golfen hinein in das Wesen des Organismus. Indem die Seele das im Sinne vor sich gehende Geschehen umspannt, nimmt sie nicht an einem inneren organischen Geschehen teil, sondern an der Fortsetzung des äußeren Geschehens in den Organismus hinein. [...] Und in einem Bewegungsvorgang hat man es physisch auch nicht mit etwas zu tun, dessen Wesenhaftes innerhalb des Organismus liegt, sondern mit einer Wirksamkeit des Organismus in den Gleichgewichts- und Kräfteverhältnissen, in die der Organismus gegenüber der Außenwelt hineingestellt ist. Innerhalb des Organismus ist dem Wollen nur ein Stoffwechselvorgang zuzueignen; aber das durch diesen Vorgang ausgelöste Geschehen ist zugleich ein Wesenhaftes innerhalb der Gleichgewichts- und Kräfteverhältnisse der Außenwelt; und die Seele übergreift, indem sie sich wollend betätigt, den Bereich des Organismus und lebt mit ihrem Tun das Geschehen der Aussenwelt mit* (21, 158).

244 Ebenso findet sich nur in einem Vortrag des *„Heilpädagogischen Kurses"* der offensichtlich weiterführende Hinweis, daß den zentralnervösen Abbauprozessen eine *synthetische* Tätigkeit der menschlichen Geistseele zugrunde liege, die die im übrigen Organismus isoliert verlaufenden Organvorgänge im Gehirn zusammenfasse und dadurch die Substanzdegeneration bewirke (317, 14; vgl. S. 502ff.).

245 Vgl. hierzu auch die Beschreibung in 77a, 144: *Wie gesagt, so paradox das für den heutigen Menschen auch erscheint, es ist doch so, daß derjenige, der in dieser Weise das Denken erlebt, weiß, daß in der Entfaltung des Denkens etwas liegt, was in dem menschlichen Organismus – es ist in der Tierheit ganz anders – in einer Konsolidierung des Materiellen gewissermaßen einen Prozeß darstellt, der im wesentlichen ein Nervenprozeß ist, der in seinem Zusammenhang mit dem Denken bis in sein Physisches hinein geschaut werden kann. Es ist ein Prozeß, den man vergleichen kann mit einem Konsolidieren der Materie, mit dem, was eintritt, wenn sich irgendein Stoff, der in einem anderen aufgeöst ist, absetzt. Dieses materielle Konsolidieren, dieses Dichterwerden des Materiellen, dieses Sich-Heraussondern des Materiellen aus einem Medium, das ist dasjenige, was nun [geisteswissenschaftlich] tatsächlich erlebt wird.*

246 In zwei Vorträgen vor Arbeitern am Goetheanumbau im August und Oktober 1922 hob Steiner nicht nur die essentielle Bedeutung des auf- und abzubauenden *Gehirnsandes* für die Denk- und Wahrnehmungsleistungen des Menschen hervor, sondern sprach explizit an einer Stelle davon, daß der gemeinte *Kalksand* von der menschlichen *Zirbeldrüse* (Epiphyse) *ausgestreut* und *verteilt* werde (348, 54; vgl. a. 347, 52ff.). Ebenfalls 1922 äußerte sich Steiner über die Kalkprozesse des Gehirnes im Rahmen

einer Stuttgarter Ärztebesprechung. Nach einem Referat Friedrich Husemanns und der darin gefallenen Aussage, daß der Kalkgehalt des Gehirnes bei einem Neugeborenen größer sei als später, sagte Steiner (nach Husemann/Degenaar): *Der Kalk, der hier gewissermaßen in Stücken, in Körnern vorhanden ist, ermöglicht dem vor-embryonalen Seelenleben, an der Bildung des Gehirns teilzunehmen. Bei Tieren ist das nicht der Fall. Da geht der Kalk gleich in die Bildung des Schädels über. […] Die hauptsächlichste Ablagerung des Kalkes ist in der Zirbeldrüse. Wenn er dort fehlt, ist das Kind idiotisch* (Degenaar, Anhang, S. 110.). Ende Oktober 1923 führte Steiner dies in Dornach erneut aus – und sagte: *Diese Zirbeldrüse in der Nähe des Vierhügelkörpers und der Sehhügel sondert aus sich den sogenannten Gehirnsand ab, zitronengelbe Steinchen, die wie Häufchen an dem einen Ende der Zirbeldrüse liegen und die wirklich das Mineralische im Menschenhaupte sind. Liegen sie nicht da, trägt der Menmsch diesen Gehirnsand, dieses Mineralische nicht in sich, dann wird er ein Idiot oder ein Kretin* (230, 108). Zur physiologischen Bedeutung der Epiphyse im vorhergehenden Vortragswerk vgl. S. 182ff. und S. 238ff. 1913 hatte Steiner möglicherweise ebenfalls die Epiphysenregion im Auge, als er in Den Haag über einen *kleinen edlen Teil des Gehirnes* sprach, dessen Substanz ausschließlich von aufgenommenen und verarbeiteten Mineralien sowie von *Einstrahlungen durch die Sinnesorgane* gebildet werde: *Nur der edelste Teil des Gehirnes muß von dem schönsten Zusammenfluß von Sinnesempfindungen und dem edelsten, gereinigten mineralischen Extrakt genährt werden. Da lernt man erkennen einen wunderbaren kosmischen Zusammenhang des Menschen mit dem ganzen übrigen Kosmos* (145, 113: vgl. a. S. 238ff.).

247 1911 in Prag sprach Steiner bereits von einem vorstellungsbegleitenden physiologischen *Salzablagerungsprozeß*, der sich im Vollzug der Gedankentätigkeit an der *Grenze* von Blut- und Nervensystem vollzieht (128, 133; s. S. 229ff.).

248 Vgl. a. den Vortrag vom 30.1.1921, in dem Steiner von einem zentralnervösen *Abtragen* des Stoffwechselprozesses durch das Vorstellungsleben sprach (203, 152).

249 Vgl. die Ausführungen im Früh- (und Spätwerk) über den Wahrnehmungsaspekt des Denkens bzw. das Wahrnehmen der objektiv im *Weltäther* vorhandenen Gedanken (s. S. 73ff. und S. 476ff.).

250 Vgl. zu diesem Zusammenhang bereits Steiners Aussage von 1909: *Was ist das Auge? Das Auge ist ein kleines Gehirn, das von unserem Geiste so bearbeitet ist, daß der eigentliche Nervenapparat zurückgeschoben ist an die hintere Wand, wo sie zur Netzhaut des Auges geworden ist. […] Wenn ich wochenlang sprechen könnte, würde ich Ihnen zeigen, wie jedes Sinnesorgan nichts anderes ist als ein abgeändertes kleines Gehirn, und das Gehirn wiederum ein Sinnesorgan auf einer höheren Stufe* (115, 66).

251 Zur generellen Problematik von Mineralisation und Nerven-Sinnestätigkeit vgl. a. 313, 109: *Alles dasjenige, was die Ich-Tätigkeit besonders anregt, ist ja gerade die Sinnesaufnahme von außen. Was aber Sinnesaufnahme von außen ist, setzt sich nach dem ganzen menschlichen Organismus hinein in den Salzablagerungen fort* (vgl. S. 703ff.).

252 Vgl. a. die Notizbucheintragung: *Dem Denken liegt zu Grunde = das Abscheiden der Materie, das Erfassen des Abgesonderten […]* (B 22, 11).

253 In 312, 289 sprach Steiner von einem – mit dem menschlichen Denkvorgang physiologisch unmittelbar verbundenen – *Ich*-gewirkten *Entsalzungsprozeß* bzw. einer ichhaften *Tendenz, die Salzbildung in ihr Gegenteil zu verwandeln.*

254 Dabei ist zu beachten, daß Steiner im Den Haager Hochschulkurs nicht nur von einer Substanzgestaltung im Gehirn, sondern weitergehend von einer realen Substanz-Genese ausging; hieß es doch dort am 4.1922: *Da stellt sich nämlich heraus, daß in unserem Nerven-Sinneswesen […] fortwährend aus dem Geiste heraus […] zwischen den Partien, die sich nur auf Stoffliches beziehen, materiell-stoffliche Partien eingelagert werden, die direkt aus dem Geist selber abgesetzt, erzeugt werden. Man wird Zeuge der Entstehung des Stoffes, sogar der plastischen Bildung des Stoffes am menschlichen Sinnesapparat. Da entsteht Stoff aus dem Geist heraus. Der Mensch wird seinem Geistig-Seelischen nach nicht nur Bewohner seines Nerven-Sinnesapparates, sondern er wird,*

indem er Stoff einlagert, der sich direkt aus dem Geiste bildet, stoffschöpferisch. [...] Im Menschen [...] findet tatsächlich eine wirkliche Schöpfung des Stoffes durch den Nerven-Sinnesapparat statt (81, 163f.). Dieser Prozeß aber vollzieht sich, *während der Mensch im normalen Bewußtsein das Denken entwickelt* (81, 164).

255 Substantia alba et grisea, Summe der Faserbahnen oder Fortsätze der Nervenzellen, die durch ihre Myelinscheiden hell (weiß) erscheinen (Mark) bzw. Gesamtheit der eigentlichen Nervenzellen von dunklerem (grauen) Aspekt (Mantel).

256 *[...] Daß wir das über das tierische Gehirn hinausgehende bessere Gehirn haben, das ist nur aus dem Grunde, weil wir die Gehirnnerven besser ernähren. Nur dadurch haben wir die Möglichkeit, unser höheres Erkennen zu entfalten, daß wir die Gehirnnerven besser ernähren, als die Tiere es können* (294, 42).

257 Im September 1924 ergänzte dies Steiner durch den Hinweis, daß das – aus dem Kosmos ernährte, weil den Verdauungsbezirken angehörende (vgl. S. 542ff.) – peripherische Gehirn sich in der späteren Evolution der Menschheit progressiv weiterentwickelt habe, da seither die kosmische Ernährung gegenüber der irdischen (die die weiße Nervensubstanz versorgt; ebd.) dominiere (346, 137).

258 Vgl. diesbezüglich auch die Aussage Steiners vom 2.9.1923: *Wenn wir den Gallenabsonderungsprozeß verfolgen, so wird er eigentlich erst interessant, wenn wir ihn im ganzen Zusammenhang mit der menschlichen Konstitution als denjenigen Prozeß betrachten können, der, vom Verdauungssystem ausgehend, das Nerven-Sinnessystem versorgt* (319, 47).

259 Im April 1920 sagte Steiner in Basel, daß er sich bereits als *ganz junger Mann* mit der Nervenphysiologie beschäftigt habe und erschüttert gewesen sei, *wie gerade diese Nervenlehre der schlechte Knecht des Materialismus ist, weil dasjenige, was ein unmittelbarer seelischer Einfluß des Willens auf den Stoffwechsel ist, dadurch vermaterialisiert wird, daß man sich vorstellt, der materielle Nervenstrang trage den Willensimpuls vom Zentralorgan zu der Peripherie des Menschen, das heißt zum Muskel, zum Bewegungsorgan. Man zeichnet so die materiellen Prozesse in den Organismus hinein* (301, 32f.).

260 – wohingegen die Herzphysiologie relativ ausführlich besprochen wurde (s. S. 625ff.). Durch die therapeutische Auslegung der medizinischen Kurse und infolge der therapierelevanten Herzbetrachtung zwischen *oberer* und *unterer* Organisation ist diese thematische Begrenzung wohl teilweise, kaum aber vollständig nachvollziehbar – nicht zuletzt, weil sich aus der Konzeption der Sensitivität *motorischer* Nerven evtl. ebenfalls therapeutische Optionen entwickeln lassen. Berücksichtigt sollte jedoch weiter werden, daß Steiner nach eigenen Aussagen sich zuletzt entschied, den ersten Ärztekurs eher *elementar* aufzubauen (*das Elementare zunächst [...] in den Vordergrund zu stellen* – 312, 381), somit tiefere Darstellungen geisteswissenschaftlicher Forschungsergebnisse zugunsten einer didaktischen Vorgehensweise zurückstellte, die den Brückenschlag zur Naturwissenschaft ermöglichen sollte. (*Als ich daran ging, diese Vorträge zu halten, da sagte ich mir, wenn ich überschaute all dasjenige, was eigentlich in Betracht kommt: Diese Vorträge zu halten ist schwer, denn wo soll man beginnen? – Beginnt man beim Elementaren, so kann man natürlich in zwanzig Vorträgen nicht sehr weit kommen, man kann nur eine Wegleitung, eine andeutende Wegleitung geben. Beginnt man beim ersten Stockwerk und führt gewissermaßen lauter okkulte Tatsachen an, dann ist zur heutigen Medizin nach gewisser Richtung hin nicht leicht eine Brücke zu schlagen, und man braucht dann erst recht viel mehr Zeit.* 312, 379). Indes kam Steiner auch im Verlauf des geisteswissenschaftlich vertiefenden zweiten Kurses (1921) nicht ausführlicher auf das Problem des *motorischen* Nerven zu sprechen.

261 *Es würde überhaupt interessant sein, wenn sich einmal unsere gelehrten Freunde [...] darauf einließen, die physiologische, biologische Literatur der letzten vierzig Jahre zu prüfen. Sie werden außerordentlich interessante Entdeckungen machen, Sie müssen nur die betreffenden Sachen aufsuchen. Sie werden sehen, daß da überall die Tatsachen bereitliegen, die man nur in der richtigen Weise ergreifen muß, um dazu zu kommen,*

dasjenige, was Geisteswissenschaft bringt, zu belegen. Es würde zu den interessantesten Aufgaben von Forschungsinstituten gehören, die ja nun errichtet werden sollen, wenn folgendes getan würde: Man müßte zunächst einmal sorgfältig die internationale Literatur durchnehmen – man muß die internationale nehmen, denn es finden sich die merkwürdigsten Hinweise gerade zum Beispiel in der englischen und namentlich in der amerikanischen Literatur. Die Amerikaner haben die interessantesten Tatsachen konstatiert, wissen nur gar nichts damit anzufangen. Wenn Sie eingehen würden auf diese Dinge, wirklich den Blick werfen würden auf das, was da ist, und dann konstatieren würden, daß man nur, eben weil man den richtigen Blick hat, worauf die Sache hinaus will, einen einzigen Schritt nötig hat, die Versuchsanordnung fortzusetzen, würden Sie heute wirklich ganz Großartiges leisten können (201, 135f.).

262 Ähnlich in Den Haag im April 1922: *[...] Die motorischen Nerven, die auch sensitive Nerven sind, sind dazu da, daß wir in unserem Inneren selbst die Lage und das Vorhandensein unserer Glieder wahrnehmen* (81, 161).

263 Im Herbst 1923 (London und Wien) sprach Steiner lediglich in allgemeinerer Weise über die Wahrnehmung *innerer Bewegungen* (319, 60) bzw. *innerer Vorgänge* (319, 83).

264 Vgl.: *Weil alle Systeme im Organismus ineinander greifen, sind natürlich diese [willensvermittelnden und bewegungsinduzierenden] Stoffwechselprozesse auch im Gehirn und mit Gehirnvorgängen verbunden. Der Wille aber hat in Stoffwechselvorgängen seine leiblichen Ausgestaltungen; Nervenvorgänge als solche haben in Wirklichkeit damit nur zu tun dadurch, daß sie die Wahrnehmung der Willensvorgänge vermitteln* (66, 137f.).

265 Gleiches vollzieht sich des weiteren in den Ganglien des sympathischen Nervensystems und auch im Gehirn – dort durch ein Zusammenwirken von Blut und Nerven (Ebd.).

266 Steiner zufolge *atmet* zwar der menschliche Gesamtorganismus die ätherischen Qualitäten ein, d.h. durchdringt sich mit ihnen, doch ist die eigentliche Aufnahmemöglichkeit aus der Umwelt durchaus lokalisiert; s. hierzu den weiteren Text und vgl. beispielsweise den Hinweis in 313, 47, demzufolge die Brustorgane für das *Ätherische* prinzipiell nicht *durchlässig* sind.

267 Im ersten Ärztekurs hob Steiner bei Besprechung der Aufnahme von Licht (und der therapeutischen Wirkung von Lichtbädern) die Begleitwirksamkeiten von *chemischem Äther* und *Lebensäther* hervor – und sagte: *[...] Lichtbäder sind nicht eigentlich immer Lichtbäder. Das ist wichtig, daß man das ins Auge faßt. Lichtbäder sind nämlich in Wirklichkeit ein Sich-Mehraussetzen der chemischen Zone, als der Mensch bei seinem gewöhnlichen Wohnen auf der Erde dieser chemischen Zone ausgesetzt ist. Dasjenige, was mit dem Chemismus von außen hereinströmt und selbstverständlich das Licht begleitet, das ist das eigentlich Wirksame in den meisten Lichtbädern. Hinter dem stehen ja [...] direkt die Lebenskräfte, die gewissermaßen auch im Gefolge da sind, wenn man auf den Menschen erhöhtes Licht, respektive erhöhte chemische Aktion wirken läßt* (312, 226).

268 Andeutungen über eine Mitwirkung *lichtätherischer* Vorgänge bei den menschlichen Denkbewegungen finden sich bereits in einem Dornacher Vortrag vom 2.1.1916 (165, 118ff.). Vor Arbeitern sagte Steiner 1922: *Die Nerven denken nicht. Die Nerven kann man nur so zum Denken verwenden, daß man ihnen gewissermaßen ihr Licht abstiehlt. Die menschliche Seele stiehlt den Nerven das Licht ab, und was sie abstiehlt, das verwendet sie zum Denken* (348, 127). Über die Bedeutung des Lichts für die Bildeprozessen des menschlichen Nervensystems hatte Steiner bereits 1908 in Berlin gesprochen (*Dieses Nervensystem ist ein Geschöpf des Lichtes.* 102, 87).

269 Daß diese *Aufwärtsströmung* gewissermaßen durch (oder über) die zentralen Stoffwechselorgane geht, verdeutlichte Steiner durch den Hinweis auf die pathophysiologische Situation – und sagte: *Sie schauen, sagen wir, Magen, Leber an bei einem unterernährten Menschen und Sie finden: die halten zurück den Lebensäther und den chemischen Äther; die binden ihn an sich, die lassen ihn nicht los. So daß also ein Man-*

gel an hinaufströmendem Lebensäther und chemischem Äther beim unterernährten Menschen vorhanden ist (313, 34).

270 Steiner zufolge begegnen sich dann *Wärme-/Lichtäther* und *chemischer Äther/Lebensäther*, wobei das physiologische *geordnete Auseinanderhalten* (313, 33) Voraussetzung des Zusammenwirkens ist: *Es ist ein fortwährendes Geschehen, ein fortwährendes Zusammenwirken in ihm [dem Menschen] von Licht- und Wärmeäther auf der einen Seite, das von oben nach unten und peripherisch stößt, und von Lebens- und chemischem Äther, das von unten nach oben gewissermaßen zentrifugal nach auswärts stößt. Und dadurch entsteht dann dieses Äthergebilde Mensch, was eigentlich eine Umgestaltung des Wirbels ist, der ja durch das Zusammenstoßen der zwei Ätherarten sich bildet* (313, 36).

271 In einem seiner heilpädagogischen Vorträge wies Steiner differenzierend darauf hin, daß sich auch die *Hinterkopf*-Bildung des Menschen *kosmischer*, durch Atmung und Sinnestätigkeit aufgenommener Substanz bediene – im Gegensatz zu den vorderen Partien des Gehirnes, *die ihre Substanzen, ihre Stoffe aus dem übrigen Organismus herausgeliefert* bekommen (317, 93).

272 Vgl. hierzu S. 612ff.

273 Vgl. hierzu 313, 32: *Der Wärmeäther wirkt nicht durch die unmittelbare Bestrahlung mit Wärme, sondern der Wärmeäther wirkt auf das menschliche Haupt dadurch, daß wir in einem bestimmten klimatischen Territorium drinnen sind.*

274 *Lichtäther ist ein Wort, welches natürlich vom Standpunkt der Sehenden aus gebildet ist. Dasjenige, was mit dem Lichte zusammenhängt, ist eben die für die Sehenden vorzüglichste Wirkung dieses Äthers, aber es sind noch andere Wirkungen drinnen, die wir nur unberücksichtigt lassen, weil wir in der Mehrzahl sehende Menschen sind. Wenn die Menschheit in der Mehrzahl blind wäre, so würde sie natürlich diesem Äther einen anderen Namen geben müssen, weil die anderen Entitäten stärker hervortreten würden, bei Blinden tun sie das auch* (313, 28f.).

275 Die *Erzeugung* der Eigenwärme erwähnte Steiner bereits in 45, 73/74 (1910).

276 In Steiners Notizbuch heißt es: *Draußen geht vor ein Prozeß, der in der Luft das Licht entbindet –: der im menschlichen Organismus nachgebildet ist* (B 35, 20).

277 Die Begriffe Sinneswahrnehmung und Sinnesempfindung wurden im Unterschied zu früheren Darstellungen (vgl. S. 184ff.) an dieser Stelle offensichtlich in synonymer Bedeutung verwandt.

278 Vgl. auch die frühere Charakterisierung der Konstitution menschlicher Sinnesempfindung als *modifiziertes Begehren* (s. S. 184ff.).

279 Vgl. bzgl. der zentralen Bedeutung des – im Zuge der Aufrichtung erworbenen – Gleichgewichts- und Eigenbewegungssinnes auch Steiners Ausführungen im Rahmen des Berliner Hochschulkurses, wo er geltend machte, daß die entsprechenden Sinneserlebnisse Voraussetzung der Ausbildung des freien menschlichen Vorstellungslebens sind (82, 51ff.).

280 Zu beachten sind aber beispielsweise die Ausführungen Steiners vom 14.6.1920, wo er in Stuttgart auf eine entsprechende Frage hin ausführte, daß jedem der vier menschlichen Temperamente eine überstarke Ausbildung von einem der vier *innerlichen* Sinnestätigkeiten zugrunde liege. So konstituiere ein überentwickelter *(abnorm ausgebildeter)* Gleichgewichtssinn das cholerische Temperament, ein vorherrschender Bewegungssinn das sanguinische Temperament, eine Dominanz des Lebenssinn die melancholische Temperamentsverfassung, ein überwiegender Tastsinn schließlich das phlegmatische Temperament (300c, 143). Steiner hielt die jeweils spezifischen Dominanzen übrigens für physiologisch-anatomisch *nachweisbar* (Ebd.).

281 In 312, 286 betonte Steiner, daß das *Ich* sich innerhalb des Auges mit der Außenwelt in eine *unmittelbare Beziehung* setze.

282 Daß zwischen Aderhaut und Netzhaut ein genetisch-reinkarnatorischer Zusammenhang besteht, hob Steiner am 24.4.1920 in Dornach mit den Worten hervor: *Sehen Sie sich den Wunderbau des menschlichen Auges an: Blutgefäße, Aderhaut, Netzhaut. Die*

letzten beiden sind Metamorphosen voneinander. Was heute Netzhaut ist, war in der vorhergehenden Inkarnation Aderhaut, und was heute Aderhaut Ihres Auges ist, wird in der nächsten Inkarnation Netzhaut sein – allerdings nicht gerade so unmittelbar. Aber es ist trotzdem das gültig, was ich gesagt habe (201, 128). Zur generellen Metamorphosebeziehung zwischen Blut- und Nervenstrukturen (denen Ader- und Netzhaut zugehören) vgl. a. S. 636ff.

283 Vgl. a.: *Es besteht eine innige Verwandtschaft in der Art unseres Verhältnisses zur Außenwelt zwischen den Wärmeempfindungen und den Druckempfindungen* (321, 70; vgl. a. Steiners frühe Hinweise von 1905 zur Beziehung zwischen Tast- und Wärmesinn, S. 205ff.).

284 Auf diesen Sachverhalt machte Steiner bereits 1910 aufmerksam, vgl. S. 197ff.

285 Vgl. a. 202, 172f.; dort beschrieb Steiner das *Innerliche* des Tones als ein *ätherisches Element*, konstituiert aus *Ton-* bzw. *Chemischem Äther*.

286 Diesen seelisch-geistigen Vorgang skizzierte Steiner am 3.1.1920 in bezug auf seinen innerleiblichen Aspekt mit den Worten: *Sie ziehen zusammen in sich Ihren Äther- und Astralleib, der nur einen Teil Ihres Raumes dann ausfüllt, und erleben das, was Sie erleben sollen in dem Tone, in dem innerlich konzentrierten Ätherischen und Astralischen Ihres Wesens* (320, 175).

287 Vgl. a. Steiners obige Aussage, wonach das sinnlich Wahrgenommene nur mit Hilfe des rhythmischen Systems *verstanden* werde (s. S. 557ff.).

288 Vgl. z. B.: *Knochenbildung: Der dabei in Betracht kommende mineralisch-irdische Prozeß* (B 20, 15). Hinsichtlich des Erdbezuges des Knochensystems vgl. a. S. 345ff.

289 – und *spannt* sie dadurch in seinen *Bildekräfteleib* ein (302a, 126).

290 Vgl. hierzu auch die anders nuancierte Darstellung Steiners drei Wochen später in Dornach (324a, 197ff.).

291 Zu berücksichtigen ist, daß Steiner bereits 1911 in Prag eine mit der Entfaltung von Willensimpulsen notwendig verbundene *Temperatursteigerung des Blutes* beschrieben (128, 134) und gesagt hatte: *Unsere Willensimpulse drücken sich ja organisch in einem Wärmeprozeß, in einem inneren Erwärmungsprozeß aus. Verbindungen, die sich bilden und die wir bezeichnen können als Produkte innerer Verbrennungsprozesse, als innere Oxidationsprozesse, finden sich durch unseren ganzen Organismus hindurch* (128, 141; s. S. 230ff. u. S. 236ff.).

292 Respektive die in den Gliedmaßen bewegenden *Wesensglieder* – vgl. hierzu Steiners entsprechende Notizbucheintragung für den ersten medizinischen Fachkurs, in der festgehalten wurde, daß das menschliche *Ich* die Verbrennungsprozesse *verlangsame*, der *Astralleib* sie dagegen mit dem Gegensatz der Abkühlung *durchziehe* (B 35, 31). Demnach wirken *Ich* und *Astralleib* sowohl den Mineralisationsprozessen des *oberen* als auch den Verbrennungsvorgängen des *unteren Menschen* in gewisser Hinsicht entgegen. Steiners Notizbucheintragung lautet daher im vollständigen Wortlaut: *Das „Ich" verlangsamt die Verbrennung und hebt die Salzbildung auf / Der „Astralleib" […] durchzieht die Verbrennung und Salzbildung mit dem Gegensatz – der Entsalzung und Abkühlung* (Ebd.).

293 Vgl. auch 77a, 144: *Jeder wirkliche Willensakt, alles, was dem Willen entspricht, das wirkt im Organischen so, daß es etwas darstellt, was sich vergleichen läßt mit einer Art von Auflösung, von Zerstäubung des Materiellen. Man könnte auch sagen: Es ist etwas, was sich in einer Art materiellem Vorgang auslebt, der mit dem Erwärmen beginnt und in einen Prozeß hineinläuft, der beim Erwärmen anfängt und der dann eben allmählich hineinläuft in dasjenige, was auch im gewöhnlichen Leben unsere Willensentfaltung mehr oder weniger bewußt darstellt. Während im gewöhnlichen Leben das Vollbewußte damit verknüpft ist, daß innerlich ganz feine Konsolidierungen der Materie vor sich gehen, gehen Auflösungen des Materiellen vor sich, wenn mehr oder weniger unbewußte Willensakte im gewöhnlichen Leben sich abspielen […]*. Und in einem Notizbuch hielt Steiner fest: *dem Wollen (liegt zu Grunde =) das Leben in der Materie, die sich verflüchtigt* (B 22, 11).

294 Vgl. a. die Notizbucheintragungen: Wollen: *es wird weggenommen, aus dem Raum ausgespart – Geist – Muskel drängt nach, weil der physische Prozeß nachdrängt* (B 20, 26).

295 Auf diese direkte physiologische Beziehung des *Ichs* zum Willen hatte Steiner bereits 1915 und 1916 hingewiesen (s. S. 366ff.), in philosophischer Hinsicht freilich schon 1894 in seiner *„Philosophie der Freiheit"*.

296 Zur besonderen Wirksamkeit des *Ichs* im Bereich der quergestreiften Muskulatur vgl. Steiners Hinweis in 313, 94.

297 Steiners Autoreferate dieser zehn Vorträge, die als Übersetzungsvorlage dienten, wurden bereits 1922 publiziert (GA 25).

298 Vgl. z. B. die Aussage in 313, 46: *Sieht man äußerlich Arsen, so sieht man eigentlich das Ende von einem Prozeß in der Außenwelt, von dem man im Innern des Menschen den Anfang sieht.*

299 Diese Begrenzung der Stoffwechselprozesse leisten innerhalb des menschlichen Organismus auch die mit der Blutzirkulation verbundenen Vorgänge bzw. Kräfte: *Es müssen eben schon, wenn überhaupt Stoffwechsel im Menschen sein soll, andere Prozesse da sein, die vorher in ihren Anlagen entwickelt sein müssen, und das sind die Vorgänge, welche in der Zirkulation vorhanden sind; das sind die Zirkulationsvorgänge. Die Zirkulationsvorgänge enthalten fortwährend heilende Prozesse. [...] Und was man kennen muß, um hineinzuschauen in die eigentlichen Heilungsprozesse des Menschen, das ist, was jeder einzelne Stoff der Weltumgebung des Menschen auslöst im Menschen in bezug auf Zirkulationsänderungen* (230, 168).

300 Zu beachten ist an dieser Stelle, daß Steiner auch die Verinnerlichung der Luft im Sinne der Atmung zum *Stoffwechsel* zählte (233, 117). Ob allerdings damit eine Korrektur der Aussagen von 1911, derzufolge die Atemluft *in unveränderter Weise* in das menschliche Blut übergeht, verbunden war (vgl. S. 115ff.), ist aus dem genannten Vortrag nicht eindeutig erschließbar.

301 Es ist der *physische Leib*, der – so Steiner – durch den Ernährungsvorgang *neu belebt* wird (345, 59).

302 Vgl. a. die prägnante Formulierung im Notizbuch: Verdauung = *ist Aufnehmen von Stoffen, auf die die äth. Prozesse im Organismus gestaltbildend wirken können* (B 20, 24).

303 Jedoch schien Steiner in dem genannten Text darüber hinaus auch von substantiellen, ernährungsvermittelten *Fremdtätigkeiten* auszugehen, die sich in ihrer Wirkrichtung nicht von körpereigenen Prozessen unterscheiden und relativ unverändert verinnerlicht werden (27, 49).

304 In diesem Vortrag machte Steiner weiter geltend, daß das Schwitzen auf einer Wirksamkeit des *Ätherleibes*, die Urinausscheidung dagegen auf einer solchen des *Astralleibes* beruht (352, 161f.).

305 Worunter Steiner an dieser Stelle jedoch *nicht nur das fest Mineralische*, sondern *auch das Wäßrige, auch das Luftförmige, auch das Wärmeartige* verstand (233, 132).

306 Wobei sich Steiner lediglich in einem Dornacher Vortrag (16.2.1924) auf die quantifizierende Aussage von *sechs bis sieben Verwandlungen* festlegte, die ein Nahrungsstoff durchlaufe (352, 125).

307 Dort wies Steiner auch darauf hin, daß man die geringgradige Umgestaltung, die den Mineralien widerfährt, *schon auch äußerlich laboratoriumsmäßig vollziehen könnte* (Ebd.).

308 Im zwanzigsten Vortrag des Kurses fügte er dann noch hinzu, daß die an die eigentliche Verdauung oder Substanzdesintegration anschließende, als *innerer Verdauungsprozeß* bezeichnete *lymph- und blutbildende Tätigkeit* sich in der *obersten Partie des unteren Menschen* abspiele (312, 374).

309 Vgl. die Betrachtungen von 1911 zur leiblichen Innenwahrnehmung durch das *Leber-Galle-Milzsystem* auf S. 217ff.

310 Dadurch, daß Steiner einerseits die Leber als ein *Bett für die Außenwirkungen* beschrieb (bzw. als kosmisch bestimmte *Enklave* im Gesamtorganismus – vgl. S. 648ff.), andererseits das skizzierte – leberdirigierte – Stoffwechselstadium als *einhüllend, um-*

hüllend charakterisierte, verdeutlicht sich, daß die nachfolgende Schilderung (314, 169) offensichtlich ebenfalls diesem Stadium gewidmet war: *Es stehen einfach die organischen Substanzen von einem gewissen Momente an nicht mehr unter dem Einfluß der Erdenkräfte, sondern unter dem Einfluß der peripherisch wirkenden, von der Peripherie nach dem Mittelpunkt der Erde wirkenden kosmischen Kräfte. Und zwar von einem gewissen Momente ab steht auch alles dasjenige, was wir durch die gewöhnliche Verdauung in den Organismus bekommen, wenn es den Darm passiert hat, unter dem Einfluß von kosmischen Kräften, kosmisch abrundenden Kräften, richtigen kosmisch abrundenden Kräften.*

311 Obwohl dies am konkreten Beispiel der Aufnahme von Ammoniaksalzen ausgeführt wurde und im Vortragszusammenhang nicht restlos geklärt werden kann, inwieweit Steiner einen obligaten Teilprozeß des Gesamternährungsvorganges beschrieb, scheint doch letzteres naheliegend.

312 Vgl. a. die den Haager Formulierung vom April 1922 (82,40): *Warum sollte – ich sage es als eine Art von Postulat – das Geschmackserlebnis sich nicht fortsetzen durch den ganzen Organismus, und warum sollten nicht unbewußt Geschmackserlebnisse parallel gehen der Lymphe- und Blutbildung und allen Organprozessen?*

313 In Dornach wies Steiner im April 1923 auf die innerhalb der Kopforganisation existente *negative Materie* bzw. den *negativen Stoff* hin, der als *saugendes Prinzip* innerhalb des Zentralnervensystemes wirke (84,96). Auch diese Vortragsstelle verdeutlicht, daß Steiners Betrachtungen zur irdischen und *kosmischen* Ernährung ein erläuterungsbedürftiger Substanzbegriff zugrunde liegt, der jedoch von ihm nicht in einer zusammenhängenden Darstellung klargelegt wurde. Mit gängigen Materievorstellungen aber muß Steiners Schilderung des Ernährungsvorganges letztlich unverständlich bleiben – die Substanzverwandlungsschritte scheinen so z.B. die reale Aufnahme einer – wenn auch tiefgreifend veränderten – Substanz in den Organismus und deren Weiterverwendung zur Organbildung zu implizieren (s. u.), was von Steiner jedoch nur für das Zentralnervensystem zugelassen wurde (s. S. 527ff.). Andererseits hieß es beispielsweise im zehnten Vortrag des ersten medizinischen Kurses: *Wir müssen uns ja klar sein darüber, daß wir die Stoffe der Außenwelt zunächst wenig verarbeitet in den Gebieten bis zum Magen hin haben, daß sie dann weiterverarbeitet werden, durch den Darm ins Blut hinein wesentlich umgearbeitet erscheinen und am stärksten umgearbeitet erscheinen in der Peripherie, im Knochensystem, Nervensystem, Muskelsystem* (312, 192).

314 Zu beachten ist dabei, daß Steiner die Aufnahme der anorganischen Nahrungsstoffe in die Lymphgefäße dezidiert als einen kardial impulsierten Prozeß betrachtete und in Dornach von einem zum Herzen gehörenden *Aufsaugen* der Nahrung durch die Lymphkapillaren sprach (218, 76).

315 Dort betonte Steiner auch die Möglichkeit, die Beziehung der *Ich-Organisation* zum Lebersystem durch phylogenetische und entwicklungsphysiologische Studien im einzelnen aufzuzeigen: *Zu dem, was ich jetzt sage, können Sie wirklich so exakt wie möglich Ihre Versuchsmethoden ausgestalten. Denn erstens: Sehen Sie sich niedere Tiere an, bei denen noch gar kein Anflug ist zu einer Ich-Organisation, seelisch angesehen. Da finden Sie keine ausgebildete Leber, noch weniger Gallensäuren im Prozeß. Diese Dinge entwickeln sich auch phylogenetisch durchaus erst im Laufe der Tierreihe, wenn es gegen die Ich-Organisation hingeht. Ganz parallel mit der Stärke der Ich-Organisation, die ein Wesen bekommt, geht seine Leber-Gallenausbildung. Und ebenso können Sie natürlich physiologische Versuchsreihen anstellen, die Sie nur ausdehnen müssen über die verschiedenen menschlichen Lebensalter. Da werden Sie sehen, wie mit der Leberfunktion zusammenhängt, was als Ich-Organisation im Menschen vorhanden ist* (314, 114).

316 Zum *Ich*-Bezug der Gallensysnthese äußerte sich Steiner bereits 1908 und 1911, vgl. S. 166ff. und S. 215ff.

317 Es kann bedauert werden, daß Steiner im Oktober 1922 nicht direkt auf die Ausführungen des zwanzigsten Vortrages des ersten Ärztekurses Bezug nahm – die dort

dargestellten Aspekte der Lebertätigkeit im Sinne einer gestaltend-umhüllenden Wirkungsrichtung, die sich nicht innerhalb des Darmes, sondern erst *reaktiv* auf die dortigen Zerstörungsvorgänge im Bereich der Lymph- und Blutgefäße (dem *Herz-Lungensystem*) vollzieht, wurden so nicht weiter konkretisiert. Wäre dies geschehen, so hätten sich möglicherweise Ausblicke auf eine differenzierte Leber- und damit *Ich*-Tätigkeit in den verschiedenen Stadien der Substanzverwandlung ergeben. In den Ernährungsvorträgen in Dornach und Stuttgart aber beschränkte sich Steiner bezüglich des Leberorganes auf Andeutungen.

318 In einer nicht mitstenographierten naturwissenschaftlichen Diskussion vom 5.1.1923 sprach Steiner über eine Ausscheidungsfunktion der Milz, bezeichnete diese dabei als *Ausscheidungsorgan* für *ätherische* Prozesse – worauf er am lediglich 6.1.1923 erinnernd hinwies, ohne das Thema abermals aufzugreifen (326, 149).

319 Vgl. z. B.: *Leute, die fortwährend essen, rufen in sich eine ganz andere Milztätigkeit hervor als Leute, welche auch Zwischenzeiten lassen* (312, 294).

320 Wie auf S. 216f. ausgeführt, sprach Steiner bereits 1911 von einer *rhythmischen Tätigkeit* der Milz, die in den ganzen Organismus *ausstrahle* und *ausgleichend* wirke (128, 61).

321 1907 äußerte Steiner, daß die Milz dasjenige Organ sei, das auch im nächtlichen Schlaf *Astralleib* und *physischen Leib* verbinde (s. S. 216ff.); zu seelischen Aspekten der Milzwirksamkeit vgl. S. 602ff.

322 Wie ja die Bildung der Nervensubstanz nach Steiner auf einer über diesen Punkt hinaus *weitergetriebenen* Verdauung innerhalb der Kopforganisation besteht (319, 61; s. a. S. 527ff.).

323 Gleichwohl hielt Steiner an der herausragende Bedeutung des rhythmischen Atmungsvorganges für das ganze *mittlere System* fest; entgegen der Blutzirkulation ist die Atmungsrhythmik kosmosbezogen und weniger labil (s. S. 612ff.).

324 Ein Sachverhalt, der inhaltlich bereits 1911 in den Prager Vorträgen zur *„Okkulten Physiologie“* von Steiner deutlich ausgeführt wurde (s. S. 217ff.).

325 Dabei hob Steiner im September 1922 in Dornach interessanterweise hervor, daß das menschliche *Ich-Bewußtsein* als *Körperbewußtsein* (218, 27) auf diesem Einbeziehen von Stoffwechselvorgängen in die Blutzirkulation beruhe und formulierte: *Im gewöhnlichen Bewußtsein wird [das] Ich dadurch wahrgenommen, daß das Zirkulationssystem des Menschen durchzogen wird von den Stoffwechselvorgängen. In diesen in der Zirkulation selbst pulsierenden Stoffwechselvorgängen wird dasjenige gespürt, empfunden und gefühlt, was das gewöhnliche Bewußtsein als das Ich wahrnimmt* (215, 38).

326 Am 16.4.1920 sprach Steiner auch davon, daß der Atemprozeß *durchaus [als] ein Mittelstadium zwischen dem eigentlichen Stoffwechsel und dem Sinneswahrnehmungsprozeß* anzusehen sei und wies auf die im Atmen vor sich gehenden verfeinerten *stofflichen Vorgänge* hin (201, 56). Die Nähe des Atmungsprozesse zur Nerven-Sinnesseite des menschlichen Organismus wurde dagegen noch im Januar 1923 mit den Worten kenntlich gemacht, daß *in der Kopforganisation und in der halben rhythmischen Organisation, vorzugsweise der Atmungsorganisation, das Tote west* (326, 144).

327 Über den Metamorphose-Zusammenhang zwischen Kopf- und Lungenbildung, weiter zwischen Vorstellen/Wahrnehmen und Atmen s. 313, 100f. Dort sagte Steiner u. a.: *Im Kopfe ist das Atmen nämlich metamorphosiert, und alle Funktionen des Denkens bis eben zum Verarbeiten der Wahrnehmungen sind nichts anderes als ein nach oben, also nach der Weiterentwickelung gestaltetes Atmen. Der Kopf ist ein fortgeschrittenes, ein über das Lungenmaß hinausgeschrittenes Atmungsorgan, das nur das Atmen zurückhält und an die Stelle der Luftaufnahme durch das Atmen die Aufnahme der ätherischen Kräfte durch die Sinne stellt. Das Sinneswahrnehmen ist nichts anderes als ein verfeinerter, das heißt ein ins Ätherische hinein getriebener Atmungsprozeß* (313, 101: zur *ätherischen* Sinnesatmung s. S. 538ff.).

328 Das *Rhythmische System* wird – gemäß den Ausführungen des *„Pastoralmedizinischen Kurses“* vom September 1924 – im engeren Sinne durch die Prozesse des nachtodlichen Lebens der zuletzt gehabten Inkarnation geprägt (318, 86). In seiner Fragen-

beantwortung aus der Zeit des Krankenlagers führte Steiner weiter aus: *Der rhythmische Mensch stellt das Ergebnis der zwischen Tod und neuer Geburt wirksamen übersinnlichen Kräfte dar. Diese Kräfte wandeln sich so um, daß sie im Irdischen den mittleren Menschen bilden. Sie gliedern sich da in die äußeren Kräfte des Luftkreises ein, während sie zwischen Tod und neuer Geburt in äusseren Kräften der Planetenumschwünge eingegliedet sind* (s. Epilog).

329 Zu diesem *Astralisieren von unten nach oben* und seiner Begegnung mit oberen Kräften vgl. a. 313, 86f.

330 In bezug auf den Gehirnorganismus hieß es in einer Dornacher Ansprache vom 10.6.1923, daß der Mensch dort die *zur Ruhe gekommene Bewegung des anderen Organismus* erlebe (bisher nicht innerhalb der Gesamtausgabe publiziert, jedoch in „Eurythmie – Die neue Bewegungskunst der Gegenwart" Tb. 642, 99).

331 Vgl. hierzu auch: *Der Kehlkopf des Menschen ist ganz und gar ein verkümmertes Haupt des Menschen, ein Kopf, der nicht ganz Kopf werden kann und der daher seine Kopfesnatur auslebt in der menschlichen Sprache. Die menschliche Sprache ist der fortwährend vom Kehlkopf in der Luft unternommene Versuch, Kopf zu werden* (293, 207; vgl. a. 315, 11ff.).

332 Vgl. bezüglich des dominierenden *Astralleibes* für den Erwerb und die Ausübung des Sprechvorganges auch die Berner Ausführungen vom 6.4.1923, in denen es hieß: *Wenn wir [...] mit den Mitteln der Geisteswissenschaft an diesen astralischen Leib des Menschen herantreten, [...] dann finden wir, daß dieser astralische Leib wesentlich in sich die Kräfte enthält, die zusammenhängen mit dem Sprechenlernen des Menschen. Es ist außerordentlich interessant, das Einschlafen und Aufwachen des Menschen zu beobachten, wenn er als Kind sprechen lernt, und es ist sogar noch interessant bei irgend jemandem, der erst als Erwachsener sprechen lernt, zu beobachten, wie der astralische Leib gerade an dem Sprechenlernen außerordentlich stark beteiligt ist. Denn der astralische Leib trägt in der Zeit, in der der Mensch im Sprechenlernen darinnen ist, und auch später, wenn er sich im Tageslaufe des Sprechens bedient, mit sich das Geistig-Seelische, das in den Worten, das in der Sprache liegt, hinaus aus dem physischen und Ätherleibe.* (224, 12f.) Dagegen hatte Steiner 1910 in Berlin die Bedeutung des *Ichs* für den Sprachvollzug hervorgehoben und gesagt: *Wenn wir nämlich im wahren Sinne des Wortes das Sprachvermögen betrachten, so müssen wir fragen: Ist es der Ton, was wir hervorbringen? – Nein, der Ton ist es nicht. Was wir tun, das ist, daß wir von unserem Ich aus dasjenige inn Bewegung setzen und formen, was durch die Luft in uns hineingeformt und hineingegliedert ist. Gerade so, wie wir das Auge in Bewegung setzen, um das aufzunehmen, was äußerlich als Licht wirkt, während das Auge selbst zu dieser Aufnahme von Licht da ist, so sehen wir, wie in uns selber vom Ich aus jene Organe in Bewegung gesetzt werden, die aus dem Geistigen der Luft heraus gebildet worden sind. Wir setzen die Organe in Bewegung durch das Ich; wir greifen in die Organe ein, die dem Geist der Luft entsprechen, und wir müssen abwarten, bis der Geist der Luft, von dem die Organe gebildet sind, uns selber – als Echo unserer Lufttätigkeit – den Ton entgegentönt. Den Ton erzeugen wir nicht, wie auch nicht die einzelnen Teile einer Pfeife den Ton erzeugen. Wir erzeugen von uns aus dasjenige, was unser Ich als Tätigkeit entfalten kann durch die Benutzung jener Organe, die aus dem Geiste der Luft heraus gebildet sind. Dann müssen wir es dem Geist der Luft überlassen, daß die Luft wieder in Bewegung kommt durch jene Tätigkeit, durch welche die Organe erzeugt worden sind, so daß das Wort erklingt* (59, 28).

333 In seiner schriftlichen Darstellung vom November 1924 (s. Epilog) sprach Steiner von einer Metamorphosierung und *Gabelung* der eingeatmeten kosmischen Gestaltungskräfte. Während ein Teil der Kräfte in die Nerven-Sinnesorganisation strömt (und dort *physische Stütze der Menschengedanken* wird; s. S. 615ff.), wirkt der abwärts zum Herzen strömende andere Teil in den Stoffwechsel-Gliedmaßenorganismus ein – *und wird da einverwoben den Gliedern der Menschen-Organisation, die im weitesten Sinne mit den Kräften der Erde zusammenhängen.*

334 Wie Steiner in dem zuvor zitierten Vortrag vor Medizinstudenten und Ärzten weiter präzisierend hervorhob, werden die Leibsorgane durch die Luft *mehr oder weniger auf Umwegen* gestaltet, *während die Lunge direkt gebildet ist* (316, 95). Vor diesem Hintergrund sind möglicherweise auch Steiners Berliner Ausführungen vom 20.1.1910 zu sehen *(„Die Geisteswissenschaft und die Sprache“),* in denen er – wohl erstmals – ausführlich auf die Leibesbildung aus dem Element der Luft, vermittelt durch die primäre Formung der Sprachorganisation, hingewiesen hatte. Im einzelnen hieß es dort: *Wir sind Menschen durch unsere Kehlkopfeinrichtung und durch alles, was damit zusammenhängt. Was uns von außen als dieses wunderbare künstlerische Organ des Kehlkopfes im Zusammenhange mit den übrigen Stimm- und Sprachwerkzeugen eingeformt ist, ist aus dem herausgearbeitet, was die Luft geistig ist. […] Alle übrige menschliche Gestalt – bis ins Kleinste hinein – ist so geformt und plastisch gestaltet worden, daß der Mensch auf der gegenwärtigen Stufe gleichsam eine weitere Ausführung seiner Sprachwerkzeuge ist. Die Sprachwerkzeuge sind etwas, was zunächst für die Form des Menschen das eigentlich maßgebende ist. Daher hebt gerade die Sprache den Menschen über die Tierheit hinaus, weil jenes geistige Wesen, das wir den Geist der Luft nennen, zwar auch in der Tierheit geformt und gearbeitet hat, aber nicht so, daß diese Wirksamkeit bis dahin gelangt wäre, wo sich ein Sprachorganismus entwickeln konnte, wie ihn der Mensch hat. Alles, mit Ausnahme dessen, was das Ich unbewußt, zum Beispiel als Gehirn herausgearbeitet hat, was es an den Sinnen vervollkommnet hat, alles, mit Ausnahme dessen, was Ich-Tätigkeit ist, ist eine vor dieser Ich-Tätigkeit des Menschen liegende Tätigkeit, die darauf bedacht war,den Menschenleib so auszubilden, daß er ein weiterer Ausdruck dieses Sprachorgans ist* (59, 23ff.; zur Metamorphosepotenz des Kehlkopf vgl. 315, 11ff.).

335 Der *„Pastoralmedizinische Kurs“* vom 8. bis 18.9.1924 war der letzte Kurs, den Steiner vor Ärzten abhielt; das Thema konnte in medizinischen Vorträgen daher nicht wiederaufgegriffen werden.

336 In diesem Kontext ist auch Steiners schriftliche Aussage zu sehen, wonach ein Teil der mit der Atmung einströmenden kosmischen Gestaltungskräfte sich der Nerven-Sinnesorganisation einverleibt und dort *die physische Stütze des Denkens* wird (s. Epilog).

337 In Bern sprach Steiner am 14.12.1920 davon, daß durch das *fortlaufende Anschlagen* des Liquors an das Nervensystem in diesem diejenigen Vorgänge sich vollziehen können, *die den Kräften des Nervensystems zugrunde liegen* (202, 143).

338 Am 17.12.1920 wies Steiner weiter darauf hin, daß die Vorstellungstätigkeit des Menschen an den *ätherisch* gestalteten *Flüssigkeitsorganismus* gebunden ist bzw. daß sich die Gedanken im Flüssigen *erzeugen* (202, 171f.). Dies wirft die Frage auf, ob dem atmungsbewegten Liqour cerebrospinalis nicht eine spezielle Bedeutung für das Vorstellungsleben des Menschen zuzusprechen ist, die über eine vermittelnde Rolle hinausweist resp. ob die Möglichkeit der vermittelnden Anregung nicht in ganz besonderer Weise an das flüssige Element, das als *Gehirnwassser* die Nervensubstanz von innen und außen (Ventrikel und äußere Liquorräume) umgibt, gebunden ist. Denn: *Diese Tätigkeit, in die das Gehirnwasser kommt, das ist die Tätigkeit des Gedankens* (205, 75). Und: *Sie denken alle nicht mit dem festen Gehirn! Sie denken nämlich alle mit dem Gehirnwasser, in dem das Gehirn drinnen schwimmt* (354, 69). Auf den Zusammenhang von Gedankentätigkeit mit *ätherischen* Bewegungen sowie auf die Beziehung des *Ätherleibes* zur flüssigen Organisation hatte Steiner schon in früheren Jahren wiederholt hingewiesen (vgl. u. a. S. 109ff., S. 308ff., S. 489ff.). In diesem Zusammenhang sind Äußerungen vom 19.2.1922 (Dornach) von besonderem Interesse, wo Steiner – ausgehend von dem *Eingebettetsein* der *festen* Gehirnbestandteile im *Gehirnwasser* – von einem *fortwährenden Durcheinandervibrieren* des *Festen* und *Flüssigen* sprach, und dabei formulierte: *So daß wir sagen können, wenn wir den Nerven-Sinnesmenschen in Betracht ziehen, da ist der Übergang von dem Irdischen zu dem Wässerigen, zu dem Flüssigen. Wir dürfen also sagen, der Nerven-Sinnesmensch lebt in dem erdig-wässerigen Elemente. Und eigentlich besteht unser Gehirn also, dem Orga-*

nismus nach, in diesem Korrespondieren des Festen mit dem Flüssigen (210, 154). Schließlich antwortete Steiner im März 1924 auf eine schriftlich aus dem „Jungmedizinerkreis" an ihn gestellte Frage über die Bedeutung der „Höhlen des Kopfes" (Ventrikel?) wie folgt: *Der Physische und ätherische Teil des Kopfes sind in der Art angeordnet, daß an gewissen Stellen das Physische, an anderen Stellen das Ätherische überwiegt, an diesen Stellen zeigen sich die Höhlen. Sie sind die eigentlichen Gedankenträger, während die physisch voll ausgefüllten Stellen die Träger des Lebens im Kopfe und die Unterdrücker des Gedankenlebens sind. Ist deren Tätigkeit zu stark, tritt Ohnmacht oder Halluzination und dergleichen ein* (316, 227).

339 Denn Steiner sprach wiederholt über die inspiratorische Anregung von *Nerven-* und *Sinnestätigkeit* (s.o.) bzw. davon, daß die in die Hauptesorganisation einwirkenden Atmungskräfte zu jenen *geistigen Kräften* werden, *die in der Sinneswahrnehmung, im Denken wirken* (229, 80). Vgl. hierzu auch Steiners Ausführungen zur Bedeutung von *Astralleib* und *Atemrhythmus* auf S. 535ff.

340 Interessanterweise wies Steiner auch in einem späteren Vortrag (Dornach, 17.4.1923) indirekt darauf hin, daß die Vorgänge der Blutzirkulation in gewisser Weise auf dem Wege der Atmungs- und Liquorbewegung auf das Zentralnervensystem wirken. Denn die Blutzirkulation als Träger „geläuterter" Stoffwechselprozesse kommt, wie Steiner formulierte, mit dem rhythmischen Atmungsprozeß zusammen, *um dadurch [...] in den Nerven-Sinnesprozeß hineinzuwirken* (311, 69). Dies wurde nicht detaillierter dargestellt; in einer undatierten Notizbucheintragung findet sich dagegen noch der evtl. weiterführende Hinweis, daß die *Blutströmung* auf die atmungs- und damit liquorbedingten Gehirnbewegungen *beschleunigend* bzw. *verzögernd* wirke (sie *beschleunigt* die inspiratorische Senkung des Gehirnes, verzögert dessen exspiratorische Hebung – B 20, 28). Insgesamt scheint sich jedenfalls zu ergeben, daß die Liquorbewegung selbst oder ihre Folgen im Zentralnervensystem auch von dem Zirkulationsrhythmus beeinflußt werden.

341 In einer Tagebuchnotiz hielt Steiner fest: *Die Lunge ist stark astralisch infiltriert; wird das Astralische abgestumpft, so entsteht das Fühlen; wird es differenziert, so entsteht das Sprechen* (B 20, 27).

342 Wie Steiner am 6.1.1923 bemerkte, *west* immerhin in der *halben rhythmischen Organisation* das *Tote* – und zwar vorzugsweise in der Atmungsorganisation (326, 144).

343 Nach eigenen Angaben trug Steiner dies bereits *1904 oder 1905* einem Mediziner vor, der darüber *fast tobsüchtig* wurde (201, 104).

344 In pathophysiologischer Hinsicht sprach Steiner erstmals am 1.1.1912 über die Möglichkeit, daß das Herz *sich der Blutzirkulation zu stark widersetzt* – und gab therapeutische Ratschläge (134, 108). Am 21. März 1913 beschrieb er in Den Haag darüber hinaus die Beziehung zwischen Herzorgan und Blutzirkulation in ihren makrokosmischen Aspekten. Diesen Darstellungen zufolge nimmt die Erde in der Weise Wirkungen der Sonne in sich auf, wie das Herz Kräfte aus der Blutzirkulation empfängt und verinnerlicht; wörtlich sagte Steiner: *Was die Erde in ihrer festen Grundsubstanz an Sonnenkräften in sich aufnimmt, was sie in ihrer Luft- und Wasserhülle, in den wechselnden Wärmeverhältnissen aufnimmt, was sie in dem die Erde umflutenden Licht aufnimmt, was sie selbst aufnimmt in demjenigen, was nun nicht mehr physisch irgendwie wahrnehmbar ist als Anteil der Erde an der Sphärenharmonie, was die Erde aufnimmt an Lebenskräften, die sie direkt von der Sonne empfängt, alles das steht in Verbindung mit den inneren Kräften, die auf das menschliche Herz vom Blutkreislauf aus wirken. Im Grunde genommen wirken alle diese Kräfte auf den Blutkreislauf und von diesem auf das Herz. [...] Das Blut treibt das Herz, nicht umgekehrt das Herz das Blut. Aber dieser ganze Organismus, der da beschrieben ist und der sich in der Herztätigkeit konzentriert, der ist nichts anderes als das menschliche mikrokosmische Spiegelbild jener makrokosmischen Wirkungen, die die Erde erst von der Sonne empfängt. Was die Erde von der Sonne hat, spiegelt sich wieder in dem, was das Blut mit dem Herzen zu tun hat* (145, 38f.).

345 Am 22.4.1920 sagte Steiner beispielsweise in Basel: *Machen Sie sich einmal bekannt mit demjenigen, was heute schon die Embryologie gibt, wie das Herz allmählich entsteht in den Organen des Blutkreislaufs, in dem Gefäßsystem des Blutkreislaufs, sehen Sie sich da an, wie das Herz nicht etwa ursprünglich da ist und von ihm aus der Aufbau der Blutkreislauforgane kommt, sondern wie der Blutkreislauf sich nach und nach bildet, und das Herz eigentlich zuletzt als das Resultat in der Embryobildung entsteht! Da können Sie es unmittelbar in der Embryologie ablesen, daß sich die Sache so verhält, wie ich es geschildert habe* (301, 55; vgl. a. 312, 35.). Nur fünf Tage zuvor hatte Steiner in Dornach formuliert: *Wenn wir die Embryologie verfolgen, so finden wir, wie das Herz zusammengeschweißt wird, wie es eigentlich nicht etwas ist – das läßt sich embryologisch gut belegen –, was von sich aus primär gestaltet wird, sondern was durch den ganzen Blutkreislauf gewissermaßen zusammengeschoben wird* (201, 82). Dies machte Steiner übrigens an dieser Stelle auch für weitere Bildeprozesse der Leibesorgane geltend. *(Sie sind viel mehr die Wirkungen der Kreisläufe, als daß sie etwa die Kreisläufe bewirken. In ihnen kommen die Kreisläufe gewissermaßen zum Stillstand, werden metamorphosiert und gehen dann in anderer Weise weiter.* – Ebd.)

346 Wie auf S. 238ff. herausgearbeitet wurde, zeigte Steiner schon früh (1911) das menschlichen Epiphysenorgan als physiologischen Ort des Zuammentreffens einer *oberen* und *unteren Kräfteströmung* innerhalb des Zentralnervensystems auf; in evolutionsgeschichtlichen Vorträgen wies er des weiteren bereits 1908 auf die Bedeutung des Epiphysenorgans für die beginnende Herzbildung hin (vgl. 102, 85) und erwähnte 1920 erstmals die konkrete Reinkarnationsbeziehung zwischen beiden Organen (201, 127).

347 Auf die sich aus den angedeuteten organischen Metamorphosereihen ergebenden funktionellen Konsequenzen ging Steiner in den zitierten Vorträgen kaum ein und wies lediglich exemplarisch auf die engen Beziehungen zwischen Herz und Uterus hin (313, 108; dort weiter der Hinweis, daß auch ein männlicher Uterus existiere, jedoch lediglich *als Ätherleib* vorhanden sei.). In einer Fragenbeantwortung kam Steiner am 8.1.1924 erneut kurz auf diese Organbeziehung zu sprechen und deutete an, daß der Uterus im Zusammenspiel mit dem Herzen als Wahrnehmungsorgan für die Zirkulation im graviden weiblichen Organismus zu betrachten sei (316, 106f.).

348 Wahrgenommen werden nach Steiner beispielsweise auch die subtilen Blutveränderungen, die sich im Jahresverlauf der Erde durch je andere Gesamtstoffwechselsituationen ergeben; er bezeichnete das Sinnesorgan Herz so auch als ein *wunderbares Barometer* für den *Jahresverlauf im menschlichen Gliedmaßen-Stoffwechselorganismus* (223, 136).

349 Weiterführende physiologische Darstellungen zum Kleinhirn (Cerebellum) im engeren Sinne finden sich in Steiners Werk nicht. Lediglich in einem vor Arbeitern am Goetheanum gehaltenen Vortrag wies Steiner am 10.9.1923 darauf hin, daß die Wahrnehmungsrichtung des Cerebellums im Unterschied zum Außenwelt-orientierten Großhirn nach innen gehe und dabei zur spirituellen Vertiefung befähigt sei (*Dieses kleine Hirn, das fängt an tätig zu sein, wenn man sich innerlich menschlich vertieft.* – 350, 287).

350 Vgl. auch Steiners deutliche Formulierung in 201, 50, wo hervorgehoben wurde, *daß das Herz bewegt wird von der Blutzirkulation, die ein in sich Lebendiges ist. Und die Blutzirkulation wird wiederum bedingt von den Organen.* Dabei betonte Steiner an anderer Stelle insbesondere die Bedeutung von Hungerzuständen für die Herzbewegung und sagte: *[...] Lufthunger, Nahrungshunger, das bringt das Blut in Bewegung. Das Blut ist es, das zunächst sich bewegt, und das Blut reißt das Herz mit. [...] Durch die Bewegungen, die hervorgerufen werden durch Atmungshunger und Nahrungshunger, wird das Herz in Bewegung gesetzt. Und an den Bewegungen des Herzens merkt man, ob im Körper etwas in Ordnung oder in Unordnung ist* (350, 57/59).

351 Die leibliche *Dreigliederung* war damit übrigens ebenso wie die seelische – s. den 7. Vortrag vom 27.3.1911 – gegeben, der funktionelle Zusammenhang beider aber erst sechs Jahre später (!).

352 Vgl. hierzu auch die Aussage vom 11.6.1912: *Die Gefäße des Menschen müssen in fortwährender Tätigkeit, in fortwährender innerer Beweglichkeit sein, damit der Mensch als Lebewesen unterhalten werden kann* (134, 158).

353 In einem vorausgehenden Arbeitervortrag (6.6.1923) hatte Steiner bereits *Ich* und *Astralleib* für die Herzbewegung verantwortlich gemacht und dabei gesagt: *Also wir haben einen astralischen Leib, und der bewegt das Herz, respektive weil im astralischen Leib auch unser eigentliches Ich drinnen ist, bewegen wir auch mit unserem Ich unser Herz [...]* (350, 56).

354 *Sie könnten kein Gedächtnis haben, wenn Sie zu Ihren Vorstellungen so große Sympathie hätten, daß Sie sie „verschlucken" würden; Sie haben Gedächtnis nur dadurch, daß Sie eine Art Ekel haben vor den Vorstellungen, sie zurückwerfen – und dadurch sie präsent machen* (293, 36).

355 Zur Bildung des Muskelsystems aus dem *ätherischen* Flüssigkeitssystem sowie zu seiner Beziehung zum Blut vgl. u.a. 316, 91f.

356 Zur Metamorphosebeziehung zwischen Muskel- und Knochenkräften vgl. 313, 149f.

357 Im November 1923 sprach Steiner über den für die Gesundheitsverhältnisse des Menschen konstitutiven *rhythmischen Zusammenhang* zwischen Nerven- und Blutprozessen bzw. *Nerven-* und *Blutrhythmus* (230, 175).

358 Für das Kind, das mit seinem Gesamtorganismus *Willens-Sinnesorgan* (304a, 111) ist, machte Steiner ebenfalls die Dominanz des *Blutprinzips* innerhalb der Sinnesorganisation geltend (305, 15f.; vgl. S. 705ff.).

359 1894 hatte Steiner die philosophische Frage nach der menschlichen Willensfreiheit vornehmlich unter dem Aspekt der Bewußtwerdungsmöglichkeit von Handlungsmotiven behandelt (s. GA 4).

360 Dies ändert sich nach Steiner im Willensbereich lediglich in den Fällen einer in Hingabe, Begeisterung bzw. Liebe ausgeführten Tat – *da überwiegt die Sympathie so stark im Wollen, daß sie auch hinaufdringt über die Schwelle des Bewußtseins und unser Wollen selber uns durchtränkt erscheint von Sympathie, während es uns sonst als ein Objektives verbindet mit der Umwelt, sich uns so offenbart* (293, 85).

361 Zu berücksichtigen sind jedoch in diesem Zusammenhang beispielsweise die Darstellungen über die graue und weiße Hirnsubstanz (vgl. S. 526ff.).

362 *Es ist [...] Träger dessen, was im Menschen seelisch ist, der Reflexvorgänge, nicht aber dessen, was im Ich, in dem selbstbewußten Geiste vorgeht* (27, 41).

363 – deren *Wesensglieder*-Bezug jedoch von Steiner früher anders bestimmt worden war (vgl. S. 369ff.).

364 Wie auf S. 538ff. herausgearbeitet wurde, wies Steiner 1921 (innerhalb des zweiten medizinischen Kurses) auf die Aufnahme des *Lebensäthers* durch das *Stoffwechsel-Gliedmaßensystem* hin; dieser Dornacher Darstellung zufolge wird der *Lebensäther* durch den menschlichen Organismus aus der Erde *herausgesogen,* strömt dann im Leib nach oben, dem *Wärme-* und *Lichtäther* entgegen. Angesichts des nun über die Lunge Dargestellten erscheint sehr wahrscheinlich, das die Lunge das dabei eigentlich aktive Prinzip darstellt.

365 Die Milz dagegen bezeichnete Steiner 1920 als das *Zentrum für die unbewußten Willenszustände*, d.h. als das Instrument der naturverbundenen menschlichen Instinkttätigkeit, die er als unbewußte Verstandes- und Vernunfttätigkeit auffaßte und in Bezug auf adäquate (instinktive) und inadäquate Nahrungsaufnahme beschrieb (312, 297/296); insgesamt wird durch das *merkwürdige Zusammenwirken von Leber, Milz und den anderen Unterleibsorganen* nach Steiner dasjenige gestützt, *was zuletzt in seiner höchsten menschlichen Form als der menschliche Wille erscheint*, in einzelnen, differenten Qualitäten aber gesondert beschreibbar ist (312, 378, s. Text.).

366 Zur funktionellen Beziehung zwischen Niere und Herz vgl. bereits Steiners Ausführungen von 1911 (S. 223ff. und S. 225ff.).

367 Zur Wärmebeziehung des Herzorgans vgl. S. 182ff.

368 *Das Ich muß sich aufrecht erhalten, das kann nicht einen einzigen Eindruck stundenlang haben, sonst würde es identisch werden mit dem Eindruck* (317, 79).

369 Auf die Bedeutung des Zusammenwirkens von Blut- und Nervenprozessen für die Erinnerungsbildung hatte Steiner bereits kurz und ohne nähere Explikation im August 1919 hingewiesen (293, 40).

370 Vgl. Steiners diesbezügliche Gedankengänge innerhalb des Vortragskurses über „*Okkulte Physiologie*" auf S. 238ff.

371 Zur Integration des Herzorganes in die aktuell vollzogenen (und später ethisch-moralisch rekapituierten) Gefühls- und Vorstellungsprozesse vgl. a. 301, 54: *Während das Auge gewissermaßen nur für kurze Zeit sich dem äußeren Lichteindrucke anpaßt, macht das Herz fortwährend die kleinen Schwingungen mit, in die das Blut versetzt wird unter dem Eindruck des Gefühlslebens und des mit dem Gefühlsleben zusammenhängenden Vorstellungslebens. Nach und nach nimmt das Herz selber in die Konfiguration seines Vibrationslebens dasjenige auf, was insbesondere im Gefühls- und in dem damit zusammenhängenden Vorstellungsleben lebt.* (Zu entwicklungsphysiologischen Aspekten von Herzorgan und Karmabildung vgl. S. 732ff.)

372 Diese wurden von Steiner dezidiert auch als *Erdenkräfte* bezeichnet – vgl. B 40, 18: *Im Schlafe holt sich der Kopf seine Eigenkraft; er vernichtet die Erdenkraft, die in ihn während des Wachens gekommen ist.*

373 Nur wenige Wochen vor der zitierten Dornacher Darstellung hatte Steiner die Thematik der *ätherischen* Veränderungen der menschlichen Hauptesorganisation in Tagwachen und Nachtschlaf in Oxford mit etwas anderer Akzentuierung behandelt. Dort hatte er am 20.8.1922 darauf aufmerksam gemacht, daß der *Ätherleib* im ganzen Organismus sich im Wachzustand in fortwährender *innerlicher Bewegung* befinde, lediglich im Kopfbereich *innerlich ruhig* sei. Weiter hieß es: *Im Schlafe ist das anders. Das Schlafen beginnt damit und dauert dann in der Art und Weise an, daß der Ätherleib auch im Kopfe anfängt in Bewegung zu sein. So daß wir im Schlafe als ganzer Mensch, nach Kopf und übrigem Menschen, einen innerlich bewegten Ätherleib haben. Und wenn wir träumen, sagen wir, beim Aufwachen, dann ist es so, daß wir die letzten Bewegungen des Ätherleibes gerade im Aufwachen noch wahrnehmen. Die stellen sich uns als die Träume dar. Die letzten Kopf-Ätherbewegungen nehmen wir beim Aufwachen noch wahr* (214, 129; zum Aspekt des Träumens und der *ätherischen Bewegung* vgl. Anm. 387). Demnach herrscht im tagwachen Zustand eine *ätherische* Differenziertheit im Hauptesbereich vor, die als solche von *Ruhe* durchwirkt ist (vgl. Anm. 330). Erst die im Tagesverlauf schließlich überwiegenden *astralischen* Abbauprozesse labilisieren dies Gleichgewicht, entdifferenzieren die *ätherischen* Strukturen. Im Nachtschlaf bilden sich diese erneut aufgrund einer hauptesdurchdringenen *ätherischen* Strömung.

374 Nach 81, 157 löst sich die menschliche *Willenstätigkeit* oder *Willensnatur* im Schlaf vollständig von der Wahrnehmungs- und Vorstellungsaktivität und *taucht* in das Stoffwechselsystem *unter*.

375 *Und wenn wir [...] einschlafen, den astralischen Leib und das Ich hinausbefördern aus uns, dann verbreitet sich der Ätherleib in derselben Weise, wie er im ganzen Unterleib ist, auch in das Haupt [...]* (174, 254; vgl. S. 371ff.).

376 Vgl. auch die Aussage des ersten Medizinerkurses: *Die Tätigkeiten, welche namentlich so wirken, daß sie alles dasjenige, was im unteren Menschen vorgeht, hinauftreiben nach dem oberen Menschen, sind [...] alle gesteigert im Schlafe* (312, 373).

377 Vgl. a. die entsprechenden Aussagen des Priesterkurses vom Juli 1923: *Zwischen Einschlafen und Aufwachen arbeiten physischer Leib und Ätherleib auf der Stufe des Pflanzlichen. Was von dem Menschen über dem Pflanzlichen ist, ist im Schlafe ja heraus; also der Mensch sinkt als physische Wesenheit auf die Pflanzenstufe herab. Das bedeutet, daß sich da Prozesse abspielen, die von niedererer Art sind als die normalen Prozesse im vollbewußten menschlichen Leben. Da „kocht" es, da wirken Wärme und*

Kälte, da wirken untergeordnete Naturkräfte, die beim Wachen nicht in der gleichen Weise wirken. (345, 20f.).

378 Vgl. a. 215, 148: *Da wachen [...] während des Schlafens die Lebenskräfte, die Gestaltungskräfte, die Bildekräfte des ätherischen Organismus für den Kopf auf, und der Kopf wird eine unbewußte, aber sehr lebendige Organisation.* Im Schlaf holt sich, wie Steiner 1923 im Notizbuch festhielt, der Kopf *seine Eigenkraft* (B 40, 18).

379 Vgl. a. 345, 21: *Die ersten Stunden des Wachens müssen so verlaufen, daß wir imstande sind, das auszurotten, was sich namentlich an Salzen über Nacht in unserem Körper abgelagert hat.*

380 Die *Vorbilder* oder *Urbilder* der Leibesgestaltung bzw. der Organprozesse sind gemäß den Darstellungen von S. 151ff. *astralischen* Ursprungs – der *Astralleib* regt demnach den ausführenden *Ätherleib* maßgeblich zur Leibesbildung an. Daß freilich den von Steiner an anderer Stelle (vgl. S. 666ff.) thematisierten *ätherischen* Differenzierungen im Hauptessystem eine zentrale Bedeutung für diese Organverwirklichung zukommt, liegt auf der Hand.

381 *Die physische Welt entzieht den Menschen diesen Einflüssen. Er gerät aber sofort in sie hinein, wenn er mit seinem astralischen Leibe und mit seinem Ich aus seinem physischen Leib und Ätherleib herauskommt und draußen ist. Da ist er all diesen Einflüssen sehr klar und stark ausgesetzt* (201, 78).

382 Über die einzelnen Schlafstadien sprach Steiner ausführlich im Verlaufe des Jahres 1922 – am 24.3.1922 in Dornach (GA 211), am 30. August 1922 in London (GA 214), am 10. September in Dornach (GA 25/215) sowie zwischen Mitte Oktober und Anfang Dezember 1922 in verschiedenen Städten (GA 218). Im wesentlichen korrespondieren diese Darstellungen, ergänzen sich gegenseitig; beachtet werden muß, daß Steiner am 30.8.1922 in London das *ätherische Vorstadium* nicht als eigenständige Phase beschrieb, sondern als Seelenerlebnisse innerhalb der ersten Schlaf-*Sphäre*, die dem *planetarischen Stadium* der nachfolgenden Darstellungen entsprach.

383 Die Zuordnung der drei *Gattungen* des Schlafes aus dem Vortrag vom 24.3.1922 zu den einige Monate später skizzierten, im Text referierten drei *Stadien* ist aufgrund des inhaltlichen Vortragsduktuses naheliegend, jedoch nicht vollständig abgesichert.

384 In London (30.8.1922) beschrieb Steiner physiologische Nachwirkungen des *planetarischen Stadiums*, die jedoch im Sinne der letzten Anmerkung eher Nachwirkungen des *ätherischen Vorstadiums* späterer Terminologie sind. Denn er betonte ausdrücklich, daß das seelische Erleben der Ängstlichkeit und Gottessehnsucht für die leibliche Situation am folgenden Tag mitentscheidend sei – und sagte: *Denn würde dieses Erlebnis nicht herübergenommen in das Leben* (bzw. in den *Ätherleib*), *so würden alle die Substanzen, die am nächsten Tag vom Menschen aufgenommen werden zur Nahrung, oder die sonst in ihm durch den Stoffwechsel verarbeitet werden – auch wenn er hungert, werden ja immerfort dann aus seinem eigenen Leibe die Stoffe genommen –, es würden diese ihren ganz irdischen Charakter annehmen, und sie würden den ganzen menschlichen Organismus in Unordnung bringen* (214, 178). Über physiologische Nachwirkungen des *Fixsternstadiums* machte Steiner in London keine Angaben. In den später gehaltenen Vorträgen wurden hingegen keine leiblichen Nachwirkungen des *ätherischen Vorstadiums* beschrieben.

385 Im Übersetzungsmanuskript finden sich hierzu keine Aussagen.

386 Exemplarisch führte Steiner für das *astralisch* dominierte Ausatmungsgeschehen an, daß dieses im Schlafzustand von der *Astralität des Makrokosmos* dirigiert werde. Lediglich der *mikrokosmische Teil des astralischen Leibes* exkarniere sich in der Nacht, führe dann aber zu einer verstärkten Einwirkungsmöglichkeit seines makrokosmischen Aspektes. Zusammenfassend sagte Steiner in 318, 99: *Die Einatmung im Schlafen wird geregelt von außen her im Menschen. Die Einatmung im Wachen regelt er selber von innen heraus mit seinem astralischen Leib, während die Astralität des Kosmos für ihn eintritt im Schlaf.*

387 Dagegen führte Steiner die eigentlichen Traumerlebnisse auf ein noch unvollständiges Wiederdurchdringen der belebten Physis zurück; am 11.4.1922 sagte er in Den Haag: *[…]Der Moment, wo der Mensch noch nicht voll ergriffen hat den physischen Leib, sondern nur ergriffen hat den Ätherleib, der Moment ist derjenige, wo sich eben das Seelische, das herüberkommt aus dem Schlafzustand, nur teilweise des physischen und Ätherleibes bedienen kann, und da entsteht das Träumen. Das völlige Wachen entsteht erst dann, wenn voll der physische Leib ergriffen wird, das heißt alle Willensorgane und namentlich die Sinnesorgane voll ergriffen werden* (81, 157). Wie bereits im Frühwerk (vgl. S. 147ff.) beschrieb Steiner demnach auch im April 1922 eine partielle Verbundenheit von *Astralleib* und *Ätherleib* als Voraussetzung menschlicher Traumerlebnisse. (Vgl. a. 327, 144: *Eigentlich träumt man nur beim Einschlafen und beim Aufwachen.*) Im Unterschied zur Erinnerungs- und Gedächtnisbildung wird dabei der *physische Leib* nicht ergriffen, das seelische Geschehen bleibt daher flüchtig, inkarniert sich nicht. Am 22.7.1923 sagte Steiner daher: *Erinnerung, Gedächtnis ist nichts anderes als die im physischen und Ätherleib verkörperte traumbildende Kraft* (225, 148; vgl. a. S. 307ff. und S. 653ff.). Einen Monat später (21.8.1923) ging Steiner in Penmaenmawr nochmals ausführlicher auf die anthropologischen Grundlagen der Traumaktivität ein; er skizzierte eine, durch den *physischen* und *ätherischen Leib* getragene *Gedankentätigkeit*, die sich auch während des Schlafes fortsetzt, sich dabei in einer *einheitlichen Bewegung mit dem ganzen Kosmos* vollzieht: *Würde der Mensch sich wirklich aufklären können über dasjenige, was da nun im physischen und Ätherleib während der Nacht geschieht, so würde er wahrnehmen können von außen, wenn er als wärmendes Lichtwesen lebt, wie der Ätherleib die ganze Nacht fortdenkt* (227, 80). Der morgendliche Traumvorgang kurz vor dem Erwachen und Wiedererlangen des Tagesbewußtseins resultiert dann aufgrund der Wiederbegegnung von *Astralleib* und *Ich* mit der skizzierten, von *physischem Leib* und *Ätherleib* getragenen *Denkwelle*: *[…] Beim Untertauchen geschieht etwas, wie wenn eine dichtere Welle, eine dichtere Woge in das Dünnere hineintaucht; es entsteht eine Stauung. Und diese Stauung, die da entsteht, wird erlebt als Morgentraum. Das Ich und der astralische Leib, die in der Nacht im Lichte und in der Wärme gewoben haben, die tauchen in die Gedanken hinein, verstehen die Gedanken nicht gleich, bringen sie durcheinander, und diese Stauung wird erlebt als der Morgentraum* (227, 81; hinsichtlich der *ätherischen Bewegungen* vgl. a. Anm. 373).

388 Jedoch ist zu beachten, daß Steiner an anderer Stelle auch davon sprach, daß beim Eiweißaufbau *die Molekularstruktur bis zur höchsten Kompliziertheit* getrieben werde (327, 51; vgl. S. 89ff.).

389 Steiner sprach im Vortrag an einer Stelle explizit von denjenigen Zellen, *die dann Fortpflanzungszellen werden*, d.h. von Keimzellen in ihren frühen Entwicklungsstadien (302, 125).

390 Bei den unbefruchteten Geschlechtszellen ist *das Chaos fast vollständig da* (302, 125).

391 Nach 318, 115f. ermöglicht die Verschmelzung von Ei- und Samenzelle, daß die Kräfte der Sonne bis in die Lymphgebiete des mütterlichen Organismus *hinuntergezogen* werden und sich dort mit den Mondenkräften vereinigen können. Ihrem Kräftezusammenspiel wird dann der Keim ausgesetzt: *Es sind die konzentrierten Sonnen- und Mondkräfte, denen […] dasjenige, was aus der Vereinigung* (von Ei- und Samenzelle) *entsteht, exponiert wird* (314, 201).

391a Nach Vortragsangaben vom 3.7.1906 (Leipzig) und 26.8.1906 (Stuttgart) arbeitet jedoch auch der *Kausalleib* oder *Kausalkörper* des Kindes bereits unmittelbar nach der Konzeption an dem sich entwickelnden *physischen Leib* (*Was seine Tätigkeit zunächst entfaltet, ist der Kausalkörper, denn dieser arbeitet schon bei der allerersten Entstehung des physischen Leibes* [95, 53]. *In den ersten Wochen nach der Empfängnis ist im Menschenkeim nur der Kausalleib tätig und wirksam* [94, 154]). – Als *Kausalleib* oder *Kausalkörper* bezeichnete Rudolf Steiner in den Jahren 1903–1912 wiederholt die *Summe* der *ätherischen Essenzen* aller Erdeninkarnationen der einzelnen Individualität, d.h. ein Prinzip der *ätherischen Entelechie* (93, 239), das sich durch alle Inkarnationen trägt und sich in ihnen jeweils weiterentwickelt (der *Kausalleib,* so Rudolf Steiner noch am 1.9.1912, ist *der Extrakt, das Fazit aus den Erfahrungen und Eindrücken der einzelnen Inkarnationen* [266/2, 403]).

392 Wobei jedoch zu beachten ist, daß Steiner für den männlichen und weiblichen Organismus sowohl irdische als auch kosmische Einflüsse geltend machte, jedoch in unterschiedlicher Gewichtung (312, 348).

393 Angesichts des bisher über das Wirken des *Geistkeimes* und die Bildung der Eizelle Ausgeführten erstaunt jedoch die am 22.9.1920 festgehaltene Aussage Steiners, wonach die kosmisch bedingte Kopfanlage schon im *unbefruchteten Menschenkeim* existiere (302a, 64). Zu diesem Zeitpunkt ist gemäß den übrigen Vortragsaussagen die Eizelle den kosmischen *Geistkeim*-Einwirkungen noch nicht zugänglich – eine enge Verbindung oder Korrelation zwischen *Geistkeim* und unbefruchteter Einzelle muß daher vorausgesetzt werden (vgl. den weiteren Text).

394 In seinem zweiten Ärztekurs wies Steiner darauf hin, daß von der Hauptesorganisation des Kindes aus auch die Individualisierung der Nahrungsstoffe, das *Eingreifen* des *Ichs* in die Fremdsubstanzen *geregelt* werde (313, 71).

395 1921 betonte Steiner im zweiten medizinischen Kurs, daß die abbildliche Wärmeorganisaton des kindlichen *Ichs* im Kopfbereich den Gesamtorganismus durchwärmend wirke. – *Diese Durchwärmung ist am stärksten eben bei der Geburt, insofern die Erwärmung vom Kopfe ausgeht, und dann in absteigender Kurve.* (313, 78) Zur Beziehung zwischen Hauptesorganisation und Wärme vgl. a. 316, 78f.

396 Über deren physiologische Stellung und Wirksamkeit im Organismus finden sich im übrigen nur wenige spezielle Aussagen in Steiners Werk. Am 12.4.1921 beschrieb Steiner sie als ein *mehr dem Brustmenschen angehöriges Denkorgan*, wies insbesondere auf ihre Beziehungen zum *Vorderhirn* hin (315, 12). Unter Hinweis auf diese Äußerungen bezeichnete er sie fünf Tage später – auf eine Anfrage bezüglich des Morbus Basedow – als ein *nicht zu Ende gekommenes Gehirn* (313, 153). Bereits 1911 hatte Steiner geltend gemacht, daß die Schilddrüse Organon des Menschen *in bezug auf Aufmerksamkeit für die Umgebung* ist – und hinsichtlich der operativen Thyreoidektomie gesagt: *Die Anteilnahme, das lebendige Interesse an den Dingen wird untergraben, wenn die Schilddrüse entfernt wird* (124, 143). Bzgl. der zentralen (Drüsen-) Beziehung zum *Ätherleib* und *physischen Leib* vgl. im einzelnen S. 166ff., S. 246ff. und S. 378ff. (Während Steiner zumeist die Bedeutsamkeit des *ätherischen Leibes* für Gestalt und Funktion der Drüsenorgane hervorhob, thematisierte er in Prag 1911 deren Nähe zum *physischen Leib*, wobei die Schilddrüse explizit hervorgehoben wurde – vgl. S. 246ff.)

397 Auch diese wurde von Steiner eher marginal behandelt. Weiterführende Hinweise finden sich lediglich in den Aufzeichnungen von Husemann/Degenaar aus dem Stuttgarter Klinisch-Therapeutischen Institut. Dort hatte Steiner im Juli 1923 nicht nur auf (reinkarnatorisch fundierte) Beziehung zwischen Nebenniere- und Tränendrüsenfunktion hingewiesen *(Parallel mit der Funktion der Nebenniere gehen feine Änderungen der chemischen Zusammensetzung der Tränendrüsen)*, sondern ausgeführt: *Die Niere ist das Gehirn des unteren Menschen, und die Nebenniere ist eine Art Regulator nach dem mittleren Menschen hin, ähnlich wie die Milz in Bezug auf die Verdauung. Wie der obere Mensch seine Vermittlung zum mittleren hat, so der untere durch die Nebennieren* (Degenaar, Anhang, S. 114). Fünf Monate später sprach Steiner in Stuttgart bei einer Konsultation über eine *Ätherverbindung zwischen Nebenniere und Hypophysis* (Degenaar, Fall 80, S. 51). Zur Hypophyse in Steiners anthroposophischem Frühwerk vgl. S. 182ff. und S. 240ff. In Prag hatte Steiner 1911 erstmals eine von den *unteren Organen* ausgehende *Ätherkraftströmung* zur Hypophyse erwähnt (vgl. S. 240ff.), dies dann 1920 erneut dahingehend aufgegriffen, daß die Kräfte der Hypophyse *die unteren Kräfte sind* (vgl. S. 502ff.). Therapeutisch setzte Steiner Hypophysen-Präparate wie-

derholt ein, um die *Korrespondenz zwischen Stoffwechselsystem und Nervensystem* zu fördern (317, 102).

398 Einen *unmittelbaren* Einfluß des *Ichs* auf den *festen Menschen* machte Steiner am 9.5.1920 in Dornach geltend (201, 196). Zu kindlichem Haupt und *Wesensgliedern* vgl. S.712ff., zu *Ich* und Mineralität S.482ff.

399 Bereits 1911 wies Steiner in embryologischen Ausführungen auf den Zusammenhang zwischen Sinnesorganisation und sich konsolidierenden Knochensystem hin; seinen damaligen Darstellungen zufolge zeichnet sich die (singuläre) männliche Keimanlage in dem Maße durch eine betonte Entwicklungstendenz von *Hauptsinnessystem* und Knochenkonsolidierung aus, wie der (singuläre) weibliche Keim sich von beidem freihält (128, 174f.; vgl. a. S.345ff.).

400 Vgl. 313, 109: *Was [...] Sinnesaufnahme von außen ist, setzt sich nach dem ganzen menschlichen Organismus hinein in den Salzablagerungen fort.*

401 *Überall in der physischen Welt, in der wir sind zwischen Geburt und Tod, wirken die geistigen Kräfte auch im Hintergrund der sinnlich-physischen Entitäten* (Ebd.).

402 *Seine Seelen- und Leibesverfassung ist eine solche, daß [der Mensch] sich ganz und gar hingibt an die Umgebung, daß er sich einfühlt in die Umgebung, daß er aus dem Zentrum seines Willens heraus so sich entwickelt, daß eigentlich die Kraftlinien und Kraftstrahlen seines Willens genau nachgeformt werden demjenigen, was in der Umgebung vorgeht* (297, 163).

403 Vgl. a. 310, 46: *Alles was im Laute, in der Sprache zutage tritt, ist, vermittelt durch das Innere der menschlichen Organisation, Resultat von Gesten.*

404 Vgl. auch Steiners frühere Bemerkungen zur Bildung der motorischen Sprachregion (Broca) an der Sprache und durch Vermittlung der oberen Gliedmaßen auf S.348ff.

405 Zu der alterstypisch verlaufenden, *Ich*-verbundenen Wärmeströmung des Kopfes in den übrigen Organismus, die nach Steiner ihr Maximum zum Geburtszeitpunkt hat, vgl. S.702ff. In diesem Zusammenhang sind auch Steiners Ausführungen der Stuttgarter Ärztebesprechung vom April 1922 über die pathophysiologische Situation des Fiebers von Interesse. Steiner sagte nach Husemann/Degenaar: *Jedes Fieber geht vom oberen Menschen aus, ich meine die Kraft des Fiebers. Sie müssen einfach fortsetzen die Erklärung, die zu geben ist über die Wirkung des gesamten Nervensystems. Im Nervensystem steckt nur der Impuls, der vom Sinnesorgan ausgeht; es wird vom Sinnesorgan impulsiert, so daß Sie also hier haben einen Prozeß, der den Nerven entlang läuft und der durch den Organismus geht. [...] Die Blutwärme ist nur die Reaktion auf diesen Prozeß. Das Primäre ist ein zu starkes Hingegebensein an die Außenwelt* (Degenaar, Anhang, 106).

406 Wie Steiner am 23.10.1922 in Dornach erläuterte, liegen beide permanenten Bildeprozesse einer Organgestaltung zugrunde, deren materielles Substrat in einer ca. siebenjährigen Periodik ersetzt wird. – *Es kommt gar nicht so sehr darauf an, hinzuschauen, wie das fertige Organ ist, denn es ist eben ein Organ, das immer wegflutet und wieder nachgeschoben wird* (218, 102).

407 Eine entsprechende, tendenziell vereinfachte, zugleich äußerst anschauliche Schilderung der am 20.10.1922 in Dornach dargestellten Vorgänge gab Steiner am gleichen Ort bereits am 9.8.1922 vor Arbeitern am Goetheanum (vgl. 347, 54ff.).

408 Erst durch wiederholte *Anstrengungen* der *höheren Wesensglieder* findet er dann nach Steiner in metamorphosierter Form seinen Weg in den Organismus und wird dadurch potentiell erinnerungsfähig (218, 58f.; vgl. a. S.654ff.). Zehn Monate nach der zitierten Dornacher Darstellung vom Oktober 1922 ging Steiner im August 1923 in Penmaenmawr erneut ausführlich auf diese Thematik ein. Dabei sagte er u.a.: *Wenn wir im wachen Zustande sind, so beleben wir mit unserem Ich unsere Sinne, mit unserem astralischen Leib unser Nervensystem und schicken dann dasjenige, was auf diese Weise zustande kommt, hinein in den ätherischen Leib und in den physischen Körper; denn man muß, wenn man in der physischen Welt leben will, alles dasjenige, was man im Ich und im astralischen Leibe erlebt, hinunterschicken in den ätherischen Leib und in den*

physischen Körper. […] Diese Arbeit des Eingliederns der Erlebnisse des Erdendaseins in den ätherischen Leib und in den physischen Leib, das geht nicht ohne Hindernisse und Hemmnisse vor sich. Wir sind niemals ohne weiteres eigentlich imstande, dasjenige, was wir durch die Sinne erleben, dasjenige, was wir durch unser Denken eingliedern in unser Nervensystem, unmittelbar auch hinunterzuschicken in die Organe, die zugehörig sind dem Bildekräfteleib und dem physischen Leib. Dasjenige, was wir aus der äußeren physischen Welt aufnehmen, ist zunächst, indem wir es aufnehmen, so gestaltet, so geformt, daß es dem äußeren Dasein gleicht. Wenn wir zum Beispiel irgend etwas wahrnehmen, das eckig gestalt ist, so bildet sich für uns zunächst innerhalb unseres Ich und unseres astralischen Leibes das Erlebnis des Eckigen aus. Aber das kann nicht unmittelbar in den ätherischen Leib aufgenommen werden. Der ätherische Leib sträubt sich zunächst gegen dieses Aufnehmen desjenigen, was wir an der sinnlichen Außenwelt erleben (227, 155). Notwendig ist, so Steiner weiter, ein Prozeß der *Umbildung und Umgestaltung* (227, 156) des sinnlich durch *Ich* und *Astralleib* Wahrgenommenen: *Dieses Umformen dessen, was zunächst so flüchtig lebt, wie das Ich und der astralische Leib selber, in ein plastisches Gebilde, das dann leben kann im ätherischen Leibe, und in eine plastizierende Bewegung, die dann fortexistieren kann im physischen Leibe, dieses Umformen, das gibt einen innerlichen Kampf, der für das gewöhnliche heutige menschliche Bewußtsein allerdings unbewußt bleibt. Aber wer die imaginative Erkenntnis hat, kann diesen Kampf anschauen, der in der Regel zwei bis drei Tage andauert. Man muß zwei-, manchmal dreimal geschlafen haben über einem Erlebnis, bis es sich verbindet mit den anderen Erlebnissen, die schon Abdrucke im physischen und im ätherischen Leibe sind. Man muß zwei- bis dreimal darüber geschlafen haben. Und die Traumeswelt drückt eigentlich äußerlich, aber eben nur äußerlich diesen Kampf aus. Indem der Mensch träumt, schieben sich […] sein Ich und der Astralleib in den Ätherleib und physischen Leib hinein, stauen sich. Wenn man einmal über dem Erlebnis geschlafen hat, so ist es noch nicht genügend hineingesenkt in den ätherischen Leib. Erst wenn man zwei- bis dreimal darüber geschlafen hat, ist es eingesenkt in den ätherischen Leib. So daß man da, wo der Mensch lose verbunden ist in bezug auf seinen astralischen Leib und ätherischen Leib, ein fortwährendes Ineinanderweben sieht. […] Und so ist der Mensch in bezug auf seinen ätherischen Leib mit einem Erlebnis sozusagen erst nach zwei bis drei oder vier Tagen fertig* (227, 156ff.).

409 Dagegen hatte Steiner noch 1916 in Dornach eindringlich hervorgehoben, daß sich im Verlauf der ersten sieben Lebensjahre das kindliche Haupt ganz wesentlich den heraufwirkenden Kräften des übrigen Organismus anzupassen habe: *Wenn der Kopf wächst in den ersten sieben Jahren, wenn er sich noch weiter ausbildet, so rührt das davon her, daß der Leib eigentlich seine Kräfte in den Kopf hineinschickt; der Leib drückt sich in den Kopf hinein in den ersten sieben Jahren, und der Kopf paßt sich der Leibesorganisation an. Das ist das Wesentliche in der menschlichen Entwickelung, daß sich der Kopf in den ersten sieben Jahren der Leibesorganisation anpaßt* (170, 46; vgl. S. 359ff.). Ob und inwiefern Steiner hier komplementäre Gesichtspunkte zur Darstellung brachte, wurde nicht deutlich.

410 Steiner unterschied an dieser Stelle das an den organischen Zahnprozeß gebundene *eigenständige* Denkvermögen des Kindes von der vorausgehenden, als *Denken* erscheinenden Imitation von Gedankenimpulsen der Umgebung (Ebd.).

411 *In der Kindheit muß der Ätherleib viel mehr eingreifen in die physische Funktion. Er muß Organe haben, in denen er gewissermaßen unmittelbare Angriffspunkte hat. Das ist besonders im Fötalleben notwendig […]. Das ist aber auch noch in der ersten Kindheit der Fall […]* (312, 343).

412 Bereits 1916 wies Steiner in einem Vortrag erstmals auf die individuelle Ausbildung von Atmungs- und Zirkulationssystem im zweiten Lebensjahrsiebt hin und betonte die Bedeutung der wirksamen *ätherischen* Kräfte (35, 250).

413 Diese Weltverbundenheit des Kindes kommt auch in seiner, bis zum ca. 9. Lebensjahr prädominierenden bildhaften Weltwahrnehmung zum Ausdruck, deren Organismus-

bezug Steiner mit den Worten andeutete: *Vor diesem Zeitpunkt [des ca. 9. Lebensjahres], der ein starker Wendepunkt im menschlichen Leben ist, sieht das Kind im Grunde seine Umgebung in Bildern, weil sie noch verwachsen ist mit dem eigenen inneren Leben, in Bildern, die oftmals symbolisch sind. Es denkt über seine Umgebung in symbolischer Weise* (297a, 56).

414 Diese arbeitete Steiner für das Herzorgan in seinem Vortrag vom 26.5.1922 in Dornach spezifisch heraus. Er führte darin detailliert aus, daß sich der jugendliche Mensch zur Zeit der Geschlechtsreife ein neugebildetes *Ätherherz* erworben hat; war die erste ätherische Herzkonfiguration lediglich *stellvertretend vererbt*, realisiert sich nun – nach jahrelanger Vorbereitung – die konzentrierende Verdichtung des eigenen, kosmisch bestimmten *Ätherleibes* zur Bildung eines neues Herzorganes. (*Es ist wirklich etwas, was sich in bezug auf das Ätherische mit dem Zahnwechsel vergleichen läßt.* 212, 117; zur evolutionärer Bildung des Herzorganes aufgrund einer Zentrierung *ätherischer Strömungen* vgl. S. 241ff.) Zugleich hat sich nach Steiners Darstellung bis zu diesem Zeitpunkt auch eine herzgerichtete Zentralisierung der *astralischen Tätigkeit* ergeben. Dies hat zur Folge, daß das neu gebildete *Ätherherz* von nun an dazu in der Lage ist, die (astralisch bestimmten) irdischen Taten und Handlungsfolgen des Jugendlichen in sich aufzunehmen. Nur im Herzbereich existiert eine derart *innige Korrespondenz* von *ätherischem* und *astralischem* Geschehen. – *Hier schließt sich der Kosmos mit seinem Geschehen und das Karma des Menschen zusammen* (Ebd.). Drittens aber findet nach Steiner in der Zeit der Geschlechtsreife der Prozeß der Inkarnation des *Ichs* auf den Wegen des Blutes einen vorläufigen Abschluß – und dies ebenfalls im Sinne einer Herzzentrierung. Dadurch werden ab dieser Zeit auch handlungsleitende Motive aus der *Ich*-Sphäre in ein Herzorgan *eingeschrieben*, das solchermaßen zum *Organismus der Karmabildung* wird (212, 127; vgl. in diesem Kontext auch die Ausführungen auf S. 652ff. zur Wärmebeziehung des Herzorganes sowie auf S. 663ff. zu Herzorgan und moralischem Gewissen).

415 Dabei ist mit dieser *Erdenreife* auch eine weiter fortgeschrittene Zentrierung auf die – nunmehr eindeutig lokalisierte – Sinnessphäre verbunden (zur Beziehung zwischen Skelett- und Sinnesentwicklung vgl. bereits S. 345ff.). Lebte das Kind insbesondere während der ersten Lebensepoche als Gesamtsinneswesen gewissermaßen in den Prozessen seiner Um- und Mitwelt, so ist mit der Pubertät die Etappe der organismuseigenen Konsolidierung erreicht, die erstmals einen distanzierten, von Sinneswahrnehmung und Vorstellungsbildung geprägten Weltbezug erlaubt. Vgl. diesbezüglich Steiners Notizbuchausführungen in B 21, 8: *Nach der Geschlechtsreife ist die Pforte zur Außenwelt geschlossen. – Der Mensch führt ein Innenleben, das nur noch durch die Sinne sich nach außen öffnet. – Die Organisation nach der Geschlechtsreife ist eine sinnesgemäße geworden.*

416 Dieser Prozeß spielt sich nach Steiner im weiblichen Organismus in ähnlicher Weise *auf einem etwas anderen Felde* (303, 242), jedoch insgesamt eher gesamtorganismisch und nicht eindeutig lokalisierbar ab (302a, 29).

417 *Man weiß nicht, daß in der Tat gerade so, wie man die ersten Zähne erhält durch eine Art Vererbung von den Eltern, man die Sprache erhält durch eine Art äußeren Einflusses der Umgebung, durch das Nachahmungsprinzip, das aber zum organischen Prinzip wird* (301, 22).

418 *Es ist ja im wesentlichen die Aufgabe des astralischen Leibes, den Ausgleich [der] Elastizitäten des physischen Leibes und des Ätherleibes zu bewirken* (312, 139).

419 Vgl. auch die diesbezüglichen Andeutungen in Steiners Frühwerk – s. S. 66ff. – und den expliziten Rückverweis in 205, 149f.: *Ich habe auf dieses Darinnenstehen [des Menschen im Kosmos] eklatant aufmerksam gemacht in meiner „Philosophie der Freiheit", wo Sie an bemerkenswerten Stellen finden werden, wie ich zeige, daß der Mensch unter dem gewöhnlichen Bewußtsein zusammenhängt mit dem ganzen, daß er ein Glied ist des ganzen Kosmos […].*

420 „Es ist sehr wahr, daß ein Körper nur *da wirkt*, wo er ist, aber es ist ebenso wahr, daß er nur da ist, wo er *wirkt*." (Schelling zit. n. Steiner, vgl. 18, 214.)

421 Am 18.4.1921 wies Steiner so beispielsweise darauf hin, daß die planetarischen, durch den *Äther* wirkenden Kräfte als Umkreiskräfte von der jeweiligen Planeten-Sphären ausgehen, durch die Zentralkräfte der Planeten selbst dagegen modifiziert werden (313, 155).

422 *Wir müssen uns eben darüber klar sein, daß der menschliche Organismus dasjenige durchaus als Kräftesystem in sich hat, was in dem Metalle liegt. Es ist durchaus diese Wahlverwandtschaft zwischen dem Menschen und seiner irdisch-kosmischen Umgebung vorhanden, daß im Menschen gewisse Prozesse, die sich draußen abspielen, und die zum Beispiel in den Metallen ihr Ende finden, sich auch im Menschen abspielen* (313, 81f.).

423 Daß diese *ätherische Lebensströmung* nicht vom (physischen) Planeten selbst, sondern vielmehr von seiner Sphäre (vgl. S. 747ff.) ausgeht, hob Steiner in 313, 155f. bei Besprechung der Metallbildeprozesse besonders hervor – und sagte: *Wir können nun diese Kräfte, die da durch den Äther wirken – nicht etwa von den Planeten aus, da würden sie wiederum zentral wirken, die Planeten sind geradezu dazu da, um sie zu modifizieren, die Planetensphäre ist es –, diese Kräfte können wir die Bildungskräfte nennen, die von außen her wirkenden Bildungskräfte.*

424 – um dann an einer *gewissen Grenze* zurückgestrahlt zu werden und auf den sich menschlichen Organismus einzuwirken (232, 68f.); am 30.11.1923 sagte Steiner hierüber in Dornach: *[...] Man kann die Rückstrahlkräfte der Metalle so schauen, als ob sie von der Peripherie des Weltenalls zurückkämen, überall hinkämen. Und man merkt, daß diese zurückstrahlenden Kräfte tätig sind da, wo uns innerhalb des Menschenlebens eigentlich das Herrrlichste, Wunderbarste entgegentritt: wenn das Kind gehen, sprechen und denken in der ersten Zeit des Erdenlebens lernt* (232, 69).

425 Nach Steiners dortigen Ausführungen (220, 44) basiert das Gefühlsleben geradezu auf einer aktiv entwickelten *Gegenwirkung gegen alles, was metallisch aus der Erde auf den Menschen wirkt* (vergleichbar dem als Gegenwirkung zur herandringenden Sinneswahrnehmung aktiv entwickelten Vorstellungsleben).

426 Dagegen tragen die transplanetarischen kosmischen „Fixstern"-Einflüsse nach Steiner zur Formierung der menschlichen Gesamtgestalt und damit zur Bildung des *physischen Leibes* bei (201, 82ff.; 316, 176; 209, 28 u. a.).

427 Zur Beziehung zwischen *obersonnigen* Planeten und *oberem Menschen*, *untersonnigen Planeten* und *unterem Menschen* vgl. a. 323, 222ff./244; zu den einzelnen *Lebensstufen* und ihrer planetarischen Beziehung s. Text.

428 *Das Blei ist dasjenige, was den menschlichen Organismus anregt, das Salzartige in der richtigen Weise zu verarbeiten, bis zu einer gewissen Grenze hin* (300b, 259).

429 Vgl. a. die entsprechende Notizbucheintragung: *Die rechte Knochenbildung ist eine Wirkung der Erdimpulse – ihr kommt entgegen: ♄: so daß die Erdwirkung die Knochenbildung macht; dann sie aufgehalten wird – die Verhärtung wird befördert durch ♄ – also durch zuviel Blei Sklerose. – d. h. es wird weggenommen durch das Blei die Verweichung – weil dadurch die Emot. wächst* (B 20, 14).

430 Vgl. a. den von Steiner publizierten therapeutischen Hinweis, wonach appliziertes Blei den *Astralleib* zusammenziehe und in ihm die Kräfte wecke, sich stärker mit *Ätherleib* und *physischem Leib* zu verbinden (27, 101). In diesem Kontext stehen möglicherweise auch Steiners Hinweise auf eine bleivermittelte Förderung der organismischen Atemaktivität (313, 130f.).

431 In dem zitierten Vortrag vom 4.1.1924 negierte Steiner dagegen die Existenz *irgendwelcher bleibildender Kräfte* innerhalb des gesunden menschlichen Organismus und wies lediglich auf deren Ermöglichung bei pathologisch abgeschwächtem *bleiabweisendem* Vermögen hin (316, 53).

432 Vgl. a. Den Haag, 16.11.1923: *Was in uns [...] aus der Wahrnehmung die Vorstellung macht mit Hilfe der menschlichen Organisation, das ist ein Vorgang im Inneren der*

Nerven-Sinnesorganisation, der jenen Vorgängen entspricht, die wir draußen im Blei finden. Daher können wir sagen: Wenn das, was durch das Auge in der Wahrnehmung aufgefaßt wird, nun weiter zurückgeht in das Nerven-Sinnessystem, dann muß ihm entgegenkommen ein Prozeß, der gleich ist dem Bleiprozeß. Nur dadurch kann der Mensch das, was er wahrnimmt, auch denken. Dadurch wird das Gehirn ein Denkorgan; sonst würde es auch ein Wahrnehmungsorgan sein. Auf diese Weise wird der Mensch verselbständigt. Damit habe ich hingedeutet auf etwas, was in der Kopforganisation charakteristisch ist. Ich sagte also: dasselbe, was sich draußen im Bleiprozeß abspielt, müsse sich in der Kopforganisation abspielen, damit der Denkprozeß im Menschen zustande kommen kann (319, 114f.; vgl. a. 312, 375f., wo Steiner auf die Bleiprozessualität in den *Fäden der Nerven* als *Fortsetzung der Sinne* hinwies.). Das *selbständige Denken* benötigt im Gegensatz zum *unselbständigen Wahrnehmen* für seine physiologische Basis den verinnerlichten Bleiprozeß (319, 134). Diese bleivermittelte Distanzierung von der Wahrnehmungswelt bedeutet zugleich aber auch, daß ein überstarker und vereinseitigter Bleiprozeß zu einer *vollständigem Entfremdung* vom Kosmos führt (232, 153).

433 Des weiteren finden sich in verschiedenen Krankengeschichten notierte Hinweise Steiners über die entsprechenden Zusammenhänge. So verordnete Steiner einer Patientin mit visionärer Veranlagung (neben adominellen Zinnanwendungen) namentlich *suboccipitale* Einreibungen mit Bleisalbe – dies möglicherweise zur Aktivierung des distanzschaffenden Vorstellungsprozesses (Walter, Band 3, Fall 33). Adjuvant verordnete er einem anderen Patienten Bleipräparate zur Hinführung des eigentlichen Heilmittels an die Vierhügelplatte (Walter, Band 3, Fall 70), machte im übrigen ausführlichere Angaben zu der Bleimedikation eines Jungen mit aggressiv-dissozialen Verhaltensauffälligkeiten. Er wies auf eine vorliegende Unterentwicklung des Gehirnes am Hinterhaupt hin – und sagte dann (nach Notizen Hilma Walters): *In diese Partien geht ein Heilmittel gar nicht hinein, und man kann höchstens versuchen, innerlich etwas Blei zu geben. – Das ist die Stelle, wo die Grausamkeitstriebe gehindert werden. – Der Mensch hat ja alle Triebe in sich, aber auch für alles Hemmungen und die haben ihre Lokalisationen* (Walter, Band 3, Fall 100). Zur Beziehung des Bleiprozesses zum *unterbewußten Seelenleben* des Menschen vgl. den weiteren Text.

434 Vgl. a. die Notizbucheintragung Steiners: *Sn wirkt im Astralleib.* (B 20, 21)

435 Allenfalls das von Steiner in Torquai (13.8.1924) beschriebene und *über den Augen im Kopfe* lokalisierte *„Zinnbewußtsein“* (243, 60) könnte in dieser Richtung gelesen werden.

436 Das – so Steiner in 352, 31 – vom menschlichen Organismus in Feinverteilung vornehmlich über Atmung und Sinnesorgane verinnerlicht wird. – *Und das Eisen, das der Mensch ißt, das ist nur zur Unterstützung da.* Nach Degenaar wies Steiner auch in einer Stuttgarter Ärztebesprechung explizit auf die Eisenaufnahme des Organismus durch Atmung, Sinnestätigkeiten und Hautsphäre hin: *Das Eisen wird nicht nur durch die Lunge aufgenommen, sondern direkt durch die Sinne, durch das Auge, das Ohr und namentlich durch die Haut* (Degenaar, Anhang, S. 103). Hinsichtlich der alimentären Eisenaufnahme wies Steiner in 351, 100 darauf hin, daß diese vom Kind erst allmählich – im Sinne einer zunehmenden freien Willensentfaltung (s. Text) – vollzogen werde.

437 Vgl. a. die Notizbucheintragung: Blut *= es ist die Bildesubstanz. Es hat abgestoßen die phys. Bildekräfte und wirkt durch die an es gebundenen ätherischen – es braucht zu seiner eigenen Heilung die metallischen Kräfte* (B 16, 27).

438 B 16, 27: *das Blut ist krank; es hat in den Blutkörperchen die Zeugen seiner Erkrankung.*

439 Vgl. auch die Ausführungen von 1911, wonach der Eisenprozeß in Bezug zur Gallentätigkeit steht (128, 166).

440 Degenaar, Anhang, S. 103.

441 Vgl. B 20, 22: *Eisen: es wirkt so, daß das Ich und Astralleib imstande sind, ihre gewöhnliche Selbständigkeit hervorzubringen [...].*

442 Vgl. a. den therapeutischen Hinweis Steiners, Kupfergaben bei krankhaftem Proteinstoffwechsel in Betracht zu ziehen (352, 53).

443 Diese Polarität findet sich auch in der spiegelbildlichen Wirkrichtung bei therapeutischer Gabe wieder: *Cuprum [...] ist das Mittel den Ätherleib aus der Verbindung mit dem unteren Menschen zu lösen – und ihn mit obern zusammenzubringen. Eisen [...] bringt den Ätherleib in die Verbindung mit dem untern Menschen, indem es ihn aus dem obern löst* (B 35, 20).

444 Angedeutet findet sich auch der Hinweis auf die Wirksamkeit kupferverbundener Kräfte in der Audrechterhaltung der Vitalsphäre gegenüber degenerativ-*astralischen* Einflüssen: *Cu gibt ab den Fernhalter des Astralen vom Ätherischen* (B 20, 17).

445 Ein Hinweis auf die Mitbeteiligung der Kupferprozesse im Bereich der flüssigkeitsausscheidenden Nierenorganes findet sich lediglich in den Vorträgen zur *„Okkulten Physiologie"* (128, 166).

446 Hier ordnete Steiner die Kupferprozesse interessanterweise den *etwas gröberen Partien* des menschlichen Stoffwechselsystems bzw. der primär vom Magen aus initiierten Fremdsubstanzverarbeitung zu (!).

447 Vgl. a. B 20, 20: *Das Merk. reguliert oben und unten.* 1911 und 1912 akzentuierte Steiner die Merkurwirksamkeit im rhythmischen bzw. pulmonalen Bereich (128, 166 und 134, 108), 1920 notierte er eine mögliche Atemförderung durch Merkur (B 20, 19).

448 Vgl. a. die Notizbucheintragung: *Ag wirkt im Ätherleib* (B 20, 21).

449 Vgl. diesbezüglich auch Steiners therapeutische Hinweise in der Lehrerkonferenz vom 6.2.1923, wo Silbergaben bei einem Mädchen mit den Worten begründet wurden: *Silber ist das rechte bei ihr. Sie ist eben darauf angewiesen, daß man bei ihr das Gliedmaßen-Stoffwechselsystem veranlaßt, die Tätigkeit des astralischen Leibes aufzunehmen. [...] Sie ist ein Kind, das gar nicht in sich lebt; sie lebt gar nicht in ihrem Stoffwechsel* (300b, 268).

450 *[...] Was wässeriges Element im Menschen ist, [...] das hat Beziehung [...] zum außerirdischen, planetarischen Weltenall, vorzugsweise aber zum Monde* (201, 196); *Wasser ist im eminentesten Sinne dazu geeignet, denjenigen Kräften, die [...] vom Monde kommen, die Wege zu weisen im Erdbereiche [...]* (327, 38; zu Ebbe und Flut vgl. 312, 149f. und 273, 31.).

451 Die an dieser *Absonderung* der Eizelle vom mütterlichen Organismus beteiligten Silberprozesse brachte Steiner generell mit der physiologischen Förderung von *Abscheidungs-* oder *Ausscheidungsvorgängen* in Zusammenhang, wie sie die Silberkräfte ermöglichen (Ebd.).

452 Vgl. die andeutenden Bemerkungen Steiners von 1921 und 1922, denen zufolge das *lunare Leben* auch mit dem *rhythmischen System* des Menschen zusammenhängt und prinzipiell der *Besitzergreifung* des Luftorganismus zugrunde liegt (323, 52 u. 213, 57).

453 Vgl. 220, 47: *Das Zentrum für die Einwirkungen der Goldausströmung [der Erde] liegt im astralischen Leibe in der Gegend des Herzens. Das Herz nimmt wahr, weil der astralische Leib, der dieser Partie, dem Herzen, zugehört, das eigentlich Wahrnehmende ist. Das physische Organ nimmt nicht war, sondern es nimmt der astralische Leib war.*

454 In 157, 105 wies Steiner darauf hin, daß therapeutisch eingesetztes Gold als einziges Metall auf den *physischen Leib* zu wirken imstande sei (die übrigen Metalle dagegen vorzugsweise auf den *Ätherleib*).

455 Hinsichtlich des Magenenzymes Pepsin hieß es in 300c, 156: *Bei der Pepsinbildung kommt es* (bei der didaktischen Darstellung im Unterricht) *darauf an, daß man noch einmal ausgeht von der Salzsäurebildung, sie betrachtet als das Leblose, und die Pepsinbildung betrachtet als dasjenige, was nur innerhalb des Ätherleibes sich vollziehen kann, wo sagar der Astralleib hineinwirken muß.* Zur Wirksamkeit von *Äther-* und *Astralleib* im ersten Stadium des Verdauungsprozesses vgl. S. 215ff. (Prag, 1911) und S. 592ff.

456 *Dieser [physische Leib], der in seiner Form ein Ergebnis der menschlichen Ich-Organisation ist, trägt in sich unorganische Wirkungskräfte. Er wirkt dadurch auf das Lebendige ertötend. Alles, was in den Bereich der Ich-Organisation kommt, erstirbt. Daher gliedert sich die Ich-Organisation im physischen Leib rein unorganische Substanzen ein* (27,55).

457 Daß sich die vorübergehende Anorganisierung auch auf die einzelnen Konstituenten des Proteins erstreckt, geht aus einem Hinweis Steiners über den Proteinschwefel hervor: *Er geht von der fremden ätherischen Art durch den Zustand des Unorganischen über in die ätherische Tätigkeit des menschlichen Organismus* (27,73).

458 Diese ätherische Wiederbelebung des Proteins wird nach 344, 149 in den Lymphgefäßen vollzogen (vgl. a. S. 596ff.).

459 Nach 300c, 156 ist der Wesensunterschied zwischen pflanzlichem, tierischem und menschlichem Eiweiß in der *verschiedenen Struktur des Ätherleibes* des jeweiligen Organismus begründet.

460 Bereits in einem 1908 in Berlin gehaltenen Vortrag wandte sich Steiner gegen die Ableitung des Proteins aus seinen substantiellen Bestandteilen und wies auf übergeordnete Bildevorgänge hin. Im einzelnen sagte er dort: *Lassen Sie die Materialisten nachdenken, so viel sie wollen, über die mechanische Zusammenfügung von Eiweiß aus Sauerstoff, Stickstoff, Kohlenstoff und so weiter. Das ursprüngliche Protoplasma, Eiweiß, hat sich gebildet aus dem Weltenstoffe, der sich gebildet hat aus den Harmonien der Weltenmusik* (102,90). 1911 beschrieb Steiner in Prag die vier Hauptorgansysteme erstmals hinsichtlich in ihres makrokosmischen Ursprungs, bezeichnete sie als *inneres Weltsystem* (vgl. S. 217ff.). Zwei Jahre später betonte er in Den Haag erneut die kosmische Bedingtheit der Proteinbildung und wies darauf hin, daß der Erde dabei ein wesentlicher, da vermittelnder Einfluß zuzuschreiben sei (145, 31f.). Werden die Leibesorgane als zumindest partiell irdisch bestimmte Wirksphären interpretiert, so war damit der spätere Gedankengang bereits im allgemeinen skizziert.

461 Dabei blieb in Steiners Darstellung weitgehend unklar, welche Bedeutung den eiweißimmanenten Stoffen selbst zukommt – und auch, ob diese unter der Einwirkung der Organsysteme vom Organismus synthesiert oder vielmehr aus der Außenwelt assimiliert werden Während Steiner innerhalb des ersten Ärztekurses diese Frage nicht thematisierte, seine Darstellungen durch die Betonung einer Substitution der chemischen Substanzkräfte zugunsten prozessualer Organwirkungen aber geradezu auf eine Nihilierung originärer Substanzkräfte hinauszulaufen schienen, wurde in einem Arbeitervortrag vom 2.8.1924 hervorgehoben, daß die konstitutiven Bestandteile des menschlichen Eiweißes z.T. durch die Atemluft (Sauerstoff, Stickstoff und Schwefel), teilweise durch den Sinnesprozeß (Wasserstoff), teilweise aber auch durch den Ernährungsvorgang selbst (Kohlenstoff) verinnerlicht würden (354, 114).

462 *Der menschliche zentrale Organismus ist auf dem Wege C zu überwinden* (B 35, 18).

463 Die *rein physische Organisation* greift – so Steiner in 314, 112 – in *alles dasjenige [ein], was mit der Struktur des Kohlenstoffs zusammenhängt.*

464 In 314, 108f. sprach Steiner davon, daß die *ätherische Organisation* des Menschen durch die Sauerstoffaufnahme *physisch fixiert* werde (vgl. S. 598ff.).

465 Vgl. a. 208, 111, wo Steiner davon sprach, daß der mit dem Sauerstoff zur Kohlensäure verbundene Kohlenstoff *als das Ertötende auf das Nerven-Sinnesleben* wirke.

466 Umgekehrt reguliert der *Astralleib* nach Steiner auch indirekt den Stickstoffgehalt des Organismus (s. 349, 87).

467 Zu Harnstoff und Harnsäure in ihren Verbindungen zu *Astralleib/Ich* und menschlichem Bewußtseinsleben vgl. 27, 62ff.

468 Vgl. hierzu auch Steiners Ausführungen in 348, 298, denen zufolge Stickstoffprozesse bereits innerhalb der Samen- und Befruchtsvorgänge von zentraler Bedeutung sind: *Beim Befruchten, da geschieht immer noch etwas vom Stickstoffatmen, denn das Wichtigste im menschlichen Samen ist der Stickstoff. Der wird da hineingetragen in den weib-*

lichen Organismus und bewirkt als Stickstoffanregung eben dasjenige, was der Sauerstoff nie bewirken könnte: die Bildung der Organe.

469 Vgl. a. die inhaltlich konvergierenden Ausführungen im zwölften Vortrag des ersten Ärztekurses und den ergänzenden Hinweis, wonach jegliche Verhältnisveränderung von Sauerstoff und Stickstoff in der Atemluft mit Störungen im menschlichen Schlafprozeß verbunden ist (312, 229f.).

470 In diesem Kontext sind auch verschiedene Angaben über die Schlafförderung (und damit Lösung der Geistseele) durch therapeutisch eingesetzten Schwefel zu sehen (vgl. 313, 44; 319, 122; 27, 74).

471 Vgl. a. B 35, 22: *Schwefel = […] Der wird der Träger dessen, was in dem labilen Gleichgewuicht gehalten [werden] soll, was Werkzeug des Gefühles wird.* Physiologisch siedelte Steiner den Schwefelprozeß zwischen Blutzirkulation und Atmung (27, 129f.), d. h. in der Vermittlung zwischen *oberem (himmlischem)* und *unterem (irdischen) Menschen* an.

472 In 313, 108 schien Steiner anzudeuten, daß Fette und Kohlenhydrate in dem gesamten Tätigkeitsbereich der *vorderen-unteren* Organe (s. S. 627ff.) eingreifen, die ihr Zentrum in der Herzbewegung haben. Zur Beziehung von Herzorgan und Wärmeprozessen vgl. S. 182ff. und S. 652ff.

473 Daß damit auch Reifungsschritte des Zentralnervensystems selber verbunden sind, die dieses zum Organ geistig-seelischer Vorstellungstätigkeit gestalten und eine Erweckung des bis dahin unbewußt-schlafenden *kindlichen Menschengeistes* ermöglichen, geht aus 293, 171f. hervor. Vor Arbeitern am Goetheanum formulierte Steiner am 31.10.1923 direkt und prägnant: *Dieser Milchsaft aber, der ist ganz besonders notwendig zur Bildung des Gehirns. Das Gehirn ist sozusagen eigentlich im Menschen verhärteter Milchsaft* (351, 126). Zur Beziehung zwischen Ausbildung der Hauptesorganisation und späterer Leibesgestaltung s. S. 700ff.

474 Vgl. a. die Bemerkung in 27, 70, wonach die menschliche *Ich-Organisation* in den unorganischen Bestandteilen der Körpersekrete bzw. -ausscheidungen ihre Tätigkeit entfaltet, mithin also auch in den mineralischen Inhalten der Muttermilch.

475 Vgl. a. die Bemerkung aus dem „*Landwirtschaftlichen Kurs*“: *Die Milch ist einfach umgewandeltes Sexualdrüsensekret, umgewandelt durch dasjenige, was einem auf dem Wege zum Sexualsekret befindlichen Stoffe entgegengebracht wird von den Kopfkräften, die da hineinwirken. Man kann da ganz hineinschauen in den Prozeß, der da eigentlich vor sich geht, durchaus hineinschauen kann man* (327, 206).

476 Inwiefern diese in ihrer vorwiegend *astralischen* Kräfteausrichtung über die gliedmaßenverbundene Milchbildung hinaus insbesondere für die Sekretionsprozesse der Milchabsonderung von Bedeutung ist (s. o.), muß im einzelnen dahingestellt bleiben; von Interesse ist jedoch diesbezüglich, daß Steiner alle *Ausscheidungen nach außen* als Ergebnis einer *astral orientierten Tätigkeit* beschrieb (27, 70), den Vorgang der Milchabsonderung darüber hinaus – wie bereits im Text erwähnt – als eine *nach innen* (d. h. in die Gewebsflüssigkeit) *übertragene, verdichtete Metamorphose des äußeren Sinnesprozesses* charakterisierte (313, 128).

477 Wie im ersten Vortrag des medizinischen Fachkurses vom April 1921 ausgeführt wurde, ist der innermenschliche Kieselsäureprozeß den entsprechenden außermenschlichen Vorgängen realiter *polarisch entgegengesetzt* (313, 13), hat dabei mit ihnen eine *wesentliche Verwandtschaft* (313, 14). Steiner sagte u. a.: *Wir sind dadurch Menschen, daß wir die polarisch entgegengesetzten Prozesse in uns tragen, daß wir also dem Kieselbildungsprozeß entgegenwirken können und den entgegengesetzten Pol in uns tragen […]* (313, 20). Dieser besteht demnach in einem *kieselerdeentgegenwirkenden Prozeß* (313, 21), was in der Rezeption von Steiners Darstellungen des (abkürzend so bezeichneten) innermenschlich-physiologischen *Kieselsäureprozeß* berücksichtigt werden muß.

478 In 319, 218 sprach Steiner von der Kieselsäure als derem *äußerlichen Korrelat*; s. a. 319, 239 u. u. Dissoziieren im Rahmen der pathophysiologischen Migräne-Situation Sub-

stantia alba und *Ich-Organisation* (vgl. S. 526ff.), so orientiert die therapeutisch eingesetzte Kieselsäure das *Ich* wieder *dorthin, wovon es sich zurückgezogen hat* (319, 191).

479 In 313, 21 (April 1921) machte Steiner ebenfalls geltend, daß *dem Ich als Kraftwirkung dasjenige am meisten entgegenkommt, was in dem kieselerdebildenden Prozeß liegt, wenn das Ich wirken will durch Gliedmaßen und Stoffwechsel.*

480 Gemäß 313, 14ff. ist ein Zentrum der Kieselsäurewirksamkeit auch das Gebiet der *rein physischen* Kräfteorganisation im Kopfbereich (s. S. 509ff.), von wo aus der Gesamtorganismus mit mineralisierenden Kräften durchzogen wird; zur Beziehung zwischen Hauptesorganisation und Ossifikation des extrakraniellen Organismus vgl. S. 703ff.

481 Vgl. a. die Ausführungen zur sinnesgetragenen Ernährung auf S. 542ff.

482 Zum kieselsäuregetragenen Rückbezug des Menschen zu seinem präinkarnatorisch-kosmischen Dasein s. 213, 88 u. B 35, 13 (*Die Kieselsäure ist verwandt dem höheren Menschen – daher der Absonderung dienlich = deutet auf die Vergangenheit und wirkt dahin belebend – sie gestaltet.)* Vgl. a. die Bemerkung Steiners in 312, 286: *Das Ich ist am Menschen mit dem am meisten Außertellurischen verwandt, was zunächst auf den Menschen wirkt, also mit dem am meisten der Erde gegenüber Peripherischen. Eigentlich alles dasjenige, was in unser Ich wirkt, kommt sehr von auswärts der Erde an uns heran.*

483 Von Interesse ist diesbezüglich auch Steiners Bemerkung in 319, 25, wonach die Kieselsäurekräfte das Verhältnis zwischen *Ich* und *Astralleib* zu regulieren und dadurch *gesundend* auf das *Nerven-Sinnessystem* zu wirken vermögen.

484 Demgegenüber betonte Steiner, daß die Kieselsäurewirksamkeit im *Gliedmaßen-Stoffwechselsystem* zwar ebenfalls *ausstrahlend* auf den Gesamtorganismus wirke, jedoch in entgegengesetztem Sinne: *Dasjenige, was das Ich – also jetzt als wirkliches Organisationselement – im Menschen durch die Kieselerde vom Gliedmaßensystem aus tut, das ist im wesentlichen den Menschen zusammenfassend, gewissermaßen alles, was im Menschen vorhanden ist an Säften in eine undifferenzierte Einheit bindend, so daß es ein undifferenziertes einheitliches Ganzes ist* (313, 22).

485 1921 sprach Steiner im zweiten medizinischen Fachkurs von dem im Kalzium *zur Ruhe* kommenden *Kalkbildungsprozeß* (313, 14).

486 Vgl. a. die zugehörige Notizbucheintragung in B 20, 18: *Der Phosphor: Er ist Förderer alles dessen, was die Verbindung des Astr.-L. mit dem phys. Leibe bewirkt. Hat man nötig, dem Astr.-L. Kräfte zuzuführen, die seine Affinität zum phys. Leibe erhöhen, so wird man P. anwenden. […] Der Phosphor: Er treibt den Astr.-Leib in den phys. Leib hinein.* Insofern die Phosphorprozesse die Verbindung von *Astralleib* und *Ich* mit der belebten Physis verstärken – bzw. zur Verinnerlichung der *Imponderabilien* führen –, stehen sie in einem immanenten Bezug zu den Willens- und Verbrennungsprozessen des *Stoffwechsel-Gliedmaßensystems*, die ebenfalls auf einer solchen *Wesensglieder*dynamik beruhen (vgl. S. 513ff.). In Stutgart schilderte Steiner das Fiebergeschehen als einen zu starken inneren Entzündungsprozeß bzw. als ein Phosphorgeschehen, das mit den organischen Verbrennungsprozessen in Zusammenhang steht (Degenaar, Anhang, S. 107). Therapeutisch angewandt aber vermag der Phosphor, überschießende innere Verbrennungsprozesse zu regulieren, zu *hemmen* (319, 24; s. u.).

487 Vgl. a. die therapeutischen Hinweise von 1921 und 1923 in 314, 178 und 313, 44, denen zufolge applizierte Kalkgaben die Ausatmung fördern – 314, 178 –, angewandte Phosphorsubstanzen einer überstarken Verbindung der *höheren* mit den *niederen Wesensgliedern* im Bereich der Hauptes- und Atmungsorganisation entgegenwirken und insbesondere das sich zu stark mit der belebten Physis verbindende *Ich* aus dem gegebenen Zusammenhang herauslösen (*herauswerfen*) (313, 44).

488 Vgl. die Notizbuchhinweise in B20, 19f., die die phosphor- und kalkinduzierte *Wesensglieder*affinität differenziert nach *oberem* und *unterem* Organismuszusammenhang skizzierten; dort hieß es u. a.: *Er [der Phosphor] leitet den Astr.-Leib von unten nach oben oder verbindet ihn dem phys. Leib in rechtem Maße. Die Kraft der Austernschale*

treibt den Astr.-Leib aus dem Ob. nach dem Unt. oder entbindet ihn dem physischen Leib in rechtem Maße.

489 Beachtet sollte beispielsweise werden, daß die therapeutische Anwendung einer Substanz nicht einfach mit einer Verstärkung ihrer innerorganismisch-physiologischen Wirkrichtung gleichgesetzt werden kann, sondern vielmehr Überwindungs- bzw. Gegenprozesse zu aktivieren vermag. Vgl. z.B. Steiners Ausführung in 313, 21: *Wenn ich zum Beispiel konstatiere, daß im Menschen statt des normalen kieselerdeentgegenwirkenden Prozesses eine zu große, eine zu intensive Neigung zu diesem Prozesse besteht, so habe ich das von außen dadurch zu regulieren, daß ich den betreffenden Stoff zuführe und die Gegenwirkung hervorrufe; die kommt schon von selber.*

490 In einem seiner Notizbücher hielt Steiner fest, daß der Phosphor physiologisch zum *Träger* dessen wird, *was zum stab. Gleichgewicht strebt – was Werkzeug des Gedankens wird* (B 35, 22).

491 Vgl. a. Steiners Hinweis in 319, 113f., demzufolge Kieselsäure- *und* Phosphorprozesse der menschlichen Sinnesorganbildung zugrunde liegen; daß sich darüber hinaus die ins Zentralnervensystem aufsteigende und in ihrer Bedeutung für die Nervenprozesse auf S. 784ff. thematisierte Kohlensäure aus schwefeligen und phosphorigen Bildungsprinzipien heraus konstituiert, führte Steiner in 229, 54 aus, wo es u.a. hieß: *In Wirklichkeit findet sich keine Kohlensäure, die nicht [...] in außerordentlicher Verdünnung Phosphoriges, Sulfuriges enthält.* Zur Beziehung von Phosphor- und Wasserstoffprozessen vgl. die aphoristische Bemerkung in 351, 71f.

492 Dies könnte auf eine Polarität der – aus dem Stoffwechselbereich wirkenden – Phosphor- und der rhythmusverbundenen Eisenkräfte innerhalb des Blutorgans hindeuten; Hinweise hierzu finden sich in Steiners Notizbuch: *Der Prozeß, der im Phosphor etc. sich abspielt, ist der, der im Unterleibe geschieht (Kupfer – Blüte etc. ...) – Entgegengesetzt = Eisen* (B 20, 19).

493 *Fluor: [...] ist das den phys. Leib fortwährend an die Oberfläche treibende* (B 35, 22).

494 Vgl. a. die entsprechende Notizbucheintragung: *Fluor der Plastiker (der Überziehende)* (B 35, 22).

495 Vgl. 312, 310: *Das hängt damit zusammen, daß in der Tat die Zähne nicht nur Kauwerkzeuge, sondern sehr wesentliche Saugwerkzeuge sind, daß sie erstens mechanisch nach außen wirken, zweitens aber, daß in ihnen eine sehr feine, vergeistigte Saugwirkung nach innen vorliegt.*
Vgl. jedoch zum prinzipiellen Kontext der Fragestellungen meine diesbezüglichen Ausführungen in der Publikation Die Briefkorrespondenz der jungen Mediziner. Eine dokumentarische Studie zu Rudolf Steiners Jungmedizinerkursen, S. 157f.

496 J. Müller, Über die phantastischen Gesichtserscheinungen, S. 83.

497 K.E. Rothschuh, Geschichte der Physiologie, S. 1.

498 K.E. Rothschuh, Physiologie, S. 13f., und Geschichte der Physiologie, S. 1f.

499 K.E. Rothschuh, Konzepte der Medizin in Vergangenheit und Gegenwart, S. 423.

500 K.E. Rothschuh, a.a.O., S. 422.

501 K.E. Rothschuh, a.a.O., S. 429.

502 K.E. Rothschuh, a.a.O., S. 425.

503 K.E. Rothschuh, a.a.O., S. 423.

504 K.E. Rothschuh, a.a.O., S. 429.

505 H. Schipperges, Weltbild und Wissenschaft, S. 87.

506 K.E. Rothschuh, a.a.O., S. 428.

507 Goethe formulierte bereits Anfang des 19. Jahrhunderts in seinen Reflektionen über Naturwissenschaft: „Cartesius schrieb sein Buch De Methodo einige Male um, und wie es jetzt liegt kann es uns doch nichts helfen. Jeder der eine Zeit lang auf dem redlichen Forschen verharrt, muß seine Methode irgend einmal umändern. Das neunzehnte Jahrhundert hat alle Ursache hierauf zu achten." (WA Bd. 75, S. 110) Als Aufgabe der Physiologie bestimmte er entgegen dem herrschenden Paradigma, das durch die analytischen Wissenschaften von Physik, Chemie und Anatomie „zerstörte Geschöpf wieder

(zu) palingenesiren und es wieder lebendig in seinem gesunden Zustande (zu) betrachten" (WA Bd. 70, S. 289); ihm zufolge hat sie sich um die ganzheitliche Gestalt des Organismus zu bemühen und dabei die Ergebnisse der auf „Trennung" beruhenden (ebd., S. 296), den „atomistischen Begriff" anwendenden (WA Bd. 75, S. 123) der Anorganik und den Stoffesverhältnissen verschriebenen (WA Bd. 70, S. 291ff.) Hilfswissenschaften in eine neue Einheit überzuführen (ebd., S. 298). Gelingt dies und wird der Physiologie der Organismus als ein „sichtbar und unsichtbar(es)" Ganzes deutlich (ebd., S. 290), so impliziert dies die Erkenntnis seines übermechanischen Wesens: „Die Anwendung mechanischer Prinzipien auf organische Naturen hat uns auf die Vollkommenheit der lebendigen Wesen nur desto aufmerksamer gemacht, und man dürfte beinah sagen, daß die organischen Naturen nur desto vollkommener werden, je weniger die mechanischen Principien bei denselben anwendbar sind" (ebd., S. 295).

508 B. Pauleikhoff, Das Menschenbild im Wandel der Zeit, Bd. 2, S. 1.

509 H. Schaefer, zit. n. H. Schipperges, Entwicklung moderner Medizin, S. 233.

510 K. E. Rothschuh, a.a.O., S. 429.

511 P. F. Matthiessen, Der Organismusbegriff und seine Bedeutung für die Onkologie, S. 2.

512 K. E. Rothschuh, Physiologie, S. 133. Bei Goethe findet sich bereits 1796(!) in seinem Entwurf einer vergleichenden Anatomie die eindringliche Formulierung: „Allein noch wäre zu wünschen, daß, zu einem schnellern Fortschritte der Physiologie im Ganzen, die Wechselwirkung aller Theile eines lebendigen Körpers sich niemals aus den Augen verlöre; denn bloß allein durch den Begriff, daß in einem organischen Körper alle Theile auf einen Theil hinwirken und jeder auf alle wieder seinen Einfluß ausübe, können wir nach und nachen die Lücken der Physiologie auszufüllen hoffen." In: WA, Bd. 72, S. 66.

513 K. E. Rothschuh, Geschichte der Physiologie, S. 221.

514 G. Kienle, Arzneimittelsicherheit und Gesellschaft.

515 P. F. Matthiessen, Befund und Befinden.

516 H. Hensel, Biologische Reaktionsweisen und Therapie, S. 182.

517 W. Klaus, zit. n. G. Kienle, Arzneimittelsicherheit und Gesellschaft.

518 K. E. Rothschuh, Konzepte der Medizin in Vergangenheit und Gegenwart, S. 430.

519 G. Kienle, Arzneimittelsicherheit und Gesellschaft.

520 V. v. Weizsäcker, Die Grundlagen der Medizin, in v. Weizsäcker: Gesammelte Schriften Bd. 7, S. 17.

521 E. Husserl, zit. n. H. Schipperges, Kosmos anthropos, S. 11.

522 R. Descartes, zit. n. H. Schipperges, a.a.O., S. 22.

523 L. Büchner, Kraft und Stoff, zit. n. R. Steiner: Die Rätsel der Philosophie, S. 357.

524 F. Büchner, zit. n. W. Leibbrand, Heilkunde, S. 386.

525 H. Tellenbach, Martin Bubers Einfluß auf die anthropologische Wende in der Medizin, in: H. Tellenbach, Psychiatrie als geistige Medizin, S. 266.

526 V. v. Weizsäcker, Zur Frage der „christlichen Medizin", in: v. Weizsäcker, a.a.O., S. 231.

527 F. J. J. Buytendijk, Prolegomena einer anthropologischen Physiologie, S. 21.

528 M. Scheler, Die Stellung des Menschen im Kosmos.

529 H. Plessner, Die Stufen des Organischen und der Mensch.

530 A. Gehlen, Der Mensch, seine Natur und seine Stellung in der Welt.

531 V. v. Weizsäcker, Meines Lebens hauptsächliches Bemühen, in: v. Weizsäcker, a.a.O., S. 374.

532 V. v. Weizsäcker, a.a.O., S. 375.

533 V. v. Weizsäcker, Die Grundlagen der Medizin, in: v. Weizsäcker, a.a.O., S. 37.

534 „Da ich mit der Naturwissenschaft, wie sie sich von Tag zu Tag vorwärts bewegt, immer mehr bekannt und verwandt werde, so dringt sich mir gar manche Betrachtung auf: über die Vor- und Rückschritte, die zu gleicher Zeit geschehen. Eines nur sei hier ausgesprochen: *dass wir sogar anerkannte Irrthümer aus der Wissenschaft nicht loswerden.* Die Ursache hievon ist ein offenbares Geheimnis." J. W. v. Goethe, Über Naturwissenschaft im Allgemeinen, in: WA Bd. 75, S. 125.

535 „Im Wissenschaftlichen wird Zustimmung und Ruhm immer bis auf einen gewissen Grad verdient, und die eigentliche Usurpation liegt nicht in der Ergreifung, sondern in Behauptung eines unrechtmäßigen Besitzes. Diese findet statt bei allen Universitäten, Akademien und Societäten. Man hat sich einmal zu irgend einer Lehre bekannt, man muß sie behaupten, wenn man auch ihre Schwächen empfindet. Nun heiligt der Zweck alle Mittel, ein kluger Nepotismus weiß die Angehörigen empor zu heben. Fremdes Verdienst wird beseitigt, die Wirkung durch Verneinen, Verschweigen gelähmt. Besonders macht sich das Falsche dadurch stark, daß man es, mit oder ohne Bewußtsein, wiederholt, als wenn es das Falsche wäre." J. W. v. Goethe, Meteore des literarischen Himmels, in: WA Bd. 75, S. 254.

536 Paracelsus, Berthonea, in: Werke Bd. 1, S. 3.

537 V. v. Weizsäcker, An Leib, Seele und Ehre krank, in: a.a.O., S. 286.

538 P.F. Matthiessen, Zum Paradigmenpluralismus in der Medizin, S. 2.

539 „Nur durch eine erhöhte Praxis sollten die Wissenschaften auf die äußere Welt wirken: denn eigentlich sind sie alle esoterisch und können nur durch Verbessern irgend eines Thuns exoterisch werden. Alle übrige Theilnahme führt zu nichts." J.W. v. Goethe, Über Naturwissenschaft im Allgemeinen, in: WA Bd. 75, S. 115.

540 F. Rittelmeyer, Meine Lebensbegegnung mit Rudolf Steiner, S. 137.

541 F. Rittelmeyer, a.a.O., S. 85.

542 Wenn beispielsweise Heinrich Schipperges 1981 in seinen „Entwürfen zu einer Philosophie des Leibes" „vergessenen Stimmen und verdrängten Richtungen Gehör und Raum" geben wollte, die – vom „herrschenden Wissenschaftsdogma mißachtet und auch von der Wissenschaftsgeschichte vernachlässigt" – für die Medizin grundlegende anthropologische Einsichten erschlossen, so berücksichtigte er keineswegs die thematisch naheliegenden Studien Steiners, sondern erläuterte ausschließlich Ansätze von Paracelsus, Novalis und Nietzsche („Kosmos anthropos", S. 29f.). In Schipperges' Buch über die „inneren Verbindungen zwischen Philosophie und Medizin im 20. Jahrhundert" wurde Steiner lediglich im Literaturverzeichnis berücksichtigt, während Karl Rothschuhs „Konzepte der Medizin in Vergangenheit und Gegenwart" die von Steiner konzeptionell begründete und in der Gegenwart fraglos präsente anthroposophische Medizin mit keiner Silbe erwähnten (!). Insofern es sich hier um eine nicht unmaßgebliche medizingeschichtliche Verkennung zumindest praktisch bedeutsamer Entwicklungen angewandter Heilkunst handelt, kann im Hinblick auf Schipperges und Rothschuh an die Bemerkung von Volz („Medizinische Zustände und Forschungen im Reiche der Krankheiten") erinnert werden: „Der eigenen Kraft und der Gegenwart mißtrauend, suchen sie ihr und der Arzneikunde Heil in den Schriftstellern des Alterthums, überhaupt der Vergangenheit, [...] ihrer Zeit den Rücken wendend, schauen sie unverwandt mit gelehrtem Gesicht in die Sonne der Vorzeit, und verblenden sich dadurch die Augen so sehr, daß sie nicht sehen, was um sie her vorgeht [...]. Eine Wahrheit, die nicht einen Taufschein von wenigstens einem halben Säculo aufzuweisen hat, ist ihnen eine Illusion der Zeit und der neuen Schulen." (Aus: K. Rothschuh, Konzepte der Medizin in Vergangenheit und Gegenwart, S. 447.)

543 E. Bloch, Das Prinzip Hoffnung, S. 1396.

544 V. v. Weizsäcker, Meines Lebens hauptsächliches Bemühen, a.a.O., S. 384.

545 Bzw. – wie Goethe formulierte – „ausschließenden Besitzungen" im „auf Herrschen und Beherrschen" angelegten „wissenschaftlichen Gildewesen", in: WA Bd. 75, S. 66/117/252.

546 A. Belyj, Verwandeln des Lebens, S. 5f.

547 R. Steiner, Grundlagen der Anthroposophie. In: R. Steiner, Die Wirklichkeit der höheren Welten, Gesamtausgabe (GA) Bd. 51, S. 102.

548 Paracelsus, in: Sämtliche Werke, Bd. 6, S. 55.

549 G.W.F. Hegel, Bd. 9, S. 9. Zu diesem Problemkreis vgl. a. Goethe, Wilhelm Meisters Wanderjahre: „Bei dem Studiren der Wissenschaften, besonders derer welche die Natur behandeln, ist die Untersuchung so nöthig als schwer: ob das was uns von Alters

her überliefert und von unsern Vorfahren für gültig geachtet worden, auch wirklich gegründet und zuverlässig sei, in dem Grade daß man darauf fernerhin sicher fortbauen möge? oder ob ein herkömmliches Bekenntnis nur stationär geworden und deshalb mehr einen Stillstand als einen Fortschritt veranlasse? Ein Kennzeichen fördert diese Untersuchung, wenn nämlich das Angenommene lebendig und in das thätige Bestreben einwirkend und fördernd gewesen und geblieben.
Im Gegensatze steht die Prüfung des Neuen, wo man zu fragen hat: ob das Angenommene wirklicher Gewinn, oder nur modische Übereinstimmung sei? Denn eine Meinung, von energischen Männern ausgehend, verbreitet sich contagios über die Menge und dann heißt sie herrschend – eine Anmaßung, die für den treuen Forscher gar keinen Sinn ausspricht. Staat und Kirche mögen allenfalls Ursache finden, sich für herrschend zu erklären: denn die haben es mit der widerspenstigen Masse zu tun, und wenn nur Ordnung gehalten wird, so ist es ganz einerlei, durch welche Mittel; aber in den Wissenschaften ist die absoluteste Freiheit nöthig; denn da wirkt man nicht für heut und morgen, sondern für undenklich vorschreitende Zeitenreihe.
Gewinnt aber auch in der Wissenschaft das Falsche die Oberhand, so wird doch immer eine Minorität für das Wahre übrig bleiben, und wenn sie sich in einem einzigen Geist zurückzöge, so hätte das nichts zu sagen. Er wird im Stillen, im Verborgenen fortwaltend wirken, und eine Zeit wird kommen, wo man nach ihm und seinen Überzeugungen fragt, oder wo diese sich, bei verbreitetem allgemeinen Licht, auch wieder hervorwagen dürfen."

*

Literaturverzeichnis*

AQUIN, THOMAS VON De motu cordis (Über die Bewegung des Herzens), Übers. von Kolisko, Eugen und Schickler, Eberhard. In: Natura, Jg. 1, H. 3, S. 86–93. Dornach 1926.
- Summe der Theologie, Bde. 1–3. Herausgegeben von Bernhart, Joseph. Stuttgart 1985.
- Über die Einheit des Geistes (De unitate intellectus), Übers. von Klünker, Wolf-Ulrich. Stuttgart 1987.

ARENSON, ADOLF Leitfaden durch 50 Vortragszyklen Rudolf Steiners. Stuttgart 1930.

ARISTOTELES Metaphysik XII. Herausgegeben v. Gadamer, Hans-Georg. Frankfurt 1948.

BASFELD, MARTIN Erkenntnis des Geistes an der Materie. Stuttgart 1992.

BELYJ, ANDREJ Verwandeln des Lebens (1929). Basel 1975.

BERGSON, HENRI Materie und Gedächtnis, Essays zur Beziehung zwischen Körper und Geist. Jena 1908.

BLANKENBURG, WOLFGANG Das Erfordernis einer evolutionistischen Organologie als Brückenschlag zwischen Anthropologie und Anthroposophie. In: Die Drei 2/1971, S. 75–78.
- (Hrsg.), Wahn und Perspektivität. Stuttgart 1989.

BLOCH ERNST Das Prinzip Hoffnung. Frankfurt 1959.

BOTT, VICTOR Médecine anthroposophique – un élargissement de l'art de guérir. Paris 1972/76. – Dt.: Anthroposophische Medizin. Eine Möglichkeit, die Heilkunst zu erweitern. Heidelberg 1982.

BUYTENDIJK, F. J. J. Prolegomena einer anthropologischen Physiologie. Salzburg 1967.

DEGENAAR, A. G. (Hg.) Krankheitsfälle und andere medizinische Fragen besprochen mit Dr. Rudolf Steiner. Manuskriptvervielfältigung, o. J.

DESCARTES, RENÉ Die Prinzipien der Philosophie. Hamburg 1965.

DIETZ, KARL-MARTIN Die Suche nach Wirklichkeit. Stuttgart 1988.
- Metamorphosen des Geistes, Bde. 1–3. Stuttgart 1988–1990.

ENGELHARDT, DIETRICH VON / SCHIPPERGES, HEINRICH Die inneren Verbindungen zwischen Philosophie und Medizin im 20. Jahrhundert. Darmstadt 1980.

FICHTE, IMANUEL HERMANN Anthropologie. Die Lehre von der menschlichen Seele. 2. Auflage Leipzig 1860.

FINTELMANN, VOLKER Intuitive Medizin. Einführung in die anthroposophisch ergänzte Medizin. Stuttgart 1987.

GADAMER, HANS GEORG / VOGLER PAUL (Hrsg.) Neue Anthropologie, Bde. 1–7. Stuttgart 1972–1975.

GEBSATTEL, VIKTOR EMIL VON Prolegomena einer medizinischen Anthropologie. Heidelberg 1954.

GEHLEN, ARNOLD Der Mensch, seine Natur und seine Stellung in der Welt. Bonn 1940.

GOETHE, JOHANN WOLFGANG VON Werke. Sophien-Ausgabe, Bde. 1–143. Weimar 1887–1919.

HEGEL, GEORG WILHELM FRIEDRICH Werke, Bde. 1–20. Frankfurt 1986.
- Briefe, Bde. 1–3. Hamburg 1969.

* für Band 1 und Band 2

HENSEL, HERBERT Sinneswahrnehmung und Naturwissenschaft. Studium Generale 15, S. 747–758. 1962.
– Allgemeine Sinnesphysiologie. Heidelberg/New York 1966.
– Biologische Reaktionsweisen und Therapie. In: Biologische Medizin, S.180–193.
– Zur Problematik des Wissenschaftsbegriffs in der Medizin (1977). In: Kienle, Gerhard: Der Positivismusstreit in der Medizin, S.32–46. Stuttgart 1984.
– Die Sinneswahrnehmung des Menschen (1980). In: a.a.O., S. 56–70.
– Zum Verhältnis von Anthroposophie und Hochschule (1983). In: Stave, Uwe (Hrsg.), S.70–78.
HOLTZAPFEL, WALTER Zur Entstehungsgeschichte des Buches Grundlegendes für eine Erweiterung der Heilkunst nach geisteswissenschaftlichen Gesichtspunkten von Rudolf Steiner und Ita Wegman. In: Der Merkurstab. Beiträge zu einer Erweiterung der Heilkunst nach geisteswissenschaftlichen Erkenntnissen. Stuttgart, Nr. 4/1991, S. 245ff.
HUSEMANN, FRIEDRICH Das Bild des Menschen als Grundlage der Heilkunst, Bde.1–3. Stuttgart (1940) 1991/1993.
KANT, IMMANUEL Werke. Hrsg. Wilhelm Weischedel, Bde. 1–10. Darmstadt 1983.
KIENE, HELMUT Grundlinien einer essentialen Wissenschaftstheorie. Stuttgart 1984.
KIENLE, GERHARD Ist die Medizin eine Wissenschaft? In: Die Drei 5/71, S. 218–222.
– Arzneimittelsicherheit und Gesellschaft. Stuttgart 1974.
– Anthroposophische Medizin. In: Seidler, E. (Hrsg.): Wörterbuch medizinischer Grundbegriffe. Freiburg 1979, S. 33–37.
– Die Situation der Medizin. In: Die Drei 3/77, S. 135–144.
– Der Tierversuch als wissenschaftliches, soziologisches und entscheidungstheoretisches Problem. In: bga-Berichte 1/1980, S. 63–105.
– Was bedeutet die Anthroposophie für die Medizin? In: Zeitschrift für Allgemeinmedizin 57, S. 307–309 (1981).
– Ganzheitsmedizin – zur Frage der Pluralität in der Medizin. In: Medicinale 12, 9/1982.
– Anthroposophisch-medizinische Forschung und Öffentlichkeit. In: Mitteilungen aus der anthroposophischen Arbeit in Deutschland, Nr. 143/1983.
– Der Positivismusstreit in der Medizin. Stuttgart 1984.
– Die Stellung der Anthroposophie in den medizinischen Wissenschaften. In: Stave, Uwe (Hrsg.), S. 30–40.
– Christentum und Medizin. Stuttgart 1986.
KIRCHHOFF, JOCHEN Schelling. Reinbek 1982.
KLÜNKER, WOLF-ULRICH/SANDKÜHLER, BRUNO Menschliche Seele und kosmischer Geist – Siger von Brabant in der Auseinandersetzung mit Thomas von Aquin. Stuttgart 1988.
KLÜNKER, WOLF-ULRICH Selbsterkenntnis der Seele – zur Anthropologie des Thomas von Aquin. Stuttgart 1990.
KOLISKO, EUGEN Zum Werk des Thomas von Aquino über die Bewegung des Herzens. In: Natura, Jg. 1, H. 6, S. 168–177. Dornach 1926.
KOOB, OLAF Gesundheit, Krankheit, Heilung. Stuttgart 1978.
KRANICH, ERNST M. Der innere Mensch und sein Leib. Eine Anthropologie. Stuttgart 2003.
LEIBBRAND, WERNER Heilkunde. Eine Problemgeschichte der Medizin. München/Freiburg 1954.
LINDENBERG, CHRISTOPH Rudolf Steiner. Eine Chronik 1861–1925. Stuttgart 1988.
LOCKE, JOHN Über den menschlichen Verstand. Berlin 1962.
MATTHIESSEN, PETER F. Der Organismusbegriff und seine Bedeutung für die Onkologie. In: Matthiessen, P.F./Tautz, Ch. (Hrsg.): Onkologie im Spannungsfeld konventioneller und ganzheitlicher Betrachtung. München 1988.
– Anthroposophische Medizin. In: Unkonventionelle medizinische Richtungen. Bestandsaufnahme zur Forschungssituation. Bonn 1992.
– Der Paradigmenpluralismus in der Medizin. In: Hufeland-Journal 9, 3 (1994).

MATTHIESSEN, PETER F./ROSSLENBROICH, BERND/SCHMIDT, SÖREN Unkonventionelle Medizinische Richtungen. Bestandsaufnahme zur Forschungssituation. Bonn 1992.
MEYER, THOMAS (Hg.) Walter Johannes Stein – Rudolf Steiner. Dokumenation eines wegweisenden Zusammenwirkens. Dornach 1985.
MÜLLER, JOHANNES Über die phantastischen Gesichtserscheinungen. Koblenz (1826), Hannover 1951.
– Handbuch der Physiologie des Menschen. Koblenz (1833), 1838.
MÜLLNER, LUDWIG Rudolf Steiner und Brunn am Gebirge. Wien 1960.
THEOPHRASTUS PARACELSUS Werke (Hg. Willi Erich Peuckert). Darmstadt 1965.
PAULEIKHOFF BERNHARD Das Menschenbild im Wandel der Zeit. 2 Bände. Hürtgenwald 1983.
PLESSNER, HELMUTH Die Stufen des Organischen und der Mensch. Berlin (1928), Frankfurt 1981.
PLÜGGE, HORST Wohlbefinden und Mißbefinden. Tübingen 1962.
– Der Mensch und sein Leib. Tübingen 1967.
– Vom Spielraum des Leibes. Salzburg 1970.
POPPELBAUM, HERMANN Mensch und Tier. Dornach (1928), Frankfurt 1981.
PREYER, WILHELM Biologische Zeitfragen (Schulreform – Lebensforschung – Darwin – Hypnotismus). 2. Aufl. Berlin 1889.
RIECHE, HERBERT/SCHUCHHARDT, WOLFGANG (Hg.) Zivilisation der Zukunft. Stuttgart 1981.
RISSMANN, RUDOLF Anthroposophie des 16. Jahrhunderts. In: Die Drei, Jg. 34, H. 1, S. 29–47. Stuttgart 1964.
RITTELMEYER FRIEDRICH Meine Lebensbegegnung mit Rudolf Steiner. Stuttgart (1928), 1983.
ROTHSCHUH, KARL ERNST Geschichte der Physiologie. Berlin 1953.
– Theorie des Organismus. Berlin 1959.
– Physiologie. Freiburg 1968.
– Konzepte der Medizin in Vergangenheit und Gegenwart. Stuttgart 1978.
SCHAEFER, KARL ERNST/HILDEBRANDT, GUNTHER/MACBETH, NORMAN (Hg.) Basis of an Individual Physiology. Mount Kisco 1979.
SCHELER, MAX Die Stellung des Menschen im Kosmos. Darmstadt 1928.
SCHELLING, FRIEDRICH WILHELM JOSEPH VON Sämtliche Werke, 14 Bde. Stuttgart-Augsburg 1856–1861.
SCHILY, KONRAD Nachruf auf Gerhard Kienle. In: Goetheanum Nr. 33. Dornach 1983.
– Nachruf auf Gerhard Kienle. In: MMW 125 (1983), Nr. 37.
SCHIPPERGES, HEINRICH Entwicklung moderner Medizin. Stuttgart 1968.
– Weltbild und Wissenschaft. Eröffnungsreden zu den Naturforscherversammlungen 1822 bis 1972. Hildesheim 1976.
– Kosmos Anthropos. Entwürfe zu einer Philosophie des Leibes. Stuttgart 1981.
SELG, PETER Krankheit und Christus-Erkenntnis. Dornach 2001.
– Gerhard Kienle. Leben und Werk. Dornach 2003.
– Krankheit, Heilung und Schicksal des Menschen. Über Rudolf Steiners geisteswissenschaftliches Pathologie- und Therapieverständnis. Dornach 2004.
– Die Briefkorrespondenz der jungen Mediziner. Dornach 2005.
SELG, PETER (Hg.) Rudolf Steiner. Quellentexte für die Wissenschaft. Texte zur Medizin. Band 3 und 4: Physiologische Menschenkunde/Pathologie und Therapie. Dornach 2004.
SIEWEKE, HERBERT Anthroposophische Medizin – Studien zu ihren Grundlagen, 2 Bde. Dornach (1959) 1982 bzw. (1967) 1994.
STAVE, UWE (Hg.) Wissenschaft und Anthroposophie. Stuttgart 1989.
STEINER, RUDOLF (ZITIERTE WERKE)
– Einleitungen zu Goethes Naturwissenschaftlichen Schriften (1884–1897), Gesamtausgabe (GA) Bd 1, 4. Aufl., Dornach 1987.
– Grundlinien einer Erkenntnistheorie der Goetheschen Weltanschauung, mit besonderer Rücksicht auf Schiller (1886), GA 2, 7. Aufl. 1979.

- Wahrheit und Wissenschaft (1892), GA 3, 5. Aufl. 1980.
- Die Philosophie der Freiheit (1894), GA 4, 15. Aufl. 1987.
- Goethes Weltanschauung (1897), GA 6, 5. Aufl. 1963.
- Die Mystik im Aufgange des neuzeitlichen Geisteslebens und ihr Verhältnis zur modernen Naturwissenschaft (1901), GA 7, 5. Aufl. 1960.
- Theosophie. Einführung in übersinnliche Welterkenntnis und Menschenbestimmung (1904), GA 9, 30. Aufl. 1978.
- Aus der Akasha-Chronik, GA 11 (1904–1908), 6. Aufl. 1986.
- Die Geheimwissenschaft im Umriß (1910), GA 13, 29. Aufl. 1977.
- Die geistige Führung des Menschen und der Menschheit (1911), GA 15, 9. Aufl. 1974.
- Die Rätsel der Philosophie (1914), GA 18, 9. Aufl. 1985.
- Vom Menschenrätsel (1916), GA 20, 5. Aufl. 1984.
- Von Seelenrätseln (1917), GA 21, 5. Aufl. 1983.
- Aufsätze über die Dreigliederung des sozialen Organismus und zur Zeitlage 1915–1921, GA 24, 2. Aufl. 1982.
- Kosmologie, Religion und Philosophie (1922), GA 25, 3. Aufl. 1979.
- Anthroposophische Leitsätze (1924/1925), GA 26, 9. Aufl. 1989.
- Grundlegendes für eine Erweiterung der Heilkunst nach geisteswissenschaftlichen Erkenntnissen (1925), GA 27, 6. Aufl. 1984.
- Mein Lebensgang (1925), GA 28, 8. Aufl. 1982.
- Methodische Grundlagen der Anthroposophie. Gesammelte Aufsätze zur Philosophie, Naturwissenschaft, Ästhetik und Seelenkunde 1884–1901, GA 30, 1. Aufl. 1961.
- Lucifer-Gnosis. Grundlegende Aufsätze zur Anthroposophie und Berichte aus den Zeitschriften Luzifer und Lucifer-Gnosis 1903–1908, GA 34, 1. Aufl. 1960.
- Philosophie und Anthroposophie. Gesammelte Aufsätze 1904–1923, GA 35, 1. Aufl. 1965.
- Der Goetheanumgedanke inmitten der Kultukrisis der Gegenwart, Aufsätze 1921–1925, GA 36, 1. Aufl. 1961.
- Briefe Band 1: 1881–1890, GA 38, 3. Aufl. 1985.
- Briefe Band 2: 1890–1925, GA 39, 1. Aufl. 1953.
- Briefe Band 2: 1890–1925, GA 39, 2. Aufl. 1987.
- Anthroposophie. Ein Fragment aus dem Jahre 1910, GA 45, 3. Aufl. 1980.
- Spirituelle Seelenlehre und Weltbetrachtung (Vorträge Berlin 6.9.1903–8.12.1904), GA 52, 2. Aufl. 1986.
- Ursprung und Ziel des Menschen (Vorträge Berlin 29.10.1904–8.6.1905), GA 53, 2. Aufl. 1981.
- Die Welträtsel und die Anthroposophie (Vorträge Berlin 5.10.1905–3.5.1906), GA 54, 2. Aufl. 1983.
- Die Erkenntnis des Übersinnlichen in unserer Zeit und deren Bedeutung für das heutige Leben (Vorträge Berlin 11.10.1906–26.4.1907, Köln 1.12.1906), GA 55, 2. Aufl. 1983.
- Die Erkenntnis der Seele und des Geistes (Vorträge Berlin und München, 10.10.1907–14.5.1908), GA 56, 2. Aufl. 1985.
- Wo und wie findet man den Geist (Vorträge Berlin 15.10.1908–6.5.1909), GA 57, 2. Aufl. 1984.
- Metamorphosen des Seelenlebens – Pfade der Seelenerlebnisse I (Vorträge, Berlin 14.10.–9.12.1909, München 5.12.1909–4.3.1910), GA 58, 1. Aufl. 1984.
- Metamorphosen des Seelenlebens – Pfade der Seelenerlebnisse II (Vorträge, Berlin 20.1.–12.5.1910), GA 59, 1. Aufl. 1984.
- Antworten der Geisteswissenschaft auf die großen Fragen des Daseins (Vorträge, Berlin 20.10.1910–16.3.1911), GA 60, 2. Aufl. 1983.
- Menschengeschichte im Lichte der Geistesforschung (Vorträge, Berlin 19.10.1911–28.3.1912), GA 61, 2. Aufl. 1983.
- Ergebnisse der Geistesforschung (Vorträge, Berlin 31.10.1912–10.4.1913), GA 62, 2. Aufl. 1988.

- Geisteswissenschaft als Lebensgut (Vorträge, Berlin 30.10.1913–23.4.1914), GA 63, 2. Aufl. 1986.
- Aus schicksaltragender Zeit (Vorträge, Berlin 29.10.1914–23.4.1915, Nürnberg 12.3. 1915, München 28.11.1915), GA 64, 1. Aufl. 1959.
- Aus dem mitteleuropäischen Geistesleben (Vorträge, Berlin 2.12.1915–15.4.1916), GA 65, 1. Aufl. 1962.
- Geist und Stoff, Leben und Tod (Vorträge, Berlin 15.2.–31.3.1917), GA 66, 2. Aufl. 1988.
- Das Ewige in der Menschenseele. Unsterblichkeit und Freiheit (Vorträge, Berlin 24.1.–20.4.1918), GA 67, 1. Aufl. 1962.
- Freiheit – Unsterblichkeit – Soziales Leben (Vorträge, Basel und Bern 18.10.1917–11.12.1918), GA 72, 1. Aufl. 1990.
- Die Ergänzung heutiger Wissenschaften durch Anthroposophie (Vorträge, Zürich 5.11.–14.11.1917 und 8.10.–17.10.1918), GA 73, 2. Aufl. 1987.
- Die Philosophie des Thomas von Aquino (Vorträge, Dornach 22.5.–24.5.1920), GA 74, 3. Aufl. 1967.
- Die Aufgabe der Anthroposophie gegenüber Wissenschaft und Leben. Darmstädter Hochschulkurs (Vorträge, Darmstadt 27.7.–30.7.1921), GA 77a, 1. Aufl. 1997.
- Anthroposophie, ihre Erkenntniswurzeln und Lebensfrüchte (Vorträge, Stuttgart 29.8.–6.9.1921), GA 78, 3. Aufl. 1986.
- Die Wirklichkeit der höheren Welten (Vorträge, Oslo 25.11.–2.12.1921), GA 79, 2. Aufl. 1988.
- Erneuerungs-Impulse für Kultur und Wissenschaft (Vorträge, Berlin 6.3.–11.3.1922), GA 81, 1. Aufl. 1994.
- Damit der Mensch ganz Mensch werde – Die Bedeutung der Anthroposophie im Geistesleben der Gegenwart (Vorträge, Den Haag 7.4.–12.4.1922), GA 82, 2. Aufl. 1994.
- Westliche und östliche Weltgegensätzlichkeit – Wege zu ihrer Verständigung durch Anthroposophie (Vorträge, Wien 1.6.–12.6.1922), GA 83, 3. Aufl. 1981.
- Was wollte das Goetheanum und was soll die Anthroposophie? (Vorträge, Basel, Dornach, Prag, Wien und Paris 9.4.1923–26.5.1924), GA 84, 2. Aufl. 1986.
- Die Tempellegende und die Goldene Legende (Vorträge, Berlin 23.5.1904–2.1.1906), GA 93, 1. Aufl. 1979.
- Grundelemente der Esoterik (Vorträge, Berlin 26.9.–5.11.1905), GA 93a, 2. Aufl. 1972.
- Kosmogonie. Populärer Okkultismus. Das Johannes-Evangelium. Die Theosophie an Hand des Johannes-Evangeliums (Vorträge, Paris, Leipzig, Berlin und München 29.2.–6.11.1906), GA 94, 1. Aufl. 1979.
- Vor dem Tore der Theosophie (Vorträge, Stuttgart 22.8.–4.9.1906), GA 95, 3. Aufl. 1978.
- Ursprungsimpulse der Geisteswissenschaft (Vorträge, Berlin 29.1.1906–12.6.1907), GA 96, 2. Aufl. 1989.
- Das christliche Mysterium (Vorträge und Fragenbeantwortungen, 9.2.1906–17.3.1907), GA 97, 1. Aufl. 1968.
- Natur- und Geistwesen – ihr Wirken in unserer sichtbaren Welt (Vorträge 5.11.1907–14.6.1908), GA 98, 1. Aufl. 1983.
- Die Theosophie des Rosenkreuzers (Vorträge, München 22.5.–6.6.1907), GA 99, 7. Aufl. 1985.
- Menschheitsentwicklung und Christus-Erkenntnis (Vorträge, Kassel und Basel 16.6.–25.11.1907), GA 100, 1. Aufl. 1967.
- Mythen und Sagen. Okkulte Zeichen und Symbole (Vorträge, Berlin, Stuttgart und Köln, 13.9.–29.12.1907), GA 101, 1. Aufl. 1987.
- Das Hereinwirken geistiger Wesenheiten in den Menschen (Vorträge, Berlin 6.1.–11.6. 1908), GA 102, 3. Aufl. 1984.
- Das Johannes-Evangelium (Vorträge, Hamburg 18.5.–31.5.1908), GA 103, 10. Aufl. 1981.
- Die Apokalypse des Johannes (Vorträge, Nürnberg 17.6.–30.6.1908), GA 104, 7. Aufl. 1985.

- Welt, Erde und Mensch (Vorträge, Stuttgart 4.8.–16.8.1908), GA 105, 5. Aufl. 1983.
- Ägyptische Mythen und Mysterien (Vorträge, Leipzig 2.9.–14.9.1908), GA 106, 3. Aufl. 1960.
- Geisteswissenschaftliche Menschenkunde (Vorträge, Berlin 19.10.1908–17.6.1909), GA 107, 5. Aufl. 1988.
- Die Beantwortung von Welt- und Lebensfragen durch Anthroposophie (Vorträge und Fragenbeantwortungen, 14.3.1908–21.11.1909), GA 108, 1. Aufl. 1970.
- Das Prinzip der spirituellen Ökonomie im Zusammenhang mit Wiederverkörperungsfragen (Vorträge, 21.1.–15.6.1909), GA 109/111, 2. Aufl. 1979.
- Geistige Hierarchien und ihre Widerspiegelung in der physischen Welt (Vorträge und Fragenbeantwortungen, Düsseldorf 12.4.–22.4.1909), GA 110, 5. Aufl. 1972.
- Das Johannes-Evangelium im Verhältnis zu den drei anderen Evangelien (Vorträge, Kassel 24.6.–7.7.1909), GA 112, 6. Aufl. 1984.
- Der Orient im Lichte des Okzidents (Vorträge, München 23.8.–31.8.1909), GA 113, 5. Aufl. 1982.
- Das Lukas-Evangelium (Vorträge, Basel 15.9.–26.9.1909), GA 114, 8. Aufl. 1985.
- Anthroposophie – Psychosophie – Pneumatosophie (Vorträge, Berlin 23.10.–27.10.1909, 1.11.–4.11.1910, 12.12.–16.12.1911), GA 115, 2. Aufl. 1965.
- Die tieferen Geheimnisse des Menschheitswerdens im Lichte der Evangelien (Vorträge, 11.10.–26.12.1909), GA 117, 2. Aufl. 1986.
- Das Ereignis der Christus-Erscheinung in der ätherischen Welt (Vorträge, 25.1.–13.4.1910), GA 118, 3. Aufl. 1984.
- Makrokosmos und Mikrokosmos (Vorträge, Wien 19.3.–31.3.1910), GA 119, 3. Aufl. 1988.
- Die Offenbarungen des Karma (Vorträge, Hamburg 16.5.–28.5.1910), GA 120, 7. Aufl. 1975.
- Die Mission einzelner Volksseelen (Vorträge, Oslo 7.6.–17.6.1910), GA 1921, 5. Aufl. 1982.
- Das Geheimnis der biblischen Schöpfungsgeschichte (Vorträge, München 16.8.–26.8.1910), GA 122, 6. Aufl. 1984.
- Das Matthäus-Evangelium (Vorträge, Bern 1.9.–12.9.1910), GA 123, 7. Aufl. 1988.
- Exkurse in das Gebiet des Markus-Evangeliums (Vorträge, 17.10.1910–2.2.1911), GA 124, 1. Aufl. 1963.
- Wege und Ziele des geistigen Menschen (Vorträge, 23.1.–27.12.1910), GA 125, 1. Aufl. 1973.
- Okkulte Geschichte (Vorträge, Stuttgart 27.12.1910–1.1.1911), GA 126, 5. Auflage 1992.
- Die Mission der neuen Geistesoffenbarung (Vorträge, 5.1.–26.12.1911), GA 127, 2. Aufl. 1989.
- Eine okkulte Physiologie (Vorträge, Prag 20.3.–28.3.1911), GA 128, 5. Aufl. 1991.
- Weltenwunder, Seelenprüfungen und Geistesoffenbarungen (Vorträge, München 18.8. –28.8.1911), GA 129, 5. Aufl. 1977.
- Das esoterische Christentum und die geistige Führung der Menschheit (Vorträge 1911–1912), GA 130, 2. Aufl. 1977.
- Von Jesus zu Christus (Vorträge, Karlsruhe 4.10.–14.10.1911), GA 131, 7. Aufl. 1988.
- Die Welt der Sinne und die Welt des Geistes (Vorträge, Hannover 27.12.1911–1.1.1912), GA 134, 5. Aufl. 1990.
- Wiederverkörperung und Karma (Vorträge, Berlin 23.1., 30.1. und 5.3.1912, Stuttgart 20.2. und 21.2.1912), GA 135, 1. Aufl. 1959.
- Die geistigen Wesemheiten in den Himmelskörpern und Naturreichen (Vorträge, Helsingfors 3.4.–14.4.1912), GA 136, 3. Aufl. 1960.
- Der Mensch im Lichte von Okkultismus, Theosophie und Philosophie (Vorträge, Kristiania 2.6.–12.6.1912), GA 137, 3. Aufl. 1956.
- Das Markus-Evangelium (Vorträge, Basel 15.9.–24.9.1912), GA 139, 6. Aufl. 1985.

- Aus den Inhalten der esoterischen Stunden (Gedächtnisaufzeichnungen von Teilnehmern 1910–1912), GA 266/2, 1. Aufl. 1996.
- Okkulte Untersuchungen über das Leben zwischen Tod und neuer Geburt (Vorträge 1912–1913), GA 140, 4. Aufl. 1990.
- Das Leben zwischen dem Tode und der neuen Geburt im Verhältnis zu den kosmischen Tatsachen (Vorträge, Berlin 5.11.1912–1.4.1913), GA 141, 4. Aufl. 1983.
- Die Bhagavad Gita und die Paulusbriefe (Vorträge, Köln 28.12.1912–1.1.1913), GA 142, 4. Aufl. 1982.
- Erfahrungen des Übersinnlichen. Die Wege der Seele zu Christus (Vorträge, 11.1.–19.12.1912), GA 143, 4. Aufl. 1994.
- Welche Bedeutung hat die okkulte Entwickelung des Menschen für seine Hüllen – physischen Leib, Ätherleib, Astralleib – und sein Selbst? (Vorträge, Den Haag 20.3.–29.3. 1913), GA 145, 3. Aufl. 1957.
- Die okkulten Grundlagen der Bhagavad Gita (Vorträge, Helsingfors 28.5.–5.6.1913), GA 146, 4. Aufl. 1992.
- Die Welt des Geistes und ihr Hereinragen in das physische Dasein (Vorträge, 12.1.–23.12.1913), GA 150, 2. Aufl. 1980.
- Der menschliche und der kosmische Gedanke (Vorträge, Berlin 20.1.–23.1.1914), GA 151, 5. Aufl. 1980.
- Vorstufen zum Mysterium von Golgatha (Vorträge, 1.5.1913–1.6.1914), GA 152, 3. Aufl. 1990.
- Inneres Wesen des Menschen und Leben zwischen Tod und neuer Geburt (Vorträge, Wien 6.4.–14.4.1914), GA 153, 5. Aufl. 1978.
- Wie erwirbt man sich Verständnis für die geistige Welt? (Vorträge, 17.4.–26.5.1914), GA 154, 2. Aufl. 1985.
- Christus und die menschliche Seele (Vorträge, Kopenhagen 23.5. und 24.5.1914, Norrköping 28.–30.5.1914, 12.–16.7.1914), GA 155, 1. Aufl. 1960.
- Okkulte Lesen und okkultes Hören (Vorträge, Dornach 3.10.–7.10.1914 und 12.12.–26.12.1914, Basel 27.12.1914), GA 156, 2. Aufl. 1987.
- Menschenschicksale und Völkerschicksale (Vorträge, Berlin 1.9.1914–6.7.1915), GA 157, 3. Aufl. 1981.
- Schicksalsbildung und Leben nach dem Tode (Vorträge, Berlin 16.11.–21.12.1915), GA 157a, 3. Aufl. 1981.
- Der Zusammenhang des Menschen mit der elementarischen Welt (Vorträgen, Ansprachen und Fragenbeantwortung 1912–1914), GA 158, 4. Aufl. 1993.
- Das Geheimnis des Todes (Vorträge, 31.1.–19.6.1915), GA 159, 2. Aufl. 1980.
- Wege der geistigen Erkenntnis und der Erneuerung künstlerischer Weltanschauung (Vorträge, Dornach 9.1.–2.5.1915), GA 161, 1. Aufl. 1980.
- Kunst- und Lebensfragen im Lichte der Geisteswissenschaft (Vorträge, Dornach 23.5.–8.8.1915), GA 162, 1. Aufl. 1985.
- Zufall, Notwendigkeit und Vorsehung (Vorträge, Dornach 23.8.–30.8. und 4.9.–6.9. 1915), GA 163, 2. Aufl. 1986.
- Der Wert des Denkens für eine den Menschen befriedigende Erkenntnis (Vorträge, Dornach 20.8.–9.9.1915), GA 164, 1. Aufl. 1984.
- Die geistige Vereinigung der Menschheit durch den Christus-Impuls (Vorträge, 19.12. 1915–16.1.1916), GA 165, 2. Aufl. 1981.
- Gegenwärtiges und Vergangenes im Menschengeiste (Vorträge, Berlin 13.2.–30.5. 1916), GA 167, 2. Aufl. 1962.
- Die Verbindung zwischen Lebenden und Toten (Vorträge, 16.2.–3.12.1916), GA 168, 2. Aufl. 1962.
- Weltwesen und Ichheit (Vorträge, Berlin 6.6.–18.7.1916), GA 169, 2. Aufl. 1963.
- Das Rätsel des Menschen. Die geistigen Hintergründe der menschlichen Geschichte (Vorträge, Dornach 29.7.–3.9.1916), GA 170, 2. Aufl. 1978.
- Innere Entwicklungsimpulse der Menschheit. Goethe und die Krisis des neunzehnten Jahrhunderts (Vorträge, Dornach 16.9.–30.10.1916), GA 171, 1. Aufl. 1964.

- Das Karma des Berufes des Menschen in Anknüpfung an Goethes Leben (Vorträge, Dornach 4.11.–27.11.1916), GA 172, 5. Aufl. 1991.
- Zeitgeschichtliche Betrachtungen. Das Karma der Unwahrhaftigkeit – Zweiter Teil (Vorträge, Dornach 1.1.–30.1.1917), GA 174, 2. Aufl. 1983.
- Mitteleuropa zwischen Ost und West (Vorträge, München 1914–1918), GA 174a, 2. Aufl. 1982.
- Die geistigen Hintergründe des Ersten Weltkrieges (Vorträge, Stuttgart 1914–1921), GA 174b, 2. Aufl. 1994.
- Bausteine zu einer Erkenntnis des Mysteriums von Golgatha. Kosmische und menschliche Metamorphose (Vorträge Berlin, 6.2.–8.5.1917), GA 175, 2. Aufl. 1982.
- Geschichtliche Notwendigkeit und Freiheit. Schicksalseinwirkungen aus der Welt der Toten (Vorträge, Dornach 2.12.–22.12.1917), GA 179, 4. Aufl. 1993.
- Mysterienwahrheiten und Weihnachtsimpulse. Alte Mythen und ihre Bedeutung (Vorträge, Basel 23.12.1917 und Dornach 24.12.1917–17.1.1918), GA 180, 2. Auflage 1980.
- Erdensterben und Weltenleben. Anthroposophische Lebensgaben. Bewußtseins-Notwendigkeiten für Gegenwart und Zukunft (Vorträge, Berlin 22.1.–6.8.1918), GA 181, 2. Aufl. 1967.
- Der Tod als Lebenswandlung (Vorträge, 29.11.1917–16.10.1918), GA 182, 3. Aufl. 1986.
- Die Wissenschaft vom Werden des Menschen (Vorträge, Dornach 17.8.–2.9.1918), GA 183, 1. Aufl. 1967.
- Die Polarität von Dauer und Entwickelung im Menschenleben (Vorträge, Dornach 6.9.–13.10.1918), GA 184, 2. Aufl. 1983.
- Geschichtliche Symptomatologie (Vorträge, Dornach 18.10.–3.11.1918), GA 185, 3. Auflage 1982.
- Wie kann die Menschheit den Christus wiederfinden? (Vorträge, Basel 22.12.1918, Dornach 24.12.–31.12.1918 und 1.1.1919), GA 187, 3. Aufl. 1979.
- Der Goetheanismus, ein Umwandlungsimpuls und Auferstehungsgedanke (Vorträge, Dornach 3.1.–2.2.1919), GA 188, 3. Aufl. 1982.
- Die soziale Frage als Bewußtseinsfrage (Vorträge, Dornach 15.2.–10.3.1919), GA 189, 3. Aufl. 1980.
- Vergangenheits- und Zukunftsimpulse im sozialen Geschehen (Vorträge, Dornach 21.3.–14.4.1919), GA 190, 3. Aufl. 1980.
- Soziales Verständnis aus geisteswissenschaftlicher Erkenntnis (Vorträge, Dornach 3.10.–15.11.1919), GA 191, 2. Aufl. 1972.
- Geisteswissenschaftliche Behandlung sozialer und pädagogischer Fragen (Vorträge, Stuttgart 21.4.–28.9.1919), GA 192, 1. Aufl. 1964.
- Die Sendung Michaels (Vorträge, Dornach 21.11.–15.12.1919), GA 194, 3. Aufl. 1983.
- Geistige und soziale Wandlungen in der Menschheitsentwickelung (Vorträge, Dornach 9.1.–22.2.1920), GA 196, 1. Aufl. 1966.
- Gegensätze in der Menschheitsentwickelung. West und Ost – Materialismus und Mystik – Wissen und Glauben (Vorträge, Stuttgart 5.3.–22.11.1920), GA 197, 2. Aufl. 1986.
- Heilfaktoren für den sozialen Organismus (Vorträge, Dornach 20.3.–18.7.1920, Bern 9.7.1921), GA 198, 1. Aufl. 1969.
- Die neue Geistigkeit und das Christus-Erlebnis des zwanzigsten Jahrhunderts (Vorträge, Dornach 17.10.–31.10.1920), GA 200, 2. Aufl. 1970.
- Entsprechungen zwischen Mikrokosmos und Makrokosmos (Vorträge, Dornach 9.4.–16.5.1920), GA 210, 2. Aufl. 1987.
- Die Brücke zwischen der Weltgeistigkeit und dem Physischen des Menschen (Vorträge, Dornach 26.11.–26.12.1920, Bern 14.12.1920, Basel 23.12.1920), GA 202, 3. Aufl. 1988.
- Die Verantwortung des Menschen für die Weltentwickelung (Vorträge, Stuttgart, Dornach und Den Haag 1.1.–1.4.1921), GA 203, 1. Aufl. 1978.
- Perspektiven der Menschheitsentwickelung. Der materialistische Erkenntnisimpuls und die Aufgabe der Anthroposophie (Vorträge, Dornach 2.4.–5.6.1921), GA 204, 1. Aufl. 1979.

– Menschenwerden, Weltenseele und Weltengeist – Erster Teil: Der Mensch als leiblich-seelische Wesenheit in seinem Verhältnis zur Welt (Vorträge, Stuttgart 16.6.1921, Bern 28.6.1921 und Dornach 24.6.–17.7.1921), GA 205, 2. Aufl. 1987.
– Menschenwerden, Weltenseele und Weltengeist – Zweiter Teil: Der Mensch als geistiges Wesen im historischen Werdegang (Vorträge, Dornach 22.7.–20.8.1921), GA 206, 1. Aufl. 1967.
– Anthroposophie als Kosmosophie – Erster Teil: Wesenszüge des Menschen im irdischen und kosmischen Bereich (Vorträge, Dornach 23.9.–16.10.1921), GA 207, 1. Aufl. 1972.
– Anthroposophie als Kosmosophie – Zweiter Teil: Die Gestaltung des Menschen als Ergebnis kosmischer Wirkungen (Vorträge, Dornach 21.10.–13.11.1921), GA 208, 2. Aufl. 1981.
– Nordische und mitteleuropäische Geistimpulse (Vorträge, 24.11.–26.12.1921), GA 209, 1. Aufl. 1968.
– Alte und neue Einweihungsmethoden (Vorträge, 1.1.–19.3.1922), GA 210, 1. Aufl. 1967.
– Das Sonnenmysterium und das Mysterium von Tod und Auferstehung (Vorträge, 21.3.–11.6.1922), GA 211, 2. Aufl. 1986.
– Menschliches Seelenleben und Geistesstreben im Zusammenhange mit Welt- und Erdenentwickelung (Vorträge, Dornach 29.4.–17.6.1922), GA 212, 1. Aufl. 1978.
– Menschenfragen und Weltenantworten (Vorträge, Dornach 24.6.–22.7.1922), GA 213, 1. Aufl. 1969.
– Das Geheimnis der Trinität (Vorträge, 23.7.–30.8.1922), GA 214, 2. Aufl. 1980.
– Die Philosophie, Kosmologie und Religion in der Anthroposophie (Vorträge, Dornach 6.9.–15.9.1922), GA 215, 2. Aufl. 1980.
– Die Grundimpulse des weltgeschichtlichen Werdens der Menschheit (Vorträge, Dornach 16.9.–1.10.1922), GA 216, 2. Aufl. 1965.
– Geistige Wirkenskräfte im Zusammenleben von alter und junger Generation (Vorträge, Stuttgart 3.10.–15.10.1922), GA 217, 6. Aufl. 1988.
– Die Erkenntnis-Aufgabe der Jugend (Ansprachen, Aufsätze und Berichte 1920–1924), GA 217a, 1. Aufl. 1957.
– Geistige Zusammenhänge in der Gestaltung des menschlichen Organismus (Vorträge, 14.10.–9.12.1922), GA 218, 2. Aufl. 1976.
– Das Verhältnis der Sternenwelt zum Menschen und des Menschen zur Sternenwelt (Vorträge Dornach, 26.11.–31.12.1922), GA 219, 4. Aufl. 1976.
– Lebendiges Naturerkennen, intellektueller Sündenfall und spirituelle Sündenerhebung (Vorträge, Dornach 5.1.–28.1.1923), GA 220, 1. Aufl. 1966.
– Erdenwissen und Himmelserkenntnis (Vorträge, Dornach 2.2.–18.2.1923), GA 221, 3. Aufl. 1998.
– Der Jahreskreislauf als Atmungsvorgang der Erde und die vier großen Festeszeiten. Die Anthroposophie und das menschliche Gemüt (Vorträge, Dornach 31.3.–8.4.1923 und Wien 27.9.–1.10.1923), GA 223, 1. Aufl. 1966.
– Die menschliche Seele in ihrem Zusammenhang mit göttlich-geistigen Individualitäten (Vorträge, 6.4.–11.7.1923), GA 224, 1. Aufl. 1966.
– Drei Perspektiven der Anthroposophie (Vorträge, Dornach 5.5.–23.9.1923), GA 225, 1. Aufl. 1961.
– Menschenwesen, Menschenschicksal und Welt-Entwickelung (Vorträge, Oslo 16.5.–21.5.1923), GA 226, 4. Aufl. 1978.
– Initiations-Erkenntnis (Vorträge, Penmaenmawr 19.8.–31.8.1923), GA 227, 3. Aufl. 1982.
– Das Miterleben des Jahreslaufes in vier kosmischen Imaginationen (Vorträge, Dornach 3.10.–13.10.1923 und Stuttgart 15.10.1923), GA 229, 7. Aufl. 1989.
– Der Mensch als Zusammenklang des schaffenden, bildenden und gestaltenden Weltenwortes (Vorträge, Dornach 19.10.–11.11.1923), GA 230, 4. Aufl. 1970.
– Der übersinnliche Mensch, anthroposophisch erfaßt (Vorträge, Den Haag 13.11.–18.11.1923), GA 231, 2. Aufl. 1962.
– Mysteriengestaltungen (Vorträge, Dornach 23.11.–23.12.1923), GA 232, 3. Aufl. 1974.

- Die Weltgeschichte in anthroposophischer Beleuchtung und als Grundlage der Erkenntnis des Menschengeistes (Vorträge, Dornach 24.12.1923–1.1.1924), GA 233, 5. Aufl. 1991.
- Anthroposophie – Eine Zusammenfassung nach einundzwanzig Jahren (Vorträge, Dornach 19.1.–10.2.1924), GA 234, 5. Aufl. 1981.
- Esoterische Betrachtungen karmischer Zusammenhänge. Erster Band (Vorträge, Dornach 16.2.–23.3.1924), GA 235, 2. Aufl. 1958.
- Esoterische Betrachtungen karmischer Zusammenhänge. Fünfter Band (Vorträge, 29.3.–15.6.1924), GA 239, 1. Aufl. 1963.
- Esoterische Betrachtungen karmischer Zusammenhänge. Sechster Band (Vorträge, 25.1.–27.8.1924), GA 240, 3. Aufl. 1977.
- Das Initiaten-Bewußtsein (Vorträge, Torquay 11.8.–22.8.1924), GA 243, 4. Aufl. 1983.
- Die okkulte Bewegung im neunzehnten Jahrhundert und ihre Beziehung zur Weltkultur (Vorträge, Dornach 10.10.–7.11.1915), GA 254, 3. Aufl. 1969.
- Das Schicksalsjahr 1923 in der Geschichte der Anthroposophischen Gesellschaft (Ansprachen, Versammlungen und Dokumente, Jan.–Dez. 1923), GA 259, 1. Aufl. 1991.
- Die Weihnachtstagung zur Begründung der Allgemeinen Anthroposophischen Gesellschaft 1923/24 (Grundsteinlegung, Vorträge, Ansprache Statutenberatung, Dornach 23.12.1923–1.1.1924), GA 260, 3. Aufl. 1963.
- Rudolf Steiner/Marie Steiner-von Sivers: Briefwechsel und Dokumente 1901–1925, GA 262, 1. Aufl. 1967.
- Kunst und Kunsterkenntnis (Autoreferat, Aufsätze und Vorträge 1888–1921), GA 271, 3. Aufl. 1985.
- Geisteswissenschaftliche Erläuterungen zu Goethes Faust
  Band 1: Faust, der strebende Mensch (Vorträge, Straßburg 23.1.1910, Berlin 17.12.1911 und Dornach 4.4.1915–11.9.1916), GA 272, 4. Aufl. 1981.
  Band 2: Das Faust-Problem (Vorträge, Dornach 30.9.1916–19.1.1919, Prag 12.6.1918), GA 273, 3. Aufl. 1967.
- Kunst im Lichte der Mysterienweisheit (Vorträge, Dornach 28.12.1914–4.1.1915), GA 275, 3. Aufl. 1990.
- Das Künstlerische in seiner Weltmission (Vorträge, Oslo 18.5. und 20.5.1923, Dornach 27.5.–9.6.1923), GA 276, 3. Aufl. 1982.
- Die Entstehung und Entwickelung der Eurythmie (Vorträge, Ansprachen und Aufzeichnungen 1913–1925), GA 277a, 1. Aufl. 1965.
- Sprachgestaltung und Dramatische Kunst (Vorträge und Fragenbeantwortung, Dornach 5.9.–23.9.1924), GA 282, 4. Auflage 1981.
- Das Wesen des Musikalischen und das Tonerlebnis des Menschen (Vorträge, Fragenbeantwortungen und Schlußworte 1906–1923), GA 283, 4. Aufl. 1989.
- Wege zu einem neuen Baustil (Vorträge, 12.12.–26.7.1914), GA 286, 3. Aufl. 1982.
- Das Wesen der Farben (Vorträge 1914–1924), GA 291, 3. Aufl. 1980.
- Allgemeine Menschenkunde als Grundlage der Pädagogik (Vorträge, Stuttgart 21.8.–5.9.1919), GA 293, 8. Aufl. 1980.
- Erziehungskunst. Methodisch-Didaktisches (Vorträge, Stuttgart 21.8.–5.9.1919), GA 294, 5. Aufl. 1974.
- Erziehungskunst. (Seminarbesprechungen und Lehrplanvorträge, Stuttgart 21.8.–6.9. 1919), GA 295, 4. Aufl. 1984.
- Idee und Praxis der Waldorfschule (Vorträge und Fragenbeantwortungen, 24.8.1919–29.12.1920), GA 297, 1. Aufl. 1997.
- Erziehung zum Leben (Vorträge, Autorreferat, Fragenbeantwortungen, 24.2.1921–4.4.1924), GA 297a, 1. Aufl. 1998.
- Konferenzen mit den Lehrern der Freien Waldorfschule in Stuttgart (Stuttgart, 16.9. 1919–26.5.1921), GA 300a, 1. Aufl. 1975.
- Konferenzen mit den Lehrern der Freien Waldorfschule in Stuttgart (Stuttgart, 18.6. 1921–8.3.1923), GA 300b, 1. Aufl. 1975.

- Die Erneuerung der pädagogisch-didaktischen Kunst durch Geisteswissenschaft (Vorträge, Basel 20.4.–11.5.1920), GA 301, 3. Aufl. 1977.
- Menschenerkenntnis und Unterrichtsgestaltung (Vorträge, Stuttgart 12.–19.6.1921), GA 302, 5. Aufl. 1986.
- Erziehung und Unterricht aus Menschenerkenntnis (Vorträge, Stuttgart 1920–1923), GA 302a, 1. Aufl. 1972.
- Die gesunde Entwickelung des Menschenwesens (Vorträge und Fragenbeantwortungen, Dornach 23.12.1921–7.1.1922), GA 303, 3. Aufl. 1978.
- Erziehungs- und Unterrichtsmethoden auf anthroposophischer Grundlage (Vorträge 1921–1922), GA 304, 1. Aufl. 1979.
- Anthroposophische Menschenkunde und Pädagogik (Vorträge 1923–1924), GA 304a, 1. Aufl. 1979.
- Die geistig-seelischen Grundkräfte der Erziehungskunst (Vorträge, Oxford 16.8.–29.8. 1922), GA 305, 2. Aufl. 1978.
- Die pädagogische Praxis vom Gesichtspunkte geisteswissenschaftlicher Menschenerkenntnis (Vorträge, Fragenbeantwortungen und Ansprachen, Dornach 15.4.–22.4. 1923), GA 306, 4. Aufl. 1989.
- Gegenwärtiges Geistesleben und Erziehung (Vorträge, Ilkley 5.8.–17.8.1923), GA 307, 4. Aufl. 1973.
- Anthroposophische Pädagogik und ihre Voraussetzungen (Vorträge, Fragenbeantwortungen und Ansprachen, Bern 13.4.–17.4.1924), GA 309, 4. Aufl. 1972.
- Der pädagogische Wert der Menschenerkenntnis und der Kulturwert der Pädagogik (Vorträge, Arnheim 17.7.–24.7.1924), GA 310, 3. Aufl. 1965.
- Die Kunst des Erziehens aus dem Erfassen der Menschenwesenheit (Vorträge, Torquay 12.8.–20.8.1924), GA 311, 5. Aufl. 1989.
- Geisteswissenschaft und Medizin (Vorträge, Dornach 21.3.–9.4.1920), GA 312, 6. Aufl. 1985.
- Geisteswissenschaftliche Gesichtspunkte zur Therapie (Vorträge, Dornach 11.4.–18.4. 1921), GA 313, 4. Aufl. 1984.
- Physiologisch-Therapeutisches auf Grundlage der Geisteswissenschaft. Zur Therapie und Hygiene (Vorträge, Dornach und Stuttgart 1920–1924), GA 314, 3. Aufl. 1989.
- Heileurythmie (Vorträge, Dornach 12.4.–18.4.1921 und Stuttgart 22.10.1922), GA 315, 4. Aufl. 1981.
- Meditative Betrachtungen und Anleitungen zur Vertiefung der Heilkunst (Vorträge, Rundbrief, Dornach 2.1.–25.4.1924), GA 316, 3. Aufl. 1987.
- Heilpädagogischer Kurs (Vorträge, Dornach 25.6.–7.7.1924), GA 317, 7. Aufl. 1985.
- Das Zusammenwirken von Ärzten und Seelsorgern. Pastoral-Medizinischer Kurs (Vorträge und Notizbucheintragungen, Dornach 8.9.–18.9.1924), GA 318, 4. Auflage 1994.
- Anthroposophische Menschenerkenntnis und Medizin (Vorträge, Dornach 1923–1924), GA 319, 2. Aufl. 1982.
- Geisteswissenschaftliche Impulse zur Entwickelung der Physik, I (Vorträge, Diskussionsvotum, Aufzeichnungen und schriftliche Fragenbeantwortung, Stuttgart 23.12. 1919–3.1.1920 und Dornach 8.8.1921), GA 320, 2. Aufl. 1964.
- Geisteswissenschaftliche Impulse zur Entwickelung der Physik, II (Vorträge, Stuttgart 1.3.–14.3.1920), GA 321, 2. Aufl. 1972.
- Grenzen der Naturerkenntnis und ihre Überwindung (Vorträge, Dornach 27.9.–3.10. 1920), GA 322, 5. Aufl. 1981.
- Das Verhältnis der verschiedenen naturwissenschaftlichen Gebiete zur Astronomie (Vorträge, Stuttgart 1.1.–18.1.1921), GA 323, 2. Aufl. 1983.
- Naturbeobachtung, Experiment, Mathematik und die Erkenntnisstufen der Geistesforschung (Vorträge und Diskussionsvotum, Stuttgart 16.3.–23.3.1921), GA 324, 2. Aufl. 1972.
- Die vierte Dimension. Mathematik und Wirklichkeit (Vorträge und Fragenbeantwortungen, Berlin 1904–1922), GA 324a, 1. Aufl. 1990.

- Die Naturwissenschaft und die weltgeschichtliche Entwickelung der Menschheit seit dem Altertum (Vorträge, Dornach 15.5.–16.5.1921 und Stuttgart 21.5.–24.5.1921), GA 325, 1. Aufl. 1969.
- Der Entstehungsmoment der Naturwissenschaft in der Weltgeschichte und ihre seitherige Entwickelung (Vorträge und Fragenbeantwortungen, Dornach 24.12.1922–6.1.1923), GA 326, 3. Aufl. 1977.
- Geisteswissenschaftliche Grundlagen zum Gedeihen der Landwirtschaft (Vorträge, Ansprachen, Fragenbeantwortungen und Aufzeichnungen, Koberwitz 7.6.–16.6.1924 und Dornach 20.6.1924), GA 327, 7. Aufl. 1984.
- Die soziale Frage (Vorträge, Zürich 3.2.–8.3.1919), GA 328, 1. Aufl. 1977.
- Neugestaltung des sozialen Organismus (Vorträge, Stuttgart 22.4.–30.7.1919), GA 330, 2. Aufl. 1983.
- Vom Einheitsstaat zum dreigliedrigen sozialen Organismus (Vorträge, 5.1.–6.5.1920), GA 334, 1. Aufl. 1983.
- Wie wirkt man für den Impuls der Dreigliederung des sozialen Organismus? (Vorträge, Fragenbeantwortung und Aufzeichnungen, Stuttgart 1.1.–17.2.1921), GA 338, 2. Aufl. 1952.
- Vorträge und Kurse über christlich-religiöses Wirken, I (Vorträge und Besprechungen, Stuttgart 12.6.–16.6.1921), GA 342, 1. Aufl. 1993.
- Vorträge und Kurse über christlich-religiöses Wirken, II (Vorträge, Diskussionsstunden, Notizbucheintragungen, Dornach 26.9.–10.10.1921), GA 343, 1. Aufl. 1993.
- Vorträge und Kurse über christlich-religiöses Wirken, III (Vorträge, Gespräche und Fragenbeantwortungen, Dornach 6.9.–22.9.1922), GA 344, 1. Aufl. 1994.
- Vorträge und Kurse über christlich-religiöses Wirken, IV (Vorträge und Fragenbeantwortungen, Stuttgart 11.7.–14.7.1923), GA 345, 1. Aufl. 1994.
- Vorträge und Kurse über christlich-religiöses Wirken, V (Vorträge, Gespräche und Fragenbeantwortungen, Dornach 5.9.–22.9.1924), GA 346, 1. Aufl. 1995.
- Die Erkenntnis des Menschenwesens nach Leib, Seele und Geist. Über frühe Erdzustände (Vorträge, Dornach 2.8.–30.9.1922), GA 347. 2. Aufl. 1985.
- Über Gesundheit und Krankheit. Grundlagen einer geisteswissenschaftlichen Sinneslehre (Vorträge, Dornach 19.10.1922–10.2.1923), GA 348, 3. Aufl. 1983.
- Vom Leben des Menschen auf der Erde. Über das Wesen des Christentums (Vorträge, Dornach 17.2.–9.5.1923), GA 349, 2. Aufl. 1980.
- Rhythmen im Kosmos und im Menschenwesen. Wie kommt man zum Schauen der geistigen Welt? (Vorträge, Dornach 30.5.–22.9.1923), GA 350, 3. Aufl. 1991.
- Mensch und Welt. Das Wirken des Geistes in der Natur. Über das Wesen der Bienen (Vorträge, Dornach 8.10.–22.12.1923), GA 351, 4. Aufl. 1988.
- Natur und Mensch in geisteswissenschaftlicher Betrachtung (Vorträge, Dornach 7.1.–27.2.1924), GA 352, 3. Aufl. 1981.
- Die Schöpfung der Welt und des Menschen. Erdenleben und Sternenwirken (Vorträge, Dornach 30.6.–24.9.1924), GA 354, 2. Aufl. 1977.
- Beiträge (B) zur Rudolf Steiner Gesamtausgabe, Dornach 1949ff.

WALTER, HILMA Grippe, Encephalitis, Poliomyelitis. Arlesheim 1950.
- Der Krebs und seine Behandlung. Stuttgart 1953.
- Abnormitäten der geistig-seelischen Entwicklung in ihren Krankheitserscheinungen und den Behandlungsmöglichkeiten. Arlesheim 1955.
- Die sieben Hauptmetalle. Dornach 1965.
- Die Pflanzenwelt. Arlesheim 1971.

WEGMAN, ITA Im Anbruch des Wirkens für eine Erweiterung der Heilkunst. Arlesheim 1956.

WEIZSÄCKER, VICTOR VON Gesammelte Schriften, 10 Bde. 1986ff.

ZEYLMANS VAN EMMICHOVEN, J. EMANUEL Wer war Ita Wegman. Eine Dokumentation. 3 Bände. Reutlingen 1990–1992.

Sachregister*

Dieses dient nur zur groben Orientierung. Die in den jeweiligen Einzelkapiteln behandelten spezifischen Aspekte der hier genannten Oberbegriffe können mit Hilfe des Sachregisters jedoch dem Inhaltsverzeichnis am Anfang des Buches entnommen werden. Mit (A.) versehene Seitenzahlen verweisen auf die Textseite, in deren Anmerkungsteil die Thematik behandelt wird.

* für Band 1 und Band 2